全国卫生专业技术资格考试（中初级）辅导用书

U0690125

临床医学检验技术（士）应试指南

LINCHUANG YIXUE JIANYAN JISHU（SHI）
YINGSHI ZHINAN

赵云冬　梁丽梅　主编

中国科学技术出版社
·北京·

图书在版编目（CIP）数据

临床医学检验技术（士）应试指南 / 赵云冬，梁丽梅主编. —— 北京：中国科学技术出版社，2019.10

ISBN 978-7-5046-8388-5

Ⅰ. ①临… Ⅱ. ①赵… ②梁… Ⅲ. ①临床医学—医学检验—资格考试—自学参考资料 Ⅳ. ①R446.1

中国版本图书馆CIP数据核字(2019)第209656号

策划编辑	卢紫晔
责任编辑	陈 娟
封面设计	石 猴
正文设计	创意弘图
责任校对	梁军霞
责任印制	马宇晨

出　　版	中国科学技术出版社
发　　行	中国科学技术出版社有限公司发行部
地　　址	北京市海淀区中关村南大街16号
邮　　编	100081
发行电话	010-62173865
传　　真	010-62173081
网　　址	http://www.cspbooks.com.cn

开　　本	787 mm × 1092 mm　1/16
字　　数	774千字
印　　张	32
版　　次	2019年10月第1版
印　　次	2019年10月第1次印刷
印　　刷	三河市荣展印务有限公司
书　　号	ISBN 978-7-5046-8388-5 / R · 2455
定　　价	99.00元

编者名单

主　　编　赵云冬　梁丽梅

副 主 编　刘丽梅　王国庆

编　　者（以姓氏笔画为序）

马琳琳	王　刚	王　琰	王　淼
王艾琳	王立秋	王立霞	王利娟
王国庆	王胜告	王海河	王雪松
韦莹慧	艾金霞	包学英	吕　虹
庄文越	刘　晨	刘　燕	刘永超
刘丽梅	刘岩峰	齐佳悦	闫　枫
孙可歆	孙丽媛	李　坚	李　钰
李　隽	李正祎	李旭甡	李明成
李泓澍	李婷婷	李瑷彤	杨　巍
张国军	张桂杰	陈佳宁	赵云冬
赵笑梅	姜思燕	姜晓明	秦晓松
徐明辉	高　爽	高志玲	高鸿霞
唐玉莲	梁丽梅	彭　亮	

内容提要

　　本书按照最新考试大纲的要求，在分析了历年试题的基础上认真总结考试的命题规律后精心编写而成，在编写结构上分为复习指南和正文，复习指南列出了该考试单元中重要知识点，提示考生应掌握的重点内容；正文部分按照考试大纲的要求展开，既考虑到知识点的全面性，又重点突出，对常考或可能考的知识点详细叙述，对重要的关键词以黑体字的形式表示。全书紧扣考试大纲，内容全面，重点突出，准确把握考试的命题方向，是复习应考的必备辅导书。

序

以2000年原人事部和原卫生部下发的《关于加强卫生专业技术职务评聘工作的通知》为标志，我国正式建立了政府宏观管理、个人自主申请、社会合理评价、单位自主聘任的卫生技术专业人员管理体制，并全面推行全国卫生专业技术资格考试制度，卫生系列医、药、护、技各专业的中、初级专业技术资格逐步实行了以考代评和与执业准入制度并轨的考试制度。随后，有关政府部门相继颁布了一系列配套政策，进一步明确了卫生专业技术资格考试的相关政策。从那时起，卫生专业技术资格考试就实行全国统一组织、统一考试时间、统一考试大纲、统一考试命题、统一合格标准的考试制度。广大考生通过考试取得专业技术资格，表明自己已具备担任卫生系列医、药、护、技相应级别专业技术职务的水平和能力，医院根据工作需要，从获得资格证书的人员中择优聘任。这一考试制度实施近二十年来，为推动我国卫生技术专业人员管理的规范化以及医疗人才的选拔发挥了巨大作用，有力地保证了我国医疗卫生事业的健康发展。

一年一度的全国卫生专业技术资格考试，已经成为我国医药卫生领域各专业、各门类考生检验自己学习成果和专业水平的重要平台。如何取得满意的成绩，顺利通过考试，成为成千上万考生最为关心的事情。

中国科学技术出版社医学考试辅导书策划团队，多年来一直秉承"一切以考生为中心"的理念，充分利用自身在医学教育领域的优势，凭借自己十几年的医学考试辅导书出版经验，继承他们在策划出版原"军医版护考书"时的优良传统，不断钻研考试规律，组织经验丰富的专家教授，精心策划编写了"中科小红砖"系列全国卫生专业技术资格考试（中初级）辅导书。自2017年推出以来，受到考生朋友的赞许和信赖，在市场上也获得了较好的口碑，已经帮助无数的卫生工作者顺利实现了自己的梦想。

尤其值得一提的是，"中科小红砖"系列辅导书的编著者都是全国各大医疗教学单位具有丰富临床和教学经验的一线专家教授，为了帮助广大考生提高复习应考效率，他们以最新考试大纲为根本依据，根据自己多年经验的积累，透彻分析历年真题命题规律和高频考点，针对卫生专业资格考试知识点繁多、覆盖面广泛的特点，参考国内外权威教科书和相关文献，将考试大纲要求的各知识点与学科的系统性紧紧结合起来，在切合考试实情、题型全面、解析详细的基础上，突出重点和难点，非常有利于考生从整体上把握和巩固知识点，不但便于考生的理解和记忆，而且非常有助于考生强化模拟，提高答题技巧，灵活应对考试，从而达到举一反三、触类旁通的良好学习效果，这无疑对广大考生突破考试堡垒，快速过关取胜具有很大帮助。

强大的编者队伍和优秀的编辑出版团队，保证了"中科小红砖"系列辅导书的优良品质。因此，我愿意向广大考生推荐这套书。希望中国科学技术出版社医学考试编辑团队认真总结历年的经验，广泛地听取考生的反映，不断创新，推出更加适应考生需求的辅导用书。

愿广大考生快速突破，都能顺利通过考试。

原卫生部副部长

出版说明

由中国科学技术出版社策划出版的"全国卫生专业技术资格（中初级）考试系列辅导用书"（即大家熟知的"中科小红砖"）若干年前一经推出，即受到广大考生的一致好评，市场反应热烈。为精益求精、再接再厉，更好地为广大考生服务，我们再一次组织专家对近几年的考试特点进行了全面分析、总结，并结合各专业最新考试大纲，在上一版的基础上进行了系统全面的修订。

本版主要修订了以下几方面的内容：

（1）紧密结合考试实际，增加了一些新知识点、重点、难点的内容及其试题比例，同时也增加了新题型比例，如部分专业增加了图题的比例及案例分析题的比例，弃除了一些陈旧的、过时的试题。

（2）对前一版试题进行了进一步核对和审定，提高了试题的质量及准确性。

（3）加强了解析部分的内容，除个别专业外，基本达到了100%全解析，并使解析更加清晰明了、贴近题意。

（4）根据考生反映和要求，对需求量较大的专业增加了新品种辅导书。

本套丛书涵盖了临床、护理、口腔、药学、检验等学科的100多个专业，分为8个系列：《应试指南》系列、《模拟试卷（纸质版）》系列、《模拟试卷（网络版）》系列、《考前冲刺》系列、《同步练习》系列、《单科一次过（纸质版）》系列、《单科一次过（网络版）》系列、《充电包》系列。

▲《应试指南》系列　涵盖了临床、护理、药学、检验的近40个考试专业。内容根据相应专业考试大纲的要求编写，将本专业基础知识内容进行浓缩精编，并针对应试需求，对重要的知识点及考点予以重点讲述并加以强调，内容全面、精练，重点突出，适合考生全面复习时使用。

▲《模拟试卷（纸质版）》系列　是针对考生人数较多的专业出版的。这个系列的突出特点是编写贴近真实考试的出题思路及出题方向，试题质量高，题型全面，题量丰富。题后附有答案及全面解析，可使考生通过做题强化对重要知识点的理解及记忆。

▲《模拟试卷（网络版）》系列　特点是专业全面，除包含考生数量较多的专业外，还满足了考生数量较少专业考生的需求。同时，针对有些专业采用人机对话考试形式的情况，采用了真实考试的人机对话界面，高度仿真，考生可提前感受与适应考试的真实环境，从而有助于提高考试通过率。

▲《考前冲刺》系列　在全面分析了历年考题的基础上，精选了部分经典试题编写而成，可作为考生考前冲刺时练习使用。

▲《同步练习》系列　与《应试指南》系列相对应，精选了部分经典试题，供考生进行针对性的巩固训练，目的是使考生在复习理论知识的同时，通过做同步练习题，加深对易考知识点的理解。

▲《单科一次过（纸质版）》系列　是专为单科知识薄弱的考生及上一年度单科未通过的考生准备的，分为知识点串讲、试题精选和模拟试卷三部分。

▲《单科一次过（网络版）》系列　是新增加的一个系列，为单科的模拟试卷，主要是为适应广大考生的实际需求，供上一年度单科未通过的考生练习使用。

▲《充电包》系列　是专为参加护理学专业初级资格考试的考生准备的，紧紧围绕应试需求，准确把握考试精髓，覆盖面广，重点突出，精选试题的考点选择均紧扣最新考试的特点，针对性强。附赠的网络学习卡内包含视频及模拟试卷，采用真实考试的人机对话界面，使考生复习更加便捷。

"中科小红砖"系列考试辅导用书是我社教考编辑团队在从事医学考试用书出版近十年的基础上策划出版的，编者均为具有丰富考试辅导经验并从事一线教学的专家、教授，对考点的把握准确，试题的仿真度非常高，针对性非常强。在编写过程中，专家们不辞辛苦，进行了大量的研究、总结工作，并广泛查阅相关文献和资料，付出了大量心血，感谢全体专家们的创造性工作！

由于编写及出版的时间紧、任务重，书中的不足之处，敬请读者不吝指出，以便下一版改正。

中国科学技术出版社

目 录

第一部分　临床检验基础

第一单元　血液样本采集和血涂片制备

【复习指南】本单元历年必考，但难度不大。要求掌握血液生理概要（血液组成及生理功能）、血标本采集方法、抗凝剂选择、血涂片制备、血细胞染色（瑞氏染色法）及质量控制。

一、血液生理概要

1. 血液的组成

（1）组成：血液由血细胞（包括红细胞、白细胞及血小板）和血浆组成。血清是指血液离体后自然凝固而成的淡黄色透明液体，主要适用于大部分临床生物化学和临床免疫学检验。血浆是指血液加抗凝剂并离心后分离出来的液体，可适用于血栓与止血检查（血浆中除了钙离子外的全部凝血因子）、激素测定及少部分临床生物化学等检查。

（2）血清与血浆的区别：血清中缺少某些凝血因子，如凝血因子Ⅰ（纤维蛋白原）、凝血因子Ⅱ（凝血酶原）、凝血因子Ⅴ、凝血因子Ⅷ等。

2. 血液的理化性质

（1）血量：即血液的总量。血量与体重、年龄及性别有关。正常人血量为（70±10）ml/kg，成人4～5L，占体重的6%～8%，其中血浆约占55%，血细胞约占45%。女性妊娠期间的血量可增加23%～25%。小儿的血量与体重之比略高于成人，男性比女性血量稍多。

（2）颜色：血液的颜色取决于红细胞内的血红蛋白。动脉血中氧合血红蛋白含量较高，呈鲜红色，而静脉血中还原血红蛋白含量较高，呈暗红色。

（3）酸碱度（pH）：正常人的血液pH为7.35～7.45。

（4）比密（比重）：正常男性为1.055～1.063，女性为1.051～1.060，相对黏度为4～5。血浆比密（比重）为1.025～1.030；血细胞比密约为1.090。

（5）血浆渗透压：正常人为290～310mOsm/（kg·H$_2$O）。

3. 血液特性

（1）悬浮稳定性：正常人血液中红细胞分布呈均匀混悬状态，其主要原因与血浆黏度、红细胞膜表面的唾液酸根所带负电荷及血流动力学等因素有关。

（2）黏滞性：正常人血浆黏度约为生理盐水的1.6倍；全血黏度为生理盐水黏度的4～5倍。血液黏度与血浆蛋白和血细胞比容有关，血浆中大分子蛋白质，如纤维蛋白原、球蛋白等会影响血浆黏度，其浓度越高，血浆黏度越高。

（3）凝固性：当血液离开血管后数分钟会出现自行凝固，此现象是凝血因子被激活的结果。

4. 血液的生理功能　血液的生理功能包括运输、协调、维持机体内环境稳定和防御功能。

（1）运输功能：血液可将自肺部吸入的氧气和身体内各种营养成分运送到身体各个组织和器官利用，并将各种代谢产物输送到肺及肾等器官排出体外。

（2）协调功能：血液可将各种激素及酶类运送到相关各组织器官，用来调节全身各组织器官的活动。

（3）维持机体内环境稳定：通过血液循环维持体内水电解质平衡、酸碱平衡及体温恒定等。

（4）防御功能：血液中具有强大的免疫功能的白细胞、补体和细胞因子等成分，参与免疫防御。血液中血小板、凝血因子，参与止血和凝血作用。

二、采血方法

1. 皮肤采血法　是用采血针针刺皮肤末梢表面，又称毛细血管采血法，采集微动脉、微静脉和毛细血管的混合全血。**采血部位通常选择手指或耳垂**，由于耳垂循环较差，易受气温影响，红细胞、血红蛋白的测定结果通常比手指血高，一般不宜使用。手指采血比耳垂采血检测结果稳定。**世界卫生组织（WHO）推荐临床血常规检查采集左手中指或环指指端内侧血液，婴幼儿可采集踇趾或足跟内外侧缘血液。** 如严重烧伤、炎症、水肿等情况，可选择皮肤完整部位采血。

2. 静脉采血法

（1）静脉采血法（普通）：**采血**部位通常为体表的浅静脉，如**肘部静脉**、手背部静脉、内踝静脉或股静脉等。**小儿必要时可在颈外静脉**采血。

（2）真空采血法：真空采血法又称为**负压采血法**。分为套筒式和头皮静脉式双向采血系统两种。其原理是采用全封闭的真空采血系统自动定量采血。优点是此种封闭式采血减少了标本溶血和污染机会，可有效保护血液有形成分，使检验结果可靠，便于临床应用。

3. 动脉采血　采血操作方法同静脉法，采血部位为桡动脉、股动脉和肱动脉等。由于采血时动脉血管可触及搏动，动脉血压力较高能使血液自动流入针筒，采血完毕应注意压迫止血以防止血肿。

4. 方法学评价

（1）皮肤采血：优点是价廉、快速和操作简便等。缺点是重复性较差。

（2）静脉采血：标本代表全身状态，但无组织液影响，适用于临床研究，可重复试验和追加其他试验。真空采血法的操作规范，能自动定量采集，运送与保存方便，可有效地防止院内血源性传染；而普通静脉采血法的操作环节较复杂、规范难于统一，在移液和丢弃注射器时可能造成血液污染。

（3）动脉采血：操作技术要求较高，危险性相对较大，一般情况下不宜采用。

5. 质量控制

（1）患者生理状态和饮食：影响因素包括患者的活动情况、精神状态、年龄、性别、种族、吸烟史、季节等。

（2）采血操作：操作过程中采血时间、采血部位、止血带结扎时间（＜3分钟）、输液、溶血等会影响检测结果。

（3）样本运输、保存和处理：血液标本采集后，保持标本新鲜，立即送检或妥善保存。

三、抗凝剂的选择

1. 基本概述　**抗凝**是指用物理或化学的方法除去血液中某些凝血因子或抑制其因子活性，以阻止血液凝固。能够阻止血液凝固的某些物质，称为抗凝剂或抗凝物质。

2. 常用的抗凝剂

（1）乙二胺四乙酸（EDTA）盐：常用的有钠盐（EDTA-Na$_2$）或钾盐（EDTA-K$_2$），均能与血液中钙离子结合成螯合物，使 Ca^{2+} 失去凝血作用，而阻止血液凝固。根据国际血液学标准化委员会（ICSH）建议，**全血**细胞计数（CBC）或血常规检测的抗凝剂为 **EDTA-K$_2$**，其用量为 $1.5 \sim 2.2mg/ml$ 血液。EDTA 盐对血细胞形态、血小板计数影响很小，适用于血液学检查，尤其是血小板计数。由于影响血小板聚集功能，不适于凝血及血小板功能试验。

（2）草酸盐：溶解后解离的草酸根离子能与血液中钙离子形成草酸钙沉淀，使 Ca^{2+} 失去凝血作用。草酸盐对 V 因子及 PT 测定有影响，不适于**凝血检查**。因为草酸钾 / 钠盐易使血细胞脱水皱缩，而铵盐又可使血细胞膨胀，可按比例配制双草酸（Na^+/K^+ 和 NH_4^+），双草酸盐抗凝剂不影响红细胞形态和体积。

（3）肝素：绝大多数检查都可用肝素作为抗凝剂，其具有较强的抗凝力、不影响血细胞体积、不易溶血等优点，是红细胞渗透脆性试验的理想抗凝剂。能够加强抗凝血酶Ⅲ（AT–Ⅲ）灭活丝氨酸蛋白酶作用，阻止**凝血酶**的形成及血小板聚集等作用，从而阻止血液凝固。但肝素可引起白细胞聚集及染色后产生蓝色背景现象，不适于全血细胞计数（CBC）、血细胞形态学检查。抗凝每毫升血液中加入的肝素用量为（15±2.5）U，多用肝素钠盐或钾盐。

（4）枸橼酸盐：常用枸橼酸钠，其与血液中钙离子结合形成螯合物，以阻止血液凝固达到抗凝作用。抗凝剂与血液的比例为 1∶9 或 1∶4。通常用于红细胞沉降率检测（1∶4），**凝血功能**的检测（1∶9），也是输血保养液的主要抗凝成分。

（5）促凝剂和分离胶：促凝剂能激活血液中的凝血蛋白酶，从而加速血液凝固，可缩短血清分离时间。分离胶能在血清和血细胞间形成分离胶隔层，以达到分离血细胞和血清的目的。

四、血涂片的制备

1. 载玻片清洁　载玻片必须要保持清洁、干燥、无油腻。因新的载玻片含有游离碱质，需用 1mol/L HCl 和蒸馏水清洗晾干备用。

2. 血涂片的制备

（1）手工推片法：为临床常用方法，包括薄血膜推片法和厚血膜推片法。

①薄血膜推片法：取血 1 滴置载玻片一端，以边缘平滑的推片，从血滴前方接触血液，使血液沿推片散开，通常推片与载玻片保持 **25°～30°夹角**，平稳地向前推动，血液即在载玻片上形成薄层血膜。影响因素较多，如血滴大小、推片与载玻片间夹角及推片速度、血细胞比容等。

②厚血膜推片法：用于疟原虫或微丝蚴检查。厚血膜法载玻片中央置血 1 滴，用推片角将血由内向外旋转涂成厚薄均匀、直径约 1.5cm 的圆形血膜，待干后，加蒸馏水使红细胞溶解，待干后染色镜检。

（2）棕黄层涂片法（抗凝标本涂片）：主要适用于红斑狼疮细胞的检查或白细胞计数、白细胞分类计数细胞数量少的患者等。

（3）仪器自动涂片法：主要用于全自动血液分析仪。

3. 质量控制　①玻片中性、清洁、干燥；②一张良好的血涂片标准是血涂片的头体尾分

明、细胞分布均匀、**厚薄适宜**、边缘整齐且两侧留空隙；③染色良好，应在 1 小时内完成染色；④制备涂片时，血滴大小适宜，过多或过少及角度大小都直接影响检测结果。

4. **方法评价** 手工推片法用血量少、操作简单，临床应用广泛。抗凝标本离心后可提高有核细胞的阳性检出率；厚血膜涂片法可适用于疟原虫、微丝蚴等检查；肝素等抗凝剂可影响细胞形态，白细胞分类计数时应注意。

五、细胞染色法

1. 瑞氏染色法

（1）瑞氏染料组成：**碱性**染料（**亚甲蓝**）与**酸性**染料（**伊红**）溶于甲醇中。

（2）原理：细胞染色通过物理的吸附，化学的亲和作用，使细胞成分染成不同颜色。各种细胞成分化学性质不同，对染料的亲和力也不一样。

（3）pH 的影响：细胞中各种成分属于两性电解质，所带电荷受溶液**磷酸盐缓冲液 pH（最适 pH 为 6.4 ～ 6.8）**影响。在偏酸性环境中蛋白质带正电荷增多，易与酸性染料（伊红）结合，细胞染色会偏红，其中红细胞和嗜酸性粒细胞染色偏红，而细胞核染成淡蓝色或不染色；在偏碱性环境中蛋白质带负电荷增多，易与碱性染料（亚甲蓝）结合，细胞染色会偏蓝。细胞染色深浅可与染液 pH、细胞数量、血膜厚度和染色时间等因素密切相关。

2. 吉姆萨染色法

（1）**染色液组成**：吉姆萨染液由**天青、甲醇、伊红和纯甘油**组成。

（2）染色的原理：和瑞氏染色法原理基本相同。

（3）注意事项：血涂片使用前应先用甲醇固定 3 ～ 5 分钟。另外，吉姆萨染液染色前，先用磷酸盐缓冲液（pH6.4 ～ 6.8）稀释 10 ～ 20 倍，之后浸染 10 ～ 30 分钟。

六、方法学评价

1. 血涂片制备 手工推片法用血量少、操作简单快速，是使用最广泛的方法。抗凝标本离心后可提高有核细胞的阳性检出率；疟原虫、微丝蚴等检查可采用厚血膜涂片法；肝素等抗凝剂可影响细胞形态，分类计数时应注意。

2. 血液细胞染色 **瑞氏染色法是临床最常用、最经典的细胞染色方法，对细胞质成分和细胞浆中中性颗粒染色效果较好**，但对细胞核和寄生虫染色效果不好，而**吉姆萨染色法对细胞核、寄生虫（如疟原虫等）着色较好**，结构更清晰，但对细胞质成分的着色能力略差。故目前采用瑞氏和吉姆萨联合应用可得到较好的染色效果。

七、质量控制

1. 血涂片制备 制备血涂片时，血滴愈大、角度愈大、推片速度愈快，血膜愈厚，反之则愈薄。血细胞比容增高、血液黏度较高时，应采用小血滴、小角度、慢推，可得到满意结果；血细胞比容减低、血液黏度较低时，应采用大血滴、大角度、快推。

2. 血液细胞染色 染色深浅与血涂片中细胞数量、血膜厚度、染色时间、染液浓度、pH 密切相关。染色过深的纠正方法是用甲醇和瑞氏染液适当地脱色，或者缩短染色时间、稀释染液、调节 pH；染色过浅的纠正方法是复染、延长染色时间、调节 pH。

第二单元　红细胞检查

【复习指南】本单元红细胞检测相对参数多，是必考部分。要求掌握红细胞计数、血红蛋白测定、红细胞形态、血细胞比容测定、红细胞平均指数、红细胞体积分布宽度、网织红细胞计数及红细胞沉降率测定等指标的原理、操作方法、参考区间和临床意义等。

一、概要

1. 红细胞的生理

（1）红细胞的生成：红细胞是血液有形成分中数量最多，来源于**骨髓中的造血干细胞**，在红细胞生成素（EPO）作用下，骨髓中增殖分化发育为成熟红细胞释放到外周血中，成熟红细胞平均寿命约为120天，衰老的红细胞主要在脾中被破坏，并分解为铁、珠蛋白和胆红素。

（2）红细胞的功能：主要由红细胞内的血红蛋白来完成，具有交换和携带气体（O_2和CO_2）的功能。

2. 血红蛋白的结构及特点

（1）结构：**血红蛋白（Hb）是由两类珠蛋白肽链和4个亚铁血红素**构成。①珠蛋白肽链分为α、β两类；②由原卟啉和铁组成亚铁血红素。

（2）特点：①血红蛋白相对分子质量为64 458。②正常情况下，99%血红蛋白为还原血红蛋白，1%为高铁血红蛋白。③氧合血红蛋白以Fe^{2+}状态与氧结合。④在人体生长各期，血红蛋白的种类与比例不同。出生后3个月，HbA占95%以上，而HbF降至1%以下。⑤血红蛋白的合成受红细胞生成素、雄激素的调节。⑥血红蛋白降解产物为**珠蛋白、血红素**。珠蛋白被分解后，再参与蛋白质和多肽合成，或转变成含氮物质。⑦血红素中铁由单核－吞噬细胞系统处理，与运铁蛋白结合进入铁代谢库。

二、红细胞计数

1. 计数原理

（1）手工显微镜法：**需用等渗稀释液将血液稀释一定倍数（约200倍）**，再充入血细胞计数池内，在显微镜下计数一定区域内的红细胞数，经换算求出每单位体积内（每升）血液中的红细胞数量。

（2）血液分析仪法：主要是电阻抗和（或）光散射原理。

2. 方法学评价

（1）手工显微镜法：为传统方法。该方法不需要特殊仪器设备，但操作复杂、费时，影响因素较多。

（2）血液分析仪法：为常用方法。该方法操作简单，比手工法精确，但当白细胞数量明显增高时，会影响红细胞计数结果。

3. 质量控制

（1）手工法存在误差原因：血液样本发生凝固；操作中稀释、充池、计数不规范；使用器材，微量吸管、计数板不标准；固有误差（计数域误差）。

（2）仪器法：仪器必须严格按规程操作，并定期进行室内和室间质控。

4. 参考区间

（1）参考区间：新生儿（$6.0 \sim 7.0$）$\times 10^{12}/L$；成年男性（$4.0 \sim 5.5$）$\times 10^{12}/L$；成年

女性（3.5～5.0）$\times 10^{12}$/L。

（2）医学决定水平：成人若低于参考区间下限，为诊断贫血界限，应寻找病因；成人若高于 6.8×10^{12}/L，需采取治疗措施；若低于 1.5×10^{12}/L，应考虑输血。

5. 临床意义

（1）生理性变化：①年龄与性别的影响。②精神因素影响。③剧烈运动和重体力劳动影响。④气压减低影响。⑤妊娠中后期孕妇和老年人影响。

（2）各种原因的<u>红细胞减少</u>：①急性、慢性失血。②红细胞破坏增多。③骨髓造血原料不足或造血功能障碍。

（3）红细胞增多：①相对性红细胞增多。②绝对性红细胞增多。

6. 操作方法　采取 10μl 血液加到 2ml 红细胞稀释液中，混匀后，充入血细胞计数池内，静置 3～5 分钟（细胞下沉）后，在高倍镜下，计数中央大方格内正中及四角的 5 个中方格内的红细胞数。

$$\underline{红细胞 /L = N \times 25/5 \times 10 \times 10^6 \times 200 = N \times 10^{10} = N/100 \times 10^{12}}。$$

（N：5 个中方格内的红细胞数总数）

三、血红蛋白测定

1. 检测原理

（1）氰化高铁血红蛋白（HiCN）法：**HiCN 法**是目前 ICSH 推荐测定血红蛋白的参考方法。血液中红细胞被溶血剂破坏后，各种血红蛋白除硫化血红蛋白（SHb）外均可被高铁氰化钾氧化为高铁血红蛋白，再与氰根离子（CN$^-$）结合生成稳定的棕红色复合物——氰化高铁血红蛋白（HiCN），在 **540nm** 处有一吸收峰，用分光光度计测定此处的吸光度，经换算即可得到每升血液中的血红蛋白浓度。

（2）十二烷基硫酸钠血红蛋白（SDS）法：血液中各种血红蛋白（除 SHb 外）均可与低浓度 SDS 作用，生成棕红色化合物即 SDS–Hb，可用分光光度计测定波峰 **538nm** 处吸光度，经换算即可得到每升血液中的血红蛋白浓度。

2. 方法学评价

（1）HiCN 法：此法优点是操作简单、显色快、结果稳定可靠、读取吸光度后可直接定值等。该方法的缺点是**氰化钾（KCN）试剂有剧毒**。

（2）SDS 测定法：优点是操作简单、呈色稳定、准确性和精确性符合要求、**无公害**。但不能直接用吸光度计算血红蛋白浓度，而且 SDS 试剂本身质量的差异直接会影响到检测结果。

（3）叠氮高铁血红蛋白（HiN$_3$）法：优点是与 HiCN 测定法基本相似，显色快又稳定，最大吸收峰在 542nm，试剂毒性为 HiCN 测定法的 1/7，仍存在公害问题。

（4）碱羟血红蛋白（AHD575）测定法：优点是试剂简单、呈色稳定又无公害、吸收峰在 575nm、用氯化血红素作为标准品。但仪器多采用 540nm 左右滤光板，限制了此法使用。

（5）溴代十六烷基三甲胺（CTAB）法：优点是试剂溶血性强且不破坏白细胞，适合于仪器上自动检测血红蛋白和白细胞。缺点是测定结果的准确度和精密度差。

（6）血细胞分析仪：优点是操作简单、快速，同时可获得多项红细胞参数。仪器法测定精度（CV）约为 1%。但仪器须经 HiCN 标准液校正后才能使用。

3. 质量控制

（1）标本产生浊度，干扰血红蛋白测定：如异常的血浆蛋白质含量、高脂血症、白细胞

数超过 30×10^9/L、脂滴等。

（2）采血部位：静脉血比毛细血管血的血红蛋白低 10%～15%。

（3）测定值假性增高：原因是稀释倍数不准、红细胞溶解不当、血浆中脂质或蛋白质含量增加。

（4）HiCN 参考液：是用于制备标准曲线、计算 K 值、校准仪器和其他测定方法的重要物质。

（5）质控物：常用 ACD 抗凝全血、进口全血质控物、醛化半固定红细胞。

4.参考区间 成年男性：120～160g/L；成年女性：110～150g/L；新生儿：170～200g/L。

5.临床意义

（1）生理性改变：年龄和日间的变化。随着年龄增长，红细胞和血红蛋白可增高或降低；红细胞和血红蛋白含量在一天内也有波动，上午 7 时达高峰，随后下降。

（2）病理性改变：血红蛋白对贫血程度的判断优于红细胞计数。但需注意，当大量失血时，在补液前循环血容量缩小，但血液浓度很少变化，从血红蛋白浓度来看，是很难反映出贫血的存在；如水潴留时，血浆容量会增大，虽然红细胞容量正常，但血液浓度会降低，从血红蛋白浓度来看，已存在贫血；当失水时，血浆容量会缩小，即使血液浓度增高，但红细胞容量会减少，从血红蛋白浓度来看，贫血不明显。说明血红蛋白和红细胞浓度不一定能正确反映全身红细胞的总容量。在发生大细胞性贫血或小细胞低色素性贫血时，大细胞性贫血（如 MA）时血红蛋白浓度相对偏高，小细胞低色素性贫血（如 IDA）时血红蛋白减低，但红细胞计数可正常。说明红细胞计数与血红蛋白浓度不成比例。

6.氰化高铁血红蛋白法简要操作步骤 加新鲜血液 20μl 到 5ml HiCN 转化液中，充分混合，静置 5 分钟后，倒入光径 1cm 比色皿内；其最大吸收峰波长 540nm 处，用 HiCN 转化液或蒸馏水调零，测定吸光度（A）。

计算公式：$\text{Hb}（\text{g/L}）= \dfrac{A_{\text{HiCN}}^{\lambda 540}}{44} \times \dfrac{64\,458}{1000} \times 251 = A \times 367.7$

式中 A 为样本吸光度，44 为毫摩消光系数，64 458/1000 为 1mol/L 血红蛋白溶液中所含血红蛋白克数，251 为稀释倍数。

采用 HiCN 参考液（50g/L、100g/L、150g/L、200g/L），在分光光度计上，波长 540nm 处，测定各种参考液的吸光度。横坐标为参考液血红蛋白含量，纵坐标为吸光度，绘制标准曲线，或求出换算常数（K）$K = \dfrac{\sum \text{Hb}}{\sum A}$。

根据样本吸光度（A）在标准曲线查出血红蛋白浓度，或用 K 值计算：$\text{Hb}（\text{g/L}）= K \times A$。

四、红细胞形态检查

1.原理 将血液标本制成血涂片后进行染色，通常采用瑞氏染色法，在显微镜下取细胞分布均匀处进行观察和识别。根据红细胞形态检查及红细胞和血红蛋白计数的结果，可粗略推断贫血的原因。对贫血诊断和鉴别诊断有很重要的临床应用价值。

2.方法学评价 显微镜下观察细胞形态，可用来观察细胞数量及初步判断贫血的原因。

3.质量控制 选择细胞分布均匀（体尾交界）处观察细胞形态，同时注意有无异常细胞。

4. 参考区间　成熟红细胞形态为**双凹圆盘状**，大小较一致，直径 6 ～ 9μm，染成淡粉红色，周边着色较深，中间较浅处称生理性淡染区。

5. 临床意义

（1）红细胞大小改变：①**小红细胞，直径＜6μm**，正常人罕见。小红细胞由于血红蛋白合成障碍，生理性淡染区扩大，常见于**缺铁性贫血、珠蛋白生成障碍性贫血**；小红细胞血红蛋白充盈良好，生理性淡染区消失，见于遗传性球形细胞增多症。②**大红细胞，直径＞10μm**，为未完全成熟红细胞，体积较大；因残留脱氧核糖核酸，瑞氏染色后呈多色性或嗜碱性点彩，见于巨幼细胞性贫血、溶血性贫血、恶性贫血等。③**巨红细胞，直径＞15μm**，因叶酸、维生素 B$_{12}$ 缺乏使幼稚细胞内 DNA 合成不足，不能按时分裂，脱核后成为巨大红细胞，血涂片还可见分叶过多的中性粒细胞，见于巨幼细胞性贫血。④**红细胞大小不均**，红细胞间直径相差 1 倍以上，大者可达 12μm，小者仅 2.5μm。常见于**严重的增生性贫血**。

（2）红细胞形状改变：①**球形红细胞**，见于遗传性和获得性球形细胞增多症和小儿。②**椭圆形红细胞**，见于遗传性椭圆形细胞增多症（可达 25% ～ 75%）、大细胞性贫血（可达 25%）、缺铁性贫血、骨髓纤维化、巨幼细胞性贫血、镰状细胞性贫血、正常人（约占 1%，不超过 15%）。③**靶形红细胞**，见于各种低色素性贫血、阻塞性黄疸、脾切除后。④口形红细胞，见于口形红细胞增多症、小儿消化系统疾病引起的贫血、酒精中毒、某些溶血性贫血、肝病和少数（＜ 4%）正常人。⑤镰状红细胞，见于镰状细胞贫血、镰状细胞特性样本。⑥棘红细胞，见于遗传性或获得性 - 脂蛋白缺乏症（高达 70% ～ 80%）、脾切除后、酒精中毒性肝病、尿毒症。⑦裂红细胞，见于弥散性血管内凝血（DIC）、微血管病性溶血性贫血、重型珠蛋白生成障碍性贫血、巨幼细胞性贫血、严重烧伤，正常人少见（＜ 2%）。⑧缗钱状红细胞，红细胞互相连接如缗钱状，是因为血浆中某些蛋白（凝血因子Ⅰ、球蛋白）增高，使红细胞正负电荷发生改变所致。⑨有核红细胞（幼稚红细胞），除 1 周内婴幼儿血涂片中可见少量有核红细胞外，其他则为病理现象，见于溶血性贫血、造血系统恶性疾病或骨髓转移性肿瘤、慢性骨髓增生性疾病、脾切除后。⑩泪滴形红细胞，见于贫血、骨髓纤维化和正常人；红细胞形态不整见于某些感染、严重贫血、巨幼细胞性贫血。

（3）红细胞内出现异常结构：①正常人血涂片中很少见到**嗜碱性点彩红细胞**（约占 1/10 000），其他各类贫血见到点彩红细胞表明**骨髓造血旺盛**或**有紊乱现象**。②**豪焦小体**（Howell-Jolly body、染色质小体）：见于脾切除后、无脾症、脾萎缩、脾功能低下、红白血病、某些贫血（如巨幼细胞性贫血）。③**卡波环**：见于白血病、巨细胞性贫血、增生性贫血、铅中毒、脾切除后。④寄生虫：红细胞胞质内可见疟原虫、微丝蚴、杜利什曼原虫等病原体。

（4）红细胞内血红蛋白含量的改变：①正常色素性见于正常人、急性失血、再生障碍性贫血和白血病等。②低色素性见于缺铁性贫血、珠蛋白生成障碍性贫血、铁幼粒细胞性贫血和某些血红蛋白病。③高色素性见于**巨幼细胞性贫血**。④多色性见于正常人（占 1% 左右）、骨髓造红细胞功能活跃。⑤细胞着色不一见于**铁粒幼红细胞性贫血**。

五、血细胞比容测定

1. 原理　**血细胞比容**（Hct）是指在一定条件下，血液经离心后红细胞体积占全血体积的比值。血细胞比容：Hct ＝ MCV×RBC。

2. 方法学评价

（1）手工法：①温氏法：已淘汰，缺点是采用中速离心，受红细胞间残留血浆影响，测定结果偏高。②微量法：采用高速离心，样本用量小、操作简便，并且细胞间残留较少（约2%），其残留血浆量 **1% ～ 3%**。

（2）血液分析仪法：仪器法的 CV 为 **1%**，手工法 CV 为 **2%**。

3. 质量控制

（1）手工法：抗凝剂量不准确，标本混和不均匀及离心速度不好掌握，都直接影响检测结果。

（2）血液分析仪法：注意 Hct 是否与 RBC、MCV 相关。

4. 参考区间

温氏法：男性 0.40 ～ 0.54；女性 0.37 ～ 0.47。

微量法：男性 0.47±0.04；女性 0.42±0.05。

5. 临床意义

（1）增高：见于大量呕吐、大手术后、腹泻、失血、大面积烧伤、真性红细胞增多症（可达 0.80）和继发性红细胞增多症等情况。

（2）减少：见于各种贫血。不同类型的贫血，Hct 减少程度与 RBC 计数值并不完全一致。

（3）输液评估：有助于控制补液量和了解体液平衡情况，是临床输血和输液治疗疗效观测的指标。

（4）计算平均值：作为红细胞平均体积和红细胞平均血红蛋白浓度计算的基础数据。

6. 操作方法

（1）**温氏法**：温氏管中加入 EDTA-K_2 或肝素抗凝静脉血 2ml，高速离心，离心力 **2264g**（有效直径 5cm，3000r/min），离心时间 30 分钟，离心后血液分为 **5层**：自上而下分别为血浆层、白细胞层和血小板层、有核红细胞层、还原红细胞层和氧合红细胞层，其中还原红细胞层为紫黑色，氧合红细胞层为鲜红色，读取**还原红细胞层**柱高的毫米数，乘以 0.01，即为**血细胞比容**。

（2）微量法：取抗凝全血或末梢血，充入一次性毛细玻管（管长 75mm，内径 0.8 ～ 1.0mm，壁厚 0.20 ～ 0.25mm，每支含肝素 2U）的 2/3 处封口；用水平式毛细管 Hct 离心机以 12 000r/min（相对离心力 RCF ≥ 10 000g）离心 5 分钟，用专用读数板或刻度尺，读取还原红细胞层和全层长度，计算 Hct 值。注意事项：橡皮泥封管口底面应平整，以深入毛细血管内 2mm 左右为宜。应做双份试验，结果之差应 < 0.01。

六、红细胞平均指数

1. 原理

（1）手工法：通过红细胞计数、血红蛋白量和血细胞比容值等参数计算红细胞平均指数。

①红细胞平均容积：$MCV = \dfrac{每升血液中红细胞体积}{每升血液中红细胞个数} = \dfrac{Hct}{RBC}$（fl），代表每个红细胞平均体积的大小。

②红细胞平均血红蛋白含量：$MCH = \dfrac{每升血液中血红蛋白含量}{每升血液中红细胞个数} = \dfrac{Hb}{RBC}$（pg），代表每个红细胞内平均所含血红蛋白的量。

③红细胞平均血红蛋白浓度：$MCHC = \dfrac{每升血液中血红蛋白含量}{每升血液中红细胞体积} = \dfrac{Hb}{Hct}$（g/L），代表平均每升红细胞中所含血红蛋白浓度。

（2）血液分析仪：能直接计算 MCV 值，再结合直接测定的 RBC 和 Hb，算出 MCH（= Hb/RBC）和 MCHC（= MCH/MCV）。

2. **方法学评价** 红细胞凝集（如冷凝集综合征）、严重高糖血症时，可使 **MCV** 假性增高。高脂血症、白细胞增多症使 **MCH** 假性增高。MCHC 受 **Hct**（血浆残留或出现异常红细胞）和 **Hb**（高脂血症、白细胞增多症）的影响。

3. 质量控制

（1）手工法：红细胞计数、血红蛋白和血细胞比容测定数据必须来自同一份血液标本，并且准确可靠。

（2）血液分析仪法：利用人群红细胞平均指数相当稳定的原理，用 XB 分析法或浮动均值法对血液分析仪进行质量控制。

4. 参考区间 见表 1-1。

表 1-1 不同人群红细胞指数的参考区间

年龄	MCV（fl）	MCH（pg）	MCHC（g/L）
新生儿	91～112	29～36	280～360
1～2 岁	70～84	22～30	320～380
成人	**80～100**	**27～34**	**320～360**
老年人	81～103	27～35	310～363

5. 临床意义 小红细胞性贫血可低至 MCV 50fl、MCH 15pg、MCHC 220g/L；大红细胞可高至 MCV 150fl、MCH 50pg，但 MCHC 正常或减低；MCHC 增高见于**球形细胞增多症**，但不超过 380g/L。红细胞平均指数仅代表红细胞平均值，有一定局限性。如溶血性贫血和急性白血病，虽属正细胞性贫血，但红细胞可有明显的大小不均和异形；大细胞性贫血，也可有小细胞存在；小细胞性贫血，也可有大红细胞存在。必须根据血涂片的检查才能较为准确地诊断，见表 1-2。

表 1-2 贫血的红细胞形态学分类

贫血分类	MCV	MCH	MCHC	贫血原因
正细胞性贫血	正常	正常	正常	再生障碍性贫血、急性失血性贫血、某些溶血性贫血
大细胞性贫血	增高	增高	正常	巨幼细胞贫血
单纯小细胞性贫血	减低	减低	正常	慢性感染、慢性肝肾疾病性贫血
小细胞低色素性贫血	减低	减低	减低	缺铁性贫血及铁利用不良性贫血、慢性失血性贫血

七、红细胞体积分布宽度

1. 原理 红细胞体积分布宽度（RDW）是反映血液中红细胞**体积大小的异质程度**，即反映红细胞大小均一性的客观指标，常用变异系数（CV）表示，由血液分析仪的红细胞体积直方图导出。

2. **方法学评价** 通过 RDW 对红细胞体积大小的评价，比血涂片染色后观察红细胞形态大小更为客观和准确。

3. **质量控制** RDW 异常的影响因素受样本中红细胞碎片、红细胞凝集和双相性红细胞等干扰。

4. **参考区间** 11.6% ～ 14.6%。

5. **临床意义**

（1）贫血形态学分类：根据 MCV/RDW，可将贫血分为 6 类，见表 1-3。

表 1-3 贫血 MCV/RDW 分类法

贫血类型	MCV	RDW	常见病因和疾病
小细胞均一性	减少	正常	单纯杂合子珠蛋白生成障碍性贫血（轻型）、某些继发性贫血
小细胞不均一性	减少	增高	缺铁性贫血、β-珠蛋白生成障碍性贫血（非轻型）、HbH 病
正细胞均一性	正常	正常	再生障碍性贫血、白血病、某些慢性肝病、肾性贫血、急性失血后、长期或大剂量化学治疗后、遗传性球形红细胞贫血
正细胞不均一性	正常	增高	混合型营养性缺乏性贫血、部分早期铁缺乏（尚无贫血）、血红蛋白病性贫血、骨髓纤维化、铁粒幼细胞贫血
大细胞均一性	增高	正常	骨髓增生异常综合征、部分再生障碍性贫血、部分肝病性贫血、某些肾病性贫血
大细胞不均一性	增高	增高	巨幼细胞贫血、某些肝病性贫血

（2）作为缺铁性贫血（IDA）**筛选诊断**和**疗效观察**的指标：**当 RDW 增大时对 IDA 的诊断灵敏度高达 95% 以上**，但其特异性不强，故可作为 IDA 的筛选诊断指标，**也可用于鉴别缺铁性贫血和 β-珠蛋白生成障碍性贫血**。当患者铁剂治疗有效时，RDW 开始增大，随后逐渐降至正常。

八、网织红细胞计数

1. **原理** **网织红细胞**（Ret）是介于晚幼红细胞与完全成熟红细胞之间，属于未完全成熟的红细胞。因其胞质中残存**核糖核酸（RNA）为嗜碱性物质**，经活体染色（新亚甲蓝、煌焦油蓝、中性红等染料）后，呈蓝黑色深染的颗粒状或网状结构，且含两个以上的深染颗粒或具有线网状结构的无核红细胞，即为网织红细胞。检测方法有：①普通光学显微镜法：在显微镜下计数 1000 个成熟红细胞中网织红细胞的百分比或分数。②网织细胞计数仪法和血液分析仪法：用吖啶橙等荧光染料使网织红细胞内 RNA 着色，采用流式细胞术（FCM）得到网织红细胞数。

2. **方法学评价**

（1）普通光学显微镜法：两种方法相比较，试管法操作简便、重复性较好。玻片法取血量少、染色时水分易蒸发，结果会偏低。但显微镜法受主观因素影响较多，且耗时费力。

（2）网织细胞计数仪法：将网织红细胞分成 3 类，有强荧光强度网织红细胞（HFR）、中荧光强度网织红细胞（MFR）、低荧光强度网织红细胞（LFR），有助于临床对化疗、放疗、移植患者的监测。

（3）血液分析仪法：优点是测量细胞多、避免主观因素、方法易于标准化。可提供参数：网织红细胞绝对值（Ret）、网织红细胞百分比（Ret%）、网织红细胞分布宽度（RDWr）、网织红细胞平均体积（MCVr/MRV）、网织红细胞血红蛋白浓度（HCr）、网织红细胞平均血红蛋白浓度（MCHCr）、网织红细胞血红蛋白分布宽度（HDWr）、LFR、MFR、HFR、网织红细胞成熟指数 [RMI，RMI ＝（MFR+HFR）/LFR×100]。

3. 质量控制

（1）显微镜法：影响因素包括操作人员对网织红细胞的识别情况、血涂片质量好坏、计数红细胞数量多少、计数方法正确与否等。Miller 窥盘法计数网织红细胞误差可减小。

（2）仪器法：通常计数红细胞 10 000 ～ 50 000 个。如出现 Howell-Jolly 小体、有核红细胞和巨大血小板等情况，会使检测结果假性增高。

4. 参考区间

（1）显微镜计数法：成人百分数为 0.008 ～ 0.02 或绝对值为（25 ～ 85）×10^9/L，新生儿为 0.02 ～ 0.06。

（2）仪器法：男性为 9.1% ～ 32.2%，女性为 12.8% ～ 33.7%。血液分析仪网织红细胞参数，参考区间见表 1-4。

表 1-4　血液分析仪网织红细胞参数的参考区间

	Ret（%）	LFR（%）	MFR（%）	HFR（%）	RDWr（%）	HDWr（pg）	MCVr（fl）
均值	1.0	86.1	11.3	2.6	17.75	33.4	111.8
S	0.41	4.77	4.14	1.73	2.35	5.2	5.3

5. 临床意义　正常人的骨髓中网织红细胞均值为 150×10^{12}/L，血液中为 65×10^9/L。如骨髓中网织红细胞增多，外周血减少时，提示释放障碍；如骨髓和外周血中网织红细胞均增加，提示为释放增加。**故网织红细胞计数（或网织红细胞绝对值）是反映骨髓造血功能的重要指标**。网织红细胞成熟类型正常时，外周血网织红细胞中Ⅲ型占 **20% ～ 30%**，Ⅳ型占 **70% ～ 80%，外周血中以Ⅳ型为主**，若骨髓增生明显，外周血中可出现Ⅰ型和Ⅱ型网织红细胞。

（1）判断骨髓红细胞造血情况：①增多。见于溶血性贫血（HA）、放射治疗和化学治疗后。溶血发生时大量网织红细胞进入血液循环，Ret 可达 6% ～ 8%，急性溶血时，可达 20%，甚至 50% 以上，绝对值超过 100×10^9/L。急性失血后，5 ～ 10 天网织红细胞达高峰，2 周后恢复正常。放疗、化疗后，恢复造血功能时，Ret 短暂和迅速增高，是骨髓恢复较敏感的指标。红系无效造血，骨髓中红系增生活跃，外周血网织红细胞计数正常或轻度增高。②减少。见于再生障碍性贫血、溶血性贫血再障危象。典型**再生障碍性贫血的**诊断标准之一是 Ret 计数常低于 0.005，绝对值低于 **15×10^9/L**。

（2）观察贫血治疗效果：缺铁性贫血、巨幼细胞性贫血患者治疗前，Ret 仅轻度增高（也可正常或减少），给予铁剂或维生素 B$_{12}$、叶酸治疗 3 ～ 5 天后，Ret 开始上升，7 ～ 10 天达高峰，2 周左右 Ret 逐渐下降，表明治疗有效。

（3）用于骨髓移植后监测：骨髓移植后第 21 天，Ret > 15×10⁹/L 时，提示无移植并发症；若 < 15×10⁹/L，伴中性粒细胞和血小板增高时，可能预示骨髓移植失败。

（4）网织红细胞生成指数（RPI）：是网织红细胞生成相当于正常人的倍数。在不同生理、病理情况下，Ret 从骨髓释放入外周血所需时间有所不同，故 Ret 计数值不能确切地反映骨髓红细胞系统造血功能状态，应考虑 Ret 生存期限。通常情况 Ret 生存期限约为 2 天，若未成熟的网织红细胞提前释放入血，Ret 生存期限将会延长，为了纠正网织红细胞提前释放引起的偏差，用 RPI 来反映 Ret 生成速率。计算公式为：RPI = Ret%×（被测 Hct/ 正常人 Hct）×（1/Ret 成熟日数）。使用 RPI 较准确地估计红细胞生成有效性。

6. 操作方法　在 2 滴 10g/L 煌焦油蓝生理盐水溶液中加入新鲜血液 2 滴，混匀，37℃放置 15 ～ 20 分钟后制片。在油镜下计数至少 1000 个红细胞中网织红细胞数，计算网织红细胞百分数（%）和网织红细胞绝对值（×10⁹/L）（＝红细胞数 × 网织红细胞百分数），WHO 推荐使用的网织红细胞活体染液为**新亚甲蓝**，其染色力强且稳定；煌焦油蓝染液操作简单、费用低廉，但易产生沉淀。ICSH 推荐使用 Miller 窥盘，将 Miller 盘置于目镜内，选择红细胞散在且分布均匀的部位，用小方格（A）计数红细胞，大方格（B）计数网织红细胞，按下式计算：

$$\text{网织红细胞 \%} = \frac{\text{B 格内网织红细胞}}{9 \times \text{A 格内红细胞}} \times 100\% \text{（CV 约为 \textbf{10\%}）。}$$

九、点彩红细胞计数

1. 原理　**点彩红细胞**是尚未完全成熟的红细胞在发育过程中受到损害，而导致其胞质中残存变性的嗜碱性 RNA，经碱性亚甲基蓝染色后，呈大小、形状不一的蓝色颗粒；瑞氏染色后，颗粒呈蓝黑色，在油镜下计数点彩红细胞数百分率。由于点彩红细胞较少且分布不均，必要时可增加红细胞计数量。

2. 方法学评价　因为**点彩红细胞数量较少，计数时可增加数量。**

3. 质量控制　选择红细胞分布均匀处进行计数。

4. 参考区间　< 0.03%。

5. 临床意义　点彩红细胞增高见于：①**中毒**，如铅、汞、银、铋、硝基苯、苯胺等；②各类**贫血**，如溶血性贫血、巨幼细胞性贫血、恶性贫血、恶性肿瘤等。

6. 操作方法　取新鲜血 1 滴用甲醇固定 3 分钟，再用浓度为 50g/L 碱性亚甲蓝液染色 1 ～ 2 分钟后制片，在油镜下计数 1000 个红细胞中点彩红细胞的数量，最后计算点彩红细胞数百分率。

十、红细胞沉降率测定

1. 原理　**红细胞沉降率**（ESR）指离体抗凝血静置后，红细胞在**单位时间内沉降**的速度。分为 3 期。①缗钱状红细胞形成期：数分钟至 10 分钟；②快速沉降期：缗钱状红细胞以等速下降，约 40 分钟；③细胞堆积期（缓慢沉积期）：红细胞堆积到试管底部。

2. 方法学评价

（1）手工法：有魏氏法、潘氏法等。魏氏法为 ICSH 推荐方法，潘氏法与魏氏法相关性好、用血量少，适于儿童。各种方法参考区间有差异。

（2）血沉仪法：仪器测量时间短、重复性好、不受环境温度影响。

（3）血沉率（ZSR）：将抗凝血注入特制血沉管，以400r/min正反方向离心旋转，每次45秒，同时做180°旋转。特点是不受年龄、性别、贫血、试验条件的影响，但需特殊离心仪器。

3. 质量控制

（1）影响红细胞缗钱状形成的主要因素如下。①血浆蛋白质比例：小分子蛋白如清蛋白、卵磷脂等使血沉减缓，大分子蛋白如急性反应蛋白、免疫球蛋白、巨球蛋白、胆固醇和三酰甘油等可使血沉加快。②红细胞数量和形状：红细胞沉降率和血浆阻逆力保持平衡。红细胞数量减少，血沉加快；数量增多则血沉减慢。但数量太少，则影响了红细胞缗钱状形成，导致血沉也减慢。红细胞直径越大，血沉越快。③血沉管：应置血沉架上完全直立，若血沉管倾斜，红细胞就会沿管壁一侧下沉，而血浆沿另一侧下降，加速红细胞沉降。如血沉管倾斜3°，沉降率增加30%。④血液标本中的抗凝剂浓度增加、血液凝固（血浆凝血因子Ⅰ减少）可使血沉减慢。当样本冷藏4～24小时，测定前应先平衡至室温，混匀后不影响检测结果。⑤温度：室温过高（＞25℃）使血沉加快，可按温度系数校正。室温过低（＜18℃）使血沉减慢，但无法校正。

（2）操作方法和注意事项：①取109mmol/L枸橼酸钠0.4ml，加静脉血1.6ml并混匀，用血沉管吸入混匀的全血，并直立于血沉架上。1小时末准确读取红细胞下沉后的血浆段高度，即红细胞沉降率。②血沉管内径应标准（2.5mm）。③血沉架应避免直接光照、移动和振动。

4. 参考区间

（1）魏氏法：①＜50岁，男性 **0～15mm/h**，女性 **0～20mm/h**；②≥50岁，男性 0～20mm/h，女性 0～30mm/h；③＞85岁，男性 0～30mm/h，女性 0～42mm/h；④儿童，0～10mm/h。

（2）潘氏法：成年男性 0～10mm/h，成年女性 0～12mm/h。

5. 临床意义

（1）血沉增快：①生理性，女性高于男性，妇女月经期、妊娠3个月以上者血沉增快，老年人血沉增快；②病理性，见于各种炎症、组织损伤及坏死、恶性肿瘤、高球蛋白血症、贫血、高胆固醇血症。

（2）血沉减慢：真性或相对性红细胞增多症、DIC消耗性低凝血期、继发性纤溶期、肝病、肿瘤和其他严重疾病因未产生急性反应蛋白等，可使血沉减慢。

6. 操作方法　取109mmol/L枸橼酸钠0.4ml，加静脉血1.6ml，混匀，用血沉管吸入混匀全血，并直立于血沉架上，1小时末准确读取红细胞下沉后的血浆段高度，即红细胞沉降率。

第三单元　白细胞检查

【复习指南】本单元白细胞检查为重点内容，历年有考点。要求掌握白细胞计数及分类计数的检测原理、质量控制、参考区间及临床意义；嗜酸性粒细胞计数的操作方法；白细胞形态检查的临床意义。

一、概要

1. 粒细胞　粒细胞群发育可分为五个阶段。①分裂池：包括原粒、早幼粒和中幼粒细胞，细胞具有分裂能力。②成熟池：包括晚幼粒和杆状核粒细胞，失去分裂能力。③储备池：包括杆状核粒细胞和分叶核粒细胞，成熟粒细胞储存于骨髓内，数量为外周血的 5 ~ 20 倍。在机体受到感染和应激反应时，可释放入血液循环，通常只有**杆状核**或**分叶核**中性粒细胞进入血液。当病情严重时，少量晚幼粒细胞也能进入外周血。④循环池：成熟粒细胞有一半随血液循环，白细胞计数值就是**循环池**的粒细胞数。⑤边缘池：进入外周血的另一半成熟粒细胞，黏附于微静脉血管壁，边缘池和循环池粒细胞保持动态平衡。

中性粒细胞有趋化、变形、黏附等作用，以及吞噬、杀菌等功能。嗜酸性粒细胞作用是对组胺、抗原抗体复合物、肥大细胞有趋化作用，并分泌组胺酶灭活组胺，起到限制变态反应的作用，并参与对蠕虫的免疫反应。嗜碱性粒细胞对各种血清因子、细菌、补体和激肽释放酶等物质有趋化作用。

2. 单核细胞　释放至外周血中的单核细胞，大部分黏附于血管壁，少数随血液循环，在血中停留 3 ~ 6 天后即进入组织或体腔内，转变为幼吞噬细胞，再成熟为吞噬细胞，寿命可达 2 ~ 3 个月。单核 – 巨噬细胞具有吞噬病原体功能、吞噬和清理功能、吞噬抗原传递免疫信息功能，还参与杀菌、免疫和抗肿瘤等作用。

3. 淋巴细胞　**淋巴细胞**是人体主要的**免疫活性细胞**，约占白细胞总数的1/4。B 淋巴细胞寿命较短，一般 3 ~ 5 天，在骨髓、脾、淋巴结、其他淋巴组织生发中心发育成熟，占 20% ~ 30%，参与体液免疫；T 淋巴细胞寿命较长，可达数月至数年，在胸腺、脾、淋巴结和其他淋巴组织，依赖胸腺素发育成熟，占 60% ~ 70%，参与机体的细胞免疫。还有少数 NK 细胞（杀伤细胞）、N 细胞（裸细胞）、D 细胞（双标志细胞）。

二、白细胞计数

1. 概念　**白细胞计数**是指测定单位体积外周血液（循环池）中各种白细胞总数，是血液一般检验中常规的检查项目之一。

2. 检测原理　显微镜计数法是用白细胞计数稀释液（多为稀乙酸溶液），将血液稀释一定倍数（20 倍）使成熟红细胞破坏后，滴入血细胞计数池中，在低倍镜下计数一定区域内白细胞数，经换算求得每升血液中各种白细胞总数。

3. 方法学评价

（1）手工显微镜计数法。优点：简便易行、不需昂贵仪器。缺点：重复性和准确性较差，受微量吸管、血细胞计数板、细胞分布和人为因素等影响。

（2）血液分析仪计数法。使用前须按 NCCLS 规定方法对仪器进行校准。优点：计数细胞数量多、速度快、易于标准化、计数精确性较高，适合大规模人群健康筛查。缺点：需特殊仪器，干扰白细胞计数结果包括某些人为因素（如抗凝剂混匀不充分）、病理情况（如出现有核红细胞、巨大血小板、血小板凝集等）。

4. 质量控制

（1）经验控制

①与红细胞数量相比较：正常情况下，红细胞数 / 白细胞数为（**500 ~ 1000**）**：1**。根据红细胞计数值，就可估计白细胞计数是否正确。

②白细胞数量与血涂片白细胞分布密度一致性见表 1–5。

表 1–5　血涂片上白细胞分布密度与白细胞数量的关系

血涂片上白细胞数 /HP	白细胞（×10⁹/L）	血涂片上白细胞数 /HP	白细胞（×10⁹/L）
2～4 个	4～7	6～10 个	10～12
4～6 个	7～9	10～12 个	13～18

（2）计数误差

①技术误差：操作人员可通过熟练操作、仪器校准而减小，甚至避免技术误差。

②固有误差：是指计数室内每次血细胞分布不可能完全相同所致的误差，与计数细胞数量成反比。

③有核红细胞：若外周血中出现大量有核红细胞，不能被白细胞稀释液破坏，与白细胞一同被计数，造成白细胞计数值假性增高。

（3）质量控制常规考核标准（RCS）：是基于白细胞在计数池四大格的分布情况而定。

计算公式为：$RCS = \dfrac{\text{四大格所见白细胞最大值－最小值}}{\text{四大格所见细胞平均值}} \times 100\%$。若白细胞 $\leqslant 4 \times 10^9/L$，

RCS 应 $< 30\%$；白细胞为（$4.1 \sim 14.9$）$\times 10^9/L$，RCS 应 $< 20\%$；白细胞 $\geqslant 15 \times 10^9/L$，RCS 应 $< 15\%$。超过上述标准应重新充池计数。

5. 参考区间

<u>成人：（4～10）×10⁹/L；</u>

<u>新生儿：（15～20）×10⁹/L；</u>

<u>6 个月至 2 岁：（11～12）×10⁹/L；</u>

<u>儿童：（5～12）×10⁹/L。</u>

6. 临床意义　由于外周血中中性粒细胞占白细胞总数的 **50%～70%**，占较高比例，其增高和减低直接会影响白细胞总数变化，故白细胞计数与中性粒细胞计数的临床意义基本一致。

7. 操作方法

（1）显微镜计数法：白细胞稀释液 0.38ml 加新鲜血液 20μl，充分混匀后充入计数池内，静置 2～3 分钟（待白细胞完全下沉），在低倍镜下计数四角 4 个大方格内白细胞的总数，最后计算每升血液中白细胞计数值。公式为：**白细胞数 /L ＝［4 个大方格内白细胞数（N）/4］× 10×20×10⁶ ＝ N/20×10⁹/L。**

（2）注意事项：与红细胞计数类似，大方格间细胞计数结果相差不超过 10%，否则应重新充池计数。

三、白细胞分类计数

1. 检测原理　**白细胞分类计数**（DC）是指血液经推片染色后在油镜下进行分类计数，求得 100 个白细胞中各种白细胞的百分率（比值），计算出各类白细胞的绝对值（各类白细胞绝对值＝白细胞计数值 × 白细胞分类计数百分率）。

2. 方法学评价

（1）显微镜分类法：根据细胞形态特征能够准确地进行分类，可发现细胞形态及染色有无异常，作为白细胞分类计数的参考方法，但耗时长、精确性和重复性较差。

（2）血液分析仪分类法：有**三分群**和**五分类**两种方法，速度快、准确度高、易于标准化、能提示异常结果，以数据、图形和文字等多种结果形式展示，是白细胞分类和筛检的首选方法，但不能完全代替显微镜检查法对异常白细胞进行鉴别和分类。

3. 质量控制

（1）影响分类计数准确性的因素

①细胞分布不均：通常在涂片尾部分布细胞中以中性粒细胞较多，淋巴细胞较少，**单核细胞沿涂片长轴均匀分布；分布在涂片尾部和边缘多为大细胞和幼稚细胞；分布在涂片头部和体部多为淋巴细胞、嗜碱性粒细胞**。采用"城墙"式有规律移动进行涂片分类，可有助于弥补涂片中各种细胞分布不均导致的差异。若离心后制片，准确性可提高 10%。当白细胞出现聚集现象时，细胞分布极不规则，导致无法进行准确的细胞分类。

②形态识别差异主要因素：中性粒细胞杆状核和分叶核诊断标准的差异；单核细胞和大淋巴细胞鉴别差异；若涂片染色效果较差，嗜碱性粒细胞和中性粒细胞难以区分。

（2）影响分类计数精确性的因素：常用重复计数后计算的 s 或 CV 来表示精确度。计数细胞量越大，误差越小。因此，临床上如需观察细胞数量变化作为诊治指标时，应提高细胞计数量见表 1-6。

表 1-6　白细胞总数与分类白细胞数的关系

白细胞总数（×10^9/L）	应分类白细胞数（个）	白细胞总数（×10^9/L）	应分类白细胞数（个）
＜ 4	50 ～ 100	20 ～ 30	300
4 ～ 10	100	＞ 30	400
10 ～ 20	200		

4. 参考区间　见表 1-7。

表 1-7　成人白细胞分类（DC）参考区间

分类（DC）	百分率（%）	绝对值（×10^9/L）
中性杆状核粒细胞（Nst）	1 ～ 5	0.04 ～ 0.5
中性分叶核粒细胞（Nsg）	50 ～ 70	2 ～ 7
嗜酸性粒细胞（E）	0.5 ～ 5	0.02 ～ 0.5
嗜碱性粒细胞（B）	0 ～ 1	0 ～ 1
淋巴细胞（L）	20 ～ 40	0.8 ～ 4
单核细胞（M）	3 ～ 8	0.12 ～ 0.8

5. 临床意义

（1）中性粒细胞

①生理性增多：中性分叶核粒细胞分类＞ 0.7，绝对值＞ 7×10^9/L 称为增多。常见原因有：年龄变化；日间变化；运动、疼痛、情绪变化；妊娠与分娩；其他。

②反应性增多：是由于机体的应激反应，动员了骨髓储备池中的粒细胞释放或边缘池粒细胞进入血液循环，增多的白细胞大多为分叶核粒细胞或杆状核粒细胞。常见的原因有：**急**

性感染或炎症（最常见）、广泛组织损伤或坏死、急性溶血（判断内出血早期指标）、急性失血、急性中毒和恶性肿瘤等。

③异常增生性增多：为造血干细胞克隆性疾病，见于白血病（如急性白血病、慢性白血病）、骨髓增殖性疾病（如原发性血小板增多症、真性红细胞增多症、骨髓纤维化症）。

④中性粒细胞减少：当中性粒细胞绝对值低于 $1.5\times10^9/L$ 时，称为粒细胞减少症；当中性粒细胞绝对值低于 $0.5\times10^9/L$ 时，称为粒细胞缺乏症。可见于某些感染、血液病、慢性理化损伤、自身免疫性疾病和脾功能亢进等。

⑤中性粒细胞核象变化：正常情况下，外周血中性粒细胞以**3叶核**居多，杆状核与分叶核比值为**1：13**。**核左移**：外周血中性杆状核粒细胞增多和（或）出现晚幼粒、中幼粒、早幼粒等以前幼稚细胞，见于感染（常见急性化脓性感染）、急性中毒、急性溶血和急性失血等。**核右移**：外周血中核分叶5叶以上的中性分叶核粒细胞超过**3%**，常伴白细胞总数减低，见于营养性巨幼细胞性贫血、恶性贫血、应用抗代谢药物和炎症恢复期等。

（2）嗜碱性粒细胞

①增多：外周血嗜碱性粒细胞绝对值＞ $0.05\times10^9/L$。可见于过敏性或炎症性疾病、骨髓增生性疾病和嗜碱性粒细胞白血病等。

②减少：嗜碱性粒细胞数量较少，其减少一般无临床意义。见于甲状腺功能亢进、妊娠、放疗、化疗、糖皮质激素治疗、感染急性期。

（3）淋巴细胞

①生理性增多：外周血淋巴细胞绝对值为成人＞ $4\times10^9/L$、儿童＞ $7.2\times10^9/L$、4 岁以下＞ $9\times10^9/L$。可见于儿童期淋巴细胞生理性增多。

②病理性增多：主要为病毒感染。可见于急性传染病（如风疹、流行性腮腺炎、传染性单核细胞增多症、百日咳等）、肾移植术后（如发生排斥反应）、白血病（如淋巴细胞性白血病、白血性淋巴肉瘤）、再生障碍性贫血和粒细胞缺乏症等。

（4）单核细胞

①生理性增多：外周血单核细胞绝对值超过 $0.8\times10^9/L$。儿童外周血中单核细胞较成人略多，平均达 9%；出生后 2 周婴儿，可达 15% 或更多，可呈生理性单核细胞增多；妊娠时可呈生理性增高，与中性粒细胞变化相平行。

②病理性增多：常见于某些感染（如亚急性感染性心内膜炎、黑热病、疟疾等）、急性感染恢复期、某些血液病（如粒细胞缺乏症恢复期、淋巴瘤、恶性组织细胞病、单核细胞白血病、骨髓增生异常综合征等）及肺结核活动期（如严重的浸润性和粟粒性结核）。

四、嗜酸性粒细胞计数

1. 原理　用嗜酸性粒细胞稀释液将血液稀释一定倍数（20 倍），可破坏红细胞和大部分白细胞，使得嗜酸性粒细胞着色，然后充入血细胞计数盘中，计数一定区域内嗜酸性粒细胞数，即可求得每升血液中嗜酸性粒细胞数。

2. 参考区间　成人 $(0.05\sim0.5)\times10^9/L$。

3. 方法学评价

（1）显微镜计数法：重复性及精确性较差，嗜酸性粒细胞绝对值更有临床价值。

（2）血液分析仪法：提供嗜酸性粒细胞百分率（E%）、绝对值、直方图和散点图，是目前最为有效的嗜酸性粒细胞检测方法。

4.临床意义

（1）生理性变化：①年龄；②日间；③劳动、寒冷、饥饿、精神刺激等。

（2）病理性变化

①增多：成人外周血嗜酸性粒细胞＞0.5×10⁹/L。见于寄生虫病（如血吸虫、华支睾吸虫、肺吸虫等）、变态反应性疾病（如支气管哮喘、坏死性血管炎、药物过敏反应、荨麻疹等）、皮肤病（如湿疹、剥脱性皮炎、天疱疮等）、血液病、某些恶性肿瘤、某些传染病、风湿性疾病、腺垂体功能减低症、肾上腺皮质功能减低症、过敏性间质性肾炎、高嗜酸性粒细胞综合征等。

②减少：见于长期应用**肾上腺皮质激素**、某些急性传染病，如**伤寒极期**。

5.其他应用 用于观察急性传染病、手术和烧伤患者的预后；测定肾上腺皮质功能。

6.操作方法

（1）方法：取嗜酸性粒细胞稀释液0.38ml，加新鲜静脉血或末梢血20μl，混匀后充入计数板中2个计数池内，静置3～5分钟，在低倍镜下计数2个计数池，共10个大方格内嗜酸性粒细胞数量。

$$嗜酸性粒细胞/L=\frac{10个大方格内的嗜酸性粒细胞}{10}×10×20×10^6$$

（2）试剂：嗜酸性粒细胞稀释液可起到**破坏红细胞（如碳酸钾、草酸铵），保护嗜酸性粒细胞（如乙醇、丙酮、乙二醇），使嗜酸性粒细胞着色（如溴甲酚紫、伊红、固绿等），防止乙醇和液体挥发剂（如甘油）及抗凝（如柠檬酸钠、EDTA）的作用**。常用的稀释液为溴甲酚紫稀释液、乙醇伊红稀释液、丙酮伊红稀释液和乙二醇伊红稀释液等。

（3）注意事项：嗜酸性粒细胞直接计数受日间生理变化的影响，最好选择固定时间。操作应在**1小时内完成**，否则时间过久，嗜酸性粒细胞逐渐被破坏或不易辨认，使结果偏低。嗜酸性粒细胞在稀释液中易发生聚集，但要及时混匀，避免剧烈振荡。

五、白细胞形态检查

1.检测原理 血涂片经染色后，在普通光学显微镜下观察和分析白细胞的形态。常用的染色方法有：瑞氏染色、吉姆萨染色、May-Grünwald法、Jenner法和Leishman染色等方法。

2.方法学评价

（1）显微镜分析法：对血液细胞形态的识别，特别是异常形态，推荐采用人工方法。

（2）血液分析仪法：不能直接提供血细胞质量（形态）改变的确切信息，需用显微镜分析法进行核实。

3.临床意义

（1）中性粒细胞

①在严重传染病、化脓性感染、中毒、恶性肿瘤和大面积烧伤等情况下，可见中性粒细胞大小不均、中毒颗粒、空泡、Dohle小体及退行性变。毒性指数指中毒颗粒占中性粒细胞（100个或200个）的百分率。1为极度，0.75为重度，0.5为中度，＜0.25为轻度。

②巨多分叶核中性粒细胞：细胞体积较大，直径16～25μm，核分叶常在5叶以上，甚至在10叶以上，核染色质疏松，可见于巨幼细胞贫血、抗代谢药物治疗后。

③**棒状小体**：细胞质中出现紫红色细杆状物质，长 1～6μm，1 条或数条，见于**急性白血病**。

④Pelger-Huet 畸形：细胞核为杆状或分 2 叶，呈肾形或哑铃形，染色质聚集成块或条索网状。为常染色体显性遗传性异常，也可继发于某些严重感染、白血病、骨髓增生异常综合征、肿瘤转移和某些药物（如秋水仙碱、磺基二甲基异噁唑）治疗后。

⑤Chediak-Higashi 畸形：细胞质内含有数个至数十个直径为 2～5μm 的包涵体，呈紫蓝色、紫红色，见于 Chediak-Higashi 综合征，为常染色体隐性遗传。

⑥Alder-Reilly 畸形：细胞质内含有巨大的、深染的嗜天青颗粒，染深紫色，见于脂肪软骨营养不良和遗传性黏多糖代谢障碍等。

⑦May-Hegglin 畸形：细胞质内含有淡蓝色包涵体，见于严重感染。

（2）淋巴细胞

①异型淋巴细胞：在淋巴细胞性白血病、病毒感染、百日咳、布鲁斯菌病、梅毒、弓形虫感染和药物反应等情况下，淋巴细胞增生并出现某些形态学变化，称为异型淋巴细胞，分为 3 型，见表 1-8。

表 1-8 异型淋巴细胞分类

分型	名称	形态
Ⅰ型	空泡型	胞体比正常淋巴细胞稍大，多为圆形、椭圆形及不规则形。核呈圆形、肾形、分叶状，常偏位。染色质粗糙，呈小块状或粗网状，排列不规则。胞质染色丰富，深蓝色，呈空泡或呈泡沫状
Ⅱ型	不规则型	胞体较大，外形常不规则，可有多个伪足。核形状及结构与Ⅰ型相同或更加不规则，染色质较粗糙致密；胞质丰富，染淡蓝或灰蓝色，有透明感，边缘处着色较深，一般无空泡，可有少量嗜天青颗粒
Ⅲ型	幼稚型	胞体较大，核圆形、卵圆形。染色质细致呈网状排列，可见 1～2 个核仁。胞质深蓝色，可有少数空泡

②放射线损伤后淋巴细胞形态变化：核固缩、核破碎、双核及卫星核淋巴细胞（胞质中主核旁出现小核）。

③淋巴细胞性白血病时形态学变化：在急、慢性淋巴细胞白血病中出现各阶段原幼细胞，并有形态学变化。

（3）浆细胞：正常浆细胞直径为 8～9mm，胞核圆、偏位，染色质粗块状、呈车轮状或龟背状排列；胞质灰蓝色、紫浆色、有泡沫状空泡，无颗粒。若外周血出现浆细胞，见于传染性单核细胞增多症、流行性出血热、弓形虫病等。异常形态浆细胞情况如下。

①Mott 细胞：浆细胞内充满大小不等、直径 2～3μm 蓝紫色球体，呈桑葚样，见于反应性浆细胞增多症、疟疾、黑热病、多发性骨髓瘤。

②火焰状浆细胞：浆细胞的体积增大，胞质红染、边缘呈火焰状，见于 IgA 型骨髓瘤。

③Russell 小体：浆细胞内有数目不等、大小不一、直径为 2～3μm 红色小圆球，见于多发性骨髓瘤、伤寒、疟疾和黑热病等。

第四单元　血液分析仪及其临床应用

【复习指南】本单元学习难度相对较大，尤其对血细胞分析仪检测原理，抽象难于理解，历年有考点。要求掌握血液分析仪检测原理、血细胞直方图及部分检测参数的临床意义。

一、概述

20世纪50年代，电子血细胞分析仪开始应用于临床，其主要特点是自动化程度高、提供参数多、速度快等，故在临床得到广泛应用。

二、检测原理

1.电阻抗法

（1）**电阻抗法血细胞计数原理：即库尔特原理**。将仪器的小孔管即传感器插到等渗电解质溶液的细胞悬液内，当接通电源后，位于小孔管两侧的内外电极产生稳定的电流，细胞悬液就会从小孔管外侧通过小孔管壁上的小孔向内部流动。当细胞通过会引起容器感应区内电阻增高，产生瞬间电压变化形成脉冲信号。**脉冲振幅**越高，细胞体积越大；**脉冲数量**越多，细胞数量越多，由此得出血液中血细胞数量和体积值。总之，脉冲的大小和数量取决于细胞的大小及数量。

（2）白细胞分类计数原理：**采用电阻抗法原理**，经过溶血剂将白细胞处理后，不同体积的白细胞通过小孔时，根据脉冲大小不同，可将体积为 $35 \sim 450fl$ 的白细胞分为256个通道和3个区（群）。**淋巴细胞位于 $35 \sim 90fl$ 的小细胞区（群）；粒细胞（中性粒细胞）位于 $160fl$ 以上的大细胞区（群）；单核细胞、嗜酸性粒细胞、嗜碱性粒细胞、原始细胞、幼稚细胞等，位于 $90 \sim 160fl$ 的单个核细胞区（群），又称中间型细胞**。仪器根据各亚群占总体的比例，计算出各亚群细胞的百分率，并计算各亚群细胞的绝对值，显示白细胞体积分布直方图。

（3）血红蛋白测定原理：红细胞中血红蛋白与溶血剂中的某些化学成分结合后形成血红蛋白衍生物，在特定波长（$530 \sim 550nm$）下比色，吸光度与稀释液中血红蛋白含量成**正比**，最终显示血红蛋白浓度。用氰化钾作为溶血剂时，它与血红蛋白作用后形成氰化血红蛋白，其最大吸收峰接近 **540nm**。

2.光散射法

（1）光散射法白细胞计数和分类计数：①激光与细胞化学法；②容量、电导、光散射法（VCS）；③电阻抗与射频法；④多角度偏振光散射法。

（2）光散射法检测红细胞原理：以低角度和高角度同时测量1个红细胞。低角度（$2° \sim 3°$）的光散射可以测量单个红细胞体积，高角度（$5° \sim 15°$）光散射能测量单个红细胞血红蛋白浓度，计算得出红细胞三种平均值（MCV、MCH、MCHC），并显示红细胞散射图、单个红细胞体积和血红蛋白含量直方图。

（3）光散射法检测血小板原理：高角度（$5° \sim 15°$）光散射可以测量细胞折射指数，低角度（$2° \sim 3°$）光散射可以测量细胞大小。通过二维散射图，得出血小板数量和相关参数。

（4）网织红细胞计数原理

①利用活体染料**新亚甲蓝**使网织红细胞RNA着色，加入使红细胞内Hb溢出的试剂，

呈现为"影细胞"，然后采用光散射（VCS）原理，得出网织红细胞数和相关参数。

②利用碱性槐黄 O 等荧光染料可与网织红细胞内的 RNA 结合，用波长 488nm 氩氖激光束为激光源照射网织红细胞后，得到前向散射光强度（反映细胞体积大小）和荧光强度（胞质内 RNA 多少），形成二维散点图，计算得出网织红细胞数和相关参数。

三、血细胞直方图

1. 白细胞直方图　血液分析仪提供的细胞体积分布图形中，横坐标表示细胞体积，纵坐标为不同体积细胞出现的相对频率，称为细胞直方图。正常白细胞直方图，在 35 ~ 450fl 范围内可将白细胞分为 3 群：左侧峰又高又陡为**淋巴细胞峰**，最右侧峰又低又宽为**中性粒细胞峰**，左右两峰间的谷区较平坦为**单个核细胞峰**。**引起白细胞直方图发生变化的原因**见表1-9。

表1-9　白细胞直方图变化的主要原因

白细胞直方图变化	主要原因
淋巴细胞峰左侧异常	有核红细胞、血小板聚集、**巨大血小板**、未溶解红细胞、疟原虫、冷凝集蛋白、脂类颗粒、异型淋巴细胞
淋巴细胞峰右移，与单个核细胞峰左侧相连并抬高	急性淋巴细胞白血病、慢性淋巴细胞白血病、异型淋巴细胞
单个核细胞峰抬高增宽	原始或幼稚细胞、浆细胞、嗜酸性粒细胞增多、嗜碱性粒细胞增多、单核细胞增多
单个核细胞峰与中性粒细胞峰之间异常	未成熟的中性粒细胞、异常细胞亚群、嗜酸性粒细胞增多
中性粒细胞峰右移、抬高、增宽	中性粒细胞绝对值增多
直方图多区出现异常	以上多种原因引起

2. 红细胞直方图　正常红细胞直方图，在 36 ~ 360fl 范围分布两个细胞群体，50 ~ 125fl 区域有一个两侧对称、较狭窄的曲线，为正常大小的红细胞，125 ~ 200fl 区域有另一个低而宽的曲线，为大红细胞、网织红细胞。当红细胞体积大小发生变化时，峰左移或右移，或出现双峰。

3. 血小板直方图　正常血小板直方图，在 2 ~ 30fl 范围内分布，呈左偏态分布，集中分布于 2 ~ 15fl。当有大血小板或小红细胞、聚集血小板时，直方图显示异常。

四、方法学评价

根据 1989 年 ICSH 公布的用于评价血液分析仪的指南，具体的评价包括对血细胞计数、白细胞分类、网织红细胞计数和细胞标志等指标，进行性能的评价，内容包括：稀释效应、精密度、污染携带、相关性、准确度、敏感性、样本老化和异常干扰等几个方面。

五、临床意义

1.红细胞血红蛋白分布宽度（HDW） 该指标是反映红细胞内血红蛋白含量异质性的参数,用单个红细胞血红蛋白含量的标准差表示,正常参考范围为 24 ～ 34g/L。遗传性球形红细胞增多症为小细胞不均一性高色素性贫血,可见 RDW、HDW 明显增高。

2.血小板平均体积（MPV）

（1）鉴别血小板减少的病因：MPV 增高,见于外周血血小板破坏过多所致血小板减少。MPV 减少,见于骨髓病变所致血小板减少。

（2）评估骨髓造血功能恢复情况：当局部炎症时,骨髓造血未抑制,MPV 正常；败血症时,骨髓造血受抑制,MPV 减少；白血病缓解时,MPV 增高；骨髓造血功能衰竭,MPV 和血小板计数持续减少；骨髓功能恢复时,MPV 先上升,血小板计数随后上升。

3.血小板分布宽度（PDW） 增大见于急性白血病化疗后、巨幼细胞性贫血、慢性粒细胞白血病、脾切除后、巨大血小板综合征、血栓性疾病、原发性血小板增多症和再生障碍性贫血等。PDW 减少见于反应性血小板增多症。

4.LFR 和 HFR ①骨髓移植：HFR 增高提示有较多未成熟细胞从骨髓进入外周血,故 HFR 变化比网织红细胞计数变化具有更重要的意义。②贫血：溶血性贫血时,Ret、LFR、HFR 明显增高。肾性贫血时 HFR 上升、LFR 下降、Ret 正常。③放疗和化疗：长期化疗导致网织红细胞亚群发生变化,HFR、MFR 减少早于 LFR。骨髓恢复时,HFR、MFR 又迅速上升。

5.网织红细胞成熟指数（RMI） RMI ＝（MFR ＋ HFR）/LFR×100,正常参考区间见表 1-10。RMI 增高,见于溶血性贫血、特发性血小板减少性紫癜（ITP）、慢性淋巴细胞白血病（CLL）、急性白血病等。RMI 减少提示骨髓衰竭和造血无效。

表 1-10 网织红细胞成熟指数参考区间

	Ret（×10⁹/L）	Ret（%）	RMI（%）
男性	3.17 ～ 7.69	0.65 ～ 1.69	9.1 ～ 32.2
女性	2.57 ～ 7.50	0.64 ～ 1.52	12.8 ～ 33.7
总体	2.87 ～ 7.50	0.67 ～ 1.55	0.3 ～ 34.0

6.未成熟网织红细胞指数（IRF） 指未成熟网织红细胞与总网织红细胞的百分比。未成熟网织红细胞体积较大,含 RNA 的量多。

（1）IRF 与网织红细胞计数关系：见表 1-11。

（2）监测骨髓移植后恢复情况：IRF 较中性粒细胞绝对值、网织红细胞计数更早反映骨髓细胞生成和骨髓移植成功。IRF 比骨髓移植前增高＞ 20% 时,表示红系移植成功。IRF 是骨髓移植成功最早、最灵敏的指标。

（3）监测肾移植后红细胞生成情况：肾移植后,IRF 增高比网织红细胞计数早 7 日,是肾移植成功较早、较灵敏的指标。

表1-11 不同疾病IRF与Ret计数的关系

临床疾病	Ret	IRF
溶血性贫血	增多	增多
骨髓异常综合征	增多或减少	减少
增生性低下贫血	减少	减少
再生障碍性贫血	减少	正常
再障危象	减少	减少
近期出血	增多或减少	增多或减少
缺铁性贫血、维生素 B_{12} 或叶酸缺乏	增多	正常或增多

7. 单个网织红细胞血红蛋白量（CHr） 可用于缺铁性贫血和非缺铁性贫血的鉴别，是缺铁性贫血治疗有效的早期指标，在珠蛋白生成障碍性贫血患者也可减少。

8. 红细胞直方图在贫血中的应用 见表1-12。

表1-12 红细胞直方图在贫血中的应用

贫血类型	RDW	意义
小细胞性贫血	正常	红细胞主峰左移，分布在55～100fl，波峰在75fl处，基底较窄，为小细胞低色素均一性图形。见于轻型珠蛋白生成障碍性贫血（地中海贫血）
	轻度增高	红细胞主峰左移，分布在55～100fl，波峰在65fl处，为小细胞低色素不均一性图形。见于缺铁性贫血
	明显增高	红细胞显示双峰，小细胞峰明显左移，波峰在50fl处，大细胞峰顶在90fl处，基底较宽，为小细胞低色素不均一性图形。见于铁粒幼细胞贫血、缺铁性贫血经治疗有效时
大细胞性贫血	正常	红细胞主峰右移，分布在75～130fl，波峰在100fl处，为大细胞性图形。见于溶血性贫血、白血病前期、再生障碍性贫血、巨幼细胞贫血
	轻度增高	红细胞峰右移，基底增宽，分布在75～150fl，波峰在105fl处，为大细胞不均一性图形。见于巨幼细胞贫血
	明显增高	红细胞峰右移，出现双峰，以100fl处峰为主，为大细胞不均一性图形。见于巨幼细胞贫血治疗初期
正细胞性贫血	正常	红细胞分布在55～110fl，波峰在88fl处，为正常红细胞图形。见于慢性病贫血、急性失血、骨髓纤维化、骨髓发育不良
	轻度增高	红细胞分布在44～120fl，波峰在80fl处，为红细胞不均一性图形。见于血红蛋白异常、骨髓纤维化
	明显增高	红细胞分布在40～150fl，波峰在90fl处，为红细胞不均一性图形。见于早期或混合性营养不良

第五单元　血型和输血

【复习指南】血型和输血难度不大，但为必考内容。其中，应重点复习 ABO 和 Rh 两个血型系统。要求掌握 ABO 和 Rh 血型系统的血型鉴定及交叉配血、血液保存液的主要成分与应用、贮存温度和时间。

一、红细胞的 ABO 血型系统

1. ABO 血型系统的抗原及抗体检查

（1）ABO 血型抗原

① ABO 抗原的遗传：如父母双方各遗传给子代一个基因，则可组成 6 个基因型和 4 种表现型，6 个基因型：OO、AA、AO、BB、BO、AB；4 种表现型：A、B、O、AB。

② **ABO 抗原的发生**：ABH 抗原在 5～6 周胎儿红细胞中可测出。由于新生儿 A、B 抗原位点较成人少，一般在**出生后的 18 个月**时才可充分表现出其较弱的抗原性，故血型鉴定时应注意。

③血型物质：ABH 抗原可存在于血细胞中红细胞膜、白细胞、血小板及其他组织细胞上，也存在于唾液、尿液、泪液、胃液、胆汁、羊水、血清、精液、汗液、乳汁等体液中，但**脑脊液中**不存在。"血型物质"即组织细胞合成并分泌的可溶性的 A、B、H 半抗原。

④血型物质检测的意义：测定唾液中的血型物质，可辅助血型的鉴定；血型物质可中和 ABO 血型系统中的"天然抗体"，有助于检查免疫性抗体及抗体性质的鉴别；通过羊水检查，可预测胎儿的 ABO 血型。

（2）ABO 血型系统抗体：常见抗体有 IgM 和 IgG 两种，IgM 又称为完全抗体或盐水抗体，IgG 又称为免疫性抗体或不完全抗体。A 型、B 型血中抗体主要为 IgM，而 O 型血中抗体以 IgG 为主。

（3）ABO 血型系统的亚型：**亚型**是指属同一血型抗原，但在抗原的结构及性能上或抗原位点数上存在的一定差异。ABO 血型系统中以 **A 亚型**最多见，A 亚型主要是 A_1 和 A_2，占全部 A 型血的 99.9%，其他 A 亚型较少见，如 A_3、A_x、A_m。在进行 ABO 血型鉴定时，为防止对 A 亚型错误定型，应加 O 型血清。B 亚型较少见，如 B_3、B_M、B_x。亚型鉴定的意义：防止错误定血型，减少亚型间输血反应的发生。

2. ABO 血型鉴定

（1）鉴定原理：通常采用盐水凝集法检测红细胞上存在的血型抗原，以及血清中存在的血型抗体，要依据抗原抗体存在的情况来判断血型。常规的方法有正定型与反定型。正定型是指用已知试剂抗体的标准血清检查红细胞上的未知抗原。反定型是指用已知试剂血型的标准红细胞检查血清中的未知抗体。结果判定：阳性为红细胞出现凝集，阴性为红细胞呈散在游离状态。

（2）鉴定方法

①生理盐水凝集法。a. 玻片法：优点是操作简单，**适于大量标本检查**。缺点是反应时间长，灵敏度较差，血清抗体效价低时，则不易引起红细胞凝集，导致定型错误，故不适于反定型。

b. 试管法：优点是通过离心作用加速抗原抗体凝集反应，故反应时间短，适用于**急诊定型**。此法需离心，使 RBC 间接触紧密，促使红细胞凝集，易发现亚型或弱抗原，故为常用的血型鉴定方法。

②**凝胶微柱法：原理**是应用凝胶的亲和效应和分子筛效应，使红细胞表面抗原与相应抗体在凝胶微柱介质中发生凝集反应的免疫学方法。此法用肉眼观察或血型仪分析鉴定，操作简单，其标准化、灵敏度、准确性及特异性均较高，可确保结果的准确性。

（3）ABO 血型鉴定及结果判断的原则：见表 1-13。

表 1-13　红细胞 ABO 血型常规鉴定及结果判断

血型	正定型			反定型		
	抗 -A	抗 -B	抗 -AB	Ac （A 型 RBC）	Bc （B 型 RBC）	Oc （O 型 RBC）
A	+	－	+	－	+	－
B	－	+	+	+	－	－
AB	+	+	+	－	－	－
O	－	－	－	+	+	－

（4）质量控制

①保证试剂标准血清的质量：特异性高，但无非特异性凝集；凝集效价人 **ABO 血型单克隆抗 A（B）标准血清效价＞1：128 以上**。抗体亲和力高，稳定性强。

②技术和管理上的问题：导致结果出现假阳性或假阴性及误判原因，为使用试剂失效或污染；离心力过度或不足；结果记录错误或判断错误；阳性反应产生溶血现象未能识别；细胞与血清间的比例不适当等。

③受检红细胞的问题：红细胞上抗原位点少，见于弱 A 亚型或弱 B 亚型，如红细胞抗原性减弱，见于白血病或肿瘤等患者，由于红细胞抗原性太弱，用抗 A、抗 B 试剂检测不出现凝集反应而常误定血型为 O 型。革兰阴性杆菌作用使得红细胞获得性异常（红细胞获得类 B 活性），可出现假阳性凝集现象。

④受检血清标本的问题：由于婴儿或老年人血清抗体效价水平低，反定型时会出现不凝集或弱凝集现象。另外某些疾病的影响出现假阳性凝集现象，如肝病或多发性骨髓瘤患者，血浆球蛋白增高等。

3. 交叉配血

（1）目的：检查受血者和供血者之间是否存在血型抗原和抗体**不相符**。必须要坚持 ABO 血型相同，只有交叉配血无凝集时才能输血。

（2）原则：主侧是受血者血清与供血者红细胞；次侧是受血者红细胞与供血者血清，观察两者是否出现凝集。

（3）方法

①盐水配血法：优点是经济、简便、快速，缺点主要是不能检出不完全抗体。

②**抗球蛋白配血法（Coombs 试验）：是最可靠的检测不完全抗体的方法**，分为直接或间接抗球蛋白法，其中直接抗球蛋白法可检查受检者的红细胞是否已被不完全抗体所致敏；间接抗球蛋白法可用于检测血清中是否存在不完全抗体及 Rh 血型鉴定。

③酶介质配血法：**可检测 IgG 抗体**，可破坏 MNSs 和 Duffy 血型系统的抗原，但应用有一定的局限性，故该法仅作为配血的初筛试验。

④聚凝胺配血法：**可以检测出 IgM 与 IgG 两种性质的抗体**，能发现可引起溶血性输血反应的规则与不规则抗体，故本法已逐渐推广使用。

⑤凝胶配血法：又称微管（板）凝胶抗球蛋白试验，目前在临床上得到广泛应用。以凝胶为介质，具有简便、可靠及准确等特点，可用于全自动血型分析仪的交叉配血。

（4）质量控制：进行交叉配血的血液标本要新鲜，在用试管法做交叉配血时，如配血管出现溶血现象，为配血不合。有输血和妊娠史患者不能使用盐水法进行配血。

4. ABO 血型鉴定及交叉配血中常见错误

（1）操作：使用玻璃器皿不洁或严重污染的血清、红细胞，可出现假阳性；红细胞与血清比例不当，过度离心或离心不足可引起假阳性或假阴性；判断误认为溶血现象为阴性结果；实验反应中温度过高会造成假阴性。通常情况下，ABO 血型系统的 IgM 抗体最适温度为 4～22℃，如达 37℃凝集力即下降；信息张冠李戴及记录差错等。

（2）血清：血清抗体效价极低，亲和力差，造成定型不准确；如患者纤维蛋白原（凝血因子Ⅰ）增高或异常蛋白血症，新生儿脐血中含有华顿胶或使用了质量差的玻璃管（瓶），误认其脱下的胶状硅酸盐为缗钱状凝集；如患者红细胞出现聚集是由于输入了高分子血浆代用品或静脉注射造影剂等药物，易误认为凝集；血清中存在的不规则抗体会干扰血清鉴定和交叉配血的结果，造成假性不凝集现象；由于婴儿尚未产生自身抗体或有从母体获得的血型抗体，新生儿就不宜用血清做反定型；如老年人血型抗体水平下降时，就会出现反定型错误。

（3）红细胞：对照红细胞是用近期内输过血的患者血液，患者血液红细胞为混合型红细胞；患者红细胞被大量抗体包被；红细胞膜有遗传性或获得性异常；抗原变异；血清中有高浓度血型物质；红细胞被细菌污染；存在嵌合体等现象。

5. ABO 血型系统主要临床意义　输血是治疗与抢救生命的重要措施。输血前必须行血型鉴定和交叉配血，只有结果完全相合才能输血。母婴 ABO 血型不合引起的新生儿溶血病（HDN），通过血型血清学检查可作出诊断。器官移植的受者与供者 ABO 血型必须相符合方可移植。此外，血型鉴定在亲子鉴定、法医学鉴定及疾病调查等方面也有一定的意义。

二、红细胞 Rh 血型系统检查

1. Rh 血型系统的概述　Rh 系统中分 3 种命名法：Fisher-Race、Wiener、Rosenfield。其中 Fisher-Race 命名法又叫作 CDE 命名法，因该方法简单明了，故临床上最为常用。常见 Rh 抗原有 6 种即 C、D、E、c、d、e，虽从未发现过 d 抗原及抗 d 活性，但仍保留 "d" 符号，以相对于 D。因此，Rh 抗原只有 5 种，有相应 5 种抗血清，可查出 18 种 Rh 表现型。临床习惯上，**Rh 阳性为有 D 抗原**，而 **Rh 阴性为无 D 抗原**。Rh 阴性人中最常见的基因型为 **ccdee**（cde/cde）。

2. Rh 的抗原与抗体

（1）Rh 抗原：目前已发现 40 多种 Rh 抗原，5 种抗原（D、E、C、c、e）与临床疾病关系密切。**其中 D 的抗原性最强**，对临床更为重要。

（2）Rh 抗体：以免疫性 **IgG 为主**，常见的主要抗体有五种，即抗 D、E、C、c、e，这些抗体可在盐水介质中致敏 RBC，由于肉眼观察不到凝集使结果判断错误，易出现输血反应。采用 Coombs 法、蛋白酶法、胶体介质法及凝胶胺法可检测 Rh 抗体**阳性**。

3. Rh 系统血型鉴定　Rh 抗体属于 **IgG 型**，在盐水介质中不能与红细胞发生凝集，故必须采用以下鉴定方法。

（1）低离子强度盐水试验：能够提高抗 D 抗体与 D 阳性红细胞结合率，使其提高灵敏度。

（2）酶介质法：常用木瓜酶或菠萝蛋白酶，红细胞表面的唾液酸被破坏，导致红细胞膜表面失去电荷，同时缩小红细胞间的距离；红细胞表面结构改变，可以暴露某些隐蔽的抗原，使红细胞间的凝集性增强；由于对 IgG 的作用大于 IgM，故有利于不完全抗体的检出。

（3）聚凝胺法：聚凝胺含有高价阳离子的多聚季铵盐，溶解后能产生很多的正电荷，其可以中和红细胞表面的负电荷，使得细胞间的排斥力减少，缩小了**细胞间**的距离，有利于红细胞间的凝集。

（4）Coombs 试验：抗人球蛋白抗体作为第二抗体，通过交联作用使致敏的红细胞发生积聚，呈现凝集现象。

（5）人源盐水介质抗 D：以二硫苏糖醇作为 IgG 的变性剂，使小分子的 IgG 变性成大分子的 IgM，从而快速进行血型鉴定。

4. 交叉配血法　Rh 血型系统与 ABO 血型系统交叉配血原则一致。但由于此系统的抗体主要为不完全抗体（IgG），故交叉配血通常采用酶介质法、抗球蛋白法、聚凝胺法或凝胶配血法等进行。

5. 质量控制

（1）必须要保证试剂质量，严格设定阳性和阴性对照系统。

（2）严格控制试验反应条件，如介质、浓度、温度、离心及反应时间等。

（3）要求受检者红细胞必须洗涤干净，以免血清蛋白中和抗球蛋白抗体，造成假阴性反应。

6. Rh 血型系统临床意义　是输血前必须做的检查，避免由 Rh 抗体所致的溶血性输血反应和新生儿溶血病的发生。

三、新生儿溶血病检查

1. 新生儿溶血病的发病机制与临床表现　**新生儿溶血病**（HDN）主要是由于胎儿或新生儿期母婴血型不合所引起，因胎儿 RBC 进入母体后刺激产生 IgG 抗体（不完全抗体），此抗体分子量小可通过胎盘，破坏胎儿 RBC，引起溶血、贫血、高胆红素血症、肝脾肿大、组织水肿或肌张力减低等一系列溶血病的症状。

本病的血型抗体以抗 A、抗 B、抗 D 等多见，按病情程度从重到轻依次为：抗 D 抗体、Rh 系统其他抗体、ABO 血型抗体。HDN 类型及特点见表 1–14。

表 1-14 HDN 类型及特点

类型	母亲血型	父亲血型	患儿血型	发病情况
ABO-HDN	O 型	A、B 型	A、B 型	常见 A 型多
Rh-HDN	Rh（-）	Rh（+）	Rh（+）	严重二胎多

2. 新生儿溶血病实验室检查及诊断依据

（1）确诊的依据：①红细胞直接抗球蛋白试验阳性，说明胎儿红细胞有**不完全抗体**吸附，胎儿 RBC 受累，此实验为直接依据；②用热释放法和乙醚释放法是否从红细胞上释放了具有血型特异性的抗体；③血清中存在与患婴红细胞上抗原相对应的游离抗体。

（2）辅助诊断依据：高胆红素血症，出生时脐血胆红素应超过 **85.8μmol/L**（50mg/L），24 小时血清胆红素应超过 102.6μmol/L（60mg/L），同时以未结合胆红素为主；孕母血清内查到与胎儿红细胞不相合的完全抗体。

四、自动化血型分析仪

1. 原理

（1）凝胶微柱法：需在凝胶微柱介质中，红细胞抗原与相应抗体结合，经低速离心后凝集的红细胞悬浮于凝胶中，而未和抗体结合的红细胞则沉于凝胶底部。

（2）玻璃柱法：在微柱中装有细小的玻璃柱，利用离心力的作用，将凝集的红细胞阻于微柱的上端，而未凝集的红细胞通过微柱间的缝隙到达微柱的底部。

2. 主要用途 可应用于 ABO 血型鉴定、Rh 血型鉴定、交叉配血、抗体筛检及鉴定等。

3. 检测特点

（1）操作规范标准，简便、省时、安全。

（2）灵敏度高、准确性好。

（3）结果直观稳定、可靠清晰。

（4）数据可电脑管理，易于长期保存。

4. 质量控制

（1）标本需及时检测，否则贮存于 2～8℃，要在规定的时间内检测完成。如标本溶血易出现假阴性结果。如标本存在纤维蛋白或凝块、蛋白量异常或有自身抗体出现可导致假阳性结果。

（2）试剂要求保存于 2～25℃，不能冷冻。如微柱破裂和产生气泡会导致假阳性结果。

（3）操作所用器材污染可出现假阳性结果。加样必须要准确，需使用 3%～5% 红细胞悬液。

五、人类白细胞抗原检查（HLA）

1. HLA 的抗原和抗体 人类白细胞上有红细胞血型抗原、白细胞特有抗原及最强的人类白细胞抗原（HLA）3 类抗原。HLA 抗体大部分是以 IgG 为主，少数是 IgM。

2. HLA 分型方法 淋巴细胞毒试验、混合淋巴细胞培养试验和 HLA 基因测序即分子生物学技术。

3. HLA 检测的临床意义 HLA 已用于器官移植、疾病的诊断、人类遗传学（亲子鉴定）

及输血等方面。

六、血小板血型系统检查

1. 血小板表面抗原

（1）非特异性抗原或血小板相关抗原，与 ABO 血型系统和 HLA 有关。

（2）血小板特异性抗原（HPA）只存在于血小板上，人类血小板特异性抗原有 5 个血型系统和 10 个抗原正式命名，如 HPA-1（Zw）、HPA-2（Ko 系统）、HPA-3、HPA-4、HPA-5。

2. 血小板抗体

（1）血小板同种抗体：多为 IgG 型，由输血或妊娠等同种免疫产生。

（2）自身抗体：多以 IgG 型为主，多在原发性血小板减少性紫癜中检出。

3. 检测方法　目前主要有血清学法、分子生物学法。

4. 临床意义　选择与患者血小板和 HLA 相配的供血者，可提高输注浓缩血小板效果，有助于新生儿同种免疫血小板减少性紫癜及原发性血小板减少性紫癜的诊断。

七、血液保存液

1. 血液保存液的主要成分与作用

（1）ACD 保存液：包括 **A（acid）**（枸橼酸），防止葡萄糖焦化并稳定 **ATP**；**C（citrate）**（枸橼酸三钠），抗凝作用，防止细胞溶解；**D（dextrose）**（葡萄糖），提供营养，保护 **RBC 免受破坏和溶血**。ACD 液 pH 较低，且放氧能力下降迅速，对保存红细胞不利，血液只能保存 21 天。

（2）CPD 保存液：包括 **C（citrate）**（枸橼酸三钠）、**P（phosphate）**（磷酸盐）、**D（dextrose）**（葡萄糖），血液可保存 28 天。在 CPD 的基础上加用腺嘌呤，即为 CPDA-1 保存液，腺嘌呤使红细胞活力显著延长，因此可延长红细胞的保存期达到 35 天，并增强红细胞的放氧功能。

2. 血液保存液的贮存温度和时间　见表 1-15。

表 1-15　血液制品贮存温度和时间

血液制品	贮存温度	贮存时间
全血	2～6℃	21 天（ACD）
全血	2～6℃	35 天（CPDA-1）
浓缩血小板	20～24℃	5 天（特殊保存）
浓缩粒细胞	20～24℃	24 小时（1 天）
新鲜冰冻血浆、冰冻血浆、冷沉淀物	＜－30℃	1 年
低温冷冻红细胞	＜－65℃	10 年

八、输血与输血反应

1. 输血适应证、输血种类与选择

（1）输血适应证：①出血；②严重贫血；③低蛋白血症；④严重感染；⑤凝血障碍。

（2）种类与选择：①全血输注：适用于急性大量失血、进行体外循环手术和换血（特别是新生儿溶血病换血）。②成分输血：包括红细胞输注、粒细胞输注、血小板输注、血浆、血浆蛋白输注和自身输血。

2.输血不良反应　输血不良反应包括**免疫性不良反应**和**非免疫性不良反应**。

（1）免疫性不良反应：如溶血反应、非溶血性发热反应、非心源性肺水肿、变态反应、移植物抗宿主病、输血后紫癜、荨麻疹、对血细胞（红细胞、白细胞、血小板）或血浆蛋白的同种（异体）免疫等。

（2）非免疫性不良反应：如高热（有休克）、充血性心力衰竭、空气栓塞、理化性溶血、出血倾向、枸橼酸钠中毒、钾中毒、高血氨、血液酸化、含铁血黄素沉着症、血栓性静脉炎，如乙肝、丙肝、艾滋病、梅毒、疟疾、巨细胞病毒感染等传染性疾病。

3.输血传播性疾病及预防

（1）常见有乙型肝炎、丙型肝炎、艾滋病、巨细胞病毒感染、梅毒、疟疾、弓形虫病等输血传播性疾病。

（2）献血者有EB病毒感染、黑热病、丝虫病、回归热感染时，均有可能通过输血传播。

（3）因血液被细菌污染，可使受血者由此引起菌血症，严重者可致败血症。在由输血引起的疾病中，以肝炎和艾滋病危害性最大。

第六单元　尿液生成和标本采集及处理

【复习指南】本部分内容难度不大，但历年常考。其中，尿液标本采集及处理必考，应作为重点复习，患者准备、标本容器准备和尿液标本采集种类应熟练掌握，尿液生成机制、尿液标本的保存、尿液标本采集及处理的质量控制应熟悉。

一、尿液生成

1.肾组织的基本结构　**肾单位**由肾小体和肾小管组成，是肾产生尿液的主要场所和基本功能单位。每个肾约有100万个肾单位。肾的基本结构与功能的完整是完成泌尿功能的基础。

2.尿液生成机制

（1）**肾小球滤过**：当机体的循环血液流经肾小球时，由于肾小球滤过膜的**孔径屏障作用和电荷屏障作用**使得血液中的细胞成分及大部分血浆蛋白无法通过，其余成分如葡萄糖、氯化物、无机盐、尿素、肌酐和尿酸等的浓度、渗透压及酸碱度几乎与血浆相同。

（2）**肾小管与集合管重吸收**：肾小管由近曲小管、髓袢和远曲小管三部分构成。**近曲小管**是重吸收的主要场所，滤过液中的**葡萄糖、小分子蛋白质及大部分水**等物质能被重吸收，而**肌酐**则几乎不被重吸收且随尿排出体外。在抗利尿激素的作用下，远曲小管、集合管是肾最终实现浓缩和稀释尿液功能的主要场所。

（3）**肾小管分泌**：作用包括肾小管、集合管分泌 H^+、NH^+ 的作用及 Na^+-H^+ 交换的作用。

二、尿液检验目的

尿液检验是临床实验室常规检测项目之一，其主要目的可用于泌尿系统疾病（如膀胱炎、尿道炎等）及其他系统疾病（如糖尿病、急性胰腺炎等）的诊断、安全用药监测、职业病辅助诊断和健康状况评估等。

三、尿液标本采集

1. **患者准备**　尿液标本采集是尿液分析的重要环节，必须坚持尿液分析前、中、后全过程的质量控制。在标本采集前，应告知患者标本采集的目的，以书面的形式具体指导患者采集尿液标本。采集的尿液标本应具备明确标记：患者的姓名、性别、科别、门诊号或住院号、采集日期、时间、样本类别及检测项目，或以条形码为唯一标识。尿液标本采集的一般要求见表1-16。

2. **标本容器准备**　容器应符合以下条件：材料由不与尿液成分发生反应的惰性一次性环保型材料制成；容积＞50ml；容器必须**干燥、清洁，无污染、无渗漏，无化学物质**。用于细菌培养的尿液标本容器应采用无菌容器。用于尿液沉渣离心检查的离心管应洁净、透明，有足够的强度，有刻度，刻度上至少标明10ml、1ml、0.2ml，容积＞12ml，底部呈锥形的密封容器。

3. **尿液标本采集种类**　根据尿液检查目的的不同，可选择不同类型的尿液标本，见表1-17。

表1-16　尿液标本采集的一般要求

项目	要求
患者要求	采集时患者处于安静状态，按常规生活饮食
生理状态	运动、性生活、月经、过度空腹或饮食、饮酒、吸烟及姿势和体位可影响某些检测结果
避免污染	①清洁标本采集部位
	②避免月经、阴道分泌物、粪便等的污染
	③避免清洁剂等化学物质的污染
采集时机	用于细菌培养的尿液标本，应在抗生素治疗前用无菌容器采集
特殊要求	①采集导管尿或耻骨上穿刺尿时，医护人员需告知患者及家属注意事项
	②采集婴幼儿尿液标本时，由儿科医护人员指导采集

表1-17　不同类型尿液标本的特点和主要用途

标本类型	标本特点	主要用途
晨尿	尿液较为浓缩，常偏酸性，对有形成分的形态可能有一定影响	常规筛检、直立性蛋白尿检查、**尿液有形成分检查、尿人绒毛膜促性腺激素检查**
随机尿	标本比较新鲜，仅反映某一时段尿液的成分	门急诊患者的尿液常规筛检、有形成分检查等
计时尿	采集规定时段内的尿液标本	物质定量检测、尿液有形成分检查(3小时尿)、1小时尿排泄率试验（3小时尿）等
中段尿	清洗外阴后的无菌尿	常规筛检、细胞学研究、微生物培养
耻骨上穿刺尿	穿刺的无菌尿	常规筛检、尿液有形成分检查、微生物培养(尤其厌氧菌)
餐后尿	尿胆原、餐后尿糖排出的最大时段	有利于检出病理性糖尿、蛋白尿或尿胆原
特殊试验尿	包括前段、中段和后段的尿液	泌尿生殖系统出血部位的定位

4.尿液标本采集的质量管理　包括各种规范化的管理文件。涉及分析前过程的检验申请单要求、患者准备、标本采集、标本的转运时间和标本接收处理；分析中过程的室内质量控制；分析后过程的报告及时和检验结果的准确报告等各个环节。

四、尿标本处理

1.尿液标本保存　尿液标本采集后，一般应在 2 小时内及时送检并完成检验。不能及时检验的尿液标本，可按以下方法进行处理：

（1）多置于 2～8℃冰箱内避光加盖保存，或保存于冰浴中，一般可保存 6 小时。

（2）常用防腐剂：不推荐使用防腐剂，除非被检测成分不稳定或对计时尿标本使用，同时，尿液仍需冷藏。常用的防腐剂及其用途见表 1-18。

2.尿液标本处理的质量控制

（1）冷藏时间：尿液标本冷藏保存时间最好不超过 **6 小时**。

（2）甲醛：是一种还原性物质，可产生假阳性。用量过多可与尿素产生沉淀，干扰显微镜检查。

（3）甲苯：用量必须足够。取尿液进行检验时，应穿过甲苯液层，吸取尿液。

（4）麝香草酚：用量过多时，可使尿蛋白加热乙酸法产生假阳性反应，干扰尿胆色素检出。

表 1-18　常用的防腐剂及其用途

类型	用法	用途
甲醛	100ml 尿液中加入 40% 甲醛 0.5ml	对尿液中细胞、管型等**有形成分**的形态结构有较好的固定作用
甲苯	100ml 尿液中加入甲苯 0.5ml	**尿糖、尿蛋白**等化学成分的定性或定量检查
麝香草酚	100ml 尿液中加入麝香草酚＜0.1g	用于尿液显微镜检查、尿浓缩结核分枝杆菌检查及化学成分的保存
浓盐酸	每升尿液加浓盐酸 10ml	用于定量测定尿液 17- 羟、17- 酮、肾上腺素、儿茶酚胺、Ca^{2+} 等标本的防腐
冰乙酸	5～10ml 冰乙酸	用于检测尿液 5- 羟色胺、醛固酮等的防腐
硼酸	100ml 尿液加入 0.1g 硼酸	尿蛋白、尿酸检查的尿液防腐
碳酸钠	每升尿液加入 10g 碳酸钠	尿卟啉检查的尿液防腐

第七单元　尿理学检验

【复习指南】尿液理学检验难度不大，近几年来考试的频率较高。其中，尿量、尿比密测定是考试的重点，应熟练掌握。尿液颜色和透明度、尿液气味、尿渗量测定应熟悉。

一、尿量

尿量是指 24 小时内排出体外的总尿量，或有时也指每小时排出的尿量。尿量的多少主要取决于肾生成尿液的能力和肾的**浓缩与稀释功能**，由于人的饮食习惯及个体差异的不同，正常人每天的尿排量差异较大，如受内分泌功能、饮水量、活动量、精神因素、药物及环境温度等机体内外环境多种因素的影响。

1. 参考区间　成人为**1000～2000ml/24h**。儿童：按每千克体重计排尿量，是成年人的3～4倍。昼夜尿量之比为（2～4）：1。

2. 质量控制　尿液收集须完全且准确，使用标准量筒测定尿量，精确至1ml。

3. 临床意义

（1）多尿：成人尿量＞2500ml/24h，儿童尿量＞3000ml/24h。

①生理性多尿：见于饮水过多或食用含水分高的食物；服用有利尿作用的食品，如咖啡、浓茶等；使用某些药物，如咖啡因、噻嗪类、脱水药等；静脉输液过多；精神紧张、失眠、癔症等，可引起暂时性多尿。

②病理性多尿：常见疾病和发生机制见表1-19。

表1-19　病理性多尿的常见疾病和发生机制

分类	常见疾病	发生机制
肾性疾病	慢性肾炎、慢性肾盂肾炎、慢性肾衰竭早期、急性肾衰竭多尿期等	肾小管被破坏致肾浓缩功能逐渐减退可引起多尿。夜尿量增多，即昼夜间尿量比＜2：1
内分泌疾病	尿崩症、甲状腺功能亢进、原发性醛固酮增多症等	ADH严重分泌不足或缺乏，或肾对ADH灵敏度降低，肾小管及集合管重吸收水分的能力明显减低
代谢性疾病	**糖尿病**	**渗透性利尿**，患者尿比重、尿渗透压均增高

（2）少尿：成人尿量＜**400ml/24h**，或每小时尿量持续＜**17ml**（儿童＜0.8ml/kg）。

①生理性少尿多见于机体缺水或出汗过多。

②病理性少尿常见疾病和发生机制，见表1-20。

表1-20　病理性少尿的常见疾病和发生机制

分类	常见疾病	发生机制
肾前性少尿	休克、严重脱水（呕吐、腹泻）、失血过多和心力衰竭等	肾缺血、血容量减低、血液浓缩或应激状态造成肾血流量不足，肾小球滤过率减低所致
肾性少尿	急性肾小球肾炎、急性肾盂肾炎、急性间质性肾炎、急性肾小管坏死、慢性疾病所致的肾功能衰竭等	肾实质的病变导致肾小球和肾小管功能损害所致
肾后性少尿	结石、损伤、肿瘤、尿路先天性畸形、膀胱功能障碍、前列腺肥大症和前列腺癌等	各种原因所致的尿路梗阻

（3）无尿：是指成人尿量＜**100ml/24h**，或连续12小时无尿液排出。见于严重心肾疾病及休克患者，肾受汞等毒性物质损害后，可引起急性肾小管坏死导致突然少尿甚至无尿。流行

性出血热的少尿期中无尿标准为尿量＜ 50ml/24h。无尿的常见疾病和发生机制见表 1-21。

表 1-21 无尿的常见疾病和发生机制

分类	常见疾病	发生机制
肾前性	休克、心力衰竭、脱水及其他引起有效血容量减少的病因	肾小球滤过不足
肾性	慢性疾病所致的肾功能衰竭等	肾实质病变
肾后性	结石、尿路狭窄、肿瘤压迫等	尿路梗阻或排尿功能障碍

二、尿液颜色和透明度

1. 检测原理 肉眼观察判断尿液透明度，可分为清晰透明、轻微浑浊（雾状）、浑浊（云雾状）、明显浑浊 4 个等级。

2. 方法学评价 尿液颜色和透明度的判断，易受主观因素影响。尿液透明度还易受某些盐类结晶的影响。临床应用仅作参考。

3. 质量控制

（1）使用新鲜尿液标本。**尿液放置时间过长、盐类结晶析出、尿胆原转变为尿胆素、细菌增殖和腐败、尿素分解**等因素，均可使尿液颜色加深、浑浊度增高。

（2）防止污染。使用无色、洁净且无化学物质污染的容器采集标本。

（3）标准统一，即统一尿液分析仪、干化学试带或检验人员判断尿液颜色和透明度的标准。

4. 参考区间 新鲜尿液呈淡黄色、清晰透明。

5. 临床意义

（1）生理性变化：①生理情况下尿液颜色主要受尿色素、尿胆素（URB）、尿胆原（URO）等代谢产物的影响。②饮水量大、尿量多则尿色淡；尿色深主要见于尿量少、饮水少或运动、出汗、水分丢失。③药物对尿液颜色也有影响，如服用维生素 B_2、呋喃唑酮、小檗碱（黄连素）、牛黄、米帕林（阿的平）使尿液呈黄色或深黄色；番泻叶、山道年等使尿液呈橙色或橙黄色；酚红、番泻叶、芦荟、氨基比林、磺胺药等使尿液呈红色或红褐色。④生理性尿液浑浊的主要原因是尿液中含有较多的盐类，如尿酸盐结晶在浓缩的酸性尿遇冷时，可有淡红色结晶析出；磷酸盐或碳酸盐结晶在碱性或中性尿液中，可析出灰白色结晶。

（2）病理性变化：尿液颜色和浊度发生病理性变化的临床意义，见表 1-22。相关的概念如下：

①当每升尿液**含血量≥ 1ml** 时，称为**肉眼血尿**。

②尿液经离心沉淀镜检时发现每高倍视野**红细胞数＞ 3 个**，称为**镜下血尿**。

③尿液游离血红蛋白＞ 0.3mg/L 时，引起尿隐血试验阳性者称为血红蛋白尿。

④正常人尿液中 Mb 含量甚微，故不能从尿液中检出。当机体心肌或骨骼肌组织发生严重损伤时，尿 Mb 检查呈阳性，称为肌红蛋白尿。

⑤乳糜液或淋巴液进入尿液中，尿液呈乳白色浑浊称为**乳糜尿**。

表1–22 尿液颜色和浊度的临床意义

尿液颜色	原因	特点	临床意义
无色/淡黄色	稀释尿	无气味	多尿、糖尿病（尿比密高）、尿崩症（尿比密低）
暗红色、棕褐色或酱油色	血红蛋白尿	尿隐血试验阳性	血型不合的输血反应、阵发性睡眠性血红蛋白尿、蚕豆病、溶血性疾病等
粉红色或暗红色	肌红蛋白尿	尿肌红蛋白检查阳性	挤压综合征、肌肉疾病、心肌梗死、大面积烧伤和创伤等
红色、洗肉水样	肉眼血尿	隐血阳性、浑浊、有凝块，可有红细胞下沉	泌尿生殖系统炎症、肿瘤、出血及全身性疾病；泌尿系统邻近器官疾病；药物毒性作用等
深黄色	胆红素尿或药物性	振荡后的泡沫呈黄色或乳白色	阻塞性黄疸或肝细胞性黄疸；药物性
紫红色	卟啉尿、药物性	隐血阴性	卟啉病、药物
棕黑色	血尿、血红蛋白尿、肌红蛋白尿、黑色素瘤、药物	由于标本久置，碱化尿	血尿、血红蛋白尿、肌红蛋白尿、标本放置过久、黑色素瘤、药物
黄白色	脓尿或结晶尿	浑浊，可有沉淀	尿路系统感染、结石等
绿蓝色	胆绿素、细菌尿、尿蓝母	标本久置后，碱化尿，加热褪色	肝胆系统疾病
乳白色	乳糜尿、脂肪尿	乳糜试验阳性	丝虫病、腹膜结核、肿瘤、胸腹部创伤或手术、先天性淋巴管畸形及肾病综合征等
絮状浑浊	脓尿、黏液、凝块、黏蛋白等	放置后有沉淀物	细菌感染
云雾状浑浊	①磷酸盐、碳酸盐；②尿酸盐；③草酸盐结晶；④白细胞	①加酸溶解，后者产生气泡；②加热加碱后溶解；③加盐酸浑浊消失；④加酸核明显	①②③易发生尿路结石；④提示泌尿系统感染

三、尿比密测定

在4℃时，尿液与同体积纯水重量之比，称为**尿比密（SG）**，又称尿比重。尿液中可溶性的固体物质主要为尿素（25%）、肌酐和氯化钠（25%）。

1. 检测原理 尿比密的测定方法包括干化学试带法、折射计法、尿比密计法、超声法和称重法。美国临床检验标准委员会推荐的尿比密测定的参考方法是**折射计法**。

2. **方法学评价** 尿比密测定的干扰因素及方法学评价见表 1-23。

表 1-23 尿比密测定的干扰因素及方法学评价

方法	评价
化学试带法	测定简便，不受高浓度葡萄糖、蛋白质或造影剂的影响，但精度差
尿比密计法	操作复杂，现已很少使用
折射计法	易于标准化、标本用量少

3. **质量控制**

（1）化学试带法：使用与仪器匹配、合格、有效期内的试带。试带法对过高或过低的尿比密不敏感，应以折射计法为参考。每周进行比密的校准。

（2）尿比密计法：校准后使用、测定时尿量要充足，液面应没有泡沫。

（3）折射计法：测定前要根据室温进行温度补偿。

4. **参考区间** 晨尿或通常饮食条件下：**1.015～1.025**。随机尿：成人 **1.003～1.035**（至少有 1 次 ≥ 1.023，1 次 ≤ 1.000）；新生儿 1.002～1.004。

5. **临床意义** 测定尿比密可粗略反映**肾小管的浓缩稀释功能**。

（1）高比密尿：见于①急性肾小球肾炎、急性肾衰竭少尿期；②肾前性少尿疾病：如肝病、心功能不全、周围循环衰竭、高热、脱水及糖尿病、蛋白尿、使用放射造影剂等。

（2）低比密尿：尿比密常 < 1.015 时，称低比密尿或低张尿。如尿比密固定在 1.010±0.003（与肾小球滤过液比密接近），称为等渗尿或等张尿，提示**肾稀释浓缩功能严重损害**。主要见于：①急性肾小管坏死、急性肾衰竭多尿期、慢性肾衰竭、肾小管间质疾病等。②尿崩症，常为低比密尿（尿比密 < 1.003），测定**尿比密**有助于多尿时糖尿病与尿崩症的鉴别。

四、尿渗量测定

1. **定义** 指尿液中各种溶质微粒的总数目，与尿液中溶质分子的大小、所带电荷无关，能较好地反映肾对溶质和水的相对排出速度，作为评价肾浓缩稀释能力较好的指标。

2. **方法学评价** 尿渗量和尿比密都可以反映尿中溶质的含量。尿比重测定，临床应用广泛，操作简单、且成本低，但易受溶质性质的影响；尿渗量主要与溶质的颗粒数量有关，采用冰点渗透压仪测定，其准确性和精度高。在评价肾浓缩和稀释功能上，尿渗量**优于尿比密**。

3. **参考区间** 尿渗量：**600～1000mOsm/（kg·H_2O）**（相当于**尿比密 1.015～1.025**）。尿渗量/血浆渗量：（3.0～4.7）∶1。

4. **临床意义**

（1）尿渗量高于血浆渗透压时，表示尿浓缩，为高渗尿，见于糖尿病、脱水、急性肾炎等。

（2）尿渗量低于血浆渗透压时，表示尿稀释，为低渗尿，反映肾小管浓缩功能减退，见于肾小球肾炎伴肾小管和肾间质病变，尿渗量显著降低见于多囊肾、慢性肾盂肾炎、慢性间质性肾病等。

（3）尿渗量与血浆渗透压相等为等渗尿。

五、尿气味

1. **正常尿**　新鲜尿液具有微弱芳香气味，若尿液标本置放时间过久，被细菌污染，尿素分解，可出现氨臭味。食用葱、蒜、咖喱、辣椒、韭菜、榴莲，饮酒过多或服某些药物可有特殊气味。

2. **病理性尿**　排出的新鲜尿液出现异常气味有：①氨臭味多见于慢性膀胱炎及慢性尿潴留等；②烂苹果味尿可见于糖尿病酮症酸中毒；③"老鼠尿"样臭味见于苯丙酮尿症患者；④腐臭味尿见于泌尿系统感染或膀胱癌晚期患者；⑤大蒜味尿见于有机磷中毒。

第八单元　尿有形成分检查

【复习指南】本部分内容历年必考，有一定难度，尿液有型成分中细胞、管型、结晶检查是重点内容。其中，尿沉渣中出现的红细胞、白细胞、上皮细胞、管型及结晶的形态特点和临床意义及其质量控制应熟练掌握。尿液有形成分检测方法应熟悉。

一、检测方法

尿沉渣（尿液有形成分）是指尿液有形成分经离心沉淀、在显微镜下观察到的有形物，如来自肾或尿道脱落的细胞、肾实质发生病理改变形成的管型、感染的微生物、寄生虫及各种生理和病理性的结晶等。对多系统疾病的诊断具有重要的辅助诊断价值，尤其是泌尿系统疾病。

1. **检查方法**　①普通光学显微镜法；②仪器法；③特殊显微镜法（透射电镜、偏振光显微镜、相差显微镜）。**显微镜法**是目前尿液有形成分检查的金标准。

2. **方法学评价**　常用尿液有形成分检查的方法学评价见表1–24。

表1–24　常用尿液有形成分检查的方法学评价

方法	评价
直接镜检法	简便但阳性率低，重复性差，易漏诊。适用于外观浑浊，尿液有形成分增多的标本
离心法	敏感，阳性率高，但烦琐、费时，结果易受离心的尿量、转速和时间影响
定量尿沉渣计数板法	使尿沉渣检查更符合标准化的要求
染色法	有助于识别细胞、管型等
仪器法	灵敏度较高、重复性好、速度快，但目前尿沉渣分析仪特异性仍有待提高

3. **质量控制**

（1）酸碱度和渗透压对尿沉渣有形成分的影响见表1–25。

表1-25 酸碱度和渗透压对尿沉渣有形成分的影响

	红细胞	白细胞	管型
高渗尿	皱缩，体积变小，星形或桑葚状	体积缩小	可存在较久
低渗尿	膨胀，体积变大，不定形，无色	膨胀，易破坏	易崩裂
酸性尿	可存在一定时间，体积缩小	体积变小，能存在一定时间	可存在较久
碱性尿	溶解破裂，形成褐色颗粒	膨胀，形成块状结构	溶解，崩溃

（2）一般宜用新鲜中段尿，避免污染。遵循尿沉渣检查标准化的要求：取尿液**10ml**，采用水平式离心机，相对离心力（RCF）**400g**，离心**5分钟**。手持离心管45°～90°弃除上层尿液，保留**0.2ml**尿沉渣，轻轻混匀后，取1滴（大约20μl）置于载玻片上，用18mm×18mm或22mm×22mm的盖玻片覆盖，镜检。首先在低倍镜视野（10×10）下观察尿沉渣分布的情况，再转高倍镜视野（10×40）检查，**细胞应观察10个高倍视野，管型应观察20个低倍视野**（可用高倍镜鉴定管型的种类），分别记录每个视野的细胞和管型数，计算平均值报告。

二、尿细胞检查

1. 红细胞

（1）**红细胞形态**：尿液红细胞的形态与**尿液pH、渗透量**密切相关。

①正常红细胞：新鲜尿液中未染色的红细胞形状呈双凹圆盘状，浅黄色，直径7～8μm。

②异常形态红细胞：大红细胞，直径＞8μm；小红细胞，直径＜6μm；棘形红细胞，胞质常向一侧或多侧伸出、突起，呈生芽样；环形红细胞（面包圈红细胞），形似面包圈、空心环状；新月形红细胞，呈半月形；颗粒形红细胞，胞质内有颗粒状间断沉积，血红蛋白丢失；皱缩红细胞，因红细胞脱水所致，**高渗尿**中多见；影红细胞，因红细胞吸水胀大所致，甚至血红蛋白从红细胞溢出呈环状，**低渗尿**中多见；红细胞碎片，红细胞破碎、不完整，DIC、ITP、TTP等病多见。

③红细胞数量异常：**肉眼血尿**每升尿液中含血量超过**1ml（或RBC＞50个/HP）**，肉眼可见到不同程度红色的浑浊。**镜下血尿**是指尿液经离心沉淀镜检时发现每高倍视野（HP）**RBC＞3个**。

（2）根据尿液中红细胞的形态可将血尿分为3种：①**均一性红细胞血尿（非肾小球源性血尿）**，尿液中大部分红细胞（＞70%）形态正常或单一，标本中红细胞形态不超过2种。红细胞外形及大小多见正常，形态较一致。主要见于非肾小球性损伤。②**非均一性红细胞血尿（肾小球源性血尿）**，标本中大部分红细胞（＞70%）为2种以上类型变形。表现为红细胞大小改变、形态异常和血红蛋白分布及含量的变化。非均一性红细胞血尿的红细胞形态变化与肾小球基底膜病理性改变对红细胞的挤压损伤、各段肾小管内不断变化的**pH、渗透压、介质张力、代谢产物**（如脂肪酸、溶血磷脂酰胆碱、胆酸等）等对红细胞的作用有关。③**混合性血尿**，指尿液中同时含有均一性和非均一性两类红细胞，以畸形为主的混合血尿多为肾小球性血尿。

（3）参考区间：几种不同方法的尿沉渣检查参考区间，见表1-26。

表1-26 尿沉渣主要成分的参考区间

方法	红细胞	白细胞	管型	上皮细胞	结晶	细菌
直接镜检法	0～偶见/HP	0～3个/HP	0～偶见/LP	少见	少见	—
离心镜检法	0～3个/HP	0～5个/HP	0～1个/LP	少见	少见	—
定量分析板法	0～5个/μl	0～10个/μl			—	

（4）临床意义：对尿液红细胞形态进行观察及计数，可以初步区分**肾小球性血尿**及**非肾小球性血尿**。肾源性血尿可见于急慢性肾小球肾炎、肾盂肾炎、狼疮性肾炎、肾病综合征等，多伴尿蛋白明显增多，还常伴有管型。非肾源性血尿见于暂时性镜下血尿、泌尿系统自身疾病、各种原因的出血性疾病等。

2. 白细胞

（1）白细胞形态：①新鲜尿液中完整的白细胞镜下呈圆球形，直径10～14μm，胞浆淡灰色有颗粒，不染色时胞核不明显，细胞分散。在低渗及碱性尿液中，胞体常胀大，约半数在2小时内溶解，高渗尿及酸性尿液中，白细胞常皱缩。②肾盂肾炎、膀胱炎时，在低渗条件下，可见到中性粒细胞胞质内颗粒呈**布朗分子运动**，似星状闪光称为"闪光细胞"。③在炎症过程中**变性坏死的中性粒细胞**外形多变，不规则，结构模糊，浆内充满粗大颗粒，核不清楚，细胞常聚集成团，边界不清，称为脓细胞。

（2）脓尿：离心尿显微镜下白细胞**＞5个/HP**称为**镜下脓尿**。尿液含有大量白细胞呈乳白色，甚至出现凝块，称为肉眼脓尿。

（3）临床意义：尿液白细胞检查主要用于泌尿系统及邻近组织器官感染或炎症性疾病的诊断。尿液白细胞增多的临床意义，见表1-27。

表1-27 尿液白细胞增多的临床意义

种类	临床意义
中性粒细胞	泌尿生殖系统感染，如肾盂肾炎、膀胱炎、前列腺炎、精囊炎、尿道炎和肾结核、肾肿瘤等
闪光细胞	常见于肾盂肾炎、膀胱炎
单核细胞	肾移植后排斥反应、药物性急性间质性肾炎
淋巴细胞	病毒感染、肾移植后排斥反应
嗜酸性粒细胞	某些急性间质性肾炎、变态反应性泌尿系统炎症

3. 上皮细胞检查 尿液中脱落的上皮细胞主要来源于肾小管、肾盂肾盏、输尿管、膀胱和尿道等。

（1）肾小管上皮细胞：来自肾小管，形态与白细胞相似，略大于中性粒细胞（约为1.5倍），有一个相对较大的圆形细胞核，结构细致，核膜厚。肾小管上皮细胞形态不规则或多边形，又称小圆上皮细胞。

（2）移形上皮细胞：来自肾盂、输尿管、膀胱和尿道近膀胱段等处的移形上皮组织的脱落，其形态随腔内尿量的增减而变化，分**表层移形上皮细胞（大圆上皮细胞）、中层移形上皮细胞（尾形上皮细胞）**和**底层移形上皮细胞（小圆上皮细胞）**。

（3）鳞状上皮细胞：形体扁平而薄似鱼鳞状，又称扁平上皮细胞，来自输尿管下段、膀胱和尿道，为尿液中最大的上皮细胞，其形状不规则，多边多角，边缘常卷折，胞核很小，全角化者核更小或无核，呈圆形或卵圆形，胞质丰富。

（4）临床意义：①尿液中肾小管上皮细胞一旦增多，即提示肾小管病变。慢性肾小球肾炎、肾病综合征、肾梗死时，肾小管上皮细胞吞噬脂肪或发生脂肪变性，胞质内有较多的脂肪颗粒，称为脂肪颗粒细胞。肾小管上皮细胞内脂肪颗粒或含铁血黄素颗粒较多，甚至覆盖在核上，又称复粒细胞。②尿液中移行上皮细胞增多，提示有相应部位的炎症或坏死性病变。③尿液中鳞状上皮细胞增多，甚至片状脱落并伴有白细胞、脓细胞增多，多见于泌尿系统炎症。若为女性患者，应排除阴道分泌物的污染。

4. **吞噬细胞检查** 包括来自**中性粒细胞**的小吞噬细胞和来自**单核细胞**的大吞噬细胞（巨噬细胞），大吞噬细胞体积为白细胞的 2～3 倍。尿液中出现吞噬细胞可见于泌尿道急性炎症，且常伴有白细胞增多，并同时伴有脓细胞和细菌。尿液中吞噬细胞的多少常**与炎症程度**关系密切。

5. **其他细胞检查**

（1）柱状上皮细胞：正常尿液中，一般无柱状上皮细胞。如出现较多，常提示有慢性尿道炎、慢性腺性膀胱炎的可能。

（2）多核巨细胞：正常尿液中无此细胞，一般认为来源于尿道移行上皮细胞，病毒感染时可出现。

（3）病毒感染细胞及其包涵体：通常用瑞－吉染色显微镜检查，可获得一定的阳性率。细胞内包涵体可作为病毒感染的诊断依据。

三、尿管型检查

管型是尿蛋白、细胞及其崩解产物在肾小管和集合管内凝固而成的圆柱状蛋白凝聚体。尿液出现大量管型，特别是病理管型往往提示**肾实质损伤**。

1. **管型形成机制和条件** ①**尿蛋白质和 T-H 蛋白浓度增高**：原尿中清蛋白和 T-H 蛋白是形成管型的基质和首要条件，其中肾小管分泌的 T-H 蛋白最易形成管型的核心。②**肾小管有浓缩和酸化尿液的能力**：尿浓缩可提高尿蛋白的含量，盐类增多，而尿液酸化后又促进蛋白质的变性、凝固、沉淀，由溶胶状变为凝胶状，致使尿液流速减慢，促使肾小管远端形成管型。③**肾有可供交替使用的肾单位**：病理情况下，交替使用的肾单位，使尿液在肾单位的下部有足够停留时间，蛋白质等物质才能浓缩、沉淀形成管型，当管型形成后，肾单位重新排尿时，管型即随尿排出。

2. **管型形态、种类和临床意义** 管型只在肾小管或集合管内形成，典型的形态呈两边平行，两端钝圆，其长短、粗细取决于管型形成部位肾小管的直径和局部环境条件，也取决于肾小管上皮细胞的状态，基本可反映肾小管和集合管内腔的形状。

（1）透明管型：又称玻璃管型，主要由 T-H 蛋白构成，也含有清蛋白和氯化钠，呈无色半透明或半透明圆柱形，可分为单纯性透明管型和复合性透明管型，复合性透明管型常含少许颗粒或细胞，但少于管型容积的 1/3，参考区间为 **0～1 个/LP**。透明管型偶见于激烈运动后和成人晨尿中。病理情况（明显增多）出现于急、慢性肾小球肾炎，慢性进行性肾衰竭，急性肾盂肾炎，肾病综合征，肾淤血，恶性高血压，肾动脉硬化等；在发热、麻醉、心力衰竭、服用利尿药、肾受刺激后，也可见少量透明管型。

（2）细胞管型：管型基质中含有细胞，且细胞含量超过管型容积（或面积）的 1/3。细胞管型分为红细胞管型、白细胞管型和上皮细胞管型。

①红细胞管型：为管型基质中嵌入不同数量、形态完整的红细胞所致。红细胞溶解破坏时，形成红褐色的血液管型或棕红色均质化的血红蛋白管型。正常情况下，尿液中无红细胞管型。病理情况见到红细胞管型，常提示**肾小球或肾小管有出血**，可见于急性肾小球肾炎、慢性肾炎急性发作、肾出血、肾充血、急性肾小管坏死、肾移植排斥反应、肾梗死、肾静脉血栓形成、恶性高血压等，也可见于狼疮性肾炎、亚急性心内膜炎、IgA 肾病等。

②白细胞管型：管型中含有较多数量的白细胞（或脓细胞），管型内白细胞或脓细胞可单独存在，或与上皮细胞、红细胞并存。未染色的标本较难与上皮细胞区别，但过氧化物酶染色（POX）阳性。正常尿液中无白细胞管型，出现常提示**肾实质有细菌感染**，见于急性肾盂肾炎、肾脓肿、间质性肾炎、急性肾小球肾炎，非感染性炎症的肾病综合征、红斑狼疮肾炎、肾移植排斥反应时，可见淋巴细胞管型。

③肾小管上皮细胞管型：为管型内含较多的肾小管上皮细胞，典型的肾小管上皮细胞管型呈叠瓦状排列。正常尿液中无此管型。此管型常见于**肾小管病变**，如急性肾小管坏死、急性肾小球肾炎、间质性肾炎、肾病综合征、子痫、肾淀粉样变性、慢性肾炎晚期、重金属（如镉、汞、铋等）及其他化学物质、药物中毒。肾移植患者，移植术后 3 天内尿液中出现肾小管上皮细胞管型为移植**排斥反应**的可靠指标之一。

（3）颗粒管型：管型基质内含大小不等的颗粒，含量超过 1/3 管型的容积（或面积），称为颗粒管型。颗粒管型中的颗粒主要来自崩解变性的细胞残渣、血浆蛋白及其他物质。按颗粒的粗细可分为**粗颗粒管型**和**细颗粒管型**两种，前者管型内充满粗大颗粒，常呈暗褐色。后者含有许多微细颗粒，不透明，呈灰色或微黄色。有观点认为，粗颗粒由白细胞变性而来，细颗粒由上皮细胞演化而来。

正常人尿液中无颗粒管型。颗粒管型的出现和增多，提示肾单位有淤滞现象，反映**肾有实质性病变**。可见于脱水、发热，尤其多见于急慢性肾小球肾炎、肾病、肾小管硬化症、肾盂肾炎、病毒性疾病、慢性铅中毒、肾移植、急性排斥反应、药物中毒等。在急性肾衰竭的多尿早期，可大量出现宽幅的颗粒管型；如此种管型出现于慢性肾炎晚期，常提示预后不良。

（4）蜡样管型：由细颗粒管型继续变性碎解或淀粉样变的细胞衍变而来，为蜡烛样浅灰色或淡黄色，折光性强、质地厚、易折断、有切迹，末端常不整齐，有时呈扭曲状。出现蜡样管型提示**肾病变严重**，预后差，可见于慢性肾小球肾炎的晚期肾功能不全、尿毒症、肾病综合征、肾淀粉样变性，亦可见于肾小管炎症和变性、肾移植慢性排斥反应、重症肝病等。

（5）脂肪管型：管型内有大量脂肪滴，含量超过了管型面积的 1/3。由肾小管上皮细胞脂肪变性、崩解所致。管型内可见大小不等、圆形折光性很强的脂肪滴，当脂肪滴较大时，用偏光镜检查可见"马耳他十字"，苏丹Ⅲ染色后呈橙红色或红色。尿液中出现脂肪管型常提示**肾小管损伤、肾小管上皮细胞脂肪变性**，可见于亚急性肾小球肾炎、慢性肾小球肾炎、中毒性肾病、类脂性肾病等，尤多见于**肾病综合征**。

（6）宽大管型：源自明显扩大的集合管，多由颗粒管型和蜡样管型演变而来，常出现于肾衰竭或昏迷患者，又被称为"肾衰管型"或"昏迷管型"。宽大管型其宽度可达 $50\mu m$ 以上，为一般管型的 $2\sim6$ 倍，形态宽而长，不规则，易折断，有时呈扭曲状。尿液中出现宽大管型，见于重症肾病、急性肾衰竭患者多尿早期、慢性肾炎晚期尿毒症。

（7）细菌管型和真菌管型：指管型基质中充满细菌或真菌。尿液中出现细菌或真菌管型表明肾有病原体感染，常见于肾脓毒性疾病或真菌感染。

（8）结晶管型：因盐类结晶附着于 T-H 蛋白而形成。尿液中出现结晶管型的临床意义类似相应的结晶尿，多见于代谢性疾病、中毒或药物所致的肾小管内结晶沉积伴急性肾衰竭、隐匿性肾小球肾炎。

（9）混合管型：指管型内同时含有不同细胞及其他有形成分。尿液中出现混合管型见于肾炎反复发作、出血和血管坏死、肾移植后排斥反应等。

（10）其他管型：①血液管型：其临床意义同红细胞管型；②血红蛋白管型：其临床意义同红细胞管型；③血小板管型：见于 DIC；④肌红蛋白管型：见于急性肌肉损伤（肌红蛋白进入肾小管而形成）、急性肾衰竭等；⑤胆红素管型：见于严重阻塞性黄疸患者，尿胆红素试验常呈强阳性，可同时伴亮氨酸和酪氨酸结晶。

（11）类管型相似物：①黏液丝：为长线条形，边缘不清晰，末端尖细卷曲，大小不等，可见暗淡纹，可见于正常尿液中，尤其是妇女尿液中；大量存在常表示尿道受刺激或有炎症反应。②假管型：通常为尿中的一些黏液性纤维状物，黏附了非晶形尿酸盐、磷酸盐等形成的圆柱体，其外形与颗粒管型相似。③类圆柱体：又称类管型，其形态与透明管型相似，但一端尖细，有时扭曲或弯曲，如螺旋状，常伴透明管型同时出现，可见于急性肾炎、肾血液循环障碍或肾受刺激的患者。

尿液管型的组成成分及临床意义比较，见表 1-28。

表 1-28 尿液管型的组成成分及临床意义

管型	组成成分	临床意义
透明管型	T-H 蛋白、少量血浆蛋白	健康人偶见，肾实质性病变时增多
红细胞管型	管型基质＋红细胞	急性肾小球病变，肾小球出血
白细胞管型	管型基质＋白细胞	肾感染性病变或免疫性反应
上皮细胞管型	管型基质＋上皮细胞	肾小管坏死
颗粒管型	管型基质＋变性细胞分解产物	肾实质性病变伴有肾单位淤滞
蜡样管型	由细颗粒管型演化而来	肾单位长期阻塞，肾小管有严重病变，预后差
脂肪管型	管型基质＋脂肪滴	肾小管损伤，肾小管上皮细胞脂肪变性
肾衰管型	颗粒管型、蜡样管型演变而来	急性肾衰多尿期，慢性肾衰出现提示预后不良
细菌管型	管型基质＋细菌	肾有细菌感染，肾脓毒性疾病
真菌管型	管型基质＋真菌	肾真菌感染
结晶管型	管型基质＋尿酸盐、草酸盐结晶	肾小管内结晶伴有肾衰竭，隐匿性肾炎
混合管型	管型基质＋不同细胞及其他有形成分	肾炎反复发作、出血、血管坏死、肾移植排斥反应

四、尿液结晶检查

1. 尿液结晶形成和检查方法

（1）**尿液结晶形成**：食物产生的各种酸性产物，与钙、镁、铵等离子结合生成各种无机盐及有机盐，再通过肾小球滤过、肾小管重吸收及分泌，排入尿液中可形成结晶。结晶的形成与尿液中该物质的浓度、饱和度、pH、温度及其胶体物质浓度（主要是黏蛋白）有关。

（2）**尿液结晶的检查方法**：尿液中有大量盐类结晶时，肉眼可见浑浊或沉淀，部分结晶经加热、加酸、加碱、加有机溶剂等处理后可变清。检查尿液结晶的常用方法是在光学显微镜下观察结晶的形态。

2. 生理性结晶 多源于食物及机体的正常代谢，又称**代谢性盐类结晶**，一般无临床意义。当其大量持续出现于患者新鲜尿液内，可作为尿路结石诊断依据之一。常见**生理性结晶**有酸性尿的草酸盐结晶、尿酸结晶、非晶形尿酸盐、硫酸钙结晶和马尿酸结晶等，碱性尿的磷酸盐类结晶、碳酸盐结晶、非晶形磷酸盐、尿酸铵结晶和尿酸钙结晶等。

（1）草酸钙结晶：草酸钙结晶属正常代谢成分，为无色、方形、闪烁发光的八面体或信封样，有时呈菱形，偶见哑铃形或饼状，与红细胞相似。若新鲜尿液中大量出现此结晶伴随红细胞，多为肾或膀胱结石的征兆，尿路结石约 90% 为草酸钙结晶。

（2）尿酸结晶：尿酸是核蛋白中嘌呤代谢的终产物，以尿酸或尿酸盐的形式经尿液排出体外。尿酸结晶在尿液中呈黄色、暗棕色；形状多变，可呈三棱形、哑铃形、斜方形、蝴蝶形及不规则形。多食含高嘌呤食物可使尿液中尿酸增高，一般无临床意义。大量尿酸沉淀于肾小管及间质中，可产生高尿酸肾病及尿酸结石，亦可见于急性痛风症、儿童急性发热、慢性间质性肾炎等。

（3）非结晶性尿酸盐：外观呈不定形细小的黄褐色颗粒，一般无临床意义。

（4）磷酸盐类结晶：为正常尿液成分，来源于食物和机体代谢组织分解，尿液中长期出现时，应注意有磷酸盐结石的可能。①磷酸钙结晶：无色，常见于弱碱性尿、中性尿，常呈颗粒状、三棱形，结晶可排列成星状或束状，可溶于乙酸。长期在尿液中见到大量磷酸钙结晶，应考虑到甲状旁腺功能亢进、肾小管性酸中毒，长期卧床患者应考虑有骨质脱钙。②磷酸氨镁结晶（三价磷酸盐结晶）无色，呈方柱状、棺材盖状或羽毛状，有很强的折光性。常出现于碱性尿液中，一般无临床意义。③非晶型磷酸盐为白色颗粒状，一般无临床意义，感染引起结石患者的尿液中该结晶增多。

（5）尿酸铵结晶：黄褐色，不透明，有球状、哑铃形、树根状等形态，常见于陈旧尿液中，一般无临床意义。新鲜尿液中大量出现，提示膀胱有细菌感染。

3. 病理性结晶 尿液出现病理性结晶与各种疾病因素和某些药物（如磺胺类、解热镇痛类、放射照影剂类）在体内代谢异常有关。常见病理性结晶有胱氨酸结晶、胆红素结晶、酪氨酸结晶、亮氨酸结晶、胆固醇结晶、磺胺类结晶、铁血黄素颗粒。

（1）胆红素结晶：此结晶外形为束针状或小块状，黄红色，有时由于氧化可呈非结晶体色素颗粒。见于各种黄疸、急性重型肝炎、肝癌、肝硬化和有机磷中毒等。

（2）胱氨酸结晶：由蛋白分解而来，为无色、六边形，边缘清晰、折光性强的薄片状结晶，溶于盐酸。正常尿液中少见，大量出现多为肾或膀胱结石的征兆。

（3）亮氨酸与酪氨酸结晶：均为蛋白分解产物，亮氨酸结晶呈淡黄色或褐色小球形或油滴状，并有密集辐射状条纹，折光性强。酪氨酸结晶为略带黑色的细针状结晶，成束、成团或羽毛状，溶于氢氧化铵。尿液中出现这两种结晶可见于组织大量坏死的疾病，如严重的肝脏疾病、急性有机磷中毒、糖尿病性昏迷、白血病或伤寒等。

（4）胆固醇结晶：其外形为缺角的长方形或方形，无色透明，因密度小常浮于尿液的表面，成薄片状。可见于膀胱炎、肾盂肾炎或有乳糜尿的患者、肾病综合征；偶见于脓尿患者。

（5）含铁血黄素：为黄色小颗粒状，存在细胞内，可用亚铁氰化钾染色进行鉴别。当体内红细胞大量破坏时，各组织中均可有含铁血黄素沉积，如沉积于肾时，即可在尿液中见到。

（6）药物结晶：形态多异，呈片状、哑铃形、球形、麦秸束状，常见药物结晶：①放射造影剂，如使用碘泛影剂、尿路造影剂后尿液中出现的束状、球状、多形性结晶。结晶可溶于氢氧化钠。②磺胺类药物结晶，该类药物较多，如乙酰基磺胺嘧啶（SD），易在酸性尿液中形成结晶；磺胺嘧啶结晶为棕黄色、呈不对称的麦秸束状、球状；磺胺甲基异噁唑结晶为棕色，玫瑰花样或球形，有不规则辐射状条纹。

尿液中各类病理性结晶的颜色、形状及临床意义见表1-29。

表1-29　尿中病理性结晶的颜色、形状及临床意义

结晶	颜色	形状	临床意义
胆红素结晶	黄红色	呈束针状或小块状	梗阻性黄疸、急性肝坏死、肝硬化、肝癌、急性磷中毒
亮氨酸结晶	黄褐色	小球状，具有辐射状和同心纹	急性肝坏死、急性磷中毒、氯仿中毒、肝硬化
酪氨酸结晶	略带黑色	细针状，呈束状或羽毛状排列	急性肝坏死、急性磷中毒、氯仿中毒、肝硬化
胆固醇结晶	无色	缺角方形薄片状	肾淀粉样变、脂肪变性，偶见于肾盂肾炎
胱氨酸结晶	无色	六边形片状，常重叠排列	肾结石、膀胱结石
磺胺甲基异噁唑结晶	棕色	玫瑰花样或球形	伴有红细胞出现提示药物性损伤，甚至尿闭
磺胺嘧啶结晶	棕黄色	不对称麦秸束状或球状	伴有红细胞出现提示药物性损伤，甚至尿闭
泛影酸结晶	无色透明	平行四边形，无缺角	使用造影剂后
碘番酸结晶		球形，轮廓不清，边缘模糊	使用造影剂后
泛影葡胺结晶		细针形，辐射状排列	使用造影剂后

五、尿沉渣定量检查

1. **方法学评价**　尿沉渣定量检查包括艾迪（Addis）计数法、1小时尿有形成分计数法、尿沉渣计数板法和仪器计数法等。传统的尿沉渣定量计数方法为艾迪计数法。由于该法标本留取时间长，尿液有形成分易于溶解破坏，重复性和准确性差，在国内外已很少应用，并被1小时尿有形成分计数法取代。尿沉渣计数板法易于尿液有形成分检测的规范化和标准化管理。使用Fuchs-Rosenthal计数板法是自动化尿液颗粒计数的参考方法。

2. **参考区间**　（1小时尿中有形成分计数）成人红细胞：**男< 30 000/h，女< 40 000/h**；白细胞：**男< 70 000/h，女< 140 000/h**。

3. 临床意义　比随机尿沉渣涂片镜检更能准确反映泌尿系统疾病的情况，并可动态观察、比较肾病变的程度，评价疗效和预后。

4. 1 小时尿有形成分计数操作方法　留 **3 小时尿**（上午 3～9 时），不需限制饮食，不必加防腐剂，对有形成分影响小，适用于门诊及住院患者连续检查。制备尿沉渣标本时，取 10ml 尿液离心后弃上清液，留取沉渣 0.2ml。混匀取尿液沉淀 1 滴充入计数池，分别计数 10 个大方格中的红细胞、白细胞和管型数。计算公式为：1 小时排泄率＝（1000×C×V）/10T＝33.3CV，其中 1000 为把 1ml 转换为微升，C 为计数 10 大方格的细胞或管型数，V 为 3 小时内的总尿量（ml），T 为留取标本的时间（3 小时）。

第九单元　尿液化学检查

【复习指南】尿液化学检查有一定难度，历年必考，应作为重点复习。其中，尿液蛋白质、尿糖、尿胆红素和尿胆原、尿液人绒毛膜促性腺激素检查是考试的重点，应熟练掌握。尿液酸碱度、尿酮体、尿血红蛋白、尿液本 - 周蛋白、尿液微量清蛋白和尿乳糜液检查应熟悉。

一、尿液酸碱度测定

1. 定义　尿液酸碱度是反映肾调节机体内环境体液酸碱平衡能力的重要指标之一，通常简称为尿液酸度。尿液酸度分两种。①滴定酸度：可用酸碱滴定法进行滴定，相当于**尿液酸度总量**；②真正酸度：指尿液中所有能解离的氢离子浓度，通常用 pH 来表示。

2. 检测方法及评价　尿液 pH 测定的方法学评价，见表 1-30。

表 1-30　尿液酸度测定的方法学评价

方法	评价
试带法	是目前最广泛应用的筛检方法，但试带易吸潮变质，影响准确性
指示剂法	当尿液 pH 偏离检测范围时，检测结果不准确。黄疸尿、血尿易干扰指示剂法
滴定法	用于观察尿液酸度的动态监测，但操作复杂
pH 计法	本法精确度较高，对于肾小管酸中毒的定位诊断、分型、鉴别诊断，有一定的应用价值，但需要特殊仪器，且操作更烦琐

3. 质量控制

（1）标本必须新鲜：陈旧尿可因尿 CO_2 挥发或细菌生长使 pH 增高，或因细菌和酵母菌作用，使尿液中葡萄糖降解为酸和乙醇，则 pH 减低。

（2）试带法：试带应满足生理和病理尿液 pH 的变化范围，未被酸、碱污染，未吸潮变质。

（3）指示剂法：配制指示剂溶液时，应先加少许碱液（如 NaOH 稀溶液）助溶后，再加蒸馏水稀释到适当浓度，以满足指示剂颜色变化的范围。

（4）滴定法：氢氧化物溶液浓度必须配制准确，需新鲜配制。

（5）pH 计法：应经常校准 pH 计，确保仪器在正常良好状态下检测。

4. 参考区间　在正常饮食条件下，晨尿多偏弱酸性，多数尿标本 **pH 5.5～6.5**，平均 pH6.0。**随机尿 pH 4.5～8.0**。尿可滴定酸度为 20～40mmol/24h。

5. 临床应用　生理状态下和病理状态下尿液 pH 变化见表 1-31。

表 1-31　影响尿液 pH 的因素

因素	酸性	碱性
食物	肉类、高蛋白及混合食物	进食太多蔬菜、水果（含钾、钠）等
生理活动	剧烈运动、应激、饥饿、出汗、夜间入睡后	用餐后碱潮
药物	氯化铵、氯化钾、氯化钙、稀盐酸等	碳酸氢钠、碳酸钾、碳酸镁、枸橼酸钠、酵母、利尿药等
肾功能	肾小球滤过率增加而肾小管保碱能力正常	肾小球滤过正常而肾小管保碱能力丧失
疾病	①酸中毒、慢性肾小球肾炎、发热 ②代谢性疾病，如糖尿病、痛风、低血钾性碱中毒（肾小管分泌 H^+ 增强，尿酸度增高）等 ③其他，如白血病、呼吸性酸中毒	①碱中毒，如呼吸性碱中毒 ②肾小管性酸中毒，尿液 pH 呈相对偏碱性 ③尿路感染，如膀胱炎、肾盂肾炎、变形杆菌性尿路感染，由于细菌分解尿素产生氨等

二、尿液蛋白质检查

1. 定义　尿液中蛋白质 ≥ **150mg/24h** 或 ≥ **100mg/L** 时，蛋白定性试验呈阳性，即称为**蛋白尿**。

2. 检测方法及评价

（1）尿蛋白定性试验：为蛋白尿的筛检试验。①试带法：本法对**清蛋白**较敏感，对球蛋白不敏感，仅为清蛋白的 1/100～1/50，且可漏检本周蛋白。本法快速、简便、易于标准化，适于健康普查或临床筛检。试带法测定尿蛋白的干扰因素及方法学评价见表 1-32。②加热乙酸法：为传统的经典方法，特异性强、干扰因素少，**能同时检出清蛋白及球蛋白**，但敏感度较低（一般在 0.15g/L 左右），操作复杂。尿液 pH＞9 或 pH＜3 及低盐饮食患者的尿液可产生假阴性，尿液中混有生殖系统分泌物可产生假阳性。本法能使含造影剂尿液变清，可用于鉴别试验。③磺基水杨酸法：操作简便、反应灵敏、结果显示快，与清蛋白、球蛋白、糖蛋白和本周蛋白等均能发生反应；敏感度高达 0.05～0.1g/L，有一定的假阳性。被 NCCLS 作为检查尿蛋白的**参考方法和确证试验**。尿液 pH＞9 或 pH＜3 可产生假阴性，假阳性见于尿液中含高浓度尿酸、尿酸盐和草酸盐、尿液中混有生殖系统分泌物及应用大剂量青霉素钾盐或含碘造影剂。

表 1-32　试带法测定尿蛋白的干扰因素及方法学评价

方法	评价
标本因素	尿液 pH＞9 可致假阳性；pH＜3 可产生假阴性。最适为 pH5～6，必要时可先调节尿液 pH
食物因素	尿液酸碱度与摄入食物有关，检查前 1 天应均衡饮食
药物因素	①假阳性：服用奎宁、奎尼丁、嘧啶等或尿中含聚乙烯、吡咯酮、氯己定、磷酸盐、季铵盐消毒剂等 ②假阴性：大剂量滴注青霉素或应用庆大霉素、磺胺、含碘造影剂等
操作过程	①假阳性：试带浸渍时间过长，反应颜色变深 ②假阴性：试带浸渍时间过短，反应不完全，或浸渍时间过长使试剂模块流失

（2）尿蛋白定量试验：有沉淀法、比色法、比浊法、染料结合法、免疫测定法和尿蛋白电泳法等。目前比色法应用广泛，免疫法和尿蛋白电泳法具有更高的灵敏度和特异性，有很好的临床应用前景。

（3）尿蛋白检测方法的选择：对于现场快速检验，或初次就诊的门诊患者，采用试带法或磺基水杨酸法，基本可满足健康体检和疾病筛查的需要；在疾病确诊后需要进行疗效观察或预后判断时，则需要配合加热乙酸法，必要时需进行尿蛋白定量和特殊蛋白分析。

3. 质量控制

（1）试带法：必须使用标准合格的试带，并严格按照注意事项操作。试带应妥善保管于阴凉干燥处，并注意在有效期内使用。

（2）加热乙酸法：如尿液盐类浓度过低，又可致假阴性，此时可加入饱和氯化钠溶液 1～2 滴后，再进行检查。若盐类析出产生浑浊，会造成假阳性。

（3）磺基水杨酸法：使用某些药物（如青霉素钾盐、复方新诺明、对氨基水杨酸等）和有机碘造影剂，以及尿液中含有高浓度尿酸、草酸盐或黏蛋白时，可呈假阳性反应。此时，可通过加热煮沸后浊度是否消失予以鉴别。

（4）注意方法间差异，加强质量控制：用于尿蛋白定量的各种方法之间存在较大差异；应尽力做到标本、试剂合格，操作规范，结果有可比性。

4. 参考区间　①定性试验：**阴性**。②定量试验：< 0.1g/L；或 < 0.15g/24h。

5. 临床应用

（1）生理性蛋白尿的分类见表 1-33。

表 1-33　生理性蛋白尿的分类

分类	特点
功能性蛋白尿	见于剧烈运动后、发热、寒冷刺激、精神紧张、过度兴奋等，呈混合性蛋白尿，一般为 2～3 天后消退
直立性蛋白尿	可见于站立时间过长、"行军性"蛋白尿等。多见于青少年，绝大多数无肾病证据
摄入性蛋白尿	输注成分血浆、清蛋白及其他蛋白制剂，或进食过多蛋白质时，尿液中可偶然被检出尿蛋白
偶然性蛋白尿	受白带、月经血、精液、前列腺液的污染，偶尔出现假性蛋白尿
老年性蛋白尿	与年龄低于 60 岁的人相比，老年人蛋白尿的发生率增高
妊娠蛋白尿	见于妊娠期妇女，与机体妊娠状态有关，一般分娩后可消失

（2）病理性蛋白尿：按照蛋白尿发生的部分分为**肾前性、肾性和肾后性蛋白尿**。①肾前性蛋白尿：见于浆细胞病（如多发性骨髓瘤、巨球蛋白血症、浆细胞白血病等），血管内溶血性疾病（如阵发性睡眠性血红蛋白尿等），大面积肌肉损伤（如挤压伤综合征、电灼伤、多发性肌炎，进行性肌肉萎缩等），酶类增高（如急性单核细胞白血病尿溶菌酶增高，胰腺炎严重时尿淀粉酶增高等）。②肾性蛋白尿：肾小球性蛋白尿见于肾病综合征、原发性肾小

球肾炎、继发性肾小球疾病、狼疮肾炎、妊娠高血压综合征等。肾小管性蛋白尿见于肾小管间质病变、重金属中毒、药物中毒、中草药类中毒、有机溶剂中毒和器官移植等。③肾后性蛋白尿：见于泌尿生殖系炎症反应，泌尿系结石、结核、肿瘤，泌尿系邻近器官炎症性疾病。

三、尿液糖检查

1. 定义 正常人尿液几乎不含或仅含微量葡萄糖（＜2.8mmol/24h），一般尿糖定性试验为阴性。尿糖定性试验呈阳性的尿液称为**糖尿**，葡萄糖是尿糖的主要成分，偶见乳糖、半乳糖、果糖、戊糖等。葡萄糖是否出现于尿液中，取决于血糖浓度、肾血流量和肾糖阈：当血糖浓度超过肾糖阈 8.88mmol/L 时，尿液中开始出现葡萄糖。

2. 检测方法及评价 葡萄糖测定的干扰因素及方法学评价见表 1-34。

表 1-34 葡萄糖测定的干扰因素及方法学评价

方法	评价
班氏法	利用葡萄糖的还原性，是尿糖定性的非特异性传统方法。可以检出尿液葡萄糖、多种还原性糖类和非糖还原性药物，方法简便，但易受其他还原物质干扰，倾向于淘汰
试带法	①采用葡萄糖氧化酶法：检测葡萄糖的特异性强、灵敏度高、简便快速，适用于自动化分析 ②假阳性：尿液标本容器残留漂白粉、次亚氯酸、氟化钠等强氧化性物质或尿液比密过低 ③假阴性：标本久置后葡萄糖被细菌或细胞酶分解、尿液酮体浓度过高、尿液中含有左旋多巴、大量水杨酸盐或高浓度维生素 C（＞500mg/L）
薄层层析法	操作复杂、费时、成本高，多用于临床或基础研究

3. 质量控制

（1）班氏法：试验前，必须首先煮沸班氏试剂，避免试剂变质。操作过程中，在规定的温度下按规定的时间进行比色。

（2）试带法：采用酶促反应法，其测定的结果与尿液和试剂模块的反应时间、温度有关。试带应妥善保管于阴凉干燥处，并注意在有效期内使用。

4. 参考区间 定性试验：阴性。

5. 临床应用

（1）血糖增高性糖尿

①摄入性糖尿：摄入大量的糖类食品、饮料、糖液时，可引起血糖短暂性增高而导致糖尿；静脉输注高渗葡萄糖溶液后，可引起尿糖增高。

②应激性糖尿：由于情绪激动、脑血管意外、颅脑外伤等情况，出现暂时性高血糖和一过性糖尿。

③代谢性糖尿：最常见的是糖尿病。

④内分泌性糖尿：甲状腺功能亢进、肢端肥大症、嗜铬细胞瘤、Cushing 综合征。

（2）血糖正常性糖尿：又称**肾性糖尿**，是由于肾小管对滤过液中葡萄糖的重吸收能力减低，**肾糖阈减低所致的糖尿**。见于以下情况：

①家族性肾性糖尿：Fanconi 综合征患者；

②新生儿糖尿：因肾小管对葡萄糖重吸收功能还不完善所致；

③后天获得性肾性糖尿：可见于慢性肾炎、肾病综合征及伴有肾小管损伤者；

④妊娠期或哺乳期妇女：因细胞外液容量增高，肾小球滤过率增高而近曲小管的重吸收能力受到抑制，使肾糖阈减低，出现糖尿。

（3）其他糖尿：血液中除了葡萄糖外，其他糖类有：乳糖、半乳糖、果糖、戊糖、蔗糖等。若进食过多或受遗传因素影响，体内糖代谢失调后，可使血液中糖浓度增高，易出现相应的糖尿。

四、尿液酮体检查

1. 定义　尿液酮体（KET）是尿液中**乙酰乙酸**（占20%）、**β- 羟丁酸**（占78%）及**丙酮**（占2%）的总称。酮体是机体脂肪氧化分解代谢产生的中间代谢产物，当糖代谢障碍、脂肪分解增高，酮体产生速度超过机体组织利用速度时，可出现酮血症，酮体血浓度一旦超过肾阈值，就可产生酮尿。

2. 检测方法及评价　酮体测定的干扰因素及方法学评价见表1-35。

表1-35　酮体测定的干扰因素及方法学评价

方法	评价
亚硝基铁氰化钠法	在碱性条件下，亚硝基铁氰化钠可与尿液中的乙酰乙酸、丙酮起反应呈紫色，但不与 β- 羟丁酸起反应
试带法	①目前临床最常用的尿酮体筛检方法。检测过程简易快速，尤其适合床旁检验。应注意不同试带对丙酮和乙酰乙酸的灵敏度不一 ②假阳性：尿液中含有大量肌酐、肌酸，高色素尿，尿中含有酞、苯丙酮、左旋多巴代谢物等 ③假阴性：标本收集和保存不当，还可见于亚硝基铁氰化钠对湿度、热度或光线很灵敏，或试带受潮失活

3. 质量控制

（1）由于尿液标本中的丙酮具有挥发性，乙酰乙酸在菌尿中易被细菌分解，因此应使用新鲜尿液尽快检测。冷藏标本需恢复至室温后再检测。

（2）试带应妥善保管于阴凉干燥处，并注意在有效期内使用。

（3）酮体成分的多样性、检测方法的灵敏度、不同病程酮体成分的变化性，均要求检验者仔细审核结果。

4. 参考区间　①定性：**阴性**。②定量：酮体（以丙酮计）170～420mg/L；乙酰乙酸＜20mg/L。

5. 临床应用　尿酮体检查常被用于糖代谢障碍和脂肪不完全氧化性疾病或状态的辅助诊断。强阳性试验结果具有医学决定价值。

（1）可用于糖尿病酮症酸中毒的早期诊断和治疗监测。新生儿出现尿酮体强阳性，应怀疑为遗传性疾病。

（2）非糖尿病性酮症如应激状态、剧烈运动、饥饿、禁食过久、饮食缺乏糖类，感染性疾病如肺炎、伤寒、败血症、结核等发热期，严重腹泻、呕吐等均可出现酮尿。

（3）氯仿、磷中毒或全身麻醉后，尿酮体可呈阳性。

五、尿液胆红素检查

1. 概述　血浆胆红素有未结合胆红素（UCB）、结合胆红素（CB）和 δ 胆红素 3 种。约 75% 来自衰老红细胞中血红蛋白的分解，另 25% 主要来自骨髓内未成熟红细胞的分解及其他非血红蛋白的血红素分解产物。UCB 不溶于水，在血中与蛋白质结合不能通过肾小球滤膜。UCB 入肝后在葡萄糖醛酸转移酶作用下形成胆红素葡萄糖醛酸，即为 CB。CB 分子质量小，溶解度高，可通过肾小球滤膜由尿中排出。当血中 CB 增高，超过肾阈值时，结合胆红素从尿中排出，尿胆红素试验可呈阳性反应。

2. 检查方法及评价　尿胆红素测定的干扰因素及方法学评价见表 1–36。

表 1–36　尿胆红素测定的干扰因素及方法学评价

方法	评价
偶氮法	①试带法多用此原理，操作简单，且可用于尿自动化分析仪，多用做定性筛检试验，如果反应不典型，应进一步分析鉴定 ②假阳性：在尿液 pH 较低时，患者接受大剂量氯丙嗪治疗或尿液中含有盐酸苯偶氮吡啶时 ③尿蓝母产生橘红色或红色而干扰结果 ④假阴性：维生素 C 浓度达 1.42mmol/L 和亚硝酸盐存在时，可抑制重氮反应；尿液保存不当，胆红素遇光氧化
氧化法	① Smith 碘环法最为简单，但灵敏度低，目前已很少使用 ② Harrison 法灵敏度较高，但操作稍繁 ③假阳性：水杨酸、阿司匹林、牛黄等可使尿液呈紫红色，干扰 Harrison 法 ④假阴性：标本未避光保存

3. 质量控制　胆红素在阳光照射下易转变为胆绿素，因此检测时应使用新鲜尿液标本，为避光宜用棕色容器收集标本。维生素 C、亚硝酸盐和某些药物可引起假阴性结果。试带应妥善保管于阴凉干燥处，并注意在有效期内使用。

4. 参考区间　定性：阴性。

5. 临床意义　尿胆红素检测主要用于黄疸的诊断和鉴别诊断。尿胆红素阳性见于胆汁淤积性黄疸和肝细胞性黄疸，而溶血性黄疸为阴性。

（1）胆汁淤积性黄疸：尿胆红素阳性，可见于各种原因引起的肝内外完全或不完全梗阻，如胆石症、胆管癌、胰头癌、原发性胆汁性肝硬化、门脉周围炎、纤维化及药物所致胆汁淤滞等。

（2）肝细胞性黄疸：尿胆红素阳性，见于肝细胞广泛损害的疾病，如急性黄疸性肝炎、病毒性肝炎、肝硬化、中毒性肝炎、败血症等。肝细胞损伤致使肝细胞对胆红素的摄取、结合、排泄功能受损，在病毒性肝炎黄疸前期，当血清总胆红素增高不明显时，尿胆红素阳性为最早出现阳性的检测指标之一，可用于病毒性肝炎的早期诊断。

（3）溶血性黄疸：**尿胆红素阴性**，可见于各种溶血性疾病。

（4）先天性高胆红素血症：如 Dubin-Johnson 综合征、Rotor 综合征、Gilbert 综合征、Crigler-Najjar 综合征。

六、尿液尿胆原和尿胆素检查

1. 概述　结合胆红素排入肠腔转化为尿胆原（UBG），从粪便中排出为粪胆原。大部分 UBG 肠肝循环排入肠腔，小部分 UBG 从肾小球滤过或肾小管排出后即为 UBG。无色 UBG 经氧化及光照后转变成黄色的尿胆素。尿 BIL、UBG 和尿胆素俗称尿三胆。由于送检的标本多为新鲜尿液标本，UBG 未氧化成尿胆素，故一般检查尿 BIL 和 UBG，又俗称尿二胆。

2. 检测方法及评价

（1）尿胆原：①湿化学 Ehrlich 法：UBG 在酸性溶液中，与对二甲氨基苯甲醛反应，生成樱红色化合物。②试带法：检测原理基于 **Ehrlich 法**。UBG 检测已成为尿分析仪试带法分析项目组合之一，用于疾病的尿筛检。不同试带的灵敏度不同。

（2）尿胆素：用湿化学 Schleisinger 法。

3. 质量控制

（1）采集新鲜尿液标本，若尿胆原排出后氧化为尿胆素，会造成结果的假阴性。维生素 C 等还原物质容易抑制 Ehrlich 法，造成结果的假阴性。

（2）如尿液中含有结合胆红素，加 Ehrlich 试剂后显绿色，干扰尿胆原检测。可加氯化钡溶液吸附胆红素，离心沉淀后用上清进行 Ehrlich 试验。

（3）吩噻嗪类、磺胺类、普鲁卡因、氯丙嗪类药物可使尿液颜色变化。

（4）试带应妥善保管于阴凉干燥处，并注意在有效期内使用。

4. 参考区间　①尿胆原定性：**阴性或弱阳性**（1∶20 稀释后阴性）；②尿胆素定性：阴性。

5. 临床意义　UBG 检查结合血清胆红素、尿胆红素和粪胆原等检查，主要用于黄疸的诊断和鉴别诊断。

（1）溶血性黄疸：**尿液 UBG 呈明显强阳性，尿胆素阳性**。可见于各种先天性或获得性溶血性疾病，如珠蛋白生成障碍性贫血、遗传性球性红细胞增多症、自身免疫性溶血性贫血、新生儿溶血、输血后溶血、蚕豆病、蛇毒、阵发性睡眠性血红蛋白尿等，也可见于大面积烧伤等。

（2）肝细胞性黄疸：**UBG 可轻度或明显增高，尿胆素阳性**，尿胆原比尿胆红素更灵敏，是早期发现肝炎的简易有效的方法。

（3）梗阻性黄疸：粪便呈白陶土色，**尿胆原和尿胆素均阴性**。

七、尿血红蛋白检查

1. 概述　生理情况下，人血浆中仅有微量游离的血红蛋白，尿液中无游离的血红蛋白。当有血管内溶血时，血红蛋白释放入血液，若血红蛋白超过结合珠蛋白所能结合的量，则血浆存在大量游离血红蛋白，**当其量＞1000mg/L 时，血红蛋白可随尿液排出**。其特点为外观呈浓茶色、红葡萄酒色或酱油色，隐血试验阳性。

2. 检测方法及评价　尿血红蛋白测定的干扰因素及方法学评价见表 1-37。

表 1-37 尿血红蛋白测定的干扰因素及方法学评价

方法	评价
湿化学法	①操作简单,但试剂稳定性差,特异性较低 ②假阳性:尿液中混入铁盐、硝酸、铜、锌、碘化物等,尿液中含有过氧化物酶或其他对热不稳定酶
试带法	①目前广泛使用的方法,操作简单、快速,为尿液血红蛋白的筛检试验 ②假阳性:尿液中含有对热不稳定酶、尿液被氧化剂污染或尿路感染时某些细菌产生过氧化物酶 ③假阴性:大剂量的维生素 C、甲醛或其他还原物质导致,大量亚硝酸盐则可延迟反应 ④试带法除与游离血红蛋白反应外,也与完整的红细胞反应 ⑤在高蛋白、高比密尿液中,红细胞不溶解,试带灵敏度降低
胶体金单克隆抗体法	灵敏度高、特异性强、操作快速、使用方便,基本克服了化学法试带法的缺点

3. 质量控制

(1)尿液标本要新鲜。长时间放置可因细菌繁殖造成假阳性,或因红细胞破坏导致试带法与显微镜检查法的差异。

(2)湿化学法所用的试剂必须是新鲜配制的 3% 过氧化氢。

(3)试带应妥善保管于阴凉干燥处,并注意在有效期内使用。

(4)使用胶体金法测定时,如怀疑尿液标本血红蛋白浓度过高,可将尿液稀释后再测定,以避免抗原过剩的假阴性现象。

4. 参考区间 阴性。

5. 临床应用 尿血红蛋白测定有助于血管内溶血疾病和泌尿系统疾病的辅助诊断。常见的血管内溶血的因素与疾病见表 1-38。

表 1-38 常见的血管内溶血的因素与疾病

因素	疾病
红细胞破坏	大面积烧伤、剧烈运动、急行军、严重肌肉外伤和血管组织损伤等
生物因素	疟疾感染、梭状芽孢杆菌中毒
动植物所致溶血	蛇毒、蜂毒等
红细胞膜缺陷	6-磷酸葡萄糖脱氢酶缺乏如食用蚕豆
药物因素	服用药物伯氨喹、乙酰苯胺、磺胺、呋喃妥因、非那西汀后
微血管性溶血性贫血	DIC
免疫因素	血栓性血小板减少性紫癜、阵发性冷性血红蛋白尿、血型不合的输血

八、尿液本周蛋白检查

1. 概述　本周蛋白（Bence-Jonesprotein，BJP）是游离的免疫球蛋白轻链，有 κ 型和 λ 型。BJP 能自由通过肾小球滤过膜，当浓度增高超过近曲小管重吸收的极限时，可从尿液中排出，即本周蛋白尿或轻链尿。本周蛋白在 pH4.9±0.1 条件下，加热至 40～60℃时可发生凝固，温度升至 90～100℃时可再溶解，而温度降低至 56℃左右，又可重新凝固，故又称为**凝溶蛋白**。

2. 检查方法及评价　尿本周蛋白测定的方法学评价见表 1-39。

表 1-39　尿本周蛋白测定的干扰因素及方法学评价

方法	评价
热沉淀 - 溶解法	特异性较高，操作简单但费时，灵敏度不高，假阴性率高
对 - 甲苯磺酸法	是较敏感的筛检试验方法，操作简便、灵敏度高，但特异性较差。尿液中有清蛋白时不产生沉淀反应，若球蛋白＞5g/L 可呈假阳性
蛋白电泳法	经乙酸纤维素膜电泳，本周蛋白可在 α_2 至 γ 球蛋白区带间出现"M"带
免疫电泳	简单易行、样品用量少、分辨率高、特异性强，但不同抗原物质在溶液中含量差异较大时，不能全部显示
免疫固定电泳	采用特异抗体来鉴别由区带电泳分离出的蛋白，比区带电泳和免疫电泳更敏感
免疫速率散射浊度法	测试速度快、灵敏度高、精确度高、稳定好，是目前免疫学分析中比较先进的方法，可定量分析

3. 参考区间　阴性。

4. 临床意义

（1）多发性骨髓瘤：99% 多发性骨髓瘤患者在诊断时有**血清 M- 蛋白或尿 M- 蛋白**。早期尿 BJP 可呈间歇性排出，50% 病例每日可超过 4g，最多达 90g。

（2）巨球蛋白血症：80% 的患者尿液中有单克隆免疫球蛋白轻链。

（3）原发性淀粉样变性：80%～90% 以上的患者血清和浓缩尿液中发现单克隆免疫球蛋白。

（4）其他疾病：2/3 的 μ 重链病患者尿液中有本周蛋白；恶性淋巴瘤、慢性淋巴细胞白血病、转移癌、慢性肾炎、肾盂肾炎、肾癌等患者尿中也偶见本周蛋白。20%"良性"单克隆免疫球蛋白血症患者中可查出本周蛋白，但尿液中含量低。

九、尿液微量清蛋白测定

1. 概述　微量清蛋白尿是指尿液中清蛋白超过正常水平，但低于常规试带法可检出的范围。微量清蛋白尿是早期糖尿病肾病主要的临床征象。

2. 检测方法及评价　尿液微量清蛋白尿，用磺基水杨酸法、加热乙酸法及试带法基本不能检出，多采用免疫学方法，如放射免疫法、酶免疫法、免疫浊度法等。

尿微量清蛋白测定的干扰因素及方法学评价见表 1-40。微量清蛋白标本收集及报告方式有 3 种：①定时尿法：计算出单位时间内的排出率（μg/min 或 mg/24h）。②随机尿法：

用肌酐比值报告排出率（mg/mmolCr 或 mg/gCr）。③晨尿法：报告每升尿排出量（mg/L）。推荐以 24 小时尿清蛋白排泄总量，即尿清蛋白排泄率（UAE）表示。

表 1-40　尿微量清蛋白测定的干扰因素及方法学评价

方法	评价
放射免疫法	灵敏度高、特异性强、精密度高、准确性好，但核素的放射性对人体有危害，需加以防护
酶免疫法	具有高灵敏度和特异性，其优点在于标记试剂比较稳定，无放射性危害
免疫浊度法	操作简便快速、灵敏度高、精密度高、稳定性好，可应用于仪器的自动分析

3. 参考区间　成人：（1.27±0.78）mg/mmolCr 或（11.21±6.93）mg/gCr。

4. 临床意义　尿微量清蛋白检测主要用于<u>早期肾损害</u>的诊断。当尿清蛋白排泄率持续超过20mg/min 尿，可作为糖尿病、系统性红斑狼疮（SLE）等全身性疾病早期肾损害的敏感指标。微量清蛋白尿还可见于：①大多数肾小球疾病、狼疮肾炎、肾小管间质疾病等；②妊娠子痫前期、自身免疫性疾病、多发性骨髓瘤的肾衰竭、充血性心力衰竭、肝癌、肝硬化等；③高血压、肥胖、高脂血症、吸烟、剧烈运动与饮酒等。

十、尿液蛋白电泳检测

1. 检测方法及评价　尿蛋白电泳常用十二烷基硫酸钠 - 聚丙烯酰胺凝胶电泳法（<u>SDS-PAGE</u>），也称尿蛋白 SDS 盘状电泳。本法是目前分析蛋白质亚基组成和测定其相对分子质量的最好方法。

2. 参考区间　各相对分子质量的尿蛋白均显示微量蛋白区带，以清蛋白区带为主。

3. 临床意义　尿蛋白电泳主要用于蛋白尿的分型。

（1）低分子量蛋白见于以肾小管损害为主的疾病，如急性肾盂肾炎、肾小管性酸中毒、慢性间质性肾炎早期、重金属及药物引起的肾损害等。

（2）中及高分子质量蛋白见于以肾小球损害为主的疾病，如各类原发性及继发性肾小球肾炎、肾病综合征等。

（3）混合性蛋白尿见于整个肾单位受损的病理情况，如慢性肾炎晚期、严重间质性肾炎累及肾小球，以及各种病因引起的慢性肾衰竭等。

十一、尿液肌红蛋白检查

1. 概述　当肌肉组织受损伤时，肌红蛋白（Mb）可大量释放至细胞外进入血液循环，因其相对分子质量较小可迅速通过肾小球滤过而由肾排出。<u>尿肌红蛋白检查阳性，称为肌红蛋白尿，其外观呈深红色、不透明的酱油色、深褐色，镜检无红细胞，但隐血试验阳性。</u>肌红蛋白尿可用隐血试验法、80% 饱和硫酸铵法进行检测。

2. 检测方法及评价

（1）隐血试验（OBT）法：肌红蛋白具有类似过氧化物酶活性，能用邻联甲苯胺等隐血试验方法检出。

（2）80% 饱和硫酸铵法：也称肌红蛋白定性试验。肌红蛋白可溶于 80% 饱和硫酸铵，血红蛋白和其他蛋白沉淀，过滤后再测定隐血试验，仍为阳性，提示肌红蛋白阳性。

（3）单克隆抗体免疫法：尿肌红蛋白测定的干扰因素及方法学评价见表1-41。

表1-41 尿肌红蛋白测定的干扰因素及方法学评价

方法	评价
隐血试验（OBT）法	该法操作简单，但试剂稳定性差、特异性低，对 Mb 与 Hb 均起反应
80% 饱和硫酸铵法	肌红蛋白定性试验，为 Mb 的筛检试验。方法鉴别，操作费时，可鉴别 Mb 与 Hb，但灵敏度低
单克隆抗体免疫法	最敏感特异的方法，既可作为确证试验，又可进行尿 Mb 的定量分析，尤其对急性心肌梗死的肌红蛋白尿检查有重要临床价值

3. 参考区间 ①定性：阴性；②定量： < 4mg/L。

4. 临床意义

（1）阵发性肌红蛋白尿，易见于剧烈运动后。

（2）骨骼肌损伤。

（3）组织局部缺血：心肌梗死早期、动脉阻塞缺血。

（4）代谢性 Mb 尿，见于酒精中毒，砷化氢、一氧化碳中毒，苯巴比妥中毒、肌糖原积累等。

（5）原发性肌肉疾病，见于皮肌炎、多发性肌炎、肌肉营养不良等。

十二、尿液 β_2 - 微球蛋白测定

1. 概述 β_2 - 微球蛋白（β_2-M）分子质量小且不和血浆蛋白结合，可自由地经肾小球滤入原尿，其中99.9% 由近端肾小管以胞饮形式重吸收，并在肾小管上皮细胞中分解破坏，因此，仅有微量 β_2- 微球蛋白自尿中排出。

2. 检测方法及评价 β_2 - 微球蛋白为尿中肾小管性尿蛋白，用试带法筛检常为阴性，用加热乙酸法可为阳性。可用放射免疫法、酶免疫法、特定蛋白检测仪法进行定量测定。尿液 β_2- 微球蛋白测定的干扰因素及方法学评价见表 1-42。

表1-42 尿液 β_2- 微球蛋白测定的干扰因素及方法学评价

方法	评价
放射免疫法	灵敏度、精密度、准确度高，特异性强，但核素的放射性对人体有一定危害，需加以防护
酶免疫法	灵敏度、特异性高，测定简单，但受酶活性、温度、测定系统 pH、离子强度等影响
特定蛋白检测仪法	速率散射比浊法，检测速度快，灵敏度和精密度高，稳定性好

3. 质量控制

（1）尿液标本收集后应及时测定，防止 β_2- 微球蛋白在 pH < 5.0 的酸性尿中破坏分解。

（2）试剂要妥善保管。

4. 临床意义 尿β_2- 微球蛋白检测主要用于评估肾早期损伤时肾小球和近端肾小管功能。

尿 β_2-M 增高如下。

（1）肾小管 - 间质性疾病、药物或毒物（如庆大霉素、卡那霉素、汞、镉、铬等肾毒性）所致早期肾小管损伤。

（2）肾移植术后：若持续出现尿 β_2- 微球蛋白增高，表明排斥反应未得到有效控制。

十三、尿液人绒毛膜促性腺激素检查

1. 概述　人绒毛膜促性腺激素（hCG）存在于孕妇的血液、尿液、初乳、羊水和胎儿体内。hCG 是唯一不随胎盘重量增加而分泌增多的胎盘激素，分泌后直接进入母血，几乎不进入胎盘血液循环。hCG 可通过孕妇血液循环而排泄到尿液中，血清 hCG 浓度略高于尿液，且呈平行关系。

2. 检测方法和评价　检测 hCG 的方法很多，目前临床上主要采用免疫学方法，如ELISA 法、单克隆抗体胶体金试验、电化学发光法、放射免疫试验、检孕卡法、胶乳凝集抑制试验、血凝抑制试验等。尿 hCG 测定的干扰因素及方法学评价见表 1–43。

表 1–43　尿 hCG 测定的干扰因素及方法学评价

方法	评价
ELISA 法	操作简便、灵敏度高、特异性好，为尿 hCG 检查的早期筛检试验，可半定量
单克隆抗体胶体金试验	操作简便、无须特殊设备、试剂商品化、特异性强，是目前较理想的早早孕诊断方法
电化学发光法	仪器化检测，可定量
放射免疫试验	灵敏度、精密度、准确度高，特异性强，但核素的放射性对人体有一定危害，不适于临床常规检查
检孕卡法	操作简便、快速、灵敏度低，作为一般早孕诊断
胶乳凝集抑制试验	操作简便、灵敏度低，适合大批标本检查，但特异性差，不能定量
血凝抑制试验	操作简便、灵敏度低，可半定量，适合大批标本检查，但特异性差

3. 质量控制

（1）标本采集与处理：宜采集首次晨尿，离心取上清液用于检查。若为蛋白尿、血红蛋白尿，应加热煮沸 3 分钟后，离心取上清液进行检查。不宜使用严重的血尿、菌尿标本。

（2）检验过程：每批试验均应设定阳性对照和阴性对照。

（3）尿液中 **LH、FSH、TSH** 等，可与 hCG 产生试验的交叉反应，呈现假阳性。避免假阳性方法：①尽量采用单克隆抗体二点酶免疫法，减低交叉反应。②应在排卵期或排卵后3 天，留尿检查。③对双侧卵巢切除的患者，可肌内注射丙酸睾酮，使 LH 下降，再留尿检查。

4. 参考区间　①定性：阴性；②定量：< 25U/L。

5. 临床意义

（1）**早期妊娠诊断**：妊娠 4 ～ 5 周，尿 hCG 超过 2500U/L，8 ～ 12 周达高峰，常用的hCG 检查方法均能显示阳性结果。

（2）**流产诊断和监察**：先兆流产呈阳性；难免流产、不全流产多呈阳性；完全流产或死

胎时由阳性转为阴性。人工流产后若尿 hCG 仍呈阳性，提示宫腔内尚有残存的胚胎组织。

（3）**异位妊娠的诊断**：异位妊娠时，只有 60% ～ 80% 患者尿 hCG 呈阳性，但阴性者仍不能完全排除异位妊娠。

（4）**妊娠滋养细胞疾病的诊断与病情观察**：葡萄胎、侵袭性葡萄胎、绒毛膜癌等妊娠滋养细胞疾病患者，血清及尿液中 hCG 明显增高，可超过 100 000U/L。

（5）**畸胎瘤、睾丸间质细胞癌、肺癌、胃癌、肝癌、卵巢癌、子宫颈癌**等患者：血液和尿液中 hCG 也明显增高。

十四、尿液 Tamm-Horsfall 蛋白测定

1. Tamm-Horsfall 蛋白（THP）　是由肾小管髓袢升支及远端小管曲部的上皮细胞合成分泌的糖蛋白，是一种肾特异性蛋白质，同时可能是一种抑制尿路结石形成的大分子有机物。THP 为管型的主要基质成分。

2. 临床意义　T-H 糖蛋白排出量与肾疾病有一定的相关性，正常尿液中含有少量的THP。THP 在尿液中含量增高常提示远端肾小管各种原因的病变，可见于上尿路炎症。当梗阻、自身免疫性疾病、药物毒性、金属铜和镉中毒等所引起的肾小管间质性炎症，尿中排出量增多，并与肾受损程度相一致。尿 THP 一过性增高，可见于重铬酸钾中毒和肾移植后急性排斥反应期。THP 持续维持较高水平，提示易于形成尿路结石。尿液 THP 测定有助于判断泌尿道结石患者体外震波碎石治疗效果，碎石成功则尿 THP 含量逐渐升高。尿 THP 升高和（或）THP 蛋白抗体阳性，提示肾盂肾炎。

十五、尿液 α_1- 微球蛋白测定

1. $\alpha_1 -$ 微球蛋白（α_1-M）　由肝细胞和淋巴细胞产生，广泛分布于体液及淋巴细胞膜表面。结合型 α_1-M 不能通过肾小球滤过膜，其在尿液中的浓度为零。游离型 α_1-M 可自由通过肾小球，约 99% 被近曲小管上皮细胞重吸收并分解，仅微量 α_1-M 可从终尿中排泄。

2. 临床意义　尿 α_1-M 增高是反映和评价各种原因包括肾移植后排斥反应所致早期近端肾小管功能损伤的特异、灵敏指标，某种程度上优于 β_2- 微球蛋白。α_1-M 不受恶性肿瘤的影响，酸性尿中不会出现假阴性，结果更为可靠。评估肾小球滤过功能，血清和尿 α_1-M 都增高，表明肾小球滤过功能和肾小管重吸收功能均受损，故测定血清 α_1-M 比检测血肌酐或 β_2-M 在反映肾小球滤过功能和肾小管重吸收功能上更灵敏。升高见于各种肾病导致的肾功能不全，如肾小球损伤早期、间质性肾炎、糖尿病肾病、狼疮肾、急慢性肾功能衰竭等，该项检查为评价肾功能的指标，升高也见于 IgA 型骨髓瘤、肝癌。

十六、尿液纤维蛋白降解产物检查

纤维蛋白或纤维蛋白原在纤维蛋白溶酶作用下产生的纤维蛋白降解产物（FDP）。正常人尿液中无 FDP，月经期女性不适合此项检查。尿纤维蛋白降解产物阳性意味着肾内有凝血和纤溶现象，提示有炎症病变，**经治疗后尿液纤维蛋白降解产物持续阳性者预后较差**。

尿液 FDP 检测的临床意义：①原发性肾小球疾病时，尿 FDP 阳性并进行性增高，提示肾小球内有局部凝血、微血栓形成和纤溶等变化；②弥散性血管内凝血、原发性纤溶性疾病、泌尿系统感染、肾移植排斥反应、肾肿瘤等也可见尿液 FDP 含量增高；③肾病综合征

Ⅰ型（Ⅱ型为阴性，可资鉴别）。

十七、尿乳糜液和脂肪检查

1. 概述 从肠道吸收的乳糜液逆流入尿液称乳糜尿，外观呈不同程度的乳白色，如乳汁，或似泔水，若同时混有血液称乳糜血尿。尿液中出现脂肪小滴称为脂肪尿。若合并泌尿道感染，则可出现乳糜脓尿。排出体外的乳糜尿易于凝集，呈白色透明胶状凝块。

2. 检测方法及评价

（1）离心沉淀法：简便、实用，可初步区分乳糜尿、脓尿或高浓度结晶尿。

（2）有机溶剂萃取染色法：为乳糜尿的确证试验。乙醚抽提处理后，将提取物经脂溶性染料（苏丹Ⅲ）染色呈阳性者，可确诊为乳糜尿。

3. 质量控制

（1）采集新鲜尿液并及时送检。

（2）按照 SOP 进行操作，溶解脂肪、静置离心等步骤均需小心谨慎。

（3）定性检查阳性时应注意在尿沉渣中找微丝蚴。

（4）乳糜尿与较多的盐类结晶及脓尿外观上易混淆。

4. 参考区间 阴性。

5. 临床意义

（1）累及淋巴循环疾病（如原发性淋巴管疾病、腹腔结核、腹腔肿瘤等）的辅助诊断。

（2）乳糜尿系班氏丝虫常见并发症。

（3）其他：过度疲劳、妊娠压迫、糖尿病高脂血症、肾盂肾炎、棘球蚴病（包虫病）、疟疾等。

十八、其他化学物质检查

1. 尿液免疫球蛋白、补体 C3 尿免疫球蛋白测定，对观察慢性肾炎及肾病综合征患者的病变程度和预后有一定价值；对诊断尿路感染及泌尿道疾病也有参考价值。一般收集 24 小时尿送检。尿 C3 阳性主要见于免疫复合物肾炎、肾移植后。

（1）参考区间：尿液 IgG、IgA、IgM、C3 为阴性。

（2）临床意义：①尿液 C3 及 IgG、IgM 阳性，提示非选择性蛋白尿；②微小病变型肾炎及肾小管疾病，尿液内 C3 及 IgG、IgM 多为阴性；③尿 IgM 阳性，提示肾小球滤过膜损害严重、治疗效果及预后差。

2. 尿酶

（1）溶菌酶：溶菌酶为一种小分子量的碱性蛋白水解酶，自肾小球基底膜滤出，90% 以上被肾小管重吸收，所以正常人尿液中很少或无溶菌酶。可作为肾小管及肾小球病变的鉴别指标。①肾小管炎症、中毒时，尿液溶菌酶增高；②作为肾移植排斥反应观察的指标；③作为判断急性肾小管坏死预后的指标；④急性单核细胞白血病化疗后尿溶菌酶增高，而急性淋巴细胞白血病时，血清及尿液内溶菌酶可正常。

（2）尿 N- 乙酰 -β-D- 氨基葡萄糖酐酶（NAG）：尿液 NAG 是肾小管功能损害最敏感的指标之一，其酶活性反映肾实质病变，对急性损伤和活动期特别灵敏，可用于早期肾损伤的监测和病程的观察。但尿液 NAG 的特异性较差，其增高可见于肾小管疾病、肾病综合征、休克引起的肾功能衰竭、流行性出血热、中毒性肾病、肝硬化晚期等。下尿路感染时尿NAG正常。

（3）尿淀粉酶（AMY）：淀粉酶主要来源于胰腺和腮腺，人血清淀粉酶易通过肾小球滤膜出现于尿中。尿淀粉酶较血清淀粉酶增高较迟，急性胰腺炎和任何阻塞胰腺管原因均可使尿淀粉酶活性增高（如胰腺癌、胰腺损伤和急性胆囊炎等），慢性胰腺炎一般不增高，但如急性发作时可有中等程度的增高。

3. 尿氨基酸

（1）胱氨酸尿：胱氨酸尿症是一种比较常见的先天性、家族性、常染色体隐性遗传性性代谢疾病，由肾小管胱氨酸转运缺陷引起，本病多易形成尿路结石，反复发生结石、尿路梗阻合并尿路感染；严重者可形成肾盂积水、梗阻性肾病，最后导致肾衰竭。

（2）苯丙酮尿（PKU）：遗传方式为常染色体隐性遗传，表现为氨基酸代谢紊乱。脑脊液和体内蓄积，对神经系统造成损害并影响体内色素代谢。大量的苯丙酮酸可自尿内排出，有特殊鼠臭气味。尿三氯化铁试验、二硝基苯肼试验阳性。

（3）酪氨酸尿：为较少见的遗传代谢病，尿中出现酪氨酸结晶为蛋白质分解产物，见于组织大量坏死的疾病。测定血清和尿液中酪氨酸有助于酪氨酸尿症的诊断。

4. 含铁血黄素

（1）含铁血黄素为含有铁质的棕色色素颗粒，尿液中出现含铁血黄素则为含铁血黄素尿。当血管内溶血发生时，大部分血红蛋白自尿中排出；另有部分被肾小管上皮细胞重吸收，并在细胞内分解成含铁血黄素，而后随细胞脱落出现在尿沉渣中。当尿液中细胞分解时含铁血黄素也可被释放到尿中。常用普鲁士蓝铁染色法（Rous试验）检测。Rous试验阳性说明近期内曾有过血红蛋白尿，是发生过血管内溶血的有力证据。参考区间为阴性。

（2）临床意义：Rous试验阳性表示肾实质有铁的沉积，可见于慢性血管内溶血、PNH、"行军"性肌红蛋白尿、自身免疫性溶血性贫血、恶性贫血、严重肌肉疾病等。当尿中血红蛋白量较少时，隐血试验可能阴性，此时可进一步检测是否有含铁血黄素。但在溶血初期虽有血红蛋白尿，血红蛋白尚未被肾上皮细胞摄取，不能形成含铁血黄素，本试验可呈阴性反应。尿含铁血黄素是随脱落的肾小管上皮细胞排出，数量少，所以必须用足够的尿量离心沉淀后再对沉渣进行染色检查。对可疑的结果应当重复检查确定。

5. 卟啉尿　卟啉尿是一种症状，产生卟啉尿的疾病为卟啉症，是一类先天性或获得性卟啉代谢紊乱的疾病。卟啉症分为：①急性间歇性卟啉症：是一种常染色体显性遗传性疾病。急性发作期，尿液中卟胆原和 δ- 氨基 -γ- 酮戊酸的日排泄量显著增高。②先天性红细胞生成性卟啉症：是一种常染色体隐性疾病，由尿卟啉原Ⅲ辅合酶缺乏引起。③迟发性皮肤卟啉症：是最常见且最易治疗的卟啉症，由肝中尿卟啉原脱羧酶缺乏引起。诊断特征是尿卟啉和粪卟啉。当尿液中出现卟啉时，尿变为红色，也有可能无色，但暴露阳光下或酸化煮沸后可呈现红色。

第十单元　尿液分析仪及其临床应用

【复习指南】尿液分析仪及临床应用有一定难度，历年常考。其中，尿干化学分析仪的临床应用、两种尿液分析仪与显微镜检查的方法学评价是考试的重点，应熟练掌握。尿有形成分分析仪的检测参数与临床应用应熟悉。

一、尿干化学分析仪

1. 分类

（1）按测试项目分类：尿干化学分析仪可分为 8 项尿干化学分析仪、9 项尿干化学分析仪、10 项尿干化学分析仪、11 项尿干化学分析仪和 12 项尿干化学分析仪。

（2）按自动化程度分类：分为半自动尿干化学分析仪和全自动尿干化学分析仪。

2. 尿干化学分析仪的检测原理

（1）组成：尿干化学分析仪由机械系统、光学系统、电路系统 3 部分组成。

（2）试剂带

①单项试带：是干化学试带发展初期的一种最基本的结构形式。它以滤纸为载体，将各种试剂成分浸渍后干燥作为试剂层，再在表面覆盖一层纤维膜，作为反射层。尿液浸入试带后与试剂发生反应，产生颜色变化。

②多联试带：将多种检测项目的试剂模块，按一定间隔、顺序固定在同一条试带上，一次尿液可同时测定多个项目，是目前国内较常用的。多联试剂带采用多层膜结构，尿液干化学法试带多层膜结构及主要作用见表 1-44。

表 1-44　尿液干化学法试带多层膜结构及主要作用

膜结构	主要作用
尼龙膜层	起保护作用，防止大分子物质对反应的污染
试剂层	与尿液中的化学物质发生化学反应
碘酸盐层	可破坏维生素 C 等物质的干扰，有些无碘酸盐层，但相应增加了 1 块检测维生素 C 的试剂块以进行某些项目的校正
吸水层	可使尿液均匀、快速地浸入，并能抑制尿液流到相邻反应区
支持体	选取尿液不浸润的塑料片，起支持作用

（3）检测原理：尿液中相应的化学成分使尿多联试带上各种含特殊试剂的模块发生颜色变化，颜色深浅与尿液中相应物质的浓度成正比；将多联试带置于尿液分析仪比色进样槽，各膜块依次受到仪器光源照射并产生不同的反射光，仪器接收不同强度的光信号后将其转换为相应的电信号，再经微处理器由下列公式计算出各测试项目的反射率，然后与标准曲线比较后校正为测定值，最后以定性或半定量方式自动打印出结果。

$$R（\%）= \frac{T_m \cdot C_s}{T_s \cdot C_m} = \times 100\%$$

式中：R，反射率；T_m，试剂模块对测定波长的反射强度；T_s，试剂模块对参考波长的反射强度；C_m，标准模块对测定波长的反射强度；C_s，标准模块对参考波长的反射强度。

尿液干化学分析仪测试原理的本质是光的吸收和反射。试剂块颜色的深浅对光的吸收、反射是不一样的。**颜色越深**，吸收光量值越大，反射光量值越小，**反射率越小**；反之，**颜色越浅**，吸收光量值越小，反射光量值越大，**反射率也越大**，也就是说特定试剂块颜色的深浅与尿液中特定化学成分浓度成正比。

3. 尿干化学分析仪的检测参数

（1）检测项目：①用于初诊患者及健康体检使用的 8 ～ 11 项筛检组合试带。8 项检测项目包括酸碱度（pH）、蛋白（PRO）、葡萄糖（GLU）、酮体（KET）、胆红素（BIL）、尿胆原（URO）、红细胞或血红蛋白或隐血（BLD 或 HGB）和亚硝酸盐（NIT）；9 项检测项目在 8 项基础上增加了尿白细胞（LEU，WBC）；10 项检测项目又在 9 项的基础上增加了尿比密（SG）；11 项则又增加了维生素 C。②用于已确诊疾病的疗效观察，如尿糖、尿蛋白等单项试带和各种组合型试带。

（2）检测参数：尿液干化学分析仪的检测参数及原理见表 1-45。

表 1-45　尿液干化学分析仪的检测参数及原理

参数	英文缩写	反应原理	参考范围
pH	pH	酸碱指示剂法	随机尿 pH4.5 ～ 8.0
比密	SG	多聚电解质离子解离法	1.015 ～ 1.025
蛋白质	PRO	pH 指示剂蛋白质误差法	阴性
葡萄糖	GLU	葡萄糖氧化酶 - 过氧化物酶法	阴性
胆红素	BIL	偶氮反应法	阴性
尿胆原	URO	醛反应法或重氮反应法	阴性或弱阳性
酮体	KET	亚硝基铁氰化钠法	阴性
亚硝酸盐	NIT	硝酸盐还原法	阴性
隐血或红细胞	BLD	血红蛋白类过氧化物酶法	阴性
白细胞	LEU	白细胞酯酶法	阴性
维生素 C	VitC	吲哚酚法	阴性

4. 尿干化学分析仪检测的临床应用和注意事项　尿液干化学分析仪检测假阳性、假阴性常见的原因见表 1-46。

（1）酸碱度：主要用于了解体内酸碱平衡情况，了解尿 pH 变化对试带上其他膜块区反应的干扰作用，监测泌尿系统患者的临床用药情况。

（2）比密：主要用于了解尿液中固体物质的浓度，估计肾的浓缩功能。在出入量正常的情况下，比密增高表示尿液浓缩，比密减低则反映肾浓缩功能减退。须注意：①尿液标本必须新鲜，不能含有强酸、强碱等物质。尿比密测定时，变化范围为 pH6.2 ～ 7.0。当尿液 pH ≥ 7.0 时，造成结果偏低，应在测定结果的基础上增加 0.005，作为由于碱性尿损失的补偿。②尿比密测定结果表达值的变化范围在 1.000 ～ 1.030，间隔值较大（0.005），不能反映较小的比密变化。对于比密范围在 1.000 ～ 1.004 的新生儿尿液，也不宜使用此法。

（3）尿糖：主要用于内分泌性疾病如糖尿病及相关疾病的诊断与治疗监测。干化学尿糖检测只与葡萄糖反应，特异性强，且干化学法较班氏法有更高的灵敏度。

（4）蛋白质：尿蛋白检测主要用于肾疾病及其他相关疾病的诊断、治疗监测和预后判断等。尿蛋白检测主要对**清蛋白**敏感（70～100mg/L），而对球蛋白、黏蛋白、本周蛋白不敏感。因此，对于肾病患者，最好使用对清蛋白、球蛋白灵敏度一致的磺柳酸法。

（5）酮体：主要用于糖代谢障碍和脂肪不完全氧化及其他相关疾病的诊断和治疗监测。须注意：①尿酮体中丙酮和乙酰乙酸都具有挥发性，因此应使用新鲜尿液标本测定；②本法对酮体各组成成分的灵敏度不一：乙酰乙酸为50～100mg/L，丙酮400～700mg/L，与β-羟丁酸不发生反应。干化学检测结果可能与实际总的酮体量有所差异。

（6）胆红素与尿胆原：主要用于消化系统肝、胆道疾病及其他相关疾病的诊断和治疗监测，尤其对黄疸的鉴别有特殊意义。须注意：①避免胆红素在阳光照射下氧化为胆绿素、尿胆原氧化为尿胆素，应使用新鲜尿液标本。② 14:00～16:00 尿胆原排出量达最高峰； 为提高阳性检出率，可预先给患者服用碳酸氢钠以碱化尿液。

（7）隐血：主要用于肾、泌尿道疾病及其他相关疾病的诊断、治疗监测，有助于血管内溶血性疾病的诊断。

（8）亚硝酸盐：用于尿路细菌感染的快速筛检。尿亚硝酸盐试验是**细菌感染**的指标，阳性结果的产生取决于3个条件：①体内有适量硝酸盐的存在；②尿液中的致病菌须含有硝酸盐还原酶；③尿液在膀胱内有足够的停留时间（＞4小时）且排除药物等干扰因素。

（9）白细胞：尿白细胞检测主要用于肾、泌尿道疾病的诊断、治疗监测等。**中性粒细胞**胞质中含有酯酶，而单核细胞、淋巴细胞胞质中则无酯酶，因此，干化学白细胞检测方法只对粒细胞敏感。

（10）维生素C：尿液中维生素C含量的过高对**胆红素、血红蛋白、葡萄糖及亚硝酸盐**可产生严重的负干扰，干扰的程度随维生素C浓度的增加而增加。因此，维生素C检测的作用在于提示其他项目检测结果的准确性，防止其他项目出现假阴性结果。

表1-46 尿液干化学分析仪检测假阳性、假阴性常见的原因

参数	假阳性	假阴性
pH	标本放置过久，尿液中细菌繁殖，分解尿素产生氨，使尿液呈碱性；或尿液中 CO_2 自然扩散造成的丢失	试带在尿液中浸渍时间过长，有使尿 pH 降低的趋势
SG	尿液中蛋白或糖浓度增加	尿素＞10g/L 或 pH＜6.5 时
PRO	pH≥9.0；服用奎宁、奎尼丁、嘧啶等或尿液中含聚乙烯、吡咯酮、氯己定、磷酸盐、季铵盐消毒剂；标本含生殖系统分泌物或较多细胞成分	尿液 pH≤3.0；大剂量滴注青霉素
GLU	尿液被过氧化物、次氯酸盐、强氧化性清洁剂污染	尿液中含有L-多巴、大量水杨酸盐、氟化钠、维生素C超过 500mg/L、尿酮体超过 0.4g/L 或尿比密过高

续表

参数	假阳性	假阴性
BIL	尿液中含有吩噻嗪类或吩嗪类药物时	当患者接受大剂量氯丙嗪治疗或尿液中含有高浓度的维生素C、亚硝酸盐或含有盐酸苯偶氮吡啶
URO	尿液中含有一些内源性物质（如卟胆原、吲哚、胆红素等）和一些药物（如吩噻嗪类、维生素K、磺胺药等）	亚硝酸盐、重氮药物、对氨水杨酸
KET	尿液含酞、苯丙酮、L-多巴代谢物、甲基多巴等	试带受潮
NIT	标本放置过久、尿液被亚硝酸盐或偶氮剂污染	尿液中含尿胆原、维生素C，尿pH＞6，尿量过多；尿液在膀胱内停留时间＜4小时
BLD	尿液中含有肌红蛋白、对热不稳定酶、氧化剂或菌尿	尿液中大量维生素C的存在（＞100mg/L）
LEU	尿液标本污染甲醛、高浓度胆红素，或使用某些药物如呋喃妥因	尿液中含有维生素C，或含有大剂量先锋霉素Ⅳ、庆大霉素等药物，或尿蛋白＞5g/L

5. 尿干化学分析仪检测的质量控制

（1）检测前：正确的尿液标本收集方法、适宜的防腐剂或冷藏装置、有效的标本标记与识别、规定的时间内完成检测等，同时应了解患者的进食及用药情况等。

（2）检测中：规范的实验操作和合理地应用尿液质控物来监控、判断尿干化学分析仪是否处于最佳或正常的工作状态。

（3）检测后：主要体现在对检验报告的审核、签发，包括检验报告的文字书写或计算机录入有无错误，分析尿化学分析结果与显微镜镜检结果的相互关系，如出现：①化学分析隐血强阳性，而镜检却不见或仅见极少量红细胞；②化学分析隐血阴性，而镜检见多量红细胞；③化学分析白细胞阳性，而镜检不见或仅见极少量白细胞；④化学分析白细胞阴性，而镜检见多量白细胞；⑤尿镜检红细胞、白细胞和管型增多，而尿化学分析蛋白质为阴性；⑥化学分析亚硝酸盐为阳性，而尿蛋白质和白细胞均为阴性。这些镜检和干化学的结果不一致时均被视为可疑结果，应进一步查明原因。注意临床诊断和检验结果的符合性。

6. 尿干化学分析仪的维护与保养

（1）尿液干化学分析仪的日常维护：尿液干化学分析仪是一种精密的电子光学仪器，应规范操作。仪器应避免长时间光照及温度过高、湿度过大。

①建立仪器SOP：在仪器使用前，应仔细阅读仪器使用说明书及试带说明书，建立SOP，并按其进行操作。

②记录仪器使用状态：有专人负责干化学分析仪，记录每天仪器操作的情况、出现的问题及维护维修情况。

③全面检查：每日开机前，对仪器进行全面检查，确认仪器处于正常状态，进行清洁维护后再检测标本。

（2）尿液干化学分析仪的保养

①每日保养：每日工作完毕，用清水或中性清洗剂擦拭仪器表面，使用无腐蚀性洗涤剂清洗试带托盘，避免用有机溶剂清洗传送带，勿使水滴入仪器内，倾倒废试纸条，并清洗废物装置。

②每周或每月保养：根据仪器的保养手册定期进行保养。

二、尿有形成分分析仪

目前，尿沉渣分析仪主要有两大类：①基于尿沉渣镜检影像分析原理；②基于尿沉渣流式细胞术和电阻抗检测原理。

1. 尿有形成分分析仪的检测原理　应用流式细胞术和电阻抗分析的原理；尿液中有形成分经荧光色素（如菲啶与羧花氰）染色后，在鞘流液的作用下，形成单列、快速通过氩激光检测区，仪器检测散射光、荧光和电阻抗的变化。仪器捕获前向散射光强度（FSC）、侧向散射光信号（SSC）、荧光信号（Fl）、前向散射光脉冲宽度（FSCW）、荧光脉冲宽度（FlW）和电阻抗信号后，综合识别、计算得到各种细胞的大小、长度、体积和染色质长度等资料，并做出红细胞、白细胞、上皮细胞、细菌和管型等的散点图和定量报告。前向散射光信号（FSC）反映颗粒大小信息；侧向散射光信号（SSC）反映颗粒内部复杂性信息；荧光信号（FL）主要反映颗粒 RNA/DNA 的染色信息；前向散射光脉冲宽度（FSCW）主要反映颗粒的长度信息；荧光脉冲宽度（FLW）主要反映颗粒内容物荧光染色区域的信号宽度；电阻抗信号的大小主要与细胞的体积成正比。

2. 尿有形成分分析仪的检测参数

（1）定量参数：主要包括红细胞（RBC/µl）、白细胞（WBC/µl）、上皮细胞（EC/µl）、管型（CAST/µl）和细菌（BACT/µl）。

（2）标记参数：主要包括病理管型（Path CAST）、小圆上皮细胞（SRC）、类酵母细胞（YLC）、结晶（X' TAL）和精子（SPERM）。

（3）其他参数：主要包括红细胞信息、红细胞分析参数、白细胞分析参数、电导率、散点图和直方图等。

3. 尿有形成分分析仪的临床应用

（1）红细胞：帮助血尿有关疾病的鉴别诊断；有助于确定患者的治疗效果，对鉴别血尿来源具有过筛作用。

（2）白细胞与细菌：尿沉渣白细胞数量可协助诊断和鉴别诊断泌尿系统的感染、膀胱炎、结核、肿瘤等疾病。泌尿系感染时，患者尿液中不仅有白细胞数量增高，还同时伴有细菌的增多。尿液白细胞存活时，呈现出前向散射光强和前向荧光弱；而当其受损或死亡时，呈现前向散射光弱和前向荧光强。因此，若白细胞 ≥ 10 个 /µl，低 Fsc 和高 Fl，则提示慢性泌尿系感染；若白细胞 > 10 个 /µl，且 Fsc 强而 Fl 弱，多为急性泌尿系感染。仪器可定量报告细菌数量，但不能鉴别细菌种类，进一步确认为何种细菌需做细菌培养和鉴定。

（3）上皮细胞：尿沉渣分析仪能给出上皮细胞的定量结果，并标记出是否含有小圆上皮细胞，但并不能准确区分肾小管上皮细胞、中层或底层移行上皮细胞，因此，当上皮细胞数量明显增多时，必须用显微镜检查尿沉渣对上皮细胞进行准确分类。

（4）管型：对诊断肾实质性病变有重要价值。正常尿液中，可见极少的透明管型。仪器仅能区分出透明管型和病理管型，如仪器标明出现病理管型，必须进一步用显微镜检查尿沉渣进行分类。

（5）其他：流式细胞术尿沉渣分析仪还能标记类酵母细胞、结晶和精子。当仪器提示有酵母细胞、精子细胞和结晶时，均应离心镜检。电导率反映尿液中粒子的电荷，与尿渗量既有关系又有差别。

三、方法学评价

1.尿液干化学分析仪检查与显微镜检查　尿液分析仪标本用量少，检测速度快、检测项目多，检测准确性、重复性好，适用于大批量普查。但是多联试带成本较昂贵、保存和使用要求高；尿蛋白试带以检测清蛋白为主，对球蛋白不敏感，故不适用于肾病患者；易受各因素的干扰而出现假阳性或假阴性，不能替代显微镜对病理性尿标本的检查，特别是管型、结晶、上皮细胞、淋巴细胞、单核细胞等其他有形物质。

尿液分析仪与传统显微镜检查的原理不同，在临床上可能出现化学法分析结果与镜检结果不相符的情形。按照中华医学会制定的尿液干化学分析仪筛检标准，当干化学尿试带质量合格、尿液分析仪运转正常情况下，试验结果中红细胞、白细胞、蛋白及亚硝酸盐全部为阴性时，可以免去对红细胞和白细胞的显微镜检查，但如果**其中有1项阳性结果，必须同时进行显微镜检查**。但迄今为止，没有一台仪器的检测结果能完全替代显微镜。尿液干化学分析和显微镜检白细胞、红细胞分析评价见表1-47。

表1-47　尿液干化学分析和显微镜检白细胞、红细胞分析评价

	干化学	显微镜检	评价
白细胞	+	−	尿液在膀胱储存时间长，致白细胞破坏，粒细胞酯酶释放
	−	+	尿液中以淋巴或单核细胞为主，见于肾移植患者
红细胞	+	−	尿红细胞破坏释放血红蛋白，尿中含有对热不稳定酶，肌红蛋白尿
	−	+	维生素C＞100mg/L，试带失效

2.尿液有形成分分析仪检查与显微镜检查　流式细胞术尿沉渣分析仪分析，尿液不需离心，标本用量少，检测细胞多，检测速度快，易于质量控制和标准化，检测精确度较高。但是，尿沉渣自动分析仪目前尚不能鉴别异常细胞尤其不能明确病理性管型的分类，大量细菌、类酵母细胞、结晶和精子等还会干扰细胞计数，对影红细胞容易漏诊。若仪器提示有酵母细胞、精子细胞、结晶时，均应离心镜检。因此，目前的流式细胞术尿沉渣分析仪还不能完全取代显微镜镜检。

第十一单元　粪便检验

【复习指南】本部分内容难度不大，但历年常考。其中，隐血试验和显微镜检查的操作方法是考试的重点，应熟练掌握。标本采集、理学检查及质量控制应熟悉。

一、标本采集和处理

1. 标本采集　粪便标本的采集直接会影响检验结果的准确性。①盛标本的容器要求清洁、干燥、无吸水及渗漏且有盖，外壁有明显标识；用于细菌学检查的标本应无菌操作并收集于灭菌封口的容器内。②采集标本时应用干净竹签选取指头大小（3～5g）即可，含脓液、血液、黏液处的粪便。③标本应为新鲜粪便并于1小时内检验完毕，否则会因酸碱度变化及消化酶的影响而使有形成分破坏分解。④检查阿米巴滋养体时，应床边留取新排出的粪便，从脓血及稀软部位取得标本并立即保温送检，实验室接到标本也应立即检查。⑤做便隐血试验时患者应于检查前3天开始禁食肉类、动物血及某些蔬菜，禁服铁剂、维生素C、对试验有干扰的药物。⑥检查蛲虫卵需用透明塑料薄膜拭子于凌晨12:00或早上排便前于肛门周围皱襞处拭取并立即送检。⑦检查血吸虫卵应取脓、血、黏液处粪便部分，如需孵化毛蚴应留取不少于30g的粪便，必要时留取整份便立即送检。⑧如检查胆石、胰石、寄生虫体及虫卵计数时，收集24小时内粪便送检。⑨无粪便排出又必须检验时，可采用肛门指诊或采便管拭取标本，灌肠或服油类泻药的粪便常因过稀且混有油滴等而不适于做检查标本。

2. 标本检查后处理　应焚毁纸类、塑料等容器。如使用搪瓷容器、载玻片等，应浸泡于0.5% 过氧乙酸或苯扎溴铵等消毒液中，24小时弃消毒液，煮沸后再流水冲洗、晾干或烘干备用。

二、理学检查

1. 粪便量　粪便量的多少与进食量的多少、食物的种类及消化器官的功能状态相关。一般健康成人排便次数约隔日1次或每日2次，多数为每日1次，每次排便量为100～250g。

2. 粪便性状　正常成人粪便为黄褐色、成形软便；婴儿粪便多为黄色或金黄色糊状。粪便性状改变及可能的原因见表1–48。

表1–48　粪便性状改变及可能的原因

粪便性状	可能的原因
黏液便	肠道受到刺激或炎症，如各类肠炎、细菌性痢疾、阿米巴痢疾、急性血吸虫病等
鲜血便	下消化道出血，如肛裂、痔疮、直肠息肉、结肠癌等
脓便、脓血便	细菌性痢疾脓中带血、阿米巴痢疾血中带脓，呈暗红色果酱样、溃疡性结肠炎、结肠癌、直肠癌等
柏油样便	上消化道出血超过50ml，如消化道肿瘤破溃、食管或胃底静脉曲张破裂
陈状便	肠易激综合征患者腹部绞痛之后
稀糊状便	急性肠炎多见
洗肉水样便	副溶血弧菌食物中毒

粪便性状	可能的原因
白陶土样变	粪胆素生成减少或缺如，见于梗阻性黄疸、钡造影后粪便呈灰白色，但有明显的节段性
泔水样便	见于霍乱、副霍乱等
球形硬便	见于习惯性便秘、老年人排便无力等
乳凝块状便	又称蛋花样便，多见于婴儿消化不良
含寄生虫便	肉眼可见较大虫体，如蛔虫、蛲虫、绦虫节片或过筛冲洗后见小虫体，如钩虫、鞭虫，蛔虫为人体常见寄生虫
结石粪便	有胆结石、胰石、肠石等

3. 粪便颜色　健康成人粪便因含有粪胆素而呈黄褐色；婴儿粪便由于含有胆绿素未转变成胆红素而呈黄绿色或金黄色糊状。在病理情况下，粪便也可呈现不同的颜色。

（1）鲜红色粪便提示下段肠道出血，如肛裂、痔疮、直肠癌等。

（2）暗红色或果酱色粪便提示阿米巴痢疾。

（3）白色或灰白色粪便提示肠道梗阻，做钡剂造影也可出现。

（4）绿色粪便多为婴儿粪便中含胆绿素所致。

（5）柏油色或黑色粪便提示上消化道出血或服用动物血制品、铁剂、某些药物所致。

三、化学检查

1. 隐血试验　粪便隐血试验（FOBT）又称便潜血试验。上消化道出血量小于5ml，粪便中无肉眼可见的血液，且由于红细胞被溶解破坏，显微镜检查也观察不到红细胞，而需用化学法、免疫法等才能验证出有出血，称为隐血，检查粪便隐血的试验称**粪便隐血试验**。

（1）原理

①化学法：血红蛋白中的亚铁血红素具有类似过氧化物酶的活性，可催化氧化底物邻联甲苯胺脱氢为显蓝色的邻甲偶氮苯。常用化学方法包括邻联甲苯胺法、联苯胺法、氨基比林法、无色孔雀绿法、愈创木酯法、还原酚酞法、匹拉米洞法等。其中邻联甲苯胺法灵敏度最高，血红蛋白最低检出量达0.2～1mg/L，可检出1～5ml出血量，但有时易出现假阳性。还原酚酞法试剂不够稳定，联苯胺法实际有致癌性，因此这两种方法已被淘汰。匹拉米洞法和无色孔雀绿法灵敏度适中，较适宜。愈创木酯法假阳性极少，假阴性较高。

②免疫法：常用的免疫法，主要用于下消化道出血的检验。如酶联免疫吸附法、免疫单向扩散法、对流免疫电泳、免疫斑点法、胶乳免疫化学凝聚法、放射免疫扩散法及反向间接血凝法等。目前，国内外多采用为**单克隆抗体免疫胶体金法**。免疫法优点为具有快速、方便、特异、灵敏度和特异性高等，但胃肠道生理性失血或服用刺激胃肠道的药物时可出现**假阳性**；血红蛋白浓度过高时造成与单克隆抗体不匹配（即后带现象）可出现**假阴性**。

（2）参考区间：阴性。

（3）临床意义：消化道疾病对胃黏膜的损伤、克罗恩病、肠结核、钩虫病、溃疡性结肠炎、结肠息肉及消化道肿瘤,隐血试验多为阳性。消化道溃疡经治疗后虽然粪便颜色趋于正常,但仍可持续 5 ～ 7 天的隐血试验阳性,其转为阴性则可以判断出血完全停止。其连续检测对早期发现结肠癌、胃癌等恶性肿瘤有重要的价值。因此,**隐血试验**对消化道恶性肿瘤的早期筛查意义重大。

2. 粪便脂肪检查　正常成人 24 小时粪便中脂肪总量为 **2 ～ 5g**,如果总量超过 **6g**,则称为脂肪泻。粪便脂肪增多可见于:慢性胰腺炎,胰腺癌,胰腺纤维囊性变,胆汁淤积性黄疸,病毒性肝炎,胆汁分泌不足,肝硬化,乳糜泻,Whipple 病,蛋白性肠病,胃、十二指肠瘘,消化性溃疡等。

3. 粪胆色素检查　粪胆色素是粪便中胆红素类物质的总称。包括胆红素、粪胆原、粪胆素。正常人胆汁中的胆红素在回肠末端和结肠被细菌分解为粪胆原,其中少部分被肠道重吸收进入肠肝循环,大部分在结肠被氧化为粪胆素,并随粪便排出体外。

(1)粪便胆红素:正常人为阴性。婴幼儿正常肠道菌群还未被较好建立,粪便中可出现胆红素,因而粪便可呈现金黄色。成人可因大量应用抗生素、肠道炎症、腹泻、肠蠕动加快等使胆红素为阳性。

(2)粪胆原:正常人为 75 ～ 350mg/100g 粪便,粪胆原在梗阻性黄疸时明显减少,而当各种溶血性疾病、再障等红细胞破坏显著时呈强阳性,因此粪胆原对黄疸类型的鉴别有一定价值。

(3)粪胆素:正常人粪胆素呈阴性。胆道完全梗阻时,粪便中无粪胆素而呈白陶土色。溶血性贫血患者单胆汁生成过多,粪胆素呈强阳性。

四、显微镜检查

1. 涂片镜检　显微镜下观察粪便的有形成分,有助于诊断消化系统各种疾病。最常用的方法是**生理盐水涂片法**,载玻片上滴 1 ～ 2 滴生理盐水,用竹签挑取待检粪便,混悬于生理盐水中制成涂片。盖上盖玻片,先用低倍镜观察有无虫卵、原虫、包囊等,再用高倍镜观察病理成分的形态结构。可借助染色技术使病原体外观更加清晰,通过**碘染**可鉴别阿米巴滋养体和淀粉颗粒;**伊红染色**可鉴别阿米巴滋养体;碱性**亚甲蓝染色**可进行白细胞形态学观察;苏丹Ⅲ染色可观察**脂肪颗粒**。若发现疑似包囊可于盖玻片边缘处滴加碘液于高倍镜下鉴别。显微镜镜检时,原则上要观察 **10 个以上**的高倍视野,并按表 1-49 方式报告结果。

表 1-49　粪便中镜检细胞报告方式

10 个以上高倍镜视野所见情况	报告方式（/HP）
仅看到 1 个某种细胞	偶见
有时不见,最多可见 2 ～ 3 个	0 ～ 3 个
最少可见 5 个,最多可见 10 个	5 ～ 10 个
多数超过 10 个以上	多数
细胞均匀布满视野无法计数	满视野

2. 粪便细胞检查

（1）白细胞：正常粪便中不见或**偶见白细胞**，多数为中性粒细胞。肠道炎症时白细胞数量增多，且与炎症轻重程度及部位有关。小肠炎症时因白细胞已被部分消化，难以辨认，因此数量较少（< 15 个 /HP)。肠道寄生虫病（阿米巴痢疾、钩虫病）和过敏性肠炎时，可见数量较多的嗜酸性粒细胞，可伴有夏科 - 莱登结晶。

（2）红细胞：正常粪便中**无红细胞**。上消化道出血时由于红细胞被胃液、肠道消化液破坏，通过隐血试验来证实；而下消化道疾病，如炎症、痔、直肠息肉、肿瘤、外伤及其他出血性疾病等可见到多少不等的红细胞；细菌性痢疾时红细胞少于白细胞的数量，其分散存在且形态正常；阿米巴痢疾时红细胞多于白细胞的数量，多粘连成堆并有残碎现象。

（3）大吞噬细胞：正常粪便无大吞噬细胞。粪便中检测出大吞噬细胞则提示急性细菌性痢疾，可作为诊断依据，也可见于急性出血性肠炎或偶见于溃疡性结肠炎。

（4）肠黏膜上皮细胞：生理情况下，少量脱落的肠道上皮细胞大多被破坏，故正常粪便中不易发现。在结肠炎症中，如坏死性肠炎、霍乱、副霍乱，尤其是假膜性肠炎时可发现数量较多的肠黏膜柱状上皮细胞。

3. 粪便食物残渣检查　粪便中出现的食物残渣类型及可能的原因见表 1–50。

表 1–50　粪便中出现的食物残渣类型及可能的原因

类型	可能的原因
脂肪	正常粪便少见，多见于肠蠕动亢进、腹泻、慢性胰腺炎（粪便特征为量多、灰白色有光泽、泡沫状有恶臭），镜检时有较多脂肪小滴
淀粉颗粒	正常粪便少见，糖类消化不良、慢性胰腺炎、胰腺功能不全、腹泻患者可大量出现
肌肉纤维	正常粪便中少量，当大量食肉、小肠功能失调、胰腺功能障碍者出现较多
结缔组织	正常粪便少见，呈无色、微黄色、成束、边缘不清、线条状的弹性肌纤维和胶原纤维，胃蛋白酶缺乏者出现较多

4. 粪便结晶检查　正常人粪便中可见草酸钙、磷酸钙、碳酸钙等结晶，一般无临床意义。病理性结晶类型及产生原因见表 1–51。

表 1–51　粪便病理性结晶类型、形态及可能的原因

结晶类型	形态及可能的原因
夏科 - 莱登结晶	菱形、无色透明、两端尖长、大小不等、折光性强，由嗜酸性粒细胞破裂后嗜酸性颗粒相互融合形成，见于阿米巴痢疾、钩虫病、过敏性肠炎等
血红素结晶	斜方形结晶、棕黄色，不溶于氢氧化钾溶液，与硝酸呈青色，见于胃肠道出血
脂肪酸结晶	脂肪酸吸收不良所致，见于梗阻性黄疸
胆红素结晶	见于痢疾患者，乳儿粪便中可见

5. 粪便病原生物检查

（1）细菌：约占粪便干重的 1/3。成人粪便中主要的菌群为大肠埃希菌、肠球菌和厌氧菌，其约占 80%，还有少量的产气杆菌、芽孢菌、变形杆菌及酵母菌等。正常婴幼儿粪便中主要为双歧杆菌、肠杆菌、肠球菌、拟杆菌、葡萄球菌等。粪便中球菌（革兰阳性菌）和杆菌（革兰阴性菌）的比例约为 **1：10**。如长期大量地使用广谱抗生素，免疫抑制药、慢性消耗性疾病可能会发生肠道菌群失调，粪便中球 / 杆菌比值增高。霍乱弧菌肠毒素因具有极强的致病力，可采用粪便悬滴检验和涂片染色筛选霍乱弧菌。

（2）寄生虫卵：正常粪便中无虫卵。粪便检验是确诊肠道寄生虫感染的最直接、最可靠的方法。寄生虫卵包括蛔虫卵、钩虫卵、蛲虫卵、鞭虫卵、肺吸虫卵、肝吸虫卵、血吸虫卵、姜片虫卵等，其中最大的虫卵为**肺吸虫卵**，最小的虫卵为**华支睾吸虫卵**。为提高阳性检出率临床上常采用饱和盐水漂浮法、离心沉淀法、静置沉淀集卵法等方法。蛲虫卵主要通过**肛门拭子法**查找。

（3）肠道原虫：正常粪便中无原虫。病理情况下，肠道原虫类型、形态及检出方法见表 1-52。

表 1-52 粪便肠道原虫类型、形态及检出方法

原虫类型	形态及检出方法
溶组织阿米巴	采集新鲜粪便的黏液脓血部位镜检可找到滋养体及包囊
蓝氏贾第鞭毛虫	滋养体似纵切的半个去核的梨，前端钝圆，后端尖细，背部隆起，腹部凹陷，两侧对称似勺子，可用腹部前半部分的吸盘吸附于肠黏膜上
隐孢子虫	常用改良抗酸染色法等提高阳性检出率，为艾滋病患者重点检查项目，是艾滋病患者的主要致死病因之一，表现为持续性霍乱水样泻
人芽孢子虫	其形态与原虫包囊、白细胞相似，但人芽孢子虫遇水则被破坏消失，原虫包囊和白细胞遇水不易被破坏，可用来鉴别

（4）酵母菌：粪便中常可见酵母菌，为卵圆形，为芽生增殖，呈出芽或短链状。

（5）真菌：正常粪便中少见，首先排除容器污染或粪便显露室温下过久污染所致。真菌孢子直径 3～5μm，椭圆形，有较强的折光性，革兰染色阳性，有菌丝。一般见于大量应用抗生素所致的肠道菌群紊乱，引起真菌性二重感染。

五、质量控制

1. 采集与运送

2. 显微镜检验 检验者应掌握粪便中正常成分与异常成分的形态特点及其相似物的鉴别方法；玻片要清洁干燥，生理盐水要定期更换，以防被污染；涂片要厚薄适度；先低倍镜观察全片，检查虫卵和原虫，再用高倍镜观察细胞，至少应观察 10 个以上视野，可采用集卵法检验寄生虫及虫卵，以提高检出率。

3. 隐血试验 化学法检测试验前**3天内**需禁食影响试验的食物（如动物血制品、肉类等）和药品（如维生素 C 等），否则可能会出现假阳性或假阴性；标本不能被血液或脓液污染，

否则可导致假阳性；必须严格控制操作时间，防止出现结果的误判，每天需用阳性和阴性质控标本进行对照；免疫学法检测时要注意后带现象的出现，必要时可将粪便稀释后重做试验。胶体金法要注意对照线的出现与否，若无对照线要检验试带是否失效。

第十二单元　脑脊液检验

【复习指南】脑脊液检查历年常考，其中脑脊液标本采集与处理、理学检查（颜色、透明度、凝固性）、显微镜检查是考试的重点内容，应重点掌握。

一、概述

1. 适应证和禁忌证　脑脊液（CSF）是由脑室脉络丛通过主动分泌和超滤作用以及脑室的室管膜和蛛网膜下腔产生，循环流动于脑室、蛛网膜下隙和脊髓中央管中的一种无色透明液体，健康成人脑脊液总容量为 **120～180ml**。脑脊液检验有一定的创伤性，因此在临床应用中必须严格掌握其适应证和禁忌证，见表 1-53。

表 1-53　脑脊液检验的适应证和禁忌证

适应证	禁忌证
有脑膜刺激症状者 疑颅内出血、脑膜白血病和肿瘤颅内转移者 有不明原因剧烈头痛、昏迷、抽搐或瘫痪者 中枢神经系统疾病椎管内给药治疗、术前腰麻、造影脱髓鞘疾病者	有颅后窝占位性病变者 颅内压增高、有脑疝先兆者 处于休克、衰竭状态者 穿刺局部有化脓性感染者

2. 标本采集与处理　通过腰椎穿刺采集标本，穿刺后应做压力测定，正常脑脊液压力卧位为 80～180mmH$_2$O（0.78～1.76kPa），＞200mmH$_2$O 表明颅内压增高，＜60mmH$_2$O 表明颅内压降低。分别收集于 3 支无菌试管中，每管 1～2ml，第 1 瓶做**微生物**检查，第 2 瓶做**化学和免疫学**检测，第 3 瓶用于**常规检查**。标本采集后应立即送检，并于 **1 小时**内检验完毕。标本久置可致：①细胞破坏影响细胞计数积分类检查；②葡萄糖分解使含糖量降低，以及病原菌破坏或溶解；③病原微生物标本必须在室温条件下运送，以免冷藏致某些微生物死亡。

二、理学检查

1. 颜色　正常脑脊液为**无色透明**液体，中枢神经系统发生感染、出血、肿瘤等，脑脊液中出现过多的白细胞、红细胞和其他色素，颜色会发生异常改变。脑脊液常见的颜色变化及原因见表 1-54；脑脊液新鲜出血与陈旧性出血的鉴别见表 1-55。

表 1-54　脑脊液常见的颜色变化及临床意义

颜色	临床意义
无色	正常脑脊液、病毒性脑炎、轻型结核性脑膜炎、脊髓灰质炎、神经梅毒
红色	多见于穿刺损伤出血、蛛网膜下腔出血或脑室出血等

颜色	临床意义
黄色	陈旧性出血；脑脊髓肿瘤所致脑脊液滞留；黄疸患者；胡萝卜素、黑色素、脂色素增高
乳白色	为白细胞增高，可见于各种化脓性细菌引起的脑膜炎
淡绿色	见于铜绿假单胞菌性、肺炎链球菌、化脓性链球菌引起的脑膜炎
褐色或黑色	见于中枢神经系统黑色素瘤或脑出血康复期

表 1-55　脑脊液新鲜性出血与陈旧性出血的鉴别

项目	新鲜性出血	陈旧性出血
外观	前后 3 管红色逐渐变淡	前后 3 管红色均匀一致
易凝性	易凝	不易凝
离心后上清液颜色	无色透明	呈红色、淡红或黄色
红细胞形态	无变化	皱缩
上清液隐血试验	多为阴性	阳性
白细胞计数	不增高	继发性或反应性增高

2. 透明度　正常为**清澈透明**，病理情况下可有不同程度的浑浊。脑脊液的透明度与其所含的细胞数量和细菌多少有关，当脑脊液中白细胞数超过 300×10^6/L 或含有大量细菌、真菌时呈不同程度浑浊。

3. 凝固性　正常脑脊液静置 12 ～ 24 小时后不形成薄膜、凝块和沉淀物。脑脊液中蛋白质（特别是纤维蛋白原）含量超过 **10g/L** 时出现凝块、薄膜或沉淀。脑脊液透明度和凝固性变化见表 1-56。

表 1-56　脑脊液常见的透明度和凝固性变化

项目	透明度	凝固性
正常脑脊液	**清澈透明**	静置 12 ～ 24 小时后不形成薄膜、凝块和沉淀物
化脓性脑膜炎脑脊液	呈脓性浑浊	**1 ～ 2 小时**可出现块状凝固或沉淀物
结核性脑膜炎脑脊液	毛玻璃样浑浊	在 **12 ～ 24 小时**可见液面有纤细的薄膜
其他	正常脑脊液可因穿刺过程中带入红细胞而呈轻度浑浊	蛛网膜下腔梗阻时脑脊液呈黄色胶胨状

4. 比密　常用折射仪检测：腰椎穿刺为 1.006 ～ 1.008，脑室穿刺为 1.002 ～ 1.004，小脑延髓池穿刺为 1.004 ～ 1.008。凡脑脊液中的蛋白质含量增高和细胞数量增加的疾病，

其比密均增高，常见于各种颅内炎症性病变、肿瘤、出血性疾病等；比密降低见于脑脊液分泌增多。

三、显微镜检查

细胞计数与分类计数

（1）方法学评价：见表1-57。

表1-57　脑脊液检验的方法学评价

方法	优点	缺点
直接计数法	简单、快速	准确性差，尤其是陈旧标本，细胞变形，分类困难，误差较大
涂片染色分类法	为推荐使用的方法，细胞分类详细，结果准确可靠，尤其是可以发现异常细胞如肿瘤细胞	操作较复杂，费时

（2）质量控制：①细胞计数：及时检查，标本采集后应在1小时内进行计数；标本必须混匀后方可进行检查；校正：穿刺损伤血管可引起血性脑脊液，白细胞计数结果必须校正，以消除因出血带来的白细胞；辨别：细胞计数时，应注意白细胞、红细胞与新生隐球菌的鉴别，新生隐球菌不溶于乙酸，加优质墨汁后可见未染色的荚膜，白细胞也不溶于乙酸，加酸后细胞核和细胞质更加明显，而红细胞加酸后溶解。②分类计数：离心速度不宜过快、时间不宜过长，以减少脑脊液细胞的破坏和变形；涂片应厚薄均匀，固定时间不能太长，更不能高温固定，以免使细胞皱缩，影响检验结果。

（3）参考区间：成人脑脊液无红细胞；白细胞：成人（0～8）×10^6/L，儿童（0～15）×10^6/L；有核细胞分类：多为淋巴细胞及单核细胞（7：3）；内皮细胞偶见。

（4）临床意义：脑脊液白细胞达（10～50）×10^6/L为轻度增高，（50～100）×10^6/L为中度增高，＞200×10^6/L为显著增高（表1-58）。

表1-58　脑脊液细胞数增高及分类的临床意义

类型	细胞数	细胞分类
化脓性脑膜炎	显著增高	以中性粒细胞为主
病毒性脑炎	轻度增高	以淋巴细胞为主
结核性脑膜炎	可增加	早期以中性粒细胞为主，后期以淋巴细胞为主
新型隐球菌脑膜炎	轻度升高	早期以中性粒细胞为主，后期以淋巴细胞为主

四、化学与免疫学检查

1. 酸碱度　正常脑脊液pH为7.31～7.34，且相对稳定。脑脊液的酸碱状态主要受以下因素影响：①血液和脑脊液间在不同部位的CO_2弥散量；②通过血脑屏障，H^+和HCO_3^-的分布；③从脑神经细胞释放的酸性代谢产物的速度等。中枢神经系统炎症时，脑脊液pH低于正常，化脓性脑膜炎时 pH 明显减低，测定脑脊液 pH 的同时测定脑脊液中乳酸含量，对判断病情变化更有参考价值。

2. 蛋白质

（1）定性检查：主要方法有 **Pandy** 试验、硫酸铵试验和 Lee-Vinson 试验。① Pandy 试验：操作简单，需要的标本量少，结果观察较为明确，此法临床实验室最常用，但易出现假阳性；②硫酸铵试验：包括 Ross-Jone 试验和 Nonne-Apelt 试验，操作较复杂，不如 Pandy 试验敏感，但特异性高于 Pandy 试验，一旦试验阳性，其诊断价值较大；③ Lee-Vinson 试验：并非鉴别脑膜炎的特异性试验，仅在实验室条件较差时考虑应用。

（2）定量检查：主要有磺基水杨酸 – 硫酸钠比浊法、双缩脲法、染料结合比色法和免疫学方法。临床多采用磺基水杨酸 – 硫酸钠比浊法。

（3）质量控制：①滴管和试管不洁净、苯酚不纯、穿刺出血易出现假阳性；②室温低于 10℃、苯酚饱和度减低可引起假阴性；③人工配制含球蛋白的溶液作阳性对照，可在正常脑脊液或配制与正常脑脊液基本成分相似的基础液中加不同量的球蛋白。

（4）参考区间：正常脑脊液蛋白定性试验阴性（或极弱阳性）。定量试验：腰椎穿刺蛋白含量为 0.2 ～ 0.4g/L，小脑延髓池穿刺为 0.1 ～ 0.25g/L，脑室穿刺为 0.05 ～ 0.15g/L。

（5）临床意义：脑脊液**蛋白质**含量增高是血脑屏障功能障碍的标志。由于脑脊液清蛋白只来自血清，因此 Ralb 更能反映血脑屏障完整性。蛋白质含量增高常见于中枢神经系统炎症、神经根病变、椎管内梗阻以及早产儿等。

3. 葡萄糖

（1）检测原理：多采用葡萄糖氧化酶法和己糖激酶法。

（2）参考区间：成人腰椎穿刺，2.5 ～ 4.4mmol/L；小脑延髓池穿刺，2.8 ～ 4.2mmol/L；脑室穿刺，3.0 ～ 4.4mmol/L。

（3）临床意义：脑脊液葡萄糖含量为血糖的 60%，其高低与血糖浓度、血脑屏障的通透性、葡萄糖的酵解程度有关。减低常见于细菌性脑膜炎和真菌性脑膜炎，以化脓性脑膜炎降低最明显；其他见于低血糖、脑寄生虫病、神经梅毒、脑肿瘤等；增高常见于脑或蛛网膜下腔出血所致的血性脑脊液，病毒性脑膜炎或脑炎，急性颅脑外伤、中毒、缺氧、脑出血等所致下丘脑损伤、糖尿病等。

4. 氯化物

（1）检测原理：与血清氯化物测定方法相同，测定的方法有硝酸汞滴定法、点亮分析法、离子选择性电极法等。临床常用电极法。

（2）参考区间：成人为 120 ～ 130mmol/L；儿童为 111 ～ 123mmol/L。

（3）临床意义：脑脊液中蛋白质含量较少，为了维持脑脊液和血浆渗透压的平衡（Donnan 平衡），氯化物含量为血浆 1.2 ～ 1.3 倍。氯化物减低见于细菌或真菌感染，特别是化脓性、结核性和隐球菌性脑膜炎的急性期、慢性感染的急性发作期，而结核性脑炎氯化物显著减少。值得注意的是，脑脊液中氯化物含量低于 85mmol/L 时，有可能导致呼吸中枢抑制而出现呼吸停止；细菌性脑膜炎的后期，由于脑膜有明显的炎症浸润或粘连，局部有氯化物附着，使脑脊液氯化物减低；呕吐、肾上腺皮质功能减退时，由于血氯减低，使脑脊液氯化物含量也减低。增高主要见于尿毒症、肾炎、心力衰竭、脱水和浆液性脑膜炎等。

5.酶学 健康者脑脊液中含有 20 多种酶，其活性远低于血清。血脑屏障通透性增高、各种原因引起的脑组织损伤、脑肿瘤、颅内压增高等均可导致脑脊液各酶活性增高。①肌酸激酶（CK）增高见于中枢神经系统感染（以化脓性脑膜炎最明显）、脑出血、蛛网膜下腔出血、进行性脑积水、继发性癫痫、脱髓鞘病；②乳酸脱氢酶（LD）增高见于脑组织损伤、感染、细菌性脑膜炎；③天冬氨酸氨基转移酶（AST）增高见于脑血管病、脑萎缩、中毒性脑病、中枢神经系统转移癌等；④腺苷脱氨酶（ADA）增高见于结核性脑膜炎，可用于结核性脑膜炎的诊断及鉴别诊断；⑤溶菌酶（Lys）增高见于细菌性脑膜炎，以结核性脑膜炎增高最明显。

6.蛋白电泳

（1）参考区间：前清蛋白 3%～6%，清蛋白 50%～70%，α_1 球蛋白 4%～6%，α_2 球蛋白 4%～9%，β 球蛋白 7%～13%，γ 球蛋白 7%～8%。

（2）临床意义：前清蛋白增加见于脑萎缩、脑积水及中枢神经系统变性疾病等；清蛋白增加见于脑血管病变（脑梗死、脑出血）、椎管梗阻等；α 球蛋白增加见于脑膜炎（化脓性、结核性）、脑肿瘤；β 球蛋白增加可见于动脉硬化、脑血栓、脑组织萎缩退行性变者；γ 球蛋白增加见于脑胶质瘤、重症脑外伤、脑部感染等。

7.免疫球蛋白

（1）参考区间：IgG 10～40mg/L，IgA 0～6mg/L，IgM 0～0.22mg/L，IgE 极少量。

（2）临床意义：正常脑脊液免疫球蛋白含量极少，主要为 IgG。IgG 增高见于神经梅毒、化脓性脑膜炎以及多发性硬化症（90% 的多发性硬化症，脑脊液 IgG 的检查结果正常时，可排除多发性硬化症，而检查结果增高时，须结合临床才能诊断为多发性硬化症）；IgG 减低多见于癫痫、放射线损伤和服用类固醇药物等；IgA 增高多见于化脓性、结核性脑膜炎及神经性梅毒等。IgM 增高多见于急性化脓性脑膜炎，也可见于脑肿瘤、多发性硬化症等，IgE 增高见于脑寄生虫病。

8.其他检查

（1）淋巴细胞亚群：正常脑脊液细胞总数为（0～10）×10^6/L，多为淋巴细胞。发生自身免疫性疾病（如多发性硬化症）时，辅助性 T 淋巴细胞及 B 淋巴细胞的绝对值均增高；中枢神经系统炎症时 T 淋巴细胞数量减少，提示细胞免疫功能减低。

（2）抗结核抗体：酶联免疫吸附试验（ELISA）是目前检测脑结核较为简便、较为敏感的方法。脑脊液中抗结核抗体水平高于血清，对结核性脑膜炎的诊断及鉴别诊断有参考价值。

（3）髓鞘碱性蛋白：正常脑脊液髓鞘碱性蛋白（MBP）< 4μg/L。MBP 是多发性硬化症病情活动的指标，90% 以上的多发性硬化症的急性期表现为 MBP 明显增高，50% 的慢性活动者 MBP 增高，非活动者 MBP 不增高。

（4）谷氨酰胺：正常脑脊液谷氨酰胺为 0.4～0.96mmol/L，主要用于肝性脑病的诊断。晚期肝硬化患者脑脊液中谷氨酰胺含量明显增高，肝性脑病患者可高达 3.4mmol/L 以上。

（5）乳酸：正常脑脊液乳酸为 1.0～2.9mmol/L。增高可见于：脑组织缺血、缺氧；出血性脑病；化脓性脑膜炎；过度换气。

五、病原生物学检查

1. 细菌学检查 见表 1-59。

表 1-59 脑脊液细菌学检查

检查方法	应用
显微镜检查	革兰染色用于检查肺炎链球菌、流感嗜血杆菌、葡萄球菌、铜绿假单胞菌、大肠埃希菌、链球菌等；碱性亚甲蓝染色用于检查脑膜炎链球菌。如怀疑结核性脑膜炎，可进行抗酸染色；新生隐球菌检查常采用印度**墨汁染色**
细菌培养	用于脑膜炎奈瑟菌、葡萄球菌、链球菌、大肠埃希菌、流感嗜血杆菌等。同时注意厌氧菌、真菌的培养
ELISA 检测	结核杆菌感染时，检测抗结核抗体水平对结核性脑膜炎的诊断及鉴别诊断有特殊价值
PCR 检测	**PCR 检测是目前检查脑脊液中结核杆菌最敏感的方法**

2. 寄生虫检查 脑脊液涂片检查可发现肺吸虫卵、血吸虫卵、弓形虫、阿米巴滋养体等。脑囊虫检查方法主要有脑囊虫补体结合试验、致敏乳胶颗粒玻片凝集试验、ELISA 法。

3. 梅毒螺旋体检查 首选螺旋体荧光毒标记抗体吸收试验（FTA-ABS），其灵敏度为 50% ~ 60%，特异性为 90%，现多使用快速血清反应素试验（RPR）作为筛检，梅毒螺旋体微粒凝集试验（TPPA）作为梅毒确诊试验。

六、质量控制与临床应用

1. 质量控制 为了给临床诊断提供准确的依据，必须严格质量控制，以保证结果的准确性。

（1）规范操作规程：脑脊液检验应统一操作规程，采用标准化的检验方法，并定期检查各种试剂的质量及仪器的性能。脑脊液细胞计数和分类计数的室内质量控制：①严格操作规程，控制各种影响因素。②白细胞分类计数采用染色分类法，采用玻片离心沉淀法或细胞室沉淀法收集细胞。

（2）设立阳性和阴性对照或质控物：①脑脊液化学和免疫学检验应选择灵敏度和特异性高、操作简便的方法；②对于定量检验，可使用定值的质控物伴随常规检验做室内质控，以减少结果的误差，提高检验结果的可靠性和可比性；③对于定性检验，为防止假阳性和假阴性结果，每次都应做阳性和阴性对照，以保证结果的准确性和可靠性。

2. 临床应用 脑脊液常规检查项目包括脑脊液压力、细胞总数测定、涂片染色细胞分类、总蛋白测定等。而特殊检查项目包括病原体培养（细菌、真菌、病毒、结核分枝杆菌检测）、染色（革兰染色、抗酸染色）、真菌和细菌抗原检测、酶、乳酸、PCR 检测结核杆菌和病毒、细胞学检查、蛋白质电泳等。其主要的临床应用如下：

（1）中枢神经系统感染性疾病诊断和鉴别诊断：见表 1-60。

表 1-60　常见脑或脑膜疾病的脑脊液检验结果

疾病	外观	凝固性	蛋白质	葡萄糖	氯化物	细胞及细胞分类	细菌
化脓性脑膜炎	浑浊	凝块	↑↑	↓↓↓	↓	多核细胞	化脓菌
结核性脑膜炎	浑浊	有纤细薄膜	↑	↓	↓↓	中性粒细胞，淋巴细胞	抗酸杆菌
病毒性脑膜炎	透明或微浑	无	↑	正常	正常	淋巴细胞	无
新型隐球菌脑膜炎	透明或微浑	可有	↑↑	↓↓	↓	淋巴细胞	新型隐球菌
流行性乙型脑炎	透明或微浑	无	↑	正常或↑	正常	中性粒细胞，淋巴细胞	无
脑出血	血性	可有	↑↑		正常	红细胞	无
蛛网膜下腔出血	血性	可有	↑↑		正常	红细胞	无
脑肿瘤	透明	无	↑	正常	正常	淋巴细胞	无
神经梅毒	透明	无	正常	正常		淋巴细胞	无

（2）脑血管疾病的诊断和鉴别诊断：穿刺损伤出血还是病理性出血的鉴别，若第 1 管脑脊液为红色，以后逐渐变清，则多为穿刺损伤出血；若脑脊液为均匀一致的红色，则可能为脑出血、蛛网膜下腔出血；若头痛、昏迷或偏瘫患者的脑脊液为无色透明，则多为缺血性脑病。另外，还可选用 LD、AST、CPK 等指标诊断或鉴别诊断脑血管病。

（3）协助脑部肿瘤的诊断：肿瘤细胞学检查是诊断脑膜癌的重要方法。约 70% 恶性肿瘤可转移至中枢神经系统，患者脑脊液中可查见相应的肿瘤细胞。除细胞学改变外，患者脑脊液中单个核细胞数、蛋白质含量增高，而葡萄糖则正常或降低。

第十三单元　浆膜腔积液检验

【复习指南】浆膜腔积液检验应作为重点复习。其中，需要掌握浆膜腔积液标本的采集与保存、理学检查和显微镜检查。

一、胸腔、腹腔和心包腔积液检查

1.胸腔、腹腔、心包腔积液采集与保存　人体的胸腔、腹腔和心包腔、关节腔统称为浆膜腔，内有少量的起润滑作用的液体。浆膜腔积液穿刺的适应证见表 1-61。

表 1-61　浆膜腔积液穿刺适应证

穿刺类型	适应证
胸腔穿刺	原因不明的积液或伴有积液症状；需进行诊断性或治疗性穿刺的患者
腹腔穿刺	新发生的腹腔积液；已有腹腔积液且有突然增多或伴有发热的患者；需进行诊断或治疗性穿刺的患者
心包腔穿刺	原因不明的大量心包积液；有心脏压塞症状需进行诊断性或治疗性穿刺的患者

　　浆膜腔积液检验的主要目的是鉴别积液的性质和引起积液的致病原因。根据产生的原因及性质不同，浆膜腔积液可以分为漏出液和渗出液。漏出液和渗出液性质、产生机制和常见原因见表 1-62。

表 1-62　漏出液和渗出液比较

类型	性质	发生机制	常见原因
漏出液	双侧性非炎性积液	毛细血管流体静压增高、血浆胶体渗透压降低、淋巴回流受阻、水钠潴留	见于静脉回流受阻、充血性心力衰竭和晚期肝硬化，血浆清蛋白明显降低的各种疾病，肾病综合征，丝虫病、肿瘤压迫等所致的淋巴回流障碍
渗出液	单侧性炎性积液	微生物的毒素、缺氧，以及炎性介质；血管活性物质增高、癌细胞浸润、外伤、化学物质刺激等	见于结核性或细菌性感染，转移性肺癌、乳腺癌、淋巴瘤、卵巢癌，血液、胆汁、胰液和胃液等刺激，外伤

　　穿刺成功后，采集中段液体于无菌的容器内及时送检，不能及时送检的标本可加入适量乙醇以固定细胞成分。理学检查、细胞学检查和化学检查各留取 2ml，厌氧菌培养留取 1ml，结核杆菌检查留取 10ml。理学检查和细胞学检查宜采用 EDTA-K_2 抗凝，化学检查宜采用肝素抗凝。另留取 1 管不加抗凝剂的标本，用于观察有无凝固现象。

　　2. 胸腔、腹腔、心包腔积液理学检查　　见表 1-63。

表 1-63　浆膜腔积液理学检验

项目	临床意义
量	健康人浆膜腔内含有少量液体（胸腔液＜ 200ml，腹腔液＜ 50ml，心包腔液 10 ～ 30ml）。病理情况下液体增多，其量与病情严重程度和病变部位有关，可由数毫升至上千毫升
颜色	健康人浆膜腔液体为淡黄色。渗出液颜色因疾病而不同，漏出液颜色较浅。红色见于穿刺损伤、结核、肿瘤、风湿性疾病等；白色见于化脓性感染、丝虫病、淋巴结肿瘤；黄色见于各种原因引起的黄疸；绿色见于铜绿假单胞菌感染；咖啡色见于阿米巴脓肿破裂进入胸腔或腹腔；黑色见于曲霉菌感染
透明度	健康人浆膜腔液体为清晰透明。漏出液因其所含细胞和蛋白质少而呈透明或微浑；渗出液因含细胞、细菌等成分较多而呈不同程度的浑浊
凝固性	健康人浆膜腔液体不易凝固。漏出液一般不易凝固；渗出液由于含有较多的纤维蛋白原和凝血酶等凝血物质而易于凝固
比密	比密高低与其所含溶质有关。漏出液比密常＜ 1.015，而渗出液比密常＞ 1.018

3.胸腔、腹腔、心包腔积液化学检查

（1）蛋白质：①检测原理及方法学评价，见表1-64。②参考区间，Rivalta试验中**漏出液为阴性，而渗出液为阳性；漏出液蛋白质＜25g/L**，而渗出液蛋白质＞30g/L。③质量控制，蛋白质定性或定量试验应离心取上清液进行；若标本中球蛋白含量过高如肝硬化腹水Rivalta试验可呈假阳性；进行Rivalta试验时，量筒中的蒸馏水加入冰乙酸后应充分混匀；人工配制含黏蛋白的溶液做阳性对照，按漏出液成分配制基础液并加入不同量的黏蛋白。

表1-64　浆膜腔积液蛋白质检验

检测方法	检测原理	方法学评价
黏蛋白定性检验（又称Rivalta试验）	黏蛋白是一种酸性糖蛋白，浆膜间皮细胞受炎症刺激时分泌增多，其等电点为pH3~5，在稀乙酸溶液中产生白色雾状沉淀	Rivalta试验是一种简易过筛试验，简便、快速，无须特殊仪器，但只能测定黏蛋白
蛋白质定量	双缩脲法	定量检验可测定清蛋白、球蛋白、凝血因子Ⅰ等蛋白质的含量

（2）葡萄糖：①检测原理，多采用葡萄糖氧化酶法或己糖激酶法。②参考区间，正常积液3.6～5.5mmol/L。③临床意义，漏出液较血糖稍减低；渗出液葡萄糖较血糖明显减低。葡萄糖减低主要见于化脓性积液，其次是结核性积液。葡萄糖定量测定对积液性质的鉴别具有一定价值。结核性腹水中葡萄糖与血糖比值为0.25～0.93，而肝硬化腹水中葡萄糖与血糖比值为1.00～3.68。

（3）脂类：①检测原理，胆固醇、甘油三酯均采用酶法测定。②参考区间，胆固醇为1.6mmol/L，甘油三酯为0.65mmol/L。③临床意义，腹腔积液中胆固醇＞1.6mmol/L时，多为恶性积液，而胆固醇＜1.6mmol/L多为肝硬化性积液。胆固醇增加的积液中有时可见胆固醇结晶。甘油三酯含量＞1.26mmol/L提示为乳糜性胸膜腔积液，＜0.57mmol/L可排除乳糜性胸膜腔积液。

（4）酶学：见表1-65。

表1-65　浆膜腔积液酶学检验的临床意义

指标	临床意义
乳酸脱氢酶（LD）	LD活性增高见于化脓性积液、恶性积液、结核性积液等，以化脓性积液LD活性增高最明显，且与感染程度呈正相关。由于恶性肿瘤细胞分泌大量LD，因此积液LD/血清LD比值＞1.0则为恶性积液
溶菌酶（Lys）	Lys活性增高见于感染性积液。94%的结核性积液的Lys含量＞30mg/L，且积液与血清Lys比值＞1.0，明显高于恶性积液、结缔组织病性积液
腺苷脱氨酶（ADA）	ADA活性增高主要见于结核性、风湿性积液，而恶性积液、狼疮性积液次之，漏出液最低。结核性积液ADA活性可高于100U/L，当经抗结核药物治疗有效时，其ADA活性随之减低，因此ADA活性可作为抗结核治疗时疗效观察的指标

（5）其他：透明质酸酶（HA）增高提示为胸膜间皮瘤；结核性积液 β-葡萄糖苷酸酶（β-G）显著增高；恶性浆膜腔积液、小肠狭窄或穿孔所致腹腔积液碱性磷酸酶（ALP）明显增高；胰源性腹腔积液淀粉酶（AMY）显著增高；结核性胸腔积液血管紧张素转化酶（ACE）显著增高，恶性胸腔积液 ACE 低于血清水平。

4.**胸腔、腹腔、心包腔积液免疫学检查**　浆膜腔积液免疫学检查指标和临床意义见表 1-66。

表 1-66　浆膜腔积液免疫学检查指标和临床意义

指标	临床意义
C 反应蛋白（CRP）	对诊断感染性、恶性积液及鉴别渗出液和漏出液有重要价值。感染性和恶性积液 CRP 含量明显增高，漏出液 CRP < 10mg/L，渗出液 CRP > 10mg/L
癌胚抗原（CEA）	恶性积液 CEA 明显增高，当积液中 CEA > 20μg/L，积液 CEA/ 血清 CEA 比值 > 1.0 时，应高度怀疑为恶性积液，且 CEA 对腺癌所致的积液诊断价值最高
甲胎蛋白（AFP）	血清 AFP 对原发性肝癌和胚胎性肿瘤的诊断价值较大。积液中 AFP 含量与血清浓度呈正相关，当腹腔积液 **AFP > 25μg/L** 时，对诊断原发性肝癌所致的腹水有重要价值

5.**胸腔、腹腔、心包腔积液显微镜检查**　见表 1-67。

表 1-67　浆膜腔积液显微镜检查

	细胞计数	有核细胞分类计数
检测原理	显微镜计数法和仪器法	直接分类法和染色法
方法评价	显微镜计数法操作简便，但受主观因素影响结果准确性较差；仪器法简便、快速，可自动化，但病理性标本，细胞形态改变及碎片可影响仪器计数结果	直接分类法简便、快速，但准确性差，细胞变形则分类困难，适用于新鲜的清晰或微浑的浆膜腔积液标本；染色结果准确，可以发现异常细胞，但操作烦琐费时
参考区间	正常浆膜腔积液中无红细胞，漏出液中白细胞 < 0.1×10⁹/L，渗出液中白细胞 > 0.5×10⁹/L	漏出液中细胞较少，以淋巴细胞和间皮细胞为主，渗出液中细胞种类较多
临床意义	浆膜腔积液出现少量红细胞多因穿刺损伤所致，故少量红细胞对渗出液和漏出液鉴别意义不大，但大量红细胞提示为血性渗出液，可来自恶性肿瘤、肺栓塞、结核病等。红细胞计数对鉴别漏出液和渗出液的意义不大，淋巴细胞、中性粒细胞增高对诊断积液的性质有一定的帮助	中性粒细胞增高主要见于化脓性积液、结核性早期积液；淋巴细胞增高主要见于结核、肿瘤、梅毒或结缔组织疾病等所致渗出液；嗜酸性粒细胞增高常见于变态反应和寄生虫所致渗出液；间皮细胞增高主要见于漏出液，提示浆膜受刺激或损伤；大量恶性细胞增高主要见于恶性肿瘤

6.胸腔、腹腔、心包腔积液病原生物学检查

（1）细菌学检查：漏出液不需要做细菌学检验；渗出液或疑是渗出液则需做涂片镜检和细菌培养。感染性积液常见的细菌有大肠埃希菌、粪肠球菌、脆弱类杆菌、铜绿假单胞菌、结核杆菌等。

（2）寄生虫检查：乳糜样积液离心沉淀后可检查有无寄生虫及虫卵。阿米巴病的积液中可见阿米巴滋养体，乳糜样积液中可查见微丝蚴，包虫病所致积液中可见棘球蚴的头节和小钩。

7.胸腔、腹腔、心包腔积液检查的质量控制　浆膜腔积液检验特别是常规检验项目，目前尚无理想的质控方法，为了保证检验结果的准确性，必须严格遵守操作规程，加强室内质控措施。浆膜腔积液检验应该统一操作规程，采用规范化的检验方法，统一报告方式；定量试验应随常规工作做室内质控，以提高结果的准确性和可比性；定性试验应做阴、阳性对照，保证结果的准确性和可靠性。

8.胸腔、腹腔、心包腔积液临床应用　浆膜腔积液的检验项目分为3级，见表1-68。

表1-68　浆膜腔积液检验项目分级

分级	检查项目
一级检验	一般检验项目，包括比密、总蛋白、Rivalta试验、细胞计数、细胞分类计数及细菌学检验
二级检验	主要为化学检验，包括C反应蛋白、乳酸脱氢酶、腺苷脱氨酶、溶菌酶、淀粉酶、葡萄糖等
三级检验	主要为免疫学检验，包括癌胚抗原、甲胎蛋白、肿瘤特异性抗原、铁蛋白等

漏出液与渗出液的鉴别见表1-69。

表1-69　漏出液与渗出液的鉴别

项目	漏出液	渗出液
病因	非炎症性	炎症性、外伤、肿瘤或理化刺激
颜色	淡黄色	黄色、红色、乳白色
透明度	清晰透明或琥珀色样	浑浊或乳糜样
比密	< 1.015	> 1.018
凝固性	不易凝固	易凝固
Rivalta试验	阴性	阳性
蛋白质定量	< 25	> 30
积液蛋白/血清蛋白	< 0.5	> 0.5

续表

项目	漏出液	渗出液
葡萄糖（mmol/L）	接近血糖水平	< 3.33
LD（U/L）	< 200	> 200
细胞总数	< 100	> 500
有核细胞分类	淋巴细胞为主，可见间皮细胞	炎症以中性粒细胞为主，慢性炎症或恶性积液以淋巴细胞为主
细菌	无	可有
肿瘤细胞	无	可有
pH	> 7.3	< 7.3

二、关节腔积液检查

1. 关节腔积液采集与保存　关节腔穿刺的适应证：①原因不明积液伴肿痛；②关节炎伴积液过多；③急性关节肿胀、疼痛或伴有局部炎症反应；④须进行关节造影、关节镜检查、滑膜活检或切除、关节腔内注射药物治疗。关节腔积液穿刺标本应分装在 3 支无菌试管内，第 1 管用于做微生物及一般性状检查；第 2 管肝素抗凝用于细胞学及化学检查（不宜选用草酸盐和 EDTA 粉剂抗凝，以免影响关节腔积液结晶检查）；第 3 管不加抗凝剂用于做凝固性检查。

2. 关节腔积液理学检查　见表 1-70。

表 1-70　关节腔积液理学检查

项目	参考区间	临床意义
量	0.1 ~ 2.0ml	在关节发生炎症、创伤和化脓性感染时，关节腔积液量会增多，且增多程度与疾病严重程度呈正相关
颜色	无色或淡黄色	病理情况下可出现不同的颜色变化。①淡黄色：关节腔穿刺损伤出血；②脓性黄色：细菌感染性关节炎；③金黄色：胆固醇含量增高；④绿色：铜绿假单胞菌性关节炎；⑤红色：创伤、出血性疾病、恶性肿瘤、关节置换术后；⑥乳白色：结核性、慢性类风湿关节炎，痛风、系统性红斑狼疮、丝虫病等；⑦黑色：褐黄病
透明度	清晰透明	关节腔积液的浑浊度主要与细胞成分、细菌、蛋白质增多有关。炎性病变越重，浑浊越明显。当关节腔积液内含有的结晶、纤维蛋白、类淀粉样物、脂肪滴、软组织碎屑等也可出血浑浊
黏稠度	高度黏稠，拉丝长度可达 3~6cm	关节腔积液黏度高低与透明质酸的浓度和质量呈正相关。炎性积液的黏度减低，关节炎症越严重，积液的黏稠度越低。重度水肿、外伤引起的急性关节腔积液，因透明质酸被稀释，即使无炎症，黏稠度也减低
凝块	无凝块形成	炎症时血浆中凝血因子渗入关节腔，可形成凝块，凝块形成的速度、大小与炎症程度呈正相关

3.关节腔积液化学检查　见表1-71。

表1-71　关节腔积液理学检查

检查项目	参考区间	临床意义
黏蛋白凝块形成试验	正常关节腔液中含有大量的黏蛋白，在乙酸的作用下形成黏蛋白凝块	有助于反映透明质酸的含量和聚合作用。凝块形成良好见于创伤性关节炎、系统性红斑狼疮，凝块形成不良见于化脓性关节炎、结核性关节炎、痛风、类风湿关节炎
蛋白质	11～30g/L；清蛋白：球蛋白＝4：1，无纤维蛋白原	关节腔积液中蛋白质高低可反映关节感染的程度。蛋白质含量增高主要见于化脓性关节炎，其次是类风湿关节炎和创伤性关节炎
葡萄糖	3.3～5.3mmol/L	浆膜腔积液葡萄糖减少见于化脓性、结核性、类风湿关节炎，以化脓性关节炎减少最明显

4.关节腔积液显微镜检查

（1）细胞计数：正常关节腔液中无红细胞，白细胞为（0.2～0.7）×10^9/L。虽然白细胞计数结果对诊断关节炎无特异性，但可初步区分炎症性和非炎症性积液。急性痛风、类风湿关节炎时细胞数可达20×10^9/L，而化脓性关节炎的细胞总数往往超过50×10^9/L。

（2）细胞分类计数：正常关节腔液约65%为单核吞噬细胞，10%为淋巴细胞，20%为中性粒细胞，偶见软骨细胞和组织细胞。关节腔积液细胞分类计数增高的临床意义见表1-72。

表1-72　关节腔积液细胞分类计数增高的临床意义

细胞类型	临床意义
中性粒细胞	①炎症性积液：中性粒细胞增高＞75%；②化脓性关节炎：中性粒细胞可达95%以上；③创伤性关节炎、退变性关节炎、肿瘤等：中性粒细胞＜30%；④风湿性关节炎、类风湿关节炎、痛风：中性粒细胞＞50%
淋巴细胞	增高见于类风湿关节炎早期、慢性感染、结缔组织病等
单核细胞	增高见于病毒性关节炎、血清病、系统性红斑狼疮
嗜酸性粒细胞	增高见于风湿性关节炎、风湿热、寄生虫感染及关节造影术后
类风湿细胞	见于类风湿关节炎、痛风及化脓性关节炎等
红斑狼疮细胞	见于系统性红斑狼疮（SLE）等
多核软骨细胞	见于骨关节炎
组织（吞噬）细胞	Reiter综合征等
肿瘤细胞	见于骨肿瘤

（3）结晶：关节腔积液结晶的检查主要用于鉴别痛风和假性痛风。常见的结晶为尿酸盐结晶、焦磷酸钙结晶、磷灰石结晶、草酸钙结晶等，见于各种痛风；滑石粉结晶见于滑石粉引起的慢性关节炎；类固醇结晶见于类固醇制剂引起的急性滑膜炎；胆固醇结晶见于结核性、

类风湿关节炎。

5.关节腔积液病原生物学检查 首先应做涂片革兰染色检查，约75%链球菌、50%革兰阴性杆菌及25%淋病奈瑟菌感染在关节腔积液中可发现致病菌。若怀疑结核杆菌感染可行抗酸染色寻找结核杆菌，必要时进行结核杆菌培养或PCR检查，以提高阳性率。约30%细菌性关节炎查不出病原菌，因此，需氧菌培养阴性时，不能排除细菌性感染，还应进行厌氧菌和真菌的感染。

6.关节腔积液检查的质量控制 关节腔穿刺液分析技术已成为关节炎最有价值的检查方法之一。目前尚无理想的质控方法，为保证关节腔积液检验质量应做到：①严格执行操作规程；②标本及时检验；③采用生理盐水合理稀释积液，以防止黏蛋白凝块的形成；④结晶检验最好采用偏振光显微镜；⑤化学和免疫学检验标本需预先用透明质酸消化处理，以降低标本黏稠度；⑥细胞分类采用染色分类法。

7.关节腔积液临床应用 临床上将关节腔积液分为4类：非炎症性积液、炎症性积液、化脓性积液、出血性积液（表1-73）。

表1-73 常见关节腔积液的特征

项目	非炎症性积液	炎症性积液	化脓性积液	出血性积液
疾病	骨关节病/创伤性关节病	类风湿/晶体性关节炎	化脓性/结核性关节炎	关节创伤、出血性疾病、过度治疗
外观	黄色、浑浊/清亮	黄或浅绿色、微浑	黄或乳白色、浑浊	红色、浑浊
黏度	高	低	低	低
细胞计数	增高	增高	明显增高/增高	增高
细胞分类	L为主	L为主	N为主/早期N为主，后期L为主	N为主
蛋白质	增高	增高	明显增高/增高	增高
葡萄糖	正常	正常	降低	正常
结晶	无	无/偶见胆固醇结晶	无	无
细菌	无	无	阳性	无

第十四单元 精液检查

【复习指南】掌握精液检查的理学检查(外观和气味、精液量、液化时间)和显微镜检查(涂片检查方法和指标、精子计数和精子形态)。

一、概述

1.精液的组成 精液是男性生殖器官和附属性腺分泌的液体，主要由精子和精浆组成，主要为水分，约占90%，其余为有形成分，包括精子、少量上皮细胞、白细胞及未成熟生精细胞。精子产生于睾丸，在附睾内发育成熟，为男性生殖细胞，占精液5%左右；精浆是男性附性腺，由精囊、前列腺、尿道球腺和尿道旁腺等分泌的混合液组成，是输送精子必需的介质，并为精子的存活和运动提供必需的营养物质和能量。

2. 精液检查的主要目的　①评估男性生育功能，提供不育症诊断和疗效观察的依据；②男性生殖系统疾病的辅助诊断及疗效判断；③输精管结扎术后的疗效观察；④为体外受精和精子库筛选优质精子；⑤为法医学鉴定提供依据。

二、标本采集

1. 标本采集方法　采样前禁欲2～5天，采样前排净尿液，将1次射出的全部精液直接排入洁净、干燥的容器内（不能用乳胶安全套）。微生物培养标本须无菌操作。

2. 标本运送　室温控制在20～35℃，并在1小时内送检。

3. 采集次数　每隔1～2周检查1次，连续检查2～3次。

三、理学检查

1. 精液外观和气味　正常人精液刚射出呈均质性、灰白色或乳白色，不透明，略带有腥味，液化后呈半透明稍有浑浊，久未射精者精液呈浅黄色。红色血性精液见于前列腺和精囊腺炎症、结核、结石或肿瘤；黄色或脓性精液见于前列腺炎或精囊炎。

2. 精液量　正常男性一次排精量为2～6ml，采用刻度试管或者小量筒测量精液量。若5～7天未排精，精液量少于1.5ml，为精液减少，见于输精管阻塞、先天性双侧输精管缺如或精囊腺发育不良；禁欲3天后精液量少于0.5ml或减少到数滴甚至排不出时为无精液症；精液量超过6ml为精液增多症，多见于附属性腺活动性炎症。

3. 精液液化时间

（1）定义：指新排出的精液由胶冻状转变为自由流动状态所需的时间。室温下正常精液常在排出后30分钟内自行液化，若超过60分钟仍未液化，则称为精液迟缓液化症。

（2）检测方法：滴管法为临床常用方法。将全部精液置于37℃水浴中，每5～10分钟用滴管吸取精液，待精液很容易被吸收且未见未完全液化的精液，记录时间。

4. 精液黏稠度和酸碱度

（1）黏稠度：黏稠度增加干扰精子活力、精子浓度、精子表面抗体和生化标志物的检测。黏稠度下降见于先天性无精囊腺、精子浓度太低或无精子症。检测方法：①直接玻棒法，将玻棒插入完全液化的精液标本，提拉玻棒，观察拉起时的黏丝长度，正常精液黏丝长度＜2cm，黏稠度增加时可形成长于2cm的长丝；②滴管法，用Pasteur滴管吸入完全液化的精液，观察精液依靠重力滴落情况及其拉丝长度，正常精液呈水样，形成不连续小滴，拉丝长度＜2cm。

（2）酸碱度：用精密pH试纸或pH计测定液化精液酸碱度。应在精液液化30分钟后进行，不要超过1小时。正常精液pH为7.2～8.0（平均7.8）；pH＜7.0并伴有精液量减少或精子数量减少，可能存在输精管道阻塞、先天性双侧输精管缺如或精囊腺发育不良；pH＞8.0常见于急性前列腺炎、精囊炎或附睾炎。

四、化学检查

精液化学成分的检测方法及临床意义见表1-74。

表 1-74　精液化学成分检测指标及临床意义

指标	测定方法	临床意义
精浆果糖	间苯二酚显色法 吲哚比色法	减低见于精囊腺炎和雄激素分泌不足；缺如见于先天性精囊腺缺如、逆行射精等
精浆 α- 葡糖苷酶	比色法，每次排精 ≥ 20mU	是反映附睾功能状态特异、敏感的指标。活性与精子密度、精子活动力呈正相关
精浆乳酸脱氢酶同工酶 -X（LD-X）	聚丙烯酰胺凝胶电泳法，相对活性 ≥ 42.6%，绝对活性（1430±940）U/L	减低见于少精液症或无精液症和精子缺陷
精浆酸性磷酸酶（ACP）	磷酸苯二钠比色法	ACP 活性增高见于前列腺癌和前列腺肥大；减低见于前列腺炎

五、显微镜检查

（一）涂片检查方法及检测指标

1. 涂片检查　取 1 滴或 10μl 液化而混匀的精液置于载玻片上，加盖玻片静置片刻，低倍镜下观察有无精子，若未见精子，应将标本 3000r/min 离心 15 分钟后取沉淀物重复检查，若两次涂片均未见精子，无需继续做其他项目，直接报告无精子症。

2. 检测指标　见表 1-75。

表 1-75　精液显微镜检测指标及临床意义

项目	检测原理	参考区间	临床意义
精子活动率	直接涂片法：取完全液化均匀的精液 1 滴置玻片上，加盖玻片放置片刻；高倍镜下观察计数 200 个精子中有尾部活动的精子数，计算精子活动率的百分率	排精 60 分钟内，精子活动率应为 80% ~ 90%，至少 > 60%	精子活动率减低是导致男性不育的重要因素。低于 40% 可致不育
精子存活率	精子体外染色法：取液化均匀的精液和染色液（伊红 Y、台盼蓝等）各 1 滴滴于载玻片上，混匀，加盖玻片，放置 30 秒，高倍镜下观察计数 200 个精子中不着色的精子与着色精子的比例	精子存活率应 ≥ 58%（伊红染色法）	精子存活率减低是导致不育的重要因素之一。死精子数超过 50%，即可诊断为死精子症
精子活动力	直接涂片法：取液化均匀的精液 1 滴置玻片上，加盖玻片放置片刻，高倍镜下观察计数 200 个精子并进行分级，计算各级活动力精子的百分率 WHO 精子活动力分级 前向运动（PR）：直线或大圈运动 非前向运动（NP）：运动缺乏活跃性 无运动（IM）：精子没有运动	精子总活动力（PR+NP）≥40%，前向运动（PR）≥32%	精子总活力不足 40%，可能为男性不育原因之一。精子活动力低下常见于精索静脉曲张，生殖系统非特异性感染；应用某些抗代谢药、抗疟药、雌激素等

（二）精子计数

精子计数有精子浓度和精子总数 2 项指标。单位容积内的精子数量即精子浓度，亦称精子密度；精子总数指 1 次完整射精射出精液中的精子总数量，即精子浓度乘以精液量。

1. 粗略估计法　取液化均匀的精液 1 滴置玻片上，盖上盖玻片放置片刻，高倍镜下观察 5 个视野，取每个视野的精子平均数 $\times 10^9$ 即为精子数。该法操作简便，但只能粗略估计精子数。

2. 精确计数法　①Neubauer 计数板法：WHO 推荐，为常规方法，但标本需要稀释，准确性和重复性较低。②Makler 精子计数板法：精液不需要稀释，一次加样不但可计数精子密度，还可分析精子的活动力和活动率，简便、快速；但价格较贵，不便于在普通显微镜下操作和观察。③计算机辅助精液分析（CASA）系统：为自动化操作，简单、快速，但准确性易受精液中细胞成分和非精子颗粒物质的影响。

3. 参考区间　精子总数 $\geqslant 40 \times 10^6 /$ 次排精，精子计数 $\geqslant 20 \times 10^9 /L$。

4. 临床意义　连续检查 3 次精子计数均 $< 20 \times 10^9 /L$，或精子总数 $< 40 \times 10^6 /$ 次排精时，为少精子症。连续检查 3 次精液离心后沉淀物中仍未见精子时，为无精子症。常见于男性结扎手术成功；精索静脉曲张、输精管或精囊缺如、先天性或后天性睾丸疾病（如睾丸畸形、萎缩、结核、淋病、炎症等）、重金属损害、应用抗癌药物等。

（三）精子形态检查

1. 检测方法　见表 1-76。

表 1-76　精液形态检验的原理及方法学评价

检测方法	检测原理	方法学评价
涂片染色法	将精液涂成薄片、干燥、固定后进行 HE 染色，或不固定直接进行瑞-吉染色，油镜下计数 200 个精子，报告正常或异常精子的百分率	不需特殊设备，目前临床上多采用此法进行精子形态观察
相差显微镜法	用相差显微镜（$\times 600$）直接对新鲜精液湿片观察	操作较简单，但需特殊设备，目前在临床上开展较少

2. 精子形态　①正常形态：蝌蚪状，由头、体（颈、中段）、尾 3 部分构成。头部正面呈卵圆形，侧面呈扁平梨形；体部轮廓直而规则；尾部细长。②异常形态：头部异常（呈大头、小头、锥形头、梨形头、无定形头）；颈段和中段缺陷（颈部弯曲、中段非对称地接在头部或不规则中段、异常细的中段等）；主段缺陷（尾部呈短尾、多尾、发夹状尾、断尾等）。

3. 临床意义　正常形态精子 $\geqslant 30\%$（异常精子应 $< 20\%$，若 $> 20\%$ 为不正常），畸形精子增加见于感染、外伤、酒精中毒、高温、放射线、药物和精索静脉曲张。

（四）精液的其他细胞

1. 生精细胞　即未成熟生殖细胞，指各阶段发育不完全的生殖细胞如精原细胞、初级精母细胞、次级精母细胞及发育不全的精子细胞。正常人生精细胞 $< 1\%$；当睾丸曲细精管受损（如药物或其他因素）时，可出现较多的未成熟生精细胞。

2. 红细胞、白细胞、上皮细胞 正常生育男性红细胞、白细胞和上皮细胞＜5个/HP。红、白细胞数增高见于生殖道和附属性腺炎症、结核、恶性肿瘤。

3. 癌细胞 精液中检查到癌细胞，对生殖系恶性肿瘤的诊断提供重要依据。

六、免疫学和微生物学检查

1. 抗精子抗体（AsAb） 检查方法主要有混合抗球蛋白反应试验（MAR）、精子凝集试验（SAT）、免疫珠试验（IBT）≥50%的精子与颗粒黏附，可能为免疫性不育，10%～15%的精子与颗粒黏附，可疑为免疫性不育。SAT阳性（出现各种凝集现象）提示血清、生殖道分泌物中存在AsAb。IBT黏附率≥20%为阳性，≥50%有临床意义。

2. 微生物 精液中常见微生物有金黄色葡萄球菌、大肠埃希菌、淋球菌、支原体、衣原体等。在常规消毒的条件下，以手淫法采集精液于无菌容器内，常规涂片进行革兰染色，亦可于37℃液化30分钟后做细菌培养。

七、精子功能检查

精子功能检查通常采用精子低渗肿胀试验。

1. 原理 精子在低渗溶液中，水分子通过精子细胞膜进入精子以达到内外渗透压平衡，由于精子尾部的膜相对薄而疏松，在尾部可呈现不同程度的肿胀现象，可利用相差显微镜观察，计算出现各种肿胀精子的百分率。

2. 参考区间 在排精30～60分钟，有70%以上精子应为活动精子。精子低渗肿胀试验应有60%以上精子出现尾部肿胀。

3. 临床意义 作为体外精子膜功能和完整性评估指标，预测精子潜在的受精能力。男性不育症患者的精子尾部肿胀率明显降低。

八、计算机辅助精子分析

采用计算机分析技术和图像处理技术相结合，通过摄像机或录像与显微镜连接，确定、跟踪单个精子的活动，计算精子的运动学参数。计算机辅助精子分析（CASA）既可定量分析精子总数、活动率、活动力，又可分析精子运动速度和运动轨迹特征，在分析精子运动能力方面显示了其独特的优越性。

九、精液检查的质量控制

1. 标本处理要规范 注意正确采集精液标本，收到标本后应立即放入37℃水浴中保温。

2. 避免交叉污染 一人一管，避免吸管、试管等的交叉污染。

3. 用标准化检测方法 尽可能保证在同一实验室或同一地区，检查的项目、方法和结果判断一致。

4. 注意安全防护 试验操作者应做好安全防护，防止被精液污染所造成的意外伤害。用过的精液标本应用火烧毁，也可将其浸入0.1%过氧乙酸溶液中12小时或5%甲酚皂溶液中24小时后倒掉。

第十五单元 前列腺液检查

【复习指南】掌握前列腺液理学检查外观、显微镜检查中的非染色检查。

一、标本采集

前列腺液标本由临床医师行前列腺按摩术后采集。前列腺按摩指征要明确，一般用于慢性前列腺炎症；疑有前列腺结核、脓肿或肿瘤且压痛明显者应禁止或慎重采集标本；标本采集前要禁欲 3 天。

采集标本时应弃去流出的第 1 滴前列腺液，然后将前列腺液标本收集在载玻片或玻璃管内并立即送检。若标本用于细菌培养，应无菌采集。

二、理学检查

1. 量　正常前列腺液为数滴至 2ml 不等。

2. 外观　正常前列腺液为白色稀薄、不透明而有光泽的液体。化脓性前列腺炎或精囊炎时可呈黄色浑浊、脓性黏稠状；红色前列腺液提示出血，见于前列腺炎，精囊炎，前列腺结核、结石和恶性肿瘤等，也可由按摩用力过重引起。

3. 酸碱度　正常弱酸性，pH 为 6.3～6.5。75 岁以上者或混入较多精囊液时 pH 可升高。

三、显微镜检查

1. 非染色直接涂片法　①磷脂酰胆碱小体：正常人前列腺内磷脂酰胆碱小体均匀分布且布满视野，呈圆形或卵圆形，大小不均，折光性强，形似但略大于血小板。前列腺炎时数量减少、聚集成堆或不均匀分布，炎症严重时被吞噬细胞吞噬而消失。②红细胞：正常前列腺液中偶见红细胞，红细胞＜5 个/HP。前列腺炎、前列腺结石及前列腺癌时可见红细胞增多；按摩过度也可出现数量不等的新鲜红细胞。③白细胞：正常前列腺液一般＜10 个/HP。白细胞增多并成簇是慢性前列腺炎的特征之一。④前列腺颗粒细胞：正常 0～1 个/HP，增多见于老年人、前列腺炎等。⑤滴虫：发现滴虫，可诊断为滴虫性前列腺炎。⑥淀粉样小体：一般无临床意义。⑦精子：前列腺按摩时，精囊受挤压使少量精子溢出，无临床意义。

2. 染色法　当直接显微镜检查见到畸形、巨大细胞或疑有肿瘤时，应做巴氏或 HE 染色，有助于鉴别前列腺肿瘤和前列腺炎。

3. 微生物学检查　直接革兰染色或抗酸染色可寻找病原微生物，但检出率很低且不能鉴别，故宜做细菌培养。

第十六单元　阴道分泌物检查

【复习指南】熟练掌握阴道分泌物清洁度检查方法、阴道毛滴虫的内容；掌握阴道分泌物一般性状检查的外观。

一、标本采集

采集前 24 小时内禁止性交、盆浴、阴道灌洗和局部用药等。一般用消毒棉拭子自阴道深部或阴道穹窿后部、宫颈管口等处取材，制备成生理盐水涂片直接观察。生理盐水悬滴可观察滴虫，或制成薄片，经固定、染色后，进行肿瘤细胞或病原微生物检查。

二、一般性状检查

1. 外观　正常阴道分泌物为白色稀糊状、无味、量多少不等。①大量无色透明黏白带见于应用雌激素药物后及卵巢颗粒细胞瘤；②有臭味血性白带见于宫颈癌、宫颈息肉、子宫黏膜下肌瘤、慢性重度宫颈炎、宫内节育器不良反应等；③黄色有臭味脓性白带见于慢性宫颈炎、老年性阴道炎、子宫内膜炎、宫腔积脓、阴道异物等；④黄色泡沫状脓性白带见于滴虫性阴道炎；⑤豆腐渣样白带见于真菌性阴道炎（常见白色念珠菌性阴道炎）。

2. 酸碱度　正常阴道分泌物呈酸性，pH4～4.5。pH增高见于各种阴道炎、绝经后妇女和幼女。

三、清洁度检查方法与临床意义

湿片检查：分泌物加生理盐水制成涂片后于显微镜下检查，根据所见的上皮细胞、白细胞（或脓细胞）、杆菌与球菌的数量来判断阴道分泌物的清洁度，见表1-77。

表1-77　阴道清洁度判断标准

清洁度	杆菌	上皮细胞	白（脓）细胞（个/HP）	球（杂）菌	临床意义
Ⅰ	多	满视野	0～5	—	正常
Ⅱ	中	1/2视野	5～15	少	正常
Ⅲ	少	少量	15～30	多	提示炎症
Ⅳ	—	—	＞30	大量	严重阴道炎

四、病原学检查

1. 阴道毛滴虫　阴道毛滴虫是引起滴虫性阴道炎的病原体，是最常见的阴道寄生虫。滴虫呈梨形，大小为白细胞的2～3倍，虫体顶端有4根前鞭毛，后端有鞭毛一根，体侧有波动膜，生长的最适宜温度为25～42℃，pH为5.5～6.0。检测方法主要包括：①直接涂片法，最简便常用，但阳性率较低（约50%），革兰或瑞氏染色可提高检出率；②培养法，阳性率高达98%，但操作复杂，不宜常规应用；③胶乳凝集快速法（LAT），操作简便、快速，敏感性和特异性高，优于直接湿片镜检和培养法，适合于临床常规应用。

2. 阴道真菌　真菌能引起真菌性阴道炎，85%为白色假丝酵母菌，偶见阴道纤毛菌、放线菌等。主要检查方法：①直接涂片法，是最简便的常用方法，必要时可做革兰染色；②浓集法，标本内加2.5mmol/L NaOH溶液1ml，混匀，37℃水浴3～5分钟，低速离心5分钟，取沉淀物做涂片镜检，提高阳性检出率；③培养法，阳性率高，但操作复杂、费时。

3. 阴道加德纳菌　阴道加德纳菌（革兰染色阴性或染色不定小杆菌）和某些厌氧菌能引起细菌性阴道病，属性传播疾病。细菌性阴道炎的临床诊断依据：①线索细胞：由阴道鳞状上皮细胞黏附大量加德纳菌或其他短小杆菌后形成；②胺试验阳性；③pH＞4.5；④阴道分泌物稀薄均匀。凡线索细胞阳性，再加任意其他2条，即可诊断。

4. 阴道淋球菌和衣原体

（1）淋球菌：革兰阴性双球菌，形似肾或咖啡豆状，常成对凹面相对排列，能引起淋病。主要检查方法：①直接涂片法，以宫颈管分泌物涂片阳性率最高，WHO推荐亚甲蓝染色；②培养法，阳性率为80%～90%，是当前WHO推荐的唯一方法；③PCR法，适用于淋球菌数量过少、杂菌过多的标本，特异性和灵敏度较高；④直接荧光素标记抗体法，简便、快速，但特异性差，需要特殊设备。

（2）**衣原体**：沙眼衣原体感染属于性传播疾病。标本主要来自泌尿生殖道拭子或刮片，少数取前列腺液、精液、关节液或输卵管、直肠活检物。主要检查方法：①衣原体培养，可靠，但技术难度大、特异性差、敏感性差、费时、费钱；②衣原体细胞学检查，操作简便，但特异性和敏感性较差，阳性率较低；③衣原体抗原检测，酶免疫反应（EIA）和直接荧光素标记抗体检测（DFA），需有经验的技术人员操作；④ PCR 法，对无症状感染者的敏感性和特异性高。

第十七单元　羊水检查

【复习指南】本部分内容难度不大，历年考题较少。羊水检查的适应证、标本采集、羊水的理化检查、胎儿肺成熟度检查、先天性遗传性疾病产前诊断均作为了解内容。

一、概述

羊水是母体妊娠期血浆通过胎膜进入羊膜腔的液体。妊娠早期羊水主要为母体血浆通过胎膜进入羊膜腔的透析液，妊娠中期以后胎儿尿液排入羊水，成为羊水的主要来源。羊水中水分占 98%～99%，溶质仅占 1%～2%，主要是无机盐和有机物。妊娠晚期，胎儿肺参与羊水生成，每日 600～800ml，羊水内可见小片状物悬浮，包括胎脂细胞等有形物质。羊水检查可以了解胎儿生长发育情况。目前，通过羊水检查进行产前疾病的诊断越来越受到重视。

1. 羊水检查的适应证　**由妇产科医生采集标本送实验室检查。适应证**：①高危妊娠有引产指征；②既往有过多次原因不明的流产、早产或死胎史，怀疑胎儿有遗传性疾病；③夫妇双方或一方有染色体异常或亲代患有代谢性缺陷病者及高龄孕妇；④性连锁遗传病携带者需确定胎儿性别时；⑤母胎血型不合，需确定治疗措施及判断预后的；⑥妊娠早期曾患过严重病毒感染，或接触过大剂量电离辐射；⑦检查胎儿有无宫内感染。

2. 羊水采集和处理　**穿刺时间的确定取决于羊水检查的目标，见表 1-78。**

表 1-78　不同疾病羊水的采集时间及采集量

检查目的	采集时间	集采量
诊断胎儿遗传性疾病	妊娠 16～20 周	20～30ml
疑有母婴血型不合	妊娠 26～36 周	10～20ml
胎儿成熟度	妊娠晚期（多 35 周后）	10～20ml

羊水采集和送检需注意：应立即送检，否则应置于 4℃冰箱保存，保存时间不宜超过 24 小时。采集的羊水标本以 1000～2000r/min 离心 10 分钟除去残渣，取上清液做生化检查。

二、羊水理化检查

1. 羊水理学检查　见表 1-79。

表 1-79　羊水理学检查及其临床意义

理学内容	参考区间	异常改变	原因	临床意义
外观	妊娠早期羊水为无色透明或淡黄色液体，晚期略显浑浊	黄绿色 / 深绿色	羊水中混有胎粪	胎儿窘迫症
		黏稠黄色、能拉丝	胎盘功能减退	过期妊娠
		黄色 / 深黄色	羊水胆红素过高	母胎血型不合
		脓性浑浊、有臭味	细菌增多	羊膜腔内感染
		棕红色 / 褐色	新鲜、陈旧性出血	多为胎盘早剥、先兆流产、胎儿死亡
量	正常妊娠 16 周时约为 250ml，妊娠晚期为 **1000ml**（800～1200ml），足月妊娠羊水量约为 800ml	＞ 2000ml	羊水过多	胎儿畸形、胎盘脐带病变、糖尿病、多胎妊娠
		＜ 300ml	羊水过少	**胎儿畸形、过期妊娠、胎儿宫内发育迟缓**

正常足月妊娠的羊水比密 1.007 ～ 1.025，pH 7.20 ～ 7.60。妊娠后期羊水渗透压 230 ～ 270mmol/kg，黏度 1.75 ～ 1.85。

2. 羊水化学检查　羊水化学检查项目较多，如甲胎蛋白（AFP）、胆碱酯酶、反三碘甲状腺氨酸等，对评估胎儿的生长发育及某些遗传疾病有重要意义（表 1-80）。

表 1-80　羊水化学检查项目及临床意义

类别	项目	临床意义
无机成分	电解质钠、钾、氯、钙、镁	其浓度随着妊娠过程进展而增加；足月妊娠羊水 $PaCO_2$ 为 8.0kPa（60mmHg）
有机成分	蛋白质、胆红素、葡萄糖、肌酐、尿酸、尿素、γ-谷胺酰转移酶、肌酸激酶、胆碱酯酶、碱性磷酸酶、乳酸脱氢酶等	用于胎儿遗传性代谢缺陷病产前诊断
	甲胎蛋白	妊娠 16 ～ 20 周羊水中甲胎蛋白为 40mg/L，32 周为 25mg/L；开放性神经管畸形会导致羊水中甲胎蛋白增高

三、胎儿成熟度检查

（一）胎儿肺成熟度检查

见表 1-81。

表 1-81 羊水胎儿肺成熟度检验项目比较及临床意义

项目	羊水泡沫试验（振荡试验）	羊水吸光度测定	卵磷脂/鞘磷脂（L/S）测定
检查方法	双管法：第1支试管羊水与95%乙醇以1∶1混合，第2支试管以1∶2混合，用力振荡15～20秒，静置15分钟后观察结果	用波长650nm分光光度计测定羊水中磷脂类物质的吸光度	薄层色谱法（TLC）
结果判读	两管液面均有完整的泡沫环为阳性，意味着L/S≥2，提示胎儿肺成熟；第一管液面有完整的泡沫环，而第二管无泡沫环为临界值，提示L/S＜2；两管均无泡沫环为阴性，提示胎儿肺未成熟	A_{650}＞0.15为临界值	① L/S≥2表示胎儿肺成熟；② L/S＜2表示胎儿肺不成熟，易发生IRDS
方法评价	本法最常用，操作简单、快速，但灵敏度差，假阴性率高	简单，但浊度易受检测物以外因素影响	常为参考方法，准确度高，但费时，需特殊试剂和标准品
临床意义	指导选择分娩时机，预防新生儿特发性呼吸窘迫综合征有重要意义		

（二）胎儿肾成熟度检查

见表 1-82。

表 1-82 羊水胎儿肾成熟度检验项目比较及临床意义

项目	肌酐测定	葡萄糖测定
检测原理	肌氨酸氧化酶法、苦味酸速率法	葡萄糖氧化酶法
参考区间	妊娠37周肌酐＞176.8μmol/L	葡萄糖＜0.56mmol/L
结果判断	临界值为132.4～176.5μmol/L 危险值为＜132.4μmol/L	＞0.80mmol/L为不成熟
临床意义	胎尿中的葡萄糖可随胎儿肾发育成熟而逐渐减低，肌酐随着羊水中尿液成分的增加而增加	

（三）胎儿肝成熟度检查

胎儿肝成熟后处理间接胆红素能力增强，排入羊水的胆红素逐渐减少，至妊娠晚期基本消失。检查羊水中胆红素可以反映胎儿肝成熟程度。

（1）改良J-G法测定结果判读：正常胎儿羊水胆红素＜1.71μmol/L；1.71～4.61μmol/L为临界值；＞4.61μmol/L胎儿安全受到威胁；＞8.03μmol/L多有胎儿宫内发育迟缓；母胎血型不合溶血时，羊水中胆红素达16.2μmol/L时，应采取终止妊娠措施。

（2）吸光度测定：ΔA_{450}：＜0.02提示胎儿肝成熟；0.02～0.04为胎儿肝成熟可疑；＞0.04为胎儿肝未成熟。

（四）胎儿皮脂腺成熟度检查

1. 检测方法　经 1g/L 尼罗蓝溶液染色后，脂肪细胞呈无核橘黄色，计数 **200～500 个**细胞中脂肪细胞百分率。

2. 结果判断　羊水中脂肪细胞出现率＞20%，可判断胎儿皮脂腺已经成熟；10%～20%为临界值；＜10% 则认为胎儿皮脂腺不成熟；＞50% 表示过度成熟。

（五）胎儿唾液腺成熟度检查

羊水淀粉酶＞120U/L 为胎儿唾液腺成熟的指标。

四、先天性遗传性疾病产前诊断

1. 产前诊断的概念　指在胎儿出生前，在遗传咨询的基础上，通过影像学、生物化学、遗传学及分子生物学技术，观察胎儿外形，分析胎儿染色体核型、检测羊水生化项目及胎儿脱落细胞等，判断胎儿是否存在发育异常，患有先天性、遗传性疾病，对妊娠风险作出评估的过程。

2. 先天性遗传性疾病产前诊断项目　见表 1-83。

表 1-83　先天性遗传性疾病产前诊断

疾病产前诊断	检查项目
性连锁遗传病	羊水细胞性染色体检查、性别基因诊断
神经管缺陷	甲胎蛋白（AFP）、总胆碱酯酶、真性胆碱酯酶测定
黏多糖贮积症	甲苯胺蓝定性试验、糖醛酸半定量试验
胰腺纤维囊性变	γ-谷氨酰转移酶（G-GT）、碱性磷酸酶（ALP）测定

第十八单元　脱落细胞检查

【复习指南】本单元脱落细胞形态学特点抽象，难以理解。要求熟练掌握恶性肿瘤细胞的主要形态特征；掌握正常脱落上皮细胞、常见癌细胞类型形态特征，常用染色方法、阴道正常脱落细胞和浆膜腔积液恶性脱落细胞。

一、概述

1. 概念　根据标本采集方法不同，分为脱落细胞学和细针吸取细胞学，均属于细胞病理学的一个分支，是通过采集人体各部位上皮细胞，经染色后在油镜下观察其形态，以辅助临床诊断疾病的一门学科。

2. 脱落细胞学检查的优点和不足

（1）优点：简单易行、安全性强；痛苦小，可重复取材；诊断快速，癌细胞阳性检出率较高，检查范围广，适用于大规模防癌普查和高危人群的随访观察。

（2）不足：有局限性，只能看到局部组织及少数细胞，有一定的误诊率；具体部位难确定；不易对癌细胞做出明确的分型。

二、正常脱落细胞形态

1. **正常脱落上皮细胞** 正常脱落的上皮细胞主要来源于复层鳞状上皮（扁平上皮）和柱状上皮。

（1）鳞状上皮细胞：复层鳞状上皮，一般有 10 多层细胞。覆于全身，皮肤、口腔、喉部、鼻咽、食管、阴道及子宫颈，可分为基底层、中层和表层细胞 3 部分。

①基底层细胞：分为内底层细胞和外底层细胞。内底层细胞：细胞呈圆形或卵圆形，直径 12～15μm；巴氏染色呈深蓝、暗绿和灰蓝色，HE 染色呈暗红色；胞核圆形或卵圆形，居中，染色质细颗粒状；核的直径与细胞质幅缘之比（核胞质比）为 1：（0.5～1）。外底层细胞：细胞呈圆形或椭圆形，直径 15～30μm；胞质较丰富，巴氏染色呈浅蓝色，HE 染色呈暗红色；核圆形，居中或偏位，染色质疏松细颗粒状；核与胞质比为 1：（1～2）。

②中层细胞：位于鳞状上皮中部。细胞呈多边形、圆形或梭形，直径 30～40μm；胞质巴氏染色呈浅蓝色或淡绿色，HE 染色呈淡红色；染色质疏松成网状，胞核较小居中。核与胞质比为 1：（2～3）。

③表层细胞：细胞扁平，位于阴道黏膜最表面，细胞体积增大，直径 40～60μm，呈不规则多边形。根据细胞成熟程度，可分为角化前、不完全角化和完全角化细胞。角化前细胞：细胞核圆而小，细胞核直径 6～8μm，染色较深，但染色质仍均匀细致呈颗粒状；胞质巴氏染色呈浅蓝色或淡绿色，HE 染色呈淡红色。不完全角化细胞：细胞核固缩、深染，直径为 4μm；胞质透明，巴氏染色呈粉红色，HE 染色呈淡红色，边缘可卷褶；核质比为 1：5。完全角化细胞：细胞核消失，胞质极薄，有皱褶，巴氏染色呈杏黄或橘黄色，HE 染色呈淡红色，胞质内可见细菌，此种细胞为衰老死亡细胞。

④复层鳞状上皮从底层到表层细胞形态的变化规律：细胞体积由小到大，胞核由大到小，最后消失。核染色质由疏松细致均匀到紧密粗糙固缩。核胞质比由大到小。胞质量由少到多，胞质染色由暗红色到浅红色。

（2）柱状上皮细胞：柱状上皮主要被覆于鼻腔、支气管树、胃肠、子宫颈管等部位。主要包括纤毛柱状细胞、黏液柱状细胞和储备细胞。其形态特征鉴别见表 1-84。

表 1-84　柱状上皮细胞分类及形态特征

柱状上皮细胞分类	形态特征
纤毛柱状细胞	细胞呈锥形，顶端宽平，其表面有密集的纤毛，纤毛巴氏染色呈亮红色；胞质泡沫状，巴氏染色呈蓝色，HE 染色呈淡红色；核圆形位于细胞中部，染色质细颗粒状。在涂片中的常见排列形式：①蜂房状排列：细胞成群或成片，排列紧密，不重叠。②栅栏状：细胞紧密排列，可有重叠
黏液柱状细胞	细胞呈圆柱形或卵圆形，有时呈锥形；胞质丰富，含大量黏液呈空泡状，故着色淡而透明，有时含巨大空泡，将核挤到一侧，呈月牙形或戒指形，染色与纤毛柱状细胞相同；核呈卵圆形，位于细胞的底部，染色质细致呈网状，可见小核仁
储备细胞	是有增生能力的幼稚细胞（未分化）。居假复层柱状上皮的基底部，体积小，呈圆形、卵圆形或多角形，染色质呈均匀细颗粒状，核边清楚。常见核仁。胞质量少，略嗜碱性

（3）上皮细胞成团脱落时的形态特点

①成团脱落的鳞状上皮：基底层细胞呈多边形，细胞大小一致，核一致，距离相等，呈嵌铺砖状。

②成团脱落的纤毛柱状上皮：细胞常紧密聚合成堆，细胞间界限不清楚，呈融合体样，可见细胞核互相重叠，形成核团。在核团的周围是胞质融合形成的"胞浆质带"。整个细胞团的边缘有时可见纤毛。

③成团脱落的黏液柱状上皮：细胞呈蜂窝状，胞质内含大量黏液，细胞体积较大。

2. 脱落上皮细胞的退化变性　细胞脱落后，因营养不良就会发生变性直至坏死称退化变性，简称退变。脱落细胞退变可分为肿胀性退变和固缩性退变。

（1）肿胀性退变：胞体肿胀，增大 2～3 倍，细胞边界不清楚；胞质内出现液化空泡，有时可将细胞核挤压至一边；细胞核表现为肿胀变大，染色质颗粒模糊不清。最后胞膜破裂，胞质完全溶解消失，剩下肿胀的淡蓝色裸核，直至逐渐核溶解消失。

（2）固缩性退变：整个细胞变小而皱缩变形，胞质染成深红色，细胞核染色质致密着深蓝色，最后细胞核破裂为碎片或溶解成淡染的核阴影，称**影细胞**。

脱落细胞学涂片上，固缩性退变常见于**表层鳞状上皮**；肿胀性退变常见于**中、底层细胞**。柱状上皮细胞较鳞状上皮细胞更易发生退变，多见于肿胀性退变。

三、良性病变的上皮细胞形态

1. 上皮细胞增生、再生和化生

（1）增生：指细胞分裂繁殖能力增强，数目增多，常伴有**细胞体积增大**。多由慢性炎症或其他理化因素刺激所致。增生的细胞形态特点是：①胞核增大，可见核仁。②少数染色质形成小结，但仍呈细颗粒状。③胞质量相对较少，嗜碱性，核胞质比略大。④核分裂活跃，可出现双核或多核。

（2）再生：组织损伤后，由邻近组织的同类细胞增殖补充的过程。细胞形态与增生的细胞相似，常伴有数量不等的白细胞。

（3）化生：一种已分化成熟的组织在某些因素的作用下，被另一类型的成熟组织所替代的过程。如子宫颈柱状上皮细胞在慢性炎症时转变为鳞状上皮细胞，这种过程叫鳞状上皮化生，简称鳞化。若鳞化的细胞核增大且大小异常，染色质增粗、深染，表明在化生的同时发生了核异质，称为异型化生或不典型化生。

2. 上皮细胞的炎症变性　按病程可将炎症分为：①急性炎症：以肿胀性退变、坏死为主，伴有大量的中性粒细胞和巨噬细胞。②亚急性炎症：除有变性、坏死外，还有增生的上皮细胞和各种白细胞。③慢性炎症：以增生、再生和化生病理性改变为主，可见较多成团的上皮细胞增生，炎症细胞以浆细胞和淋巴细胞为主。④炎症时上皮细胞的改变主要是核的改变：a. 核增大较明显，核胞质比稍增大。b. 核固缩、深染，核胞质比不大。c. 核形轻度畸形。⑤炎症时背景较脏，既有大量白细胞、红细胞，有时可见小组织细胞或多核巨细胞，又可见到黏液及退化坏死的细胞碎屑。

3. 核异质　指上皮细胞的核异常，主要表现为核增大、形态异常、染色质增多、分布不均、核膜增厚、核染色较深，胞质尚正常。核异质细胞是介于良性和恶性之间的过渡型细胞，根据核异质细胞形态改变程度，分为：①轻度核异质。由慢性炎症等刺激而引起，又称炎症核异质。细胞核轻度增大，较正常细胞大 0.5 倍左右，并有轻度至中度畸形，染色质轻度增多，染色稍加深，核胞质比尚在正常范围内。多见于鳞状上皮中、表层细胞。②重度核异质。因部分可发展为癌，又称**癌前核异质**。细胞核比正常大 1 ～ 2 倍，核有中度以上畸形，核胞质比轻度增大，染色质增多，偶见染色质结节，核边增厚。多见于癌前期病变及**原位癌**。

4. **异常角化**　指鳞状上皮细胞胞质的成熟程度超过胞核的成熟程度，又称不成熟角化或角化不良。巴氏染色表现为上皮细胞核尚幼稚，而胞质已出现角蛋白，并染成红色或橘黄色。若出现在中、底层细胞称为早熟角化；若出现在表层角化前细胞，则称为假角化。有人认为可能是一种癌前表现，应给予重视，定期复查。

四、肿瘤脱落细胞形态

恶性肿瘤与正常细胞相比，具有超正常的增生能力并具有浸润性和转移性。一般来说，确定癌细胞主要是根据细胞核的改变。根据癌的细胞学类型可将癌分为鳞状细胞癌、腺癌和未分化癌。

1. 恶性肿瘤细胞的主要形态特征

（1）细胞核的改变：①核增大。胞核显著增大，为同类正常细胞的 1 ～ 4 倍，有时可达 10 倍以上。②核畸形。各种畸形，可有凹陷、折叠。如结节状、分叶状、长形、三角形、不规则形，某些腺癌细胞畸形不明显。③核深染。由于癌细胞 DNA 大量增加，染色质明显增多、增粗，染色加深，呈蓝紫色似墨滴状。腺癌深染程度不及鳞癌明显。④核胞质比失调。由于胞核显著增大，引起核胞质比增大。癌细胞分化越差，核胞质比失调越明显。

（2）细胞质的改变：①胞质量异常。胞质相对减少，分化程度越低，胞质量越少。②染色加深。由于胞质内含蛋白质较多，HE 染色呈红色，且着色不均。③胞浆形态畸形。癌细胞呈不同程度的畸形变化，如纤维形、蝌蚪形、蜘蛛形及其他异型。细胞分化程度越高，畸形越明显。④空泡变异。腺癌细胞较突出，可融为一个大空泡，将核挤向一侧，形成戒指样细胞。⑤吞噬异物。癌细胞胞质内常见吞噬的异物，如血细胞、细胞碎片等。偶见胞质内封入另一个癌细胞，称为封入细胞，也称同类相食现象，因形状如鸟眼，又称鸟眼细胞。

（3）癌细胞团：涂片中除可见单个散在癌细胞，还可见成团脱落的癌细胞。癌细胞团中，细胞大小、形态不等，失去极性，排列紊乱，癌细胞繁殖快，互相挤压，呈堆叠状或镶嵌状。

2. 恶性肿瘤细胞涂片中背景成分　涂片中常见较多红细胞和坏死组织，如有继发感染，还可见数量不等的中性粒细胞。

3. 癌细胞与核异质细胞的鉴别　见表 1-85。

表 1-85　癌细胞与核异质细胞的鉴别

	癌细胞	核异质细胞
核增大	**显著增大**	轻度增大（1 倍左右）
核畸形	显著	轻度至中度
染色质结构	明显增多、增粗、深染	轻度增多，轻度加深
核胞质比	显著增大	无明显变化

4.常见癌细胞的形态特征

（1）鳞癌：由鳞状上皮细胞癌变称为鳞状上皮细胞癌，简称鳞癌。根据细胞分化程度，可分为高分化鳞癌和低分化鳞癌。①高分化鳞癌：癌细胞分化程度较高，以**表层细胞**为主。癌细胞的**多形性**和**癌珠**是高分化鳞癌的标志。②低分化鳞癌：癌细胞分化程度较低，以**中、底层细胞**为主。

（2）腺癌：由柱状上皮细胞恶变而来的癌称为腺癌，可分为高分化腺癌和低分化腺癌。

（3）未分化癌：从形态上难以确定其组织来源，分化程度最低，恶性程度最高的癌，称未分化癌。根据癌细胞形态分为大细胞未分化癌和小细胞未分化癌。

五、脱落细胞标本采集与涂片制作

1.标本采集的主要方法

（1）直视采集法：可采用刮取、吸取或刷取等方式，如阴道、宫颈、口腔、鼻咽部等部位直接采集标本，可借助于内镜在食管、胃、肠道、气管、支气管病灶处直接刷取标本。

①直接留取：如尿液、痰液、乳头溢液等液体标本的采集。

②针穿抽吸法：浆膜腔积液，如胸腔积液、腹水等，可用穿刺吸取标本；用细针穿刺吸取浅表及深部组织器官，如淋巴结、乳腺、甲状腺等。

③灌洗法：可以向空腔器官或腹腔、盆腔灌注一定量生理盐水冲洗，收集灌洗液离心制片，做细胞学检查。

（2）摩擦法：用摩擦工具如线网套、气囊等在病变处摩擦，取擦取物直接涂片。

2.常用的涂片制作方法

（1）**推片法：适用于较稀薄的液体标本，如尿液、浆膜腔积液（胸腔积液、腹水等）。**通常将标本低速离心或自然沉淀后，取沉淀物推片。

（2）**涂抹法：适用于如食管和宫颈黏液及痰液等较黏稠的标本。**

（3）薄层细胞检测法或液基细胞学检查：用特制的刷子将所取到的样本收集到细胞保存液中，通过仪器系统程序化处理制成薄层涂片。

3.固定

（1）**常用固定液**：①乙醚乙醇固定液。渗透性较强，固定效果好。适用于**HE染色**和巴氏染色。② 95% 乙醇固定液。适用于大规模防癌普查。此法制备简单，但渗透能力较差。

（2）固定方法：①带湿固定，适用于较黏稠的标本，如痰液、宫颈刮片及食管刷片等。②干燥固定，适用于较稀薄的标本，如尿液、浆膜腔积液等。

4.常用染色方法

（1）HE染色：优点是操作简易、染色效果较好，但胞质色彩不丰富，不能用于观察阴道涂片对雌激素水平的测定。

（2）巴氏染色：是细胞病理学检查常用的方法，优点是细胞具有多色性染色效果，尤其是观察女性雌激素水平对阴道上皮细胞的影响。缺点是染色程序较复杂。

（3）瑞氏－吉姆萨染色：适用于血片、淋巴穿刺液和浆膜腔积液涂片。

六、显微镜检查

1. **涂片观察方法**　主要在低倍镜下观察，当发现有异常细胞时，换用高倍镜辨认，必要时用油镜观察。

2. **报告方式**　①直接法：根据细胞形态，对有特异性细胞学特征、较容易确诊的疾病可直接诊断，如痰涂片检查为"肺支气管鳞癌"。②分级法：常用的报告方式，能客观地反映细胞学的变化。有三级、四级和五级3种分类方法。

（1）三级分类法

Ⅰ级：阴性。涂片中均为正常细胞或一般炎症变性细胞。

Ⅱ级：可疑。涂片发现核异质细胞。

Ⅲ级：阳性。涂片中找到典型的癌细胞。可根据癌细胞形态，进一步分类。

（2）四级分类法

Ⅰ级：阴性。

Ⅱ级：核异质。涂片中发现少量轻度核异质细胞，多由炎症变性所致。

Ⅲ级：可疑。涂片中有重度核异质细胞，其形态基本符合癌细胞标准。但由于数量过少，或形态不典型，不能排除癌前病变的可能性。

Ⅳ级：阳性。涂片中可见典型的癌细胞。

（3）五级分类法（Papanicolaou 分级）

Ⅰ级：涂片中均为正常细胞和一般炎症变性细胞。

Ⅱ级：有少量轻度核异质细胞，但无恶性迹象。

Ⅲ级：有较多重度核异质细胞，但不能肯定为恶性。

Ⅳ级：有大量重度核异质细胞，强烈提示为恶性肿瘤，但仍缺乏特异性癌细胞。

Ⅴ级：可见典型癌细胞，并能根据细胞学特点，做出初步分类。

3. **质量控制**

（1）标本采集：只有合格的涂片，诊断才是可靠的。应保证各类标本中出现有效细胞成分。

（2）制片：取材满意，好的涂片应厚薄适当、分布均匀、细胞结构须清晰，制好后立即固定。

（3）阅片复查：仔细认真阅片，疑难片子要请示有经验的检验人员，对涂片进行复查或会诊是细胞诊断质量管理体系中一个重要措施。

（4）定期随访：加强与临床的联系，对细胞学诊断阳性或出现异常细胞病例，要进行定期随访，以达到早期诊断、及时治疗的目的。

七、阴道脱落细胞检查

1. **正常脱落上皮细胞**　①鳞状上皮细胞：从**外阴**向内直至**子宫颈外口**的黏膜均被覆鳞状上皮。在其脱落细胞中可见底层、中层、表层3层细胞，细胞形态与正常脱落的鳞状上皮细胞基本相同。阴道上皮细胞形态变化与卵巢激素关系很密切。②柱状上皮细胞：来自子宫颈内膜和子宫内膜。

（1）子宫颈内膜细胞：根据其形态，分为：①分泌型柱状细胞，又称黏液细胞。常见于排卵期分泌旺盛时的涂片。②纤毛柱状细胞，较少见，在绝经后较多见。

（2）子宫内膜细胞：可出现于月经周期的开始直到周期的第 10 ~ 12 天。一般而言，除使用用子宫内避孕器具外，如在月经周期第 12 天后出现，应认为子宫内膜有病变。根据其雌激素水平可分为周期型和萎缩型。输卵管上皮细胞一般不易脱落，即使脱落也与子宫内膜细胞相混而不易辨认。

2. 正常脱落非上皮细胞 可见少许中性粒细胞、红细胞、阴道杆菌、黏液、纤维素和精子，有精子的涂片不宜做阴道细胞学检查。

3. 阴道上皮与卵巢功能关系 阴道上皮受卵巢内分泌直接影响，其成熟程度与体内雌激素水平呈正相关，雌激素水平高，涂片内有大量**角化细胞**，核深染致密；雌激素水平低，涂片内出现**底层细胞**，故根据涂片内上皮细胞的变化可以评价卵巢功能。①雌激素低落：分为极度、高度、中度及轻度低落 4 级，涂片主要是底部及中层细胞多，多见于老年妇女和卵巢切除者。②雌激素影响：分为轻度、中度、高度及极度影响 4 级，以角化细胞为主。见于行经后至排卵前、接受雌激素治疗及卵巢颗粒细胞癌，子宫肌瘤等。

4. 女性一生中各阶段阴道脱落细胞的表现

（1）青春期：内分泌系统尚未稳定，故阴道涂片上皮细胞无明显周期性改变。

（2）性成熟期：青春期后，卵巢发育成熟，阴道上皮随卵巢激素水平改变发生周期性变化。①行经期：一般 3 ~ 5 天，雌激素轻度影响，角化前细胞增多。②行经后期：周期第 5 ~ 11 天。雌激素水平轻度到中度影响，以角化前细胞为主，角化细胞逐渐增多。③排卵前期：周期第 11 ~ 13 天角化细胞占 30% ~ 50%。背景较清晰。④排卵期：周期第 14 ~ 16 天，雌激素高度影响，角化细胞占 50% ~ 70%，胞质鲜艳多彩，涂片背景清晰。⑤排卵后期：周期第 16 ~ 24 天，受黄体影响，孕激素增多，角化细胞减少，主要以中层细胞为主。细胞聚集成堆，边缘卷折。⑥月经前期：周期第 25 ~ 28 天，黄体衰退，雌激素和孕激素都陡然下降，角化细胞难见，涂片中细胞聚集成堆，边缘不清，易见裸核和碎屑。可见大量白细胞和杂菌。

5. 阴道炎症细胞学改变

（1）炎症时阴道涂片一般改变

①背景：有大量白细胞、红细胞，有时可见小组织细胞、巨细胞黏液及退化坏死的细胞碎屑。巴氏染色特征：小组织细胞呈圆形或椭圆形，细胞常常成群散在排列，少数单个出现；胞质蓝灰色呈泡沫状；核常偏位，典型的核呈肾形，也可呈圆形或卵圆形。多核巨噬细胞胞体巨大，呈不规则圆形；胞质丰富，染淡蓝色，含空泡；核常达数个至几十个，大小形态基本一致。

②上皮细胞：上皮细胞变性。涂片见核淡染或呈云雾状或出现核固缩或碎裂。上皮细胞增生、化生。上皮细胞增大，形态轻度不规则；胞质致密，可有空泡、核同晕、异染或多彩性，甚至胞质可消失出现裸核；胞核轻度增大，双核、多核；涂片中外底层细胞增多，也可出现内底层细胞、修复、储备细胞。

（2）特殊病原体感染阴道涂片改变：除有炎症时阴道涂片一般改变外，常见的滴虫、真菌及嗜血杆菌感染。巴氏染色特征如下：

①滴虫，形态多样，常为梨形。胞质染蓝灰色，核模糊常偏位。

②真菌、白色念珠菌常见，以菌丝及孢子形式存在。

③**嗜血杆菌**，此菌常均匀地黏附在表层上皮细胞，细胞边缘呈锯齿状或模糊不清，称为**线索细胞**。

（3）萎缩性炎症改变：以嗜碱性外底层细胞多见；核可出现增大、固缩、碎裂及溶解；合并炎症时，背景中伴有大量白细胞、组织细胞及黏液和杂菌。

6.宫颈癌及癌前病变　WHO分类法应用后，核异质被不典型增生取代，近年来又逐渐被宫颈上皮内瘤样变取代。宫颈上皮内瘤样变主要出现在癌前病变，还可出现在一些良性病变，如慢性宫颈炎等。

（1）宫颈上皮内瘤样变

①低度鳞状上皮内病变：细胞单个散在或片状排列，细胞边界分明。中表层细胞为主，胞质嗜酸性。核增大，核中度畸形，常见双核或多核；核深染，染色质均匀；核仁少见或不明显。

②高度鳞状上皮内病变：细胞单个或成片排列。底层细胞为主，胞质多嗜碱性。核增大明显，核胞质比明显增大，核中度以上畸形。核深染，染色质细颗粒状或块状核仁多不明显。

（2）宫颈鳞状上皮癌

①低分化鳞癌特点：癌细胞常成群出现。癌细胞呈圆形或卵圆形，细胞越小，表明分化越差，胞质越少，核着色越深。胞核为不规则圆形或卵圆形，畸形明显。核胞质比明显增大。

②高分化鳞癌特点：癌细胞呈散在分布。癌细胞体积较大，胞质丰富，多有角化。胞核显著增大，畸形、深染明显。癌细胞形态多异，有时可见癌珠。

7.阴道细胞学的诊断结果报告方式

（1）五级分类法（1978年）也称改良巴氏五级分类法。

（2）描述性细胞病理学诊断报告系统（TBS报告系统），目前较新的报告方式包括4个部分：①对涂片的满意程度评判；②良性细胞改变：感染、反应性改变；③上皮细胞的异常包括鳞状上皮细胞和腺上皮细胞不正常；④雌激素水平的评估。

八、浆膜腔积液脱落细胞检查

1.良性病变脱落细胞

（1）积液内间皮细胞形态：①脱落间皮细胞：胞体呈圆形或卵圆形，直径为 $10\sim20\mu m$；染色后胞质呈弱嗜碱性或嗜酸性；细胞核大，居中，染色质较纤细，且分布均匀。②退化变性的间皮细胞：常发生为肿胀退变，要与癌细胞相区别。③异型间皮细胞与癌细胞：异形间皮胞质染色正常，核质比为正常范围；核染色质增多，且分布均匀，核呈轻度畸形。

（2）非上皮细胞成分：①淋巴细胞在积液中最常见，多以成熟的小淋巴细胞为主。**淋巴细胞在浆膜腔积液涂片中作为衡量其他细胞大小的"标尺"**。②**中性粒细胞**和吞噬细胞是炎症和恶性肿瘤时常见的细胞成分。③嗜酸性粒细胞可与**变态反应性疾病**及寄生虫感染有关。④浆细胞可见慢性炎症和肿瘤。⑤红细胞出现提示局部有出血或渗血，可作为阳性背景。

2. 恶性病变脱落细胞

（1）积液内各类型癌细胞的形态特征

①**腺癌**：占积液中转移癌的 80% 以上。腺癌细胞形成各种形态，排列形式多变，如腺腔样、梅花状、乳头状、**桑葚状**或菊团状等。

②鳞状细胞癌：积液中少见，仅占 2%～3%。常分 3 种形态，细胞畸形性明显。癌细胞可单个散在，细胞为圆形，胞质厚实且界限清楚，核居中，核染色质深染，癌细胞易成团或成堆出现，但立体感不明显，胞核圆形，或见核仁，易误认为腺癌细胞。

③小细胞型未分化癌：胸腔积液中发现比鳞癌多，为 3%～5%，其特点为胞质量少，在癌细胞核边缘可有少量胞质或呈现裸核样。可单个散在，大小与间皮细胞相似，可成团排列成腺腔样、链状、葡萄状或堆叠挤压呈镶嵌样。

（2）各种常见的浆膜腔积液中转移癌细胞的形态特征。①肺癌：是引起胸腔积液最常见的恶性肿瘤。②乳腺癌：导致女性胸腔积液恶性肿瘤之一。③胃肠癌：多为分泌黏液的腺癌，常出现于腹水中。④卵巢癌：女性腹水的常见肿瘤，以浆液性乳头状囊腺癌和黏液性囊腺癌多见。⑤肝细胞癌：癌细胞胞体大，为多边形。胞质较丰富，染成紫红或淡红色，常可见空泡或颗粒。核呈不规则形，染色质粗颗粒状，核质比增大，有明显核仁，癌细胞在电镜下可见胆汁样物和微胆管结构。

九、泌尿系统脱落细胞检查

1. 标本采集

（1）自然排尿法：可用中段晨尿。只有当怀疑有泌尿系统肿瘤时，可收集初始尿，尿量 > 50ml。尿液标本采集的注意事项：①保证标本新鲜，尿量足够（> 50ml）；②避免来自阴道分泌物的污染及尿液被外源物质污染。

（2）导尿：怀疑为肾盂、输尿管肿瘤时适用。

（3）膀胱冲洗液：针对获得鳞癌及原位癌标本效果较好。

（4）膀胱镜直接刷取标本：不但准确率高，且细胞成分多。

2. 尿液正常脱落细胞　①移行上皮细胞；②鳞状上皮细胞和柱状上皮细胞。

3. 泌尿系统良性病变脱落细胞　①炎症细胞：常见细胞变性，体积增大，胞质内可见液化空泡或核固缩细胞，且细胞数目明显增多。②上皮细胞：大量鳞状上皮细胞多为不全角化细胞和角化前细胞。柱状细胞见于慢性腺性膀胱炎。

4. 泌尿系统常见恶性肿瘤脱落细胞　95% 以上的泌尿系统恶性肿瘤来源于上皮组织。**尿液细胞学检查以移行细胞癌最常见**，见于膀胱、肾盂肾盏及输尿管。鳞癌和腺癌少见。

十、痰液脱落细胞检查

1. 标本采集

（1）基本要求：①痰液保持新鲜；②采集从肺部咳出的深部痰液。

（2）细胞学检查方法：①痰液细胞学检查；②支气管液细胞学检查；③经皮肺部细针吸取检查。

2. 肺部良性病变脱落细胞　包括炎症病变的脱落上皮细胞和炎症细胞成分。

肺泡吞噬细胞：来自血中单核细胞，胞体大，胞质丰富，核呈圆形、卵圆形或肾形，可略偏位，染色质均匀细致，偶见核仁。**尘细胞：吞噬灰尘的巨噬细胞。**

3. 肺部原发性肺癌脱落细胞

（1）**鳞状细胞癌：最常见**。特点是细胞形状及大小异常、核异常及胞质异常，出现吞噬细胞。

（2）**腺癌**：常发生于小支气管，以**周围型肺癌**多见。①支气管腺癌。②支气管肺泡细胞癌。如癌细胞常与大量肺泡吞噬细胞同时存在时，肺泡灌洗液对本病诊断有价值。

（3）未分化癌：①未分化小细胞癌。恶性程度较高，细胞体积小。②未分化大细胞癌。细胞体积大、核大且不规则，核仁较明显，胞质较多。

（4）腺鳞癌：具备鳞癌和腺癌的混合性癌的特点，细胞学检查无特殊表现。

第二部分 临床血液学检验

第一单元 绪 论

【复习指南】本部分内容难度不大，历年偶考，了解临床血液学检验研究的对象即可。

血液学相关概念

1. **血液学** 血液学是医学科学的一个独立分支，它的主要研究对象是血液和造血组织，包括血细胞生理学、血液生化学、血液免疫学、遗传血液学、血细胞形态学、血液流变学、实验血液学等。

2. **临床血液学** 是以疾病为研究对象，主要包括来源于血液和造血组织的原发性血液病以及非血液病所致的继发性血液病，是基础理论与临床实践紧密结合的一门综合性临床学科。

3. **临床血液学检验** 是以血液学的理论为基础，以检验学的实验方法为手段，以临床血液病为工作对象，理论、检验和疾病相互结合，协助血液病的诊断、疗效观察及评估预后的一门学科。

第二单元 造血与血细胞分化发育

【复习指南】本部分内容有一定难度，历年必考，应作为重点复习。其中，血细胞的增殖和命名、血细胞发育成熟中的形态演变规律是考试的重点，应熟练掌握。造血器官与造血微环境、造血干细胞的定义应熟悉。

一、造血器官与造血微环境

1. **胚胎期造血的特点** 见表2-1。

表2-1 胚胎期造血器官及特点

造血器官	造血时间	特点
中胚叶造血	人胚2周末至第9周	卵黄囊壁上的血岛是人类最初的造血中心，人体唯一的血管内造血，可形成第一代巨幼红细胞
肝造血	人胚6周至第7个月	肝是胚胎3～6个月主要的造血场所，形成第二代幼红细胞，4个月时可形成粒细胞
骨髓造血	人胚14周至出生后	出生后唯一产生粒、红、巨核细胞的场所，也可产生淋巴细胞和单核细胞。各类血细胞形成的顺序依次为：红细胞、粒细胞、巨核细胞、淋巴细胞和单核细胞

注：三个阶段是相互交替此消彼长的关系，不能截然分开

2. **出生后造血器官**

（1）骨髓造血：正常情况下，在出生后，骨髓是唯一产生红细胞、粒细胞和血小板的场

所，也产生淋巴细胞和单核细胞。骨髓分为红骨髓和黄骨髓，从出生至 4 岁，全身骨髓腔内均为红骨髓。5 岁后随着年龄的增长，红骨髓脂肪化由**远心端**向**近心端**发展为黄骨髓，至 18 岁时，红骨髓仅存于扁平骨、短骨及长管骨的近心端。健康成人红、黄骨髓大约各占骨髓总量的 50%，当机体需要时，黄骨髓可重新转变为红骨髓恢复造血功能。

（2）淋巴器官造血：骨髓内的造血干细胞分化为淋巴干细胞，淋巴干细胞再分化成 T、B 淋巴祖细胞。B 淋巴祖细胞在**骨髓**内发育；T 淋巴祖细胞随血流迁移至**胸腺、脾和淋巴结内发育成熟**。

（3）髓外造血：正常情况下，出生 2 个月后，骨髓以外的组织如肝、脾、淋巴结等不再制造红细胞、粒细胞和血小板。但是在某些病理情况下，这些组织可重新恢复其造血功能，称为髓外造血。

3. 造血微环境　指造血器官实质细胞四周的支架细胞、组织，由**骨髓基质细胞、基质细胞分泌的细胞因子、微血管**和**神经**等构成，是造血干细胞赖以生存的场所。

二、造血干细胞的分化与调控

1. 造血干细胞　造血干细胞是一类具有高度自我更新能力和多向分化能力的最早的造血细胞。

造血干细胞具有以下特征：①多数细胞处于 G_0 **期，即静止期**；②绝大多数表达 **CD34** 和 **Thy-1**（$CD34^+Thy-1^+$）；③低表达或不表达 **CD38** 和 **HLA-DR**；④缺乏特异系列抗原表面标志；⑤具有高度自我更新能力和多向分化能力。

2. 造血祖细胞　造血祖细胞是一类由造血干细胞分化而来，但部分或全部失去了自我更新能力的过渡性、增殖性细胞群，也称为造血定向干细胞。造血祖细胞表达 **CD34** 抗原较弱，可能表达 **CD38** 抗原。造血祖细胞与造血干细胞的区别见表 2-2。

表 2-2　造血干细胞和造血祖细胞的主要区别

	造血干细胞	造血祖细胞
自我更新能力	强	弱或无
分化能力	多项分化能力	分化方向局限
重建造血能力	长期	短期或无
CD34	阳性	阳性或阴性
CD38	阴性	阳性

三、血细胞的增殖、发育与成熟

1. 血细胞的增殖　血细胞主要是通过有丝分裂方式增殖。一个母细胞有丝分裂后一般形成 2 个子细胞，同时趋向分化成熟。巨核细胞增殖与其他系统增殖不同，其细胞核成倍增殖而胞质并不分裂，因此巨核细胞体积巨大，属多倍体细胞。

2. 血细胞的生长发育阶段　造血细胞生长发育的过程可分为 3 个阶段：**造血干细胞阶段、造血祖细胞阶段、原始细胞及幼稚细胞阶段**。造血细胞生长发育各阶段的特点见表 2-3。

表 2-3　造血细胞生长发育各阶段的特点

发育阶段	特点
造血干细胞阶段	维持造血干细胞数量衡定；是分化为各系祖细胞的源泉
造血祖细胞阶段	细胞数量放大的主要阶段，对维持血细胞的数量起重要作用
原始细胞及幼稚细胞阶段	失去了自我更新能力和分化能力，在骨髓涂片中形态可以辨认

3. 血细胞的命名　血细胞分为**红细胞系、粒细胞系、单核细胞系、淋巴细胞系、浆细胞系和巨核细胞系六大系统**。每一系统又根据其发育水平分为原始、幼稚和成熟 3 个阶段；粒细胞和红细胞系统的幼稚阶段又分为早幼、中幼和晚幼 3 个阶段；粒细胞又根据其胞质内颗粒的不同，分为中性、嗜酸性和嗜碱性 3 种粒细胞。

4. 血细胞发育成熟的形态演变规律　血细胞从原始细胞到成熟细胞的形态演变遵循一定规律，见表 2-4。血细胞的发育是个连续的过程，为了研究等目的人为地划分为各个阶段。处在发育阶段之间的细胞一般划入更为成熟的下一阶段。

表 2-4　血细胞发育的形态演变规律

项目		演变规律	备注
胞体		大→小	原粒细胞比早幼粒细胞小，巨核细胞由小到大
胞核	大小	大→小	巨核细胞的核由小到大，成熟红细胞核消失
	形状	圆形→凹陷→分叶	有的细胞不分叶
	染色质	细致→粗糙→块状、团块状	
	核仁	清楚→模糊→无	
	核膜	不明显→明显	
胞质	量	少→多	小淋巴细胞较少
	颜色	蓝→红或深蓝→浅蓝	
	颗粒	无→少→多	粒细胞的特异性颗粒分为 3 种，红细胞系统及小淋巴细胞无颗粒
核质比		大→小	淋巴细胞系核质比均较大

第三单元　骨髓细胞学检查的临床意义

【复习指南】本部分内容有一定难度，历年必考，应作为重点复习。其中，正常血细胞形态学是考试的重点，应熟练掌握。骨髓检查的主要临床应用、适应证与禁忌证、骨髓标本的采集、检查方法、骨髓象检查的注意事项，以及异常骨髓细胞形态变化特点及其意义应熟悉。

一、骨髓检查的内容与方法

1. 骨髓检查的主要临床应用　骨髓检查的临床应用主要包括两个方面：①血液系统疾病的诊断及鉴别诊断；②疗效观察及预后判断。骨髓检查诊断疾病的性质分为肯定性诊断、提示性诊断、符合性诊断、可疑性诊断和排除性诊断等，见表 2-5。

表 2-5　骨髓检查诊断意见及特点

诊断意见	特点
肯定性诊断	骨髓呈特异性变化，临床表现又典型者：如白血病、巨幼细胞性贫血、恶性组织细胞病、多发性骨髓瘤、骨髓转移癌、戈谢病、尼曼－匹克病、海蓝色组织细胞增生症等
提示性诊断	骨髓有较特异性改变，但特异性不强，如提示缺铁性贫血、再生障碍性贫血、急性白血病亚型等，同时可建议做相应检查
符合性诊断	骨髓呈非特异性改变，但结合临床及其他检查可解释临床者。如溶血性贫血、免疫性血小板减少症、原发性血小板增多症、脾功能亢进等，同时可建议做进一步检查
排除性诊断	临床怀疑为某种血液病，但骨髓象不支持或骨髓象大致正常。可考虑排除此病，但应注意也可能是疾病早期，骨髓尚未有明显反应
可疑性诊断	骨髓象有变化或出现少量异常细胞，临床表现不典型，可能为某种疾病的早期、前期或不典型病例；如疑为难治性贫血等，要结合临床，做进一步检查，并动态观察其变化

2. 骨髓检查的适应证与禁忌证

（1）适应证：①不明原因的外周血细胞成分及数量异常；②不明原因发热，肝、脾、淋巴结肿大；③不明原因骨痛、骨质破坏、肾功能异常、紫癜、黄疸、血沉明显增加等；④化疗后的疗效观察；⑤其他：造血祖细胞培养、骨髓活检、染色体核型分析、微生物及寄生虫学检查（如伤寒、疟疾）等。

（2）禁忌证：绝对禁忌证极少，应注意以下情况：①凝血因子缺陷引起的**出血性疾病**；②**晚期妊娠**应慎重。

3. 骨髓标本的采集

（1）标本采集方法：多采用穿刺法吸取。

（2）穿刺部位选择：①骨髓腔中红骨髓应丰富；②穿刺部位应浅表、易定位；③应避开重要脏器。临床上，成人首选的穿刺部位是**髂骨前后上棘**处。

4. 骨髓涂片的检查方法

（1）普通光镜低倍镜检验：①判断骨髓涂片质量；②骨髓增生程度；③进行巨核细胞计数并分类；④观察涂片边缘、尾部及骨髓小粒周围，有无体积较大或成堆分布的异常细胞。选择细胞分布均匀的部位（一般在骨髓膜的体尾交界处），换油镜观察。

（2）油镜：在细胞分布均匀的部位，分类计数 200 ～ 500 个细胞，同时观察各系增生程度、各阶段细胞比例及细胞形态。

5. 骨髓象检查的注意事项

（1）应全面观察细胞形态（包括胞体、胞核、胞质）；同时应注意与周围细胞进行比较。

（2）各系统的原始细胞很难鉴别，需注意伴随其出现的幼稚细胞及成熟细胞，并结合细胞化学染色来鉴别。

（3）介于两个阶段之间的细胞，通常将其归入下一发育阶段。对于个别界于两个系统之间的细胞，如难以判断，可采用大数归类法。

（4）血小板数减少可以是人为造成的，要排除标本凝固的可能性。

6.骨髓象的分析与报告 内容包括：①骨髓涂片取材、制备及染色情况；②骨髓有核细胞增生程度和粒红比；③粒细胞、红细胞、巨核细胞、淋巴细胞、单核细胞、浆细胞系统增生情况，各阶段细胞数量、比例及形态；④有无异常的病理细胞及寄生虫。

二、骨髓细胞形态学

（一）正常血细胞形态学

1.粒细胞系统形态 见表2-6。

表 2-6 各阶段粒细胞形态特点（以中性粒细胞为例）

项目		原始粒细胞	早幼粒细胞	中幼粒细胞	晚幼粒细胞	杆状核粒细胞	分叶核粒细胞
胞体		10～18μm	12～20μm	10～18μm	10～16μm	10～15μm	10～14μm
		要点：从大到小，早幼粒细胞大于原始粒细胞，呈圆形或椭圆形					
胞核	形态	圆形或类圆形	圆形或椭圆形，常偏一侧	椭圆形、半圆形或略凹陷	肾形、半月形等	带形、"S"形、"U"形等	分叶（2～5片，核丝相连）
		要点：圆形→凹陷→分叶。粒细胞系统从中幼阶段到杆状核阶段的划分主要是依据**细胞核的凹陷程度**					
	染色质	细颗粒	开始聚集，较原始粒细胞粗	聚集呈索块状	小块状，出现副染色质	粗块状，副染色质明显	粗块状，副染色质明显
		要点：细致→粗糙→块状、团块状。原始粒细胞的核染色质呈细颗粒状，平坦如薄沙					
	核仁	2～5个，较小	常清楚	常无	无	无	无
		要点：清楚→模糊→无。早幼粒细胞的核仁仍然比较清楚					
胞质	量	较少	较多或多	多	多	多	多
		要点：少→多					
	颜色	蓝色或深蓝色	蓝色或深蓝色	蓝色或深蓝色	淡蓝色	淡蓝色	淡蓝色
		要点：深蓝→浅蓝					
	颗粒	常无，或有少许、细小A颗粒	A颗粒较多，少许覆盖核上	出现中性颗粒，A颗粒常较多	充满中性颗粒，A颗粒少或无	充满中性颗粒	充满中性颗粒
		要点：无颗粒→出现非特异性颗粒→出现特异性颗粒→特异颗粒增多、非特异颗粒减少→仅有特异性颗粒；颗粒是鉴别粒细胞系统的重要依据					

各阶段嗜酸性粒细胞和嗜碱性粒细胞形态特点与中性粒细胞相似，主要不同点是：特异性颗粒分别是嗜酸性颗粒与嗜碱性颗粒。

（1）粒细胞4种颗粒的特点

①非特异性颗粒：较中性颗粒粗大，大小形态不一，分布不均，紫红色。

②中性颗粒：细小、大小较一致、分布均匀，呈淡红色或淡紫红色。

③嗜酸性颗粒：粗大，大小一致，圆形，排列紧密，橘红色。没有成熟的嗜酸性颗粒可呈暗黄色或褐色，还可见紫黑色的嗜酸性颗粒，称为双染性嗜酸性粒细胞。颜色可以和嗜碱性颗粒很相似，但嗜酸性颗粒的大小一致，粗大圆形，充满整个胞浆，而嗜碱性颗粒是形态不一，分布不均的。

④嗜碱性颗粒：粗大，大小不等，形态不一，分布不均，紫黑色。

（2）粒系统各阶段鉴别要点如下（以中性粒细胞为例）。

原始粒细胞→早幼粒细胞→中性中幼粒细胞→中性晚幼粒细胞→中性杆状核粒细胞→中性分叶核粒细胞

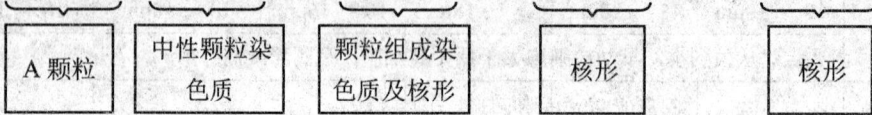

A颗粒	中性颗粒染色质	颗粒组成染色质及核形	核形	核形

2. 红细胞系统形态　见表2-7。

表2-7　各阶段有核红细胞形态特点

项目		原始红细胞	早幼红细胞	中幼红细胞	晚幼红细胞
胞体		15～25μm	15～20μm	8～15μm	7～10μm
		要点：从大到小，呈圆形，原始及早幼阶段常有瘤状突起			
胞核	形态	圆形，常居中			
	染色质	颗粒状	粗颗粒状或小块	块状如龟背，副染色质明显，透亮	固缩成团块状，称为"碳核"，副染色质可见或无
		要点：细→粗→块状→黑色团块状			
	核仁	1～3个	模糊或无	无	无
		要点：清楚→模糊→无			
胞质	量	较多	较多	多	多
	颜色	深蓝色、不透明，可有核周淡染区	深蓝色、不透明，可有核周淡染区	嗜多色（灰蓝或灰红色）	浅红色或灰红色
		要点：深蓝→灰蓝→灰红→淡红色。原始红细胞、早幼红细胞的胞浆深蓝色、不透明，也称油画蓝，核旁常有淡染区			
	颗粒	无			

红细胞系统各阶段鉴别要点如下：

原始红细胞→早幼红细胞→中幼红细胞→晚幼红细胞→红细胞

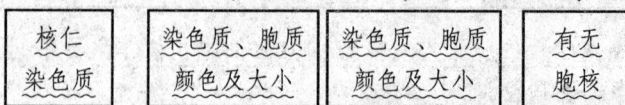

核仁染色质	染色质、胞质颜色及大小	染色质、胞质颜色及大小	有无胞核

3.单核细胞系统形态 见表2-8。

表2-8 各阶段单核细胞形态特点

项目		原始单核细胞	幼稚单核细胞	单核细胞
胞体		14～25μm	15～25μm	12～20μm
		要点：常较大，呈圆形或不规则形，有的有伪足		
胞核	形态	圆形或不规则形，可折叠、扭曲	不规则形，呈扭曲、折叠状	不规则形，呈扭曲折叠、马蹄形或"S"形等
	染色质	纤细、疏松，呈细丝网状	开始聚集，呈细网状	呈条索状、小块状
		要点：染色质比其他同期细胞细致，疏松。用"网状"来形容		
	核仁	常为1个，大而清楚	有或消失	消失
胞质	量	较多	增多	多
	颜色	蓝色或灰蓝色	蓝色或灰蓝色	灰蓝色
	颗粒	无或有少许、细小颗粒	可见细小、粉尘样淡紫红色颗粒	可有细小、粉尘样颗粒
	空泡	可有	可有	常有
		要点：量多，可有空泡，粉尘样颗粒。灰蓝色，不透明，也称毛玻璃样		

单核细胞系统各阶段鉴别要点如下：

原始单核细胞→幼稚单核细胞→单核细胞

核仁、染色质、颗粒　　染色质、胞质颜色及核形

4.淋巴细胞系统形态 见表2-9。

表2-9 各阶段淋巴细胞形态特点

项目		原始淋巴细胞	幼稚淋巴细胞	大淋巴细胞	小淋巴细胞
胞体		10～18μm	10～16μm	12～15μm	6～9μm
		要点：胞体小，呈圆形或类圆形			
胞核	形态	圆形或类圆形	圆形或类圆形	椭圆形，常偏位	类圆形或有小切迹
	染色质	颗粒状	较粗	紧密而均匀	块状，副染色质不明显
	核仁	1～2个	模糊或消失	消失	消失
		要点：胞核小，染色质较同期粒细胞和单核细胞粗			
胞质	量	少	少	较多	少或极少
	颜色	蓝色	蓝色	清澈的淡蓝色	淡蓝色或深蓝色
	颗粒	一般无	偶有少许紫红色颗粒	常有紫红色颗粒	常无颗粒
		要点：胞质少，大淋巴细胞较多，蓝色或淡蓝色			

淋巴细胞系统各阶段鉴别要点如下：

原始淋巴细胞→幼稚淋巴细胞→淋巴细胞

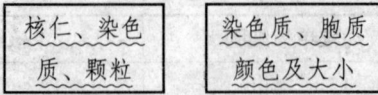

| 核仁、染色质、颗粒 | 染色质、胞质颜色及大小 |

5. 浆细胞系统形态　见表2-10。

表2-10　各阶段浆细胞形态特点

项目		原始浆细胞	幼稚浆细胞	浆细胞
胞体		15～25μm	12～16μm	8～15μm
		圆形或椭圆形	常呈椭圆形	常呈椭圆形
胞核	形态	圆形，核偏位		
	染色质	粗颗粒状	较粗	块状，副染色质较明显
	核仁	2～5个	模糊或无	无
胞质	量	多	多	丰富
	颜色	深蓝色，核旁淡染区	深蓝色，核旁淡染区	常深蓝色，有时呈红色
	颗粒	无	偶有少许紫红色颗粒	偶有少许紫红色颗粒
	空泡	可有	可有	明显
要点：胞质丰富，深蓝色或蓝紫色，常有核旁淡染区及空泡				

浆细胞系统各阶段鉴别要点如下：

原始浆细胞→幼稚浆细胞→浆细胞

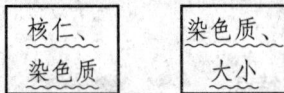

| 核仁、染色质 | 染色质、大小 |

6. 巨核细胞系统形态　见表2-11。

表2-11　各阶段巨核细胞形态特点

项目		原始巨核细胞	幼稚巨核细胞	颗粒型巨核细胞	产血小板型巨核细胞	裸核型巨核细胞
胞体		15～30μm	30～50μm	40～70μm，可达100μm	40～70μm，可达100μm	／
		要点：从小到大，胞体巨大，呈圆形或不规则形，原始巨核细胞常有指状突起					
胞核	形态	圆形、椭圆形或不规则形	不规则形	不规则形或分叶后重叠	不规则形或高度分叶但常重叠	不规则形或高度分叶但常重叠
	染色质	较细，排列紧密且分布不均匀	粗或小块状	呈粗块状或呈条状	呈块状或条状	呈块状或条状

续表

项目		原始巨核细胞	幼稚巨核细胞	颗粒型巨核细胞	产血小板型巨核细胞	裸核型巨核细胞
胞核	核仁	2～3个，不清晰	常无	无	无	无
		要点：胞核巨大，染色质比其他同期细胞粗糙，成熟的巨核细胞的胞核高度分叶且重叠				
胞质	量	少	较丰富	较丰富	极丰富	无或有少许
	颜色	深蓝色或蓝色	深蓝色或蓝色	淡蓝色	淡蓝色	/
	颗粒	无	近核处出现细小且大小一致的淡紫红色颗粒	充满细小，且大小一致的淡紫红色颗粒	颗粒丰富，外侧有释放的血小板，可有雏形血小板形成	/
		要点：成熟的巨核细胞胞质常极丰富，并有大量细小颗粒				

巨核细胞系统各阶段鉴别要点如下：

原始巨核细胞→幼稚巨核细胞→颗粒型巨核细胞→产血小板型巨核细胞→裸核型巨核细胞

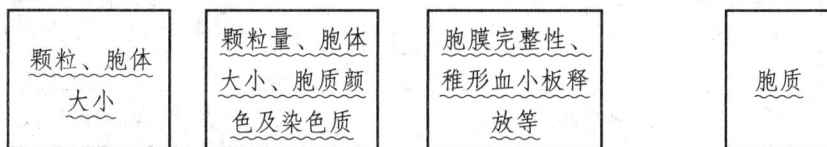

颗粒、胞体大小	颗粒量、胞体大小、胞质颜色及染色质	胞膜完整性、稚形血小板释放等	胞质

（二）正常骨髓中形态类似细胞的鉴别

骨髓中原始细胞的鉴别见表2-12；单核细胞与中性粒细胞的鉴别见表2-13；浆细胞、中幼红细胞及淋巴细胞的鉴别见表2-14。

表2-12 骨髓中原始细胞的鉴别

项目		原淋细胞	原粒细胞	原单细胞	原红细胞	原巨细胞	原浆细胞
胞体		10～18μm，圆形、类圆形	12～20μm，圆形、类圆形	14～25μm，圆形，不规则形，可有伪足突起	15～25μm，圆形，常有瘤状突起	15～30μm，圆形，不规则形，常有指状突起	15～25μm，圆形、椭圆形
胞核	形态	圆形	圆形	圆形、不规则形，可扭曲、折叠	圆形	圆形、不规则形，常凹陷、折叠核	圆形
	位置	居中或偏位	居中或偏位	居中或偏位	居中	居中或偏位	偏位
	染色质	颗粒状	细颗粒状	纤细疏松	粗颗粒状	较细，排列紧密	粗颗粒状
	核仁	1～2个、小、边界清楚	2～5个、小、边界清楚	1个、大、边界清楚	1～3个、较大、边界欠清楚	2～3个、边界不清晰	2～5个、边界清楚

项目		原淋细胞	原粒细胞	原单细胞	原红细胞	原巨细胞	原浆细胞
胞质	量	极少	较少	较丰富	较多	较少	丰富
	颜色	蓝色	蓝色	蓝色或灰蓝色	深蓝色	深蓝色	深蓝色
	颗粒	无	无或少许	无或少许	无	无	无
其他				有时胞质中可见空泡	核周常有淡染区	胞体周围常有血小板附着	可有空泡、核旁淡染区

表 2-13　单核细胞与中性中幼粒细胞的鉴别

项目		中性中幼粒细胞	单核细胞
胞体		10～20μm，圆形	12～20μm，圆形或不规则形，可见伪足
胞核	形态	椭圆形，一侧扁平或略凹陷	不规则形，常有明显扭曲折叠
	染色质	呈索块状	疏松
胞质	量	量中等	量常较多
	颜色	淡红色或淡蓝色	灰蓝色或略带红色，半透明如毛玻璃样
	颗粒	大小一致的中性颗粒	细小、紫红色、灰尘样
	空泡	常无	常有

表 2-14　浆细胞、中幼红细胞及淋巴细胞的鉴别

项目		浆细胞	中幼红细胞	小淋巴细胞
胞体		8～15μm，椭圆形	8～15μm，圆形	6～9μm，圆形
胞核	形态	圆形	圆形	类圆形或有切迹
	位置	常偏位	居中	居中或偏位
	染色质	结块、车轮状	结块、副染色质明显	结块、副染色质不明显
	核仁	无	无	消失，有时可有假核仁
胞质	量	丰富	多	极少
	颜色	深蓝色，有时为红色	灰蓝色、灰红色	淡蓝色
	颗粒	无	无	有时可有少许
其他		有核旁淡染区	无空泡	胞质有时可见毛状突起

（三）正常骨髓象

见表 2-15。

表 2-15　健康成人骨髓象特点

	骨髓象特点
骨髓增生程度	增生活跃
粒红比值	（2～4）∶1
粒细胞系统	占 40%～60%，其中原始粒细胞＜2%，早幼粒细胞＜5%，中性中幼粒细胞约 8%，中性晚幼粒细胞约 10%，中性杆状核粒细胞约 20%，中性分叶核粒细胞约 12%，嗜酸性粒细胞＜5%，嗜碱性粒细胞＜1%
红细胞系统	占 15%～25%，以中、晚幼红细胞为主（各占 10%），原始红细胞＜1%，早幼红细胞＜5%
淋巴细胞系统	占 20%～25%，均为淋巴细胞，原始淋巴细胞罕见，幼稚淋巴细胞偶见
浆细胞系统	＜2%，均为浆细胞，原始浆细胞罕见，幼稚浆细胞偶见
单核细胞系统	＜4%，均为单核细胞，原始单核细胞罕见，幼稚单核细胞偶见
巨核细胞系统	在 1.5cm×3cm 的血膜上，可见巨核细胞 7～35 个，其中原始巨核细胞占 0%～5%，幼稚巨核细胞占 0%～10%，颗粒型巨核细胞占 10%～50%，产血小板型巨核细胞占 20%～70%，裸核型巨核细胞占 0%～30%。血小板较易见，呈成堆存在
其他细胞	如组织细胞、成骨细胞、吞噬细胞等偶见，分裂象细胞少见，寄生虫和异常细胞未见
细胞形态	红细胞、血小板及各种有核细胞形态正常

（四）异常骨髓细胞形态变化特点及其意义

1. 胞体异常　包括大小异常和形态异常。大小异常：增大常见于巨幼细胞性贫血、红白血病、急性粒细胞白血病；缩小常见于缺铁性贫血等。形态异常常见于急性粒细胞白血病、急性单核细胞白血病、恶性组织细胞病。

2. 胞核异常　①形态异常：见于白血病细胞、恶性异常组织细胞等；②数目异常：见于各系统白血病细胞、严重贫血等；③核染色质异常：见于巨幼细胞性贫血、骨髓增生异常综合征等；④核仁异常：见于急性白血病的原始细胞、恶性组织细胞病的异常组织细胞等；⑤核分裂异常：见于白血病、恶性组织细胞病等。

3. 胞质异常　①胞质量异常。②着色异常：常见于巨幼红细胞性贫血、溶血性贫血、缺铁性贫血。③内容物异常：粒细胞出现 Auer 小体、中毒颗粒、空泡、杜勒小体、Chediak-Higashi 畸形、May-Hegglin 畸形、Alder-Reilly 畸形；红细胞出现 Howell-Jolly 小体、Cabot 环、嗜碱性点彩、变性珠蛋白小体；浆细胞出现 Russel 小体。④颗粒异常：见于早幼粒细胞白血病，巨幼红细胞贫血等。⑤内外质现象：胞质内外带发育不平衡，见于白血病细胞。

4. 核质发育不平衡　①核发育落后于胞质，即幼核老质。可见于白血病、巨幼红细胞贫血等；②胞质发育落后于核，即老核幼质。可见于缺铁性贫血等。

第四单元　常用血细胞化学染色的临床应用

【复习指南】本部分内容有一定难度，历年必考，应作为重点复习。其中，过氧化酶染色、过碘酸－雪夫反应和碱性磷酸酶染色的原理、结果判断、正常血细胞染色反应和临床意义是考试的重点，应熟练掌握。其他染色应熟悉。

细胞化学染色是细胞学和化学相结合而形成的一门科学，是以细胞形态学为基础，结合运用化学反应的原理对血细胞内的各种化学成分(如酶类、酯类、铁、蛋白质、核酸等)做定性、定位、半定量分析的方法。

常用的细胞化学染色包括过氧化酶染色、酯酶染色、过碘酸–雪夫反应、碱性磷酸酶染色、酸性磷酸酶染色及铁染色。

一、过氧化酶染色

（1）原理：血细胞内的过氧化酶（POX）分解 H_2O_2，释放出初生态氧，使无色联苯胺氧化成蓝色联苯胺，后者进一步变成棕黑色化合物，定位于酶所在的部位。

（2）结果判断：见表 2-16。

表 2-16　过氧化物酶染色结果判断

实验结果	细胞
（－）	无颗粒
（±）	颗粒细小、弥散分布
（＋）	颗粒较粗、局灶分布
（＋＋）	颗粒粗大、密集、较广分布
（＋＋＋）	颗粒粗大，呈团块，几乎布满胞质
（＋＋＋＋）	颗粒呈团块状，充满胞质，覆盖胞核

（3）正常血细胞的染色反应：见表 2-17。

表 2-17　过氧化物酶正常血细胞染色反应

细胞系统	细胞
粒细胞系统	原始粒细胞大多呈阴性，少量可呈阳性。早幼粒细胞及以下各阶段细胞均含不同程度的蓝黑色颗粒，随粒细胞成熟阳性逐渐增强，中性成熟粒细胞为强阳性，衰老的中性粒细胞酶活性降低，甚至呈阴性；嗜酸性粒细胞阳性最强，颗粒更粗大；嗜碱性粒细胞阴性
单核细胞系统	各阶段单核细胞常呈阴性或弱阳性
其他细胞	组织细胞及巨噬细胞可呈不同程度的阳性，淋巴细胞、浆细胞、红细胞、巨核细胞系统等均为阴性

（4）临床意义：是最重要的、最首选的辅助判断急性白血病细胞类型的细胞化学染色。①**急性粒细胞白血病**时，白血病细胞可呈**阳性反应**；**急性单核细胞白血病**时呈**弱阳性或阴性反应**；**急性淋巴细胞白血病**，原始和幼淋巴细胞均呈**阴性反应**。②小型原始粒细胞和原始淋巴细胞区分时，小型**原始粒细胞 POX 阳性**，原始淋巴细胞 POX 阴性。③急性早幼粒细胞白血病与急性单核细胞白血病鉴别时，**急性早幼粒细胞白血病**的白血病细胞 POX 呈**强阳性**反应。④异常组织细胞的 POX 呈阴性反应，白血病性幼单核细胞和单核细胞呈弱阳性反应。

二、酯酶染色

根据酯酶特异性的不同，酯酶染色分为特异性酯酶染色（氯乙酸 AS-D 萘酚酯酶染色）和非特异性酯酶染色。非特异性酯酶根据 pH 不同分为中性非特异性酯酶（α- 醋酸萘酚酯酶染色、醋酸 AS-D 萘酚酯酶染色）、碱性非特异性酯酶（碱性 α- 丁酸萘酚酯酶染色）和酸性非特异性酯酶。

1. 氯乙酸 AS-D 萘酚酯酶染色（特异性酯酶）

（1）原理：血细胞内的氯乙酸 AS-D 萘酚酯酶可将基质液中的氯乙酸 AS-D 萘酚水解，产生的萘酚 AS-D 与基质液中的监牢蓝 GBC 偶联，形成不溶性红色沉淀，定位于胞质内。

（2）结果判断：见表 2-18。

表 2-18 氯乙酸 AS-D 萘酚酯酶染色结果判断

实验结果	细胞
（－）	胞质无色
（＋）	胞质淡红色
（＋＋）	胞质中布满鲜红色沉淀
（＋＋＋）	胞质中充满深红色沉淀

（3）正常血细胞的染色反应：氯乙酸 AS-D 萘酚酯酶几乎只出现在粒细胞中，特异性高，又称"粒细胞酯酶"，可将此酶视为中性粒细胞的标志酶，见表 2-19。

表 2-19 正常血细胞氯乙酸 AS-D 萘酚酯酶染色反应

细胞系统	染色情况
粒细胞系统	分化好的原始粒细胞呈弱阳性，早幼粒细胞和中幼粒细胞呈强阳性，中性分叶核粒细胞酶活性反而减弱；嗜酸性粒细胞阴性；嗜碱性粒细胞一般为阴性，偶可呈弱阳性
单核细胞系统	各阶段单核细胞呈阴性，个别呈弱阳性
其他细胞	肥大细胞呈阳性；巨核细胞、血小板、淋巴细胞和红细胞系均呈阴性

（4）临床意义：是辅助鉴别急性白血病细胞类型的常规细胞化学染色。①急性粒细胞白血病时，白血病性原始粒细胞可出现阳性反应；②急性单核细胞白血病及急性淋巴细胞白血病时，白血病细胞均呈阴性反应；③急性粒 - 单核细胞白血病时，原粒和早幼粒细胞呈阳性反应，原始单核和幼单核细胞呈阴性反应。

2. α- 醋酸萘酚酯酶染色（中性非特异性酯酶）

（1）原理：血细胞内的 α- 醋酸萘酚酯酶（α-NAE）在 pH 近中性的条件下，可将基质液中的 α- 醋酸萘酚水解，产生的 α- 萘酚与重氮染料偶联，形成不溶性灰黑色或棕黑色沉淀，定位于胞质内。

（2）结果判断：胞质中出现棕黑色颗粒沉淀为阳性结果。

（3）正常血细胞的染色反应：单核系细胞多阳性，能被氟化钠抑制；其他细胞呈阴性或弱阳性，故 α-NAE 又称为"单核细胞酯酶"，见表 2-20。

表 2-20　正常血细胞 α-NAE 染色反应

细胞系统	染色情况
单核细胞系统	正常单核细胞为强阳性，原始单核细胞为阴性或阳性，幼单核细胞及组织细胞为阳性，此反应可被氟化钠抑制
粒细胞系统	各期粒细胞为阴性或弱阳性，此反应不被氟化钠抑制
巨核细胞系统	巨核细胞和血小板为弱阳性，此反应不被氟化钠抑制
红细胞系统	有核红细胞一般呈阴性，少数有核红细胞呈弱阳性，此反应不被氟化钠抑制
淋巴细胞系统	淋巴细胞多数呈阴性，少数呈弱阳性，此反应不被氟化钠抑制
浆细胞系统	浆细胞呈阴性

（4）临床意义：是辅助鉴别急性白血病细胞类型的常用细胞化学染色。①**急性单核细胞白血病**时，白血病原始单核细胞呈强阳性反应，**阳性反应可被氟化钠抑制**；②急性粒细胞白血病时，原粒细胞呈阴性或个别阳性反应，阳性反应不被氟化钠抑制国；③急性早幼粒细胞白血病时，早幼粒细胞呈强阳性反应，阳性反应不被氟化钠抑制；④急性粒 - 单核细胞白血病时，部分原始白血病细胞呈阳性反应，此阳性反应可被氟化钠抑制；⑤急性淋巴细胞白血病时，白血病原始淋巴细胞为阴性反应，有时也可出现阳性反应，阳性反应不被氟化钠抑制。

3. 碱性 α- 丁酸萘酚酯酶染色（碱性非特异性酯酶）

（1）原理：碱性条件下，血细胞内的 α- 丁酸萘酚酯酶（α-NBE）在碱性条件下，能水解基质液中的 α- 丁酸萘酚，释放出的 α- 萘酚与基质液中的重氮盐偶联呈不溶性的有色沉淀，定位于细胞质内酶所在的部位。

（2）结果判断：胞质中出现有色颗粒为阳性结果。

（3）正常血细胞的染色：见表 2-21。

表 2-21　正常血细胞碱性 α- 丁酸萘酚酯酶染色反应

细胞系统	染色情况
粒细胞系统	各阶段粒细胞均呈阴性反应
单核细胞系统	原单细胞呈阴性或阳性反应，幼稚和成熟单核细胞呈阳性反应，阳性反应能被氟化钠抑制
淋巴细胞	T 淋巴细胞呈阳性反应，B 淋巴细胞呈阴性反应
其他细胞	巨核细胞、幼红细胞、浆细胞呈阴性或弱阳性反应，组织细胞也可呈阳性反应，但不被氟化钠抑制

（4）临床意义：α-NBE 染色与 α-NAE 染色的临床意义相同。①急性单核细胞白血病时，单核系细胞呈阳性反应，此反应能被氟化钠抑制；②急性粒细胞白血病、急性早幼粒细胞白血病、急性淋巴细胞白血病时，白血病细胞呈阴性反应；③急性粒单核细胞白血病时，部分白血病细胞呈阳性反应，部分呈阴性反应。

三、过碘酸－雪夫反应 (PAS)

1. **原理** 过碘酸能将血细胞内的糖类物质氧化，生成的醛基与雪夫试剂中的无色品红结合，形成紫红色化合物。

2. **结果判断** 见表2-22。

表2-22 过碘酸－雪夫反应结果判断

实验结果	细胞
（－）	胞质无色，无颗粒
（＋）	胞质淡红色或有少量红色颗粒
（＋＋）	胞质红色或有10个以上红色颗粒
（＋＋＋）	胞质暗红色或有粗大红色颗粒
（＋＋＋＋）	胞质紫红色或有粗大红色块状

3. **正常血细胞的染色反应** 见表2-23。

表2-23 过碘酸－雪夫反应正常血细胞染色反应

细胞系统	染色情况
粒细胞系统	原始粒细胞为阴性或阳性；自早幼粒细胞及以下阶段均呈阳性，并随细胞的成熟阳性反应程度逐渐增强，成熟中性粒细胞最强；嗜酸性粒细胞的颗粒本身不着色，颗粒之间的胞质呈阳性；嗜碱性粒细胞的颗粒呈阳性，而颗粒直径的胞质不着色
红细胞系统	有核红细胞和红细胞均呈阴性
单核细胞系统	原始单核细胞为阴性或阳性；幼单核细胞及单核细胞多为细颗粒状阳性，有时胞质边缘处颗粒较粗大
淋巴细胞系统	各阶段淋巴细胞大多数呈阴性，少数呈颗粒或块状阳性，阳性率通常＜20%
巨核细胞系统	巨核细胞为阳性反应，呈颗粒状或块状；血小板为阳性，呈颗粒状或小块状
其他细胞	浆细胞一般为阴性，少数可呈细颗粒状阳性反应；巨噬细胞可呈细颗粒状阳性

4. **临床意义**

（1）红细胞系统：①**红血病**或**红白血病**以及**骨髓增生异常综合征**时，幼红细胞可呈**阳性反应**；②某些红系良性疾病，如**巨幼细胞性贫血**、缺铁性贫血、珠蛋白生成障碍性贫血、溶血性贫血、再生障碍性贫血等疾病时，幼红细胞常呈**阴性反应**。

（2）白细胞系统：①急性粒细胞白血病时，白血病性原始粒细胞的阳性反应物质呈均匀分布的红色细颗粒状；②急性单核细胞白血病时，白血病性原始单核细胞的阳性反应物质呈红色细颗粒状，弥散分布；③急性淋巴细胞白血病时，白血病性原始淋巴细胞的阳性反应物质呈红色块状或粗颗粒状，但底色不红。

（3）其他细胞：①帮助鉴别戈谢细胞和尼曼－皮克细胞，前者呈强阳性反应，后者呈阴性或弱阳性反应；②帮助鉴别不典型巨核细胞和霍奇金细胞或 Reed-Sternberg 细胞，前者呈强阳性反应，后者呈阴性或弱阳性反应；③帮助鉴别白血病细胞和腺癌骨髓转移的腺癌细胞，后者呈强阳性反应。

四、碱性磷酸酶染色

1. 原理（偶氮偶联法） 血细胞内的碱性磷酸酶（NAP）在 pH 9.6 左右的碱性环境中，可以将基质液中的 α- 磷酸萘酚钠水解，产生的 α- 萘酚与重氮盐偶联形成不溶性灰黑色沉淀，定位于酶所在的活性部位。

2. 结果判断 见表 2-24。

表 2-24 碱性磷酸酶染色结果判断

实验结果	分级	细胞
0 分	（－）	胞质中无灰褐色沉淀
1 分	（＋）	胞质中出现灰褐色沉淀
2 分	（＋＋）	胞质中出现深褐色沉淀
3 分	（＋＋＋）	胞质中基本充满棕黑色颗粒状沉淀，但密度较低
4 分	（＋＋＋＋）	胞质中充满深黑色团块沉淀，密度高

3. 正常血细胞的染色反应 除中性成熟粒细胞呈阳性反应外，其他血细胞基本呈阴性反应。

4. 临床意义 NAP 是成熟中性粒细胞的标志酶，其活性可反映成熟粒细胞的成熟程度和功能。

（1）生理性变化：NAP 活性可受性别、年龄、应激状态、月经周期、妊娠及分娩等因素影响。

（2）病理性变化：NAP 积分增加见于细菌性感染（包括类白血病反应）、再生障碍性贫血、急慢性淋巴细胞白血病、淋巴瘤、某些骨髓增殖性疾病（骨髓纤维化、真性红细胞增多症、原发性血小板增多症、慢性中性粒细胞白血病）、骨髓转移癌、肾上腺皮质激素及雌雄激素治疗后等。NAP 积分降低见于慢性粒细胞白血病慢性期、骨髓增生异常综合征、阵发性睡眠性血红蛋白尿、恶性组织细胞病等。

（3）疾病的鉴别：①慢性粒细胞白血病与类白血病反应，前者 NAP 积分明显降低，后者 NAP 积分明显增加；②再生障碍性贫血与阵发性睡眠性血红蛋白尿，前者 NAP 积分常增加，后者 NAP 积分常下降；③细菌性感染与病毒性感染，前者 NAP 积分明显增加，后者一般无明显变化；④慢性粒细胞白血病（慢性期）与慢性中性粒细胞白血病，前者 NAP 积分明显降低，后者 NAP 积分明显增加；⑤急性白血病鉴别，急性粒细胞白血病和急性单核细胞白血病，NAP 积分值一般减低，急性淋巴细胞白血病常增加；⑥真性红细胞增多症与继发性红细胞增多症，前者 NAP 积分明显增加，后者一般无明显变化；⑦原发性血小板增多症与继发性血小板增多症，前者 NAP 积分常增加，后者一般无明显变化；⑧恶性淋巴瘤与恶性组织细胞病，前者 NAP 积分常增加，后者常下降；⑨恶性组织细胞病与反应性组织细胞增多症，前者 NAP 积分常下降，后者一般无明显变化。

五、酸性磷酸酶染色

1. 原理 血细胞内的酸性磷酸酶在酸性条件下，将基质中的磷酸萘酚 AS-BI 水解，释放出的萘酚 AS-BI 与六偶氮付品红偶联，形成不溶性红色沉淀，定位于胞质内。

2. 结果判断 ①（－），胞质无色；②（＋），胞质中出现淡红色颗粒；③（＋＋），胞质中布满鲜红色颗粒；④（＋＋＋），胞质中充满深红色颗粒。

3. 正常血细胞的染色反应 粒细胞、单核细胞、淋巴细胞、巨核细胞、血小板、浆细胞、巨噬细胞均呈阳性反应。

4. 临床意义 ①帮助鉴别**戈谢细胞**和**尼曼－匹克细胞**，前者酸性磷酸酶染色为阳性反应，后者为阴性反应；②T 淋巴细胞呈阳性反应，而 B 淋巴细胞为阴性反应。③多毛细胞白血病时多毛细胞、淋巴肉瘤细胞和慢性淋巴细胞白血病的淋巴细胞的酸性磷酸酶染色都为阳性，前者耐 **L－酒石酸**的抑制作用，后两者可被 L－酒石酸抑制。

六、铁染色

1. 原理 骨髓中的铁在酸性环境下与亚铁氰化钾发生普鲁蓝反应，形成亚铁氰化铁蓝色沉淀，定位于含铁的部位。

2. 结果判断 ①细胞外铁：细胞外铁存在于骨髓小粒中，反映体内铁的贮存情况。铁染色阳性结果可呈弥散蓝色、颗粒状或小珠状，根据细胞外铁分布的方式及量分为（－）（＋）（＋＋）（＋＋＋）（＋＋＋＋）。②细胞内铁：通过观察 100 个中、晚幼红细胞而计算出铁粒幼红细胞的百分比。铁粒幼红细胞是指胞质中出现蓝色铁颗粒的幼红细胞，根据蓝色铁颗粒的数量和粗细情况，分为Ⅰ型、Ⅱ型、Ⅲ型、Ⅳ型铁粒幼红细胞，见表 2-25。环形铁粒幼红细胞是指幼红细胞胞质内蓝色铁颗粒在 6 颗以上，围绕核周 1/2 以上者。铁粒红细胞是指出现铁颗粒的成熟红细胞。

表 2–25 铁染色细胞内铁结果判断方法

实验结果	细胞
Ⅰ型细胞	幼红细胞内含 1～2 个小铁颗粒
Ⅱ型细胞	幼红细胞内含 3～5 个小铁颗粒
Ⅲ型细胞	幼红细胞内含 6～10 个小铁颗粒，或 1～4 个大铁颗粒
Ⅳ型细胞	幼红细胞内含 10 个以上小铁颗粒，或 5 个以上大铁颗粒

3. 正常血细胞染色反应 ①细胞外铁为（＋）～（＋＋），约 2/3 人为（＋＋）；②铁粒幼红细胞阳性率 19%～44%，以Ⅰ型多见，无环形铁粒幼红细胞及铁粒红细胞。

4. 临床意义 ①**缺铁性贫血**：细胞外铁阴性，细胞内铁阳性率明显下降或为零。②**铁粒幼细胞贫血**：细胞外铁和内铁均明显增多，出现较多环形铁粒幼细胞。③**骨髓增生异常综合征**：环形铁粒幼细胞＞15%，细胞外铁常增多。④非缺铁性贫血及多次输血后，细胞外铁和内铁正常或增加；感染、肝硬化、慢性肾炎及尿毒症、血色病等，细胞外铁明显增加。

七、血细胞化学染色的临床应用

1. 急性白血病类型的鉴别 见表 2-26。

表 2-26　3 种急性白血病原始细胞化学染色的比较

化学染色	急性粒细胞白血病	急性淋巴细胞白血病	急性单核细胞白血病
POX 染色	阳性	阴性	弱阳性或阴性
氯乙酸 AS-D 萘酚酯酶染色	阳性	阴性	阴性
α-NAE 染色	阴性或个别阳性反应，不被氟化钠抑制	阴性，有时可呈阳性，不被氟化钠抑制	阳性，可被氟化钠抑制
PAS 染色	阳性，弥散状	阳性，粗颗粒状	阳性，细颗粒状

2. 贫血类型的鉴别　铁染色主要用于鉴别贫血的类型。在缺铁性贫血中细胞外铁和细胞内铁明显减少甚至为阴性，而在铁粒幼细胞贫血中，两者均明显增多。

第五单元　溶血性贫血的检验

【复习指南】溶血性贫血的实验诊断近几年常考，应作为重点复习。其中，溶血性贫血的定义与分类、溶血性贫血的实验诊断步骤、血浆游离血红蛋白测定、血清结合珠蛋白测定、血浆高铁血红素清蛋白测定、血红蛋白尿测定、尿含铁血黄素试验的临床意义是考试的重点，应熟练掌握。

1. 定义与分类

（1）定义：指由于某种原因（外在因素、自身缺陷）导致红细胞寿命缩短、破坏加速，超过骨髓造血代偿能力而引发的一类贫血。正常情况下，骨髓有较强的代偿能力（如有强烈刺激，造血功能可以增加到平时的 6～8 倍），以至于红细胞寿命缩短到 15～20 天时（正常寿命为 120 天），虽有溶血发生但仍可以不出现贫血，称为代偿性溶血性疾病。

（2）分类

①按病因：分为遗传性溶血性贫血和获得性溶血性贫血。

②按发病机制：分为红细胞自身内在缺陷引起的和红细胞外在异常因素引起的溶血性贫血。前者是由红细胞自身原因（红细胞膜、酶缺陷及血红蛋白合成障碍）造成的贫血，此类贫血除阵发性睡眠性血红蛋白尿（属获得性，以红细胞内在缺陷为特征）症外，均为遗传性缺陷。后者是由于红细胞外在因素（如免疫、药物、生物及物理等因素）作用于正常红细胞，使其破坏加速，寿命缩短，属获得性缺陷。

③按疾病发生的急缓程度：分为急性溶血性贫血和慢性溶血性贫血。

④按溶血发生的场所：分为血管内溶血性贫血和血管外溶血性贫血，前者红细胞被破坏的场所在血液循环，后者红细胞被单核 - 巨噬细胞系统吞噬后在肝、脾中被破坏。

各种分类方法各有优缺点，为了使鉴别诊断更加简易，常先根据病史及临床表现分为遗传性和获得性两大类，再按病因和发病机制分类。

2. 实验诊断步骤　①确定溶血性贫血的存在；②确定主要的溶血部位；③确定溶血病因以明确诊断。

3. 溶血性贫血检验的基本方法

（1）血浆游离血红蛋白测定：血浆游离血红蛋白的测定方法有色原比色定量法、直接分光光度法和免疫学检测法。常用的是色原比色定量法，其中邻 – 甲联苯胺法因无致癌作用较为常用。

①原理（色原比色定量法）：红细胞血红蛋白中亚铁血红素具有类过氧化物酶活性，能催化过氧化氢（H_2O_2）释放新生态氧，使色原物质邻联甲苯胺（无色）氧化成蓝色，根据颜色深浅，与同时测定的标准血红蛋白液对照，可求出血浆游离血红蛋白的含量。

②参考值：**0 ～ 40mg/L**。

③临床意义：血浆游离血红蛋白明显增高是判断血管内溶血**最直接**的证据，常见于蚕豆病、PNH、溶血性输血反应、阵发性寒冷性血红蛋白尿、冷凝集综合征等，溶血严重时血浆游离血红蛋白可达 60 ～ 650mg/L。体外循环、心脏手术、血液透析、心脏瓣膜置换术后等所致的溶血，血浆游离血红蛋白也可有不同程度增高；但血管外溶血、红细胞膜缺陷症血浆游离血红蛋白含量一般正常。

（2）血清结合珠蛋白（Hp）测定：血清结合珠蛋白（Hp）是由肝合成的一组 α_2 糖蛋白，具有结合游离血红蛋白的能力。血浆中 Hp 可与游离血红蛋白结合形成复合物，其含量的变化与溶血直接相关。Hp 检测方法有电泳法、免疫法等，**目前主要采用免疫比浊法（散射或透射比浊法）**。

①原理（免疫比浊法）：加入一定量的抗血清 Hp 抗体，使之与待测血清中的 Hp 形成抗 Hp–Hb 免疫复合物。通过比浊仪测量其散射光吸收度或透光度的变化，并与标准溶液比较，计算出待测样本中血清 Hp 的含量。

②参考值（免疫比浊法）：**0.16 ～ 2.0g/L**。

③临床意义：Hp 由肝合成，为急性时相反应蛋白。妊娠、感染、SLE、恶性肿瘤、创伤、类固醇治疗等 Hp 含量增高，但不能排除合并溶血的可能；各种**溶血（尤其是血管内溶血）**、严重肝病、先天性无结合珠蛋白血症、传染性单核细胞增多症等 Hp 含量减低。血清结合珠蛋白（Hp）测定还可作为阻塞性黄疸与肝细胞性黄疸的鉴别指标之一，肝细胞性黄疸血清 Hp 含量减少，而阻塞性黄疸 Hp 含量正常或增高。

（3）血浆高铁血红素白蛋白测定

①原理：血管内溶血发生时，血浆游离血红蛋白先与血浆 Hp 结合，当 Hp 耗尽后，剩余游离血红蛋白可被氧化为高铁血红蛋白，高铁血红蛋白进一步分解为珠蛋白和高铁血红素，高铁血红素先与血中 Hx（亲和力强于白蛋白）结合成复合物运送到肝降解。当 Hx 也消耗完后，高铁血红素才与白蛋白结合形成高铁血红素白蛋白，后者与硫化胺形成一个易识别的铵血色原，用光谱仪或分光光度计检测，于绿光区或 **558nm** 波长处有一最佳吸收区带。

②参考值：阴性（分光光度法）。

③临床意义：阳性提示存在**严重的血管内溶血**，但阴性**不能排除**血管内溶血。

（4）血红蛋白尿测定

①原理：当血管内大量红细胞被破坏，血浆中的游离血红蛋白＞ **1000mg/L** 时，血红蛋白可随尿液排出，尿液血红蛋白检测呈阳性。血红蛋白尿特点：外观呈**浓茶色**或透明的酱油色，显微镜检查镜下不见红细胞，尿隐血试验呈**阳性**反应。

②参考值：尿液隐血试验呈阴性。

③临床意义：阳性见于血型不合的输血、PNH、大面积烧伤、恶性疟疾、某些传染病及

溶血性中毒症等。

（5）尿含铁血黄素试验

①原理：又称 Rous 试验或普鲁士蓝反应。血管内溶血发生时，血浆中游离血红蛋白增多，可通过肾小球滤过从尿液中排出，形成血红蛋白尿。此过程中部分或全部血红蛋白被肾小管上皮细胞吸收分解，以含铁血黄素的形式沉积于肾小管上皮细胞内，随细胞脱落从尿中排出。含铁血黄素是不稳定的铁蛋白聚合体，其中的高铁离子在酸性环境下与亚铁氰化钾作用，产生蓝色的亚铁氰化铁沉淀（直径 1 ～ 3mm 的蓝色颗粒）。

②参考值：阴性。

③临床意义：a. 阳性提示慢性血管内溶血（如 PNH），并可持续数周；b. 因含铁血黄素的生成到随细胞脱落后随尿液排出需要一定时间，溶血初期本试验可呈阴性反应。

第六单元　常见血液病检验

【复习指南】本部分内容难度适中，但历年常考。其中，贫血的概念、分类、实验诊断方法及步骤为考试重点，应熟练掌握，贫血的临床表现为了解内容。关于血清铁、铁蛋白、总铁结合力、转铁蛋白饱和度、转铁蛋白应掌握；缺铁性贫血、巨幼细胞性贫血、再生障碍性贫血的实验室诊断应重点掌握。

一、贫血的定义与分类

1. 定义　贫血是指外周血液循环中单位容积内血红蛋白（Hb）浓度、红细胞计数（RBC）及血细胞比容（Hct）低于本地区相同年龄和性别人群的参考区间下限的一种症状。贫血不是一种独立的疾病，是许多疾病最常见的临床症状之一，其可原发于造血器官疾病，也可能是某些系统疾病的共有表现。

2. 分类　目前贫血的分类方法较多，临床上主要按细胞形态学特征、骨髓增生程度、病因和发病机制进行分类。这些分类方法各有其优缺点，按细胞形态学特征对贫血进行分类，虽然对贫血的诊断能提供线索，有实用价值，但过于简单，特异性不强，有时较难概括贫血的全貌。病因及发病机制分类虽有利于贫血的诊断和治疗，但对多种因素所致的贫血无法进行归类。基于这些因素，临床上常将形态学特征分类和病因与发病机制分类相结合应用，使贫血的分类更趋于完善。

（1）根据外周血红细胞形态学特征分类

① Wintrobe 分类法：该分类法主要依据外周血中红细胞的三个平均指数（MCV、MCH 和 MCHC）进行分类（表 2-27）。此种分类对小细胞低色素性贫血和大细胞性贫血的病因推测有较大的意义。

表 2-27　贫血的 MCV、MCH 和 MCHC 分类

贫血类型	MCV（fl）	MCH（pg）	MCHC（g/L）	临床常见疾病或病因举例
正细胞正色素性贫血	80 ～ 100	27 ～ 34	320 ～ 360	造血功能低下（如再生障碍性贫血）、急性失血、溶血等白血病
小细胞低色素性贫血	＜ 80	＜ 26	＜ 320	缺铁性贫血、慢性失血、珠蛋白生成障碍性贫血

贫血类型	MCV（fl）	MCH（pg）	MCHC（g/L）	临床常见疾病或病因举例
单纯小细胞性贫血	＜80	＜26	320～360	感染、中毒，如慢性炎症、尿毒症等
大细胞正色素性贫血	＞100	＞34	320～360	维生素 B_{12}、叶酸缺乏（如巨幼细胞性贫血）

②Bessman 分类法：该分类法由 Bessman 于 1983 年提出，主要依据 MCV/RDW 两个指标并结合红细胞大小均一性特征对贫血进行分类（表 2-28），比 Wintrobe 分类法更加细化，更利于贫血的诊断及鉴别诊断。

表 2-28 贫血的 MCV/RDW 分类

贫血类型	MCV	RDW	临床常见疾病举例
小细胞均一性贫血	↓	正常	轻型珠蛋白生成障碍性贫血、慢性病性贫血
小细胞不均一性贫血	↓	↑	**缺铁性贫血、HbH 病**
正常细胞均一性贫血	正常	正常	急性失血、某些慢性疾病性贫血、骨髓浸润、再生障碍性贫血、溶血
正常细胞不均一性贫血	正常	↑	早期缺铁性贫血、双相性贫血、部分铁粒幼细胞贫血、骨髓纤维化
大细胞均一性贫血	↑	正常	再生障碍性贫血、MDS、肝病性贫血
大细胞不均一性贫血	↑	↑	自身免疫性贫血、巨幼细胞贫血、MDS

（2）根据骨髓有核细胞增生程度分类：见表 2-29。

表 2-29 根据骨髓有核细胞增生程度分类

贫血类型	临床常见疾病举例
增生性贫血	溶血性贫血、失血性贫血、缺铁性贫血
增生不良性贫血	再生障碍性贫血、纯红细胞性再生障碍性贫血
骨髓红系成熟障碍（无效造血）	巨幼细胞贫血、MDS、慢性病性贫血

（3）根据 sTfR、SF 和 Ret 对贫血进行分类：根据血清可溶性转铁蛋白受体（sTfR）、血清转铁蛋白（SF）和网织红细胞（Ret）对贫血进行分类（表 2-30）。

表 2-30   根据 sTfR、SF 和 Ret 对贫血进行分类

贫血类型	SF	Ret	sTfR
缺铁性贫血	降低	正常	增高
增生障碍性贫血	增高	降低	降低
无效生成性贫血	增高	正常	增高
溶血性贫血	增高	增高	增高

二、贫血的实验诊断方法与步骤

贫血的诊断首先是先进行血液一般检查（如血常规检查）、骨髓细胞形态学检查（必要时还要进行骨髓病理组织学检查），根据检查结果，分析确定贫血的类型，结合临床资料，得出初步诊断意见和明确下一步的检查方向，然后选择适用的实验室检测项目，进行最后诊断。

1. **实验诊断方法**   实验室检查既是诊断贫血的主要依据，也是明确其分型的重要步骤。临床上诊断贫血常用的实验室检查有：血常规检查、红细胞形态学检查、网织红细胞计数、骨髓细胞形态学及病理组织学检查、病因检查等（表 2-31）。

2. **实验诊断步骤**   在贫血的诊断过程中通过以下过程进行贫血的筛查、确诊和鉴别诊断：①根据 Hb、RBC 及 Hct 的测定值确定有无贫血；②根据 Hb 浓度确定贫血的严重程度并结合血液学检查结果分析明确贫血的类型；③查明贫血的病因或原发病，结合临床其他资料，明确诊断。

表 2-31   常见贫血的实验室检测项目

贫血的可能原因	可能适用的实验室检测项目
骨髓增生不良性贫血	
骨髓再生障碍	血常规检查、骨髓象检查、骨髓活检
骨髓发育不良	骨髓象检查、骨髓活检、骨髓铁染色
急性白血病	骨髓象检查、流式细胞免疫分型、免疫组化染色
骨髓纤维化	骨髓活检及胶原（三色）和网硬蛋白（银染）染色
骨髓增生性贫血	
铁缺乏	血清铁、TIBC、铁蛋白、sTfR、骨髓铁染色
叶酸缺乏、维生素 B_{12} 缺乏	红细胞叶酸水平、血清叶酸水平、骨髓象检查血清维生素 B_{12} 水平、尿甲基丙二酸水平、Schilling 试验
溶血性贫血	
珠蛋白生成障碍性贫血	血红蛋白电泳、珠蛋白 DNA 分析、珠蛋白链合成比例
镰状细胞病	血红蛋白电泳
自身免疫性贫血	Coombs 试验、冷凝集素试验、红细胞表面抗原定量

贫血的可能原因	可能适用的实验室检测项目
同种异源免疫性溶血	Coombs 试验、带洗脱的抗体特异性分析
红细胞酶异常	G-6-PD 测定、特异性酶（如丙酮酸激酶）测定
血红蛋白病	热变性试验、异丙醇沉淀试验、血红蛋白电泳
阵发性睡眠性血红蛋白尿	酸化血清溶血、蔗糖溶血、CD55 和 CD59 分析
遗传性球形 / 椭圆形红细胞增多症	形态学分析、DNA 序列检测
机械性损伤	病史、体格检查、尿常规、DIC 筛查

三、缺铁性贫血

（一）铁代谢的检验及其应用

1.血清铁测定（SI）

（1）实验原理（分光光度计法）：血清铁以 Fe^{3+} 形式与转铁蛋白（Tf）结合形成复合物存在于血清中，当降低介质（血清）的 pH 并加入还原剂（如抗坏血酸、羟胺盐酸盐等）时，复合物中的 Fe^{3+} 被还原为 Fe^{2+}，Fe^{2+} 与 Tf 的亲和力低而从复合物中解离出来，解离出的 Fe^{2+} 与显色剂（如菲咯嗪和2，2′－联吡啶等）反应生成有色络合物，以铁标准液作对照，计算出血清铁的含量。

（2）参考值：成年男性为 $11.6 \sim 31.3\mu mol/L$，成年女性为 $9.0 \sim 30.4\mu mol/L$；均值为 $20\mu mol/L$，1 岁后小儿时期约 $12\mu mol/L$。

（3）临床意义

① SI 降低：常见于慢性失血、缺铁性贫血、营养缺乏（生理性铁需要量增加）、感染、恶性疾病和肾病综合征等。

② SI 增高：常见于肝疾病、造血不良（如 AA）、铁粒幼细胞贫血、AA、慢性溶血、巨幼细胞贫血和反复输血等。

2.血清铁蛋白测定（SF）

（1）固相放射免疫分析法原理：SF 和 ^{125}I 标记的铁蛋白（标记抗原）与一定量的抗铁蛋白抗体（兔抗人脾铁蛋白）混合温育后，抗铁蛋白抗体（兔抗人脾铁蛋白）与 SF 及标记抗原发生竞争性结合，加第二抗体（羊抗兔 IgG 抗体）除去过量未结合的核素标记抗原，用聚乙二醇（PEG）分离沉淀抗原抗体结合物（羊抗兔 IgG 抗体－标记抗原），并测定其放射性。血清中铁蛋白含量与放射脉冲数呈负相关，同时应用不同浓度的铁蛋白标准液作竞争抑制曲线，即可测定血清铁蛋白浓度。

参考值：成年男性 $15 \sim 200\mu g/L$，成年女性 $12 \sim 150\mu g/L$；小儿低于成人；青春期至中年，男性高于女性。

（2）化学发光免疫分析法原理：应用微粒免疫分析（MEIA）技术，即以抗铁蛋白抗体包被微粒子，与标本中的铁蛋白结合形成 M–Ab–Ag 复合物，并被转移到纤维环上。

参考值：成年男性 18 ～ 30 岁：$18.7 \sim 323.0\mu g/L$；31 ～ 60 岁：$16.4 \sim 293.9\mu g/L$；成年女性绝经前 $6.92 \sim 82.5\mu g/L$；绝经后：$14.0 \sim 233.1\mu g/L$。

临床意义如下。

①SF 降低：常见于缺铁性贫血早期、失血、营养缺乏和慢性贫血等。

②SF 增高：常见于原发性血色病、过量输血、急性感染、恶性肿瘤、肝疾病等。

3. 血清总铁结合力（TIBC）测定

（1）分光光度法原理：将已知过量的铁标准液加入血清中，血清中全部的 Tf 都与铁结合（饱和状态）后，加入轻质碳酸镁（吸附剂）除去多余的铁。按照 SI 测定方法，测得的血清铁含量，即为总铁结合力（TIBC），总铁结合力减去血清铁即为未饱和铁结合力（UIBC）。SI 与 TIBC 比值的百分比即为转铁蛋白饱和度（TS）。

参考值：TIBC：男性 **50～77μmol/L**，女性 **54～77μmol/L**；UIBC：**25.1～51.9μmol/L**。TS：**20%～50%**。

（2）临床意义

① TIBC 增高：常见于缺铁性贫血、红细胞增多症、肝细胞坏死及口服避孕药等。

② TIBC 降低：常见于肝病、血色病、尿毒症、遗传性转铁蛋白缺乏症、恶性肿瘤，慢性、溶血性贫血等，肾病综合征的病人 TIBC 常显著降低。

4. 血清转铁蛋白测定（sTf）

（1）原理：免疫散射比浊法的原理是利用抗人转铁蛋白血清与待检测的 Tf 结合形成抗原抗体复合物，其光吸收和散射浊度增加，与标准曲线比较，可计算出 Tf 的含量。免疫散射比浊法原理：是利用抗人转铁蛋白血清与待检测的 Tf 结合形成抗原抗体复合物，其光吸收和散射浊度增加，与标准曲线比较，可计算出 sTf 的含量。

（2）参考值：**28.6～51.9μmol/L**。

（3）临床意义

① sTf 增高：见于缺铁性贫血、妊娠、口服避孕药、反复出血等。

② sTf 降低：见于肝病综合征、肝硬化、急性白血病、肾病综合征、恶性肿瘤、溶血性贫血、某些炎症等。也可见于遗传性转铁蛋白缺乏症、营养不良等。

（二）缺铁性贫血的分期、病因、临床特征

缺铁性贫血（IDA）是机体铁的需要量增加和（或）铁吸收减少使体内储存铁耗尽而缺乏，又未得到足够的补充，导致合成血红蛋白的铁不足而引起的贫血。缺铁性贫血至今仍是人类最常见的慢性疾病之一，是临床上最常见的一种贫血。

1. 临床分期　①**贮存铁缺乏（ID）阶段**：铁缺乏时，首先是贮存铁的减少或缺乏，但尚未累及血红蛋白合成用铁，因此，血红蛋白不下降，红系细胞形态也未发生变化；②**缺铁性红细胞生成（IDE）阶段**：储存铁更进一步减少，铁蛋白减少，血清铁减少，转铁蛋白饱和度下降，但大多不出现血红蛋白降低；③**缺铁性贫血阶段**：当铁缺乏进一步加剧，血红蛋白合成减少，出现小细胞低色素性贫血的形态学特点。

2. 病因　①膳食中铁摄入不足（如偏食）；②铁需要量增加（如生长期的婴幼儿等）；③铁吸收障碍（如胃大部分切除术等）。

3. 临床特征　即除贫血的一般临床表现如乏力、心悸、头晕、面色苍白、心率加快等外，还有因含铁酶活性下降而引起的上皮组织的变化如口角炎、舌炎、皮肤干燥、毛发无光泽易断、指甲无光泽及"反甲"等，儿童缺血往往还可以出现"异食癖"。

（三）缺铁性贫血的实验诊断

1. 缺铁性贫血的血象与骨髓象特点

（1）血象：男性 Hb ＜ 120g/L；女性＜ 110g/L；孕妇＜ 100g/L；三个平均指数：MCV ＜ 80fl，MCH ＜ 27pg，MCHC ＜ 0.32，红细胞可有明显低色素表现，呈<u>小细胞低色素</u>性贫血。缺铁的程度不同，贫血的轻重及血象的表现也不一样，轻度贫血时红细胞形态往往无明显异常，中度以上贫血时红细胞体积减小，中央淡染区扩大，严重时红细胞中央淡染区甚至呈狭窄环形。网织红细胞大多为正常或轻度增高，但急性出血造成的 IDA 网织红细胞可明显增高。白细胞和血小板计数一般正常。钩虫病引起的缺铁性贫血可伴有嗜酸性粒细胞增多。

（2）骨髓象

①骨髓呈增生性贫血骨髓象特征：有核细胞增生活跃或明显活跃，<u>**红系增生明显**</u>，粒红比值降低。增生的红系以中、晚幼红细胞为主，其胞体较正常小，细胞边缘不整齐，呈锯齿状或裙边状突起，胞质量少，胞质发育落后于胞核，血红蛋白合成不足，着色偏蓝。胞核小而致密、深染，部分细胞局部呈浓缩块状，<u>细胞呈"**核老质幼**"</u>的核质发育不平衡现象。粒系比例相对减低，各阶段间比例及形态基本正常。

②淋巴细胞及单核细胞正常。

③巨核细胞系正常。

2. <u>骨髓铁染色</u>　是诊断缺铁性贫血的直接而可靠的方法。细胞外铁阴性，铁粒幼红细胞＜15%，铁粒幼红细胞内铁颗粒小着色淡。

3. 铁代谢检查

（1）血清铁蛋白（SF）＜ 14μg/L（女性＜ 10μg/L）。

（2）红细胞碱性铁蛋白（EF）＜ 6.5μg/ 细胞。

（3）血清铁明显减少、TIBC 增高、TS 减低。

（4）血清转铁蛋白明显增高。

（5）sTfR 可增加。

（6）红细胞游离原卟啉大于 0.9μmol/L。

4. 鉴别诊断　须与铁粒幼细胞性贫血、珠蛋白生成障碍性贫血、慢性系统性疾病性贫血相鉴别。

四、巨幼细胞性贫血的实验室诊断

1. 维生素 B_{12}、叶酸缺乏症　叶酸是一种水溶性维生素，与维生素 B_{12} 在所有细胞，尤其是增殖细胞的代谢中起着重要作用。它们是合成核蛋白、参与核酸代谢的必需物质。

（1）维生素 B_{12} 缺乏症：①血象，呈**大细胞正色素性**贫血，红细胞呈卵圆形。白细胞计数正常或偏低，<u>粒细胞出现**巨形杆状核**和核分叶过多（5 叶者＞ 5%，6 叶者＞ 1%）</u>。②骨髓象，三系细胞均可出现巨幼变，尤其是红细胞系列出现早、中和晚巨幼红细胞＞ 10%，粒细胞和巨核细胞系统也有巨幼样变。③血清维生素 B_{12} 检测，＜ 75pmol/L；红细胞叶酸检测，＜ 227nmol/L。

（2）叶酸缺乏症：①血象，<u>红细胞呈卵圆形</u>，呈**大细胞正色素性**贫血。白细胞计数正常或偏低，<u>粒细胞出现巨形杆状核和核分叶过多（5 叶者＞ 5%，6 叶者＞ 1%）</u>；②骨髓象，主要表现三系细胞巨幼样变，尤其是红细胞系列出现早、中、晚巨幼红细胞常＞ 10%，粒细胞和巨核细胞系统亦有巨幼样变。

血清叶酸检测＜ 6.91nmol/L；红细胞叶酸检测≤ 227nmol/L。

2. 维生素 B_{12} 和叶酸含量变化

（1）维生素 B_{12} 缺乏症：血清维生素 B_{12} 检测（放免法）＜ 75pmol/L；红细胞叶酸检测（放免法）＜ 227nmol/L。

（2）叶酸缺乏症：血清叶酸检测（放免法）＜ 6.91nmol/L；红细胞叶酸检测（放免法）≤ 227nmol/L。

3. 巨幼细胞性贫血的病因、临床特征

（1）病因：主要是由叶酸和（或）维生素 B_{12} 缺乏引起。

（2）临床特征：如口腔炎、舌炎、舌乳头萎缩、舌面光滑如镜面（也称牛肉舌）；恶心、腹胀、食欲缺乏、腹泻、便秘、手足对称性麻木、下肢步态不稳、行走困难等。

4. 巨幼细胞性贫血的实验室检查及鉴别诊断

（1）实验室检查：①血象：呈**大细胞正色素性**贫血（MCV↑、MCH↑、MCHC 正常），红细胞大小不等，以椭圆形大红细胞多见，着色较深。白细胞数正常或偏低，粒细胞出现**巨形杆状核**和核分叶过多。部分病例可出现三系减少。②骨髓象：骨髓增生活跃或明显活跃，粒红比倒置。红系、粒系及巨核系均可出现巨幼变，巨幼红细胞＞ 10%，各阶段巨幼红细胞比正常同阶段细胞胞体大，胞质量多，胞核大，染色质较疏松"烟丝状"，细胞胞核发育落后于胞质，呈"核幼稚老"改变。粒细胞和巨核细胞系统亦有巨幼样变。③血清维生素 B_{12} 检测＜ 75pmol/L；红细胞叶酸检测＜ 227nmol/L。

（2）鉴别诊断：MDS、全血细胞减少性疾病、急性红白血病（红血病期）、某些急性失血、肝病、甲状腺功能低下等。

五、再生障碍性贫血的实验诊断

1. 再生障碍性贫血的病因和临床症状

（1）病因：至今尚未完全明确。第 46 届美国血液学年会明确提出再生障碍性贫血是一种自身免疫性疾病，**造血组织的免疫损伤**是再生障碍性贫血的主要发病机制。再生障碍性贫血（AA）的主要病理机制包括：①免疫机制异常。②造血干细胞缺陷。③造血微环境缺乏。继发性再生障碍性贫血的主要病因有：①药物和化学因素：抗肿瘤的细胞毒性药物、氯霉素、苯及其衍生物、杀虫剂等。②生物因素：**肝炎病毒感染最常见**。③物理因素：高能 γ、X 射线和放射性核素。

（2）临床特征：表现为进行性贫血、出血和感染（伴发热），罕有淋巴结和肝脾大。根据患者的临床表现、血象和骨髓象特征，再生障碍性贫血可以分为重型再生障碍性贫血（SAA）和非重型再生障碍性贫血（NSAA）。SAA 起病急，进展快，病情重，贫血多呈进行性加重，均有不同程度的皮肤、黏膜及内脏出血，多数患者有发热，以及呼吸道感染最常见，严重者可发生败血症，治疗效果差，预后不佳；NASS 起病、进展较缓慢，病情较 SAA 轻。贫血多为慢性过程，出血和感染较轻，如治疗得当，多数可缓解甚至治愈，预后较好；但也有少数病例预后不良，可进展为 SAA。

2. 再生障碍性贫血的实验室检查

（1）血象

①以全血细胞减少、网织红细胞绝对值降低为主要特征。

②贫血多为正细胞正色素性。

③各类白细胞都减少，以**中性粒细胞减少**尤为明显，淋巴细胞比例相对**增多**。

④血小板数量减少、体积小、胞浆颗粒减少。

⑤重型再生障碍性贫血时，网织红细胞常 < 0.5%，绝对值 < $15×10^9$/L，中性粒细胞绝对值常 < $0.5×10^9$/L，血小板 < $20×10^9$/L。

（2）骨髓象

① SAA

a.**红髓脂肪变**是再生障碍性贫血的特征性病理改变，骨髓涂片可见**脂肪滴**明显增多。

b.多部位（包括胸骨骨髓）穿刺结果均提示有核细胞增生减低。

c.造血细胞（粒系、红系、巨核系细胞）明显减少，早期阶段粒细胞减少或不见，红系无明显的病态造血；巨核细胞减少或缺如。

d.浆细胞、淋巴细胞及肥大细胞等非造血细胞相对增多，比例常大于 50%，有时淋巴细胞比例可高达 80%。

e.镜下骨髓小粒中呈空网状结构或为一团纵横交错的**纤维网**，多为非造血细胞，造血细胞极少见。

② NSAA

a.多数患者骨髓增生减低，三系或两系细胞减少，巨核细胞减少明显。

b.非造血细胞比例增加，常大于 50%。

c.如穿刺到增生灶，骨髓可表现增生良好，红系代偿性增生，以核高度固缩的"炭核"样晚幼红细胞多见，粒系减少，主要为晚期及成熟粒细胞。

d.骨髓小粒中非造血细胞增加，脂肪细胞较多见。

3.实验室诊断标准

（1）AA 的实验室诊断指标

①全血细胞减少，网织红细胞百分数 < 0.01，淋巴细胞比例增高。

②骨髓多部位增生减低（<正常 50%）或重度减低（<正常 25%），造血细胞减少，非造血细胞比例增高等。

（2）AA 分型诊断的实验室指标（Camitta 标准）

① SAA

a.骨髓细胞增生程度小于正常的 25%；如小于正常的 50% 则造血细胞 < 30%。

b.血象须具备中性粒细胞 < $0.5×10^9$/L、校正的网织红细胞数 < 1% 和血小板 < $20×10^9$/L 三项中的两项，若中性粒细胞 < $0.2×10^9$/L 为极重型再生障碍性贫血。

② NSAA

a.骨髓增生减低但未达 SAA 标准。

b.全血细胞减少但不符合 SAA 的血象指标。

（3）鉴别诊断：MDS、PNH、急性白血病、恶性组织细胞病、骨髓纤维化、骨髓转移癌、脾功能亢进等。

第七单元　白血病概述

【复习指南】白血病概述部分为必考内容，近几年来考试出现的频率极高。其中白血病的概念、临床特征、细胞形态学分型及免疫学分型为考试重点，应熟练掌握。细胞遗传学分型、急性白血病缓解标准及中枢神经系统白血病诊断标准应熟悉。

一、白血病的特点

1. 概念及分类

（1）概念：白血病是造血干细胞克隆性增殖的造血系统恶性肿瘤，具有高度异质性。表现特征为白血病细胞恶性增殖并伴分化成熟障碍及凋亡受阻。

（2）分类：根据白血病细胞的分化成熟程度及临床病程可分为急性白血病和慢性白血病。

①急性白血病：骨髓中某系列细胞分化停滞在较早阶段，该系原始细胞（或原始加幼稚细胞）高于20%，通常自然病程短于6个月。根据主要受累的细胞系列不同，可将急性白血病分为急性淋巴细胞白血病和急性非淋巴细胞白血病（也称急性髓细胞白血病）。

②慢性白血病：骨髓中某一系列的白细胞增多，但白血病细胞分化停滞在较晚阶段，以接近成熟的白细胞增生为主，原始细胞不超过10%。分为慢性粒细胞白血病、慢性淋巴细胞白血病、多毛细胞白血病、幼淋巴细胞白血病等，其中慢性粒细胞白血病在亚洲多见，而慢性淋巴细胞白血病则以欧美国家居多。

2. 急性白血病临床特征 白血病细胞在骨髓组织中恶性增殖、分化、凋亡受阻，大量积聚，导致骨髓腔内压力增大，窦隙屏障被破坏，各阶段未成熟细胞进入外周血中，引起骨髓和外周血的异常改变，另外白血病细胞离开血液进入组织继续保持分裂能力，导致脏器内白血病细胞浸润，导致脏器组织（肝脾、淋巴结等）肿大，患者主要临床表现为贫血、出血、感染、发热和组织器官浸润。

二、急性白血病的临床分型

1. 细胞形态学分型 急性白血病按照细胞形态学可分为**急性淋巴细胞白血病（ALL）和急性非淋巴细胞白血病或急性髓细胞白血病（AML）两大类**。

（1）急性非淋（髓）巴细胞白血病（AML）：共分8个亚型。① M_0（急性髓细胞白血病微分化型），骨髓中原始细胞 ≥ 30%，此类细胞核仁明显，细胞质透明，嗜碱性，无嗜天青颗粒及 **AUER** 小体。免疫学至少表达一种髓系抗原，但无T、B淋巴细胞标记，电镜MPO阳性。② M_1（急性粒细胞白血病未成熟型），**骨髓中原始粒细胞 ≥ 90%（NEC）、早幼粒细胞很少，中幼粒细胞以下阶段不见或罕见**，至少3%细胞为过氧化酶染色（＋）。③ M_2（急性粒细胞白血病部分成熟型），**骨髓中原始粒细胞 30% ～ 89%（NEC）**，单核细胞 < 20%，其他阶段粒细胞 > 10%。④ M_3（急性早幼粒细胞白血病），骨髓中**异常早幼粒细胞 ≥ 30%（NEC）**。⑤ M_4（急性粒-单核细胞白血病），骨髓及血液中粒系、单核系同时恶性增殖，原始细胞 ≥ 30%（NEC），单核细胞系为原始细胞的20% ～ 80%，其余为粒细胞；外周血单核细胞 ≥ $5×10^9$/L。⑥ M_5（急性单核细胞白血病），骨髓中原始单核＋幼单核 ≥ 30%（NEC），分 M_{5a} 和 M_{5b} 两个亚型。M_{5a}：原始单核细胞（Ⅰ型＋Ⅱ型）≥ 80%；M_{5b}：原始单核细胞（Ⅰ型＋Ⅱ型）< 80%。⑦ M_6（急性红白血病），骨髓中红系恶性增生，幼红细胞 ≥ 50%且伴形态学异常，红系PAS阳性。当骨髓或外周血原始细胞（NEC）≥ 30%，红系30% ～ 50%，异常幼红细胞 > 10%时也可以诊断为 M_6。⑧ M_7（急性巨核细胞白血病），外周血可见原始巨核（小巨核）细胞；骨髓中原始巨核细胞 ≥ 30%，有时干抽，骨髓活检有原始和巨核细胞增多，网状纤维增加；电镜下血小板过氧化物酶（PPO）阳性。

（2）急性淋巴细胞白血病（ALL）：骨髓中原始＋幼稚淋巴细胞≥25%，根据细胞形态特点共分 L_1、L_2、L_3 三个亚型。①L_1：白血病细胞（原始和幼淋巴细胞）以小细胞（直径≤12μm）为主，胞体大小比较一致，细胞胞质较少，核型比较规则，核仁不清楚；②L_2：白血病细胞（原始和幼淋巴细胞）胞体大小不一，以大细胞（直径＞12μm）为主，细胞胞质较多，核型不规则，常见凹陷或折叠，核仁明显；③L_3：白血病细胞（原始和幼淋巴细胞）胞体大小较一致，以大细胞为主，细胞胞质较多、呈嗜碱性、染色深、内有大量空泡，核型较规则，核仁清楚。

2. 免疫学分型　不同白血病细胞其免疫学标志（细胞抗原）不一样，利用白血病细胞的免疫标志可明确区分 ALL 和 AML，并可进一步确定亚型。

（1）T细胞：绵羊红细胞受体以及细胞表面分化抗原 CD7、CD2、CD3、CD4、CD8、CD5 为 T 细胞标记，**CD7 是出现较早，且在整个 T 细胞分化发育过程中一直表达的抗原**。目前认为 **CD7、CyCD3** 同属于检测 T- 急性淋巴细胞白血病（T-ALL）的最敏感指标，但 CD7 与髓系（急性髓细胞性白血病）有 5%～10% 的交叉反应，故只有 CD7 不能诊断为 T-ALL。CD5 与部分 B 淋巴细胞有交叉反应，CD25 为激活的 T、B 细胞的标记。

（2）B细胞：**细胞膜表面免疫球蛋白（SmIg）及小鼠红细胞受体（Em）是成熟 B 细胞特征性标记，而 Em 为早期成熟 B 细胞标志**。B 细胞表面的非特异性标记有 HLA-DR、补体 C3d 受体和 F_c 受体及 CD19、CD22、CD10 等。

（3）粒 – 单核细胞：粒 – 单核细胞有些共有的标记，如 CD11b、CD31～CD36、CD64、CD68 等，CD14 为单核细胞特异的。

（4）巨核细胞：巨核细胞系分化发育过程中，其特异性标记主要有 CD41a（GPⅡb/Ⅲa）、CD42b（Ⅱ$_b$）和 CD61（Ⅲ$_a$）以及血小板过氧化物酶（PPO）等。

（5）红细胞：红细胞表面有多种抗原存在，构成独立的血型系统。

（6）干细胞和祖细胞：**CD34** 为造血干细胞标记，无系的特异；CD38 为定向造血干细胞的标记。临床上对于细胞免疫标记的检测可用于急慢性白血病和淋巴瘤的分型和诊断、微量残留病的诊断、免疫调节功能的判断及病态巨核细胞的研究。

3. 细胞遗传学分型

（1）ANLL 细胞遗传学分型：见表 2–32。

表 2–32　AML 的细胞遗传学分型与形态学分型的关系

AML	细胞遗传学
M_1	t（9；22）形成 bcr/abc 融合基因
M_{2a}	t（6；9）
M_{2b}	t（8；21）（q22；q22）
M_3	t（15；17）形成 PML-RARa 融合基因
M_4	t（9；11）（q21；q23）形成 MLL-AF9 融合基因
M_5	t（8；16）（p11；p13）

（2）ALL 细胞遗传学分型：90% 以上 ALL 由克隆性核型异常，其中 66% 为特异性染色体重排。①染色体数目异常；增多或减少，如低二倍体和超二倍体。②染色体结构异常：非特异性结构重排，如 6q¯、t/del（9p）、t/del（12p）；特异性结构重排，如 t（9；22）、t（4；11）等。T-ALL 的特异性染色性异常不及 B-ALL 多见。

第八单元　急性淋巴细胞白血病及其实验诊断

【复习指南】急性淋巴细胞白血病及其实验诊断为历年必考内容，近几年来考试出现的频率极高。其中，急性淋巴细胞白血病形态学检查中的血象和骨髓象、FAB 形态学分类和细胞化学染色应熟练掌握。免疫学检查应掌握。

急性淋巴细胞白血病（ALL）简称急淋，是由于**未分化或分化很差的淋巴细胞**在造血组织（特别是骨髓、脾和淋巴结）无限增殖所致的**恶性**血液病。

一、形态学检查

1. 血象　①红细胞及血红蛋白不同程度低于**正常**，贫血一般为正细胞正色素性，外周血片中可见少量幼红细胞。②白细胞计数多增高，但部分成人白细胞可正常或减少。③外周血中可见到**原淋巴细胞和幼稚淋巴细胞增多，可占 10% ～ 90%**，以及涂抹细胞或篮细胞。④血小板减少并可伴功能障碍，晚期血小板明显减少。

2. 骨髓象　骨髓增生**极度或明显活跃**，少数病例呈增生活跃，淋巴细胞系增生，以**原始和幼稚淋巴细胞为主**（≥ 25%），伴有形态异常，粒系、红系增生受抑制。巨核细胞显著减少或不见，血小板减少。该病的特征之一：退化细胞明显增多，涂抹细胞或篮细胞多见。按FAB 形态学分类：急淋可分为 **L₁、L₂、L₃ 3 种亚型**（表 2-33）。

表 2-33　急性淋巴细胞白血病的 FAB 分型

细胞学特征	L₁ 型	L₂ 型	L₃ 型
细胞大小	大小较一致，以小细胞为主	大小不一致，以大细胞为主，	大小较一致，以大细胞为主
核染色质	较粗，结构较一致	较疏松，结构较不一致	呈均匀的细点状
核型	核型规则，偶有凹陷或折叠	核型不规则，凹陷或折叠常见	较规则
核仁	小而不清楚，少或不见	清楚，常有 1 个或多个核仁	明显，一个或多个呈小泡状
胞质量	少	常较多	较多
胞质嗜碱性	轻或中度	不定	深蓝
胞质空泡	不定	不定	多而明显，呈蜂窝状

二、其他检查

1. 细胞化学染色　①POX 与 SBB 染色：各阶段淋巴细胞均阴性，阳性率＜3%，此阳性细胞可能是残余的正常原粒细胞。②**PAS 染色：20% ～ 80% 原淋巴细胞呈颗粒状、块状阳性反应。**③酸性磷酸酶染色（ACP）：**T 淋巴细胞呈阳性，B 淋巴细胞呈阴性。**④其他：

如非特异性酯酶多呈阴性反应。

2. 免疫学检测　用一线 CD 单抗和二线 CD 单抗，根据膜表面标记，可将 ALL 分为 T 系 ALL 和 B 系 ALL 及其各自的亚型。

第九单元　急性髓细胞白血病

【复习指南】AML-M_2 和 AML-M_3 为历年必考内容，近几年来考试出现的频率极高；其余 AML 亚型为常考内容，近几年来考试出现的频率较高。其中，各亚型的血象、骨髓象特点，白血病细胞形态特征及常规细胞化学染色结果掌握或熟练掌握；M_3 的免疫标志、染色体及分子生物学检查应掌握。M_0、中枢神经系统白血病的实验诊断和微量残留白血病的实验诊断为历年偶考内容，应熟悉。

急性髓细胞白血病（AML）是以髓系起源的白血病细胞（一系或者多系）在血液、骨髓和其他组织中克隆性增殖为主要特征的恶性血液病。法（F）、美（A）、英（B）三国协作组 FAB 将急性白血病分为急性淋巴细胞白血病（L_1、L_2、L_3）和急性髓细胞白血病（$M_0 \sim M_7$）。目前国内急性髓细胞白血病（AML）也分为 $M_0 \sim M_7$ 八个亚型，但将 M_2 分为 M_{2a}、M_{2b} 两个亚型。AML 中部分亚型具有重现性遗传学异常（如 M_{2b}、M_3、M_{4EO}）和特异性融合基因。

一、M_0（急性髓细胞白血病微分化型）的实验诊断

1. 血象　正细胞正色素性贫血，白细胞常升高，部分病例可减低，血小板计数明显减低，部分病例三系减少。分类以原始细胞为主，早幼以下粒细胞少见，幼红细胞少量。

2. 骨髓象　骨髓有核细胞增生程度较轻，原始细胞 > 30%，可达 90% 以上。原始细胞胞体较小，浆量少，嗜碱性，透亮无颗粒，无 Auer 小体（如有则诊断为 M_1），胞核圆形，可见核仁，有时似幼稚淋巴细胞。红系、巨核系有不同程度的增生减低。

3. 细胞化学染色　POX 及 SBB 染色为阴性或阳性率 < 3%(阳性细胞实际上为原始粒细胞)。PAS 及特异性酯酶染色呈阴性或弱阳性。

二、M_1（急性粒细胞白血病未分化型）的实验诊断

M_1 骨髓中向粒系方向分化的原始细胞显著增生，原始粒细胞（Ⅰ型＋Ⅱ型）> 90%（NEC），早幼粒细胞很少，中幼粒细胞以下阶段不见或罕见。POX 或 SBB（＋）的原始细胞 > 3%。绿色瘤多见于此型，典型表现为骨膜下绿色肿瘤，多见于儿童及青年人。

1. 血象　显著贫血，外周血可见幼红细胞，白细胞总数升高。血片中以原始粒细胞为主，可达 90% 以上，少数病例原始细胞包浆中可见 Auer 小体，早幼以下粒细胞少见或罕见。血小板中度到重度减少。

2. 骨髓象　骨髓有核细胞增生大多极度活跃或明显活跃，少数病例可增生活跃甚至减低。骨髓中原始粒细胞（Ⅰ型＋Ⅱ型）> 90%（NEC），早幼以下阶段少见或罕见。可见小原粒细胞（胞体较小，浆量较少，无嗜天青颗粒，染色质较粗颗粒状，较正常原始粒细胞密集，核仁 1 ~ 2 个，似 L_2 中的原始淋巴细胞），少数病例白血病细胞内可见 Auer 小体，核分裂

细胞易见。红系增生受抑制，巨核细胞明显减少。

3. 细胞化学染色　至少有3%原始粒细胞POX及SBB染色阳性。

4. 免疫学检验　HLA-DR、MPO、CD34、CD33及CD13阳性，CD11b、CD15阴性。CD33阳性者CR率高，CD13阳性、CD33阴性者CR率低。

5. 染色体和分子生物学检验　核型异常，Ph染色体t（9；22）形成bcr/abl融合基因，约见于3%的AML，大多为M_1型。

三、M_2（急性粒细胞白血病部分分化型）的实验诊断

1. M_{2a}型的实验诊断　该病患者骨髓特点是原始粒细胞（Ⅰ型＋Ⅱ型）为30%～90%（NEC），早幼粒以下阶段＞10%，单核细胞＜20%（**如单核≥20%，则归为急性粒-单核细胞白血病**）。

（1）血象：**贫血**很显著，白细胞**中度升高**和M_1相似，血片中以**原始粒细胞**及**早幼粒细胞**为主。血小板减少。

（2）骨髓象：骨髓增生极度活跃或明显活跃，骨髓中原始粒细胞占30%～89%（NEC），早幼以下阶段粒细胞大于10%，单核细胞小于20%。白血病细胞形态变异明显：胞体大小不一，可见瘤状突起，浆量多少不等，大多病例胞浆中可见Auer小体，胞核多畸形（如凹陷、扭曲、折叠、肾形、分叶等），核质发育失衡。红系增生受抑制，巨核细胞明显减少。

（3）细胞化学染色：①**POX与SB染色，均呈阳性**反应。②PAS染色，多数原粒呈阴性反应，早幼粒细胞为弱阳性反应(弥漫性粉红色颗粒)。③中性粒细胞碱性磷酸酶（NAP），成熟中性粒细胞的NAP活性**明显降低，甚至消失**。④特异性和非特异性酯酶染色，氯醋酸AS-D萘酚酯酶染色呈**阳性反应**，醋酸AS-D萘酚酯酶染色（AS-D-NAE）可呈阳性反应，但强度较弱，且不被氟化钠抑制。⑤原始和幼稚粒细胞内出现**Phi（φ）小体**，此对急性粒细胞白血病有诊断意义，并借以**与急性淋巴细胞白血病鉴别**。

（4）免疫学检验：粒系抗体均可阳性。

（5）染色体和分子生物学检验：特异性染色体重排t（6；9）约见于1%的AML，主要为本型。

2. M_{2b}型的实验诊断　此型也称"亚急粒"，是我国提出的一种急粒亚型。骨髓中以异常的中性中幼粒细胞增生为主，＞30%（NEC），此类细胞胞体大小不一，核质发育不平衡，胞质量多，可呈内外浆（内胞质含大量细小粉红色特异性中性颗粒，外胞质呈伪足状，浅蓝色，无颗粒），染色质细致疏松，核仁大而明显。与其他类型AML相比，髓外浸润发生率高，治疗反应较好。

（1）血象：多数病例为**全血细胞减少**，易被误诊为**再生障碍性贫血**。血红蛋白及红细胞数**减低**常较其他类型白血病明显，白细胞数大多**正常或低于正常**，而少数病例增高。血片中可见各阶段幼稚粒细胞，异常中性中幼粒细胞增多，血小板**明显减少**，形态多异常。

（2）骨髓象：骨髓多为增生明显活跃或增生活跃，粒系明显增生，以异常中性中幼粒细胞为主，≥30%（NEC）。此类细胞胞体大小不一，核质发育不平衡，胞质量多，可呈内外浆（内胞质含大量细小粉红色特异性中性颗粒，可见Auer小体，外胞质呈伪足状，浅蓝色，无颗粒），染色质细致疏松，核仁大而明显。原粒及早幼粒也明显增多，但原粒＜20%。红

细胞系及巨核细胞系增生均减低。

（3）细胞化学染色：POX 及 SBB 染色呈阳性或强阳性反应；AS-D-NCE 染色阳性；α-NBE 阴性；NAP 染色其活性明显减低。

（4）免疫学检验：表达 HLA-DR、MPO、CD13、CD33 和 CD57，其中 CD33、CD13 阳性率减低，而表达更成熟的髓系抗原 CD15 和 CD11b 阳性率增高。

四、M₃（急性早幼粒细胞白血病）的实验诊断

骨髓中以颗粒增多的异常早幼细胞增生为主，＞30%（NEC），此类细胞胞体大小不一，胞核大小不一，胞质中有大小不等的颗粒，可见束状的 Auer 小体（即柴捆细胞），也可逸出胞体之外。依颗粒粗细及有无可分为 3 个亚型（3a、3b、3v）。临床上除了有贫血、发热、感染和浸润等急性白血病的症状外，广泛而严重的出血常是本病的特点，以皮肤黏膜最为明显，颅内出血最为严重，也是该病的死亡原因之一。

1. 血象 血红蛋白及红细胞数呈轻度到中度减少，部分病例为重度减少。白细胞计数大多病例在 $15 \times 10^9/L$ 以下，分类以异常早幼粒细胞为主，可高达 90%，可见少数原粒及其他阶段的粒细胞，Auer 小体易见。血小板中度到重度减少。

2. 骨髓象 多数病例骨髓增生极度活跃，个别病例增生低下。粒系极度增生，以异常早幼粒细胞增生为主，≥30%（NEC），与原始细胞之比为 3：1 以上。此类细胞胞体大小不一，椭圆形或不规则形，部分可有伪足；胞质量多，蓝色，内含大量嗜天青颗粒（可分布于胞质一端，核周围或遮盖胞核），部分呈内外浆；核形多不规则（呈肾形/双叶形），核染色质致密或疏松，核仁可见。易见 Auer 小体及柴捆细胞。红细胞系统增生受抑制，巨核细胞明显减少。

3. 细胞化学染色 POX、SB、AS-D-NCE 和 ACP 染色均呈阳性或强阳性反应。AS-D-NAE 可呈阳性反应，但不被氟化钠抑制，α-NBE 染色阴性，依次可与急性单核细胞白血病作鉴别。NAP 积分明显降低。

4. 免疫学检验髓系标志 髓系标志为主 CD13、CD33、MPO、CD68 等阳性，而 HIA-DR、CD34 为阴性。

5. 染色体及分子生物学检验 70%～90% 的急性早幼粒细胞白血病具有特异性的染色体易位 t（15；17）及其产生的 PML-RARα 和 RARα-PML 融合蛋白，是急性早幼粒细胞白血病特有的遗传学标志。

五、M₄（急性粒-单核细胞白血病）的实验诊断

M₄ 是一种由于粒细胞和单核细胞两系同时发生恶性增生的急性白血病，分 M₄ₐ、M₄ᵦ、M₄ᵧ、M₄ₑ 四个亚型。

1. 血象 血红蛋白和红细胞数常有中度到重度的减少；白细胞数可增高、正常或减少，血片中可见原始及幼稚阶段粒细胞及单核细胞，血小板常重度减少。

2. 骨髓象 骨髓增生极度活跃或明显活跃。粒系、单核系细胞同质性或异质性增生，M₄ₐ、M₄ᵦ 型患者白血病细胞有粒系、单核系两类，每类细胞特征较典型，较容易确认。但 M₄ᵧ 型白血病细胞同时具有粒系及单核系的特征，有时难以明确地判断其为原粒或原单核，

有的幼稚细胞也难以明确地判断其为早幼粒或幼单核细胞，需借助于细胞化学染色区别这两系细胞。M_{4E}型为原始单核及原始粒细胞增多的同时，异常嗜酸性粒细胞也增多。**红系、巨核系受抑制**。

3. 细胞化学染色　POX、SBB 染色在原单核和幼单核细胞呈阴性或弱阳性反应，而幼粒细胞呈阳性或强阳性反应，故以此可与 M_2、M_3 等做初步鉴别；非特异性酯酶染色在应用 α-醋酸萘酚为底物时，原始和幼稚细胞呈阳性反应，其中原粒细胞不被氟化钠（NaF）抑制，而原单核细胞可被 NaF 抑制；酯酶双重染色可呈现醋酸萘酚酯酶阳性细胞、氯醋酸酯酶阳性细胞或双酯酶阳性细胞。

4. 免疫学检验　白血病细胞主要表达粒、单系抗原 CD13、CD14、CD15、CD33、HLA-DR。

六、M_5（急性单核细胞白血病）的实验诊断

急性单核细胞白血病简称"急单"，是一种外周血和骨髓中白血病性单核细胞（原始和幼稚单核细胞）恶性增殖的 AML，约占 AML 的 10%，多见于儿童或年轻人。临床上除有一般白血病的症状外，浸润症状较为明显。可分为 M_{5a}、M_{5b} 两个亚型。

1. 血象　血红蛋白和红细胞数呈**中度到重度减少**，大多数患者白细胞数**偏低**，血片中以原始和幼稚单核细胞为主，可占细胞总数的 30%～45%，血小板均重度减少。

2. 骨髓象　骨髓增生**极度活跃或明显活跃**。单核系统极度增生，原单加幼单 ≥30%（NEC）。M_{5a} **以原单细胞为主，大于 80%**（NEC），幼稚以下阶段单核细胞较少。M_{5b} **中原单、幼单及单核细胞**均可见到，原始单核细胞大于 30%（NEC）但小于 80%。部分病例原始和幼稚单核细胞胞浆有时可见到 1～2 条细而长的 **Auer 小体**。

3. 细胞化学染色　①POX 和 SB 染色：原单核细胞为**阴性和弱阳性反应**，而幼单细胞多数为**阳性反应**。**原始细胞 MPO 阴性**。②PAS 染色：原单细胞多数约为阴性反应。50% 呈细粒状或粉红色弱阳性反应，而幼单细胞多数为阳性反应。③酯酶染色：非特异性酯酶染色阳性，可被氟化钠抑制，其中 α-丁酸萘酚酯酶（α-NBE）染色诊断价值较大。

七、M_6（急性红白血病）的实验诊断

M_6 是以红系恶性增殖为主的 AML。此型特点是骨髓中红细胞系 ≥50%，且常伴形态学异常，根据是否存在髓系原始细胞（粒-单核系）分为两型：①红白血病（红系/粒-单核系）是红细胞及白细胞两系（粒-单核系）同时恶性增生的疾病，此亚型定义为骨髓中红系前体细胞占有核细胞 ≥50%，非红系原始细胞（粒-单核系）占 ≥20%（NEC）。②纯红系白血病：不成熟的红系细胞恶性增生，占骨髓有核细胞 ≥80%，骨髓中不存在其他髓系原始细胞。

1. 血象　①红血病期：血红蛋白和红细胞数大多有**中度或重度减少，随着疾病进展而加重**。可见到各阶段的幼红细胞，以原红和早幼红细胞为多，幼红细胞形态奇特（如巨幼样变、双核、畸形核、核碎裂、豪周小体、大红细胞等）。白细胞数一般偏低，随着病程的发展，幼稚粒细胞逐渐增多，血小板**减少明显**。②红白血病期：血红蛋白和红细胞数大多有**中度或重度减少**。可见到各阶段的幼红细胞，以中、晚幼红细胞为主，且形态异常。白细胞数偏低，可见原始和幼稚阶段粒-单核系细胞，部分病例后期可发展为急性髓细胞白血病。血小板减

少，可见畸形血小板。

2. 骨髓象 ①红血病期：骨髓增生极度活跃或明显活跃，以红系增多为主。大多数病例＞50%，粒红比例倒置，原红细胞及早幼红细胞多见，异性红细胞超过10%，而骨髓中红系细胞占30%即有诊断意义。②红白血病期：骨髓增生极度活跃或明显活跃。红系和粒系（或单核系）细胞同时呈恶性增生。红系≥50%，常以异常中、晚幼红细胞为主，并有形态异常，原粒（原单加幼单）≥30%（NEC），粒系细胞也可见形态异常如巨幼样变，部分患者原始细胞或幼稚细胞胞质中可见 Auer 小体。

3. 细胞化学染色 幼红细胞 PAS 常呈强阳性反应，积分值明显增高，且多呈粗大颗粒、块状、环状或弥漫状分布。

4. 免疫学检查 表面抗原表达血型糖蛋白 A、CD13、CD33、CF34。

八、M_7（急性巨核细胞白血病）的实验诊断

急性巨核细胞白血病是巨核细胞恶性增生的一种少见类型的白血病。骨髓中原始细胞≥20%，而且至少有50%为巨核系原始细胞。儿童和成人均可发病，常伴有肝脾大，易伴发骨髓纤维化，因此骨髓穿刺可出现干抽现象。此型**常规细胞形态学和细胞化学染色难以确认，借助免疫学技术（CD41、CD42、CD61 及 PPO）可明确诊断**。

1. 血象 红细胞、血红蛋白和血小板常**明显减少**。白细胞减低，部分病例可升高。可见原始巨核细胞。血涂片中可见到类似淋巴细胞的小巨核细胞，易见到畸形和巨大血小板。

2. 骨髓象 骨髓象**增生明显活跃或增生活跃**。粒系及红系细胞增生均减低。巨核细胞系异常增生，全片巨核细胞可达 1000 个以上，以**原始及幼稚**细胞为主，其中原始巨核细胞＞30%。

3. 细胞化学染色 5′-核苷酸酶、酸性磷酸酶染色（ACP）和糖原染色（PAS）为**阳性**，酸性酯酶染色**阳性**，并可被 NaF 抑制。MPO 及 SB 染色阴性。

4. 电镜检查 PPO 阳性。

九、中枢神经系统白血病的实验诊断

（1）有中枢神经系统白血病的症状和体征，尤其是颅内压增高的症状和体征（如恶心、呕吐、颈项强直或嗜睡、昏迷等）。

（2）CSF 改变

①颅内压增高＞200mmH$_2$O。

②白细胞＞$0.01×10^9$/L。

③涂片有白血病细胞。

④蛋白质＞0.45g/L，或潘氏定性试验阳性。

（3）排除其他原因造成的中枢神经系统或脑脊液的相似改变。

总之，符合上述第（3）及第（2）条中的任何一项者，为可疑中枢神经系统白血病；符合上述第（3）及第（2）条中的③，或任意其他2项者，可诊断为中枢神经系统白血病。

需要注意的以下几种情况。

①无临床表现，仅有脑脊液改变符合标准者，也可诊断。

②单纯颅内压增高者，暂不能确定，但应按中枢神经系统白血病治疗，如治疗后短期颅内压恢复正常者，可诊断。

③有前述 CNS–L 的临床症状和体征，而无脑脊液改变者，在排除其他原因及按中枢神经系统白血病治疗后明显改善者，也可诊断。

十、微量残留白血病的实验诊断

微量残留白血病（MRL）是指急性白血病诱导化疗或骨髓移植后各项指标已达到临床和血液学的完全缓解标准，而体内仍残存微量（$10^6 \sim 10^8$ 个）白血病细胞（MRLC）的状态。这些微量残留白血病细胞的增殖和扩散是复发的根源。

1. 免疫学检验

（1）间接免疫荧光法：95% 的 ALL 有 TdT 阳性的细胞，检测 TdT 阳性的细胞可算出白血病细胞的检出率。外周血 TdT 细胞的检测是微量白血病检测常用的方式之一。

（2）免疫双标记技术：该方法敏感度高，如发现相关的双标记抗原（CD19/TdT、CD22/TdT、CD10/TdT、CD7/TdT、CD5/TdT、CD13/TdT、CD33/TdT、CD34/TdT）在同一细胞上表达，可判定 MRL。

2. 细胞遗传学检验　染色体分带技术、流、荧光原位杂交技术。

3. 分子生物学检验　MRL 的分子生物学检验的关键是寻找肿瘤性的标志，如基因过度表达、点突变、基因重排或融合基因、染色体易位等均可作为白血病细胞的分子标志，通过各种 PCR 技术进行检测。

第十单元　慢性白血病及其诊断

【复习指南】慢性白血病是历年必考内容，近几年来考试出现的频率极高，应重点复习。其中，慢性白血病的血象、骨髓象和细胞化学染色，慢性粒细胞白血病的染色体及分子生物学检查、临床分期和标准为考试重点内容，应熟练掌握。

一、慢性粒细胞白血病的实验诊断

慢性粒细胞白血病（CML）是一种起源于造血干细胞的克隆性骨髓增殖性肿瘤，主要累及粒细胞系，表现为持续性、进行性外周血白细胞数量增加，不同分化阶段的中性粒细胞增生，尤以中幼粒以下增多为主，90% 以上患者白血病细胞中有特征性的 Ph 染色体及其分子标志 bcr/abl 融合基因。

1. 血象　①红细胞和血红蛋白早期正常，随病情发展渐呈轻、中度降低，急变期呈重度降低，贫血呈正细胞正色素性贫血。②白细胞明显增高，可见各阶段粒细胞增多，尤以中性中幼粒及晚幼粒细胞增多突出，原始粒细胞 < 10%，嗜碱性粒细胞可达 10% ~ 20%，是慢粒特征之一。嗜酸性粒细胞和单核细胞也可增多。③疾病初期血小板可明显增多，加速期和急变期血小板呈进行性减少，可见巨大血小板和畸形血小板。

2. 骨髓象　骨髓增生极度活跃，粒红比例明显增高，可高达（10 ~ 50）：1。粒细胞分类与周围血象相似，这是慢粒慢性期的特点。粒系显著增生，以中性中幼粒、晚幼粒和杆状核粒细胞增多明显，细胞形态异常，表现为细胞大小不一，核质发育不平衡，部分细胞核染色质疏松，胞质内有空泡。原粒和早幼粒细胞 < 10%（加速期及急变时，原始细胞逐渐增多），

嗜酸和嗜碱性粒细胞明显增多。红系早期增生，晚期受抑制；巨核细胞明显增多或正常，可见小巨核细胞。急变期红系、巨核系均受抑制。慢粒是多能干细胞水平上突变的克隆性疾病，故可向各系列急性变，以急粒变最多见、急淋变次常见。

3. **细胞化学染色** NAP 染色阳性率及积分明显减低，甚至为 0 分，当合并感染、妊娠及急变时，NAP 积分可升高。慢粒治疗后如获得完全缓解，NAP 阳性率及积分可恢复正常，提示预后较好。

4. **免疫学检验** 慢粒急变后免疫学标记同相应急性白血病。

5. **染色体及分子生物学检查** 90% 的慢性患者可检测出特征性 **Ph 染色体**，其中典型易位为 t（**9；22**）（q34；q11），位于第 9 号染色体的 q34 的 ABL 原癌基因断裂，异位到第 22 号染色体的 q11 的断裂点簇集区（BCR），于断点处融合可形成 bcr/abl 融合基因。

6. **国内 CML 临床分期及诊断标准**

（1）**慢性期**：具有下列 4 项者诊断成立。①贫血或脾大。②外周血白细胞 $\geq 30 \times 10^9/L$，粒系核左移，原始细胞（Ⅰ型＋Ⅱ型）＜ 10%。嗜酸性粒细胞和嗜碱性粒细胞增多，可有少量有核红细胞。③骨髓象：增生明显活跃至极度活跃，以粒系增生为主，中、晚幼粒和杆状粒细胞增多，原始细胞（Ⅰ型＋Ⅱ型）≤ 10%。④NAP 积分极度降低或消失。⑤Ph 染色体阳性及分子标志 bcr/abl 融合基因阳性。⑥CFU–GM 培养示集落或集簇较正常明显增加。

（2）**加速期**：具有下列 2 项者诊断成立。①不明原因的发热、贫血、出血加重和（或）骨骼疼痛；②脾进行性增大和白细胞增多，治疗无效；③非药物引起的血小板进行性降低或增高；④原始细胞（Ⅰ型＋Ⅱ型）在血中和（或）骨髓中＞10%；⑤外周血嗜碱性粒细胞＞20%；⑥骨髓中有显著的胶原纤维增生；⑦出现 Ph 以外的其他染色体异常；⑧对传统的抗慢粒药物治疗无效；⑨CFU–GM 增殖和分化缺陷，集簇增多，集簇和集落的比值增高。

（3）**急变期**：具有下列之一者可诊断。①外周血或骨髓中原始细胞 ≥ 20%，或原淋＋幼，或原单＋幼单 ≥ 20%；②外周血中原粒＋早幼粒 ≥ 30%；③骨髓中原粒＋早幼粒 ≥ 50%；④髓外有原始细胞浸润，临床症状和体征比加速期更恶化，CFU–GM 培养呈小簇生长或不生长。

二、慢性淋巴细胞白血病的实验诊断

慢性淋巴细胞白血病（CLL）是淋巴系统细胞恶性克隆性的一种疾病，以小淋巴细胞增生为主，此类细胞形态上类似成熟淋巴细胞。

1. **血象** 红细胞和血红蛋白早期正常，晚期减少。白细胞常增高，且常为最早诊断线索，分类淋巴细胞增高 ≥ 50%，晚期可达 90% 以上，形态似成熟小淋巴细胞。血片中蓝细胞明显增多是慢淋特征之一。

2. **骨髓象** 骨髓增生明显活跃或极度活跃。白血病性淋巴细胞显著增多，占 40% 以上，甚至高达 90%，细胞大小和形态基本上与外周血一致，胞体略大，核可有深切记或裂隙，核染色质不规则聚集，易见蓝细胞，原淋和幼淋少见。疾病早期骨髓中可见到各类造血细胞，但至后期，几乎全为淋巴细胞。粒系和红系都减少，晚期巨核细胞也减少。

3. **细胞化学染色** PAS 染色呈阳性或粗颗粒状阳性；ACP 染色呈阴性或阳性，阳性可被酒石酸抑制；NAP 积分常增高。

4. **免疫学检查** 慢淋 95% 以上为 B 细胞性（B–CLL），少数为 T 细胞性（T–CLL）。

B 细胞主要表达 B 细胞特异性抗原，有 CD5、CD19、CD20，弱表达 SmIg。

5. 染色体与分子生物学检验 约半数 B-CLL 有克隆性核异常，以＋12、14q＋常见。

第十一单元 特殊类型白血病及其实验诊断

【复习指南】浆细胞白血病和毛细胞白血病的血象、骨髓象、细胞化学染色，以及浆细胞白血病与多发性骨髓瘤鉴别诊断为考试的重点内容，应掌握。毛细胞白血病的免疫学检查、染色体检查和电镜检查应了解。

一、浆细胞白血病的实验诊断

浆细胞白血病（PCL）是一种临床上少见类型的白血病，分为原发性浆细胞白血病（PPCL）和继发性浆细胞白血病（SPCL）两型。PPCL 类似急性白血病的临床表现，常无明确浆细胞疾病病史，病情发展迅速，其主要特征为外周血和骨髓中出现大量异常浆细胞（常 > 20%），并广泛浸入各器官和组织，若病变侵犯胸膜，产生的胸腔积液内可见大量浆细胞；若侵犯心脏，可发生心律失常、心力衰竭等。SPCL 临床多由多发性骨髓瘤（MM）发展而来，此外也可继发于慢性淋巴细胞白血病、巨球蛋白血症等，临床表现与原发性浆细胞白血病基本相似。

1. 血象 贫血常呈中度，正细胞正色素性或低色素性。白细胞常增多，常在（20～90）×10^9/L，主要为原始浆细胞和幼稚浆细胞增多，分类可见**浆细胞 > 20% 或绝对值 ≥ 2.0×10^9/L**，且常伴形态异常。其他改变基本同白血病或多发性骨髓瘤的血象变化。血小板减少，血沉加快。

2. 骨髓象 增生极度活跃或明显活跃。浆细胞明显增生，常可达 20%～80%，原始和幼稚浆细胞比例明显增高，且形态异常：细胞较小，圆形或卵圆形，胞核幼稚、核染色质疏松，核仁明显，核质发育不平衡。粒系、红系和巨核细胞系增生受抑制。

3. 细胞化学染色 α-NAE 染色、ACP 染色、PAS 染色等常为阳性。

4. 浆细胞白血病与多发性骨髓瘤的鉴别诊断 见表 2-34。

表 2-34 浆细胞白血病与多发性骨髓瘤的鉴别诊断

鉴别点	PCL	MM
年龄	较年轻	多见于老年人
病程	**发展快，预后差**	**发展缓慢**
临床表现	贫血、出血、发热及肝脾大，骨痛较轻	骨痛、肾损伤、高黏滞综合征
X 线表现	无明显骨损伤	骨损伤明显
外周血	白细胞**明显增高**，浆细胞 > 20% 或绝对值 ≥ 2.0×10^9/L	白细胞数**不高**，可见少量骨髓瘤细胞
骨髓象	弥漫性浆细胞浸润，包括原浆细胞、幼浆细胞、小型浆细胞和网状细胞样浆细胞	浆细胞 < 15%
血尿单克隆球蛋白	**较低或正常**	**增高明显**

二、毛细胞白血病的实验诊断

毛细胞白血病（HCL），简称毛白，是临床上一种少见类型的白血病，源于 B 淋巴系的慢性淋巴组织恶性增殖性疾病。中老年人发病多见，多起病隐匿，病程进展缓慢，患者常有发热、乏力、反复感染、脾大或皮肤黏膜出血等症状，少数患者还会出现肝大和淋巴结肿大。其外周血和骨髓象中可出现特征性的多毛细胞。

1. **血象** 多表现为全血细胞减少。贫血常呈轻中度，多为正细胞正色素性贫血；白细胞和血小板多减少。淋巴细胞相对增高，90% 的病例可见大量多毛细胞。多毛细胞最主要的特征为：细胞边缘不整齐，呈锯齿状或伪足状，有许多不规则纤绒毛突起。

2. **骨髓象** 骨髓增生**明显活跃、活跃或低下**。粒、红、巨核系三大造血系均增生受抑制，以**粒**系受抑制最明显。淋巴细胞和浆细胞增多，可见到数量不等的典型多毛细胞。多毛细胞特点类似外周血多毛细胞形态。

3. **细胞化学染色** 酸性磷酸酶染色阳性，且不被左旋（L）酒石酸抑制（TRAP）是 HCL 的重要特点，但 TRAP 阳性不是 HCL 特有的。PAS 染色半数病例阳性；POX、ALP 和 SBB 等多为阴性。

4. **免疫学检查** 常表达 B 淋巴细胞表型，如 SmIg、CD19、CD20、CD22 阳性。HCL 细胞强表达 CD20、CD22 和 CD11c，但 CD21 阴性，结合 CD25、CD103 和 CD123 表达可诊断 HCL。

5. **染色体检查** 常见 $14q^+$、$6q^-$、del（14）（q22；q23）等存在异常。

6. **电镜检查** 扫描电镜可见多毛细胞表面有散射的细长毛状突起；透射电镜可见核糖体–板层复合物。有时可见疏松海绵样形式互相连接于多毛细胞中出现，此特点可与其他浸润骨髓的恶性肿瘤相鉴别。

第十二单元 骨髓增生异常综合征及其实验诊断

【复习指南】MDS 的概念及 FAB 分型为考试重点内容，应熟练掌握。MDS 血象、骨髓象、细胞化学染色及骨髓活组织检查应了解。

一、概述

骨髓增生异常综合征（MDS）是一组造血功能严重紊乱的**造血干细胞**的克隆性疾病，以单纯髓系或多系血细胞减少伴发育异常、无效造血及急性髓系白血病发病风险增高为特征。对于 MDS 的诊断及分型，1982 年 FAB 协作组将该病分为原发性和继发性两类。原发性 MDS，FAB 协作组又根据患者外周血及骨髓中原始细胞比例、发育异常的类型及程度将之分为五个亚型：难治性贫血（RA）、环状铁粒幼细胞增多性难治性贫血（RAS）、原始细胞增多性难治性贫血（RAEB）、转化型原始细胞增多性难治性贫血（RAEB–T）和慢性粒–单核细胞白血病（CMML）。具体见表 2-35。

表 2-35　MDS 的分型标准（FAB）

亚型	原始粒细胞（%）		骨髓中环状铁粒幼细胞（%）	外周血中单核细胞	Auer 小体
	骨髓	外周血			
RA	< 5	< 1	< 15	不定	（一）
RAS	< 5	< 1	> 15	不定	（一）
RAEB [#]	5 ~ 20	< 5	±	$1×10^9$/L	（一）
RAEB-T	21 ~ 30	≥ 5	±	$< 1×10^9$/L	（±）
CMML	5 ~ 20	< 5	±	$> 1×10^9$/L	（一）

#：见到 Auer 小体，即使其他条件不符合，也诊断为 RAEBT

由于形态学分型对于临床治疗和预后等判断具有一定的局限性。2000 年以来世界卫生组织（WHO）对原有的 FAB 分类先后做了几次修订，目前 MDS 最新的分型标准——骨髓增生异常综合征诊断及分型标准（WHO，2008）将 MDS 主要分为 RCUD（RA、RN、RT）、RARS、RCMD、RAEB-1、RAEB-2、MDS-U 及 MDS5q¯这几型。

二、实验诊断

1. 血象　可呈全血细胞减少，或一系或两系细胞减少，可见病态造血。①红细胞：可表现为不同程度的贫血，正细胞正色素性，或大细胞性，或小细胞性，或双形性贫血。成熟红细胞大小不等，形态不一，可见大红细胞、小红细胞、球形、靶形及异形红细胞、亦可见嗜多色性红细胞、嗜碱性点彩和（或）有核红细胞等。网织红细胞可正常、减少或增高。②白细胞：白细胞数可减少、正常或增多，可有少量幼稚粒细胞，中性粒细胞胞质内颗粒稀少或缺如，成熟粒细胞可见核分叶过多或减少。单核细胞增多，可见不典型的单核细胞。③血小板：多数减少，少数可增多，可见大而畸形的火焰状血小板，偶可见小巨核细胞。

2. 骨髓象　多数病例骨髓增生明显活跃，少数增生活跃或减低，伴明显病态造血。①红细胞系：明显增生多见，少数增生减低，原红和早幼红细胞增多，可见类巨幼样变的红细胞，及核碎裂、核畸形、双核等核异常的幼稚红细胞，核质发育不平衡，胞质嗜碱、着色不均。②粒细胞系：增生活跃或减低，可见原粒和早幼粒细胞增高，伴成熟障碍，部分早幼粒细胞颗粒粗大、核仁明显，部分核凹陷或折叠明显，似单核细胞，部分中性粒细胞可见巨晚幼粒、杆状核及核分叶过多。③巨核细胞系：巨核细胞正常、减少或增多，且多为小巨核细胞，其形态大小似成熟小淋巴细胞，此有助于早期诊断。

3. 细胞化学染色　大多数病例骨髓铁染色可见细胞外铁增多及铁粒幼红细胞增多，有的可见环形铁粒幼红细胞。

4. 骨髓活组织检查　多数病例骨髓造血组织过度增生，可有病态造血，尤其粒系明显，主要表现为不成熟粒细胞增多，并有未成熟前体细胞异常定位（ALIP）。ALIP 阳性者转化为急性白血病可能性较大。

5. 免疫学检验　MDS 病态造血的另一种表现，可有髓系细胞表面抗原及淋巴细胞亚群分布异常。

6. 染色体和分子生物学检查　35% ~ 70% 病人有染色体核型异常，以 -5/5q¯、-7/7q¯等较为常见，少数病人可出现 11q¯、13q¯、17q¯等。

第十三单元　恶性淋巴瘤及其实验诊断

【复习指南】霍奇金病的概念、组织学分型、血象和骨髓象，以及非霍奇金病淋巴瘤的概念、病理学检查、血象和骨髓象为考试重点，应掌握。非霍奇金病淋巴瘤的分类可作为了解内容。

一、霍奇金病的实验诊断

恶性淋巴瘤是一组起源于淋巴结或淋巴组织的恶性肿瘤。淋巴瘤累及骨髓时可形成淋巴细胞白血病。组织病理学上，恶性淋巴瘤分为**霍奇金淋巴瘤**（HL）和**非霍奇金淋巴瘤**（NHL）两大类。霍奇金淋巴瘤（HL），亦称霍奇金病（HD），是一种淋巴造血组织的恶性肿瘤。临床表现以无痛性颈部或锁骨上淋巴结进行性肿大最常见，其次为腋下淋巴结肿大。其瘤细胞成分复杂，多呈肉芽肿改变，主要病理特征是可于组织中发现少量巨大瘤细胞即 RS 细胞。

1. 组织学分型

（1）Rye 会议的分类方法：将霍奇金病分为四型：①淋巴细胞为主型；②结节硬化型；③混合细胞型；④淋巴细胞消减型。

（2）WHO 分类方法：在 Rye 分型基础上将霍奇金病分为两大类型。①结节性淋巴细胞为主型霍奇金淋巴瘤（NLPHL）；②经典型霍奇金淋巴瘤（CHL）：包括结节硬化型、淋巴细胞丰富型、混合细胞型、淋巴细胞消减型四种亚型。其中，CHL 占 HL 的 95% 左右。

2. 血象　部分霍奇金病病人有轻度到中度的贫血，贫血可为正细胞正色素性或小细胞低色素性。白细胞、血小板一般正常。病变若浸润骨髓后，可发生全血细胞减少。

3. 骨髓象　霍奇金病的骨髓象多为非特异性改变。若骨髓穿刺涂片检查找到 **R-S 细胞，为骨髓浸润的依据**，对诊断有重要意义，但阳性率仅为 3%，骨髓活检其阳性率可提高到 9% ～ 22%。

二、非霍奇金病的实验诊断

非霍奇金淋巴瘤（NHL）是较霍奇金淋巴瘤更常见的一组淋巴系统恶性增殖性疾病。其类型多样，既可发生在淋巴结，也可发生在结外淋巴组织。**病理组织学**是确诊非霍奇金淋巴瘤的主要依据。

1. 分类　非霍奇金淋巴瘤分类甚为复杂，1985 年成都会议上拟定的 NHL 工作分类方法，见表 2-36。近年来，WHO 除了考虑形态学特征外，结合免疫表细胞遗传学、临床特点以及大量有关NHL 的基础和临床研究新进展，先后多次提出了多个分类方案，并不断进行了修订。目前较公认的标准是 WHO 2008 年发布的方案。

表 2-36　我国 NHL 工作分类方法（成都，1985）

低度恶性	中度恶性	高度恶性
1. 小淋巴细胞性		
2. 淋巴浆细胞性		
3. 裂细胞性（滤泡型）	4. 裂细胞性（弥漫型）	
5. 裂 – 无裂细胞性（滤泡型）	6. 裂 – 无裂细胞性（弥漫型）	8. 无裂细胞性（弥漫型）
	7. 无裂细胞性（滤泡型）	9. Burkitt 淋巴瘤

低度恶性	中度恶性	高度恶性
		10. 免疫母细胞性
11. 髓外浆细胞瘤（分化好）	12. 髓外浆细胞性（分化差）	
13. 蕈样肉芽肿（Sezary 综合征）		14. 透明细胞性
18. 不能分类		15. 多形细胞性
		16. 淋巴母细胞性
		17. 组织细胞性

2. 病理学检查　①淋巴细胞型：肿瘤性淋巴细胞形态多样化，分化良好的与"成熟"小淋巴细胞相似。②组织细胞型：即"网状细胞肉瘤"，以肿瘤性组织细胞为主。③混合细胞型：兼有淋巴细胞及组织细胞型特征。④未分化型：瘤细胞形态较为特殊。

3. 血象和骨髓象　NHL 初期，血象和骨髓象多正常，部分病例可有轻度贫血。随着病情的进展，骨髓受侵后，可出现三系减少，并可并发白血病，以并发急性淋巴细胞白血病相对多见（占 20% 左右），其次易并发急性组织细胞性或单核细胞性白血病（占 5% 左右）。

4. 免疫学检查

（1）玫瑰花结试验：绵羊红细胞玫瑰花结形成提示为 **T 细胞**来源，小鼠红细胞玫瑰花结及 EAC 玫瑰花结形成提示为 B 细胞来源。

（2）免疫球蛋白的检测：细胞表面膜 Ig 阳性提示为 B 细胞来源。

（3）白细胞分化抗原的检测：利用流式细胞仪来检测细胞表面的分化抗原表达，可确定 T 细胞或 B 细胞，并对其亚型确定也有帮助。CD5、CD3 阳性多为 T 细胞性；辅助性 T 细胞：CD4 阳性，CD8 阴性；抑制性 T 细胞：CD4 阴性，CD8 阳性。

第十四单元　浆细胞病及其实验诊断

【复习指南】多发性骨髓瘤的概念、血象及骨髓象特点、免疫电泳是考试的重点，应掌握。多发性骨髓瘤的临床化学检查作为了解内容。

多发性骨髓瘤的实验诊断

多发性骨髓瘤（MM）是骨髓中单一**浆细胞株异常增生**的一种恶性肿瘤，属于成熟 **B 细胞肿瘤**。其特征是**单克隆浆细胞**过度增生（超常增生）并产生大量单克隆免疫球蛋白或其多肽链亚单位，即 M 成分。侵犯骨髓，可引起骨骼破坏、骨骼疼痛、病理性骨折及高钙血症等；侵犯其他组织可致肾功能不全、肝脾肿大、免疫功能异常等。

1. 血象　90% 以上患者有不同程度的**贫血**，并随病情的进展而加重，贫血多为正细胞正色素性。红细胞多呈"缗钱状"排列，可伴有少数幼稚粒细胞和（或）幼稚红细胞，血沉明显增快。白细胞数可正常或偏低，分类可见淋巴细胞相对增多，骨髓瘤细胞可出现在外周血中，若骨髓瘤细胞超过 20%，绝对值超过 $2 \times 10^9/L$，应考虑浆细胞白血病。血小板可正常或偏低，血小板减少与骨髓被浸润及微血栓形成有关。

2. 骨髓象　骨髓穿刺检查对本病诊断有决定性意义。骨髓增生活跃或明显活跃，骨髓瘤细胞比例大于 10%。因此病早期骨瘤细胞可呈灶性分布，因此需多部位、多次穿刺，骨髓活检可提高检出率。各系统比例常随瘤细胞的多少而异。当瘤细胞比例较高时，粒系及红系明显减少。典型的骨髓瘤细胞形态特点：较正常浆细胞大，胞体圆形、椭圆形或不规则形，胞质丰富，灰蓝或火焰状不透明，含大小不一的空泡，核长圆形常偏一侧，核染色质疏松、排列紊乱，呈粗网状，可有 1～2 个大而清晰的核仁。部分瘤细胞可呈桑葚状或葡萄状。

3.血清及尿蛋白电泳检测

（1）血清蛋白电泳检查：血清总蛋白增高、白蛋白正常或减少，γ区可见单克隆球蛋白峰（即 M 蛋白），正常 γ 球蛋白减少。

（2）尿蛋白电泳和免疫电泳检查：尿蛋白电泳和免疫电泳可检出 B-J 蛋白及鉴别 κ 和 λ 链。经血清和尿中免疫电泳"M"成分可分为 7 种类型：①IgG 型：约占 70%，具有典型多发性骨髓瘤的临床表现。②IgA 型：占 23%～27%，有火焰状瘤细胞，高血钙，高胆固醇。③IgD 型：含量低，不易在电泳中发现，多见于青年人，常出现 B-J 蛋白（多为 γ 链）、高血钙、肾功能损害及淀粉样变性。④IgE 型：较罕见，血清 IgE 升高，骨损害少见，易并发浆细胞白血病。⑤轻链型：约占 20%，尿中出现大量 B-J 蛋白，而血清中无"M"成分，瘤细胞生长迅速，病情进展快，常有骨损害改变，易出现肾功能不全。⑥双克隆或多克隆免疫球蛋白型：约占 20%，分泌双克隆、三克隆或四克隆免疫球蛋白，它们属于同一免疫球蛋白型。⑦不分泌型：此型仅占 1%，血清中无"M"成分，尿中无 B-J 蛋白。

4.其他检验

（1）血清钙磷和碱性磷酸酶检测：广泛骨损害和肾功能不全者可出现血钙升高、血磷升高。血清碱性磷酸酶一般正常或轻度升高。

（2）肾功能检验：酚红排泄试验、放射性核素、肾图、血肌酐及尿素氮测定多有异常，晚期出现尿毒症的症状。这多由于 B-J 蛋白沉淀于肾小管上皮细胞，**蛋白管型阻塞**而导致肾功能受累。

第十五单元　骨髓增生性疾病及其实验诊断

【复习指南】真性红细胞增多症的概念、血象及骨髓象特点，骨髓纤维化的概念及骨髓活检应重点掌握。真性红细胞增多症的其他检查，骨髓纤维化的血象和骨髓象特点，以及原发性骨髓纤维化与慢性粒细胞白血病的鉴别应作为了解内容。

骨髓增殖性疾病（MPD）是指一系或多系骨髓造血干细胞持续异常增殖所引起的一组疾病，以分化相对成熟的髓系细胞单系或多系持续过度增殖为主要特征。临床表现为单系或多系细胞的质和量异常，及肝、脾肿大、血栓形成等，后期可出现骨髓纤维化。本组疾病包括真性红细胞增多症、慢性粒细胞白血病、原发性骨髓纤维化和原发性血小板增多性疾病等。疾病之间可以互相转化。

一、真性红细胞增多症的实验诊断

真性红细胞增多症（PV）是一种原因未明的克隆性造血干细胞增殖性疾病。主要累及红系、粒系和巨核系，致三系细胞均增高，尤以红系祖细胞异常增殖为主。临床症状主要以全血容量增加、红细胞绝对增加致血红蛋白过高造成的高黏血症、脾大和骨髓纤维化等为主。

1.血象　血液呈黏稠暗紫色，红细胞数增多（男性 $> 6.5 \times 10^{12}$/L，女性 $> 6.0 \times 10^{12}$/L），

血红蛋白增高（男性＞180g/L，女性＞170g/L），血细胞比容增高（男性＞0.54，女性＞0.5），网织红细胞一般多正常。成熟红细胞形态大致正常，可轻度大小不均，嗜多色和嗜碱点彩红细胞易见，有核红细胞偶见。白细胞数增高（＞12×10^{12}/L），少数患者可达50×10^9/L。分类中性粒细胞比例偏高，核左移，可见中幼粒及晚幼粒细胞。血小板增高（常＞400×10^9/L）。中性粒细胞碱性磷酸酶增高。

2. 骨髓象 增生明显活跃，粒系、红系、巨核系三系均增生，以红系增生为主，偶有"干抽"现象。巨核细胞常成堆出现，此为该病的特征性表现。骨髓铁染色外铁减少或消失。

3. 其他检查 如全血容量、红细胞容量、血液比重、全血黏度均明显增加。血清维生素B_{12}增高，血清铁正常或减低，总铁结合力正常或增高，血沉减慢。

二、骨髓纤维化的实验诊断

骨髓纤维化（MF）简称骨纤，是骨髓造血组织被纤维组织所替代而影响骨髓造血功能。出现胶原纤维沉积伴肝、脾等器官髓外造血特征的综合征。临床以骨髓病性贫血和脾大为主要表现，巨脾为本病的重要特征之一。骨髓纤维化期突出特点为外周血可见幼红、幼稚粒细胞以及特征性的泪滴形红细胞。临床按照病因可分为原发性骨髓纤维化和继发性骨髓纤维化。

1. 血象 ①红细胞：早期多为轻或中度正细胞正色素性贫血，晚期可有严重的贫血，网织红轻度增高，可见大小不一的中、晚幼红细胞和嗜碱性点彩红细胞、泪滴样红细胞、椭圆形红细胞、靶形红细胞等。②白细胞：多正常或中度增高，一般＜50×10^9/L，分类以成熟中性粒细胞为主，嗜酸、嗜碱亦增多，并出现少量中、晚幼粒细胞为本病特征之一，原始及早幼粒细胞一般＜5%。③血小板：早期可增高，晚期可逐渐减少，可见巨大血小板、畸形血小板和巨核细胞碎片。

2. 骨髓象 骨髓穿刺坚硬，常出现"干抽"现象，为本病重要的诊断依据。病变早期骨髓造血细胞增生，特别是粒系、巨核细胞系增生，少数病例骨髓灶性增生，后期增生低下。

3. 骨髓活检 骨髓活检是骨髓纤维化确诊的主要依据。可见不同程度的纤维组织增生，巨核细胞少。几乎所有病例均可见到骨髓网状纤维及胶原纤维增多。依据骨髓病理学改变不同，骨髓纤维化可分为三期：①早期（全血细胞增生期或高增生期）：造血细胞＞70%，骨髓三系均明显增生，以巨核细胞系增生最为显著，并有形态异常，可见网状细胞增生和网状纤维增厚。②中期（胶原形成期或斑块期）：造血细胞占30%左右，可见大量嗜银纤维和胶原纤维增生，纤维化区与造血区呈交替性斑块状分布。③晚期（骨髓硬化期或闭塞期）：本期以骨小梁增多为主，骨髓腔变狭窄、扭曲，骨松质表面有新骨形成。骨髓造血功能几乎丧失，红系、粒系、巨核细胞系三系几乎缺如，骨髓纤维化明显。

4. 原发性骨髓纤维化与慢性粒细胞白血病的鉴别 见表2-37。

表2-37 原发性骨髓纤维化与慢性粒细胞白血病的鉴别

项目	原发性骨髓纤维化	慢性粒细胞白血病
发病年龄	多见于40岁以上	多见于20～40岁
胸骨压痛	较少见	较多见
红细胞大小不一	++	+

续表

项目	原发性骨髓纤维化	慢性粒细胞白血病
红细胞形态异常	++	+
泪滴状红细胞	+	
白细胞计数	（10～20）×10⁹/L，很少＞50×10⁹/L	常＞50×10⁹/L
白细胞分类	大部为中性粒细胞，可见幼稚粒细胞及幼稚红细胞	粒细胞左移，可见各阶段幼稚粒细胞，嗜碱、嗜酸性粒细胞增多
血小板计数	早期增多，晚期减少	早期增多，急变时减少
血小板形态及巨核细胞	可见巨型血小板和巨核细胞	无巨核细胞，血小板形态有异常
中性粒细胞碱性磷酸酶	增加或正常、少数病例减少	减少或阴性
PAS	增加	减少
骨髓穿刺	不易取得骨髓液或增生减低，有时可有灶性增生	有核细胞增生明显活跃，粒细胞增多，嗜酸嗜碱增多
骨髓活检	纤维化显著	无或轻度纤维化
染色体	Ph 染色体（－）	Ph 染色体 90% 以上阳性

第十六单元　恶性组织细胞病及其实验诊断

【复习指南】恶性组织细胞病的概述、骨髓象特点及细胞化学染色特点应掌握，血象特点及与反应性组织细胞增多症的鉴别作为了解内容。

一、概述

恶性组织细胞病（MH）简称恶组，是**单核－巨噬细胞**系统异常组织细胞增生所致的恶性疾病。该病以发热（多为高热）为首发症状，起病急骤，有贫血，肝、脾、淋巴结肿大，全血细胞减少、出血、黄疸和进行性衰竭等临床特征，病程短，多在半年内死亡。病理特点为组织细胞及其前体细胞呈系统性、进行性浸润，导致肝、脾、淋巴结、骨髓等器官和组织中出现形态异常的恶性组织细胞的灶性增生，常伴有明显的吞噬血细胞现象。

二、实验诊断

1.血象　该病的典型表现为**全血细胞进行性减少**。贫血多为中度，后期进行性加重，血红蛋白降低。网织红细胞计数正常或轻度增高。白细胞计数早期高低不一，中晚期多有减少，半数以上病例白细胞＜4.0×10⁹/L，低者可达 1.0×10⁹/L。血小板多数减少。涂片偶见幼稚阶段粒细胞及幼红细胞，片尾处可见少量异常组织细胞和不典型单核细胞，若采用浓缩涂片，可提高异常组织细胞的检出率。中性粒细胞的碱性磷酸酶染色阳性率和积分值明显低于正常或完全阴性，少数病例在晚期可出现组织细胞性或单核细胞性白血病的血象，此时白细胞数可达（10～100）×10⁹/L 以上。

2.骨髓象　骨髓涂片早期大多数增生活跃，仍可见各系正常造血细胞，但到晚期则多数增生低下。本病最主要特征是骨髓中散在或成堆分布着数量不等的多种形态的异常组织细胞和（或）多核巨组织细胞，由于病变细胞分布不均，故多次多部位骨髓穿刺可提高阳性检出率。

恶性组织细胞按形态学特征分为 5 型①异常组织细胞；②多核巨组织细胞；③淋巴样组织细胞；④单核样组织细胞；⑤吞噬性组织细胞。

3. 细胞化学染色　见表 2-38。

表 2-38　恶组细胞的细胞化学染色特点

染色	正常单核细胞	异常单核细胞	恶组细胞
过氧化物酶	++	0～+	0
碱性磷酸酶	0	0	0
酸性磷酸酶	+++	++	+++
糖原（PAS）	+～+++（弥散）	+～++（弥散）	0～+（弥散）
苏丹黑 B	++	±	+
β 葡萄糖醛酸酶	+	±	±
醋酸 ASD 酯酶	0	0	?
醋酸 α 萘酚酯酶	++++	++	±

0 为无反应，± 为可疑，+～++ 为弱阳性，+++～++++ 为强阳性

4. 与反应性组织细胞增多症的鉴别　见表 2-39。

表 2-39　恶性组织细胞病与反应性组织细胞增多症的鉴别

	恶性组织细胞病	反应性组织细胞增多症
临床特点	病因不清； **起病急骤、凶险些，进展快**，预后差； 常有**明显的贫血及出血**； 晚期往往有黄疸、肝或全身功能衰竭； 抗生素、激素治疗无效	可找到原发病； 病情随原发病而异，去除病因后可愈； 一般无明显贫血及出血； 很少发生肝功能衰竭； 抗生素、激素治疗反应好
骨髓活检	正常造血细胞多数减少，异常组织细胞恶性增生，形态多样，分化差，可见多核巨组织细胞和吞噬性组织细胞（吞噬血细胞现象），核分裂易见	大致正常，粒系可增生或正常，可有中毒颗粒组织细胞良性增生，分化好，形态、大小较一致，核分裂少见。无多核巨组织细胞，可见吞噬细胞吞噬血细胞现象
淋巴结活检	炎症性反应不明显，可有肿瘤性坏死细胞，分化差，为异常恶性组织细胞，淋巴结构往往被破坏	炎症性反应明显，可有炎症性坏死，细胞分化好，主要为成熟组织细胞，淋巴结构基本上完整或部分破坏

第十七单元　其他白细胞疾病及其实验诊断

【复习指南】白细胞减少症和粒细胞缺乏症的概念、类白血病反应的概念及分型、类白血病反应的血象与骨髓象的特点是考试的重点，其中白细胞减少症和传染性单核细胞增多症

的血象及血清学检查应熟练掌握。粒细胞缺乏症的概念、类白血病反应的细胞化学染色及染色体检查、传染性单核细胞增多症骨髓象的特点、传染性单核细胞增多症的概念应掌握。

一、白细胞减少症和粒细胞缺乏症的实验诊断

1. 概念　白细胞减少症是指成人外周血白细胞计数持续 < **4.0×10⁹/L** 的一组综合征，因为中性粒细胞占白细胞总数的大多数（50% ～ 70%），故当外周血中性粒细胞绝对值 < **（1.5 ～ 2.0）×10⁹/L** 时称为粒细胞减少症；而低于 < **（0.5 ～ 1.0）×10⁹/L** 且临床有发热、感染等症状时，则称为粒细胞缺乏症。

2. 血象与骨髓象的特点

（1）血象：白细胞数 < 4.0×10⁹/L，中性粒细胞 < 2.0×10⁹/L，严重者 < 0.5×10⁹/L，粒细胞尤其是中性粒细胞的百分率极度减少，甚至缺如。淋巴细胞相对增多，有时单核细胞及浆细胞亦相对增多。感染时，粒细胞可有明显中毒颗粒和空泡。红细胞及血小板大致正常。

（2）骨髓象：**骨髓检验**是确定诊断和明确病因的重要方法之一。骨髓象改变主要表现为粒系不同程度减少及成熟障碍，可见早幼以上粒细胞，但较成熟阶段粒细胞缺乏，粒细胞系成熟障碍且伴幼粒细胞退行性变化。当病情恢复时，所缺乏的粒细胞相继恢复到正常。

二、传染性单核细胞增多症的实验诊断

1. 概念　传染性单核细胞增多症（IM）简称传单，是由 **EB 病毒（EBV）感染**引起的一种急性或亚急性单个核淋巴细胞良性增生伴形态异常的传染性疾病。根据临床表现可分为咽炎型、发热型、淋巴结肿大型、肺炎型、肝炎型、胃肠型、皮疹型、伤寒型、疟疾型、脑炎型、心脏性、生殖腺型及腮腺炎型等。

2. 血象与骨髓象的特点

（1）血象：白细胞计数可正常、增多或减少，多数病例白细胞总数为（10 ～ 30）×10⁹/L。疾病早期中性分叶核粒细胞增生，后期则淋巴细胞增多，可达 60% ～ 97%，并伴有**异型淋巴细胞**（> 10%）。白细胞增多可持续数周或数月。红细胞、血红蛋白和血小板多无明显异常。

（2）骨髓象：淋巴细胞增多或正常，可见异型淋巴细胞，但不如血象改变明显，淋巴母细胞不增多。组织细胞可增多。

3. 血清学检查　病人血清中存在**嗜异性凝集素（属嗜异性 IgM 抗体）**，能使绵羊和马的红细胞凝集。病人嗜异性凝集素阳性反应常在发病后第 1 ～ 2 周出现，第 2 ～ 3 周凝集素滴定度最高，并能在体内保持 3 ～ 6 个月或更长时间。但该抗体不会被含有 Forssman 抗原组织（例如豚鼠肾、马肾）所吸收。免疫荧光试验及电子显微镜测血清中 EBV **特异性抗体**是诊断该病**的重要依据**。

三、类白血病反应的实验诊断

1. 概念及分型

（1）概念：指机体受某些疾病或外界因素激发后，造血组织出现的一种类似白血病表现的血象异常反应，其血象特征类似白血病（如大多数病例白细胞数显著增高，可见原始和幼稚）但非白血病，故称类白血病反应。

（2）分型：根据外周血白细胞数量的多少分为白细胞增多型和白细胞减少型；根据病情

的急缓分为急性与慢性两型；根据细胞的类型分为中性粒细胞型（此型最常见）；嗜酸性粒细胞型；淋巴细胞型；单核细胞型。

2.血象与骨髓象的特点

（1）血象：外周血白细胞计数明显增高，常 $> 50 \times 10^9/L$，但一般在 $120 \times 10^9/L$ 以下，也有少数白细胞数不增多者。类白血病反应时，不同类型的白细胞均可出现形态异常，如胞质中常有中毒颗粒、空泡，胞核固缩，分裂异常等。按细胞类型分为中性粒细胞型、淋巴细胞型、嗜酸性粒细胞型、单核细胞型及浆细胞型。红细胞和血红蛋白无明显变化，血小板可正常或增多。

（2）骨髓象：变化不大。骨髓增生活跃，部分病例可见核左移、细胞胞浆有中毒性改变，少数病例原始和幼稚细胞增多，但无形态畸形。红细胞系和巨核细胞系一般无明显异常。

3.细胞化学染色及染色体检查　中性粒细胞碱性磷酸酶活性及积分明显增高（中性粒细胞型），Ph 染色体阴性。

第十八单元　血栓与止血的基本理论

【复习指南】本部分内容难度不大，但历年常考。掌握：血小板止血功能和血液凝血机制，抗血液凝固系统和纤维蛋白溶解系统；了解：血管壁止血功能。

一、血管壁

1.血管壁的结构与调控

（1）结构：血管壁的结构包括 3 层：内膜层（包括内皮细胞、基膜）、中膜层（包括弹力纤维、平滑肌、胶原）和外膜层（结缔组织）构成，以维持血管的舒缩性、通透性和脆性。

（2）调控：血管收缩受神经（通过神经轴突反射来实现血管壁中的平滑肌的支配）及体液（内皮细胞可以产生多种活性物质调节血管的收缩和舒张）的双重调控。

2.血管壁的止血功能

（1）血管收缩：血管壁受到损伤后，经神经和体液双重调控后，立即发生明显收缩，帮助止血。调控血管收缩的活性物质如儿茶酚胺、血管紧张素、血栓烷 A_2（TXA_2）、5-HT 和 ET 等。

（2）血小板的激活：当小血管壁损伤后，血管内皮下组分发生暴露，激活血小板发生黏附、聚集和释放反应，在受损的血管壁局部形成血小板血栓，堵塞伤口，利于止血。

（3）凝血系统激活：当内皮细胞受损时，组织因子（TF）进入血液系统，启动外源性凝血；内皮下组分暴露，激活因子XII，启动内源凝血系统。通过外源和内源凝血，在损伤局部形成纤维蛋白凝血块，堵塞伤口，有利于止血。

（4）局部血黏度增高：血管壁损伤后，通过激肽释放酶原和激活因子XII，生成激肽，激活的血小板释放出血管通透性因子。血管通透性因子和激肽使局部血管通透性增加，血浆会外渗，血液浓缩，血黏度增高，血流会减慢，有利于止血。

（5）抗纤溶作用：血管壁受损时，内皮会合成纤溶酶原活化抑制剂（PAI），并释放入血，远大于 t-PA 的合成和释放，可以阻止凝块溶解，加强止血作用。

二、血小板

1.血小板结构及特点　电子显微镜下，血小板结构由表面结构、细胞器、骨架系统和特殊膜系统 4 部分组成。

（1）表面结构及生化组成：正常血小板表面是光滑的，有些小的凹陷是**开放管道系统（OCS）**的开口，生理状态下血小板处于静息状态。表面结构主要由细胞外衣和细胞膜组成。细胞外衣覆盖于血小板的外表面，主要由糖蛋白（GP）的糖链部分组成，是许多**血小板受体**（如胶原、ADP、肾上腺素、凝血酶等）所在部位。细胞膜主要由脂质（包括糖脂）和蛋白质（包括糖蛋白）组成。膜脂质中磷脂占主要成分（75% ～ 80%），胆固醇占 20% ～ 25%，糖脂占 2% ～ 5%。各种磷脂在血小板膜两侧呈分布不对称。血小板膜糖蛋白有多种，可以对维持血小板膜内外的离子梯度和平衡起着重要作用。

（2）骨架系统和收缩蛋白：电镜下，膜内侧有 3 种丝状结构，即微丝、微管及膜下细丝等，它们构成血小板的骨架系统与收缩系统，在血小板的变形、伸展、颗粒内含物释放和血块收缩中起着重要作用。

（3）细胞器和内容物：电镜下血小板内有许多细胞器，其中最为重要的是 α 颗粒、致密颗粒和溶酶体颗粒 3 种。血小板中数量最多的是 α 颗粒。除上述颗粒外，还有线粒体，主要进行生物氧化，供应血小板活动所需的能量。血小板中还有血小板过氧化酶体，糖原颗粒，内质网，小泡和高尔基膜囊结构等。**β- 血小板球蛋白和血小板第四因子是血小板特异的蛋白质。**

（4）特殊膜系统：开放管道系统和致密管道系统。开放管道系统是血细胞和血浆物质交换通道。致密管道系统参与前列腺素的合成和花生四烯酸的代谢，也可以储存和释放 Ca^{2+}，调控血小板收缩蛋白的收缩和血小板的释放反应。

2. 血小板生化组成、代谢　血小板代谢是维持血小板正常功能和结构的基础，包括能量代谢和膜磷脂代谢。能量代谢可以维持离子平衡、血小板正常形态等反应从而提供能量。膜磷脂代谢中最主要的**花生四烯酸（AA）代谢**，是血小板止血作用的集中体现。

3. 血小板止血功能

（1）黏附功能：指的是血小板黏附于血管内皮下成分或其他物质表明的能力。参与黏附反应的主要物质是胶原（Ⅰ、Ⅲ、Ⅳ型）、微纤维等，黏附功能也依赖于 vWF、血小板膜糖蛋白 GP Ⅰ b/Ⅸ复合物、GP Ⅰ a/Ⅱ a 复合物和**内皮下的胶原**之间的相互作用。

（2）聚集功能：指的是血小板与血小板之间相互黏附，聚集成团。血小板黏附于胶原纤维后，就启动了血小板聚集反应。诱导血小板聚集反应的物质有 ADP、胶原、凝血酶、肾上腺素、花生四烯酸等。血小板的聚集作用是在 Ca^{2+} 存在条件下，活化的血小板通过 GP Ⅱ b/Ⅲ a 复合物与凝血因子Ⅰ结合的结果，血小板聚集是血小板进一步活化和参与二期止血、促进血液凝固的基础。

（3）释放反应：在诱导剂的作用下，血小板被激活，贮存在颗粒中的内容物通过**开放管道系统（OCS）**释放到血小板外，促进血液凝固。参与释放反应的因素有诱导剂、Ca^{2+} 和完整的骨架系统。

（4）促凝功能：血小板被激活后，膜磷脂 PF_3 从血小板膜内侧转到膜的外侧，成为血小板第Ⅲ因子，为凝血过程提供催化表面，同时，还可释放凝血因子及激活凝血因子Ⅺ、Ⅻ的成分，促进血液凝固。

（5）血块收缩功能：活化变形的血小板在纤维蛋白网架结构中心伸出伪足，通过骨架蛋白的收缩，血块纤维蛋白网中的血清被挤出，血凝块缩小并得以加固，从而有利于伤口的缩小和愈合。

（6）维护血管内皮的完整性：血小板能填充受损血管内皮细胞脱落所造成的空隙，参与血管内皮细胞的再生和修复过程，能增强血管壁的抵抗力，减低血管壁的通透性和脆性。

三、血液凝血机制

1. 凝血因子种类、特性　凝血因子目前包括 14 个，除 Ca^{2+}（因子 IV）外，均为蛋白质。正常血液中除**组织因子**（因子 III）分布在全身组织中以外，其余都可在血浆中找到。根据凝血因子的特性分为以下 4 类。

（1）依赖维生素 K 的凝血因子：包括因子 II、VII、IX、X，其共同特点是在各自分子结构的氨基末端含有数量不等的 **γ 羧基谷氨酸残基**，在肝合成中必须依赖维生素 K。

（2）接触凝血因子：包括 XII、XI 和激肽系统的激肽释放酶原、高分子量激肽原（HMWK）。它们的共同特点是通过接触反应启动**内源凝血途径**，并与激肽、纤溶和补体等系统相联系。

（3）对凝血酶敏感的凝血因子：包括 I、V、VIII 和 XIII，它们的共同特点是对凝血酶敏感。

（4）其他因子：包括 III、IV 和血管性血友病因子（vWF）。正常血液中不存在**组织因子**，即因子 III。F IV 即 Ca^{2+}。血管性血友病因子是大分子多聚体，保护因子 VIII 不被破坏，是重要的凝血辅助因子。

2. 凝血机制（内源凝血途径、外源凝血途径）

（1）内源凝血途径：指由凝血因子 XII 被激活到 IX a–VIII a–Ca^{2+}–PF3 复合物形成的过程。

（2）外源凝血途径：指从凝血因子 TF 释放到 TF–VII a–Ca^{2+} 复合物形成的过程。

（3）共同凝血途径：指由凝血因子 X 的激活到**纤维蛋白**形成的过程，它是内外源系统的共同凝血阶段。

四、抗血液凝固系统

抗凝系统对凝固系统进行调节，改变凝血性质，减少纤维蛋白的形成、降低各种凝血因子的活化水平。正常的抗凝血机制是由细胞和体液两方面的因素来完成的。

1. 细胞抗凝系统　主要包括**单核－巨噬细胞系统**清除活化的凝血因子、血管内皮阻止血小板活化和纤维蛋白沉积、肝细胞及**血管内皮细胞**合成分泌抗凝物质来完成。

2. 体液抗凝系统　主要包括①抗凝血酶（AT－III）：主要有肝细胞合成的生理性抗凝物质，对凝血酶的灭活能力占所有凝血因子的 70% ～ 80%。AT－III 作用于**丝氨酸残基**，使丝氨酸蛋白酶如凝血酶、X a、XII a、XI a、IX a 失活。**肝素**作用于 AT－III 的赖氨酸残基时，可增强 AT－III 的抗凝血酶活性。②蛋白 C 系统（PC 系统）：是微循环抗血栓形成的主要血液凝固调节物质，以酶原的形式存在于血浆中。包括蛋白 C（PC）、蛋白 S（PS）、血栓调节蛋白（TM）及内皮细胞蛋白 C 受体（EPCR）。③组织因子途径抑制物（TFPI）：是一单链糖蛋白，与脂蛋白结合的生理性丝氨酸蛋白酶抑制物，由体内巨核细胞和活化的巨噬细胞合成，主要调节 TF–FV II a 参与的凝血。TFPI 可以直接抑制活化的 X 因子，并以依赖 X a 的形式在 Ca^{2+} 存在条件下抑制 TF/ VII a 复合物。除此之外，还能抑制胰蛋白酶，对纤溶酶及糜蛋白酶也有轻微抑制。④蛋白 Z（PZ）和蛋白 Z 依赖的蛋白酶抑制物（ZPI）：PZ 由肝合成分泌后进入血液循环中，是一种维生素 K 依赖的糖蛋白，凝血酶可以与 PZ 结合也可以将 PZ 裂解。ZPI 由肝合成分泌，是一种丝氨酸蛋白酶，ZPI 在血液凝固或血栓形成时会大量消耗。

五、纤维蛋白溶解系统

1. **纤维蛋白溶解系统组成及特性**　纤维蛋白溶解系统主要由纤溶酶原激活物、**纤溶酶原**、纤溶酶及**纤溶抑制物**组成。纤溶系统的主要功能是指纤溶酶原激活后，降解体内产生的纤维蛋白凝块，防止血栓形成或使已形成的血栓溶解。

（1）组织型纤溶酶原激活物（t-PA）：t-PA 是一种丝氨酸蛋白酶，由血管内皮细胞合成和释放。**主要作用是使无活性的纤溶酶原转变为有活性的纤溶酶**。当游离状态的 t-PA、纤溶酶原和纤维蛋白三者形成复合体后，能有效地激活纤溶酶原（PLG）转变成纤溶酶，使纤维蛋白凝块溶解。但没有纤维蛋白时，不能形成复合体时，纤溶酶原不能被激活，因此在生理情况下，t-PA 和纤溶酶原共存于血浆中，但不相互作用。

（2）尿激酶型纤溶酶原激活物（u-PA）：u-PA 也属丝氨酸蛋白酶，由泌尿生殖系统上皮细胞和血管内皮细胞产生。u-PA 有两种类型，未活化的单链尿激酶（scu-PA）和已活化的双链尿激酶（tcu-PA）。两者均可以直接激活纤溶酶原而不需要纤维蛋白作为辅因子。当有少量的纤维蛋白存在时，scu-PA 对纤溶系统的激活明显高于 tcu-PA。

（3）纤溶酶原（PLG）：PLG 是一种单链糖蛋白，属于优球蛋白成分，主要由肝合成而分泌入血，以无纤溶活性的形式存在。当血液凝固时，PLG 大量吸附在纤维蛋白网上，在 t-PA 或 u-PA 的作用下，被激活为纤溶酶发挥作用，促使纤维蛋白溶解。

（4）纤溶酶（PL）：PL 是一种活性较强的丝氨酸蛋白酶，是由 PLG 经 PA 活化后产生的。主要作用：①降解**纤维蛋白和纤维蛋白原**；②水解多种凝血因子 V、Ⅷ、Ⅹ、Ⅶ、Ⅺ、Ⅱ等；③使纤溶酶原转变为纤溶酶④水解补体等；⑤激活转化生长因子，降解纤维连接蛋白、TSP 等各种基质蛋白质；⑥将谷氨酸 PLG 转变为赖氨酸 PLG。

（5）纤溶抑制物：主要包括纤溶酶原激活抑制剂（PAI）和 α_2 抗纤溶酶（α_2-AP）。PAI 主要有 PAI-1 和 PAI-2 两种形式，能特异性与 t-PA 以 1∶1 比例结合，使其失活，同时激活 PLG。α_2-AP 是由肝合成，能与 PL 结合形成复合物，从而抑制 PL 活性；凝血因子使 α_2-AP 以共价键与纤维蛋白结合，减弱纤维蛋白对 PL 作用的敏感性。

2. **纤维蛋白溶解机制**　纤维蛋白溶解过程分为两个阶段，纤溶酶原激活阶段和纤维蛋白（原）降解阶段。

（1）纤溶酶原激活途径：PLG 可通过 3 条途径被激活为 PL。①内激活途径：主要通过内源凝血系统的有关因子裂解纤溶酶原形成纤溶酶的过程，**继发性纤溶通过此途径降解纤维蛋白（原）或其他蛋白的过程**。②外激活途径：主要指 t-PA 和 u-PA 激活纤溶酶原转变为纤溶酶的过程，发挥纤溶作用，是**原发性纤溶理论**基础，也是机体重要的生理激活途径。③外源激活途径：又称药物依赖途径，外源性制剂（如链激酶、尿激酶、重组 t-PA）注入体内，激活纤溶酶原转变为纤溶酶，是**溶栓治疗**的理论基础。

（2）纤维蛋白（原）降解机制：PL 不仅降解纤维蛋白，而且可以降解凝血因子Ⅰ（纤维蛋白原）。PL 降解凝血因子Ⅰ产生 X 片段，Y 片段及 D、E 片段。降解纤维蛋白则产生 X′、Y′、D-D、E′片段。纤维蛋白和纤维蛋白原的降解产物统称为**纤维蛋白降解产物（FDPS）**。其作用：①所有的碎片都可抑制血小板的聚集和释放反应；②碎片 Y（Y′）和 D 可抑制纤维蛋白单体的聚合；③碎片 X（X′）可与凝血因子 I 竞争凝血酶，并可与纤维蛋白单体形成复合物，阻止纤维蛋白单体的交联；④附属物 A、B、C、H 可延长 APTT 及凝血时间；⑤碎片 E 可抑制凝血活酶的生成。

第十九单元　检验基本方法

【复习指南】本部分内容难度较大，历年常考。熟练掌握：二期止血缺陷筛查实验、血小板聚集试验、D–二聚体检验和纤维蛋白（原）降解产物；掌握：一期止血缺陷筛查实验、血管壁检验、血小板检验和凝血因子检验；了解：生理性和病理性抗凝物质检验、纤溶活性检验和血液流变学检验。

一、筛查试验

（一）一期止血缺陷常用筛查试验

一期止血缺陷是指血小板和血管壁缺陷所致的出血性疾病。常用的筛查实验有出血时间和束臂试验。

1. 出血时间测定

（1）原理：是指皮肤受特定条件的外伤出血后，到出血自行停止所需要的时间，称为出血时间（BT）。BT 反映了皮肤毛细血管与血小板的相互作用，包括皮肤毛细血管的完整性及收缩功能、血管内皮细胞功能、血小板的聚集和释放、血小板黏附等反应，以及 PGI 与 TXA_2 的动态平衡。

（2）操作：目前推荐使用标准化出血时间测定器法。

（3）注意事项：①刀片长度与前臂平行，以保证伤口与神经、血管走行一致；②穿刺部位避开浅表静脉、瘢痕和病变皮肤等；③滤纸吸去血液时，避免与伤口接触，更不能挤压伤口；④测定时要注意保暖，尤其在冬季，否则会影响结果；⑤试验前 1 周患者应停服阿司匹林、噻氯吡啶等抗血小板的药物；⑥严格无菌操作。

（4）临床意义：①BT 缩短。主要见于某些严重的血栓前状态和血栓性疾病，如妊娠高血压疾病、心肌梗死、脑血管病变等。主要是由于血管壁损害，血小板或凝血因子活性过度增强所致。②BT 延长。主要涉及血小板和血管壁的初期止血缺陷，常见于因血小板数量异常所致的疾病如原发性血小板增多症、血栓性血小板减少性紫癜及免疫性血小板减少症等及因血小板质量缺陷所致的疾病如血小板无力症、巨大血小板综合征、药物引起的血小板病及骨髓增生异常综合征等；血管性血友病（vWD）和 DIC；血管疾病如遗传性出血性毛细血管扩张症等；严重的凝血因子缺乏（较少见，如凝血因子 II、V、VIII、IX 或凝血因子 I 缺乏，弥散性血管内凝血等）。

2. 束臂试验

（1）原理及操作：通过在上臂给静脉及毛细血管加"标准压力"，以增加血管负荷，观察前臂一定范围内皮肤出血点的数量，来估计毛细血管完整性及脆性。

（2）注意事项：①实验前的出血点需要标记；②观察出血点时要选择好光线与角度，以防遗漏。

（3）临床意义：当新出血点的数目超过正常时为阳性，常见于：①血管壁功能和（或）结构有缺陷的疾病；②血管性血友病（vWD）；③血小板的量和（或）质异常。

（二）二期止血缺陷筛查试验

二期止血缺陷是指**凝血因子**缺乏或病理性抗凝物质存在所致的出血性疾病。常用的筛查实验有**凝血酶原时间（PT）测定**和**活化部分凝血活酶时间（APTT）测定**。

1. 凝血酶原时间测定

（1）原理：在体外模拟外源性凝血的全部条件，测定血浆凝固所需时间，是外源性凝血系统常用的筛检实验。37℃条件下，在待检血浆中加入足量的组织凝血活酶（人脑、兔脑、胎盘及肺组织等制品的浸出液）和适量钙离子，激活 F Ⅶ 启动外源凝血途径，使凝血酶原变为凝血酶，后者可以使纤维蛋白原转变为纤维蛋白，使血液发生凝固，所用的时间即凝血酶原时间（PT）。

（2）操作：采用手工试管法。

（3）注意事项：①采血要熟练，抗凝要充分，最好在 1 小时内完成测定，水浴温度控制在（37.0±0.5）℃。②HCT 的影响：HCT 不同，导致血浆量不同，从而游离的 Ca^{2+} 浓度不同。③溶血、脂血标本的影响：若标本溶血，可使 PT 假性减低；标本脂血可影响仪器检测浊度变化，引起 PT 检测异常。④必须保证标本为乏血小板的标本，若血浆中富含有血小板，将会导致 PT 假性缩短。

（4）临床意义：①PT 延长。主要见于先天性 F Ⅱ、F Ⅴ、F Ⅶ、F Ⅹ 缺乏及低（无）纤维蛋白血症，但比较少见；获得性凝血因子缺乏，如严重肝病、胆道疾病、维生素 K 缺乏、DIC、原发性纤溶亢进、血液中存在抗凝物质或口服抗凝剂等。②PT 缩短。DIC 早期（高凝状态）；先天性 F Ⅴ 增多；长期口服避孕药；其他血栓前状态及血栓性疾病。③口服华法林等抗凝剂的监测：使 PT 维持在正常对照的 1.5～2.0 倍，PTR 维持在 1.5～2.0 倍，INR1.5～2.5 倍为最佳。

2. 活化部分凝血活酶时间测定

（1）原理：在体外模拟内源性凝血的全部条件，测定血浆凝固所需时间，是内源性凝血系统常用的筛检实验。37℃条件下，在待检血浆中加入足够量的活化接触因子激活剂（如白陶土或鞣花酸）和部分凝血活酶（代替血小板的磷脂），再加入适量 Ca^{2+}，激活 F Ⅻ 而启动内源凝血途径。测定乏血小板时血浆凝固所需的时间，即为活化部分凝血活酶时间（APTT）。

（2）操作：0.1ml 受检血浆中加入 0.1ml 接触因子激活剂，混匀，置 37℃水浴中 3 分钟，其间轻轻振荡多次，然后加 0.1ml 25mmol/L 氯化钙，混匀立即计时，不断倾斜试管观察并记录出现纤维蛋白丝的时间。

（3）注意事项：注意抗凝剂与血液的比例为 1：9。

（4）临床意义：APTT 的长短反映了血浆中内源凝血途径凝血因子和共同途径中凝血因子的水平。①APTT 延长：见于 F Ⅻ 和 F Ⅺ 缺乏症及 F Ⅷ、F Ⅸ 水平降低的血友病 A、B，部分血管性血友病；F Ⅰ、F Ⅱ、F Ⅴ、F Ⅹ 严重缺乏如严重肝病、维生素 K 缺乏症；原发或继发纤溶亢进；口服抗凝剂、应用肝素；血中存在病理性抗凝物质如凝血因子抑制物，如狼疮抗凝物。②APTT 缩短：高凝状态和血栓性疾病，见于 DIC 早期，血栓前状态及血栓性疾病。③可作为肝素抗凝治疗的监测指标：APTT 维持在正常对照的 1.5～2.5 倍为肝素治疗效果最佳。

二、血管壁检验

血浆血管性血友病因子检测

（1）原理：血浆血管性血友病因子（vWF）是一种多聚体大分子蛋白，具有与胶原、肝素、Ⅷ轻链、GPⅠb及GPⅦb–Ⅲa、瑞斯托霉素等结合的多个功能区，主要由血管内皮细胞合成，合成后一部分储存于内皮细胞中，一部分直接释放入血作为<u>血小板</u>黏附于内皮下胶原的黏附蛋白和血浆中<u>凝血因子Ⅷ：C</u>的载体。

（2）检测方法

①血浆血管性血友病因子抗原（vWF：Ag）检测。常用胶乳颗粒增强的免疫比浊法（LPEITA）快速定量检测血浆中的vWF：Ag。

②血浆vWF瑞斯托霉素辅因子（vWF：Rcof）活性检测。在瑞斯托霉素存在的条件下，vWF与血小板GPⅠb/Ⅸ复合体相互作用，使血小板发生凝集。凝集的强度与受检血浆中的vWF的含量和结构有关。

（3）血浆血管性血友病因子检测的操作及注意事项：①vWFAg检测：采集静脉血，以<u>枸橼酸钠抗凝</u>，离心分离血浆后，按照试剂盒说明书进行操作。操作时注意对血浆中血管性假血友病因子抗原含量过高的标本，应作稀释后再测定。②vWFRcof活性检测。常规静脉采血，<u>枸橼酸钠抗凝</u>，分离血浆。从标准曲线中计算出受检血浆中vWF：Rcof的含量。注意事项：试管和注射器均应硅化或用塑料制品；不宜以EDTA抗凝。

（4）临床意义：①vWFAg减低常见于血管性血友病。vWFAg增高：当血管内皮受损时，内皮细胞中vWF释放入血而增高，见于一些血栓性疾病如尿毒症、妊娠高血压疾病、缺血性心脑血管病、肾小球疾病、周围血管病等及急性时相反应如类风湿病、血管炎、恶性肿瘤、大手术后等。②vWFRcof活性检测。为诊断血管性血友病及其分型的主要指标。对于绝大多数血管性血友病患者而言其凝集率均减低，而且除ⅡB型正常外，其余分型均减低。

三、血小板检验

1.血小板生存时间测定

（1）原理：**血栓烷B_2（TXB_2）和丙二醛（MDA）**是血小板花生四烯酸代谢中环氧化酶途径的稳定代谢产物。由于阿司匹林能不可逆性抑制环氧化酶活性，<u>使其代谢产物TXB_2和MDA合成减少</u>，只有骨髓新生成血小板时才能恢复环氧化酶活性。因此根据口服阿司匹林后血小板的TXB_2或MDA生成量的恢复曲线即可推算出血小板的生存时间（PST）。可用ELISA法或放射免疫分析法（RIA）测定TXB_2或MDA的含量。

（2）操作及注意事项：丙二醛（MDA）法或TXB_2法。①制备血小板悬液；②按试剂盒说明书操作检测血小板MDA含量；③测得被检者MDA含量后，给患者口服阿司匹林0.6g，隔日采血测定MDA生成量，直至MDA含量回复到基础水平为止所需的时间即为血小板生存时间（PST）。操作时注意每次测定的血小板计数必须相同。

（3）临床意义：血小板生存时间缩短多见于：①血小板破坏增多性疾病，如原发性血小板减少症、系统性红斑狼疮、脾功能亢进、同种免疫性血小板减少性紫癜及输血后紫癜等。②血小板消耗过多性疾病，如血栓性血小板减少性紫癜（TTP）、DIC、溶血尿毒症（Hus）等。③高凝状态和血栓性疾病，如糖尿病伴血管病变、心肌梗死、肺梗死、妊娠高血压疾病、恶性肿瘤、深静脉血栓形成（DVT）等。

2. 血小板相关免疫球蛋白检测

（1）原理：血小板相关免疫球蛋白（PAIg）又称为血小板相关抗体（包括 PAIgA、PAIgM 和 PAIgG），常采用 ELISA 法测定。包被在血小板中的抗人 PAIgG 抗体与受检血小板溶解液中的 PAIgG 形成复合物，再加入酶标的抗人 IgG 抗体，最后加底物显色，其颜色深浅与受检血小板溶解液中的抗体含量成正比。根据被检者所测得的吸光度，从标准曲线中计算出血小板相关免疫球蛋白的含量。

（2）操作（ELISA 法检测）：①静脉采血，用 5%EDTA–Na$_2$ 1∶9 抗凝，加 2ml 左右血小板分离液，以 850r/min 离心 20 分钟；②吸出血小板层，用血小板洗涤液洗 3 次，用 PBS 调整血小板数为 100×10^9/L；③以终浓度为 1% 的 TIitonX–100 在 4℃ 裂解血小板，1000r/min 离心 10 分钟，吸上清液待测；④用 ELISA 法检测血小板破碎液中血小板相关免疫球蛋白的含量。

（3）注意事项：①注射器和试管必须硅化或用塑料产品；②血小板计数要准确；③每次反应要设阴性对照。

（4）临床意义：血小板相关免疫球蛋白可作为诊断免疫性血小板减少症（ITP）的指标之一。90% 以上 ITP 患者 PAIgG 出现增高，若同时测定 PAIgM、PAIgA，其阳性率可高达 100%。但其特异性相对较低，诸多疾病如 SLE、慢性淋巴细胞白血病、多发性骨髓瘤、慢性活动性肝炎、恶性淋巴瘤及 Evan 综合征等也有不同程度的升高，因此，PAIg 只能作为**筛查指标**。也可作为 ITP 疗效观察及预后估计的指标，ITP 患者经肾上腺皮质激素治疗有效者 PAIgG 可下降，若 PAIgG 在 2 周内下降者则预后较好。

3. 血小板聚集试验

（1）原理：正常血小板具有彼此粘连聚集的功能。在富含血小板血浆（PRP）中加入不同种类及不同浓度的诱聚剂（如 ADP、胶原、肾上腺素、瑞斯托霉素和花生四烯酸等），然后放入专用仪器内，在恒温和不断搅拌条件下，使血小板聚集或凝集，致 PRP 浊度降低，透光度增加。通过测定其透光度变化，描绘出聚集曲线来反映血小板的聚集水平。

（2）操作及注意事项：①试验前 10 天必须停止服用一切抑制血小板的药物，如阿司匹林、双嘧达莫、氯吡格雷、肝素、双香豆素等；②标本采集后应在 3 小时内完成试验，且不能用 EDTA 作抗凝剂。

（3）临床意义：①遗传性血小板功能缺陷，如血小板无力症（ADP、COL、AA 诱导的血小板聚集减低或不聚集，RIS 诱导的血小板凝集正常）；巨血小板综合征（ADP、COL、AA 诱导的血小板聚集正常，RIS 诱导的血小板凝集减低或不聚集）；血小板花生四烯酸代谢缺陷症（ADP 诱导的血小板凝集减低，COL 和 AA 不能诱导的血小板凝集）；血小板储存池缺陷症（致密颗粒缺陷时，ADP 诱导的血小板凝集减低，COL 和 AA 诱导的血小板凝集正常，α 颗粒缺陷时，血小板聚集正常）。②获得性血小板功能缺陷症，如肝硬化、尿毒症、异常球蛋白血症、骨髓增殖性肿瘤、MDS、部分急性白血病、心肺旁路术等，可见血小板聚集功能减退。③血栓前状态与血栓性疾病，如急性心肌梗死、动脉粥样硬化、心绞痛、脑血栓形成、糖尿病、高血压等，ADP、COL、AA 诱导的血小板聚集率可增高，即使用低浓度的诱导剂可导致血小板明显聚集。④药物影响，抗血小板药物，如阿司匹林、氯吡格雷、抵克立得、双嘧达莫等可显著抑制血小板聚集功能。

4. 血块收缩试验

（1）原理：在富含血小板的血浆中加入 Ca^{2+} 和凝血酶，使血浆凝固形成凝块，血小板收缩蛋白使血小板伸出伪足，伪足前端连接到纤维蛋白束上，纤维蛋白网眼缩小，血清析出，使血块的止血作用更加牢固。测定析出血清量，计算其占原有全血量的百分数来反映血小板血块收缩能力。

（2）注意事项：①离心管要清洁，刻度要准确；②试验温度保持在 37℃；③对严重贫血者，因血细胞比容减小，析出的血清增多，对试验结果有影响。

（3）临床意义：血块收缩试验（CRT）主要反映了血小板的质量，也与血小板数量、凝血酶原、纤维蛋白原浓度有关。①血块过度收缩：见于先天性（遗传性）F ⅩⅢ 缺乏症等。②血块收缩不良或血块不收缩：见于血小板无力症、ITP（特发性血小板减少性紫癜）、红细胞增多症、血小板增多症、低（无）凝血因子Ⅰ血症、原发性巨球蛋白血症、多发性骨髓瘤等。

四、凝血因子检验

1. 血浆纤维蛋白原（凝血因子Ⅰ）含量测定

（1）原理：血浆纤维蛋白原（FIB）检测方法有多种，目前常用的有**比浊法**（PT 衍生法）、凝血酶凝固法（Clauss 法）。Clauss 法是目前广泛使用的方法。本方法的原理是在待检血浆中加入足量凝血酶，使血浆中的纤维蛋白原被激活转变成纤维蛋白，血浆发生凝固，其凝固时间与纤维蛋白原浓度呈负相关。

（2）操作：①将正常人混合血浆按 1：5、1：10、1：20、1：40 稀释，待测血浆按 1：10 稀释。②取 0.2ml 稀释血浆于小试管中，置 37℃ 水浴中预热。③再加 0.1ml 凝血酶溶液，记录凝固时间。检测结果与参比血浆制成的标准曲线对比可得出待检血浆中 FIB 的含量。

（3）注意事项：①将待测血浆与正常人混合血浆一起操作，以保证结果可靠；②所有标本检测都应做复管，且两管相差不超过 0.5 秒；③凝血酶复溶后，在 4℃ 保存不超过 2 天，在室温中不超过 4 小时。

（4）临床意义：① FIB 增高：FIB 是一种急性时相蛋白，其增高多为非特异反应，如感染（肺炎、毒血症、亚急性细菌性心内膜炎等）；无菌性炎症（肾病综合征、风湿性关节炎、风湿热等）；血栓前状态及血栓性疾病（糖尿病、急性心肌梗死等）；恶性肿瘤；外伤、烧伤、外科手术、放射治疗后等；妊娠晚期和妊高征等。② FIB 降低：见于先天性低或无 FIB 血症、异常 FIB 血症、DIC 晚期、重症肝炎和肝硬化、纤溶亢进、新生儿及早产儿、某些产科意外、恶性肿瘤等；③可作为溶栓治疗监测的指标：使用链激酶、尿激酶溶栓治疗时，患者 FIB 应不低于 1.2～1.5g/L，若低于 1.0g/L 可能有出血风险。

2. 凝血因子含量与促凝活性测定

（1）原理：凝血因子含量通常采用免疫方法测定。单个凝血因子活性测定多采用一步法乏因子血浆纠正试验，是通过其纠正乏因子血浆的能力而测得。检测结果以相当于对照血浆凝血因子活性的百分比表示。

（2）操作：①制备标准曲线。以稀释度为横坐标，凝固时间为纵坐标，在双对数纸上绘制曲线。②受检血浆测定。将受检血浆以 1：20 稀释，将其凝固时间在标准曲线标出，得凝血因子的活性。

（3）注意事项：①受检标本应立即测定，或将分离血浆后置 –20℃ 冰箱中，在 2～3 个月测定，避免反复冻融；②每次测定都应做标准曲线；③正常标准血浆要求至少 10 人以上的混合血浆。

（4）临床意义：凝血因子含量或活性降低见于**血友病**、血管性血友病、肝疾病（肝炎、肝硬化、肝衰竭等）、维生素 K 缺乏症与口服抗凝药、DIC 等。增高常见于血栓前状态或血栓性疾病。

3. 血浆因子 XIII 定性试验

（1）原理：常采用一步法乏因子血浆纠正试验。被检血浆中加入钙离子后形成不溶性的纤维蛋白单体聚合物凝块，经 F XIII$_a$ 作用后形成交联纤维蛋白，后者不溶于尿素溶液中。如果被检血浆中 F XIII 活性缺乏，则纤维蛋白凝块可易溶于 5mmol/L 尿素溶液中。

（2）操作：①取受检血浆 0.1ml，加入 25mmol/L 氯化钙溶液 0.1ml，混合。②置 37℃ 水浴中。30 分钟后取出检测试管，去除管中液体。③加入 5mol/L 尿素溶液，置 37℃ 水浴中，每 2 ～ 4 小时观察 1 次，共 24 小时。

（3）注意事项：钙离子溶液应新鲜配制，以防止假阴性发生。

（4）临床意义：F XIII 缺乏可导致手术及外伤后自发性出血及出血时间延长，见于先天性或获得性 F XIII 缺乏，获得性减少见于肝疾病、DIC、SLE、类风湿关节炎、原发性纤溶亢进、恶性淋巴瘤、多发性骨髓瘤、白血病、溶血性贫血等。

五、生理抗凝蛋白检验

1. 抗凝血酶 III 测定

（1）原理

①抗凝血酶 III（AT–III）活性测定常采用**发色底物法**：**在受检血浆中**加入过量的凝血酶，使 AT–III 与凝血酶形成 1：1 无活性复合物，剩余的凝血酶水解显色底物并释放出发色基团对硝基苯胺（PNA），显色程度与剩余的凝血酶呈正相关，与受检血浆中的 AT–III 活性呈负相关。

② AT–III 抗原测定常采用免疫学方法（双抗夹心法、免疫比浊法或免疫火箭电泳法）。

（2）注意事项：①样品需用枸橼酸钠抗凝；② AT–III 抗原和 AT–III 活性以同时测定为佳。

（3）临床意义：① AT–III 水平增高见于血友病、再生障碍性贫血的急性出血期、白血病、口服抗凝剂及黄体酮治疗的过程中。② AT–III 缺陷时患者易出现血液高凝状态而形成血栓，见于先天性和获得性 AT–III 缺乏症。先天性 AT–III 缺陷表现为对肝素亲和力降低，在抗凝治疗过程中若出现肝素治疗无效则应注意检查是否有 AT 缺乏；获得性 AT–III 缺陷见于消耗增加的疾病如高凝状态、血栓性疾病、DIC、脓毒血症等，合成减少的疾病如肝硬化、肝癌晚期、重症肝炎等，丢失增加的疾病如肾病综合征，此外新生儿、药物影响等亦可出现 AT 活性降低。

2. 血浆蛋白 C 测定

（1）原理：蛋白 C 测定分为活性测定及抗原测定。

①蛋白 C 活性（PC：A）测定：采用发色底物法，在受检血浆中加入 PC 特异激活剂（protac，从蛇毒中提取），PC 被转化为活化蛋白 C（APC），APC 作用水解于特异发色底物，释放出产色基团对硝基苯胺（PNA），其显色深浅与 APC：A 含量呈平行关系，含量呈正相关。

② PC：Ag 抗原检测通常采用免疫学方法火箭电泳法。

（2）操作：正常混合血浆用缓冲液稀释成浓度为80%、60%、40%、20%、10%，分别加入激活剂，置于37℃水浴中，再加入显色剂，反应结束时加入冰醋酸终止反应，比色读取A值，计算蛋白C活性。

（3）注意事项：①不能立即检测的标本必须于 −20℃以下环境储存；②样本不能反复冻融。

（4）临床意义：①减低见于遗传性和获得性PC缺陷、口服抗凝药物。遗传性PC缺陷可分为两型，PC：Ag与PC：A均减低者为Ⅰ型，PC：Ag正常而PC：A减低者为Ⅱ型。临床上患者主要表现为反复不明原因的血栓形成；获得性PC缺陷见于DIC、肝疾病、恶性肿瘤、维生素K缺乏症、手术后、口服双香豆素抗凝剂、急性呼吸窘迫综合征等；口服抗凝剂的影响如香豆素类药物可以引起依赖维生素K的凝血因子及蛋白C的减少，但蛋白C比依赖维生素K的凝血因子半衰期短，首先可迅速减低40% ～ 50%，导致产生短暂的血液高凝状态；②增高见于PC：Ag及活性增加，如冠心病、肾病综合征、糖尿病等可出现代偿性的增加。

3.血浆蛋白S测定

（1）原理：蛋白S是活化蛋白C的辅因子，大约60%与补体C4结合成C4BP-PS，40% 为游离的蛋白S（FPS），只有FPS具有辅助APC发挥灭活 F Ⅴ a 和 F Ⅷ a 的功能。在待测血浆中加入一定量的聚乙二醇，C4BP-PS会沉淀，用上清液即可检测FPS的量。常用免疫学方法（如血浆凝固法、胶乳凝集比浊法、免疫火箭电泳法等）检测血浆中的总蛋白S（TPS）及FPS的含量。

（2）注意事项：通常采用凝固法检测游离蛋白S（FPS）的含量，采用ELISA或RIA的方法检测血浆中总蛋白S（TPS），注意FPS的制备中要在加入聚乙二醇后充分混匀，并在室温下维持30分钟后再离心取上层血浆待测。

（3）临床意义：PS缺陷的患者易出现血液高凝状态，导致血栓栓塞发生的风险增加，特别是年轻人。

①获得性PS缺陷多见肝疾病、维生素K缺乏症、急性呼吸窘迫综合征等，口服抗凝药物如双香豆素类、避孕药时PS可降低，孕妇及新生儿的PS偏低。

②先天性FS缺陷，患者常伴发严重的深静脉血栓。可分为3型：TPS、FPS和PS；Ag均减少者为Ⅰ型，TPS：Ag正常，而FPS：Ag和FPS：A减少者为Ⅱa型，TPS：Ag和FPS：Ag均正常，而FPS：A减少者为Ⅱb型。

六、病理性抗凝物质检验

1.血浆狼疮抗凝物质（LAC）测定

（1）原理：一般采用改良的Russell蛇毒时间进行狼疮抗凝物检测，包括以下几种。

①LAC筛查试验（LAC screen）。用蛇毒试剂激活待测血浆中的FX，加入 Ca^{2+} 和低浓度磷脂，观察乏血小板血浆发生凝固的时间，称为Russell蛇毒时间（RVVT）；若RVVT明显延长，提示有凝血因子缺陷或存在LAC。在受检血浆中加入正常血浆后，RVVT缩短提示凝血因子缺陷，若RVVT仍延长，表明被检血浆中存在LAC。

②LAC确认试验 (LAC confirm)。待测血浆中加入高浓度的磷脂中和LAC后，可使延长的Russell蛇毒时间RVVT缩短或恢复正常，确证血浆中存在LAC。

③比值计算。通过分别计算 LAC 筛查实验或 LAC 确认实验与正常对照血浆 RVVT 的比值，得到 LAC 筛查实验比值（SR）和确认实验比值（CR），用 SR 除以 CR 即可得到标准化 LAC 比值（NLR），根据其大小判断待测血浆中有无 LAC。

（2）临床意义：LAC 是一组抗磷脂或磷脂与蛋白（如凝血因子）复合物的自身抗体，可以干扰磷脂依赖的止血反应和体外凝血实验（如 APTT、SCT、RVVT 等）。LAC 阳性可见于多种临床疾病，如病毒感染、SLE、复发性流产、骨髓增殖性肿瘤、先天性凝血因子缺乏、DIC、口服抗凝剂等，约有 1/3 患者可发生血栓形成。

七、纤溶活性检验

1. 凝血酶时间

（1）原理：受检血浆中加入"标准化"凝血酶溶液，测定开始出现纤维蛋白丝所需的时间即为凝血酶时间（TT）。

（2）临床意义：TT 是反映血浆中纤维蛋白原转变为纤维蛋白的筛选试验指标之一。受检凝血酶时间延迟超过正常对照 3 秒为延长，见于低（无）纤维蛋白原血症和异常纤维蛋白原血症；血中 FDP 增高（DIC）；血中有肝素和类肝素物质存在（如肝素治疗中、SLE 和肝疾病等）。

2. 血浆纤溶酶原活性及抗原测定

（1）原理

①血浆纤溶酶原活性测定常采用发色底物法：在受检血浆中加入过量的链激酶（SK）和发色底物（S-2251），SK 可使纤溶酶原（PLG）转变成纤溶酶（PL），PL 作用于发色底物使其释放出 PNA 而显色。显色的深浅与纤溶酶的活性呈正相关，在 405nm 波长下测定 pNA 的吸光度，可求得血浆中纤溶酶原的活性。

②纤溶酶原抗原测定常采用免疫学方法（双抗夹心法）：用两种不同的抗纤溶酶原抗体分别作为包被抗体和酶标抗体定量检测血浆中的纤溶酶原抗原。

（2）操作过程：纤溶酶原抗原检测常采用 ELISA 法，具体操作按试剂盒及仪器说明书进行。

（3）注意事项：①采血时若发生溶血或凝固，检测结果将会受到严重影响；②标本须用枸橼酸钠抗凝，并立即送检，冷冻保存会使检测结果受影响；③止血带不能束缚过久，否则造成纤溶酶原假性降低。

（4）临床意义

①纤溶酶原活性增高：表示纤溶活性减低，多见于血栓前状态和血栓性疾病，糖尿病及某些恶性肿瘤等纤溶酶原活性也可增高。

②纤溶酶原活性减低：表示纤溶活性增高，据病因可分为遗传性和获得性。遗传性 PLG 减低，可根据活性和抗原性的检测结果分为异常纤溶酶原血症与遗传性 PLG 缺乏，前者 PLG 含量一般正常但活性减低，后者 PLG 含量和活性均减低，极少见；获得性 PLG 减低可因合成减少如肝硬化或消耗增加所致如 DIC、原发性纤溶亢进、溶栓治疗、脓毒血症等。

3. 血浆 α_2 纤溶酶抑制物活性及抗原测定

（1）原理：可分别用发色底物法和免疫学方法检测血浆 α_2 纤溶酶抑制物（α_2-PI）的活性和抗原。

（2）操作及注意事项：α_2-PI 活性测定基本同 t-PA 测定；α_2-PI 抗原检测通常采用 ELISA 法。注意受检血浆在室温放置不宜超过 3 小时。

（3）临床意义：①增高见于血栓性静脉炎和动脉血栓形成、恶性肿瘤、分娩后等；②减低见于肝病、手术后、DIC 及先天性 α_2-PI 缺乏症。

4.D- 二聚体检测

（1）原理：目前血浆 D- 二聚体（DD）主要依靠免疫学方法进行检测，常用方法有 LA、ELISA、LEITD 及 GGIFA 等。

（2）操作步骤：按试剂盒及仪器的说明书操作。

（3）注意事项：①胶乳凝集法操作快速简便，结果易于观察，不需要其他特别的设备，但结果易受主观因素的影响，只能做半定量测定，不适合做溶栓治疗的监测指标；②采血要迅速，分离血浆后 1 小时内测定完毕，或保存在 -20℃，但不能超过 1 周；③由于不同厂家的试剂有差别，因此，D- 二聚体胶乳凝集法的参考值也可能有差异。

（4）临床意义：D- 二聚体是交联纤维蛋白的特异性降解产物，只有血栓形成后 D- 二聚体才会增高，是诊断血栓形成的重要分子标志物。①血栓前状态与血栓性疾病：活动性深静脉血栓形成与肺栓塞时，D- 二聚体显著升高；由于 D- 二聚体具有较高的阴性预测值，当临床怀疑有深静脉血栓形成与肺栓塞时，若 D- 二聚体小于 0.5mg/L，发生急性或活动性血栓形成的可能性较小；若患者已有明显的血栓症状与体征，D- 二聚体仍小于 0.5mg/L，应考虑有无纤溶活性低下的可能如 PAI 增多等。已经机化的陈旧性静脉血栓 DD 可以不增高。动脉血栓如动脉硬化、冠心病，甚至急性心肌梗死时 D- 二聚体增高一般不如静脉血栓显著。② DIC 早期诊断的重要依据：其检测阳性或增高早于 FDPs 及 3P 变化，FDPs 和 D- 二聚体联和检测有利于提高 DIC 实验室诊断的灵敏度和特异性（>95% 以上）。DIC 时，D- 二聚体显著升高，是继发性纤溶的特异性标志物，原发性纤溶亢进时，由于无血栓形成，仅有 FDPs 增高，D- 二聚体一般不增高。③溶栓治疗监测：如果溶栓治疗有效，D- 二聚体在深静脉血栓的溶栓治疗有效后的两天内增高，其幅度达到溶栓前的 2～3 倍。急性脑梗死溶栓治疗有效后，D- 二聚体在 4～6 小时升高至溶栓前的 2～3 倍，FDPs 升高 10～13 倍，后逐渐下降，到 7 天时，D- 二聚体一般已低于溶栓前水平，但 FDPs 仍比溶栓前高 5 倍左右。④ D- 二聚体增高也可见于恶性肿瘤、重症肝炎等疾病。

5. 血浆纤维蛋白降解产物测定

（1）原理：通常采用胶乳凝集法检测血浆纤维蛋白（原）降解产物 FDP 的含量。受检血浆中 FDPs 与乳胶包被的 McAb 结合使胶乳颗粒发生凝集。并可根据被检血浆的稀释度计算血浆中 FDP 的含量。此外还可采用 ELISA、GGIFA、LETTD 法检测。

（2）操作：常规采集静脉血，分离血浆，取 20μl 胶乳试剂，置于胶乳反应板，再加入 20μl 受检血浆，搅匀，轻轻摇动 3～5 分钟，在较强的光线下观察结果，若出现明显的凝集颗粒者为阳性，否则为阴性。如果为阳性，进一步将被检血浆用缓冲液作 1：2、1：4、1：8、1：16 等比稀释，分别按上法进行测定，以发生凝集反应最高稀释度作为反应终点。

（3）注意事项：①胶乳反应板应清洁干燥；②测定温度应高于 20℃，若环境温度较低，应延长 1～2 分钟观察结果。

（4）临床意义：血浆或血清 FDPs 增高，间接反应纤溶活性亢进，可作为纤溶活性的筛查指标之一。DIC 时，FDPs 显著升高，其诊断的灵敏度和特异性达 95% 以上。深静脉血栓、急性早幼粒细胞白血病、肺栓塞和溶栓治疗时可见 FDPs 明显增高。某些恶性肿瘤、原发性纤溶症、肾疾病、肝疾病、急性感染、外伤及术后、器官移植的排斥反应等 FDPs 可轻度增高。

6. 血浆硫酸鱼精蛋白副凝固试验（3P 试验）

（1）原理：纤维蛋白原在凝血酶作用下释放出 FPA 和 FPB 后转变成纤维蛋白单体（FM）纤溶酶可作用于纤维蛋白产生纤维蛋白降解产物（FTPs）。若存在继发性纤溶，FTPs 与 FM 在血浆中同时存在，二者亲和力强形成可溶性复合物。而硫酸鱼精蛋白可分离这种复合物使 FM 游离出来并自行凝固，这种无需凝血酶而能使血液凝固的现象称为副凝固。本实验简称3P 试验。

（2）操作：取枸橼酸钠抗凝的血浆 0.5ml 于试管中，置 37℃水浴 3 分钟，加入 10g/L 鱼精蛋白溶液 0.05ml 混匀，置 37℃水浴 15 分钟，立即观察结果。

（3）注意事项：本试验不宜用草酸盐、肝素或 EDTA 盐作抗凝剂。

（4）临床意义：①阳性见于 DIC 的早、中期，继发性纤溶亢进（FM 明显增高）、肺梗死、静脉血栓形成、上消化道出血、严重感染、外科大手术后、肾小球疾病、多发性外伤、休克、急性溶血、分娩等；②阴性见于正常人、DIC 晚期（缺乏 FM 或仅存较小的 FTPs 片段）和原发性纤溶亢进症。

第二十单元　常见出血性疾病的实验诊断

【复习指南】了解常见出血性疾病的概念，掌握出血性疾病的分类及其实验室检查项目。

一、出血性疾病的概述

1. 概念　出血性疾病是由于遗传性或获得性的原因，导致机体止血、凝血活性减弱或抗凝血、纤维蛋白溶解过度，引起自发性或轻微外伤后出血难止的一类疾病。

2. 分类　①血管壁异常导致的出血性疾病；②血小板数量与功能异常所致出血性疾病；③凝血因子异常所致出血性疾病；④病理性抗凝物质增多所致出血性疾病；⑤纤溶活性增高所致出血性疾病；⑥复合因素引起的出血性疾病。

二、血管壁异常性疾病

过敏性紫癜

（1）概述：过敏性紫癜也称许兰 – 亨诺综合征，是一种常见的毛细**血管变态反应性**出血性疾病，临床表现以皮肤、黏膜出血为主要表现，儿童或青少年多见。常由某些致敏物质（如花粉、药物、病毒等过敏原）引起，致使机体发生变态反应，全身毛细血管壁脆性和（或）通透性增加，导致血液渗出血管外而产生皮肤紫癜或黏膜、器官出血。

（2）实验室检查：①毛细血管壁脆性试验：半数以上患者**束臂试验阳性**。②免疫荧光检查：可见 IgA 与补体复合物的颗粒沉积于病变血管部位，这对诊断有一定的价值。③白细胞多正常或轻度增高，当合并寄生虫感染时嗜酸性粒细胞可增多，血沉增快。④血小板计数和功能试验、骨髓象等均正常。

三、血小板异常性疾病

1. 特发性血小板减少性紫癜的概述与实验室检查

（1）概述：特发性血小板减少性紫癜（ITP）也称为原发性血小板减少性紫癜，是一种因免疫机制异常所致的血小板破坏过多的免疫性疾病，其体内血小板抗体产生导致血小板破坏过多、血小板生存时间缩短为特征。临床上分为**急性型**和**慢性型**两种。

（2）实验室检查：①血小板数量明显减少，伴或不伴形态异常，急性型较慢性型显著；②血小板生存时间缩短：寿命测定缩短；③抗血小板相关抗体及补体增高；④出血时间延长，束臂试验阳性；⑤骨髓检查：巨核细胞数量多增多，原巨、幼巨、颗粒巨增多，产板巨减少，巨核细胞系出现成熟障碍，急性型患者以**幼稚型巨核细胞增多**为主，慢性型患者以**颗粒型增多**为主。

2. 血小板功能异常性疾病的概述与实验室检查

（1）概述：血小板功能异常性疾病可分为遗传性和获得性 2 种。**血小板无力症、巨血小板综合征、血小板第 3 因子缺乏症、贮存池病以及血小板活化缺陷**等为遗传性血小板功能异常症。

（2）实验室检查：①血小板无力症：出血时间延长，血块收缩不良，血小板对 ADP、肾上腺素花生四烯酸等无聚集反应，对瑞斯托霉素凝集反应正常。②巨血小板综合征：血小板体积增大，数量减少，出血时间延长，血小板对瑞斯托霉素聚集不发生反应。③贮存池病：α 颗粒缺陷症时，血小板释放产物中缺乏 PF_4、Fig、β-TG 和 Fn；致密颗粒缺陷症时，血小板释放 ATP 及 5- 羟色胺减少。

四、凝血因子异常性疾病

1. 血友病的概述与实验室检查

（1）概述：血友病是一组因遗传性 F Ⅷ和 F Ⅸ基因缺陷致激活凝血酶原酶功能障碍而引起的出血性疾病。包括**血友病 A（血友病甲）和血友病 B（血友病乙）**，它们均为**性连锁隐性遗传病**。临床特点是自幼自发性或轻微外伤后出血难止，出血常发生于负重的大关节腔内和负重的肌肉群内。内脏出血或颅内出血可发生于重型血友病。

（2）实验室检查：①筛查试验：出血时间和 PT 正常，APTT 延长；②常用确诊试验：F Ⅷ：C 和 F Ⅸ：C 活性减低；③排除试验：出血时间及 vWF：Ag 抗原检测，可排除血管性血友病。

2. 血管性血友病的概述与实验室检查

（1）概述：血管性血友病（vWD）是由于血管性血友病因子（vWF）基因缺陷而致 vWF 质量异常或数量减少所引起的一种遗传性出血性疾病。根据遗传方式、临床表现和实验室检查可分 3 型。

（2）实验室检查：①出血时间延长是 vWD 的筛选指标之一：1 型 vWD 出血时间可正常，2 型和 3 型 vWD 出血时间多明显延长。② APTT 多延长，F Ⅷ：C 活性多减低。③ vWF：Ag 多减低。④血小板对瑞斯托霉素聚集不发生反应。⑤胶原结合试验：有助于 1 型和 2 型 vWD 的诊断。⑥ F Ⅷ结合试验：有助于确诊 2 型 vWD。

3. 依赖维生素 K 凝血因子缺乏症和肝病所致的凝血障碍的概述与实验室检查

（1）概述：依赖维生素 K 凝血因子缺乏症是指因维生素 K 缺乏导致合成凝血因子 Ⅱ、Ⅶ、Ⅸ、Ⅹ缺乏所导致的一系列症状。肝病所致的凝血障碍常以出血为主要临床表现，且出血的严重程度与肝功能损害程度呈正相关。具体表现为皮肤瘀斑、黏膜出血、月经量多以及内脏出血等，出血原因系：①凝血因子和抗凝蛋白的合成减少；②凝血因子和抗凝蛋白的消耗增多；③血小板数量减少及功能障碍；④异常抗凝物质及 FDP 增多。

（2）实验室检查：①依赖维生素 K 凝血因子缺乏症的筛选试验是 APTT 和 PT，两者均延长；②肝病所致的凝血障碍的实验室检查包括一期止血、二期止血、血小板数量和功能异常、抗凝物质增多及纤溶亢进等多个系统的筛选及确证实验。

五、循环抗凝物质增多及相关疾病

循环抗凝物质增多的概述及实验室检查，见表 2-40。

表 2-40 循环抗凝物质增多的概述及实验室检查

	概述	实验室检查
肝素样抗凝物质增多	见于肝素治疗、SLE、严重肝病、DIC、急性白血病、肾病综合征、出血热、恶性肿瘤等	APTT、PT、TT 显著延长，TT 不被正常血浆所纠正，可被鱼精蛋白、甲苯胺蓝、肝酶纠正
狼疮样抗凝物质增多	主要见于 SLE，此外也可见于其他自身免疫性疾病、恶性肿瘤及药物所致的免疫反应等	APTT 延长，但 APTT 延长不能被正常血浆所纠正。确诊试验：狼疮样抗凝物质检测阳性
F Ⅷ抑制剂	F Ⅷ抑制剂是一种特异性抑制或灭活 F Ⅷ:C 的抗体，常见于重型血友病 A 患者反复输注血液或血浆制品后，另自身免疫性疾病如 SLE、类风湿关节炎等、变态反应性疾病、妊娠和分娩及 DIC 等	PT、TT 正常，APTT 延长且不被正常血浆纠正。F Ⅷ:C 水平明显降低。抗因子Ⅷ抗体滴度增高

第二十一单元 常见血栓性疾病的实验诊断

【复习指南】掌握弥散性血管内凝血的概念及诊断标准，了解其病因和发病机制。了解血栓前状态和易栓症的概念，掌握其实验室检查项目。

一、弥散性血管内凝血

1. 概述 弥散性血管内凝血（DIC）是指由多种病因所引起的**病理生理过程**，特点是体内**血小板聚集**，病理性凝血酶形成，微血管中出现纤维蛋白沉积而形成**广泛性微血栓**，从而消耗了大量凝血因子和血小板，使**凝血活性降低**；同时，通过内激活途径引发**继发纤溶亢进**，产生以出血、休克、血栓，甚至多器官功能障碍为主要表现的临床综合征。

DIC 常继发于**严重感染**、**严重创伤**、**广泛性手术**、**恶性肿瘤**、**产科意外**及其他疾病等。

2. 临床表现 除原发病表现外，可有以下几种。

（1）广泛性出现、注射部位和手术创面渗血，大片状皮肤瘀斑及广泛的黏膜和内脏出血。

（2）休克、微循环衰竭、心功能降低和心排血量减少，血管扩张和外周阻力降低。

（3）微血栓栓塞。

（4）微血管病性溶血性贫血，血涂片可见各种变形的红细胞及红细胞碎片。

（5）多器官功能衰竭与微血栓形成。

3. 实验室检查

（1）反映凝血因子消耗：①血小板数量减少，特别是进行性降低。②血浆凝血酶原时间、活化的部分凝血活酶时间和凝血酶时间均可延长。③纤维蛋白原含量明显降低。

（2）反映纤溶系统活化：①优球蛋白溶解时间（ELT）。ELT缩短，常＜70分钟。②纤维蛋白（原）降解产物增高，D-二聚体明显升高或阳性。③血浆鱼精蛋白副凝固（3P）试验阳性。

（3）**目前我国通用的诊断标准**：同时有下列3项以上为异常。①**血小板计数＜100×10^9/L**，或进行性下降（肝病、白血病患者，血小板计数≤$50×10^9$/L），或有2项以上血浆血小板活化产物升高：β-TG、PF_4、TXB_2和MP-140；②**纤维蛋白原含量＜1.5g/L**（肝病＜1.0g/L）或**≥4.0g/L**，或进行性下降；③3P试验阳性或**FDP超过20mg/L**（肝病超过60mg/L），或D-二聚体**升高**或阳性；④血浆PT时间缩短或较正常对照延长3秒以上，或呈动态变化（肝病超过5秒以上）；⑤血浆纤溶酶原含量和活性**降低**；⑥抗凝血酶Ⅲ含量和**活性降低**（肝病不适用）；⑦血浆因子Ⅷ：C低于50%（肝病必备）。

二、血栓前状态

1. 概述　血栓前状态也称为血栓前期，是指血液某些成分的生物化学和血液流变学发生变化导致的一种病理状态，从而发生血栓或血栓栓塞性疾病。

2. 分子标志物检查　主要包括以下几个方面：①血管损伤标志物；②血小板激活标志物；③凝血因子活化标志物；④抗凝系统激活标志物；⑤纤溶系统激活标志物。

三、易栓症

1. 概述　易栓症是由于遗传性或获得性凝血因子、血液凝固调节蛋白和纤溶成分等的缺陷而致机体极易发生血栓的一类疾病。

2. 实验室检查　①过筛试验：APTT、PT与TT；②确证实验：抗凝血酶与蛋白C活性检测，蛋白S抗原测定，活化蛋白C抵抗试验，应用分子生物学的方法检测凝血酶原有无突变，以及抗磷脂抗体（狼疮抗凝物与抗心磷脂抗体）检测。

第二十二单元　抗凝与溶栓治疗的实验室监测

【复习指南】掌握肝素和口服抗凝剂抗凝治疗的实验指标选择与临床应用，熟悉抗血小板治疗监测，了解溶栓治疗的监测。

一、抗凝治疗的监测

1. 普通肝素治疗的监测

（1）抗凝机制：正常人血液中肝素含量仅为9mg/L。肝素通过以下作用来达到抗凝。①抗凝血酶作用；②抗因子Ⅹa、Ⅸa、Ⅺa、Ⅻa及KK的作用；③抑制血小板；④促进纤溶；⑤改变血液黏滞性。肝素抗凝治疗中最常见、最主要的并发症为出血。

（2）监测指标：①APTT是监测普通肝素的首选指标。应用小剂量肝素（5000～10 000U/24h），可以不做监测。应用10 000U/24h者，APTT可延长至正常值（31～43秒）的1.5～1.7倍，也不至于引起出血并发症。但是在应用中等以上剂量（＞10 000～20 000U/24h）和大剂量（20 000～30 000U/24h）时，必须做监测试验，使APTT较正常对照值**延长1.5～2.5倍**。APTT到达正常对照的1.5倍时，定位肝素起效阈值。②血浆肝素浓度。普通肝素抗凝治疗最佳的血浆肝素浓度是0.3～0.7U/ml。

2. 低分子量肝素（LMWH）抗凝治疗监测

（1）抗凝机制：由于糖单位的减少，对 Ｘ a 的抑制活性相对增强，而对 Ⅱa 的抑制活性则相对减弱；LMWH 基本不影响血小板；LMWH 的半衰期长。

（2）监测指标：目前多用**抗因子 Xa 活性**作为监测 LMWH 的指标。LMWH 的抗因子 Xa 活性维持在 0.5 ～ 1.0AFXaU/ml 为佳。

3. 口服抗凝药治疗的监测

（1）抗凝机制：此类药物的化学结构与**维生素 K** 相似，可与维生素 K 竞争，妨碍维生素 K 的利用，使合成的因子缺乏活性，达到抗凝作用。一般情况下，口服 **24 ～ 72 小时才见效**，抗凝作用于停药 4 ～ 5 天才消失。口服抗凝剂［华法林、醋硝香豆素（新抗凝）］的出血发生率可达 7.1% ～ 20.5%。

（2）监测指标：① PT 是监测**口服抗凝药**的首选指标。应用口服抗凝药时使 PT 维持在正常对照值的 **1.5 ～ 2.0 倍**，或国际标准化比值（INR）在 **1.8 ～ 2.5 为宜**。② F_{1+2} 监测：口服抗凝药的起始阶段，凝血因子活性迅速减低，随后因子 X 和 Ⅱ 的活性减低。

二、抗血小板治疗监测

小剂量阿司匹林、双嘧达莫和氯吡格雷无需实验室监测。应用较大剂量上述抗血小板药物时，在开始用药的 **1 ～ 2 周**，至少**每周检测** 1 次血小板聚集试验、BT 和 PLT，使 PAgT 抑制率维持在正常的 50%，BT 延长为治疗前的 1.5 ～ 2.0 倍，PLT ≥ $50×10^9$/L。

三、溶栓治疗的监测

溶栓治疗的主要并发症是**出血**。监测指标：持续应用溶栓药物，如链激酶（SK）、尿激酶（UK）、组织型纤溶酶原激活剂（t–PA）等，通过外源性激活途径使纤溶酶原转变为纤溶酶，后者裂解纤维蛋白和（或）纤维蛋白原，产生大量 FDPs，血浆 Fg 降低，TT 延长，可致机体处于高纤溶状态。目前多数学者认为维持 Fg 在 **1.2 ～ 1.5g/L**，TT 在正常对照的 **1.5 ～ 2.5 倍**，**FDPs 在 0.3 ～ 0.4g/L** 是最为合适的。

第二十三单元　出凝血试验的自动化

【复习指南】掌握凝血仪器的检测原理。

常见凝血分析仪的原理及方法，见表 2–41。

表 2–41　常见凝血分析仪的原理及方法

	原理	方法
凝固法	也称为生物学法，是将凝血因子或激活药加入血浆中，使血浆发生凝固，凝血仪记录血浆凝固过程中一系列的变化（如光、电、机械运动等），并将这些变化的信号转变成数据，计算机处理分析后得出检测结果	光学法、黏度法、电流法
发色底物法	通过测定产色物质的吸光度变化来推算所测定物质的含量	产色物质常选用对硝基苯胺（PNA）
免疫学法	利用抗原抗体的特异性结合反应来对被测物质进行定量	多采用免疫比浊法进行测定，又分为透射免疫比浊法和散射免疫比浊法

第三部分　临床化学

第一单元　绪　论

【复习指南】临床化学绪论历年常考。其中，临床化学研究内容及临床化学检验在疾病诊断中的应用为考试重点，应熟悉。

1. 基本概念　临床化学又称为临床生物化学，在内容上这两个词没有极严格和明确的区分。

（1）临床化学：主要研究人体器官、组织、体液的化学组成及进行着的生物化学过程，以及疾病、药物对这些过程的影响，侧重于生物化学的临床应用。

（2）临床生物化学：对人体健康和疾病状态时体液化学成分的研究，以及供疾病诊断、疗效评估、疾病预防的化学实验方法的应用。它是以化学和医学为主要基础的边缘性应用学科，是检验医学中一个独立的主干学科。

2. 研究内容　①阐述疾病状态下机体在生物化学基础和疾病发生、发展过程中的生物化学变化，如何选择、建立、评价生化标志物对疾病进行检测；②研究开发标志物的检测方法和技术；③对检验结果及其临床意义做出评价，用以帮助临床诊断、指导治疗及监测疗效。

3. 临床化学检验及其在疾病诊断中的应用

（1）临床化学检验的发展：借助于生命科学技术的不断发展与融合，临床化学检验也有了飞速的发展。①在技术方面达到了微量、快速、准确、自动化检测；②检测标本包括人体血液、尿液及各种体液；③检测项目包括糖、蛋白质、脂肪、酶、电解质、微量元素、激素等定量检测，也包含有肝、肾、心、胰等器官的功能评价。

（2）应用：为疾病诊断、病情监测、疗效观察、预后判断和疾病预防等各个方面提供信息和理论依据，也促进了临床医学的发展。

第二单元　糖代谢紊乱及糖尿病的检查

【复习指南】糖代谢简述历年必考，其中，糖代谢基础知识和胰岛素的代谢为考试重点，应熟练掌握；血糖的来源与去路及血糖浓度的调节应熟悉。高血糖症和糖尿病历年必考，其中，糖尿病与糖尿病分型、糖尿病诊断标准为考试重点，应熟练掌握；高血糖症的概念、糖尿病的代谢紊乱、糖尿病急性并发症应熟悉。糖尿病的实验室检查历年必考，其中，糖尿病的血糖测定和糖尿病的口服葡萄糖耐量试验为考试重点，应熟练掌握；糖尿病的糖化血红蛋白测定，尿糖测定，葡萄糖－胰岛素释放试验，葡萄糖－C肽释放试验，糖尿病急性代谢并发症的实验室检查应熟悉。低血糖症的分型及诊断历年常考，其中，低血糖症的概念、空腹型低血糖为考试重点，应熟练掌握；餐后低血糖应熟悉。糖原代谢异常、G-6-PD缺乏、糖分解代谢异常为考试重点，应掌握。

一、糖代谢简述

1. 糖分解代谢　人体内的葡萄糖主要是通过有氧氧化和无氧酵解两种方式进行分解

代谢。

（1）糖的无氧氧化：又称糖酵解，是指在**无氧**情况下，葡萄糖经酶促反应生成乳酸的过程。

糖酵解反应部位定位于胞浆中，糖无氧氧化时 1 分子磷酸丙糖进行 2 次底物水平磷酸化，生成 2 分子 ATP，所以 1mol 葡萄糖生成 4mol ATP，除去葡萄糖与果糖 –6– 磷酸磷酸化时消耗 2mol ATP，此过程可净生成 **2 个分子 ATP**。

糖酵解主要分为三个阶段：①第一阶段为引发阶段，由葡萄糖生成 1,6– 果糖二磷酸；②第二阶段为裂解阶段，1,6– 果糖二磷酸分解成 2 分子磷酸丙糖（磷酸二羟丙酮和 3– 磷酸甘油醛），醛缩酶催化，二者可互变，最终 1 分子葡萄糖转变为 2 分子 3– 磷酸甘油醛；③第三阶段是通过氧化还原生成乳酸。糖酵解的三个限速酶分别为：己糖激酶、6– 磷酸果糖激酶 –1 和丙酮酸激酶。

糖酵解的生理意义在于：①糖无氧氧化是机体快速获得能量的主要方式，是机体在缺氧或无氧状态获得能量的有效措施，对肌肉收缩反应尤为重要；②是某些组织细胞获得能量的方式，如红细胞、视网膜、角膜、晶状体、睾丸、肾髓质等；③糖酵解的某些中间产物是脂类、氨基酸等物质的合成前体，并与其他代谢途径相联系；④是糖有氧氧化的前过程。

（2）糖的有氧氧化：在有氧条件下葡萄糖彻底氧化成水和二氧化碳的反应过程。糖的有氧氧化会生成 ATP，是体内绝大多数细胞主要获得能量的方式。

糖的有氧氧化大致可分为三个阶段：第一阶段为糖酵解途径，葡萄糖转变成 2 分子丙酮酸，在胞浆中进行；第二阶段为乙酰 CoA 的生成，丙酮酸进入线粒体，由丙酮酸脱氢酶复合体催化，经氧化脱羧基转化成乙酰 CoA；第三阶段为三羧酸循环，包括电子的跨膜传递生成的 ATP 和底物水平磷酸化生成的 ATP，同时生成二氧化碳和水。

糖的有氧氧化关键酶包括：丙酮酸脱氢酶系、柠檬酸合酶、异柠檬酸脱氢酶。每分子葡萄糖经有氧氧化生成 H_2O 和 CO_2 时，可净产生 36 分子 ATP 或 38 分子 ATP。

有氧氧化的生理意义：①是在生理情况下，机体获得能量的主要途径；②是糖、脂、蛋白质在细胞内氧化供能及相互转变的共同通路。

（3）磷酸戊糖途径：肝、乳腺、红细胞、脂肪组织、肾上腺皮质等磷酸戊糖代谢旺盛，反应场所定位于胞浆中。起始物质是葡萄糖 –6– 磷酸，中间产物为磷酸戊糖和 NADPH、H^+。

生理意义是提供生物合成所需的原料：①提供 **5– 磷酸核糖**，是核苷酸和核酸生物合成的原料；②提供具有还原能力的 NADPH，维持谷胱甘肽的还原状态，并与肝的生物转化有关。

（4）糖醛酸途径：是指从葡萄糖 –6– 磷酸或葡萄糖 –1– 磷酸开始，经 UDP– 葡萄糖醛酸生成葡萄糖醛酸和抗坏血酸的途径。

葡萄糖醛酸途径的主要生理意义是提供有活性的**葡萄糖醛酸**（UDP 葡萄糖醛酸）。

UDP 葡萄糖醛酸具有多种生理功能：①有解毒作用，可与含羟基、巯基、羧基、氨基等基团的异物如胆红素、类固醇、药物和毒物等结合，增加水溶性而排出；②是葡萄糖醛酸的供体，葡萄糖醛酸是蛋白聚糖的重要组成成分，合成黏多糖，如肝素、透明质酸、硫酸软骨素等；③合成维生素 C，但灵长类不能；④形成木酮糖，可与磷酸戊糖途径相连。

2. 糖的贮存与动员

（1）糖原合成：糖原是葡萄糖分子通过 α–1,4 糖苷键和 α–1,6 糖苷键相连而成的具有高度分支的支链大分子多糖。糖原是动物体内糖的**贮存**形式，主要存在于骨骼肌（约占整个身体糖原的 2/3）和肝（约占 1/3）中，其他组织中如心肌、肾、脑等也含有少量糖原。

合成糖原的器官主要是肝和骨骼肌，糖原合成关键酶是**糖原合成酶**。游离的葡萄糖分子并不能直接作为糖原合酶的底物，需要在细胞内首先被激活为 6- 磷酸葡萄糖，再经磷酸葡萄糖变位酶催化异构化为 1- 磷酸葡萄糖。葡萄糖合成糖原是耗能的过程，合成 1 分子糖原需要消耗 **2 个 ATP**。

糖原在动物体内用于维持血糖稳定，并提供一种快速动员的短期储备燃料。肝糖原可直接水解葡萄糖释放入血液，是机体血糖的重要来源途径，而肌糖原不能分解成葡萄糖，只能进行糖酵解或有氧氧化，为肌肉收缩提供急需能量。

（2）糖原分解：是指糖原经磷酸化酶催化，从糖原分子非还原端 α-1,4 糖苷键开始逐步的磷酸解，释放出葡萄糖 -1- 磷酸，直至生成极限糊精。葡萄糖 -1- 磷酸经葡萄糖磷酸变位酶催化生成葡萄糖 -6- 磷酸。最后在肝的葡萄糖 -6- 磷酸酶催化下，水解成葡萄糖。

糖原分解过程分三个阶段：糖原加磷酸分解为葡萄糖 -1- 磷酸；葡萄糖 -1- 磷酸变为葡萄糖 -6- 磷酸；葡萄 -6- 磷酸水解为葡萄糖。

糖原分解不是糖原合成的逆反应，除磷酸葡萄糖变位酶外，其他酶均不一样。糖原分解的关键酶是磷酸化酶、葡萄糖 -6- 磷酸酶。葡萄糖 -6- 磷酸酶只存在于肝，所以肝糖原分解可调节血糖浓度，肌肉组织缺少此酶内没有葡萄糖 -6- 磷酸酶，所以肌糖原不能直接分解成葡萄糖调节血糖浓度。

（3）糖异生：糖原异生是指非糖物质（如某些氨基酸、乳酸、丙酮酸和甘油等）在人体的肝和肾等器官中某些酶的催化下转变成糖原或葡萄糖的过程。

肝是糖异生的主要器官，肾在长期饥饿、酸中毒时糖异生作用增强。

糖异生的限速酶主要有以下 4 个酶：丙酮酸羧化酶、磷酸烯醇式丙酮酸羧化酶、果糖二磷酸酶和葡萄糖磷酸酶。

糖异生的生理意义：①作为血糖的重要来源的补充，保证在饥饿情况下血糖浓度的相对恒定；②剧烈运动时，肌肉糖酵解生成大量乳酸，后者经血液运到肝可再合成肝糖原和葡萄糖，调节酸碱平衡，防止乳酸中毒；③禁食晚期、糖尿病等由于组织蛋白质分解，血浆氨基酸增多，糖的异生作用增强，协助氨基酸代谢。

3.血糖的来源与去路 血糖是指血液中的**葡萄糖**。在生理状态下空腹血糖浓度为 **3.89 ～ 6.11mmol/L**。

（1）血糖来源：①食物中的糖类消化吸收是血糖最主要的来源；②短期饥饿时肝糖原分解维持血糖浓度；③较长期饥饿时机体通过非糖物质的糖异生作用维持血糖浓度；④其他单糖转化为葡萄糖。

（2）血糖去路：①葡萄糖在体内最主要的去路是在组织细胞中通过**有氧氧化**和无氧酵解产生 ATP，为细胞代谢供给能量；②肝和肌肉等组织能将多余葡萄糖转化为糖原储存；③转变成其他糖类衍生物，如核糖、脱氧核糖、氨基多糖等；④葡萄糖能转化成非糖物质如甘油、脂肪酸、氨基酸以合成脂肪和蛋白质；⑤血糖浓度高于肾糖阈（**8.9 ～ 10mmol/L**）时可随尿排除。

4.血糖浓度的调节 机体通过神经、激素和器官三方面的作用，调节血糖的来源与去路保持平衡，维持血糖浓度相对恒定，这套机制是以激素调节为主、神经调节为辅来共同完成的。

（1）神经系统调节：下丘脑副交感神经作用于胰岛 B 细胞和胰岛 A 细胞，调控胰高血糖素、胰岛素分泌量，神经系统还通过控制甲状腺和肾上腺的分泌活动来调节血糖含量。

（2）激素调节：降低血糖的激素包括胰岛素和胰岛素样生长因子（IGF）；升高血糖的激素包括胰高血糖素、糖皮质激素、生长激素和肾上腺素。

胰岛素由胰岛 B 细胞分泌，是主要的降低血糖激素。胰岛素能促进血糖合成糖原、加速血糖的氧化分解并促进血糖转变成脂肪等非糖物质，同时抑制肝糖原的分解和非糖物质转化为葡萄糖。通过这两个方面的作用，使血糖含量降低。高血糖、高氨基酸、促胰液素、胰高血糖素和迷走神经兴奋等都可促进胰岛素的释放。

胰岛素样生长因子（IGF）也能降低血糖，但是作用较弱。

胰高血糖素由胰岛细胞分泌，是升高血糖浓度的重要激素，主要作用于肝，促进肝糖原分解进入血液，促进脂肪酸和氨基酸等非糖物质转化成葡萄糖，最终使血糖含量升高。低血糖、低氨基酸时可刺激胰高血糖素释放。

糖皮质激素和生长激素主要刺激糖异生作用升高血糖。肾上腺素主要促进糖原分解。

（3）器官调节：①肝是维持血糖恒定的关键器官，具有许多糖代谢的特异酶，是糖原的合成和分解、糖异生作用等代谢过程的场所；②当血糖浓度超过肾糖阈时，肾小管不能完全重吸收葡萄糖，葡萄糖随尿液排出体外。

5. 胰岛素的代谢　胰岛 B 细胞在内源性或外源性物质如葡萄糖、乳糖和胰高血糖素等刺激下，合成前胰岛素原，随后被酶切去信号肽后，生成胰岛素原，最后被蛋白水解酶水解成活性胰岛素（51 个氨基酸残基）和含 31 个氨基酸残基的无活性的 C 肽。因而在分泌胰岛素的同时，会分泌等克分子的 C 肽和少量的胰岛素原。C 肽没有胰岛素的生物活性和免疫原性。

胰岛素分泌入血后在体内的生物半衰期为 5 ～ 10 分钟，主要为肝摄取并降解，少量由肾小球滤过后在近曲小管重吸收和降解。虽然胰岛素和 C 肽等摩尔数分泌入血，但由于 C 肽的半衰期更长（约 35 分钟），因此在禁食后血浆 C 肽的浓度比胰岛素高 5 ～ 10 倍。C 肽主要在肾中降解，部分以原形从尿液排出。

正常人体中胰岛素呈脉冲式分泌，基础分泌量约 1U/h，每天总量约 40U。健康人在葡萄糖的刺激下，胰岛素呈二时相脉冲式分泌：静脉注射葡萄糖后第一时相呈尖而高的分泌峰，1 ～ 2 分钟升高，10 分钟内结束，反映胰岛素的快速释放；第二时相持续 60 ～ 120 分钟，反映胰岛素的合成和持续释放能力。因此，采用胰岛素释放试验 /C 肽激发试验，可反映基础状态和葡萄糖刺激下的胰岛素释放功能。

胰岛素通过与靶细胞表面的胰岛素受体结合，进入细胞从而发挥其降低血糖浓度的生物学作用。

二、高血糖症与糖尿病

1. 高血糖症　高血糖症是指血糖浓度 > 7.0mmol/L（126mg/dl）。引起高血糖症的原因很多，包括以下两种：①生理性见于高糖饮食后 1 ～ 2 小时，运动、情绪紧张、饮酒等引起交感神经兴奋，肾上腺素分泌增加、肝糖原大量分解导致应激情况下血糖的短期升高。②病理性见于空腹血糖受损、糖耐量减低或糖尿病，甲状腺功能亢进、肢端肥大症等内分泌疾病，脑外伤、颅内出血、疾病应激状态时、脱水、高热、呕吐等，应用某些升高血糖的药物如胰高血糖素、肾上腺素、糖皮质激素、生长激素等。

2.糖尿病的概述及分型

（1）糖尿病（DM）是一组由于胰岛素的分泌不足和（或）胰岛素作用低下而引起的以高血糖症为基本表现特征的临床异常代谢性紊乱综合征。糖尿病的典型症状为"三多一少"，即多食、多饮、多尿和体重减轻。其生化特点是糖类、脂肪、蛋白质及水、电解质代谢紊乱。其慢性并发症以微血管病变为特征，可累及多器官损害，尤其是眼、肾、神经及心血管系统引起相应并发症。

（2）根据病因糖尿病可分为四大类型：即1型糖尿病（T1DM）、2型糖尿病（T2DM）、其他特殊类型糖尿病和妊娠期糖尿病。患者5%～10%为T1DM，90%～95%为T2DM。1型糖尿病与2型糖尿病特点见表3-1。

1型糖尿病（T1DM）病因是胰岛B细胞破坏，导致胰岛素绝对不足。

2型糖尿病（T2DM）病因不明确，包括胰岛素抵抗伴胰岛素相对不足、胰岛素分泌不足伴胰岛素抵抗等。

其他特殊类型糖尿病病因包括遗传缺陷、内分泌疾病、感染、药物、免疫介导等。

妊娠期糖尿病是指在妊娠期发现的糖尿病，包括任何程度的糖耐量减低或糖尿病发作，也不排除妊娠前已存在的糖耐量未被确认者，但已知糖尿病伴妊娠者除外。病因为高龄妊娠、肥胖、种族、不良生育史和糖尿病家族史。

表3-1　1型糖尿病与2型糖尿病特点

分型	特点	实验室检查	治疗
1型糖尿病	任何年龄均可发病，青少年多见；起病较急；易发生酮症酸中毒	可检出自身抗体；血浆的胰岛素及C肽含量降低，糖耐量曲线呈低平状态；与遗传HLA有关	依赖注射胰岛素为主的治疗
2型糖尿病	中老年人多见；起病较慢；以餐后高血糖及空腹血糖为特征的异常代谢综合征	无自身抗体；血浆的胰岛素含量不降低，但刺激后胰岛素释放延迟；有遗传倾向，但与HLA无关	初发患者可口服降糖药控制血糖

3.糖尿病的代谢紊乱

（1）糖代谢：肝、脂肪组织与肌肉对葡萄糖的利用减少，肝合成肝糖原减少，而肝糖原分解和糖异生能力增强，导致血糖升高。

（2）脂肪代谢：脂肪组织从血浆中摄取葡萄糖及清除甘油三酯能力降低，脂肪合成减少；脂蛋白脂肪酶活性降低，血浆甘油三酯浓度升高；脂肪酸β氧化增强，大量乙酰辅酶A致肝胆固醇合成增加，血总胆固醇增高；当胰岛素极度不足时，脂肪组织大量动员分解产生大量酮体，当超过机体对酮体的氧化利用能力时，酮体堆积形成酮症，进一步发展为酮症酸中毒。

（3）蛋白质代谢：蛋白质合成能力减弱，分解代谢加速，可导致机体出现负氮平衡，表现为体重减轻、生长发育迟缓等现象；另外抗体合成减少是糖尿病时容易发生感染的重要原因。

4.糖尿病并发症　长期高血糖可导致多种并发症，按并发症起病快慢，可分为急性并发症和慢性并发症两大类。

（1）糖尿病急性并发症：急性并发症除常见的**感染**外，还有糖尿病酮症酸中毒、糖尿病非酮症高渗性昏迷、糖尿病乳酸性酸中毒等。糖尿病患者用药不当引起低血糖昏迷也是糖尿病急性并发症之一。

糖尿病酮症酸中毒：常见于 1 型糖尿病患者伴应激时，感染、手术、外伤和各种拮抗胰岛素的激素分泌增加是常见的诱发因素。酮体为乙酰乙酸、丙酮和 β– 羟丁酸的统称，主要来源于游离脂肪酸在肝的氧化代谢的中间产物，正常人血液中酮体浓度较低，当糖代谢发生障碍时，脂肪分解代谢加速，不能充分氧化，产生大量酮体，当积累酮体超过 2.0mmol/L 时称为酮血症。大量酮体可导致酸中毒，病情严重时可致昏迷。

糖尿病乳酸性酸中毒：此类并发症常见于服用双胍类降糖药苯乙双胍的糖尿病患者和糖尿病酮症酸中毒患者。乳酸是葡萄糖代谢中间产物，正常人血乳酸在 0.6 ～ 1.2mmol/L，乳酸 / 丙酮酸比值为 10 ： 1，处于平衡状态。糖尿病患者由于胰岛素分泌的绝对不足或胰岛素抵抗，患者的机体组织不能有效利用血糖，大量丙酮酸被还原为乳酸，使体内乳酸堆积增多。当乳酸浓度超过 5mmol/L 及 pH < 7.25 时提示有明显的乳酸性酸中毒。

糖尿病非酮症高渗性昏迷：简称高渗性昏迷或高血糖脱水综合征，是一种由于高血糖引起的高渗性脱水和进行性意识改变的临床综合征，多见于 60 岁以上 2 型糖尿病患者及少数幼年 1 型糖尿病患者。临床特征为血浆血糖极高，没有明显的酮症酸中毒，渗透压升高而无明显的酮症酸中毒，患者常有意识障碍或昏迷。该病起病多隐匿，不易察觉，在出现神经症状和进入昏迷前有前驱期。表现为口渴、多尿、反应迟钝、表情淡漠等，可持续数日甚至数周。进一步发展可明显表现出脱水和神经系统症状。本病病死率高，应予以足够的警惕、及时的诊断和有效的治疗。

（2）糖尿病慢性并发症：长期高血糖使一些半衰期较长的蛋白质（胶原蛋白、晶体蛋白、髓鞘蛋白和弹性硬蛋白）发生缓慢的非酶促糖基化反应，继而引起相应病变。

大血管病变：如动脉粥样硬化及心、脑、肾等的病变和高血压等。

微血管病变：糖尿病病程超过 10 年，大部分病人会合并不同程度的微小血管病变，糖尿病眼病、糖尿病肾病等。糖尿病肾病是糖尿病常见而难治的并发症，为糖尿病的主要死因之一。

神经病变：在高血糖状态下，神经细胞、神经纤维易产生病变。临床表现为四肢自发性疼痛、麻木感、感觉减退。个别患者出现局部肌无力、肌萎缩。自主神经功能紊乱则表现为腹泻、便秘、尿潴留等。

糖尿病足：糖尿病病人因末梢神经病变，下肢供血不足及细菌感染，常会引起足部疼痛、溃疡、肢端坏疽等病变，统称为糖尿病足。

三、糖尿病诊断标准

糖尿病诊断标准：① **HbA1c ≥ 6.5%**；②空腹血浆葡萄糖浓度（FPG）≥ **7.0mmol/L**；③口服 75g 无水葡萄糖耐量（OGTT）2 小时血浆葡萄糖浓度（2hPG）≥ **11.1mmol/L**；④糖尿病典型症状（"三多一少"），同时随机血糖浓度 ≥ **11.1mmol/L**。

初诊糖尿病时可采用上述 4 种指标单独诊断糖尿病，其中任何一种出现阳性结果，都须在另一天用 4 种指标中的任意一种进行复查才能确诊。

四、糖尿病的实验室检查

1. 空腹血糖　空腹血糖（FPG）是指至少 8 ～ 12 小时不摄入含热量的食物，早餐前所测血浆葡萄糖浓度。空腹血糖是诊断糖尿病最常用的检测项目。

（1）标本：标本可用血浆、血清和全血，全血葡萄糖浓度比血浆或血清低 12%～ 15%，推荐以血浆葡萄糖浓度为诊断糖尿病的指标。获得标本后应尽快离心、测定（室温下，血细胞能以每小时 5%～ 7% 的速度降低血糖），建议使用氟化钠 – 草酸盐混合物作为抗凝剂，草酸钾抗凝血液，氟化钠能抑制红细胞降解葡萄糖。

（2）测定方法：①己糖激酶法：己糖激酶的催化葡萄糖和 ATP 发生磷酸化反应，生成 6– 磷酸葡萄糖和 ADP。在 NADP 参与下，葡萄糖 –6– 磷酸脱氢酶氧化 6– 磷酸葡萄糖为 6– 磷酸葡萄糖酸，同时 NADP 被还原为 $NDPH^+ + H^+$，在 340nm 波长下，NADPH 的吸光度值变化与葡萄糖浓度成正比。②葡萄糖氧化酶 – 过氧化物酶法（GOD–POD 法）：在葡萄糖氧化酶的作用下，葡萄糖被氧化成葡萄糖酸，同时产生一分子的过氧化氢（H_2O_2），再加入过氧化物酶和色源性氧受体，使无色的还原型色原变成有色的氧化性色原，其生成量与葡萄糖浓度成正比。

（3）方法学评价：我国目前推荐临床常规测定血糖为 **GOD-POD 法**。GOD 高特异性，但过 POD 催化的反应特异性较差，因而尿酸、维生素 C、胆红素、血红蛋白、四环素和谷胱甘肽等还原性物质可抑制呈色反应，使结果假性降低。己糖激酶法是葡萄糖测定的参考方法，方法准确度和精密度高，特异性高于葡萄糖氧化酶法，适用于自动化分析。轻度溶血、脂血、黄疸、氟化钠、肝素、EDTA 和草酸盐等不干扰本法的测定。

（4）参考区间：成人空腹血糖浓度为 3.89 ～ 6.11mmol/L。

（5）临床意义：空腹血糖是糖尿病诊断的最主要依据。FPG 不止 1 次超过 7.0mmol/L 即可诊断为糖尿病。若 FPG 在 6.1 ～ 7.0mmol/L，应做口服葡萄糖耐量试验。

2. 餐后 2 小时血糖　很多 T2DM 患者 FPG 不高，而餐后血糖很高，若只测 FPG 很容易漏诊，当餐后血糖 ≥ 11.1mmol/L 时，诊断的敏感性更高、漏诊率更低。

（1）标本餐后 2 小时血糖是在口服 75g 葡萄糖或 100g 馒头餐后，从第一口饭的时间开始计算，抽取 2 小时的血液作为样本进行测定，了解胰岛的储备功能。

（2）测定方法同"空腹血糖"。

（3）参考区间：餐后 2 小时血糖 ≤ 7.8mmol/L。

（4）临床意义：①反映胰岛 B 细胞的储备功能，即进食后胰岛 B 细胞分泌胰岛素的能力。若胰岛 B 细胞的储备功能良好，周围组织对胰岛素作用敏感，则餐后 2 小时血糖值应降到 7.8mmol/L 以下。如果胰岛 B 细胞的储备功能良好，甚至高于正常水平，但存在明显的胰岛素抵抗，或胰岛素抵抗不明显，但胰岛 B 细胞功能已较差，则餐后 2 小时血糖可明显升高。②若餐后 2 小时血糖 > 11.1mmol/L，则易发生糖尿病性眼、肾、神经等慢性并发症。对于中年以下和病情不重者，要严格控制餐后 2 小时血糖值在 7.8mmol/L 以下；对于老年糖尿病患者或并发症较重者，餐后 2 小时血糖可适当放宽至 7.8 ～ 11.1mmol/L。③餐后 2 小时血糖能较好地反映进食量及使用的降糖药是否合适，这是仅查空腹血糖所不能替代的。④餐后 2 小时血糖测定是诊断糖尿病的另一种重要方法，临床上有不少病人，空腹血糖不高，但餐后 2 小时血糖明显增高。

（5）应用评价：①餐后 2 小时血糖值是 HbA1c 的主要决定者，二者高度相关，严格控制餐后血糖将更有利于 HbA1c 控制。②餐后 2 小时血糖实际上是一种简化的葡萄糖耐量试验。由于这种方法较口服葡萄糖耐量实验简单易行，易为患者接受，临床上常用于筛选和发现空腹血糖低于糖尿病诊断界值的糖尿病患者。③有些糖尿病患者服糖后血糖高峰不在 2 小时，而是在 1 小时后，到 2 小时的时候血糖高峰已下降，这样的病人易被漏诊。对餐后 2 小时血糖可疑升高的病人，宜在餐后 1 小时和 2 小时各抽血一次为好，或者直接做糖耐量试验。④影响餐后血糖的因素有很多，餐后胰岛素第一时相的分泌、胰高血糖素的分泌、肌肉和肝及脂肪组织对胰岛素的敏感性、餐前血糖水平、进食的种类和时间、胃肠道的消化和吸收功能、餐后运动、情绪等都会对餐后血糖有影响。

3. 口服葡萄糖耐量试验 口服葡萄糖耐量试验（OGTT）是在口服一定量葡萄糖后 2 小时内做系列血浆葡萄糖浓度检测。胰岛 B 细胞功能正常时，进食后 2 ～ 3 小时血糖可迅速恢复到正常水平，这种现象称为耐糖现象。该试验主要用来评估胰岛 B 细胞状态及机体对葡萄糖的调节能力。

（1）试验方法：OGTT 应在无摄入任何热量 8 ～ 12 小时后，清晨空腹进行。空腹取血，5 分钟内口服溶于 250ml 水内的无水葡萄糖粉 75g（儿童则予每千克体重 1.75g，总量不超过 75g）或标准馒头 2 两。从服糖第一口开始计时，于服糖后 30 分钟、60 分钟、90 分钟、120 分钟分别采血，连同空腹标本共 5 份血液标本测定血糖。受试者应在 3 天前停用影响试验的药物。试验前 3 天内，每日碳水化合物摄入量不少于 150g。试验过程中，不饮茶及咖啡，不吸烟，不做剧烈运动，但也无须绝对卧床。

（2）结果判读：正常成人空腹血糖 **< 6.1mmol/L**，口服葡萄糖 30 ～ 60 分钟达高峰，峰值 < 11.1mmol/L；2 小时基本恢复到正常水平，即 **< 7.8mmol/L（140mg/dl）**，尿糖均为阴性。此为正常的糖耐量曲线。

（3）临床意义：OGTT 结合 FPG 可协助诊断糖尿病及相关状态：① FPG 正常（< 6.1mmol/L），且 2 小时 PG < 7.8mmol/L 为正常糖耐量。② FPG 介于 6.1 ～ 7.0mmol/L 之间，2 小时 PG < 7.8mmol/L 为空腹血糖受损（IFG）。③ FPG < 7.0mmol/L，2 小时 PG 介于 7.8 ～ 11.1mmol/L 为糖耐量受损（IGT）。④ FPG ≥ 7.0mmol/L，和（或）2 小时 PG ≥ 11.1mmol/L 为糖尿病性糖耐量。

（4）OGTT 的主要适应证：OGTT 试验对于诊断糖尿病并非是必需的，所以不推荐临床常规使用，主要应用于：①无糖尿病症状，随机或空腹血糖异常；②无糖尿病症状，有一过性或持续性尿糖阳性；③无糖尿病症状，但有糖尿病家族史；④有糖尿病症状，但空腹血糖或餐后 2 小时血糖不够诊断标准；⑤妊娠期、甲状腺功能亢进、肝病、感染，出现尿糖；⑥分娩巨大胎儿的妇女或有巨大胎儿史的个体；⑦不明原因的肾病或视网膜病。

（5）应用评价：由于该方法受影响因素很多，重复性差，对不能承受大剂量口服葡萄糖、胃切除及其他可致口服葡萄糖吸收不良者，不宜做 OGTT 试验。

4. 糖化血红蛋白 血液中的葡萄糖，可与蛋白质发生不可逆的非酶促反应，主要的一种糖化蛋白是糖化血红蛋白，该蛋白形成是缓慢而不可逆的。其中糖化血红蛋白 HbA_1c 是 HbA1 的主要成分，且浓度相对稳定，因而临床上常以 HbA1c 代表总的糖化血红蛋白浓度。

（1）标本：糖化血红蛋白生成与红细胞寿命（平均 120 天）和该时期血糖的平均浓度有关，不受每天葡萄糖波动的影响，也不受运动或食物的影响，故标本可选择随机标本。

（2）测定方法：按照检测原理分类：①根据电荷差异分为离子交换层析、高效液相层析、电泳；②根据结构差异分为亲和层析、免疫测定法；③根据化学性质分为比色法、分光光度法。目前临床多采用离子交换柱高效液相色谱法进行检测。结果均表示为糖化血红蛋白占总血红蛋白的百分比。

（3）参考区间：HbA1（A_{1a+b+c}）平均值 6.5%（5.0% ～ 8.0%）；HbA1c：平均值 4.5%（3.0% ～ 6.0%）。

（4）临床意义：**HbA1c ≥ 6.5% 是诊断糖尿病指标之一**。用胰岛素治疗的糖尿病患者，应将糖化血红蛋白作为常规检测指标，至少每 3 个月检测 1 次。

（5）应用评价：①糖化血红蛋白生成量与红细胞寿命（平均 120 天）和该时期血糖的平均浓度有关，不受每天葡萄糖波动的影响，也不受运动或食物的影响。②糖化血红蛋白反映的是过去 6 ～ 8 周的平均血糖浓度，该蛋白主要用于评估糖尿病的控制程度。③糖化血红蛋白是一个较好的血糖水平的长期评估指标，其个体差异小，且不受急性疾病的影响，但其形成与红细胞的寿命有关，在溶血性疾病等可引起红细胞寿命缩短，以及近期有大量失血时糖化血红蛋白检测可偏低。

5. 糖化白蛋白　除血红蛋白外，血液中的葡萄糖也可与血清蛋白发生非酶促的糖基化反应，形成高分子酮胺化合物，其结构类似果糖胺，总称为糖化血清蛋白，也成为果糖胺测定。由于所有糖化血清蛋白都是果糖胺，糖化白蛋白（GA）又占糖化血清蛋白的 90% 以上，因而常用 GA 来反映糖化血清蛋白的总体水平。

（1）测定方法：目前应用最广的方法是在碱性条件下，果糖胺可与硝基四氮唑蓝（NBT）起呈色反应，其颜色深浅与糖化血清蛋白含量成正比。其他还可采用酮胺氧化酶（KAOD）法测定，并结合血清白蛋白含量，计算糖化白蛋白占血清白蛋白的比例。

（2）方法评价：NBT 法快速、经济，不受红细胞寿命以及血红蛋白变异体的影响，但中等溶血、胆红素以及维生素 C 可干扰测定。

（3）参考区间：非糖尿病患者果糖胺参考区间为 205 ～ 285 μmol/L；健康成年人糖化血清蛋白（1.9±0.25）mmol/L；糖化白蛋白正常参考区间为 10.8% ～ 17.1%。

（4）临床意义：白蛋白的半衰期为 17 ～ 19 天，故可用血清糖化白蛋白水平来反映 2 ～ 3 周前的血糖控制情况，比 GHb 更敏感、及时。因而，糖化白蛋白是反映短期内平均血糖变化的常用指标。

（5）应用评价：因其受血浆总蛋白浓度的影响，肾病综合征、肝硬化、异常蛋白血症或发生急性时相反应的患者，果糖胺结果不可靠。KAOD 法精密度高，准确性好，不受胆红素的影响。

6. 尿糖　尿糖检测快速、廉价和无创伤性，主要适用于大规模样本的筛选和疗效观察，而不能作为糖尿病的诊断依据。常采用试纸条半定量检测或 24 小时尿糖定量检测。

（1）正常人 24 小时尿中葡萄糖少于 0.5g，当血糖水平高于一定浓度（8.9 ～ 10mmol/L）时肾小管不能完全把滤过的糖重吸收，即为尿糖。

（2）收集 24 小时尿标本前，应加防腐剂 5ml 冰醋酸或 5g 苯甲酸钾，并于 4℃ 条件下贮存。

7. 葡萄糖–胰岛素释放试验　一般胰岛素的绝对或相对不足是糖尿病患者高血糖的主要原因。胰岛素是胰岛 B 细胞产生的多肽激素，在葡萄糖的刺激下，正常健康人的胰岛素呈二相脉冲式分泌。第一时相在静脉注射葡萄糖后 1～2 分钟，10 分钟内结束，呈尖而高的分泌峰，代表贮存胰岛素的快速释放。第二时相紧接第一时相持续 60～120 分钟，直到血糖水平回到正常，代表胰岛素的合成和持续释放能力。测定空腹以及在高糖刺激下胰岛素的释放水平可有助于评估胰岛 B 细胞的功能。

（1）试验方法：试验方法同 OGTT，同时进行葡萄糖与胰岛素测定。胰岛素检测一般采用放射免疫竞争双抗体 -PEG 法。现在多采用化学发光法。

（2）参考区间：空腹胰岛素 35～145pmol/L（化学发光法），5～25μU/ml（RIA 法）。

（3）临床意义：①受试者空腹及 2 小时血糖正常，空腹血浆胰岛素浓度正常，OGTT 30～60 分钟达最高峰，8～10 倍于基础值，3 小时后恢复至原来水平。可排除糖尿病及胰岛素瘤等疾病。②2 型糖尿病肥胖者空腹血浆胰岛素浓度高于正常或正常，OGTT 2 小时才达高峰，较正常者明显增高；胰岛素瘤患者空腹血浆胰岛素浓度明显增高。③1 型糖尿病空腹血浆胰岛素浓度稍低于正常，OGTT 90～120 分钟才出现高峰，但低于正常。

8. 葡萄糖 -C 肽释放试验　胰岛素原在生成成熟胰岛素（由 A、B 2 条多肽组成）时，同时产生 C 肽，因此在理论上 C 肽和胰岛素是等同分泌的。血中游离的 C 肽生理功能尚不很清楚，但 C 肽不被肝破坏，半衰期较胰岛素明显为长，故测定 C 肽水平更能反映 B 细胞合成与释放胰岛素功能。应用胰岛素治疗的病人，体内产生的胰岛素抗体可干扰胰岛素测定，而且测定的胰岛素无法辨别胰岛素是胰岛 B 细胞内生还是外源性。而 C 肽与胰岛素之间有相当稳定的比例关系，且不受胰岛素抗体的干扰，外源性胰岛素不含 C 肽，很少被肝代谢，所以测定血中 C 肽，更能反映胰岛 B 细胞的分泌功能。

（1）测定方法：常采用免疫学法。

（2）参考区间：空腹 C 肽 0.4nmol/L（1.0±0.23ng/ml），峰时在 30～60 分钟，峰值达基础值的 5～6 倍以上。

（3）临床意义：①糖尿病的分型。1 型糖尿病患者胰岛 B 细胞被破坏，生成 C 肽能力降低，释放曲线低平；2 型糖尿病患者 C 肽水平正常或高于正常，服糖后高峰延迟或呈高反应。②可协助确定病人治疗方案。③鉴别医源性胰岛素引起的低血糖；胰腺移植的存活状态以及胰岛 B 细胞的功能；诊断胰腺肿瘤治疗后是否复发。④胰岛素在肝代谢，C 肽很少被肝代谢，C 肽和胰岛素同时测定，计算外周血 C 肽 / 胰岛素比值，了解肝的状态。

9. 糖尿病自身抗体　1 型糖尿病（T1DM）是通过自身抗原介导的免疫反应，引起胰岛 B 细胞破坏的自身免疫性疾病。多个自身抗体已用于临床诊断和筛查，常用的包括：抗胰岛素自身抗体（IAA）、胰岛细胞抗体（ICA）、谷氨酸脱羧酶抗体（GAD）。抗胰岛素自身抗体（IAA）主要为 IgG，有 2 种：一种与糖尿病发生有关，在糖尿病发病前就存在，属于自身抗体；另一种是外源胰岛素治疗后诱导产生的抗体。抗胰岛细胞抗体（ICA）又称抗胰岛细胞胞浆抗体，是针对胰岛细胞内多种抗原的一组抗体，对所有胰岛内分泌细胞的胞浆成分都有作用。GAD 是人及动物体内神经递质 γ- 氨基丁酸的合成酶，是糖尿病自身免疫反应的始动靶抗原。

（1）标本：尽量采用新鲜血液样本，若需保存，可于 2～8℃冷藏 48 小时或 -20℃避光冻存 4 周。样本中不能加入抗凝剂、保护剂或防腐剂，以免影响检测结果。

（2）检测方法：采用免疫学方法检测。组织样本可采用免疫荧光法、组织化学染色法、免疫沉淀化学法等，血液样本可采用化学发光法、ELISA、RIA 等。

（3）参考区间：正常时自身抗体为阴性。

（4）临床意义：自身抗体的检测对 T1DM 的预测、鉴别诊断和胰岛素治疗效果监测有重要的参考价值。

IAA 阳性：①在未曾使用过外源性胰岛素的病人体内检测出 IAA 更具有诊断意义，其产生与 T1DM 的发生有显著相关性；② IAA 水平与 T1DM 发生的速度相关，高滴度者发病快；③为改进糖尿病治疗方案提供重要依据，接受胰岛素治疗后，IAA 一般在 3～6 个月出现，9～12 个月达高峰。该抗体的大量产生可导致患者对胰岛素不敏感；④是评价药用胰岛素质量（免疫原性和纯度）的可靠指标。

ICA 阳性：①预示胰岛 B 细胞的自身免疫损害，早于 T1DM 发病 8 年前可被检测出，是糖尿病的高危指标；②新发现的 T1DM 中，其阳性率可达 70%～90%，大部分 T1DM 病人的 ICA 在发病 2 年后消失；高滴度的 ICA（大于 20～40JDF 单位）预示疾病进展的高危险性。

GAD 阳性：①预测 T1DM，新发现的 T1DM 患者中 70%～80% 可检测出 GADA；②从 2 型糖尿病（T2DM）中鉴别成人隐匿性免疫性糖尿病（LADA），ICA 和 GADA 是诊断该病的两个重要指标；③ GAD 可于发病前十年检测出，呈持续高滴度状态，可作为普查指标，用于筛查和发现 T1DM 的高危人群和个体。

（5）应用评价：抗体的联合检测对 T1DM 有高度诊断敏感性（可达 98%）和特异性（可达 99.6%），因此对糖尿病多种自身抗体的联合检测能够对患者进行有效的诊断和指导治疗。ICA 和 GAD 或 IAA 同时阳性，这类病人发生 T1DM 的危险性是仅 ICA 阳性病人的 3～5 倍。

10. 糖尿病急性代谢并发症的实验室检查　见表 3-2。

表 3-2　糖尿病急性代谢并发症的实验室检查

指标测定	概述	方法	参考区间	应用评价
酮体	酮体由 β- 羟丁酸、乙酰乙酸和丙酮共同组成。糖尿病患者由于胰岛素缺乏，重新酯化作用减弱而脂解作用增强，血浆游离脂肪酸增加；同时胰高血糖素 / 胰岛素比率增加使脂肪酸在肝中的氧化作用增强，酮体的生成增加而在外周组织中的代谢减少，导致血液中乙酰乙酸堆积，小部分乙酰乙酸可自发性脱羧生成丙酮，大部分转变为 β- 羟丁酸	常采用硝普钠半定量法检测	血酮体（-）（≤5mmol/L），尿酮体（-）	血或尿酮体阳性多见于糖尿病酮症酸中毒。此外还见于妊娠剧吐，长期饥饿，营养不良，剧烈运动后或服用双胍类降糖药等。本方法主要检测的是乙酰乙酸，测丙酮的灵敏度较乙酰乙酸低 5～10 倍，而 α- 羟基丁酸则完全不能测出，因而该方法仅能作为筛选试验

续表

指标测定	概述	方法	参考区间	应用评价
乳酸（LA）	产生乳酸过多——糖尿病慢性并发症，如合并心、肺、肝、肾疾病，造成组织器官缺氧，引起乳酸生成增加；糖尿病患者存在糖代谢障碍，糖化血红蛋白水平升高，血红蛋白携氧能力下降，造成局部缺氧，致使丙酮酸氧化障碍及乳酸生成增加。乳酸清除不足——糖尿病性急性并发症，如感染、酮症酸中毒等，可造成乳酸堆积；双胍类降糖药使用不当（剂量过大或选择不当），能抑制肝和肌肉等组织摄取乳酸；抑制线粒体内乳酸向葡萄糖转化，引起乳酸堆积	酶动力学连续监测法	血乳酸＜2mmol/L	乳酸升高见于糖尿病酮症酸中毒，肾衰竭，呼吸衰竭，循环衰竭等缺氧和低灌注状态。当乳酸≥5mmol/L时称为乳酸酸中毒。乳酸酸血症的严重程度常提示疾病的严重性
丙酮酸	丙酮酸的检测对评估血液乳酸浓度异常升高的先天性代谢异常患者有重要价值：若乳酸/丙酮酸比值＜25，提示糖异生缺陷；若比值≥35，则提示缺氧导致的胞内代谢降低	酶动力学连续监测法	血丙酮酸＜0.03～0.10mmol/L	先天异常伴有乳酸/丙酮酸比值升高常见于丙酮酸羧化酶缺乏症及氧化磷酸化缺陷。丙酮酸也常用于评估心肌缺血再灌注状态

五、低血糖症

由于某些病理和生理原因致使血糖＜2.78mmol/L称为低血糖。低血糖引起以交感神经兴奋和中枢神经系统异常为主要临床表现的综合征。

低血糖的临床表现无特异性，诊断指标是不论任何原因具备以下3条可诊断为低血糖症：①有低血糖的症状（应注意低血糖的症状和血糖降低的速度有关，降低速度快者症状明显）；②发作时血糖≤2.8mmol/L（60岁以上老人≤3.0mmol/L）；③给予葡萄糖后低血糖症状可消除。

1. 新生儿与婴儿低血糖

（1）生理性：新生儿血糖浓度远低于成人，在出生后由于肝糖原消耗而迅速下降。足月新生儿可低至1.67mmol/L，早产儿可低至1.11mmol/L，但无任何低血糖临床表现。

（2）病理性：①酮症低血糖；②特发性低血糖症；③其他遗传性代谢缺陷疾病。

2. 成人空腹低血糖　一般情况下血浆葡萄糖浓度低于3.0mmol/L时，开始出现低血糖有关症状；血糖浓度低于 **2.78mmol/L** 时，会导致脑功能损害。

成人空腹低血糖常见原因：①药源性低血糖；②肾源性低血糖；③肝源性低血糖；当超过 **80%** 的肝功能受损会出现低血糖，此时的低血糖可作为肝衰竭的证据；④内分泌性低血糖，胰岛 B 细胞瘤或升血糖类激素缺乏（如生长激素、糖皮质激素、甲状腺素或胰高血糖素等）；⑤过度消耗或摄入不足；⑥胰岛素自身抗体性低血糖。

3. 餐后低血糖

（1）功能性低血糖症（特发性餐后低血糖症）：多为反应性低血糖，多数病人在进食 2～4 小时发作，特别是进食含糖饮品后，病人出现低血糖症状。该病多发生于有神经质和精神紧张的中年女性。

（2）营养性低血糖症：低血糖常发生于餐后 1～3 小时，病人多进行上消化道手术或迷走神经切除，由于胃迅速排空，葡萄糖吸收增快引起迷走神经反射过度兴奋和胃肠激素过度分泌，血糖快速增高，刺激胰岛素一过性升高，导致血糖浓度迅速降低，交感神经兴奋，大量释放儿茶酚胺而出现一系列低血糖症状。

4. 糖尿病性低血糖 T1DM 和 T2DM 患者在药物治疗期间经常发生低血糖，称糖尿病性低血糖。其诊断标准为：①有糖尿病病史；②有中枢神经系统症状或交感神经系统症状；③血糖浓度 < 2.78mmol/L（这是常用的低血糖标准，接受药物治疗的糖尿病患者血糖浓度 < 3.9mmol/L 即为低血糖）；④给予葡萄糖治疗后症状好转。

六、糖代谢先天异常

1. 糖原贮积病 **糖原贮积病**是糖原代谢异常中最常见的疾病。病因为婴幼儿先天性隐性遗传性糖原生成和分解的酶系统先天性缺陷，导致糖原在细胞中过多贮积或糖原分子异常。根据缺陷的酶不同，糖原贮积病可分为许多型。其中最为常见的是 1 型糖原贮积病也称肝糖原累积病或 VonGierke 病，它是由于葡萄糖 -6- 磷酸酶缺乏导致的。

2. 糖分解代谢异常

（1）**丙酮酸激酶（PK）缺乏病**：成熟红细胞中不含线粒体，完全依赖**糖酵解**供给能量，PK 是糖酵解的重要酶，PK 缺乏将导致 ATP 生成障碍，不能维持红细胞内外的 Na^+-K^+ 浓度梯度，Na^+ 在红细胞内蓄积，红细胞发生肿胀成球形，引起溶血。

（2）**丙酮酸脱氢酶复合物缺乏症**：丙酮酸不能氧化产生 ATP，脑组织不能有效利用葡萄糖，可致患儿的大脑发育和功能障碍。丙酮酸进一步产生乳酸，使血液中乳酸堆积，出现慢性乳酸酸中毒。

3. G-6-PD 缺乏 葡萄糖 -6- 磷酸脱氢酶（G-6-PD）缺乏症俗称蚕豆病，是一种为 X 伴性遗传性酶缺乏症，由于缺乏催化磷酸戊糖途径的关键性酶 G-6-PD 所致。磷酸戊糖途径提供的 NADPH 能维持还原型谷胱甘肽的水平，保证红细胞的正常形态与功能，当红细胞中 NADPH 的需要量增加，如服奎宁类抗疟疾药时，**G-6-PD 缺乏**患者红细胞中磷酸戊糖途径的代谢速度则不能相应增加，提供的 NADPH 不能保证维持还原型谷胱甘肽所应有的水平，可引起严重的溶血性贫血。

第三单元　脂代谢及高脂蛋白血症

【复习指南】血脂、脂蛋白、载脂蛋白、脂蛋白受体及脂蛋白代谢重要酶的分类、结构、功能历年必考，胆固醇、甘油三酯、载脂蛋白的检查和脂蛋白结构为考试重点，应熟练掌握；脂蛋白受体、脂质转运蛋白和脂蛋白代谢的重要酶类应熟悉。脂蛋白代谢及高脂蛋白血症历年常考，低密度脂蛋白、高密度脂蛋白代谢，高脂蛋白血症分型为考试重点，应熟练掌握；脂蛋白、脂质与载脂蛋白测定方法评价、参考范围及临床意义历年必考，胆固醇、甘油三酯测定，高密度、低密度脂蛋白测定，各种脂蛋白在动脉粥样硬化形成中的作用和临床意义为考试重点，应熟练掌握；乳糜微粒和极低密度脂蛋白代谢，高脂蛋白血症的概念，载脂蛋白测定，脂蛋白（a）测定应熟悉。

一、血浆脂质、脂蛋白、载脂蛋白、脂蛋白受体及有关酶类的分类、结构、功能

1. 胆固醇、甘油三酯

（1）胆固醇：人体外源性胆固醇来自食物，内源性胆固醇由**酰基辅酶 -A** 在肝内合成。血浆胆固醇包括**胆固醇酯**（60%～70%）和**游离胆固醇**（30%～40%），血浆胆固醇主要存在 LDL 中，其次为 HDL 和 VLDL，CM 中含量最少。胆固醇功能：①是所有细胞膜和亚细胞器膜上的重要组成成分；②是**胆汁酸**的唯一前体；③是所有**类固醇激素**，包括性腺和肾上腺激素的前体等。参考范围：我国《血脂异常防治指南》建议中以胆固醇＜ 5.18mmol/L（200mg/dl）为合适水平，5.18～6.19mmol/L（201～239mg/dl）为临界范围（或边缘升高），≥ 6.22mmol/L（240mg/dl）为升高。

（2）甘油三酯（TG）：甘油三酯是体内大量储存的中性脂肪，血浆中的甘油酯 90%～95% 以**甘油三酯形式存在**，主要功能是为细胞代谢提供能量。食物中的脂肪被消化吸收后以甘油三酯形式形成乳糜微粒循环于血液中，乳糜微粒中 80% 以上为甘油三酯。血中乳糜微粒的半衰期仅为 10～15 分钟，进食后 12 小时，正常人血中几乎没有乳糜微粒，甘油三酯恢复至原有水平。参考范围：合适水平 TG ≤ 1.70mmol/L（150mg/dl）；边缘升高 TG1.70～2.25mmol/L（150～199mg/dl）；升高 TG ≥ 2.26mmol/L（200mg/dl）。

2. 血脂及脂蛋白　见表 3-3。

（1）血脂是指血浆中总胆固醇（TC)、甘油三酯（TG）、磷脂（PL）和游离脂肪酸（FFA）等的总称。脂类都是疏水物质，外周循环中的脂类都与蛋白质结合成水溶性较高的脂蛋白（LP)。脂蛋白基本结构呈球状，外部表面覆盖有少量胆固醇、磷脂和蛋白质，故具有亲水性，内部是不溶于水的甘油三酯和胆固醇酯。分类的方法有电泳法和超速离心沉淀法。电泳法根据脂蛋白表面电荷量、分子构象及分子量的不同，将血浆脂蛋白分为 α- 脂蛋白、前 β- 脂蛋白、β- 脂蛋白和乳糜微粒（CM）。超速离心法可将血浆脂蛋白分为乳糜微粒（CM）、极低密度脂蛋白（VLDL）、中间密度脂蛋白（IDL）、低密度脂蛋白（LDL）和高密度脂蛋白（HDL）。

（2）乳糜微粒（CM）来源于食物脂肪，富含甘油三酯，是血浆中颗粒最大（直径＞ 70nm）、密度最低（比密＜ 0.95）的脂蛋白，其主要功能是转运外源性甘油三酯。正常人空腹 12 小时后血浆中无 CM，餐后以及某些病理状态下血浆中含有大量的 CM，血浆外观浑浊，称为"乳糜血"。检测血浆中 CM 最简单的方法是 4℃静置过夜，血浆含有 CM 的会漂

浮到血浆表面，形成一层乳白色，呈"奶酪"样。CM 中的载脂蛋白（Apo）含量低，主要是 **Apo-A Ⅰ 和 Apo-C**，其次是 Apo-A Ⅱ、A Ⅳ、B48。

（3）VLDL 中甘油三酯含量占 50% 以上，其主要功能是转运内源性甘油三酯。由于 CM 和 VLDL 中都是以**甘油三酯**为主，所以这两种脂蛋白统称为富含甘油三酯的脂蛋白（RLP）。血浆中无 CM 存在时，其甘油三酯的含量主要反映 VLDL 水平。由于 VLDL 分子比 CM 小，空腹 12 小时血浆清亮透明，当空腹血浆中甘油三酯含量超过 3.3mmol/L（300mg/dl）时，血浆才呈乳状光泽直至混浊，但不上浮成盖。VLDL 中载脂蛋白占 10% 左右，其中 40% ~ 50% 为 Apo-C，30% ~ 40% 为 Apo-B100，10% ~ 15% 为 Apo-E。

（4）IDL 是肝合成的 VLDL 与外周组织进行脂质交换向 LDL 转化过程中的中间产物，**胆固醇**的含量明显高于 VLDL。正常情况下，血浆中 IDL 含量很低。IDL 中的载脂蛋白以 Apo-B100 为主（60% ~ 80%），其次是 Apo-C（10% ~ 20%）和 Apo-E（10% ~ 15%）。

（5）LDL 的胆固醇含量（包括胆固醇酯和游离胆固醇）在 50% 以上，是血浆中胆固醇含量最多的一种脂蛋白，其生理功能是转运内源性胆固醇至肝外组织。LDL 被称为富含胆固醇的脂蛋白，血浆中胆固醇约 70% 是在 LDL 内，单纯性高胆固醇血症时，血浆胆固醇浓度的升高与血浆中 LDL 水平是一致的。由于 LDL 颗粒小，即使血浆中 LDL 的浓度很高，血浆也不会混浊。LDL 中载脂蛋白几乎全部为 Apo-B100（占 95% 以上），仅含有微量的 Apo-C 和 Apo-E。

（6）HDL 颗粒**最小**（**直径 4 ~ 10nm**），其结构特点是脂质和蛋白质部分几乎各占 50%，其生理功能是参与胆固醇的逆转运（将外源性胆固醇转运至肝代谢）。HDL 中的载脂蛋白 65% 是 Apo-A Ⅰ，其余载脂蛋白为 Apo-A Ⅱ（10% ~ 23%）、Apo-C（5% ~ 15%）和 Apo-E（1% ~ 3%），此外还有微量的 Apo-A Ⅳ。HDL 分为 HDL2 和 HDL3 两个亚组分，HDL2 中胆固醇酯的含量较多，而载脂蛋白的含量则相对较少，故 HDL2（比密 1.063 ~ 1.125）密度则小于 HDL3（比密 1.125 ~ 1.210）。

（7）Lp（a）直接在**肝**生成，不转化为其他种类脂蛋白，是一类独立的脂蛋白，其生理功能尚不清楚。Lp（a）的脂质成分类似于 LDL，载脂蛋白包括 Apo-B100 和 Apo（a），一分子 Apo-B100 与另一分子 Apo（a）以二硫键共价结合。

表 3-3　血浆脂蛋白分类与功能

分类	电泳位置	主要脂质	主要载脂蛋白	来源	功能
CM	原点	外源性 TG	蛋白含量微（A Ⅰ、C、A Ⅱ、B48）	小肠合成	小肠摄入的脂质转运至组织
VLDV	前 β	内源性 TG	B100、E	肝合成	转运 TG 至外周组织
IDL	β 和前 β 间	TG、CH	B100、C、E	VLDV 中 TG 水解	LDL 前体
LDL	β	CH	B100	VLDV 和 IDL 中 TG 水解	运载胆固醇，经 LDL 手提途径进入外周组织利用
HDL	α	PL	A、C、E	肝、小肠合成	外周组织胆固醇逆转至肝
LP(a)	前 β	CH、PL	a	肝合成后与 LDL 形成复合物	冠心病独立危险因子

3. 载脂蛋白

（1）功能：脂蛋白中的蛋白部分称为载脂蛋白。载脂蛋白在脂蛋白的代谢及完成其生理功能中具有重要作用：①结合并转运脂质；②构成脂蛋白骨架，稳定其结构；③调节脂蛋白代谢关键酶活性；④是一些酶的辅因子；⑤作为脂蛋白受体的配体，识别并结合细胞表面脂蛋白受体，参与脂蛋白代谢。各种载脂蛋白主要在肝合成，小肠也可合成少量，其次脑、肾、肾上腺、脾、巨噬细胞也能合成载脂蛋白 E。

（2）载脂蛋白分类：一般分为载脂蛋白 A、B、C、E、（a），每类中又有亚类，至今已经发现 20 余种。

4. 脂蛋白受体

（1）脂蛋白受体：是存在于细胞膜上，能与脂蛋白结合的蛋白质。脂蛋白受体对调节血浆脂蛋白水平等方面有极其重要的作用，它能特异识别相应脂蛋白并与之结合，将其摄取进入细胞内进行代谢。脂蛋白受体有多种，包括 LDL 受体、清道夫受体和 VLDL 受体等。

（2）低密度脂蛋白受体：LDL 受体包括配体结合结构域、上皮细胞生长因子前体结构域、含糖基结构域、跨膜结构域、胞液结构域 5 部分。LDL 受体广泛分布于肝、动脉壁平滑肌细胞、血管内皮细胞、淋巴细胞、单核细胞、巨噬细胞等处，但各组织或细胞的 LDL 受体活性差别很大。它除能识别 Apo-B100 外，还能识别 Apo-E，所以又称 Apo-B 受体或 Apo-E 受体。LDL 受体主要参与 VLDL、IDL 和 LDL 的分解代谢，能结合 LDL，还能结合 VLDL、β-VLDL、LDL 残基等，将它们吞入细胞内，主要用于合成固醇类激素和胆汁酸。

（3）清道夫受体：清道夫受体主要分布于胎盘、肝、脾等单核巨噬细胞系统。目前清道夫受体功能尚不十分清楚，可能与粥样斑块形成相关，同时能清除细胞外液中的修饰 LDL、清除血管过多脂质、清除病菌毒素等方面的功能。

（4）极低密度脂蛋白受体：VLDL 受体结构与 LDL 受体结构类似，由 5 部分组成。VLDL 受体在心肌、骨骼肌、脂肪等组织细胞内分布广泛，但在肝内未发现 VLDL 受体。VLDL 受体仅对含 Apo-E 的脂蛋白 VLDL、β-VLDL、VLDL 残基有高度的亲和力，参与并调节它们的代谢。

5. 脂质转运蛋白和脂蛋白代谢的重要酶类

（1）脂蛋白脂肪酶（LPL）：几乎所有的实质性组织细胞（如肾、骨骼肌、心肌和脂肪组织等）都能合成和分泌 LPL，LPL 结合在全身毛细血管内皮细胞表面的 LPL 受体上。肝素使结合的酶释放入血，称为肝素后现象。LPL 可催化水解 CM 和 VLDL 中的甘油三酯，使这些大颗粒脂蛋白逐渐变为分子量较小的残粒。

（2）肝酯酶（HL）：HL 存在于肝和肾上腺血管内皮细胞中，肝素释放其入血。目前认为 HL 的功能是：在 LPL 作用后进一步催化水解 VLDL 残骸颗粒中的甘油三酯；参与 IDL 向 LDL 转化的过程。

（3）卵磷脂胆固醇酯酰基转移酶（LCAT）：由肝合成并分泌进入血液循环。LCAT 最适底物是含卵磷脂和少量未酯化胆固醇的新生 HDL，促进脂质交换形成成熟 HDL。LCAT 结合在 HDL 分子上，与 Apo-A I 和胆固醇酯转运蛋白（CETP）一起组成复合物，复合物中的 Apo-A I 是 LCAT 辅助因子，能接收 FC，同时 CETP 将反应后的 CE 转移到其他脂蛋白中。

二、脂蛋白代谢及高脂蛋白血症

1.乳糜微粒和极低密度、低密度、高密度脂蛋白代谢

（1）血浆脂蛋白代谢根据脂蛋白中携带脂质来源不同分为外源代谢途径、内源代谢途径。外源性代谢途径是指饮食摄入的胆固醇和甘油三酯在小肠中合成 CM 及其代谢过程。内源性代谢途径包括肝合成 VLDL 转变为 IDL 和 LDL，并被肝或其他器官代谢；胆固醇逆转运途径，即 HDL 的代谢。

（2）CM 是食物中外源性脂质进入末梢组织的运输载体。食物中的脂肪被消化、吸收进入小肠组织内，外源性甘油三酯与磷脂、少量胆固醇 Apo-B48、Apo-A Ⅰ 等载脂蛋白组成大分子新生 CM，经淋巴、胸导管进入血液。新生 CM 与 HDL 进行成分交换，磷脂成分减少，获得 apoC 和 apoE，转化为成熟型。CM 中的 TG 被 LPL 水解产生甘油及脂肪酸，被脂肪组织与肌肉组织摄取，载脂蛋白转移给高密度脂蛋白，剩下的残留物被称为 CM 残粒，随血液进入肝迅速被代谢。

（3）VLDL 是内源性甘油三酯的运输载体。VLDL 由内源性甘油三酯、胆固醇及载脂蛋白等在肝中合成并释放进入血液，其中的甘油三酯在 LPL 水解被组织利用，同时从其他的脂蛋白得到胆固醇，形成 IDL。IDL 的去向有两条代谢途径：一是直接经肝 Apo-E 受体结合摄取进入肝细胞代谢；二是再经 HTGL 作用转变成以 Apo-B 100 和胆固醇为主要成分的 LDL，经末梢组织的 LDL 受体结合进入细胞内进行代谢。当 LDL、乳糜微粒和 VIDL 残粒过多时，就可能沉积在动脉壁上，导致动脉粥样硬化的形成。

（4）HDL 生理功能是完成胆固醇逆转运。机体在肝和小肠合成含有 Apo-A Ⅰ、A Ⅱ、磷脂和胆固醇的脂蛋白颗粒，后获取 LDL 等脂蛋白分解代谢产生的磷脂和 Apo-A Ⅰ 生成新生 HDL。新生 HDL 从末梢组织细胞膜获得游离胆固醇（FC），再经 LCAT 作用生成 CE，进入 HDL 内部形成 HDL3。而后接受细胞膜 FC，再经 LCAT 作用后生成的 CE 进入内部，变成富含 CE 的 HDL2。HDL2 一部分经肝受体摄取；另一部分在 CETP 介导下与 VLDL、LDL 进行 CE 交换，同时也转运 TG，以 VLDL、LDL 形式经肝摄取，最终使末梢组织的游离胆固醇输送到肝（胆固醇逆转运）。因为 HDL 参与胆固醇逆转运，故 HDL 可以预防冠心病的发生。

2.高脂蛋白血症及其分型 见表 3-4。

（1）高脂血症是指血浆中胆固醇和（或）甘油三酯含量升高。由于血脂在血液中以脂蛋白形式存在，故又常称为高脂蛋白血症（HLP）。高脂血症是动脉粥样硬化（AS）的主要危险因素。引起血脂代谢紊乱的原因很多，血脂成分的改变也随病因不同而异。高脂血症按病因可分为原发性高脂血症和继发性高脂血症。原发性高脂血症病因多不明确，患者多存在单个或多个遗传基因缺陷，如参与脂蛋白代谢的关键酶 LPL 和 LCAT，载脂蛋白如 Apo-A Ⅰ、Apo-B 及脂蛋白受体如 LDLR 等基因缺陷。高脂血症继发因素多为糖尿病、甲状腺功能减退症、肾病综合征等。

（2）世界卫生组织（WHO）以临床表型为基础将原发高脂蛋白血症分型分为六型，即 Ⅰ、Ⅱa、Ⅱb、Ⅲ、Ⅳ和Ⅴ型。WHO 分型对临床诊断治疗有重要的意义，但是检测项目过多。从实用角度出发，临床上根据血脂含量改变将高脂血症分为 4 类：①高胆固醇血症（血清 TC 水平增高），相当于 WHO 分型的Ⅱa；②混合型高脂血症（血清 TC 与 TG 水平均增高），相当于 WHO 分型的Ⅳ、Ⅰ；③高甘油三酯血症（血清 TG 水平增高），相当于 WHO 分型的Ⅱb、Ⅲ、Ⅴ；④低高密度脂蛋白血症（血清 HDL-C 水平减低）。

表 3-4 高脂血症分型

类别	脂蛋白变化	脂质			出现频率	血清静置试验
		TC	TG	TC/TG		
Ⅰ型	CM ↑↑	正常或↑	↑↑↑	< 0.2	低	上层乳浊下层透明
Ⅱa型	LDL↑	↑↑↑	正常	> 1.6	较高	透明
Ⅱb型	LDL↑ VLDL↑	↑↑	↑↑	> 1.0	较高	偶有浑浊
Ⅲ型	IDL↑	↑↑	↑↑	~1	较低	浑浊、偶有乳浊
Ⅳ型	VLDL↑	正常或↓	↑↑	0.6~1.6	高	浑浊
Ⅴ型	CM↑ VLDL↑	正常或↑	↑↑↑	< 0.6	低	上层乳浊下层浑浊

三、脂蛋白、脂质与载脂蛋白测定方法评价、参考范围及临床意义

（一）胆固醇、甘油三酯测定

1. 总胆固醇（TC）测定　TC 是血液中所含胆固醇的总和，包括酯化型胆固醇（CE）和游离型胆固醇（FC）。其中 CE 占 60%～70%，FC 占 30%～40%，两种成分比例在个体间基本恒定。

（1）方法：TC 测定参考方法是高效液相色谱法，化学法测定 TC 干扰因素多现已淘汰，临床常规方法为酶法。胆固醇酯酶和胆固醇氧化酶（COD-PAP）法测定 TC 快速、准确，标本用量小，可在自动生化分析仪上完成测定，适合于大批量标本的检查。血红蛋白含量大于 2g/L 时引起正干扰；血中维生素 C 浓度高于治疗水平或胆红素高于 0.1g/L 时可产生负干扰。

（2）参考范围：TC 随年龄增长而升高。中青年男性略高于女性，老年女性高于男性。TC ≤ 5.18mmol/L（200mg/dl）为合适水平，5.18～6.19mmol/L（201～239mg/dl）为边缘升高（或临界范围），≥ 6.22mmol/L（240mg/dl）为升高。

（3）临床意义：TC 浓度增高是冠心病等心血管疾病发生危险性的因素，最常用做动脉粥样硬化的预防、发病估计、治疗观察等的参考指标，但不能作为诊断指标。由于 TC 主要存在于 HDL 和 LDL 两种脂蛋白中，而 HDL 和 LDL 在脂类疾病发病机制中作用相反，故胆固醇值并非越低越好。TC 升高常见于：①长期高胆固醇、高饱和脂肪酸摄入；②脂蛋白代谢相关酶或受体基因发生突变；③梗阻性黄疸、肾病综合征、甲状腺功能减退症、慢性肾衰竭、糖尿病等；④妊娠末 3 个月时，胆固醇可能明显升高，产后恢复原有水平；⑤吸烟、饮酒、紧张、血液浓缩等。TC 降低常见于：①肝硬化、恶性肿瘤、营养吸收不良、巨细胞性贫血等；②女性月经期也可降低。

2. 甘油三酯测定　临床测定的血清甘油三酯 (TG) 是一组化合物，包括 90%～95% 是甘油三酯，5%～10% 为甘油二酯和甘油一酯，但是不包括游离甘油。

（1）方法：TG 测定参考方法是同位素稀释气相色谱串联质谱法（ID-GC/MS），化学

法测定 TG 操作烦琐已被淘汰，临床常规方法为酶法。**酶法（GPO–PAP）测定 TG** 快速、准确、操作简单，适合在自动生化分析仪上完成大批量标本的检查。酶法测定的是甘油水平，所以包括游离甘油，测得值略高于真实值，若采用双试剂法检测可以消除内源性干扰。

（2）参考范围：合适水平，< 1.7mmol/L（150mg/dl）；边缘性升高，1.7 ～ 2.25mmol/L（150 ～ 199mg/dl）；升高，≥ 2.26mmol/L（200mg/dl）。

（3）临床意义：TG 生理性变化受生活条件、饮食习惯、体育运动、年龄等影响，高脂肪饮食后 2 ～ 4 小时血浆 TG 达高峰，8 小时后基本恢复空腹水平；长期运动不足可使 TG 升高；成年后随年龄增长血浆 TG 水平上升。病理性改变包括：①TG 升高，可见于各种高脂蛋白血症、糖尿病、痛风、梗阻性黄疸、甲状腺功能减退症等；重度升高者（TG ≥ 5.63mmol/L）常可伴发急性胰腺炎。②TG 降低（TG < 0.56mmol/L），原发性见于遗传性无 β 脂蛋白血症和低 β 脂蛋白血症；继发性见于脂质代谢异常、营养吸收不良、甲状腺功能亢进症、癌症晚期、恶病质及肝素等药物的应用等；还可见于过度饥饿、运动等。

（二）高密度脂蛋白胆固醇、低密度脂蛋白胆固醇测定

1. HDL 测定　　HDL 是血浆中体积最小、密度最大的脂蛋白，参与胆固醇逆转运，被视为人体内具有抗动脉粥样硬化的脂蛋白。HDL-C 是和 HDL 结合的**总胆固醇**（包括游离胆固醇和胆固醇酯），血清 HDL-C 水平与冠心病发病成负相关。

（1）测定方法：超速离心法和电泳法分离测定脂蛋白，但因为仪器昂贵，操作复杂，不适于常规检查用。早期用选择性化学沉淀法如用**磷钨酸镁法（PTA-Mg^{2+} 法）**测定 HDL-C，标本需沉淀、离心等前期处理。现在临床常用匀相法测定 HDL-C，此法操作简单可直接用血清（浆）进行分析，故又称直接法。方法原理是选择封闭其他脂蛋白，使胆固醇酶试剂只作用于 HDL。

（2）参考范围：男性 1.16 ～ 1.42mmol/L，女性 1.29 ～ 1.55mmol/L。HDL-C > 1.04mmol/L（40mg/dl）为合适水平，HDL-C > 1.55mmol/L（60mg/dl）为升高，HDL-C < 1.04mmol/L（40mg/dl）为降低。

（3）临床意义：HDL-C 被证实是动脉粥样硬化和心血管疾病的保护因子，对于冠心病的预防、风险评估和指导预后具有重要作用。影响 HDL-C 水平生理因素包括：①年龄和性别：儿童期男女 HDL-C 水平相同，男性青春期开始下降，至 18 ～ 19 岁达最低点，以后男性低于女性，女性绝经后与男性接近；②饮食：高糖及素食时 HDL-C 常降低；③肥胖：肥胖者常有 TG 升高，同时伴有 HDL-C 降低；④饮酒与吸烟：饮酒可使 HDL-C 升高，而吸烟可使 HDL-C 减低。影响 HDL-C 水平病理因素包括：①急性感染、糖尿病、慢性肾衰竭、肾病综合征等 HDL-C 降低；②睾丸酮等雄性激素、降脂药中的丙丁酚、β 受体阻滞药、噻嗪类利尿药等，使 HDL-C 降低；③雌激素类药物、烟酸和苯氧乙酸类降脂药、美降脂、苯妥英钠等，可使 HDL-C 升高。

2. 低密度脂蛋白胆固醇测定（LDL-C）　　LDL 是富含胆固醇的脂蛋白。LDL-C 在体内功能是转运内源性脂质到外周组织利用，LDL-C 水平更能反映个体的血脂水平。

（1）测定方法：LDL-C 的检测分为间接法与直接法。间接法有：**聚乙烯硫酸盐（PVS）法**测定 LDL-C；Friedewald 公式计算法（LDL-C=TC-HDL-C-(TG)/5），但是血清中存在 CM 或 TG > 4.52mmol/L 或存在异常 b 脂蛋白时（Ⅲ型高脂蛋白血症）不能应用公式计算。

现在临床采用直接均相法测定 LDL-C，基本原理均是通过特异性试剂封闭或者沉淀其他类别的脂蛋白，然后特异性地测定 LDL-C 的浓度。

（2）参考范围：血清 LDL-C 水平随年龄增加而升高。高脂、高热量饮食、运动少和精神紧张等也可使 LDL-C 水平升高。合适水平：< 3.37mmol/L（130mg/dl）；边缘性升高：3.37 ~ 4.12mmol/L（130 ~ 159mg/dl）；升高：> 4.14mmol/L（160mg/dl）。

（3）临床意义：LDL-C 富含胆固醇，是动脉粥样硬化的危险因素。LDL-C 水平增高见于家族性高胆固醇血症、Ⅱa 型高脂蛋白血症，还见于遗传性高脂蛋白血症、甲状腺功能减退症、肾病综合征、梗阻性黄疸、慢性肾衰竭等。LDL-C 降低见于无 β- 脂蛋白血症、甲状腺功能亢进症、消化不良、肝硬化、恶性肿瘤等。

（三）载脂蛋白 A Ⅰ、B 测定

载脂蛋白都具有抗原性，可以利用抗原、抗体特异性结合的免疫学原理测定。放射免疫扩散法、放射免疫分析法已经被免疫透射比浊法取代。免疫透射比浊法利用试剂中的特异性羊（或兔）抗人载脂蛋白抗体相结合，形成不溶性免疫复合物，使反应体系浊度升高，根据校准血清所作拟合曲线定量。

1. 载脂蛋白 A Ⅰ　载脂蛋白 A 有 A Ⅰ、A Ⅱ、A Ⅳ，其中 Apo-A Ⅰ生理功能明确，含量最高，是临床常检测指标。Apo-A Ⅰ由肝和小肠合成，是组织液中浓度最高的载脂蛋白，在血浆中半衰期为 45 天。Apo-A Ⅰ主要分布在 HDL 中，是 HDL 的主要载脂蛋白，在 CM、VLDL 和 LDL 中也有少量存在。Apo-A Ⅰ的主要功能：①组成 HDL 并维持其结构的稳定性和完整性；②激活 LCAT，再催化胆固醇酯化，将多余的酯化型胆固醇（CE）转运至肝处理；③作为 HDL 受体的配体。Apo-A Ⅰ具有清除脂质和抗动脉粥样硬化的作用。

临床意义：正常人群空腹血清 Apo-A Ⅰ水平为 1.20 ~ 1.60g/L。血清 Apo-A Ⅰ主要存在于 HDL 中，可以反映 HDL 水平，与 HDL-C 呈明显正相关。冠心病患者、脑血管病患者 Apo-A Ⅰ偏低。Apo-A Ⅰ缺乏症、家族性低 a 脂蛋白血症、鱼眼病等血清中 Apo-A Ⅰ与 HDL-C 极低。此外未控制的糖尿病、慢性肝病、肾病综合征、慢性肾衰竭等都可以引起 Apo-A Ⅰ降低。Apo-A Ⅰ升高主要见于妊娠、雌激素治疗、饮酒等。

2. 载脂蛋白 B　**载脂蛋白 B 有 Apo-B48 和 Apo-B100** 两种：Apo-B48 主要存于**乳糜微粒**中参加外源性脂质的消化、吸收与转运；Apo-B100 存在 LDL 中，并参与极低密度脂蛋白（VLDL）的装配和分泌。在血液中，VLDL 可代谢转化为富含胆固醇的 LDL。Apo-B 是 LDL 含量最多的载脂蛋白，90% 以上存在于 LDL 中，其余的在 VLDL 中。当有血清 LDL-C 升高时，血清 Apo-B 也升高，甚至血浆胆固醇未升高时 Apo-B 已升高。血浆 Apo-B 和 LDL-C 是冠心病的危险因素。

临床意义：正常人群空腹血清 Apo-B 水平为 0.80 ~ 1.10g/L。Apo-B 是 LDL 的主要载脂蛋白，血清 Apo-B 主要代表 LDL 水平，它与 LDL-C 呈显著正相关。Apo-B 浓度升高对于冠心病发病率及冠状动脉粥样硬化的严重性有非常强的预示能力，优于 LDL-C 的上升。此外，糖尿病、甲状腺功能减退症、肾病综合征、肾衰竭、梗阻性黄疸、Apo-B 都可能升高。Apo-B 浓度降低见于肝硬化、恶性肿瘤、营养不良、甲状腺功能亢进、感染等。

（四）脂蛋白（a）测定

1.Lp（a）　Lp（a）是 AS 的独立危险因子，有增加动脉粥样硬化和动脉血栓形成的危险性。

Lp（a）除含有载脂蛋白 B(ApoB) 外，还含有一个具有高度亲水性的特异 Apo(a)。绝大多数 Lp（a）相对分子质量在 187 000 ~ 662 000，密度在 HDL 和 LDL 之间。Lp（a）Apo(a) 的生理功能尚不清楚，可能是转运脂质到组织细胞。

2. 参考范围　人群中呈偏态分布，一般以 **300mg/L** 以上作为病理性增高。

3. 临床意义　Lp(a) 已公认为是动脉粥样硬化性心、脑血管性疾病的独立危险因素，测定 Lp(a) 水平可用于评估该类疾病发生的危险性。因为 Lp(a) 合成于肝，故其含量也受肝功能影响。血清 Lp（a）浓度主要由**基因**控制，不受性别、年龄、体重、适度体育锻炼和降胆固醇药物的影响。Lp(a) 病理性增高：缺血性心、脑血管疾病；心肌梗死、外科手术、急性创伤和急性炎症时，Lp(a) 和其他急性时相蛋白一样增高；除肝癌以外的恶性肿瘤；糖尿病肾病；肾病综合征和尿毒症。Lp(a) 病理性减低：肝疾病（慢性肝炎除外）。

（五）各种脂蛋白在动脉粥样硬化形成中的作用和临床意义

1. 各种脂蛋白在动脉粥样硬化形成中的作用　**胆固醇和胆固醇酯**是血管粥样斑块形成的主要成分，高脂血症尤其是胆固醇含量升高时，血浆胆固醇可通过因受损而通透性升高的内皮细胞，大量沉淀于动脉壁。富含胆固醇的 LDL，特别是小而密的 LDL 亚型（sd-LDL）、氧化型 LDL（ox-LDL）、乙酰化 LDL 和糖化 LDL，被巨噬细胞和分泌型平滑肌细胞摄取形成泡沫细胞，引起动脉粥样硬化早期病变。Lp（a）与纤维蛋白具有相似结构，可以对纤溶酶原和纤维蛋白及细胞表面的结合进行竞争，而抑制纤维蛋白水解作用。Lp（a）浓度的增加是动脉粥样硬化心血管疾病的一个独立的危险因素。富含 TG 的 CM 和 VLDL 在代谢后以 CM 残粒和 IDL 的形式参与动脉粥样硬化的形成。HDL 参与胆固醇的逆转运，可将胆固醇从包括动脉壁的外周组织转运至肝代谢，有抗动脉粥样硬化形成的作用。

2. 临床意义　目前认为血 **LDL、IDL、VLDL、TG 和 Lp（a）浓度升高，HDL 降低，与动脉粥样硬化发病率呈正相关。**

第四单元　血浆蛋白质检查

【复习指南】主要血浆蛋白质的理化性质、功能和临床意义历年都考，其中前白蛋白、白蛋白、α_2- 巨球蛋白、β_2- 微球蛋白、转铁蛋白的理化性质、功能与临床意义为考试重点，应该熟练掌握；α_1- 抗胰蛋白酶、α_1- 酸性糖蛋白、结合珠蛋白、铜蓝蛋白、C 反应蛋白为熟悉内容。血浆总蛋白、白蛋白测定、血清蛋白电泳及在相关疾病时血浆蛋白电泳图谱的主要变化特征等为考纲要求熟练掌握的内容。急性时相反应蛋白的概念与种类、急性时相反应蛋白在急性时相反应进程中的变化特点及临床意义为考纲要求熟悉的内容。

一、主要血浆蛋白质的理化性质、功能和临床意义

1. 血浆蛋白质的组成　血浆蛋白质是血浆中含量最多、成分极为复杂且功能广泛的一类化合物。目前分离出近于纯品的已逾 200 种。近年来，已有多种新技术应用于蛋白质的研究中，为疾病的诊断及治疗提供了非常有价值的病理生理信息。

2. 血浆蛋白质的功能、临床意义

（1）前白蛋白（PA）：PA 由肝细胞合成。由于其半衰期很短（约 2 天），因此，测定其在血浆中的浓度对于肝功能不全有较高的敏感性，肝炎发病早期其水平下降往往早于其他血浆蛋白成分。在急性炎症、营养不良、恶性肿瘤、肝脏疾病或肾炎等疾病情况下，其浓度

也可下降。前白蛋白还可视作一种运载蛋白与 T_3、T_4 结合，与视黄醇结合可发挥运载维生素 A 的作用。

（2）白蛋白（Alb）：Alb 由肝实质细胞合成，是血浆中**含量最多**的蛋白质。主要生理功能包括：①内源性氨基酸营养源；②具有酸碱缓冲能力；③血浆中主要载体，许多水溶性差的物质，如胆红素、类固醇激素、金属离子及多种药物等都是通过与其结合被运输；④维持血液**胶体渗透压**；⑤评估机体各种膜屏障完整性。临床意义：①血浆白蛋白浓度可以受饮食中蛋白质摄入量影响，因此可以作为个体营养状态的评价指标。②在血浆蛋白质浓度明显下降的情况下，可以影响包括内源性的代谢物、激素及外源性药物在内多种配体在血液循环中的存在形式。③在严重失水时，血液浓缩，白蛋白相对增高。④白蛋白降低主要见于以下情况：合成减少，如急、慢性肝病；营养不良或吸收障碍；白蛋白分解代谢增加，如组织损伤或炎症；消耗性疾病，如恶性肿瘤、严重感染等；异常丢失，如肾病综合征、慢性肾炎等；分布异常，如门静脉高压腹水时；遗传性疾病，如白蛋白的遗传性变异。

（3）α_2- 巨球蛋白（α_2-MG 或 AMG）：在肝细胞与单核吞噬细胞系统中合成，是血浆中分子量最大的蛋白质。能与多种分子和离子结合，尤其是能与一些蛋白水解酶结合，进而影响这些酶的活性，起到有选择地保持某些酶活性的作用。低白蛋白血症、妊娠期及口服避孕药时，其含量增高。

（4）转铁蛋白（TRF）：TRF 由肝细胞合成，是血浆中主要的含铁蛋白质，负责运载由消化道吸收的铁和由红细胞降解释放的铁，半衰期为 7 天。铁供应量的变化可以调节其浓度，在缺铁状态时，浓度上升，经铁有效治疗后可恢复到正常水平。临床意义：血浆中转铁蛋白可用于贫血的诊断和对治疗的监测；在炎症、恶性病变时常随着白蛋白、前白蛋白同时下降；水平降低亦可见于肾病综合征、慢性肝疾病及营养不良；水平升高见于妊娠及口服避孕药或雌激素注射。

（5）β_2- 微球蛋白（BMG）：β_2- 微球蛋白广泛存在于几乎所有的有核细胞表面，尤其是淋巴细胞和肿瘤细胞，分子量较低。临床意义：肾衰竭、炎症及肿瘤时均可见浓度升高。临床上主要应用于肾移植后排斥反应等引起的**肾小管功能损伤**的监测，当排斥反应影响肾小管功能时，尿中 β_2- 微球蛋白增加。脑脊液中 β_2- 微球蛋白增高一般见于急性白血病和淋巴瘤有神经系统浸润时。

（6）α_1- 微球蛋白（α_1-MG）：主要为肝细胞和淋巴组织合成的一种小分子量糖蛋白。临床上主要用于监测**肾小球滤过和肾小管重吸收**功能：血清 α_1-MG 升高提示肾小球滤过功能受损；尿 α_1-MG 升高提示近端肾小管重吸收功能受损；二者同时升高提示肾小球滤过和肾小管重吸收功能均受损；血清 α_1-MG 降低多见于合成减少。

（7）α_1- 酸性糖蛋白（AAG）：α_1- 酸性糖蛋白早期称其为血清类黏蛋白。作为急性时相反应的指标，AAG 在风湿病、恶性肿瘤及心肌梗死患者异常增高，在营养不良、严重肝损害等情况下降低。

（8）α_1- 抗胰蛋白酶（AAT）：AAT 是一种具有蛋白酶抑制作用的急性时相反应蛋白，在醋酸纤维薄膜或琼脂糖电泳中 α_1 区带的主要组分。主要功能是对抗由多形核白细胞吞噬作用时释放的溶酶体蛋白水解酶。缺陷可引起肝细胞的损害而致肝硬化；降低可见于胎儿呼吸窘迫综合征；增高可见于炎症及外科手术后、长期接受可的松治疗、妊娠及妇女服用避孕药等。

（9）结合珠蛋白（Hp）：为一种糖蛋白，又名血红素结合蛋白、触珠蛋白。主要在肝中合成，在琼脂糖电泳中位于 α_2 区带。主要功能是与红细胞中释放的自由形式的血红蛋白结合，从而防止血红蛋白从肾中丢失，可为机体有效地保留铁，每分子结合珠蛋白可以结合两分子的血红蛋白。临床意义：Hp 是一种急性时相反应蛋白，含量增加见于急性时相反应；当烧伤和肾病综合征致大量白蛋白丢失时也可见增加；严重肝病患者 Hp 的合成降低；血管内溶血（如溶血性贫血、输血反应、疟疾等）时水平明显下降。

（10）铜蓝蛋白（CER）：铜蓝蛋白作为一种含铜糖蛋白，其氧化酶活性可作用于多酚及多胺类底物，催化其氧化。临床意义：主要用于协助诊断肝豆状核变性（Wilson 病），患者血清铜蓝蛋白含量降低（100mg/L 以下）并伴有血浆可透析的铜含量增加，这是本病的特征。此病为常染色体隐性遗传，主要由于体内铜代谢障碍所致。另外，铜蓝蛋白为一种急性时相反应蛋白，在感染、创伤和肿瘤时增高；增高也可见于半数以上的肝癌（转移性）、胆石症、肿瘤引起的胆道阻塞、妊娠后 3 个月及口服避孕药者；肾病综合征、严重肝病时减低。

（11）C 反应蛋白（CRP）：CRP 是一种能与肺炎链球菌 C 多糖体反应的蛋白，由肝细胞合成，电泳分布于 β 区带，人体内分布广泛，血液、胸腔积液、腹水、心包积液、关节液等处均可见。临床意义：CRP 是急性时相反应的一个**极灵敏**的指标，在急性心肌梗死、创伤、感染、炎症、外科手术、肿瘤浸润时可见迅速、显著地升高，可至正常水平的数千倍。

二、血浆蛋白质的测定、参考范围、方法评价及其临床意义

1. 血清总蛋白测定方法及临床意义

（1）测定方法：血清总蛋白测定方法有凯氏定氮法、双缩脲法、染料结合法、比浊法、酚试剂法、直接紫外吸收法。目前推荐的蛋白质定量方法为**双缩脲比色法**。其原理是蛋白质分子中两个相邻肽键（–CO–NH–）在碱性溶液中能与二价铜离子（Cu^{2+}）作用产生稳定的紫红色络和物。此反应与双缩脲（$H_2N-OC-NH-CO-NH_2$，为两个尿素分子缩合后生成）在碱性溶液中与 Cu^{2+} 作用形成紫红色的反应相似，故称为**双缩脲法**。双缩脲法检测蛋白质特异性很高，因至少两个 –CO–NH– 基团才能与 Cu^{2+} 络合，故氨基酸及二肽无反应，三肽以上才能反应。呈色强度与肽键数量即蛋白质含量成正比，因此各种蛋白质呈色强度基本相同。方法检测灵敏度不高，但很适合血清 TP 浓度测定，但对蛋白质浓度很低的脑脊液和尿液，则该法不合适。

（2）临床意义：①生理性波动：直立体位由于体液分布原因，血液相对浓缩，因此长久卧床者血清总蛋白较直立活动时低；新生儿及老年人较成年人低。②增高可见于血液浓缩，如严重腹泻、呕吐、高热时急剧失水等；还可见于球蛋白含量增加，如多发性骨髓瘤等。③降低可见于血液稀释，如静脉注射过多低渗溶液或因各种原因引起的钠、水潴留；蛋白质摄入不足，如食物中长期缺乏蛋白质、消化吸收不良；消耗增加，如结核病、甲状腺功能亢进、恶性肿瘤等；蛋白质丢失，如烧伤、肾病综合征等。

2. 血清白蛋白测定方法及其临床意义

（1）测定方法：白蛋白测定方法有免疫化学法、染料结合法，免疫化学法特异性好、灵敏度高。染料结合法有溴甲酚绿法（BCG 法）、溴甲酚紫法（BCP 法）。国内大多数临床实验室测定白蛋白采用**溴甲酚绿法**，溴甲酚绿是一种阴离子染料，在 pH4.2 的缓冲液中，与带有正电荷的白蛋白结合成复合物，颜色由黄色变成蓝绿色，最大吸收波长在 630nm，其吸

光度与 Alb 浓度成正比。溴甲酚绿法操作简便、重复性好、能自动化。血清中 α 球蛋白和 β 球蛋白也能与 BCG 发生较弱的反应，但该非特异性反应为慢反应，Alb 与 BCG 在 30 秒内已能反应完全，采用缩短反应时间来避免此非特异性反应。BCG 法测定胸腔积液、腹水 Alb 的检测低限为 0.44g/L，生物检测限为 0.98g/L，因此宜用该法（临床上胸腹腔积液中 Alb 在 1.5～35g/L 之间）。尿液和脑脊液 Alb 定量则不适宜采用该法。

（2）临床意义：血清 Alb 增高仅见于严重失水时引起的血液浓缩，如严重脱水、休克、饮水不足等，没有重要的临床意义。病理情况低 Alb 血症常见于：①肝合成白蛋白功能下降：慢性肝病如慢性肝炎、肝硬化，以及重症肝炎早期等；②白蛋白丢失：肾病综合征、慢性肾小球肾炎、糖尿病肾病、系统性红斑狼疮性肾病等 Alb 由尿中丢失，肠道炎症性疾病时因黏膜炎症坏死等胃肠道蛋白质丢失，烧伤及渗出性皮炎等皮肤丢失；③白蛋白分解代谢增加，如组织损伤如外科手术和创伤，感染性炎症疾病等；④白蛋白的分布异常：门静脉高压时大量蛋白质尤其是 Alb 从血管内漏入腹腔，使血浆 Alb 显著下降；⑤无白蛋白血症：是极少见的遗传性缺陷，血浆 Alb 含量常低于 1g/L；⑥蛋白质营养不良或吸收不良：血浆 Alb 受饮食中蛋白质摄入量影响，可作为个体营养状态的评价指标，但体内 Alb 总量多、生物半衰期长，早期缺乏时不易检出。

3. 球蛋白含量及白蛋白/球蛋白比值（A/G 比值）

（1）测定方法：球蛋白定量是由血清总蛋白含量减去白蛋白含量计算得出。

（2）临床意义：球蛋白增高多见于炎症、自身免疫性疾病和肿瘤；降低见于血液稀释、严重的营养不良、胃肠道疾病等。白蛋白有肝合成，临床上常用 A/G 比值来衡量肝疾病的严重程度。正常 A/G 比值为（1.2～2.4）∶1，当肝功能损害严重时，肝合成白蛋白能力降低，A/G 比值变化，当 A/G ＜ 1 时，称 A/G 比值倒置。

4. 血清蛋白电泳及临床意义

（1）原理：在 pH 8.8 时，血清蛋白质均带负电荷，在电场中受电场力作用向正极泳动，由于各种蛋白等电点和分子量不同，在相同电场中电泳迁移率不同，能够将血浆蛋白质分离成不同区带。临床最常用醋酸纤维素薄膜电泳，按其泳动速度可将血清（浆）蛋白质分为 5 条区带，从正极到负极依次为白蛋白和 α_1- 球蛋白、α_2- 球蛋白、β- 球蛋白和 γ- 球蛋白，通过光密度扫描可计算出各区带蛋白质占总蛋白的百分含量。

（2）临床意义：血清蛋白电泳图谱能为临床疾病诊断提供依据。肾病型图谱可见 Alb 降低、α_2 和 β 升高，可见于急慢性肾炎、肾病综合征、肾衰竭等；肝硬化型图谱可见 Alb 降低、β 和 γ 增高、β 和 γ 融合形成"β-γ"桥（肝纤维增生导致 IgA 增高所致），可见于慢性活动性肝炎、肝硬化等；急性反应时相型可见 α_1、α_2 增高，慢性炎症则以 Alb 降低、α_2 和 β 增高；M 蛋白血症主要见于多发性骨髓瘤，患者有大量单克隆蛋白质（主要是 IgG 或 IgA），电泳时可在 β 和 γ 之间出现一条狭窄的区带（M 区带）。

三、急性时相反应蛋白的概念、种类及临床意义

1. 急性时相反应和急性时相反应蛋白　在组织损伤、外伤、手术、肿瘤、感染时，血浆某些蛋白质含量可有明显的升高或某些蛋白质含量降低，这一现象被称为急性时相反应，这些蛋白质被称为急性时相反应蛋白（APR）。它们可能是机体防御机制的一部分，具体机制目前尚不十分清楚。

2. 急性时相反应蛋白的种类　急性时相反应蛋白包括 α_1- 抗胰蛋白酶、α_1- 酸性糖蛋白、结合珠蛋白、铜蓝蛋白、C4、C3、纤维蛋白原、C 反应蛋白等，其血浆浓度在急性时相反应情况下上升，称为正向 APR；浓度下降则称之为负向 APR，如前白蛋白、白蛋白和转铁蛋白等。

3. 急性时相反应蛋白在急性时相反应进程中的变化特点及临床意义　当机体处于急性时相反应时，血浆蛋白将相继出现一系列特征性变化，这些变化与疾病进程相关，可据此鉴别疾病的急性、亚急性、慢性病理状态。另外，急性时相反应蛋白的水平与疾病的病理损伤程度和范围在一定程度上具有相关性。如急性心肌梗死早期，C 反应蛋白、α_1- 抗胰蛋白酶、α_1- 酸性糖蛋白、结合珠蛋白水平很快升高，随后相继于 3 周内逐步恢复至正常。组织损伤后 24 小时结合珠蛋白和 α_1- 抗胰蛋白酶开始升高，同时可伴有纤维蛋白原的升高，血栓形成的可能性增加。

C 反应蛋白是一种**极灵敏**的急性时相反应蛋白，其在组织损伤后 **6～8 小时**即开始升高，幅度可达正常值的 20～500 倍，在致病因素消除后很快恢复正常。因其半衰期很短（＜1 天），因此在抗生素治疗时有一定的参考价值。在某些生理情况下也可出现急性时相反应蛋白水平的升高，如女性妊娠、放置节育环、口服避孕药等。急性反应期免疫球蛋白水平升高是因为急性感染或其他组织损伤刺激了淋巴细胞（B 细胞），引起免疫球蛋白合成增加。

第五单元　诊断酶学

【复习指南】血清酶的分类、生理变异与病理生理机制，酶活性与酶质量测定方法及其评价，同工酶及其亚型测定的临床意义为考试重点，应该熟练掌握。肌酸激酶及其同工酶、乳酸脱氢酶及其同工酶的检测原理和临床意义是考试重点，应该熟练掌握，其余的血清酶及其同工酶为熟悉内容。

一、血浆酶

1. 血浆酶分类　血浆酶根据其来源及在血浆中发挥催化功能的情况，分成血浆特异酶和非血浆特异酶。血浆特异酶是指生理状态存在于血浆并在血浆中发挥其功能的酶，包括胆碱酯酶、脂蛋白脂肪酶、铜氧化酶（铜蓝蛋白）、凝血因子和纤溶因子等。血浆特异性酶大多数在肝合成，以酶原状态分泌入血，被激活后引起相应的生理或病理学变化，当肝功能减退时，可见血浆中这些酶活性降低。非血浆特异酶生理状态在血浆中浓度很低且在血浆中很少发挥功能，分为外分泌酶和代谢酶两种。外分泌酶来源于消化腺或其他外分泌腺的酶，如胰淀粉酶、胰蛋白酶、胰脂肪酶、胃蛋白酶和前列腺酸性磷酸酶等，它们在血液中无生理功能，其含量与相应的分泌腺的功能及疾病有关。代谢酶（又称细胞内酶）存在于各组织细胞中，随着细胞的新陈代谢与血液进行物质交换而少量酶释入血液，大部分无器官专一性，只有小部分来源于特定的组织，如丙氨酸氨基转移酶、乳酸脱氢酶、肌酸激酶等。代谢酶在细胞内外浓度差异悬殊，病理情况下血浆中含量极易升高，代谢酶最常用于临床诊断。

2. 血浆酶的生理变异　血浆酶含量受性别、年龄、进食、运动、妊娠和分娩等生理因素影响。例如，CK、ALP 和 γ-GT 男性高于女性，10～15 岁的青少年 ALP 活性常是成人的 3～5 倍，高脂或高糖饮食后 ALP 活性增高，酗酒可引起 γ-GGT 升高，剧烈运动可引起血清中多种酶升高（如 ALT、AST、CK、LD 等），妊娠时胎盘分泌的酶进入母体耐热 ALP、LDH 升高。

3.血浆酶病理改变机制

（1）酶合成异常：①合成减少，在肝中合成的酶其含量受肝功能影响，当肝功能障碍时酶浓度下降，如血清胆碱酯酶；酶基因变异也可引起特定酶减少或消失，如肝-豆状核综合征（Wilson 病）患者血中铜氧化酶（铜蓝蛋白）活性可明显下降。②合成增多，如骨细胞增生时血中 ALP 上升。此外，恶性肿瘤及某些药物也可引起相应的血清酶变化。

（2）酶释放增加：组织或器官病变时细胞膜通透性增强或细胞坏死细胞内酶释放增多是大多数血清酶增高的主要机制，影响细胞酶释放的主要原因有以下 4 种。①细胞内、外酶浓度的差异大，尤其是非血浆特异的酶更为明显，有少量细胞受损伤，就可使血液中酶明显升高（如 ALT）。②酶在细胞内的定位和存在的形式不同，胞质中游离的酶如 ALT、LD 最容易释放入血，而在亚细胞结构中的酶则较难释放出来，特别是线粒体酶（如肝细胞中的 AST）常需细胞出现坏死病变时才能释放入血。③酶蛋白分子量的大小影响，酶释放的速度与分子量成负相关，此因素主要影响酶在血液变化的时间方面，如心肌梗死时分子量大的 LD 在血液中升高的时间就晚于分子量小的 CK。④酶的组织分布差异，在生理状态时同一种酶可能存在于不同组织器官中，含酶量高且血流丰富的组织器官病变时，更容易引起血清酶活性变化。

（3）酶清除异常：不同酶的代谢途径和代谢机制不同（如有些酶通过肝代谢，而有些则通过肾代谢），故不同疾病时酶从血液中清除的时间存在差异，同一疾病不同酶恢复正常的时间也不一样，这和酶的半衰期及一些其他因素有关。

二、酶测定技术

（一）酶活性测定

1.定义及原理　酶活性测定主要是利用酶催化化学反应的特性，通过测定酶促反应中酶活性浓度值与反应速率（酶促反应中底物的减少量或产物的生成量）关系而定量。

2.测定方法　酶活性测定按照方法学分类包括：量气法、分光光度法、荧光法、电极法、放射性核素法等，以分光光度法最为常用。按照检测时间分类，可分为定时法和速率法两大类。①定时法：又称两点法、中止反应法，是根据一段时间内产物的生成量或底物的消耗量计算酶活性；②速率法：又称连续监测法、动力学法，连续监测酶促反应进程中某一反应产物或底物浓度随时间发生的变化，根据单位时间变化量求出酶促反应初始速度，计算酶活性浓度。

3.酶活性单位　酶活性单位有惯用单位、国际单位和 Katal 单位。惯用单位由于根据测定酶促反应时间、检测底物或产物浓度单位不同，各种酶活性没有可比性，故惯用单位已经很少用。酶活性国际单位定义：在特定条件下，1 分钟内使 1μmol 底物转变为产物的酶量为一个国际单位，以 U 表示。目前在临床化学中，习惯用 U/L 来表示体液中酶活性浓度，是最常用的酶活性单位。Katal 单位：在特定条件下，1 秒使 1mol 底物转变为产物的酶量为一个 Katal 单位。换算关系为：$1Katal=60×10^6 U$，$1U=1\mu mol/min=16.67nmol/s=16.67nKatal$。

4.酶活性测定的影响因素　①反应速度：在反应初期酶被底物饱和，反应速度为初速度时达到最大反应速度。②底物浓度：当底物浓度足够大时（通常要求 $[S] > 10K_m$ 以上），酶促反应速度与酶量成正比，当反应进行至非线性期时底物浓度降低，反应速度降低。米氏方程 $v=\dfrac{V_{max}[S]}{K_m+[S]}$ 是计算酶促反应速度的基础，是反映酶促反应速度与底物浓度关系的方程式，[S] 为底物浓度，V_{max} 为最大反应速度，K_m 为米氏常数。K_m 值是酶的特征常数之一，只与**酶的性质**有关，而与酶浓度无关。K_m 在数值上等于酶促反应速度为最大速度一半时的底物浓度。K_m 通常在 $10^{-6}\sim10^{-2}$ mol/L 之间，不同的酶，K_m 值不同。同一个酶有几种底物时，则对不同底物各有一特定的 K_m 值，其中 K_m **值最小的底物**一般称为该酶的最适底物或天然底物。当一组酶催化连续的代谢反应时，一般 K_m 值最大的酶所催化的反应最慢，为该酶系的限速步骤，该酶为限速酶。

（二）酶质量测定

酶的质量可以通过免疫学方法，利用酶的抗原性直接测定酶的质量。其优点是灵敏度与特异性高，不受酶抑制剂激活剂等的影响。基因缺陷时，可以直接测出无活性的酶蛋白质量，有利于疾病的诊断及鉴别诊断。目前常用的如 CK-MB 的质量测定。需要注意由于测定原理不同，所以酶活性浓度和质量浓度有时不一致。

三、常用血清酶及其同工酶测定的临床意义

（一）同工酶概念与诊断价值

1. 同工酶　是催化相同的化学反应，但其分子组成、空间构象、理化性质、生物学性质及器官分布和细胞内定位不同的一类酶。临床常用**电泳法**分析同工酶。

2. 同工酶有较高的诊断价值　①某些同工酶有明显的组织和分布差异，或在细胞内定位不同，因而可根据其变化推测受损的组织和器官或评估严重程度。②有些同工酶具有亚型，例如 CK-MB 有亚型 MB_1 和 MB_2，这些亚型对心肌梗死的诊断及溶栓效果评估均优于 CK 及其同工酶。③肿瘤患者有可能出现胚胎期同工酶，例如胚胎期 CK 主要为 CK-BB，约有 10% 恶性肿瘤患者血清可查出 CK-BB，又如一些肿瘤患者血中可查到胎盘性 ALP 等。

（二）常用血清酶及其同工酶

1. 肌酸激酶及其同工酶

（1）肌酸激酶（CK）：CK 催化肌酸和 ATP 或磷酸肌酸和 ADP 间的可逆性反应，该作用下生成的磷酸肌酸含高能磷酸键，是肌肉收缩时能量的直接来源。CK 由两亚基 M 和 B 组成二聚体，在细胞质内主要存在**3 种同工酶**，即 CK-BB（CK_1）、CK-MB（CK_2）和 CK-MM（CK_3）。在细胞线粒体内还存在线粒体 CK（CK-Mt）同工酶，也称 CK_4。**CK-BB** 主要存在于脑组织中；CK-MM 和 CK-MB 存在各种肌肉组织中，在骨骼肌中含量最高，98%～99% 是 CK-MM。

（2）肌酸激酶的测定方法及参考区间：有比色法、紫外分光光度法和荧光法等，IFCC 测定 CK 的参考方法为酶耦联法。年龄、性别和种族对 CK 含量都有一定影响。新生儿 CK 常为正常成年人的 2～3 倍。参考范围男性 **38～174U/L**（37℃）；女性 **26～140U/L**（37℃）。CK 同工酶亚型测定多用琼脂糖凝胶高压电泳和等电聚焦电泳等。

（3）肌酸激酶及其同工酶的临床意义：CK 及其同工酶和亚型主要用于心肌、骨骼肌和脑疾病的诊断及鉴别诊断。①CK：CK 作为心肌梗死（AMI）早期诊断的指标应用最为广泛。

梗死发生后 2～4 小时此酶开始升高，12～48 小时达峰值，在 2～4 天降至正常水平，诊断特异性强；此外，CK 还有助于肌萎缩病因的鉴别诊断。CK 极度升高（＞3000U/L）主要见于肌肉疾病，特别在进行性肌萎缩时可见 CK 显著升高。病毒、细菌、寄生虫感染引起的肌肉感染性疾病（如心肌炎、皮肌炎等），也能引起 CK 升高。但神经疾病引起的肌萎缩，CK 活性一般正常。②**CK-MB 同工酶及亚型**：**CK-MB** 曾是公认的诊断 AMI 最有价值的生化指标。心律失常、心包炎、心肌炎、心绞痛和充血性心力衰竭患者也可有 CK-MB 的轻度升高。当 CK-MB 增高时，临床也应考虑有无非心肌来源（如骨骼肌）的可能性。CK-MB 有 CK-MB$_1$ 和 CK-MB$_2$ 两种亚型，CK-MB2 亚型在 AMI 早期诊断和判断有无再灌注上有很高的灵敏度和特异度。③**CK-BB 同工酶**：增高见于脑胶质细胞瘤、小细胞肺癌和胃肠道恶性肿瘤，后者还常有线粒体 CK（CK-Mt）增高。④**CK-MM 同工酶及亚型**：CK-MM 主要有 CK-MM$_3$、CK-MM$_2$ 和 CK-MM$_3$ 亚型。CK-MM 亚型测定对早期 AMI 的检出更为敏感。一般以 CK-MM$_3$/CK-MM$_1$＞1.0 作为诊断 AMI 的标准，但需排除急性骨骼肌损伤。

2. 乳酸脱氢酶（LD 或 LDH）及同工酶

（1）乳酸脱氢酶（LD 或 LDH）：催化乳酸氧化成丙酮酸，同时将氢转移给辅酶成为 NADH。LD 是由两种不同亚基（M 和 H）组成四聚体，形成 LD$_1$（H$_4$）、LD$_2$（H$_3$M）、LD$_3$（H$_2$M$_2$）、LD$_4$（HM$_3$）和 LD$_5$（M$_4$）**5 种**结构不同的同工酶。

（2）乳酸脱氢酶及其同工酶测定方法及参考范围：LD 的活性较难测出，以 α-羟丁酸作底物时，可测定 H 亚基的活性，又称为 α-羟丁酸脱氢酶（**α-HBD**），实际上就是测定 LD$_1$ 和 LD$_2$ 的活性之和。而 LD 同工酶目前多以琼脂糖凝胶电泳法检测。正常成人为 LD$_2$＞LD$_1$＞LD$_3$＞LD$_4$＞LD$_5$，部分正常儿童血中可见 LD$_1$＞LD$_2$。成人血清 LD 参考范围：109～245U/L。

（3）乳酸脱氢酶及其同工酶测定的临床意义：临床上测定 LD 及其同工酶常用于诊断和鉴别诊断心、肝和骨骼肌的疾病。①曾用于心肌梗死（AMI）的诊断：心肌梗死（AMI）时，LD 通常在**梗死 8～18 小时**升高，48～144 小时达峰值，持续时间可达 5～10 天，但其诊断 AMI 特异性差。心肌梗死和心肌炎时以 LD$_1$ 和 LD$_2$ 升高为主，且绝大多数的 AMI 患者血中 LD 同工酶都出现 LD$_1$/LD$_2$＞1，即所谓"反转比率"现象，且持续时间长。②有助于判断积液的性质：**胸腔积液 LD/ 血清 LD＞0.6**、腹腔积液 LD/ 血清 LD＞0.4 为渗出液，反之为漏出液。③骨骼肌和肝细胞损伤时常出现 LD$_5$＞LD$_4$。④有助于肝疾病的诊断及鉴别诊断：急性肝炎时 LD$_1$ 和 LD$_2$ 相对下降，**LD$_5$ 升高**；慢性肝炎血清 LD$_5$ 持续升高或下降后再度升高；肝硬化时仅表现 LD$_1$ 下降和 LD$_2$ 升高；肝癌时 LD$_5$ 升高，但 LD$_1$＞LD$_3$。⑤其他：当心肌梗死并发充血性心力衰竭、心源性休克时，LD$_5$ 也可升高，肺、胰、脾、淋巴结坏死和炎症及各种恶性疾病时 LD$_2$、LD$_3$、LD$_4$ 升高；溶血性疾病、镰形细胞性贫血、珠蛋白生成障碍性贫血、体外循环术后引起溶血、阵发性睡眠性血红蛋白尿时均有 LD$_1$ 和 LD$_2$ 升高，但仍为 LD$_2$＞LD$_1$；恶性肿瘤如转移到肝往往伴有 LD$_4$、LD$_5$ 升高。

3. 氨基转移酶及同工酶

（1）概述：氨基转移酶是一组催化氨基在氨基酸与 α-酮酸间转移的酶类。丙氨酸氨基转移酶（ALT）和天门冬氨酸氨基转移酶（AST）是其中最重要的两种。ALT 大量存在于**肝组织**中，其次为肾、心、骨骼肌等，有 α（ALTs）、β（ALTm）两种同工酶。肝细胞坏死血清中以 **ALTm** 为主。AST 主要存在心、肝、骨骼肌和肾等处，有 ASTs 和 ASTm 两种同工酶，分别存在于可溶性的细胞质和线粒体中。正常血清中主要含 ASTs，细胞轻度损伤时 ASTs 升高显著，而严重损伤时则以 ASTm 为主。

（2）测定方法及参考区间：多采用连续监测法。参考范围：ALT，成人＜ **40U/L**；AST，成人＜ **45U/L**。

（3）临床意义：ALT 是反映肝细胞损伤的灵敏指标，临床上主要用于肝脏疾病的诊断；AST 主要用于诊断 AMI，也是肝炎患者的观察指标，急性病毒性肝炎患者如 ASTm 持续升高表示病变迁延。ALT 位于肝细胞浆内，而 AST 位于肝细胞浆和线粒体内，正常人 AST/ALT 比值为 1.15 左右，AST/ALT 比值对判断肝炎的转归特别有价值（表 3–5）。

表 3–5　常见疾病 ALT 和 AST 的变化

疾病	ALT	AST	AST/ALT
病毒性肝炎	明显升高，随病情而异可达正常上限 10 ～ 100 倍	同 ALT，较 ALT 轻且恢复早	＜ 1.0
重症肝炎	升高在正常上限 20 倍内，有酶胆分离现象	升高，超过 ALT	＞ 1.0
肝硬化	常轻度增高	升高，超过 ALT	＞ 1.0
梗阻性黄疸	轻度升高	同 ALT	常＜ 1.0
溶血性黄疸	无变化	无变化	
心肌梗死	轻度升高	明显升高，与 CK 和 LD 比较，无优点	＞ 1.0
肌肉损伤	正常或轻度升高	急性期可轻度升高	＞ 1.0

4. 碱性磷酸酶（ALP）及同工酶

（1）碱性磷酸酶（ALP）及同工酶：ALP 广泛存在于各组织器官中，肝含量最多，其次为肾、胎盘、小肠、骨骼等。血清中 ALP 主要来自肝和骨骼，而尿中 ALP 则是来自肾小管细胞。ALP 有 3 种同工酶，分别为胎盘 ALP、肠 ALP 和肝 / 骨 / 肾 ALP。

（2）测定方法及参考区间：多采用连续监测法。女性：1 ～ 12 岁＜ 500U/L；15 岁以上 40 ～ 150U/L；男性：1 ～ 12 岁＜ 500U/L；12 ～ 15 岁＜ 750U/L；15 岁以上 40 ～ 150U/L。

（3）碱性磷酸酶临床意义：ALP 主要用于骨骼和肝胆系统疾病的诊断和鉴别诊断，尤其是黄疸的鉴别诊断。骨 Paget 病、胆道梗阻、恶性肿瘤骨转移或肝转移、佝偻病、骨软化、成骨细胞瘤、甲状旁腺功能亢进及骨折愈合期均引起血清 ALP 活性升高，尤其是骨 ALP 同工酶升高明显；血清 ALP 活性降低主要见于呆小病、磷酸酶过少症、维生素 C 缺乏症。

5. 谷氨酰转移酶（GGT）及同工酶

（1）参考范围：男性 **11 ～ 50U/L**（37℃）；女性 7 ～ 30U/L（37℃）。

（2）临床意义：①GGT 主要用于诊断肝胆疾病。原发性肝癌、胰腺癌和乏特壶腹癌，血清 GGT 活性显著升高，在诊断恶性肿瘤患者有无肝转移和肝癌术后有无复发时，阳性率可达 90%，GGT 同工酶Ⅱ与 AFP 联合检测可使原发性肝癌 AFP 检测的阳性率明显提高；②由于乙醇对肝细胞线粒体的诱导导致 GGT 活性，因而有助于对乙醇中毒的判断；③口服避孕药或长期接受某些药物如苯巴比妥、苯妥英钠、安替比林时，血清 GGT 活性常升高。

6. 淀粉酶（AMY）及同工酶

（1）淀粉酶（AMY）：AMY 主要由涎腺和胰腺分泌，胰腺含量最多，AMY 是一种需钙的金属酶，**卤素和其他阴离子**有激活作用（$Cl^- > Br^- > NO_3^- > I^-$），易由肾排出，半衰期短。除**肝素**外，其他抗凝药均与钙形成螯合物，因而对 AMY 均有抑制作用。AMY 有两种同工酶，分别是胰型同工酶（P–AMY）和唾液型同工酶（S–AMY）。

（2）方法及参考范围：碘 – 淀粉比色法，血清 $80 \sim 180U/L$；尿液 $100 \sim 1200U/L$。对 – 硝基苯麦芽七糖苷法，血清淀粉酶 $< 220U/L$（37℃）；尿淀粉酶 $< 1200U/L$（37℃）。

（3）临床意义：血清与尿中 AMY 同时减低主要见于肝炎、肝硬化、肝癌及急性和慢性胆囊炎等。肾功能障碍时，血清 AMY 也可降低。升高主要见于急慢性胰腺炎，肾功能不全患者也有部分 AMY 增高。在急性胰腺炎发病后 $2 \sim 3$ 小时 AMY 开始升高（也有延至 12 小时后升高者），多在 $12 \sim 24$ 小时达峰值，$2 \sim 5$ 天下降至正常。如持续性升高达数周，常提示胰腺炎有反复，或有并发症发生。而尿 AMY 于发病后 $12 \sim 24$ 小时开始升高，下降也比血清 AMY 慢，因此在急性胰腺炎后期测定**尿 AMY** 更有价值。胰腺和睾丸内无 AMY 同工酶 S–AMY，只有 P–AMY，而在其他组织如腮腺、骨骼肌、子宫等则无 P–AMY，只有 S–AMY，因而 AMY 同工酶检测对胰腺炎的特异性诊断和鉴别诊断具有更大意义。

7. 酸性磷酸酶（ACP）

（1）酸性磷酸酶（ACP）：ACP 在前列腺含量最多，其同工酶分为前列腺 ACP 以及非前列腺 ACP 两大类。

（2）测定方法及参考区间：多采用连续监测法。血中 ACP 含量无性别差异，成人总酶活性为 **$0 \sim 9U/L$**，前列腺酸性磷酸酶为 **$0 \sim 3U/L$**（连续监测法）。

（3）临床意义：主要用于**前列腺癌**的辅助诊断及疗效观察指标。前列腺癌，特别是有转移时，血清 ACP 可明显升高，前列腺 ACP 酶更有意义。溶血性疾病、变形性骨炎、急性尿潴留及近期做过直肠检查者，此酶也可轻度增高。

第六单元　体液平衡紊乱及其检查

【复习指南】本部分内容有一定难度，为历年常考内容。其中，机体水及电解质平衡紊乱、血气酸碱平衡紊乱判断为考试重点，应熟练掌握，血气分析各试验指标的临床意义应熟悉。

一、机体水及电解质平衡理论、重要电解质的检查方法、参考区间及临床意义

（一）体液中水、电解质分布及平衡体内存在的液体

体液是人体内全部液体的总称，体液以细胞膜为界分为**细胞内液**（ICF）和**细胞外液**（ECF）。

1. 水的分布及平衡　人体内含水量与年龄、性别有关。年龄越小，含水量越高。约 2/3 的总体水分布在 ICF，1/3 存在于 ECF，ECF 又被毛细血管内皮分隔为 3/4 为细胞间液，1/4 为血管内液。

2. 体液电解质分布及平衡　体液中存在的离子称为电解质，具有维持体液渗透压的作用。细胞外液中主要阳离子有 Na^+、K^+、Ca^{2+} 和 Mg^{2+}，主要阴离子以 Cl^-、HCO_3^- 为主。而在细胞内液中，主要的阳离子是 K^+ 和 Mg^{2+}，主要的阴离子是蛋白质和有机磷酸盐。细胞内外液中钠和钾的浓度差别主要靠细胞膜上 **Na^+–K^+–ATP 酶**（钠泵）的**主动转运**作用维持。血浆中 Cl^-、HCO_3^- 总和与阳离子 Na^+ 浓度之间保持有一定比例关系，即：$Na^+ = HCO_3^- + Cl^- + 12$（或

10）mmol/L，各体液渗透压均处于同一水平。

（二）水、电解质平衡紊乱

1. 水平衡紊乱　水平衡紊乱可表现为**脱水、水肿**或水分布有明显差异。

（1）脱水：体液丢失造成细胞外液减少，称为**脱水**。根据血浆钠浓度变化与否可分为高渗性、等渗性和低渗性脱水（表3-6）。

表3-6　各类型脱水的发生机制、特点及临床表现

分类	机制	特点	病因	临床表现
高渗性脱水	以水丧失为主，电解质丢失较少，水丢失多于Na^+丢失，血浆渗透压升高	细胞外液和细胞内液均减少，血浆$Na^+ > 150mmol/L$或$Cl^- + HCO_3^- > 140mmol/L$	饮水不足或丢失过多	口渴，体温上升尿量减少及各种神经症状，体重下降
等渗性脱水	主要是细胞外液的丢失，细胞内液量不变，丢失的水和电解质基本平衡，细胞外液渗透压保持正常	细胞外液量减少，细胞内液正常，血浆渗透压正常，血浆Na^+为$130 \sim 150mmol/L$或$Cl^- + HCO_3^-$在$120 \sim 140mmol/L$	大面积烧伤、呕吐和腹泻等丧失消化液情况	血容量减少，血压下降
低渗性脱水	以电解质丢失为主，血浆渗透压降低	细胞外液量减少，细胞内液量增多，细胞内水肿。血浆Na^+ $< 130 \sim 150mmol/L$或$Cl^- + HCO_3^-$在$< 120mmol/L$	丢失体液时，只补充水而不补充电解质或过量使用排钠性利尿剂	恶心、呕吐、四肢麻木、无力以及神经精神症状，严重者可发生肾衰竭

（2）水过多：根据体液的晶体渗透压分为**高渗性（盐中毒）、等渗性（水肿）**及**低渗性（水中毒）**，以**水肿**更为常见。引起水肿的原因有ADH分泌过多、充血性心力衰竭、肾功能障碍及肝硬化等。

2. 钠平衡紊乱　Na^+是细胞外液含量最高的阳离子，钠平衡紊乱常伴有水平衡紊乱。

（1）低钠血症：血浆钠浓度$< 135mmol/L$；低钠血症可由水增多或钠减少引起。①肾性原因：由肾排钠过多引起，见于渗透性利尿、肾上腺功能减退，以及急、慢性肾衰竭等。②非肾性原因：常见于循环血量减少激发抗利尿激素大量分泌，导致水潴留引起的稀释性低钠血症，如肝硬化腹水患者。某些疾病过程如呕吐、腹泻、肠瘘、大量出汗和烧伤等，除丢失钠外，还伴有不同比例的水丢失引起的低钠血症。③假性低钠血症：由于血浆中一些不溶性物质和可溶性物质的增多，使单位体积的水含量减少，血钠浓度降低（钠只溶解在水中），引起假性低钠血症。如高脂蛋白血症、高球蛋白血症及静脉注射高渗葡萄糖或静脉滴注甘露醇后。

（2）高钠血症：血浆Na^+浓度$> 145mmol/L$，可因摄入钠过多或水丢失过多而引起，临床上主要见于钠的潴留如原发性醛固酮增多症及Cushing综合征等、水的摄入减少如下丘脑损害引起的原发性高钠血症、排水过多如尿崩症。

3. 钾平衡紊乱　K^+是细胞内液主要阳离子之一。体内钾的主要排出途径是经肾从尿中排出。

（1）低钾血症：血清钾＜3.5mmol/L。常见原因：①钾摄入不足，如长期禁食；②钾丢失或排出增多。如严重呕吐、腹泻、胃肠减压和肠瘘等因消化液丢失造成低钾。长期应用肾上腺皮质激素可能引起低血钾。③细胞外钾进入细胞内，如静脉输入过多葡萄糖，尤其是加用胰岛素时。当输入的碱性药物过多或出现代谢性碱中毒时，可以形成急性碱血症，H^+从细胞内移出到细胞外中和碱性，细胞外钾进入细胞内，造成低钾血症。④血浆稀释。

（2）高钾血症：血清钾＞5.5mmol/L。常见原因：①钾输入过多；②钾排泄障碍，如急性肾衰竭；③细胞内的钾向细胞外转移。

（三）钾钠氯测定及方法学评价

1.样品的采集和处理　血浆或全血钾比血清低0.1～0.7mmol/L。溶血对钾测定结果产生严重干扰，全血未及时分离或冷藏，采血前患者肌肉活动，如仰卧、握拳等均可使血钾上升。

2.检测方法　火焰光度法、化学测定法、离子选择电极法、滴定法和酶法等。

二、血气及酸碱平衡紊乱的理论、检查指标、参考区间及临床意义

（一）血液气体运输及血液pH

血液中的气体即血气，就生理学意义而论，主要指与物质代谢和气体交换有关的O_2和CO_2两种气体。血液pH主要取决于$[HCO_3^-]/[H_2CO_3]$缓冲对，pH=pK+lg（$[HCO_3^-]/[H_2CO_3]$），$[HCO_3^-]/[H_2CO_3]$比值只要保持在20：1，血液pH即可维持正常。

1.O_2的运输与HbO_2解离曲线　O_2在血液中以化学结合和溶解两种方式运输。其中以与血红蛋白化学结合的方式占血液总氧量的98.5%，物理溶解仅占1.5%，但决定了氧分压的大小。以PO_2值为横坐标，血氧饱和度为纵坐标做图，求得血液中HbO_2的O_2解离曲线，称为HbO_2解离曲线。血氧饱和度达到50%时相应的PO_2称为P_{50}。P_{50}是表明Hb对氧亲和力大小或对氧较敏感的氧解离曲线的位置。影响氧运输的因素有以下几种。

（1）pH：pH下降，Hb与氧的亲和力降低，氧解离曲线右移，释放氧；pH上升，Hb与氧的亲和力增加，氧解离曲线左移。该现象称为Bohr效应。

（2）温度：温度降低，Hb与氧的亲和力增加，氧解离曲线左移；温度上升，曲线右移。

（3）2,3-二磷酸甘油酸（2,3-DPG）：2,3-DPG下降，氧解离曲线左移；2,3-DPG升高，氧解离曲线右移。

2.CO_2的运输　CO_2在血液中以3种方式运输，分别是物理溶解、与血红蛋白结合呈氨基甲酸血红蛋白、与HCO_3^-结合。

（二）血气分析各种试验指标的定义及其临床意义

血气分析是通过测定血液的pH、PO_2、PCO_2和HCO_3^-状况和酸碱平衡状态等几个分析指标来评价心、肺功能。

1.酸碱度及氢离子活度（pH及H^+）　血液pH代表血液的酸碱度，是氢离子浓度的负对数，即pH=-lg[H^+]。正常人动脉血pH参考区间范围是7.35～7.45。pH＜7.35为酸血症，pH＞7.45为碱血症。血pH的相对恒定取决于HCO_3^-/H_2CO_3缓冲系统，正常人比值为20：1。

2.二氧化碳总量（T-CO_2）　指血浆中各种形式的CO_2的总和。正常人动脉血T-CO_2参考区间范围是24～32mmol/L，平均28mmol/L。

3.碳酸氢盐（HCO_3^-）　是体内碱储备的主要成分，判断人体酸碱平衡的主要参考依据，分为实际碳酸氢根（AB）和标准碳酸氢根（SB）两种，参考区间范围AB：22～27mmol/L，

SB：22～27mmol/L。临床上：①AB=SB=正常，正常酸碱平衡状态；②AB=SB＜正常，为代酸未代偿；③AB=SB＞正常，为代碱未代偿；④AB＞SB，为呼酸或代碱，提示有CO_2的潴留，多见于通气不足；⑤AB＜SB，呼碱或代酸，提示CO_2排出过多，多见于过度通气。

4.缓冲总碱（BB）　指所有能起缓冲作用的阴离子的总和，包括HCO_3^-、Pr^-、Hb^-等。参考区间45～54mmol/L（全血），降低为代酸或呼碱，增高为代碱或呼酸。

5.碱剩余（BE）　**标准状态**（37℃、$PaCO_2$40mmHg、SaO_2为100%）下，将1L血液调整到pH7.4时所加入的酸量或碱量。血液为碱性，用酸滴定，其值为正，称碱剩余；反之称碱不足。参考区间±3mmol/L，正值增大为碱血症，主要是代碱；负值增大为酸血症，主要是代酸。

6.动脉血二氧化碳分压（$PaCO_2$）及碳酸（H_2CO_3）　$PaCO_2$是血液中物理溶解的CO_2产生的压力，为呼吸性因子。如通气量增加，则CO_2排出增加，使$PaCO_2$下降；反之，如通气量减少，CO_2排出也减少，$PaCO_2$随之上升。临床上高于45mmHg为高碳酸血症，见于呼酸或代碱代偿期；低于35mmHg为低碳酸血症，见于呼碱或代酸代偿期。

7.动脉血氧分压（PaO_2）　PaO_2是动脉血物理溶解氧的分压，是判断机体是否缺氧的重要指标。正常人动脉血氧分压参考范围是75～100mmHg。

8.动脉血氧饱和度（SaO_2）　动脉血氧饱和度=氧含量/氧容量。参考范围：动脉血95%～98%；静脉血60%～85%。临床意义：反映血红蛋白结合氧的能力，主要取决于PO_2，SaO_2与PaO_2关系称为氧离曲线，氧解离曲线呈"S"形，PaO_2比SaO_2更为敏感。SaO_2受血红蛋白质和量的影响，＜90%表示呼吸衰竭，＜80%表示严重缺氧，需要注意，发生贫血时SaO_2正常并不表示不缺氧。

（三）酸碱平衡紊乱分类及如何根据试验结果进行判断

人体血pH的相对恒定依赖于血液内一些酸性或碱性物质，并以一定比例构成的缓冲体系来完成，这种比例的恒定依赖于肺和肾等器官的调节。体内酸性或碱性物质过多，超出机体的调节能力，或肺和肾功能障碍致调节酸碱平衡的功能障碍，可导致酸碱平衡紊乱。血浆的[HCO_3^-]/[H_2CO_3]比值＜20：1，pH有**低于正常下限**（7.35）的倾向或＜7.35，称为**酸中毒**。[HCO_3^-]/[H_2CO_3]比值＞20：1，pH**高于正常上限**（7.45）称为**碱中毒**。其中由于原发性HCO_3^-水平下降导致的酸中毒称为代谢性酸中毒，简称**代酸**；原发性HCO_3^-水平增高导致的碱中毒称为代谢性碱中毒，简称**代碱**；原发性H_2CO_3增多导致的酸中毒称为呼吸性酸中毒，简称**呼酸**；原发性H_2CO_3减少导致的碱中毒称为呼吸性碱中毒，简称**呼碱**。出现酸碱失衡后，机体经过代偿，使血液pH保持在7.35～7.45，称为**代偿性**酸中毒或代偿性碱中毒。如病情超过机体调节的限度，pH超出正常范围，称为**失代偿性**酸中毒或碱中毒。

1.酸中毒

（1）代谢性酸中毒常见原因：①酸性代谢产物如乳酸、酮体等增加；②酸性物质排出障碍，如肾功能不全，尿液酸化不够；③碱丢失过多，如腹泻或重吸收HCO_3^-障碍。相关指标变化：①血液pH降低（失代偿或部分代偿）或正常（完全代偿）；②HCO_3^-浓度下降；③PCO_2代偿性下降；④阴离子间隙（AG）增高（酸性产物增多时）或正常（碱性物质丢失过多时）。代偿机制：①呼吸调节，H^+浓度增加刺激呼吸中枢，加大通气量，排出CO增多，使PCO下降；②肾调节，主要通过H^+-Na^+交换，K^+-Na^+交换以及排出过多的酸。

（2）呼吸性酸中毒原因：由于肺部病变，原发性 CO_2 潴留，PCO_2 升高，H_2CO_3 浓度增加，血液 pH 下降。相关指标变化：①血液 pH 降低（失代偿或部分代偿）或正常（完全代偿）；② PCO_2 原发性升高；③ HCO_3^- 浓度代偿性升高。代偿机制：①血液缓冲作用，急性期 10～15 分钟即出现血浆 HCO_3^- 浓度明显升高；②呼吸调节：高碳酸血症可刺激呼吸中枢，呼吸加深加快，加速 CO_2 排出；③肾调节：呼吸性酸中毒患者依赖于肾排 H^+ 保 Na^+ 作用进行调节；若 pH 仍在正常范围，仅 PCO_2 和 $T-CO_2$ 升高，此时称为代偿型呼吸性酸中毒。如病情继续发展严重，H_2CO_3 浓度增加，血中 PCO_2、$T-CO_2$、H_2CO_3 增加，经过代偿虽然 HCO_3^- 浓度也在增加，但 H_2CO_3 浓度增加速度高于 HCO_3^- 浓度的增长，使血液 pH $<$ 7.35，称为失代偿型呼吸性酸中毒。

2. 碱中毒

（1）代谢性碱中毒原因：①酸性物质大量丢失，如呕吐使酸性胃液大量丢失。②碱性物质进入体内过多或生成过多：如治疗溃疡时碱性药物服用过多。③低钾低氯血症，使红细胞和肾小管上皮细胞内 HCO_3^- 进入血浆增多，又因排 K^+ 保 Na^+ 减弱，排 H^+ 保 Na^+ 加强，从而由肾重吸收入血的 $NaHCO_3$ 增多，导致碱中毒。④输入碱性药物过多。血浆 HCO_3^- 增加，$[HCO_3^-]/[H_2CO_3] > 20：1$，血液 pH $\geq$ 7.45，SB 明显升高，$T-CO_2$ 显著增加，BE 往正值加大，PCO_2 升高，Cl^- 和 K^+ 减少。由于酸排出减少，$NaHCO_3$ 排出增多，尿为碱性，尿 NH_4^+ 也减少。但是当 K^+ 缺乏时 H^+-Na^+ 交换加强，则有反向酸性尿。相关指标变化：①血液 pH 升高（失代偿或部分代偿）或正常（完全代偿）；② HCO_3^- 原发性升高；③ PCO_2 代偿性上升。代偿机制：①血液缓冲作用；②呼吸调节，pH 增加抑制呼吸中枢，使 CO_2 潴留，CO_2 升高；③肾调节，尿中 HCO_3^- 排出增多，改善碱中毒程度。

（2）呼吸性碱中毒原因：①呼吸中枢受刺激致过度换气，如代谢性脑病、精神紧张；②肺功能紊乱致呼吸过度，如哮喘；③其他，如呼吸设备引起的通气过度。相关指标变化：①血液 pH 升高（失代偿或部分代偿）或正常（完全代偿）；② PCO_2 原发性下降；③ HCO_3^- 代偿性下降。代偿机制：①血液缓冲作用；②肾调节，肾小管减少尿中 H^+ 的分泌，使 H^+-Na^+ 交换减少，肾小管对 HCO_3^- 的重吸收减少，增加 HCO_3^- 的排出。

3. 混合性酸碱平衡紊乱　当机体同时存在 2 种或 3 种以上的酸碱平衡紊乱时，称为混合性酸碱平衡失调。

4. 酸碱平衡紊乱的判断方法

（1）病史分析：通过患者病史、用药情况、肾功能、肺功能状态等综合分析，可大致了解患者是呼吸因素还是代谢因素引起的酸碱平衡紊乱。

（2）测定指标分析：酸碱平衡紊乱主要看 pH、PCO_2、HCO_3^- 项。① pH 异常：根据 pH $<$ 7.35 或 pH $>$ 7.45 判断酸中毒或碱中毒。根据 HCO_3^- 与 PCO_2 指标变化方向及结合病史判断呼吸性还是代谢性。② pH 正常：需要考虑是完全代偿性酸碱失衡还是混合性的酸碱失衡。

（3）代偿预估值计算及分析：①测定值在代偿预估值范围内时，a. 单纯性酸碱紊乱，原发变化指标改变后，病程已达到或超过代偿器官代偿所需要的时间，可诊断为单纯性酸碱紊乱。b. 混合性的酸碱紊乱，由于病程时间不够而尚未代偿或代偿不充分，则可认为是混合性的酸碱紊乱。②测定值在代偿预估值范围外时，a. 病程时间短未达到代偿时限，测定值在代偿变化方向上未能达到代偿预估值，可诊断为单纯性酸碱紊乱，部分代偿；测定值在代偿变化方向上超过代偿预估值可诊断为混合性的酸碱紊乱。b.病程达到或超过代偿所需要的时间：原发指标改变后病程已达到或超过代偿器官代偿所需要的时间，则可认为是混合性的酸碱紊乱（表3-7）。

表3-7　单纯性酸碱失衡的代偿时限及代偿预估值计算公式

紊乱类型	原发变化	代偿变化	代偿时限	代偿预估值公式
代酸	$[HCO_3^-]\downarrow$	$PCO_2\downarrow$	$12\sim24$小时	$PCO_2=40-(24-[HCO_3^-])\times1.2\pm2$
代碱	$[HCO_3^-]\uparrow$	$PCO_2\uparrow$	$3\sim5$天	$PCO_2=40+([HCO_3^-]-24)\times0.9\pm5$
急性呼酸	$PCO_2\uparrow$	$[HCO_3^-]\uparrow$	几分钟	$[HCO_3^-]=24+(PCO_2-40)\times0.07\pm1.5$
慢性呼酸	$PCO_2\uparrow$	$[HCO_3^-]\uparrow$	$5\sim7$天	$[HCO_3^-]=24+(PCO_2-40)\times0.4\pm3$
急性呼碱	$PCO_2\downarrow$	$[HCO_3^-]\downarrow$	几分钟	$[HCO_3^-]=24-(40-PCO_2)\times0.2\pm2.5$
慢性呼碱	$PCO_2\uparrow$	$[HCO_3^-]\downarrow$	$2\sim3$天	$[HCO_3^-]=24-(40-PCO_2)\times0.5\pm2.5$

三、血气分析技术

（一）仪器原理

测定血气的血气分析仪原理是**电极电位法**，主要由专门的气敏电极分别测出 O_2、CO_2 和 pH 3 个数据，并推算出一系列参数。

1. 电极系统

（1）pH 测定系统。

（2）PCO_2 电极。

（3）PO_2 电极。

2. 管道系统　主要由测定室、转换盘系统、气路系统、溶液系统及泵体等组成。

（二）标本采集和运送

1. 采血部位　血气分析的最佳标本是**动脉血**，常取部位是桡动脉、肱动脉、股动脉和足背动脉等，以桡动脉最常用。

2. 抗凝剂的选择　一般用肝素抗凝（最适用**肝素锂**，浓度为 $500\sim1000U/ml$）。

3. 防止血标本与空气接触

4. 标本放置时间　宜在 30 分钟之内检测，如 30 分钟内不能检测，应将标本置于冰水中保存，最多不超过 2 小时。

5. 静息状态 30 分钟后采血

第七单元　钙、磷、镁代谢与微量元素

【复习指南】本部分内容难度较低，为历年常考内容。其中，钙、磷、镁代谢及其调节，微量元素与疾病的关系为考试重点，应熟练掌握；钙、磷、镁的生理功能和测定方法，微量元素的生理功能、代谢及其调节也常出现在考题中，应熟悉。

一、钙、磷、镁代谢

（一）生理功能

钙盐和磷酸盐是人体含量最高的无机盐，主要存在于骨骼和牙齿中。

1. 钙的生理功能 ①血浆 Ca^{2+} 降低毛细血管和细胞膜的通透性，降低神经、肌肉的兴奋性。②血浆 Ca^{2+} 为血浆凝血因子Ⅳ，参与凝血过程。③ Ca^{2+} 可引起骨骼肌收缩。④ Ca^{2+} 可影响膜的通透性及膜的转运。⑤细胞内 Ca^{2+} 作为第二信使起着重要的代谢调节作用。⑥ Ca^{2+} 是许多酶（脂肪酶、ATP 酶）的激活剂。

2. 磷的生理功能 ①血中磷酸盐（ $HPO_4^{2-}/H_2PO_4^-$ ）是血液缓冲体系的重要组成成分。②参与许多酶促反应。③构成核苷酸辅酶类的辅酶。④细胞膜磷脂在构成生物膜结构、维持膜的功能及代谢调控上均发挥重要作用。

3. 镁的生理功能 ① Mg^{2+} 有镇静神经、肌肉的兴奋性作用。② Mg^{2+} 参与酶底物形成，是多种酶的辅助因子。③ Mg^{2+} 与体内重要的生物高分子生化反应有关。④ Mg^{2+} 参与氨基酸的活化。

（二）钙、磷、镁代谢及其调节

1. 钙 食物钙主要在活性维生素 D 调节下，在十二指肠主动吸收，肠管的 pH 偏碱时减少钙的吸收，偏酸时促进吸收。食物中草酸和植酸可以影响钙吸收。钙通过肠管和肾排泄，大部均由各段肾小管重吸收。

2. 磷 磷主要在空肠吸收，由肾排泄，大部分可被肾小管重吸收。

3. 镁 镁主要通过主动转运作用在回肠部位被吸收，成人也可从消化液中重吸收镁，长期丢失消化液（如消化道造瘘）是缺镁的主要原因。肾是镁排泄的主要途径，大部分被肾小管重吸收。

4. 钙磷代谢的调节 钙、磷的代谢是在甲状旁腺激素、降钙素和活性维生素 D 的调节下进行的（表 3-8）。①甲状旁腺激素（PTH）：是维持血钙正常水平最重要的调节因素，其合成和分泌受细胞外液钙浓度的负向调节，可升高血钙、降低血磷和酸化血液等。②降钙素（CT）：降钙素抑制骨基质的分解和骨盐溶解、促进骨盐沉淀，从而降低血钙；抑制肾小管对磷的重吸收，降低血磷。③维生素 D：维生素 D_3 转变成 $1,25-(OH)_2-D_3$ ，促进小肠对钙、磷的吸收和运转；维持骨盐溶解和沉积，有利于骨的更新和成长；促进肾小管对钙磷的重吸收，进而升高血钙和血磷。

表 3-8 种激素对钙磷代谢的调节作用

激素	肠钙吸收	溶骨	成骨	尿钙	尿磷	血钙	血磷
PTH	↑	↑↑	↑	↓	↑	↑	↓
CT	↓	↓	↓	↑	↑	↓	↓
$1,25-(OH)_2-D_3$	↑↑	↑	↑	↓	↓	↑	↑

（三）钙、磷、镁的测定、临床意义及方法评价

1. 钙测定的方法、参考区间及临床意义 血钙几乎全部存在于血浆中，可分为扩散钙和非扩散钙两大类，主要以 3 种形式存在。①扩散性离子钙；②扩散性非离子钙；③非扩散钙，其中具有生理活性的为扩散性离子钙。

（1）测定方法：滴定法、比色法、火焰光度法及原子吸收分光光度法。

（2）参考范围：正常成人血清总钙参考范围为 2.25～2.75mmol/L，游离钙参考范围为 0.94～1.26mmol/L。

（3）临床意义：钙代谢异常表现为血清总钙或游离钙水平异常升高或低下。**低钙血症**临床上较多见于婴幼儿。其原因：①维生素 D 缺乏；婴幼儿缺乏维生素 D 可引起**维生素 D 缺乏病**，成人引起**软骨病**；②甲状旁腺功能减退症；③新生儿低钙血症，是新生儿时期常见惊厥原因之一；④长期低钙饮食或吸收不良：如严重乳糜泻；⑤严重肝病、慢性肾病、尿毒症、远曲小管性酸中毒等时血清钙可下降，血浆蛋白减低时可使非扩散性钙降低；⑥血 pH 可影响血清游离钙浓度，碱中毒 pH 升高时总钙不变但离子钙下降是碱中毒时产生手足抽搐的主要原因，如有酸中毒，pH 下降，游离钙浓度可相对增加。**高钙血症**比较少见，其原因：①原发性甲状旁腺功能亢进；②甲状旁腺异位分泌；③恶性肿瘤骨转移；④维生素 D 中毒。

2. 磷测定的方法、参考区间及临床意义　血液中磷以有机磷和无机磷两种形式存在。红细胞中主要含有机磷酸酯，血浆中磷 3/4 为有机磷，1/4 为无机磷。无机磷主要以磷酸盐形式存在，构成血液的缓冲系统。正常人钙、磷浓度的乘积为 35～40mg/dl。疾病时可升高或降低。

（1）测定方法：磷钼酸法、染料法和酶法。

（2）参考范围：血清磷 0.81～1.45mmol/L。

（3）临床意义。**低磷血症**：血清无机磷浓度＜0.81mmol/L。常见病因：①甲状旁腺功能减退症；②慢性肾功能不全；③维生素 D 中毒。**高磷血症**：血清无机磷浓度＞1.45mmol/L。常见原因：①原发性或继发性甲状旁腺功能亢进；②维生素 D 缺乏；③肾小管病变。

3. 镁测定的方法、参考区间及临床意义　镁主要存在于细胞内，是细胞内含量仅次于钾的阳离子。血清镁也以游离镁（55%），与碳酸、磷酸、枸橼酸等结合的镁盐（15%）及与蛋白结合的镁（30%）3 种形式存在，前两者属于可滤过镁，离子镁具有生理活性。

（1）测定方法：多采用化学法。

（2）参考范围：血清镁 0.74～1.0mmol/L，男性略高于女性。

（3）临床意义。**低镁血症**：镁摄入不足如吸收障碍综合征；胃肠道病症如持续性胃肠减压、急慢性腹泻、急性出血性胰腺炎及原发性低镁血症；尿排镁过多如肾功能不全多尿期。**高镁血症**：肾功能不全少尿、无尿期；甲状腺功能减退症；镁剂治疗过量。

二、微量元素分布及生理功能

1. 微量元素　一般是指其含量是以每千克组织毫克或更少来计算的元素，在体内含量极低，占体重的 0.01% 以下。微量元素根据机体对其的需要情况可分为**必需微量元素**和**非必需微量元素**。必需的微量元素有铁、锌、铜、锰、铬、钼、钴、硒、镍、钒、锡、氟、碘、硅等。

微量元素的生理功能：①体内 50%～70% 种类的酶中含微量元素或以微量元素离子为激活剂；②构成体内重要的载体及电子传递系统；③参与激素和维生素的合成；④影响生长发育、免疫系统的功能。

2. 生理作用与代谢　见表 3-9。

表 3-9　主要微量元素的生理作用与代谢

	生理作用与代谢	临床意义
铁	是体内含量最丰富的微量元素。主要功能是作为血红蛋白的主要成分，对氧摄取、释放、运输起重要作用	缺铁可引起**缺铁性贫血**
锌	可作为多种酶的功能成分或激活剂；促进机体生长发育；促进维生素 A 的正常代谢和生理功能；参与免疫功能过程	缺锌临床表现为食欲缺乏、消化功能减退、免疫力降低、异食癖、生长发育迟缓等
铜	①参与造血和铁的代谢，影响铁的吸收和储存；②构成许多含铜酶及含铜生物活性蛋白质；③与 DNA 结合，与维持核酸结构的稳定性有关；④许多氧化酶含有铜	铜蓝蛋白是运输铜的基本载体，**Wilson 病**时血清铜明显降低
硒	①硒是谷胱甘肽过氧化物酶的必要组成成分；②参与辅酶 A 和辅酶 Q 的合成；③与视力及神经传导有密切关系；④对某些有毒元素和物质的毒性有拮抗性；⑤刺激免疫球蛋白和抗体的产生；⑥可以保护心肌的正常结构、代谢和功能；⑦调节维生素 A、维生素 C、维生素 E、维生素 K 的代谢；⑧具有抗肿瘤作用	克山病、心肌缺血、癌、多发性硬化症、肌营养不良等时血硒降低
铬	①形成葡萄糖耐量因子，协助胰岛素发挥作用；②降低血浆胆固醇及调节血糖；③促进血红蛋白的合成及造血功能	糖尿病时可降低；接触铬可引起急、慢性铬中毒
钴	是**维生素 B$_{12}$**重要的辅因子，体内的钴主要以维生素 B$_{12}$ 的形式发挥作用	维生素 B$_{12}$ 缺乏可引起**巨幼细胞性贫血**
锰	①锰是多种酶的组成成分和激活剂，与蛋白质合成及生长、发育有密切关系；②参与造血及卟啉合成；③构成 Mn-SOD	有抗衰老作用
氟	为牙齿和骨骼的必需成分，与牙齿和骨骼的形成有关，可增加骨硬度和牙的耐酸蚀能力	缺少氟易生**龋齿**，氟多可易生**斑釉齿**及骨密度增加
碘	是构成甲状腺素的必需成分，碘通过甲状腺素促进蛋白质的合成，活化多种酶，维持生长及智力发育和调节能量代谢	缺碘可发生**地方性甲状腺肿及呆小症**

3. 微量元素与疾病的关系　微量元素过多或缺乏可导致某些地方病的发生。如缺碘与地方性甲状腺肿及呆小症有关；低硒与克山病和骨关节病有关；铁过剩致血红蛋白沉着病、汞中毒时发生"水俣病"，先天性铜代谢异常引起 Wilson 病等。

第八单元　治疗药物浓度监测

【复习指南】治疗药物浓度监测非考试重点，需要掌握药物在体内运转的基本过程、治疗药物检测标本采集时间与注意事项。

一、药物体内运转的基本过程

药物在体内运转的基本过程包括吸收、分布、转化、排泄等。对于非静脉注射、滴注的给药途径，都存在药物吸收机制，包括被动扩散、主动转运和促进扩散等作用。

1. **药物吸收**　血管内给药不存在吸收。药物吸收受生物因素、药物的理化性质和药物剂型、附加剂的影响。

2. **药物分布**　药物分布的速度取决于该组织的血流量和膜通透性。体内只有游离型药物才有药理作用。

3. **药物转化**　机体对药物进行的化学转化、代谢称生物转化。药物转化常通过**二相反应**，第一相反应是药物氧化还原和水解，第二项是结合反应。生物转化的主要部位在**肝**。

4. **药物排泄**　**肾**是多数药物的排泄器官。影响药物经肾排泄的主要因素是肾小球滤过率和肾血浆流量。在药物动力学中，生物转化和排泄等过程的综合效果叫作**消除**，而分布消除过程通常称为**处置**。

二、药代动力学基本概念

药代动力学简称药动学，是指以数学模型和公式，研究体内药物量及其代谢物随时间变化的规律。

1. **吸收速度常数（Ka）**　表示药物在使用部位吸收入体循环的速度。

2. **吸收分数（F）**　表示药物进入体循环的量与所用剂量的比值。静脉注射的 $F=1$；口服或肌内注射的 $F<1$。

3. **表观分布容积（V）**　表示药物在体内分布的程度。

4. **消除速度常数（K）**　表示药物在体内代谢、排泄的速度。

5. **生物半衰期（$t_{0.5}$）**　是药物在体内消除 50% 所需要的时间。

6. **房室模型**　为研究药物体内的动力学特性，把机体抽象地看成由一个或几个隔室组成系统。同一个隔室内具有动力学上的动态平衡，不同隔室间继续有药物的转运和分布，以此种隔室概念来说明药物在体内的吸收分布、生物转化、排泄过程的模型称房室模型。

7. **单室模型**　药物进入全身循环后迅速分布到机体各部位，在血浆、组织与体液之间处于动态平衡的"均一"体，将整个机体作为一个隔室处理的模型。

8. **二室模型**　药物转化符合一级速率过程，消除只在中央室发生。

9. **非线性药代动力学**　药物消除有特异性和饱和性。药物浓度低时，为一级代谢，药物浓度较高时，呈饱和状态，为零级代谢。非线性代谢的药物，其半衰期不是常数，随给药剂量的增大而增大。

三、影响血药浓度的主要因素与药物效应

1. **药物方面**　生物利用度，生物药剂学的范畴，包括剂型、药物理化性质、处方辅料、制剂工艺、储存和运输等。

2. **机体方面**　年龄、肥胖、肝功能、肾功能、心脏疾病、胃肠道功能、血浆蛋白的含量、遗传因素、环境因素等。

3. **药物的相互作用**

四、临床上需要进行监测的药物和临床指征

在临床上需考虑进行血药浓度监测（TDM）的药物如下。

1. 药物治疗指数低，安全范围窄，毒性反应强，如地高辛、茶碱、甲氨蝶呤等。

2. 需长期治疗的药物或易产生耐药性的药物。

3. 血药浓度与临床反应密切相关的药物。

4. 不同个体间药代动力学差异大，相同剂量可出现有效、无效、中毒等不同反应的药物，如苯妥英、三环类药物。

5. 药物能影响药物代谢酶引起药效变化，同时缺乏及时、明显预知疗效的生物标志物，如茶碱、抗癫痫药、抗心律失常药等。

6. 产生不良相互作用、影响药物疗效的联合用药。

7. 药物非线性药动学代谢，用药剂量稍增血药浓度便急剧上升易产生中毒，如苯妥英、茶碱等。

8. 药物治疗浓度与中毒浓度接近，如地高辛可用于控制心律失常，但药物过量也可引起心律失常；苯妥英中毒引起的抽搐与癫痫发作不易区别。

9. 药物常规剂量下易出现毒性反应，可为用药过量中毒以及医疗事故提供法律依据等。

五、标本采集时间、注意事项

标本可以是血浆、血清、全血、唾液、尿、脑脊液等体液。怀疑中毒情况时，要在用药后峰值时取样；怀疑药物剂量不足时，要在下一次用药前取样；要进行个体化给药时常采用多点采样；对需监测、调整用药方案者应在达到稳定浓度后再取样。对急性药物中毒者应立即取样测定。

六、常用测定方法种类

常用的检测技术有分光光度法、气相色谱法、高效液相色谱法和免疫学方法。

第九单元　心肌损伤的生化标志物

【复习指南】①酶学检查历年必考，应作为重点复习，其中，急性心肌梗死心肌酶及标志蛋白的动态变化、肌酸激酶及同工酶和同工酶亚型、乳酸脱氢酶及同工酶检查在心肌损伤诊断中的临床意义及方法评价为考试重点，应熟练掌握。②肌钙蛋白、肌红蛋白检查及BNP/NT-proBNP历年常考。其中，肌钙蛋白 T 和 I 的测定及其在心肌损伤诊断中的临床意义；肌红蛋白（Mb）测定及其在心肌损伤诊断中的临床意义；在诊断心肌梗死和进行溶栓治疗时，综合考虑应选择的试验及其临床意义；BNP/Nt-proBNP 的临床应用为考试重点，应熟练掌握。

基于急性心肌梗死（AMI）后梗死部位心肌细胞内化学物质将释放到外周血中的病理生理改变，通过对这些化学物质的测定可诊断 AMI。物质的大小、在细胞中的分布、释放率、清除率及心肌特异性等决定了该物质在血液中的浓度变化。急性心肌缺血时心肌标志物的动态变化，见表 3-10。

表 3-10 急性心肌梗死时心肌酶及标志蛋白的动态变化

标志物	医学决定水平	胸痛后升高时间（小时）	达峰时间（小时）	恢复时间	增高倍数
Mb	> 100 μg/L	0.5 ～ 2	5 ～ 12	18 ～ 30 小时	5 ～ 20
CK	> 200U/L	3 ～ 8	10 ～ 36	72 ～ 96 小时	5 ～ 25
CK-MB	> 25U/L	3 ～ 8	9 ～ 30	48 ～ 72 小时	5 ～ 20
MB_2/MB_1	> 1.5	1 ～ 4	4 ～ 8	12 ～ 24 小时	3 ～ 5
MM_3/MM_1	> 1.0	2 ～ 4	8 ～ 12	24 ～ 32 小时	5 ～ 12
LD	> 240U/L	8 ～ 18	24 ～ 72	6 ～ 10 天	3 ～ 5
LD_1/LD_2	> 1.0	6 ～ 12	24 ～ 36	4 ～ 7 天	5 ～ 10
cTnT	> 0.1 μg/L	3 ～ 6	10 ～ 24	10 ～ 15 天	30 ～ 200
cTnI	> 0.5 μg/L	3 ～ 6	14 ～ 20	5 ～ 7 天	20 ～ 50
AST	> 45U/L	8 ～ 12	16 ～ 48	3 ～ 6 天	2 ～ 25

一、酶学检查

1. 肌酸激酶及同工酶的临床意义及方法评价 肌酸激酶（CK）是由两个亚基组成的二聚体，不同亚基的组合形成 3 种同工酶，分别为 CK-MM（主要存在于骨骼肌中）、CK-MB（主要存在于心肌中）和 CK-BB（主要存在于脑组织中）。

（1）临床意义：①心肌是含 CK-MB 较多的器官，不同部位 CK-MB 含量不同，前壁＞后壁，右心室＞左心室。因此，AMI 时 CK-MB 的释放量不仅与梗死面积、程度有关，也和梗死部位有关。CK 及 CK-MB 在 AMI 早期诊断和判断有无再灌注及再梗死上有很高的敏感性和特异性。AMI 时 CK 活性在 3 ～ 8 小时升高，峰值在 10 ～ 36 小时，3 ～ 4 天后恢复至正常水平。如在 AMI 后及时进行了溶栓治疗出现再灌注时，CK 将成倍增加；如在发病 4 小时内 CK 即达峰值，提示冠脉再通的能力为 40%～ 60%。②人体运动后将导致 CK 生理性增高，增高幅度与运动时间及强度有关，分娩时 CK 也会生理性增高。③各种肌肉损伤和肌肉疾病、急性脑损伤、脑恶性肿瘤时 CK 也可增高。④长期卧床者，CK 可有下降。

（2）方法评价：①目前 CK-MB 测定采用免疫抑制法，不特异，CK-BB、巨 CK、线粒体 CK，以及某些 CK 的变异体都不会被 M 亚基的抗体封闭，导致 CK-MB 假阳性率偏高。免疫学方法检测 CK-MB 质量所受干扰则较少。②CK 检测可以使用血清或肝素抗凝样本，其他抗凝剂将或多或少地影响其活性。

2. 乳酸脱氢酶及同工酶的临床意义及方法评价 乳酸脱氢酶（LD）由两种亚基组成，按照不同的形式排列形成 5 种同工酶：$LD_1（H_4）$、$LD_2（H_3M_1）$、$LD_3（H_2M_2）$、$LD_4（H_1M_3）$、$LD_5（M_4）$。在组织中的分布特点是心、肾以 LD_1 为主，LD_2 次之；肺以 LD_3、LD_4 为主；骨骼肌以 LD_5 为主；肝以 LD_5 为主，LD_4 次之。血清中 LD 含量的顺序是 $LD_2＞LD_1＞LD_3＞LD_4＞LD_5$。

（1）临床意义：心肌损伤时主要是 LD_1 增高，由于 LD_1 较 LD_2 释放多，$LD_1/LD_2＞1.0$。LD 和 LD_1 在 AMI 发作后 8 ～ 18 小时开始升高，峰值为 24 ～ 72 小时，持续时间 6 ～ 10 天。AMI 时 LD 的升高倍数多为 5 ～ 6 倍，个别可高达 10 倍。由于 LD 存在多组织中，其 AMI 诊断特异性不高，其同工酶测定可以提高其特异性。

（2）方法评价：测定 LD 最常用两种方法，一种是测定酶在正反应中 NAD 的还原速率，另一种是测定酶在逆反应中 NADH 的氧化速率。IFCC 推荐的参考方法为前一种。LD 同工酶谱通常采用电泳法测定。

二、肌钙蛋白、肌红蛋白检查及 BNP/NT-proBNP

1. 肌钙蛋白 T 和 I 测定及其在心肌损伤诊断中的临床意义　cTn 是目前用于 ACS 诊断最特异的标志物，测定方法主要包括化学发光及电化学发光等。具有如下特点：①早期诊断 AMI 最好的标志物，出现早、诊断窗宽。②对 UAP 预后的判断：UAP 患者常有 MMD 发生，但又达不到 AMI 的诊断标准。这种缺血性心肌损伤可以通过 cTn 升高得以发现。UAP 患者 cTn 正常，则预后良好；cTn 升高幅度小，经治疗后约 2/3 以上转阴，说明心肌细胞为一过性损伤或微小坏死，与 AMI 有本质不同。③溶栓治疗疗效的判断：cTn 在 90 分钟时冠脉再灌注平均指数显著大于 CK-MB 和 Mb，是判断 AMI 进行溶栓治疗后是否出现再灌注的良好标志物。④估计梗死面积和心功能：峰值与梗死面积正相关。⑤微小心肌损伤（MMD）可见升高。⑥评估围术期心脏受损程度。⑦cTnT 用于慢性心力衰竭血透患者心血管时间预测。⑧在对 AMI 的诊断方面，cTnT 与 cTnI 价值相同。

2. 肌红蛋白（Mb）测定及其在心肌损伤诊断中的临床意义　①Mb 的分子量小，可以很快从破损的细胞中释放出来，可作为 AMI 的早期诊断标志物。②胸痛发作后 2 ~ 12 小时不升高，是排除 AMI 很好的指标。③半衰期短，AMI 后血中 Mb 很快经肾排出，其测定有助于在 AMI 病程中观察有无再梗死或者梗死再扩展。④ Mb 是溶栓治疗中判断有无再灌注的较敏感而准确的指标。

3. 在诊断心肌梗死和进行溶栓治疗时，综合考虑应选择的试验及其临床意义

（1）诊断时选择的指标：胸痛 < 6 天，选择 Mb 进行早期诊断；胸痛 > 6 小时，选择 cTn 进行诊断，也可同时选择 CK-MB；就诊较晚的患者，可以选择 cTn、LD 进行回顾性诊断。

（2）观察溶栓效果时选择的指标：如果溶栓后再灌注成功，CK-MB 达峰值提前；cTn 达峰值提前，且变化斜率、第一峰与第二峰高度比均可作为判断再灌注是否成功的指标。

4. BNP/NT-proBNP 临床应用　B 型钠尿肽（BNP）或 N- 末端前 B 钠尿肽（NT-proBNP）可用于：①心力衰竭的诊断、鉴别诊断；②对慢性心力衰竭患者进行危险分层和预后评估，是评价心力衰竭预后最好的神经激素类标志物之一；③指导心力衰竭的治疗及效果监测；④ AMI 的危险分层。

第十单元　肝胆疾病的实验室检查

【复习指南】①肝胆生化历年常考，其中，肝的生物转化功能、胆汁酸代谢紊乱与疾病、胆红素代谢与黄疸为考试重点，应熟练掌握。②肝胆疾病的检查历年必考，应作为重点复习，其中，肝胆疾病酶学检查方法学评价、参考范围及临床意义，胆红素代谢产物和胆汁酸测定的方法学评价及临床意义为考试重点，应熟练掌握；肝纤维化标志物（Ⅲ、Ⅳ型胶原等）的测定及其临床意义应熟悉，肝昏迷时的生化变化及血氨测定应掌握。

肝是体内最大的实质性器官，几乎参与人体内的所有物质代谢，在糖类、脂类、蛋白质、维生素及激素等物质代谢中起重要作用。同时肝具有分泌、排泄和生物转化等重要功能。当肝受损伤或细胞坏死时，除酶类、蛋白类含量改变外，还伴有胆红素代谢紊乱、胆汁酸代谢紊乱。

一、肝胆生化

1. 肝代谢功能 见表 3-11。

表 3-11 肝的物质代谢功能

代谢物质	肝正常物质代谢功能
糖代谢	糖原合成；糖原分解；糖异生
蛋白质代谢	合成与分泌血浆蛋白质（除 γ- 球蛋白）；分解清除血浆蛋白（除白蛋白）；分解芳香族氨基酸；合成尿素
脂类代谢	消化与吸收外源脂类；甘油三酯、磷脂、胆固醇、脂蛋白合成及代谢场所；生成酮体
维生素代谢	贮存维生素 A、维生素 E、维生素 K 和维生素 B_{12}；维生素 K 参与肝细胞内凝血酶原和凝血因子的合成；将维生素 D 转化为 25- 羟维生素 D
激素代谢	灭活激素活性

2. 肝生物转化功能 肝是生物转化的主要器官，肝生物转化是指肝将非营养物质在一系列酶的催化下进行生物化学转变，增加其水溶性或极性，使其易随胆汁或尿液排出体外的过程。非营养物质包括：体内代谢过程生成的氨、胺、胆色素及激素等内源性非营养物质，体外摄入的色素、食品防腐剂、药物、毒物等外源性非营养物。

肝生物转化作用对非营养物质进行改造变性，增加其溶解度、降低毒性，利于其排出体外。不能将肝的生物转化作用简单地理解为"解毒作用"，生物转化具有连续性、多样性、解毒与致毒双重性的特点。生物转化的作用分为两相反应，氧化、还原和水解反应为第一相反应，能改变物质的基团或使之分解；第二相反应为结合反应，物质与极性更强的另一物质的结合反应。

3. 肝分泌与排泄功能 胆红素和胆汁酸均在肝进行代谢、转化并随胆汁输送至十二指肠。

（1）胆红素代谢

①胆红素来源：约 80% 胆红素来源衰老死亡红细胞释放的血红素，约 20% 来源于肌红蛋白、细胞色素，少部分来源无效造血。

②胆红素代谢过程：单核 – 巨噬细胞系统中生成的胆红素呈游离态，称未结合胆红素或间接胆红素；进入血液中胆红素几乎全部与白蛋白结合（增加水溶性）被运输至肝；在肝细胞胞液中胆红素与受体蛋白 Y 蛋白和 Z 蛋白结合，在葡萄糖醛酸转移酶的催化下，与葡萄糖醛酸结合成胆红素葡萄糖醛酸单酯和胆红素葡萄糖醛酸双酯（结合胆红素）；结合胆红素经毛细胆管、胆管随胆汁排泄入肠道，在肠菌酶的作用下生成胆素原；无色的胆素原在回肠末端至结肠部位被空气氧化为棕黄色粪胆素（粪便主要色素），随粪便排出。10%～20% 的胆素原在小肠下段被肠黏膜重吸收。经门静脉入肝，其中大部分再排入胆道，构成"胆素原的肠肝循环"，少部分随血液经肾在尿中排出，与空气接触后氧化为尿胆素（尿的主要色素）。正常情况下，胆红素的来源和去路保持动态平衡。

③胆红素代谢紊乱（黄疸）：在某些情况下血中胆红素浓度升高，临床出现黄疸症状应注意鉴别。如胆红素生成过多（肝前性黄疸），肝处理胆红素能力下降（肝细胞性黄疸），

胆红素排泄障碍（阻塞性黄疸）。

（2）胆汁酸代谢

①胆汁酸生理功能：肝是体内合成初级胆汁酸的唯一器官。胆汁酸是机体胆固醇的代谢产物，参与脂肪的吸收、转运、分泌，抑制胆固醇结石的形成和调节胆固醇代谢。

②胆汁酸分类：胆汁酸按照合成部位分为肝合成的**初级胆汁酸（胆酸、鹅脱氧胆酸）和肠道内被细菌分解形成的次级胆汁酸（脱氧胆酸、石胆酸及熊脱氧胆酸）**；按照是否与甘氨酸及牛磺酸结合又分为结合型和游离型，正常人胆汁中的胆汁酸几乎完全是结合型。

③胆汁酸肠肝循环：肝合成初级胆汁酸随胆汁排入肠道，其中约 95% 在回肠末端被重吸收经门静脉入肝，在肝细胞内被重新合成为结合型胆汁酸后与新合成的初级结合型胆汁酸一同随胆汁再次排入小肠，构成**胆汁酸的肝肠循环，胆汁酸的肝肠循环能充分发挥其促进脂类消化吸收功能**。

二、肝胆疾病的实验室检查

（一）酶

1. 血清转氨酶　氨基转移酶是催化 α- 氨基酸和 α- 酮酸之间氨基转移的酶。血清转氨酶主要有丙氨酸转氨酶（ALT）和门冬氨酸转氨酶（AST）。ALT 广泛存在于多种器官中，按含量多少排列顺序为肝、肾、心脏、骨骼肌等，细胞内 / 外酶活性为 5000/1，只要有 1% 的肝细胞破坏，其所释放入血的转氨酶即足以使血清中转氨酶水平升高 1 倍。当肝细胞变性坏死时，只要有 1/1000 肝细胞中的 ALT 进入血液就足以使血中 ALT 升高 1 倍。因此，血清转氨酶被认为是反映肝细胞损伤的灵敏指标。AST 也广泛存在于多种器官中，按含量多少排列顺序为心、肝、骨骼肌、肾等。在肝细胞内，ALT 主要存在于细胞质中，AST 则大部分存在于线粒体中。

（1）测定方法：IFCC 推荐的转氨酶测定方法是**酶动力学方法**。ALT 作用于 L- 丙氨酸和 α- 酮戊二酸产生丙酮酸和 L- 谷氨酸，生成的丙氨酸在 LDH 的作用下与 NADH 反应生成 L- 乳酸和 NAD^+，在 340nm 处检测 NADH 的吸光度变化来计算 ALT 浓度。AST 作用于门冬氨酸和 α- 酮戊二酸产生草酰乙酸和 L- 谷氨酸，在 MDH 的作用下草酰乙酸和 NADH 反应生成 L- 苹果酸和 NAD^+，在 340nm 处检测 NADH 的吸光度变化来计算 AST 浓度。

（2）参考区间：ALT < 40U/L，AST < 45U/L，AST/ALT = **1.15 左右**。

（3）临床意义：急性肝损伤时（如各种急性病毒性肝炎、药物或酒精中毒性肝炎），血清 ALT 水平在黄疸等临床症状出现前就会急剧升高，并且以细胞质中的 ALT 为主。一般情况下，急性肝炎血清中 ALT 水平与临床病情严重程度相关，往往是恢复期后才降至正常水平，是判断急性肝炎恢复程度的良好指标。

AST/ALT 比值对于急慢性肝炎的诊断、鉴别诊断以及判断疾病转归亦很有价值。患有急性肝炎时，血清 AST/ALT 比值大于 1；患有肝纤维化时，血清 AST/ALT 比值大于或等于 2；对于肝癌患者，血清 AST/ALT 比值大于或等于 3；重症肝炎患者由于大量肝细胞坏死，血中 AST 逐渐下降，而胆红素却进行性升高，出现"酶胆分离"现象，这种现象是肝细胞坏死的前兆。

其他肝胆系统疾病，如胆石症、胆囊炎、肝癌和肝淤血时，部分 ALT 通过肝细胞膜进入血液，致使 ALT 中度升高。一般情况下，AST 升高幅度多低于参考范围上限 10 倍，即低于 400U/L。若超过 400U/L，大多数可能为肝炎患者。

血中 AST 升高，多来自心肌或肝损伤。肾或胰腺损伤时，AST 也有可能升高。慢性肝炎特别是肝纤维化时，AST 升高程度超过 ALT。

2. 碱性磷酸酶及同工酶　碱性磷酸酶（ALP）是一组在 pH9.0～10.5 的碱性环境下催化有机磷酸酯水解的酶。ALP 广泛分布于人体肝、骨骼、肠、肾和胎盘等组织，血清中 ALP 主要来自肝、骨骼等器官和组织，是经肝向胆外排出的一种酶。目前已发现有 ALP1、ALP2、ALP3、ALP4、ALP5 与 ALP6 六种同工酶，其中 ALP1、ALP2、ALP6 均来自肝，ALP3 来自骨细胞，ALP4 产生于胎盘及癌细胞，ALP5 来自小肠绒毛上皮与成纤维细胞。

（1）测定方法：IFCC 推荐及国内应用较多的是以磷酸对硝基酚为底物，2- 氨基 -2- 甲基丙醇为缓冲液体系的酶动力法。ALP 作用于对硝基酚磷酸盐产生对硝基苯酚和磷酸盐，在 405nm 处检测对硝基苯酚的吸收峰，计算血清 ALP 的浓度。

（2）参考区间：成人 40～150U/L。

（3）临床意义：生理性增高见于儿童生理性的骨骼发育期，碱性磷酸酶活力可比正常人高 1～2 倍。处于生长期的青少年，以及孕妇和进食脂肪含量高的食物后均可以升高。

病理性升高见于骨骼疾病如佝偻病、软骨病、骨恶性肿瘤、恶性肿瘤骨转移等；肝胆疾病如肝外胆道阻塞、肝癌、肝纤维化、毛细胆管性肝炎等；骨骼系统疾病，如骨折恢复期、佝偻病、转移性骨肿瘤、成骨细胞癌等，在成骨细胞增生活跃的情况下，ALP 可有不同程度升高。病理性降低见于重症慢性肾炎、儿童甲状腺功能不全及贫血等。

碱性磷酸酶同工酶的检测对肝外阻塞性黄疸及肝内胆汁淤积性黄疸，原发与继发性肝癌具有鉴别意义：ALP1 升高可见于肝外胆管梗阻，如转移性肝癌、肝脓肿、肝淤血等并可伴有 ALP2 的升高；而肝内胆管梗阻所致胆汁淤积，如原发性肝癌及急性黄疸性肝炎患者则以 ALP2 的增高为主，ALP1 相对减少。

3. γ- 谷氨酰转移酶及其同工酶　γ- 谷氨酰转肽酶（GGT 或 γ-GT）广泛存在于人体各组织及器官中。GGT 在人体细胞的微粒体中合成，是在氨基酸吸收中，参与 γ- 谷氨酰基循环的一个重要的酶，主要功能是参与体内蛋白质代谢。该酶在体内分布广泛，按其活性强度排列依次为肾、前列腺、胰腺、肝、脾、肠、脑等。正常成年人血清中 GGT 活性很低，主要来源于肝。GGT 在肝内主要存在于肝细胞浆和胆管上皮细胞中。某些药物和酒精可使其合成增加。

（1）测定方法：γ- 谷氨酰基转移酶的检测采用在碱性条件下 L-γ- 谷氨酰 -3- 羧基 -4- 硝基苯胺（GCNA）与甘氨酰甘氨酸作用来检测其在血清中的水平。

（2）参考区间：男性，< 11～50U/L，女性，< 7～32U/L。

（3）临床意义：①急性肝炎时，谷氨酰转移酶呈现中等程度升高。②慢性肝炎、肝纤维化的非活动期，谷氨酰转移酶在正常区间，如谷氨酰转移酶持续升高，则表示病情可能恶化。③嗜酒者血清中 GGT 常升高，酒精性肝炎、酒精性肝纤维化者也几乎都上升。酒精性中毒患者如不伴有肝病，戒酒后 GGT 迅速下降。④胆道阻塞性疾病时谷氨酰转移酶活性亦升高，肝内阻塞诱使肝细胞产生大量的谷氨酰转移酶，甚至达到参考区间上限 10 倍以上。⑤脂肪肝、胰腺炎、胰腺肿瘤及前列腺肿瘤等疾病可以导致谷氨酰转移酶轻度增高。⑥服用某些药物如安替比林、苯巴比妥及苯妥英钠等，血清 GGT 活性亦常升高。过度食用高蛋白补品将会增加肝负担，导致谷氨酰转移酶活性升高。

4. 胆碱酯酶　胆碱酯酶（ChE）是一类催化酰基胆碱水解的酶类，又称酰基胆碱水解酶。一种存在于中枢神经灰质、神经节等处，主要作用于乙酰胆碱，称为真性胆碱酯酶（AChE）或乙酰胆碱酯酶；另一种存在于中枢神经白质、血浆、肝、胰、肠系膜和子宫等处，其生理作用尚未阐明，称为假性胆碱酯酶（PChE）或丁酰胆碱酯酶。一般情况下，肝脏疾病患者都会发生不同程度的肝细胞变性、坏死和（或）纤维化。病变程度越重，肝细胞合成 CHE 越少，CHE 活力下降亦越明显。

（1）测定方法：ChE 作用于硫代丁酰胆碱，生成黄色化合物——5,5′- 二硫双 2- 硝基苯甲酸，监测在 410nm 处的吸管度变化，计算得出血清胆碱酯酶的活性。

（2）临床意义：①肝脏疾病时，胆碱酯酶活性下降，患者血清胆碱酯酶降低与病情严重程度有关，若活力持续降低，常提示预后不良；②肝纤维化若处于代偿期，血清胆碱酯酶多为正常，若处于失代偿期，则此酶活力明显下降；③肝外胆道梗阻性黄疸患者，血清胆碱酯酶正常，若伴有胆汁性肝纤维化则此酶活力下降；④是协助有机磷中毒诊断的重要指标（含有机磷的农药能抑制红细胞内真性胆碱酯酶和血清中的假性胆碱酯酶）。

（二）胆红素及其代谢产物

1. 胆红素　胆红素是胆色素的一种，是人胆汁中的主要色素，呈橙黄色。它是体内铁卟啉化合物的主要代谢产物。胆红素是临床上判定黄疸的重要依据，也是肝功能的重要指标。胆红素根据其是否能直接与重氮试剂反应分为直接胆红素和间接胆红素。

（1）测定方法：重氮试剂法是在 pH6.5 环境下，血清结合胆红素可直接与重氮试剂反应，生成偶氮胆红素；未结合胆红素在加速剂咖啡因 – 苯甲酸钠 – 醋酸钠作用下，破坏其分子内氢键，与重氮试剂发生反应，生成偶氮胆红素。加入碱性酒石酸钠后，使紫色偶氮胆红素（吸收峰 530nm）转变为蓝绿色偶氮胆红素（吸收峰 600nm），提高了检测的灵敏度和特异性。

胆红素氧化酶法测定总胆红素和结合胆红素：胆红素在胆红素氧化酶（BOD）的催化下生成胆绿素，继而被氧化成淡紫色化合物。随着胆红素被氧化，黄色胆红素逐渐减少，在 450nm 吸光度下下降，其下降程度与胆红素被氧化的量相关。

（2）临床意义：血清胆红素检测可用于判断有无黄疸及其程度，总胆红素浓度达到 17.1 ～ 34.2μmol/L 时为隐性黄疸，总胆红素浓度大于 34.2μmol/L 时为黄疸。鉴别黄疸类型，溶血性黄疸是以血清总胆红素和以间接血清总胆红素增多为主，如各种原因引起的血管内溶血；肝细胞性黄疸，血清总胆红素、直接胆红素及间接胆红素皆增高，如急、慢性肝炎等；梗阻性黄疸则是以血清总胆红素和以直接胆红素增高为主。

2. 尿胆红素及尿胆原检查　见尿液化学检查。

（三）胆汁酸

胆汁酸是胆固醇在肝分解代谢的产物，胆汁是由肝分泌到胆汁中，并随胆汁排入肠腔。胆汁酸在肠腔经细菌作用后，95% 以上的胆汁酸被肠壁吸收经门静脉血重返肝利用。胆汁酸的生成和代谢与肝有十分密切的关系，当肝细胞发生病变时，血清总胆汁酸（TBA）升高。TBA 能同时反映肝细胞合成、摄取、分泌及胆道排泄功能，是肝疾病的一个敏感指标。

（1）测定方法：推荐使用酶循环法。

（2）临床意义：急、慢性肝炎时血清 TBA 明显增高；中毒性肝病时血清 TBA 也会增高；对胆汁淤积的诊断有较高的灵敏度和特异性，胆管阻塞初期胆汁分泌减少，血清中的 TBA

增高显著；肝纤维化时肝对胆汁酸的代谢能力减弱，血清 TBA 在肝纤维化的不同阶段均会增高；乙醇性肝病血清 TBA 水平明显增高。

（四）肝纤维化标志物

肝纤维化需要进行肝纤四项检查：Ⅲ型前胶原（PC Ⅲ）、Ⅵ型胶原（Type Ⅵ Collagen）、层黏连蛋白（LN）和透明质酸（HA），诊断慢性肝病患者病情发展状况和治疗效果，是衡量炎症活动度、纤维化程度的重要诊断依据。

1. Ⅲ型前胶原反映肝内Ⅲ型胶原合成，血清中的含量与肝纤维化程度一致，与血清 γ-球蛋白水平明显相关。PC Ⅲ 与肝纤维化形成的活动程度密切相关。

2. Ⅵ型胶原是构成基底膜的主要成分，反映基底膜胶原更新率，其含量增高可较灵敏反映肝纤维化的过程，是肝纤维化的早期标志之一。

3. 层黏连蛋白是基底膜中特有的非胶原性结构蛋白，与肝纤维化活动程度及门静脉压力呈正相关。在肝纤维化时，肌成纤维细胞增多，导致有大量合成和分泌胶原、LN 等间质成分，最后形成完整的基底膜（肝窦毛细血管化）。肝窦毛细血管硬化是肝纤维化的特征性病理改变。

4. 透明质酸是基质成分之一，由间质细胞合成，可以较准确灵敏地反映肝内已经生成的纤维量及肝细胞受损程度。

三、肝细胞损伤时的其他实验室项目

1. 肝细胞损伤时蛋白质代谢异常　血清总蛋白及白蛋白减少见于严重的肝病及慢性肝病，如慢性肝炎、肝硬化、肝癌等；白蛋白减少和球蛋白增加可致 A/G 比值下降甚至出现白球倒置。血清前白蛋白由于半衰期短，所以是肝功能损害的敏感指标。

2. 肝细胞损伤时糖代谢异常　肝通过糖原合成与分解、糖异生等调节糖代谢过程中，当肝功能严重损伤时，血糖浓度难以维持正常水平。

3. 肝细胞损伤时脂代谢异常　肝在脂类的消化、吸收、运输、合成及分解等过程中均起重要作用。在肝细胞损伤时，脂代谢出现异常。

4. 肝功能检测异常时应综合分析　肝功能复杂，肝细胞再生能力及代偿能力强，所以肝功能正常也不能排除肝脏疾病；另外，肝功能指标异常也需排除肝外因素的影响。

肝功能检测项目常根据临床选择不同组合：①怀疑急性肝炎，选择 ALT、AST、前白蛋白、胆汁酸、血清胆红素和肝炎病毒标志物；②怀疑慢性肝炎，选择 ALT、AST、ALP、GGT、胆汁酸、血清胆红素、血清蛋白、A/G 比值及肝炎病毒标志物；③怀疑原发性肝癌，除检查一般肝功能外，应加查 AFP、ALP、GGT、LDH 等；④怀疑肝纤维化或肝硬化，除检查 ALT、AST、ALP、GGT、A/G 比值、MAO 外，应查Ⅲ型前胶原、Ⅳ型胶原、层黏连蛋白、透明质酸等。

四、肝性脑病的实验室检查

肝性脑病的临床生化检验项目有：①肝功能严重受损的指标，如 AST 及 ALT 由高值转为低值、血清胆红素显著增高、血尿素降低、血清白蛋白减低、血糖降低、凝血酶原时间延长等；②血氨增高，测定动脉血氨比静脉血氨更有意义，但有些急性肝性脑病患者血氨正常；③血浆氨基酸，血浆支链氨基酸减少，血浆芳香族氨基酸增多，支链氨基酸与芳香族氨基酸的比值小于 1；④其他：血液 pH 增高、PCO_2 降低等。

第十一单元　肾功能及早期肾损伤的检查

【复习指南】①肾的功能历年常考，其中，肾小球的滤过功能，肾小管的重吸收功能，肾小管与集合管的排泄功能为考试重点，应熟练掌握；肾功能的调节应熟悉。②肾小球功能检查及其临床意义历年必考，应作为重点复习，其中，内生肌酐清除率、血清肌酐、尿素和尿酸测定、参考区间及临床意义为考试重点，应熟练掌握；各试验的灵敏性、特异性、测定方法及评价应熟悉。③肾小管功能检查及其临床意义历年必考，应作为重点复习，其中，肾浓缩稀释试验、尿渗量与血浆渗量为考试重点，应熟练掌握；有关近端肾小管功能检查的试验应熟悉。④早期肾损伤检查及其临床意义历年必考，应作为重点复习，其中，尿微量白蛋白及转铁蛋白，尿低分子量蛋白为考试重点，应熟练掌握；尿中有关酶学检查应熟悉。

一、肾的功能

肾是人体重要的排泄器官，主要生理功能是排泄体内多余的水分和代谢产物，并调节水、电解质和酸碱平衡，这对维持生命系统的稳态至关重要。肾单位是肾的基本功能单位，两侧肾大约有 200 万个肾单位，肾单位由肾小球、小球囊腔、近曲小管、髓襻和远曲小管组成，集合管不包括在肾单位内。

1. **肾小球的滤过功能**　肾小球滤过膜分为 3 层，即内皮细胞、基底膜、上皮细胞。滤过膜具有分子筛和电荷选择性屏障作用。在正常生理条件下，中分子以上的蛋白质不能通过滤过膜，少量蛋白可以选择性滤过。肾小球滤过是指当血液流经肾小球毛细血管网时，血浆中的水及小分子通过滤过膜进入肾小囊形成原尿的过程。原尿中除不含血细胞和部分血浆蛋白外，其余成分和血浆相同。成人每天生成的原尿约为 180L。

2. **肾小管的重吸收功能**　肾小管分为 3 段：近曲小管、髓襻和远曲小管。近曲小管是重吸收的重要部位，原尿中的葡萄糖、氨基酸、维生素及微量蛋白质等几乎全部在近曲小管被重吸收，Na^+、K^+、Cl^-、HCO_3^- 等也绝大部分在此段重吸收。近曲小管对葡萄糖的重吸收是有一定限度的，当血糖浓度在 10mmol/L 以下，近曲小管能够将葡萄糖全部吸收；当血糖浓度超过 10mmol/L 时，血糖浓度再增加，重吸收也不再增加，尿中出现葡萄糖。这个浓度界值称为肾糖阈。髓襻：主要吸收一部分水和氯化钠，具有"逆流倍增"的功能，在尿液的浓缩稀释功能中起重要作用。远曲小管和集合管可继续重吸收部分水和钠，但它的主要功能为参与机体的体液酸碱调节。

3. **肾小管与集合管的排泄功能**　肾小管与集合管泌 H^+、泌 K^+、泌 NH_3 的排泄功能是分别通过 H^+-Na^+ 交换，K^+-Na^+ 交换，NH_3 与 H^+ 结合成 NH_4^+ 排出实现的，并达到重吸收 $NaHCO_3$ 的作用。若肾小管上皮细胞分泌 NH_3 功能障碍，可导致酸中毒。

4. **肾功能的调节**　肾小球的滤过功能主要取决于肾血流量及肾小球有效滤过压。包括自身调节、肾神经调节、球管反馈和血管活性物质调节。

二、肾小球功能检查及其临床意义

1. **内生肌酐清除率、血清肌酐、尿素和尿酸测定、参考区间及临床意义**

（1）内生肌酐清除率（Ccr）试验：目前在临床普遍应用的是内生肌酐清除率试验。内生性肌酐在体内产生速度较恒定，因而血中浓度和 24 小时尿中排出量也基本稳定。能较早地反映肾功能的损伤和估计肾小球损害程度，也作为临床治疗、用药指导和肾移植术是否成功的一种参考指征。Ccr 参考区间为 80 ～ 120ml/min。在 Ccr 低于正常范围的 80% 以下时，血清肌酐和尿素仍可处于正常范围内。Ccr 50 ～ 80ml/min 为肾功能不全代偿期，25 ～ 50ml/min 为肾功能不全失代偿期，< 25ml/min 为肾衰竭期（尿毒症期），≤ 10ml/min 为尿毒症终末期。

（2）血清肌酐（Scr）：肌酐是肌酸代谢的终产物。肌酸部分来自食物摄入，部分在体内生成，在控制外源性来源、未进行剧烈运动的条件下，肌酐的血中浓度主要取决于 GFR。在肾功能受损，GFR 下降到临界水平时，血中肌酐浓度明显上升，随损害程度加重，上升速度也加快。①测定方法有碱性苦味酸法和肌酐酶法。②参考区间：酶法，成人 30 ～ 106mmol/L（0.3 ～ 1.2mg/dl），儿童 18 ～ 53mmol/L（0.2 ～ 0.6mg/dl）。Jaffe 反应终点法，成人 44 ～ 133mmol/L（0.5 ～ 1.5mg/dl），儿童 27 ～ 62mmol/L（0.3 ～ 0.7mg/dl）。当肾实质损害，患者 GFR 降至正常水平的约 1/3 时，Scr 有急剧上升。且上升曲线斜率会陡然变大，在此阶段 Scr 浓度可作为 GFR 受损的指标。

（3）尿素测定：尿素是氨基酸代谢终产物之一，肝内生成的尿素进入血液循环后主要通过肾排泄，肾外途径（如汗液）排出量比例很小（< 5%），GFR 减低时尿素排出受阻，血中尿素浓度即升高。

尿素测定方法有**二乙酰-肟显色法和酶耦联速率法（尿素酶法）**。尿素酶法，血清尿素（Sur）参考区间为 1.8 ～ 6.8mmol/L（11 ～ 43mg/dl），尿尿素参考区间为 250 ～ 570mmol/24h（15 ～ 34g/24h）。

临床意义：在蛋白质摄入及体内分解代谢较恒定的状态下 Sur 浓度取决于从肾排出的速度。因此，在一定程度上尿素能反映 GFR 功能，但只在有效肾单位 50% 以上受损时 Sur 才开始上升。在肾功能不全代偿期 Ccr 开始下降，但 Scr 和 Sur 尚无明显变化，到肾功能失代偿阶段这两项指标开始明显增高。Scr 的升高除肾本身因素外，还有肾外因素，如肾后梗阻因素，蛋白分解亢进等因素。高蛋白饮食后，可以生理性增高。妊娠期可生理性减低。

（4）尿酸的测定：**在人体内，嘌呤核苷酸分解生成嘌呤核苷及嘌呤后，经水解脱氨和氧化，最后生成尿酸**。测定方法为**酶耦联测定法**。参考区间，男性 180 ～ 440mmol/L，女性 120 ～ 320mmol/L。尿酸（UA）水平升高可见于以下几种情况。①UA 主要用作痛风的诊断指标。痛风是嘌呤代谢失调所致，血清 UA 可明显升高；②GFR 减退时血清 UA 上升，但因其肾外影响因素较多，血中浓度变化不一定与肾损伤程度平行；③核酸代谢亢进可引起内源性 UA 生成增加，血清 UA 上升。见于白血病、多发性骨髓瘤、真性红细胞增多症等；④高血压、子痫等肾血流量减少的病变，因 UA 排泄减少而使血清 UA 升高，但此时 Sur 常无变化；血清 UA 减低见于 Wilson 病（肝豆状核变性）、Fanconi 综合征、严重贫血等。

2. 各试验的灵敏性、特异性、测定方法及评价　肾小球滤过率可作为衡量肾功能的重要标志，临床上主要以某些物质的肾清除率来表示，主要有菊粉清除率、内生肌酐清除率（Ccr）。菊粉清除率为评价肾小球滤过率的金标准，但因操作复杂，主要用于科研；内生肌酐清除率估计肾小球滤过率虽不如菊粉清除率准确，但由于其测定方法较简单，不良反应小，临床较为常用。

三、肾小管功能检查及其临床意义

肾小管具有分泌、重吸收、浓缩、稀释等多种功能，比肾小球功能更复杂。其功能试验有肾浓缩稀释试验、尿渗量测定、渗透溶质清除率测定、自由水清除率测定，都属远端肾单位功能试验。

1. 近端肾小管功能检查　迄今为止尚没有一个令人满意的近端肾小管功能的试验。既往应用酚红排泄率作为判断近端小管排泄功能的粗略指标，但该试验由于方法学不灵敏，目前多数医院已经淘汰。

2. 肾浓缩稀释试验　远端肾单位对水的调节功能主要通过尿液的浓缩和稀释作用来实现，其机制十分复杂，但主要决定于两个环节：一是髓襻的逆流倍增机制和直小血管的逆流扩散作用；二是远曲小管和集合管的效应器对 ADH 的反应能力。当髓襻、远端小管、集合管和直小管受损时会导致尿液浓缩、稀释功能的紊乱。测定这一功能的就是浓缩稀释试验。参考区间：24 小时尿量为 1000 ~ 2000ml，昼夜尿量之比 ≥ 2：1，夜间尿比重（SG）> 1.020。肾浓缩功能减退时，尿浓缩试验异常为肾小管功能开始受损的最早期表现，尿稀释试验异常见于肾小球病变或肾血流量减少，在肾炎少尿、水肿时尤为显著，多见于慢性肾小球肾炎及慢性肾盂肾炎晚期、高血压肾病失代偿期。

3. 尿渗量与血浆渗量　**渗量代表溶液中一种或多种溶质的质点数量，而与质点的种类、大小、电荷无关。**

渗量测定目前普遍采用冰点下降法。参考区间：尿渗量（Uosm）600 ~ 1000mOsm/（kg·H_2O），平均 800mOsm/（kg·H_2O），血浆渗量（Posm）275 ~ 305mOsm/（kg·H_2O），平均 300mOsm/（kg·H_2O），Uosm/Posm 为（3 ~ 4）：1。等渗尿指 Uosm 为 300mOsm/（kg·H_2O）时，此时与 Posm 相近；低渗尿指 Uosm < 200mOsm/（kg·H_2O），此时低于 Posm，提示浓缩功能严重受损。Uosm/Posm 直接反映重吸收后尿液中溶质的浓缩倍数，此值越高，说明尿浓缩倍数越大，提示远端肾单位对水的回吸收能力越强；此值减低，说明肾浓缩功能减退。

4. 自由水清除率　自由水即不含溶质的纯水。**自由水清除率**（CH₂O）指单位时间内从血浆清除到尿液中不含溶质的水量，反映肾清除机体不需要的水分的能力，比 Uosm 更精确地反映浓缩和稀释功能。CH₂O 正值表示肾稀释能力，负值代表肾浓缩能力。

四、早期肾损伤检查及其临床意义

肾代偿功能非常强大，早期肾损伤时正常的肾单位功能代偿性地增加，机体内环境无明显变化，而早期发现肾损伤对预后又有十分重要的意义。

1. 尿微量白蛋白及转铁蛋白　肾小球屏障功能障碍时，尿液中出现转铁蛋白、白蛋白、IgG、IgA、IgM、α_2- 巨球蛋白等中高分子量的蛋白质，称为肾小球性蛋白尿。

（1）**尿微量白蛋白（mAlb）**：指尿中白蛋白（Alb）排出量在 30 ~ 300mg/24h，即已超出正常上限（30mg/24h）但尚未达临床蛋白尿水平。肾病早期，尿常规检测蛋白质阴性时，mAlb 对诊断有重要意义，如糖尿病肾病、高血压性肾损伤、妊娠诱发高血压肾损伤的监测。

（2）**转铁蛋白（Tf）**：肾小球屏障功能障碍时尿中 Tf 排出增加，但尿中 Tf 比 Alb 浓度低，在糖尿病肾病的早期诊断和监测中 **mAlb 还是首选**。

2. 尿中有关酶学检查　正常尿液中含有的酶很少，尿中的酶可来源于血液、肾和泌尿道。各种肾病时，肾组织排出的酶量增加，尿中酶活性增强，可特异地反映肾实质损伤。临床意义：N- 乙酰 -β-D- 氨基葡萄糖苷酶（NAG）是肾活动性损伤和抗生素肾毒性反应的良好指标；**尿 NAG、β- 葡萄糖苷酶**（GRS）在诊断尿路感染时价值较高；肾移植排斥反应时，溶菌酶（LYS）、GRS、NAG 等均有不同程度增高。

3. 尿低分子量蛋白　当近曲小管上皮细胞受损时，对正常滤过的小分子蛋白质不能完全重吸收，在尿中出现分子质量低于 50kD 的低分子量蛋白（LMWP），称肾小管性蛋白尿。

（1）**α_1- 微球蛋白（α_1M）**：α_1M 由肝细胞和淋巴细胞产生，分子量为 26 000，是 LMWP 中的首选指标，肾小管吸收功能损伤时 α_1M 即增加。α_1M 与 mAlb 联合测定时如 mAlb 不增加或只有轻度增加，而 α_1M 明显增高，提示为肾小管损伤。连续测定 α_1M 用于糖尿病检测、肾移植早期排斥反应观察。

（2）**β_2- 微球蛋白（β_2M）**：β_2M 主要由淋巴细胞产生，在免疫应答中起重要作用。β_2M 分子量为 11 800，能通过肾小球滤过膜出现在原尿中，在近曲小管几近全部被重吸收，尿中生理浓度很低。β_2M 能灵敏、特异地反映近端小管损伤；肾前性增高可见于自身免疫病（如 SLE）、恶性肿瘤（如多发性骨髓瘤、慢性淋巴细胞白血病）。

（3）其他：纤维蛋白原降解产物、尿蛋白 -1、视黄醇结合蛋白、溶菌酶。

第十二单元　胰腺疾病的检查

【复习指南】胰腺外分泌功能常考，应作为重点复习。胰液消化酶种类和主要功能。胰腺疾病检查血液消化酶对于临床胰腺疾病诊断的意义。胰腺疾病的检查、方法学评价及其临床意义必考，应作为重点复习。其中，淀粉酶及同工酶测定的方法、胰脂肪酶、胰蛋白酶测定、胰腺功能试验、急性胰腺炎的实验室诊断是考试的重点，应熟练掌握。

一、胰腺的功能

胰腺是人体的第二大消化腺，是混合性分泌腺体。胰腺由外分泌腺体和内分泌腺体两部分组成，具有内分泌和外分泌两大功能。它的内分泌主要成分是胰岛素、胰高血糖素，其次是生长激素释放抑制激素、肠血管活性肽、胃泌素等。外分泌物总称胰液，内含碱性的碳酸氢盐和各种消化酶，消化酶有淀粉酶、脂肪酶和蛋白酶；蛋白酶包括胰蛋白酶、糜蛋白酶、弹性蛋白酶等。这些酶主要是消化、分解糖、脂肪和蛋白质类物质。其功能是中和胃酸，消化糖、蛋白质和脂肪。

二、胰腺疾病的实验室检查

正常时，胰液所分泌的酶几乎全部进入十二指肠，只有很少一部分进入血液循环。但血液中相应的酶则不仅来源于胰腺，也可能来源于其他组织。胰腺疾病可使这些酶进入血液循环，导致血液中酶活性升高，检查血液中此类酶活性对于胰腺疾病诊断具有重要意义。

1. 淀粉酶及同工酶

（1）胰淀粉酶：胰淀粉酶是人体水解糖类最重要的酶，是由胰腺分泌的一种水解酶，属于 α- 淀粉酶的一种。胰淀粉酶作用于 α-1,4- 糖苷键，水解可溶性淀粉、直链淀粉、糖原等。很多阴离子都有激活淀粉酶的作用，其中以 Cl⁻、Br⁻ 离子的激活作用最强。α- 淀粉酶广泛分布于动物（唾液、胰等）、植物（麦芽、山蓣菜）及微生物中，它以活性状态由胰腺排入消化道，又称淀粉内切酶。淀粉酶作用的最适 pH 为 6.7 ～ 7.0，能将食糜中的淀粉和糖原消化为糊精、麦芽寡糖和麦芽糖，但不能消化纤维素。

血清淀粉酶和尿淀粉酶检测是胰腺疾病最常用的实验室诊断方法。血液中的淀粉酶主要来自胰腺、唾液腺，尿液中淀粉酶来自血液（胰淀粉酶可通过肾小球滤过）。因为尿淀粉酶水平波动较大，所以用**血清淀粉酶**检测更好。

淀粉酶是诊断急性胰腺炎的首选指标。急性胰腺炎发病后 2～12 小时血清淀粉酶活性开始升高，12～72 小时达峰值，3～4 天后恢复正常。如血清淀粉酶活性超过 500U 即有诊断意义。尿淀粉酶于发病后 12～24 小时开始升高，下降也比血清淀粉酶慢，在急性胰腺炎后期测尿淀粉酶更有价值。当怀疑急性胰腺炎时，应对患者血清和尿淀粉酶活性作连续动态观察。

慢性胰腺炎淀粉酶活性轻度升高或降低，并没有很大的诊断意义；胰腺癌早期淀粉酶活性可见升高；淀粉酶活性中度或轻度升高还可见于一些非胰腺疾病，如腮腺炎、急腹症（消化性溃疡穿孔、上腹术后、肠梗阻、胆道梗阻及急性胆囊炎等）、服用镇痛药、酒精中毒、肾功能不良及巨淀粉酶血症等。

（2）淀粉酶同工酶：血清淀粉酶由于来自不同的 2 种同工酶 S 型（唾液型）及 P 型（胰型），淀粉酶同工酶测定对鉴别胰腺疾病等有一定帮助。测定淀粉酶同工酶主要用于鉴别诊断胰腺疾病与其他组织疾病：P- 同工酶与胰腺疾病有关；S- 同工酶与涎腺或其他组织疾病有关。

2. **胰脂肪酶**　脂肪酶（LPS）又称甘油三酯酶或三酰甘油酯酰水解酶，属于羧基酯水解酶类，能够水解甘油三酯为甘油和脂肪酸。脂肪酶存在于含有脂肪的动物、植物和微生物（如真菌、细菌等）组织中，血清 LPS 主要来源于胰腺，少量来自胃肠黏膜，LPS 可由肾小球滤过，并被肾小管全部回吸收，所以尿液中测不到脂肪酶活性。正常人血浆中 LPS 含量极少，但在胰腺受损或病变时，血清 LPS 显著升高。脂肪酶可被 Ca^{2+}、胆汁酸、巯基化合物等激活，而被重金属、丝氨酸抑制。

血清脂肪酶活性测定可用于胰腺疾病诊断。急性胰腺炎时，发病后 4～8 小时血清脂肪酶活性升高，24 小时达峰值，至 48～72 小时可恢复正常，但随后又可以持续升高 7～14 天。脂肪酶活性多与淀粉酶并行升高，但血液 LPS 在急性胰腺炎时活性升高时间早，上升幅度大，持续时间长，故其诊断价值优于 AMY。

腮腺炎未累及胰腺时，LPS 通常在正常范围。酗酒、酒精性胰腺炎、慢性胰腺炎、胰腺癌以及肝胆疾病等血液中的 LPS 可有不同程度的升高。血清脂肪酶升高还可见于总胆管结石、急腹症、慢性肾病等。腮腺炎和巨淀粉酶血症血清脂肪酶活性不升高，可用于与急性胰腺炎的鉴别诊断。

3. **胰蛋白酶**　胰蛋白酶是胰腺分泌中的重要消化酶之一，由胰蛋白酶原活化而来。人体有两种形式的胰蛋白酶原，胰蛋白酶原 I 与胰蛋白酶原 II，受肠激酶或胰蛋白酶的限制分解成为活化胰蛋白酶。胰蛋白酶是特异性最强的蛋白酶，不仅起消化酶的作用，而且还能限制分解糜蛋白酶原、羧肽酶原、磷脂酶原等其他酶的前体，起活化作用。肠液中的肠肽酶可以激活胰蛋白酶，胰蛋白酶本身及组织液亦可使其激活，也可以被 Ca^{2+}、Mg^{2+} 等激活。

尿胰蛋白酶由于分子量比较小，所以很容易由肾小球滤出，但是肾小管对两者的回收却不同，对胰蛋白酶原 II 的回收低于胰蛋白酶原 I，因此，尿中前者的浓度较大。在急性胰腺炎时尿中胰蛋白酶原 II 浓度明显升高。

当发生急性胰腺炎时，血清胰蛋白酶和淀粉酶平行升高，其峰值可达参考区间上限的 2～400 倍，两种胰蛋白酶的分布和急性胰腺炎的类型和严重程度有关。

4. 胰腺外分泌功能试验　见表 3-12。

表 3-12　胰腺外分泌功能试验

试验名称	方法	优点	缺点	意义
胰泌素试验	注射胰泌素后，测胰分泌量及 HCO_3^- 浓度	能对胰外分泌功能进行敏感和特异性测定	十二指肠插管和静脉给予激素，难普遍进行	能对轻、中、重度胰外分泌功能紊乱进行测定
Lundh 餐试验	试验餐后测十二指肠液中胰蛋白酶浓度	无需静脉给予激素	需十二指肠插管；需消化道结构正常、小肠黏膜正常；难广泛推广	直接试验不能做时用本法；可测中、重度胰外分泌功能失常
粪便脂肪试验	经口摄入脂肪餐，然后测粪便中脂肪残量	能进行定量检测	需对脂肪用餐和粪便脂肪进行测定	测定脂肪球
NBT-PABA	随餐摄 NBT-PABA，然后测定 PABA 吸收量	不能检测轻、中度功能失常；小肠黏膜疾病时可致结果异常	为胰外分泌功能严重失常提供了一种简单的检测方法	测定重度胰外分泌功能失常

三、胰腺炎的实验诊断

1. **急性胰腺炎**　急性胰腺炎是指多种病因引起的胰酶激活，继以胰腺局部炎症反应为主要特征，伴或不伴有其他器官功能改变的疾病。

（1）淀粉酶：急性胰腺炎发病 8～12 小时血清淀粉酶可为参考值上限的 5～10 倍，12～24 小时达参考值上限的 20 倍，2～5 天后下降至正常。尿淀粉酶在发病后 12～24 小时开始升高，当血清淀粉酶恢复正常后，尿淀粉酶可持续升高 5～7 天，故在急性胰腺炎的后期测尿淀粉酶更有价值。

（2）脂肪酶：当血清淀粉酶活性已经下降至正常，或其他原因引起血清淀粉酶活性增高，血清脂肪酶活性测定有互补作用。

（3）其他项目：包括血糖、血气分析、血钙、CRP 等。暂时性血糖升高（＞10mmol/L）反映胰腺坏死，预示预后严重。患者多有轻重不等的脱水，呕吐频繁可有代谢性碱中毒。重症者脱水明显并出现代谢性酸中毒，伴血钾、血镁和血钙下降，血钙低于 1.75mmol/L 时将出现手足搐搦，可见于出血坏死性胰腺炎。发病 72 小时后 CRP＞150mg/L 提示胰腺组织坏死。

2. **慢性胰腺炎**　慢性胰腺炎是由于各种因素造成的胰腺组织和功能的持续性、永久性损害。胰腺出现不同程度的腺泡萎缩，胰管变形、纤维化及钙化，并出现不同程度的胰腺外分泌和内分泌功能障碍。

（1）苯甲酰－酪氨酰－对氨基苯甲酸（BT-PABA）试验：测定胰腺外分泌功能。

（2）Lundh 餐试验：胰蛋白酶活性低于 22.69U/（h·kg）。

（3）粪便中脂肪球检测：粪便经苏丹Ⅲ染色后，镜下可见大量脂肪球，当高倍视野下脂肪球超过 100 个，可考虑脂肪吸收不良的诊断。

（4）胰腺内分泌功能测定：可导致继发性糖尿病。表现为空腹血糖多次＞7.2mmol/L，或餐后 2 小时血糖＞ 11.1mmol/L 及口服葡萄糖耐量（OGTT）曲线异常。

第十三单元　内分泌疾病的检查

【复习指南】①甲状腺内分泌功能紊乱的检查必考，应作为重点复习，其中，甲状腺激素的代谢及调节、甲状腺激素测定的意义及临床诊断是考试的重点，应熟练掌握。甲状腺激素的功能紊乱及临床生化改变应熟悉。②肾上腺内分泌功能紊乱的检查必考，应作为重点复习，其中，肾上腺髓质激素的代谢与调节、肾上腺皮质激素的代谢与调节是考试的重点，应熟练掌握；肾上腺功能紊乱及临床生化改变、ACTH 和皮质醇分泌有昼夜节律、肾上腺髓质嗜铬细胞瘤及生化诊断、糖皮质激素代谢物测定的临床意义等应熟悉。③考下丘脑 - 垂体内分泌功能紊乱的检查频次较低，其中，生长激素测定的临床意义应熟悉。④性腺内分泌功能紊乱的检查必考，应作为重点复习，其中，性激素的功能及其分泌调节、性激素分泌功能紊乱与临床生化改变、性激素测定的临床意义、相关疾病的实验诊断选择是考试的重点，应熟练掌握。

内分泌是指机体某些腺体或散在的特定细胞，能合成并释放具有高效能生物活性的物质，这些物质随血液循环运送到身体其他部位的靶器官、靶细胞，传递细胞间信息，调节这些器官或细胞的代谢和功能，维持内环境的稳定。由于这些分泌的物质释放入血液不是经过固定管道，不同于通过管道由腺体分泌的外分泌，因此称为内分泌。这类具有高效调节功能的生物活性物质称为激素。

有关内分泌疾病的临床生化诊断方法有以下三类：①对某些内分泌腺特有的，或其分泌的激素所调节的生理、生化过程的检验；②直接测定体液或血液中某些激素或其代谢产物的水平；③动态功能试验。这三类方法中，以第二类方法应用最广。

一、甲状腺内分泌功能紊乱的检查

1. 甲状腺激素的代谢及调节　甲状腺激素由甲状腺腺泡合并分泌，包括**三碘甲状腺原氨酸**（T_3）和**甲状腺素**（T_4）。甲状腺激素的合成与分泌主要受下丘脑 – 垂体 – 甲状腺轴的调节。血浆中超过99%的 T_3、T_4 都与血浆蛋白结合（主要与**甲状腺素结合球蛋白**结合，还可以与白蛋白、前白蛋白结合），只有少数的 T_3 和 T_4 是以游离形式存在的。结合型的激素不发挥生理功能，只有游离的 T_3 和 T_4 才能进入靶细胞发挥作用，游离的 T_3（占 T_3 总量 0.1%～0.3%）比例较 T_4（占 T_4 总量 0.02%～0.05%）高，是 T_3 比 T_4 作用强的因素之一。甲状腺激素的合成与分泌受下丘脑 – 腺垂体 – 甲状腺轴调节。

2. 甲状腺激素的功能紊乱及临床生化改变

（1）甲状腺功能亢进：简称甲亢，是由各种原因导致甲状腺激素功能异常升高而引起的临床综合征，以毒性弥漫性甲状腺肿伴甲亢（Graves 病）最为常见。甲亢患者血浆中 TT_3、TT_4 升高，FT_3、FT_4 升高。

（2）甲状腺功能减退：简称甲减，是由于各种原因引起**甲状腺激素合成**、分泌不足或甲状腺激素功能异常低下所致的内分泌疾病。以直接影响甲状腺合成和分泌 T_4、T_3 减少所致的原发性甲减最常见（如甲状腺切除、抗甲亢药治疗、缺碘等）。甲减患者血清 TT_3、TT_4 降低，FT_3、FT_4 降低。

3. 甲状腺激素测定的意义及临床诊断

（1）血清总三碘甲状腺原氨酸（TT_3）：TT_3 和 TT_4 是判定甲状腺功能最基本的筛查试验。血清中 99.5% 以上的 T_3 与甲状腺激素结合球蛋白（TBG）结合，因此 TT_3 测定受到 TBG 含量的影响。但在甲亢早期与复发早期 TT_3 一般上升很快，TT_4 则上升缓慢，因此 TT_3 是早期 Graves 病疗效观察及停药后复发的敏感指标。

（2）血清总甲状腺素（TT_4）：血清中 99.95% 以上的 T_4 与蛋白结合，其中 80%～90% 与甲状腺激素结合球蛋白（TBG）结合，故 TT_4 受 TBG 量的影响，TT_4 浓度的变化常与 TT_3 平行。

（3）游离三碘甲状腺原氨酸（FT_3）和血清游离甲状腺素（FT_4）：FT_3、FT_4 不受 TBG 影响，直接反映甲状腺功能状态。FT_3、FT_4 升高主要见于甲亢，降低可见于甲减、垂体功能减退及严重的全身性疾病等。

4. 促甲状腺激素测定的意义及临床诊断　促甲状腺激素（TSH）为垂体前叶细胞合成和分泌的糖蛋白激素，由 α 和 β 两个亚基组成，β 亚基为其功能亚基。TSH 分泌受下丘脑促甲状腺激素（TRH）的影响，不受 TBG 浓度影响，也较少受影响 T_3、T_4 的非甲状腺疾病的干扰。血中甲状腺激素水平的变化，可负反馈地导致血清 TSH 水平出现指数级别的显著改变。因此，血清 TSH 是比甲状腺激素更为敏感地反映甲状腺功能紊乱的指标。TSH 增高见于原发性甲减（同时检测到甲状腺激素含量降低即可确诊）、异位 TSH 综合征（同时伴有甲状腺激素含量升高）、TSH 分泌肿瘤、甲状腺激素抵抗综合征（TSH 和甲状腺激素含量均升高而患者表现为甲减）、应用多巴胺拮抗药和含碘药物等。TSH 降低可见于甲亢（同时伴有甲状腺激素含量升高）、亚临床甲亢、肢端肥大症、PRL 瘤、Cushing 病、过量应用糖皮质醇和抗甲状腺药物。在甲状腺功能改变时 TSH 的变化较 T_3、T_4 更迅速、更显著，所以血清中 TSH 是反映下丘脑-垂体-甲状腺轴功能的敏感试验，尤其是对亚临床甲亢和亚临床甲减的诊断有重要意义。目前联合进行 FT_3、FT_4、TT_3、TT_4 和 TSH 测定，是评估甲状腺功能的首选方案。

二、肾上腺内分泌功能紊乱的检查

1. 肾上腺髓质激素的代谢与调节　肾上腺髓质合成并释放肾上腺素（E）、去甲肾上腺素（NE）、多巴胺（DA），三者均为儿茶酚胺类激素。肾上腺素作用广泛，主要作用于循环系统，使血压升高，增加心脏排血量，也作用于肝和肌肉以促进分泌，作用于脂肪组织促进分解。血液中的儿茶酚胺含量极少而且性质不稳定，目前尚无可靠方法测定。尿香草扁桃酸（VMA）是儿茶酚胺的终末代谢物，体内肾上腺素、去甲肾上腺素的代谢产物有 60% 是 VMA，其化学性质较儿茶酚胺稳定，并且大部分 VMA 由尿排出，故检测尿液中的 VMA 可以更好地了解肾上腺髓质的分泌功能。由于 VMA 的分泌有昼夜波动，建议收集 24 小时尿液混合送检。尿液 VMA 和尿游离儿茶酚胺类物质明显升高，有助于嗜铬细胞瘤的诊断。

2. 肾上腺皮质激素的代谢与调节　肾上腺皮质由外向内可分为 3 带：球状带、束状带和网状带。球状带主要分泌盐皮质激素，主要为醛固酮；束状带分泌糖皮质激素，主要是皮质醇及少量的皮质酮；网状带分泌雄激素和少量雌激素。这三类激素及性腺合成的性激素前体均为类固醇激素。糖皮质激素主要通过下丘脑-垂体-内分泌腺轴来调节分泌。下丘脑促肾上腺皮质激素释放素（CRH）刺激垂体促肾上腺皮质激素（ACTH）释放，ACTH 刺激肾上腺皮质合成，释放皮质醇。由于 ACTH 分泌有昼夜节律，皮质醇受其调节，因此也呈昼夜节律分泌，清晨最高，午夜最低几乎为零。释放入血液中的糖皮质激素主要为皮质醇，其代谢主要在肝细胞中进行，由尿中排出。

3. 肾上腺功能紊乱及临床生化改变　肾上腺皮质功能紊乱主要包括以下 3 种。

（1）库欣综合征（Cushing 综合征）：各种原因引起的慢性糖皮质激素（GC）分泌异常增多产生的综合征。尿 17-OHCS、尿 17-KS、血皮质醇均升高，ACTH 及皮质醇均升高，提示为下丘脑、垂体病变（库欣病）或异源性 ACTH 综合征所致的肾上腺皮质功能亢进；皮质醇升高而 ACTH 降低，应考虑为原发性肾上腺皮质功能亢进。

（2）肾上腺皮质功能减退：各种原因导致的肾上腺皮质分泌 GC 持续不足产生的综合征。原发性肾上腺皮质功能减退又称 Addison 病，尿 17-OHCS、尿 17-KS、血皮质醇均降低而 ACTH 升高；继发性肾上腺皮质功能减退，皮质醇和 ACTH 均降低。

（3）先天性肾上腺皮质增生：由于肾上腺皮质激素合成中某些酶先天性缺陷，肾上腺皮质激素合成受阻或分泌不足，反馈性促进 CRH 及 ACTH 释放，后者刺激肾上腺皮质弥漫性增生。

4. 糖皮质激素代谢物测定的临床意义

（1）24 小时尿 17- 羟皮质类固醇（17-OHCS）：主要为肾上腺皮质分泌的糖皮质激素，是皮质醇、皮质酮、17- 羟基孕酮、11- 脱氧皮质醇等代谢物的总称。尿 17-OHCS 有 80% 来自皮质醇途径，17-OHCS 浓度可反映血中皮质醇的含量。肾上腺皮质功能亢进、肾上腺皮质束状带肿瘤时升高，肾上腺皮质功能减退症、腺垂体功能减退症时 17-OHCS 降低。

（2）24 小时尿 17- 酮类固醇（17-KS）：尿内源性 17-KS 在男性约 2/3 来自肾上腺皮质，1/3 来自睾丸，女性则几乎全部来自肾上腺皮质。由于其检测特异性较低，目前已很少单独应用。

（3）血皮质醇及 24 小时尿游离皮质醇：血皮质醇浓度直接反映肾上腺糖皮质激素分泌情况，而尿游离皮质醇量和血浆中真正具活性的游离皮质醇浓度呈正相关。这两个试验是检查肾上腺皮质功能紊乱的首选项目。肾上腺皮质功能亢进者，血皮质醇水平异常，午夜水平升高，昼夜节律消失。

（4）血浆促肾上腺皮质激素（ACTH）：可用于垂体瘤或异位 ACTH 综合征导致的 Cushing 病与肾上腺皮质的病因检查。Addison 病、先天性肾上腺增生症、异位 ACTH 综合征和异位 CRH 肿瘤可引起 ACTH 增高。良性或恶性的肾上腺皮质肿瘤，双肾上腺结节性增生或小结节性发育不良，继发于下丘脑 - 垂体病变引起 ACTH 不足所致的肾上腺功能减退可使 ACTH 降低。

三、下丘脑 - 垂体内分泌功能紊乱的检查

下丘脑可分泌不同的多肽类调节激素用以调节垂体各种激素释放。下丘脑 - 腺垂体激素主要受靶腺体在各种促激素作用下分泌激素的反馈来调节，其中甲状腺激素的长反馈主要作用于腺垂体，而其他外周激素的长反馈主要作用于下丘脑。下丘脑激素或腺垂体激素，还可超短反馈地影响下丘脑或垂体对其自身的合成释放。

1. 生长激素功能紊乱　生长激素（GH）是一种由垂体前叶特殊细胞分泌的多肽类激素。生长激素的促生长作用必须通过生长调节素（SM）的介导。生长激素功能紊乱包括：①生长激素缺乏症，又称垂体性侏儒症，是由于下丘脑 - 垂体 -GH-SM 中任一过程受损导致儿童及青少年生长发育期 GH 分泌不足或功能障碍，所引起生长的发育障碍，表现为发育迟缓、

身材矮小，但智力发育一般正常，这可以鉴别诊断于呆小症。②生长激素分泌过多，导致**巨人症及肢端肥大症**。生长发育期起病为巨人症，成人期起病则为肢端肥大症。

2. 生长激素测定的临床意义　生长激素测定的临床意义包括：①巨人症及肢端肥大症血浆生长激素远超出正常水平；②GH 分泌抑制试验：对于多次测定基础 GH 值远 > 10μg/L 的疑为巨人症或肢端肥大症者，可考虑进一步做高血糖抑制 GH 释放试验，也可根据药物刺激和运动刺激进行 GH 释放的兴奋试验，试验结果需结合临床症状；③由于 SM-C（生长调节素 -C）的血浆浓度不随 GH 分泌的波动而变化，水平比较稳定，以免疫化学法检测单次血浆 SM-C 浓度，作为判断 GH 功能的筛选方法。任何 GH 缺乏症血浆 SM-C 浓度均下降；巨人症及肢端肥大症则明显升高。恶病质、严重肝病等 SM-C 浓度也可降低。

四、性腺内分泌功能紊乱的检查

性激素包括雄性激素、雌激素和孕激素三类，后二者合称雌性激素。雄性激素主要为睾酮及少量的脱氢异雄酮和雄烯三酮。雌激素则主要为雌二醇及少量雌酮、雌三醇。性激素是类固醇激素，血浆中的性激素 90% 以上都和血浆蛋白形成可逆结合，在肝代谢中，由胆汁和尿液排泄。

1. 雄性激素的生理功能　①促进蛋白质合成，促进肌肉生长；②促进肾合成红细胞生成素，刺激骨髓中红细胞的增生；③刺激胚胎期及出生后男性内、外生殖器的分化、成熟，以及第二性征发育；④在性成熟期前，促使长骨骨基质生长和钙的保留；⑤性成熟后可导致骨骺关闭，使生长停止。此外还与性欲有关。

2. 雌激素的生理功能　①协同卵泡刺激素（FSH）促进卵泡发育；②通过对下丘脑和垂体的正负反馈调节，控制促性腺激素的分泌；③促进女性内、外生殖器的分化、成熟及第二性征发育，并和孕激素协同配合形成月经周期；④促使阴道上皮细胞增生、角化、黏膜变厚，并能增加细胞内糖原储存量，使阴道维持酸性环境；⑤促进肝高密度脂蛋白合成，抑制低密度脂蛋白合成，降低循环中胆固醇水平，维持和促进骨基质代谢。

3. 孕激素的生理功能　①与雌激素协同作用于子宫内膜，形成月经周期；②雌激素刺激乳腺管增生之后，孕激素促使乳腺小泡的发育；③通过丘脑下部抑制垂体促性腺激素的分泌；④促使体内钠和水的排出。孕激素水平的周期性变化受下丘脑 - 垂体 - 卵巢内分泌轴调节。

4. 性激素分泌功能紊乱及临床生化改变

（1）性发育异常：是各种原因所致出生后性腺、第二性征及性功能发育异常的统称，包括性早熟、青春期迟缓和性幼稚症。真性性早熟是由于各种原因导致下丘脑 - 腺垂体 - 性腺轴对性发育的促进提前，脉冲式大量释放 GnRH 而致的特发性性早熟最多见。假性性早熟是不依赖于下丘脑 - 腺垂体 - 性腺调节释放的促性腺激素或性激素所致，多为睾丸、卵巢或肾上腺肿瘤"自主性"大量分泌性激素，或其他肿瘤组织产生的异源性 LH、FSH 所致。也有医源性者，因食用含性激素的保健品或饮料而致者。性早熟者，血中性激素水平均远超出同龄、同性别的正常值，达到甚至高出青春期或成人水平。青春期延迟指已进入青春期年龄仍无性发育者。一般规定为男性到 18 岁，女性到 17 岁以后才出现性发育者。除性激素水平低下外，尚可出现促性腺激素 LH、FSH 水平亦低下。有时可仅表现为原因不明的单纯 LH 降低而 FSH 正常，或 FSH 降低而 LH 正常。可以利用性腺分泌功能的动态试验如 GnRH 兴奋试验帮助鉴别。性幼稚症按病因可分为由性腺的各种先天发育异常、遗传缺陷及后天病损所致的原发性性腺功能低下，以及由各种下丘脑或腺垂体疾病、损伤所致的继发性性腺功能不足。性幼稚症诊断，根据临床所见不难作出，但还应通过检测性激素和促性腺激素血清水平作为筛选试验，必要时配合动态功能试验，进一步确定病变部位。

（2）性激素合成酶缺陷：C-17,20 裂链酶缺陷、17-β 羟类固醇脱氢酶、5α- 还原酶缺陷等可引起性功能紊乱。

（3）青春期后性功能减退症：青春期后性功能减退症指男性性成熟后，因各种原因致雄性激素分泌不足产生的症状。可因靶组织中不能产生雄激素受体激动效应（雄激素抗药综合征）所致。继发性闭经指生育期女性已有规则月经者，出现月经持续停止 6 个月以上者。应检测血清雌激素、孕激素及 LH、FSH 水平。

5. 性激素测定的意义及临床诊断　性激素的分泌存在日内和日间的变化，尤其女性在青春期时变化更大，因此在检测性激素时应了解月经周期中每天的变化，女性激素在月经期第 2 ～ 5 天检测为基础值。由于性激素分泌存在变化周期，所以需要连续动态观察或做动态功能试验，不能以一次检查结果做出判断。

（1）睾酮：睾酮是男性体内主要和唯一的具有临床意义的雄性激素。睾酮在睾丸及其他靶组织中存在的 **5α- 还原酶**作用下，可生成 **5α- 二氢睾酮**，其与受体亲和力比睾酮还强，被认为是睾酮的活性形式，在胚胎期及出生后男性生殖器分化、形成和发育上有重要作用。青年男性的睾酮分泌有昼夜节律，随着年龄的增大，分泌节律消失。测定<u>早晨的睾酮水平</u>可以对男性睾酮水平下降的程度做最好评价。

（2）黄体生成素：又称促黄体素 (LH)，血清 LH 与 FSH 联合检测对于女性主要用于鉴别原发性（卵巢性）闭经（LH 升高）和继发性（垂体性）闭经（LH 降低）。血清 LH 增高见于多囊卵巢综合征、Turner 综合征、原发性性腺功能低下、卵巢功能早衰、卵巢切除后以及更年期综合征或绝经期妇女。LH 下降见于长期服用避孕药、使用激素替代治疗后。月经周期 LH 的释放高峰与卵巢排卵有着密切关系，可以判断受孕时间。

（3）卵泡刺激素（FSH）：FSH 是垂体前叶分泌的一种糖蛋白激素，对男性主要作用于睾丸曲细精管上皮细胞，促进精子生成。对女性主要作用于卵巢的卵泡，促进卵泡的生成及成熟，与促黄体生成素协同促进排卵。增高见于睾丸精原细胞瘤、Klinefelter 综合征、Tumer 综合征、原发性闭经、肾上腺皮质激素治疗后、原发性性腺功能减退、早期垂体前叶功能亢进症等。减低见于雌激素治疗、孕酮治疗、继发性性腺功能减退及晚期垂体功能减退等。

（4）雌二醇（E_2）：E_2 是雌激素中最主要、活性最强的激素，在成年女性随月经周期呈周期性变化。E_2 主要来自发育卵泡或黄体，是卵巢在促卵泡激素 (FSH) 和黄体生成素 (LH) 的双重作用下，由卵泡膜细胞和颗粒细胞共同合成。男性 E_2 主要由睾丸间质细胞合成分泌，E_2 在肝灭活后转变为雌酮 (E_1) 和雌三醇 (E_3)。E_2 的主要生理作用为促使女性生殖器官和第二性征的发育，调节下丘脑和垂体的功能，促进骨骼的生长，并可影响机体脂蛋白及水、盐代谢。E_2 是评价卵巢功能的重要激素指标，在成年女性月经周期中呈现周期性变化，在更年期逐渐下降，绝经后下降则更为明显。垂体瘤、畸胎瘤、睾丸间质细胞瘤等疾病可引起 E_2 分泌增多，导致男性乳房发育。肝硬化、多胎妊娠、男性系统性红斑狼疮 (SLE) 等可出现血清 E_2 水平增高。卵巢发育不全、先天性肾上腺皮质增生症、葡萄胎等均可出现血清 E_2 水平降低。卵

巢早衰患者 E_2 水平明显降低。

（5）孕酮（P）：孕酮又称为黄体酮，是由卵巢黄体、肾上腺和妊娠时的胎盘产生的主要孕激素。成年未怀孕妇女的孕酮主要作用是与雌激素配合，参与维持正常月经周期的功能活动；妊娠期间孕酮主要由胎盘产生，其含量随孕周而增加。孕酮在雌激素作用的基础上，保持受精卵在宫内着床并维持妊娠顺利进行。孕酮的测定主要用于确定排卵、孕激素治疗监测和早期妊娠状况评价。血中孕酮升高见于妇女在排卵的 −1、0、+1 天，孕酮含量成倍增加；正常妊娠、双胎和多胎妊娠时，孕酮合成量明显增加；妊娠毒血症、先兆子痫、葡萄胎及原发性高血压时。血中孕酮含量降低见于先兆流产、宫外孕、早产、闭经、不孕症、黄体功能不全、卵巢黄体发育不全时，肾上腺、甲状腺功能严重失调也可影响卵巢功能，使排卵发生障碍，孕酮含量也会相应降低。

（6）泌乳素：泌乳素也叫催乳素（PRL），是由脑垂体所分泌的一种多肽激素。泌乳素的分泌呈脉冲式，一天之中就有很大的变化。睡眠 1 小时内泌乳素分泌迅速提高，之后在睡眠中分泌量维持在较高的水平，醒后则开始下降，清晨 3、4 点钟时血清的泌乳素分泌浓度是中午的 1 倍。妇女在怀孕后期及哺乳期，泌乳素分泌旺盛，以促进乳腺发育与泌乳。排卵功能障碍和黄体功能不足表现为：以月经稀少和闭经、不孕为多见，与此相关的尚有习惯性流产、性欲减退、多毛、痤疮等。妇科检查可见阴道黏膜干燥，分泌物减少等雌激素缺乏症状。泌乳素水平升高可引起泌乳、原因不明的不育症、无排卵伴闭经，严重者重度雌激素降低，也可出现视觉障碍、神经系统疾病。高泌乳素血症是导致女性不孕的常见原因脑出血等。

第十四单元　临床化学常用分析技术

【复习指南】①临床化学常用分析方法常考，应熟悉，其中，光谱分析、电泳技术、层析技术和电化学分析技术的基本原理及应用是考试的重点，应熟练掌握。②酶和代谢物分析技术常考，应熟悉，其中，应熟悉酶质量分析技术、酶活性测定方法、代谢物测定中常用的指示反应特点。③临床化学方法的建立常考，应熟悉，其中，方法建立的根据和过程、临床化学方法的评价、临床化学方法建立后的临床观察应熟悉。

一、临床化学常用分析方法

1. 光谱分析的基本原理及应用　光谱分析技术是指利用各种化学物质所具有的**发射**、吸收或散射光谱谱系的特征，来确定其性质、结构或含量的技术。

光谱分析技术包括**发射光谱分析**（包括荧光分析法和火焰光度法）、**吸收光谱分析**（包括可见及紫外分光光度法、原子吸收分光光度法）和**散射光谱分析**（比浊法），其中可见及紫外分光光度法及比浊法是生化分析仪中最常用的分析方法。

荧光分析法可用于糖类、胺类、甾族化合物、DNA 与 RNA、酶与辅酶、维生素及无机离子等物质的测定。免疫比浊法可用于免疫球蛋白、载脂蛋白、胱抑素 C（CYSC）和补体等物质的快速测定。

2. 电泳技术的基本原理和应用　在直流电场中，带电粒子向带符号相反的电极移动的现象称为**电泳**（表 3–13）。

表 3-13 常用的电泳分析方法

分类	概念	特点	应用
醋酸纤维素薄膜电泳	醋酸纤维素是指纤维素的羟基乙酰化形成的纤维素醋酸酯，由该物质形成的薄膜称为醋酸纤维素薄膜	分离速度快、样品用量小的特点	适合用于病理情况下微量异常蛋白质的检测
凝胶电泳	以淀粉胶、琼脂或琼脂糖凝胶、聚丙烯酰胺凝胶等作为支持介质的区带电泳法称为凝胶电泳	主要包括聚丙烯酰胺凝胶电泳（PAGE）和琼脂糖凝胶电泳	聚丙烯酰胺凝胶电泳（PAGE）适用于分离蛋白质及较小分子核酸；琼脂糖凝胶电泳适用于分离同工酶及其亚型、大分子核酸等
等电聚焦电泳（IEF）	利用有 pH 梯度的介质分离等电点不同的蛋白质的电泳技术		适合于分离分子量相近而等电点不同的蛋白质组分
毛细管电泳	利用电泳和电渗流的电动力学原理，在空芯的微小内径的毛细管中进行混合物的高效分离技术		

3.离心技术的基本原理及应用 离心技术是根据一组物质的密度和在溶液中的沉降系数、浮力等不同，用不同离心力使其从溶液中分离、浓缩和纯化的方法（表 3-13 和表 3-14）。

表 3-14 离心技术的分类

分类		应用
按照用途分类	制备离心技术	主要用于物质的分离、纯化
	分析离心技术	主要用来分析样品的组成
按照方法学分类	普通离心法	分离细胞、细胞膜或细胞碎片，是临床检验最常用的一种检验技术
	差速离心法	通过低速与高速离心交替使用，也可采用逐渐增加离心速度的办法，用大小不同的离心力使具有不同沉降系数的分子分批分离的方法。适用于沉降系数的差别在一个到几十个数量级的混合样品的分离。可用于定性分离手段之前的粗制品提取，适合分离各种亚细胞器及粗提核酸和蛋白质
	密度梯度离心法	是一种带状分离法，包括速率区带离心法和等密度区带离心法。速率区带离心法一般是分离大小相异而密度相同的介质；等密度区带离心法可分离大小相似而密度差异较大的物质，可同时使样品中的各个组分得到分离
	分析性超速离心法	主要用于研究生物大分子的沉降特性和结构，包括测定生物大分子的分子量，估计样品的纯度和检测生物大分子构象的变化等

4.层析技术的基本原理及应用

（1）原理：利用不同物质理化性质的差异而建立的分离技术。所有的层析系统都由两个相组成，一个是**固定相**，另一个是**流动相**。当待分离的混合物随流动相通过固定相时，由于各组分的理化性质存在差异，与两相发生相互作用（吸附、溶解、结合等）的能力不同，在两相中的分配（含量比）不同，且随流动相向前移动，各组分不断地在两相中进行再分配。与固定相相互作用力越弱的组分，随流动相移动时所受的阻滞作用越小，向前移动的速度快，反之，与固定相相互作用力越强的组分，向前移动的速度越慢。分部收集流出液，可得到样品中所含的各单一组分，从而达到将各组分分离的目的。

（2）分类

①按照层析系统两相所处的状态分类（表3-15）。

表3-15 层析系统两相状态分类

固定相 流动相	液体	气体
液体	液-液层析法	气-液层析法
固体	液-固层析法	气-固层析法

②按照层析原理分类：吸附层析法、分配层析法、离子交换层析法、凝胶层析法和亲和层析法。

③按照操作形式不同分为柱层析法、薄层层析法、纸层析法和薄膜层析法。

（3）应用：①凝胶层析又称分子筛过滤、排阻层析。它的最大优点是层析所使用的固定相为多孔凝胶，属于惰性载体，不带电荷，吸附力弱，操作条件比较温和，不需要有机溶剂，可操作温度较广，对高分子物质有很好的分离效果。可用于脱盐、分离提纯、测定高分子物质的分子量、高分子溶液的浓缩等。②离子交换层析采用离子交换剂作为固定相，利用它与流动相的离子能进行可逆交换的性质来分离离子型化合物。可用于分离氨基酸、多肽及蛋白质，也可用于分离核酸、核苷酸及其他带电荷的生物分子。③高效液相层析用于分离蛋白质、核酸、氨基酸、生物碱、类固醇和类脂等物质。④亲和层析：亲和层析是利用具有特殊结构的亲和分子制成固定相，当待分离的化合物通过层析柱时，它的特异配体与固定相具有特异亲和力，造成该物质被吸附而滞留在层析柱中。那些没有与固定相结合的物质由于不被吸附，直接流出，改变洗脱条件可以将吸附的物质洗脱下来，达到分离提纯的目的。可用于纯化生物大分子、稀释液的浓缩、不稳定蛋白质的贮藏、分离核酸等。

5.电化学分析技术的基本原理及应用 **利用物质的电化学性质，测定化学电池的电位、电流或电量的变化进行分析的方法称为电化学分析法。电化学分析法包括电位法、电导法和电容量分析法等。**电位法是通过测定原电池电动势以求物质含量的分析方法；电导法是通过对电阻的测定以求物质含量的分析方法；电容量分析法是借助物理量的突变作为滴定分析终点的指示，以进一步测定物质含量的方法。用离子选择电极直接电位法或间接电位法测定离子浓度，是临床实验室最常用的检测方法，可用于检测各种体液中 Ca^{2+}、K^+、Na^+、Cl^-、F^- 和碳酸氢盐等离子。

二、酶和代谢物分析技术

1. 酶质量分析技术的原理及应用 可以利用电泳、色谱和免疫学等分析技术，直接测定酶（蛋白）质量。其中高效液相色谱、高效毛细管电泳、双相（二维）电泳、电喷雾 – 激光解析质谱等分析技术可用于酶蛋白量的分析。采用免疫电泳、Western Blot 等方法可对酶蛋白水平进行半定量分析。采用酶免疫方法可对酶蛋白水平进行定量分析。酶免疫学测定具有方便、准确、灵敏等优点，缺点是免疫学检测法的成本较高。

2. 酶活性测定的方法、原理、优缺点及应用 临床酶活性测定的方法常使用比色法，又根据反应原理可分为 4 种。①直接法，待测酶的酶促反应底物或产物有特征性的理化性质，通过特殊的仪器直接检测；②间接法，酶促反应底物和产物没有特征性的理化性质，通过另一个反应将底物或产物转化为有明显特征理化性质的另一个化合物进行检测；③化学法，在酶促反应终止后加入另一试剂与底物或产物反应，转化为有色化合物，用分光光度法检测；④酶耦联法，采用另一个或几个酶（辅助酶和指示酶）将测定酶的某一产物转化为新的产物，当其他酶的反应速度与待测酶反应速度达到平衡时，可以用指示酶的反应速度来代表待测酶的活性。

3. 工具酶及指示反应的概念 将反应某一产物耦联到另一个酶促反应中，把第一步反应称为辅助反应，所用工具酶叫**辅助酶**，耦联的反应称为**指示反应**，指示反应所用的工具酶叫**指示酶**。

4. 代谢物酶法测定的方法及特点 传统的代谢物酶法测定可分为终点法和酶动力学法。酶法分析特异性高，操作简便，在准确度、精密度、灵敏度、线性范围方面都优于传统的化学法。①终点法。又称**平衡法**，在酶促反应过程中，待测物浓度逐渐减少，相应产物逐渐增多，一定时间后，待测物全部转变为产物，反应趋于平衡，此时测定待测物或产物变化的总量即为终点法。②动力学法。根据米氏方程当待测物浓度远小于其 K_m 值时，反应呈一级反应，反应速度与待测物浓度成正比，而反应初速度很难准确测定，我们可以测定两个固定时间的吸光度差值，只要此期间待测物消耗 < 5%，就可以采用标准浓度对照法计算样本浓度，因此动力学法又称为**固定时间法**。终点法和动力学法对仪器的要求不同，终点法所需工具酶多，测定信号较大，故对仪器的电噪声和温控要求不严；而动力学法要求工具酶的 K_m 足够大，并且要求动态过程中测定吸光度的变化，故要求仪器的电噪声小，吸光度应准确读到 0.0001，且温度变化 < 0.1%。产物的堆积和样品色原对动力学法影响较小，而对终点法影响较大。乳糜或溶血标本对终点法测定影响较大，有时需设样本空白。

三、临床化学方法的建立

1. 根据评价 临床化学方法应从**实用性**和**可靠性**两方面进行。方法的建立要根据所用技术的原理和被测物质的物理化学性质来确定其方法建立的原理。实用性包括快速微量、费用低廉、应用安全、技术要求不高。可靠性包括精密度、准确度与方法的特异性、检测能力，即具有较高的精密度和准确度以及较大的检测能力。

2. 过程

（1）首先根据方法选择的要求广泛查阅文献，对目前已发表的各种方法进行比较与检验，确定哪些方法有充分的科学根据及真实的使用价值。

（2）其次确定合适的方法后，要对所选择方法的原理、性能指标及相应的条件等进行详细研究。初步选定的方法我们称为候选方法。

（3）最后进行初步试验，评价候选方法所有的性能指标，主要包括精密度、准确度、线性范围、干扰实验。

3. 评价　临床化学方法评价的内容是通过实验途径，测定并评价方法的精密度与准确度，精密度与准确度是以不精密度与不准确度来进行表示的，不论精密度还是准确度，强调的都是误差，评价实验的过程就是对误差的测定。方法评价实验包括：①精密度评价，精密度是指同一标本在同样条件下（同一个机器、同一批试剂与校准品，并且实验期间质控在控）多次测定结果的重复性。精密度以多次测定的标准差或变异系数（CV%）表示，即精密度是以不精密度来表示。精密度包括批内精密度、批间精密度。批内精密度采用同一样本重复测定 20 次结果进行计算；批间精密度采用适合浓度的混合样本分装 20 份（也可以采用质控品），每天测定一份重复一次，连续测定 20 天，收集结果，排除离群值，计算均值、标准差、变异系数。②准确度评价，准确度是指测定值与"真值的符合程度"。评价所给出的结果是否准确。③线性评价，判断对某一分析方法测得的浓度与设定的浓度之间的比例关系的范围。④干扰试验，干扰试验是通过类似回收试验进行分析的，是用来评价方法的测定结果是否受非分析物影响及影响程度。

4. 建立后的临床观察

（1）参考范围与医学决定水平的确定："参考范围"是指在规定人群中抽样进行测定，由此得到的均数及分布范围，作为它所代表人群的判断参考。

（2）医学决定水平和危急值：医学决定水平指对疾病诊断或治疗起关键作用的某一被测成分的浓度即阈值，同一检测指标可以有不同档级的医学决定水平。危急值是指一旦出现这种检测结果，患者处于危险状态，临床医生需要对患者立即采取有效的干预措施或治疗。

（3）临床病例观察：用于诊断的试验必须具备灵敏度与特异度两个基本特性，两者缺一不可。在诊断指标中以真阳性率（TP 率）对假阳性率（FP 率）做图，并将相对的点连接起来得到的曲线称为**受试者工作曲线**（ROC curve）。根据诊断试验的 ROC 曲线，选择合适的诊断阈值，比较两种不同诊断试验对诊断同种疾病的可靠性。

第十五单元　临床化学自动分析仪

【复习指南】临床化学自动分析仪偶考，近几年来考试的频率约 1 次。其中，自动分析仪的类型和原理及性能指标应用是考试的重点，应熟练掌握。

1. 类型　①按结构形式来分：**连续流动式（管道式）、离心式、分立式和干片式**。②按自动化程度可分为**全自动**和**半自动**，半自动生化分析仪是指在分析过程中的部分操作（如加样、保温、吸入比色杯、记录结果等步骤）需手工完成，而另一部分操作则可由仪器自动完成，其特点是体积小、结构简单、灵活性大。全自动分析仪是指把分析过程的加样、加试剂、混匀、孵育、比色、结果计算及输出、清洗等全部自动化完成，其特点是分析速度快、灵敏度和准确度高。③按同时可测定项目可分为**单通道**和**多通道**。单通道每次只能检测一个项目；多通道每次可同时测定多个项目。

2.工作原理

（1）连续流动式自动生化分析仪工作原理：在微电脑的控制下，通过比例泵将标本和试剂注入到连续的管道系统中，在一定的温度下，在管道内完成混合，去除干扰物，保温，比色测定，信号放大，运算处理，最后将结果显示并打印。检测分析是一个标本接一个标本在连续流动状态下进行的。

（2）离心式自动生化分析仪工作原理：将样品和试剂分别置于转盘相应的凹槽内，当离心机开动后，转盘内的试剂和样品受离心力的作用相互混合而发生反应，最后反应物流入转盘外圈的比色槽内，通过比色计进行检测。在整个分析过程中每一步骤几乎是同时完成的，又称为同步分析。

（3）分立式自动生化分析仪工作原理：按手工操作的方式编排程序，采用机械手臂按照有序的动作将各个样品与试剂加入反应杯中进行反应，仪器自动进行结果计算及输出，完成杯子清洗并进行下个循环反应。仪器操作过程中的各环节用传送带连接，按程序依次操作。

（4）干化学式自动生化分析仪工作原理：将分析试剂全部固化在多层复合膜上，加入少量待测标本，利用反射光度法进行定量分析的一类新型仪器。其特点是所需样本少、抗干扰能力强，但线性范围较湿化学窄。

3.分析方法　生化分析仪采用的分析方法包括终点法、连续监测法（速率法）、固定时间法（两点法）（表3-16）。

表3-16　生化分析仪采用的分析方法

类型	原理
终点法	指被测物质在反应过程中完全被转化或消耗掉，即达到反应的终点
连续监测法	监测整个反应过程，根据吸光度变化速率直接计算结果
固定时间法	测定一定时间内反应底物或产物变化量

4.优缺点　见表3-17。

表3-17　生化分析仪分析方法的优缺点

类型	优缺点
连续流动式生化分析仪	在测试过程中，每个样品间需要空气、空白试剂或缓冲液进行隔离，检测是在连续流动状态下完成的，检测效率低
离心式自动生化分析仪	样品量和试剂量微量级，分析速度快
分立式自动分析仪	结构简单、检测速度快，是国内最常用的生化分析仪
干化学式分析仪	所有干片为一次性，成本较高

5.性能评价　我们可以从表3-18中的指标对生化分析仪进行评价。

表 3-18　生化分析仪的评价

评价指标	内容
自动化程度	仪器能够独立完成操作程序的能力。自动化程度越高，仪器的功能越强
分析效率	针对相同测定方法，自动生化分析仪的分析速度
分析方法	吸光度法、双波长法、比浊法、离子选择电极法、速率法、终点法、两点法、多点定标法
精密度和准确度	影响因素包括：取液计量精准性、反应温度稳定性、光源稳定性、交叉污染、清洗效果等
交叉污染	包括试剂污染、样品污染
相关性的比较	不同仪器的测定结果之间存在一定的差别，为得到实验室之间的一致性，可用参考实验室的仪器进行比对
其他性能指标	如仪器的取液量、试剂瓶容量、最小反应液体积、开放程度、检测成本等

6. 发展方向

（1）自动化：从样本处理到检验结果发出，都由机械代替人工操作。

（2）集成化：分析仪采用模块化设计，同时进行并完成样本分检及各种生化、免疫、血常规等检测，具有高产量、高速度和高精度的优点。

（3）计算机化：计算机技术广泛应用于样本识别、检测过程及信息传递。

（4）标准化：使测定方法、校准、通用性能、可比性等更趋完善。

第四部分　临床免疫学和免疫学检验

第一单元　概论

【复习指南】本部分在历年考试中是常考内容,应重点复习。其中免疫学概念与免疫应答,免疫组织和器官,免疫细胞,免疫分子是考试的重点,应熟练掌握。免疫病理与免疫性疾病、移植免疫、肿瘤免疫及感染免疫的特点应该掌握,临床免疫学与免疫检验的内容应了解。

一、免疫学简介

（一）免疫学概念与免疫应答

1.免疫的概念　免疫是一种生理功能,是指机体免疫的系统识别与排除抗原性异物,维持自身生理平衡和稳定的免疫应答过程。其生理性免疫应答过程对机体有利,其病理性免疫应答过程对机体有害。

免疫学是研究免疫系统的组织结构与功能的科学,研究免疫系统识别抗原后发生免疫应答及清除抗原的规律,并探讨免疫功能异常所致病理过程和疾病的机制。

2.免疫的功能

（1）免疫防御:防御体外病原微生物或入侵的抗原性异物的免疫保护功能称为免疫防御。此防御功能过强可能发生**超敏反应性疾病**;若防御反应过低或缺如,可发生**免疫缺陷病**。

（2）免疫自稳:维持自身内环境相对稳定的功能称为免疫自稳。机体对自身应答的耐受和免疫调节两种机制达到稳定;此功能异常可能导致自身免疫病发生。

（3）免疫监视:是指免疫系统识别和清除**突变细胞与病毒感染细胞**的功能。此功能异常可能导致肿瘤发生或病毒的持续性感染。

3.免疫应答　免疫应答是指机体免疫系统识别和清除抗原性异物的全过程,根据免疫应答识别的特点、获得形式与效应机制,可分为固有免疫应答和适应性免疫应答。

固有免疫应答,又称为非特异性免疫应答或天然免疫应答,是指机体以抗原非特异性方式识别和清除各种抗原异物的过程,不具有记忆性;适应性免疫应答,又称为获得性免疫应答或特异性免疫应答,是免疫细胞通过受体特异性识别抗原后,活化、增殖、分化为免疫效应细胞,并产生免疫效应分子,从而清除抗原性异物的全过程,分为**识别阶段、活化阶段和效应阶段**。

（1）识别阶段:B细胞特异性识别抗原表位以及树突状细胞等抗原递呈细胞摄取和加工处理抗原,将抗原表位递呈给T细胞后启动活化的阶段(感应阶段)。

（2）活化阶段:T、B淋巴细胞接受抗原信号刺激后,在一系列免疫分子的参与下,发生活化、增殖、分化的阶段。T细胞在接受抗原递呈细胞的特异性抗原刺激信号和协同刺激信号后活化、增殖和分化为效应T细胞;B细胞特异性识别抗原表位并接受活化T细胞的协同刺激信号后,活化、增殖和分化为浆细胞并产生抗体。

（3）效应阶段:浆细胞分泌的抗体与效应T细胞执行清除抗原性异物的功能阶段。有一些T细胞和B细胞在增殖分化后,并未进入此阶段,而是转变成为记忆细胞,当其再次遇到相同抗原刺激时,可以迅速进入效应阶段,执行高效而持久的特异性免疫应答。

适应性免疫应答的基本过程见图 4-1。

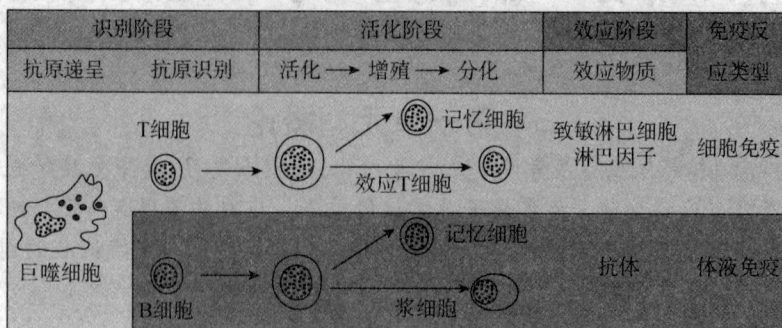

识别阶段		活化阶段	效应阶段	免疫反
抗原递呈	抗原识别	活化 → 增殖 → 分化	效应物质	应类型

图 4-1 适应性免疫应答的基本过程

（二）免疫组织与器官

免疫系统是构成机体免疫功能的物质基础，包括免疫器官、免疫细胞和免疫分子。

1.免疫器官 根据功能可分为中枢免疫器官和外周免疫器官。

（1）中枢免疫器官：包括骨髓、胸腺及鸟类的腔上囊。中枢免疫器官是免疫细胞产生、分化、发育和成熟的场所，对外周免疫器官的发育和免疫功能有调节作用，还可以分泌免疫因子，对免疫应答有调节作用。

①骨髓：是各类免疫细胞的发生部位，也是 B 淋巴细胞分化、发育、成熟的场所。T 淋巴细胞由骨髓中的多能造血干细胞分化而来，随血液循环进入胸腺，并发育为成熟的 T 淋巴细胞。

②胸腺：是 T 淋巴细胞分化、发育、成熟的场所。胸腺分泌的胸腺激素与胸腺细胞产生的多种细胞因子有协同作用，对 T 细胞生长、分化为成熟 T 细胞、发挥细胞免疫功能有调节作用，同时参与调节体液免疫。

（2）外周免疫器官：包括淋巴结、脾及黏膜相关淋巴组织。外周免疫器官是淋巴细胞定居和免疫应答的发生场所。单核细胞和淋巴细胞经血液循环及淋巴循环，进出于外周淋巴组织和淋巴器官，形成机体免疫系统的免疫网络。

①淋巴结：是淋巴细胞定居的场所，T 淋巴细胞占 75%，B 淋巴细胞占 25%。淋巴结是淋巴细胞增殖、分化、产生免疫应答的基地，参与淋巴细胞再循环，对侵入机体的病原微生物、毒素及其他有害物质有过滤、清除的作用。

②脾：是最大的外周免疫器官，也是储存红细胞的血库，具有重要的免疫功能。脾是淋巴细胞定居的场所，其中 B 淋巴细胞占 55%，T 淋巴细胞占 35%，巨噬细胞占 10%。脾是淋巴细胞增殖、分化、产生免疫应答的基地，可以合成补体、干扰素等生物活性物质，同时可以清除血液中的病原体、衰老死亡的红细胞、白细胞、免疫复合物及其他异物，从而发挥过滤作用，使血液得到净化。

③黏膜相关淋巴组织：包括呼吸道、消化道及泌尿生殖道黏膜固有层和上皮细胞下散在的无被膜淋巴细胞，如扁桃体、阑尾等，是局部特异性免疫应答的主要部位，其中 B 淋巴细胞产生分泌型 IgA（SIgA），在黏膜局部防御病原微生物感染中起重要作用。

2.免疫细胞 参与免疫应答或与免疫应答有关的细胞统称为免疫细胞，按其作用不同分为淋巴细胞和免疫辅助细胞。

（1）淋巴细胞：是免疫系统的主要细胞，包括 T 淋巴细胞、B 淋巴细胞和 NK 细胞（表4-1）。

①T淋巴细胞（T细胞）：也称胸腺依赖性淋巴细胞，是外周血中含量最多的淋巴细胞。T细胞的主要功能是介导细胞免疫，调节机体免疫功能，参与发挥细胞免疫功能。

T淋巴细胞鉴别T细胞及其活化状态的重要标志，主要包括T细胞受体（TCR），也称T细胞抗原受体，是T细胞特有的表面标志，可表达于所有成熟T细胞表面；簇分化抗原（CD），有核细胞在不同发育阶段其在细胞膜表面均可表达不同的分化抗原，形成不同的细胞类群，是区分T细胞及其亚群的重要标志，最经典的是CD4$^+$和CD8$^+$亚型。

②B淋巴细胞（B细胞）：也称骨髓依赖性淋巴细胞。B细胞受抗原刺激后可分化为产生抗体的浆细胞和长寿记忆性B细胞，执行特异性体液免疫功能。B细胞主要功能包括产生抗体；提呈抗原；分泌细胞因子参与免疫调节、炎症反应及造血过程。B细胞表面有B细胞受体（BCR）结合可溶性抗原，经加工提呈给T细胞，可激活B细胞产生细胞因子。

③NK细胞：又称自然杀伤细胞，来源于骨髓造血干细胞，其发育成熟依赖于骨髓及胸腺微环境，能不依赖于抗原刺激，自发地溶解多种肿瘤细胞和被病毒感染的细胞，对机体抗病毒感染和抗肿瘤方面有重要作用。

表4-1　淋巴细胞特征及作用

种类	名称	表面标志	作用
T细胞	胸腺依赖性淋巴细胞	TCR、CD4、CD8、MHC-Ⅰ或MHC-Ⅱ	介导细胞免疫，调节机体免疫功能
B细胞	骨髓依赖性淋巴细胞	BCR、CD10、CD19、CD22、MHC-Ⅰ和MHC-Ⅱ同时表达	通过产生抗体介导体液免疫，加工并提呈抗原
NK细胞	自然杀伤细胞	缺乏TCR、mIg	抗病毒感染，抗肿瘤免疫，ADCC

（2）免疫辅助细胞：在特异性免疫应答过程中，参与淋巴细胞活化抗原信息的加工、处理的一些非淋巴细胞统称为辅助细胞。

①单核–巨噬细胞：包括外周血中的单核细胞及组织器官中的巨噬细胞，是一类专职的抗原提呈细胞，即表达MHC-Ⅱ类分子和具有吞噬作用、杀伤作用、提呈抗原作用、抗肿瘤作用及分泌效应。

②树突状细胞：是机体中专职的抗原提呈细胞，能高效地摄取、加工、处理和提呈抗原。

③炎性细胞：包括中性粒细胞、嗜酸性粒细胞、嗜碱性粒细胞和肥大细胞，在炎症和天然免疫中发挥作用，但只作为效应细胞。

3.免疫分子　是由免疫活性细胞合成的，具有免疫效应或信息识别及传递作用的蛋白质及小分子多肽物质，主要包括免疫球蛋白、补体、细胞黏附分子和人类白细胞分化抗原等。

（1）免疫球蛋白（Ig）：是B细胞经抗原刺激后增殖分化为浆细胞所产生的一种蛋白质，主要存在于血液中，约占血浆蛋白质总量的20%。

抗体（Ab）是指机体免疫系统在抗原刺激下，B细胞分化为浆细胞，由浆细胞合成分泌的能与该抗原发生特异性结合的球蛋白。

抗体是免疫球蛋白，但免疫球蛋白并不都是抗体。免疫球蛋白侧重于结构的描述，抗体更强调生物学作用。

免疫球蛋白单体由两条相同的重链（H链）和两条相同的轻链（L链）构成。根据H链的结构和抗原特异性差异，将重链分为γ、μ、α、δ、ε五类，相应的免疫球蛋白分为IgG、

IgM、IgA、IgD、IgE（表4-2）。根据L链的结构和抗原性的差异，将轻链分为κ和λ两型，正常人血清中κ:λ为2:1。

免疫球蛋白分子各肽链按其结构特点均可分为可变区和恒定区，氨基酸的种类和顺序差别不大的称为恒定区（C区），而可变区（V区）的氨基酸种类和排列顺序变化较大，故可形成种类极多且具有不同特异性的抗体。H链和L链的V区各有3个区域的氨基酸组成和排列顺序具有更高的变异程度，称为高变区或超变区。

木瓜蛋白酶可将IgG水解为两个完全相同的抗原结合片段（Fab段）和一个可结晶片段（Fc段）。胃蛋白酶将IgG水解成一个具有与抗原双价结合的片段F（ab'）$_2$和一些无活性的小分子多肽碎片（PFc'）。

①IgG为单体，是血清中含量最多的Ig，占血清Ig总量的75%。IgG广泛分布于血液和其他体液中，是抗感染的主要抗体，也是免疫应答的主要抗体。大多数抗细菌、抗病毒、抗毒素抗体均属于IgG。IgG主要由脾和淋巴结中的浆细胞合成，半衰期最长，是唯一能通过胎盘的抗体，在新生儿抗感染免疫中起重要作用，还具调理作用、ADCC作用、激活补体等作用。

②IgM为五聚体，是分子量最大的免疫球蛋白，也称巨球蛋白。IgM不能透过血管壁，主要存在于血清中，占血清总量的5%～10%。IgM是由脾合成的，是个体发育中最早合成的Ig，脐带血中IgM含量增多，提示胎儿宫内感染。机体受抗原刺激后首先产生IgM，之后才出现IgG等抗体。而IgM半衰期短，为5天，若血清特异性抗体IgM增高，表明有近期感染，可以用于感染早期诊断。

③IgA分血清型和分泌型两种。血清型IgA为单体，存在于血清中，免疫作用弱。分泌型IgA（SIgA）是双聚体，由呼吸道、胃肠道、泌尿生殖道、乳腺、泪腺和唾液腺等处合成分泌，主要存在于呼吸道、胃肠道、泌尿生殖道分泌液及初乳、唾液、泪液中，是局部抗感染的主要抗体。婴儿可从初乳中获得SIgA，从而增强消化道抗感染能力。

④IgD为单体，分血清型和膜结合型。血清型IgD含量很低，膜结合型IgD（mIgD）构成B细胞膜上的抗原受体，是B细胞分化发育成熟的标志。

⑤IgE为单体，正常人血液中含量极少，参与Ⅰ型超敏反应及机体抗寄生虫免疫。

表4-2　五种免疫球蛋白比较

免疫球蛋白	重链	存在形式	合成部位	特点
IgG	γ	单体	脾、淋巴结、浆细胞	分子量小，半衰期长，可穿过胎盘，参与再次免疫应答，血清中含量最多，如Rh血型抗体
IgM	μ	五聚体	脾	分子量最大，不可穿过胎盘，高效的早期抗感染抗体，感染早期诊断的指标，如天然ABO血型抗体
IgA	α	单体/双体	黏膜相关淋巴组织	SIgA局部抗感染抗体，存在于初乳、唾液中
IgD	δ	单体	浆细胞	mIgD可作为B细胞成熟的标志
IgE	ε	单体	浆细胞	参与Ⅰ型超敏反应、机体抗寄生虫免疫

（2）补体：是存在于任何脊椎动物新鲜血清中的一组经活化后具有酶活性的球蛋白。将参与补体激活的各种固有成分及调控补体激活的各种调节因子及其分布于多种细胞表面的补体受体合称为补体系统。补体参与早期感染及免疫调节，也可以介导病理反应，是机体重要的免疫效应系统和放大系统。

补体主要由肝细胞合成，巨噬细胞、肠道上皮细胞及脾细胞也可以合成。补体多属于 β 球蛋白，占血清球蛋白总量的 10%。正常人血清中 C3 含量最多，D 因子含量最低，C1q 分子量最大。补体的性质不稳定，易受各种理化因素的影响，如加热、机械震荡、酸碱、酒精等均可使其失活。加热 56℃、30 分钟可使血清中绝大部分补体组分丧失活性，称为灭活。补体应保存在 –20℃以下，冷冻干燥可较长时间保持其活性，实验室多采用豚鼠血作为补体来源。

①补体的激活：补体通常以无活性状态或酶原形式存在，受到一定因素激活，才会表现生物活性。补体激活途径包括经典途径、旁路途径及 MBL 途径（表 4-3）。

表 4-3 补体激活途径的比较

		经典途径	旁路途径	MBL 途径
不同点	参与组分	C1q、C1r、C1s、C2、C4	B 因子、D 因子、备解素 P	MBL、MASP-1、MASP-2
	起始物	抗原抗体复合物	细菌、脂多糖、酵母多糖、葡聚糖	病原微生物表面甘露糖残基
	活化顺序	依次活化 C1q、C1r、C1s、C2、C4、C3，形成 C3 与 C5 转化酶	活化 C3b、B 因子、D 因子、备解素 P、C3，形成旁路途径 C3 转化酶，同时存在 C3b 的级联放大机制	依次活化 MASP、C2、C4、C3，形成 C3 与 C5 转化酶
	是否依赖抗体	是	否	否
	参与的免疫反应	特异性的体液免疫	天然免疫	天然免疫
相同点	参与组分	共同的固有成分 C3，共同的末端反应成分 C5、C6、C7、C8、C9		
	共同的末端效应	形成 C5 转化酶，把 C5 裂解成 C5a 和 C5b，若补体激活发生在脂质双层上，则 C5b 与 C6、C7、C8、C9 形成膜攻击复合物（MAC）；若发生在血清中，则与 S 蛋白结合形成无溶细胞活性的物质		
	作用	形成 MAC，介导靶细胞溶解，发挥抗感染免疫的作用；活化过程中，产生多种具有炎性介质活性的片段，参与炎症反应，维持机体内环境稳定		

②补体的生物学作用：补体的溶细胞作用包括抗菌、溶解各种靶细胞，可显著增强抗体对病毒的中和作用，但也会引起病理反应，如溶解自身组织细胞，导致自身免疫病。

补体的裂解产物对抗原抗体复合物有很强的亲和力，可结合到免疫复合物上，对免疫复合物产生清理作用，包括调理吞噬作用、免疫黏附作用。

补体的激肽样作用能增强血管通透性，引起炎症渗出和水肿；过敏毒素可以释放组胺等生物活性介质，引起毛细血管扩张、通透性增加等类似过敏反应的病理变化；趋化作用可引起中性粒细胞和单核－巨噬细胞定向移动，向炎症部位聚集，发挥对病原体的吞噬作用，增强炎症反应。

补体可对免疫应答进行调节，如参与抗原的捕捉和提呈，促进免疫细胞的增殖分化，调节免疫细胞的效应。

（3）细胞因子（CK）：是一类有免疫细胞及组织表达并分泌，能在细胞间传递信息，具有调控作用和效应功能的小分子蛋白质或多肽，具有调节免疫应答、诱导炎症反应、影响造血功能等作用。

细胞因子按其生物活性分为白细胞介素（IL）、干扰素（IFN）、集落刺激因子（CSF）、肿瘤坏死因子（TNF）等。

细胞因子的生物学作用包括介导和调节固有免疫、介导和调节适应性免疫应答，刺激造血功能等。

（4）细胞黏附分子：是介导细胞间或者细胞与细胞外基质间相互结合和黏附作用的小分子多肽或糖蛋白的总称。黏附分子通过受体配体结合的形式发挥作用，与细胞的识别、活化与信号转导、增殖与分化、伸展与运动密切相关，是参与机体免疫应答、炎症发生、凝血和肿瘤转移等一系列重要的生理与病理过程的分子基础。

（5）白细胞分化抗原：是指血细胞在分化成熟为不同谱系、分化的不同阶段及细胞活化过程中，出现或消失的细胞表面标志分子。白细胞分化抗原大多是跨膜的蛋白或糖蛋白，采用单克隆抗体鉴定识别的同一种白细胞分化抗原称为分化簇（CD），检测 CD 抗原是实验室识别细胞及不同分化阶段细胞或细胞亚群最主要的方法。

二、临床免疫学

临床免疫学是医学领域中一门基础与临床相结合的学科，是研究机体免疫系统功能、免疫应答异常而导致免疫性疾病的机制以及免疫学在临床疾病发生发展中的作用及其在疾病诊断、治疗和预防中应用的一门学科。

临床免疫学发展的主要方向是将基础免疫学研究所取得的理论成果应用于临床疾病的诊断和治疗，探讨新的免疫现象与临床疾病的关系，进一步推动临床免疫学与各相关学科的发展，为人类的生命健康做出重要贡献。

1. **免疫病理与免疫性疾病**　免疫病理学是研究免疫相关疾病的发生、发展和机制的分支学科，是基础免疫研究和临床医学研究间的桥梁。

2. **移植免疫**　移植免疫学是通过组织、细胞或器官移植，以替代机体丧失功能的组织器官或细胞，移植后保证移植物存活，不发生排斥反应的一门科学。移植包括自体移植、同种同基因移植、同种异基因移植和异种基因移植四种类型。

3. **肿瘤免疫学**　是研究肿瘤相关抗原和肿瘤的免疫诊断、肿瘤的发生发展与机体的免疫状况、机体对肿瘤的免疫应答和抗肿瘤免疫效应机制的一门分支学科。

4. **感染免疫学**　是研究病原生物与宿主的相互关系从而控制感染的一门学科，是传统免疫学的基础与核心。

三、临床免疫学与免疫检验

1. **免疫学技术的发展**　免疫学检验技术的发展是随着各种免疫物质的发现而逐步发展起来的，大致包括两个阶段：即经典免疫学测定技术阶段、现代标记免疫学测定技术阶段。

（1）经典免疫学测定技术阶段：本阶段的免疫学技术主要有免疫凝集试验、免疫沉淀试验、微量免疫沉淀试验、免疫比浊测定法等。

（2）现代标记免疫学测定技术阶段：包括传统标记免疫学测定技术（荧光素标记抗体技术、放射免疫试验、酶免疫测定技术、胶体金标记免疫分析技术）和其他新型标记免疫测定技术（元素标记免疫测定技术、核酸标记免疫技术、量子点标记免疫测定技术）。

2. **临床免疫学**　临床免疫学是将免疫学基础理论、临床疾病与免疫学技术相结合，用于疾病的免疫病理机制研究、诊断和鉴别诊断、治疗效果评价和预后判断的多个分支学科的总称。

3. **免疫检验**　免疫检验是研究免疫学技术及其在医学检验领域应用的一门学科，是医学检验专业的重要学科之一。免疫检验可分为两部分，一部分为利用免疫检测原理与技术检测免疫活性细胞、抗原、抗体、补体、细胞因子、细胞黏附分子等免疫相关物质；另一部分是利用免疫检测原理与技术检测体液中微量物质，如激素、酶、血浆微量蛋白、血液药物浓度、微量元素等。这些检测结果为临床确定诊断、分析病情、调整治疗方案和判断预后等提供了有效的实验室依据。

第二单元　抗原抗体反应

【复习指南】本部分在历年考试中是常考内容，应重点复习。其中抗原抗体反应的特点是考试的重点，应熟练掌握。影响抗原抗体反应的因素及免疫学检测技术的类型应该掌握，抗原抗体反应的原理应了解。

抗体与相应抗原特异性结合后，在体内可以介导一系列生物学效应，在体外可因抗原或抗体的物理性状不同以及参与反应的物质不同而出现各种反应现象，如凝集、沉淀等。抗体能特异性识别并结合抗原，这种特性是免疫学检测方法建立的基础。抗原与抗体结合除了空间构象互补外，抗原表位与抗体的超变区必须紧密接触才有足够的结合力。

一、抗原抗体反应的原理

1. **抗原抗体结合力**　抗原与抗体之间的特异性结合是依靠一种**非共价键**的结合。抗原与抗体之间的结合力主要包括**静电引力、范德华引力、氢键结合力和疏水作用力** 4 种分子间引力，其中范德华引力作用最弱，而疏水作用力作用最强，对维系抗原抗体结合作用最大。4 种抗原抗体结合力原理见表 4-4。

表 4-4　抗原抗体结合力原理

名称	原理
静电引力	又名库伦引力，是因抗原、抗体带有相反电荷的氨基与羧基基团间相互吸引的能力，吸引力的大小和两个电荷间的距离平方成反比。两个电荷距离越近，静电引力越大
范德华引力	抗原、抗体两个大分子外层轨道上电子相互作用时，两者电子云中的偶极摆动而产生的引力，这种引力的能量小于静电引力
氢键结合力	供氢体上的氢原子与受氢体上电负性较大的氮、氧等原子间的引力，其结合力较强于范德华引力
疏水作用力	水溶液中两个疏水基团相互接触，由于对水分子的排斥而趋向聚集的力。当抗原表位和抗体超变区靠近时，相互间正负极性消失，周围亲水层也立即消失，从而排斥两者间的水分子，使抗原抗体进一步吸引和结合。疏水作用力是这些结合力中最强的，因而对维系抗原抗体结合作用最大

2. 抗原抗体亲和性和亲和力

（1）抗原抗体亲和性：是指抗体单价 Fab 片段与单价抗原表位的结合能力。抗体与抗原的特异性结合是非共价键的可逆结合，其亲和性可用平衡常数 K 来表示，K 值越大，抗体的亲和性越高，与抗原结合越牢固而不易解离。

（2）抗原抗体亲和力：是指多价抗体与抗原分子的结合能力。一个完整抗体分子与整个抗原分子之间的结合强度，亲和力取决于抗体的抗原结合部位（结合价）数目，抗体结合价越多，抗体亲和力越高，与抗原结合越牢固，即所谓多价优势。亲和力与亲和性、抗体的结合价、抗原的有效抗原表位数目等相关。

3. 亲水胶体转化为疏水胶体　抗体是球蛋白，大多数抗原也是蛋白质。在通常情况下，抗原抗体均带有负电荷，与水分子有很强的亲和力，可在粒子外周构成水化膜成为亲水胶体。亲水胶体能均匀地分布于溶液中，保持相对稳定，不发生凝集或沉淀。当抗体与抗原结合后，表面电荷减少水化膜变薄甚至消失，蛋白质由亲水胶体转化为疏水胶体。此时在一定浓度的电解质作用下，可以中和胶体粒子表面所带电荷，进一步使疏水胶体粒子相互靠拢，形成可见的抗原抗体复合物，发生凝集或沉淀。

二、抗原抗体反应的特点

1. 特异性　抗原与抗体结合的特异性是由抗原表位与抗体的抗原互补决定区（CDR）的空间结构相互吻合特征所决定的。其中抗原的特异性取决于表位的化学基团性质、数目及其立体构型，而抗体的特异性则取决于其轻链与重链超变区（HVR）的空间构象。不同抗原的表位如果相同或相似，则可与彼此相应的特异性抗体发生特异性的结合，这种现象称为交叉反应，可能对临床的诊断产生干扰。

2. 可逆性　共价键不属于抗原与抗体的结合力，因此抗原-抗体复合物在一定条件下可以发生解离，这种特性称之为抗原抗体结合的可逆性。解离后，抗原与抗体仍然可以保持结合前各自的生物学活性。

引起抗原抗体复合物发生解离的因素主要有两个方面：一是抗原抗体的亲和性与亲

和力，亲和性与亲和力越低复合物越易解离；二是反应的环境因素，如温度、酸碱度和离子强度条件的改变，均可改变抗原与抗体间的作用力，促使免疫复合物的解离。免疫亲和层析法中，常用改变酸碱度与离子强度的方法来促进免疫复合物的解离，从而纯化抗原或抗体。

3. **比例性**　抗原与抗体在电解质溶液中发生特异性反应时，只有当二者浓度比例适当，才能够发生充分的结合，产生可见反应。抗原抗体反应最合适的浓度比例范围称为等价带。若抗原或抗体有一方极度过剩，则不会有沉淀物产生，甚至已形成的免疫复合物会解离。由于抗体过剩，导致形成的免疫复合物量减少，这种现象称为前带现象；由于抗原浓度过剩，引起免疫复合物量减少的情况，称为后带现象。

4. **阶段性**　抗原抗体反应可分为两个阶段，但二者间并无严格的界限。

（1）特异性结合阶段：取决于抗原表位与反应抗体的抗原结合部位的空间构象互补吻合，与外在因素无关。在几秒至数分钟内即可完成，其特点是反应快，但无可见反应。

（2）可见反应阶段：这一阶段抗原抗体复合物受环境中电解质、温度、pH、补体等因素的影响，进一步发生肉眼可见的反应，如凝集、沉淀、补体结合、细胞溶解等，此阶段的反应时间较长，可以历时数分钟、数小时乃至数天。若反应物一方为单价抗体或半抗原，则不能出现可见反应。

三、影响抗原抗体反应的因素

1. **反应物自身因素**　抗原的分子量、理化性状、表位的种类及数目等均可影响反应结果。不同来源、浓度、特异性与亲和力的抗体也会影响抗原抗体结合反应。等价带的宽窄也影响着免疫复合物的形成。沉淀反应中与抗体结合的是可溶性抗原（半抗原与相应抗体结合不出现沉淀现象），凝集反应中与抗体作用的是颗粒性抗原。

2. **环境因素**　包括**电解质、酸碱度、温度**。

（1）电解质：抗原抗体特异性结合后，由亲水胶体转变为疏水胶体的过程需要电解质的参与，才能够破坏水化层使复合物相互聚集，从而进入可见反应阶段。常用0.85%NaCl或各种缓冲液作为抗原及抗体的稀释液及反应液。

（2）酸碱度：每种蛋白质都有固定的等电点（pI），蛋白质抗原的pI为pH4～5，IgG的pI为pH6～7。抗原抗体反应一般在pH6～9的电解质溶液中进行，pH过高或过低都将影响抗原与抗体的结合。当pH达到或接近颗粒性抗原的等电点时，即使没有相应抗体存在时，也会引起抗原非特异性凝集，造成假阳性反应。

（3）温度：抗原抗体反应需在适宜的温度范围（15～40℃）中进行，最适宜的温度是37℃。一定范围内，温度升高可加速分子运动，抗原与抗体碰撞机会增多，加速抗原抗体复合物的形成，但温度高于56℃可导致抗体变性。在4℃左右易与红细胞结合，温度高于20℃时反而解离。

四、免疫学检测技术的类型

免疫学检测技术的基础是抗原抗体反应，根据是否使用标记物分为经典免疫学测定技术和现代标记免疫学测定技术两种。

1. **经典免疫学测定技术** 早期建立的免疫学检测技术，通常直接用抗原抗体反应产生的现象判断实验结果，包括针对颗粒抗原的凝集实验、可溶性抗原的沉淀实验、补体系统参与的溶血实验及中和反应等。

2. **现代标记免疫学测定技术** 是用高度敏感的示踪物质，如荧光物质、放射性核素、酶或化学发光物质等标记抗原或抗体，进行抗原抗体反应后，通过检测标志物对抗原或抗体进行定性、定量或定位分析。标记免疫技术具有灵敏度高、快速、可定性、定量、定位等优点，拓宽了免疫学检测技术的应用范围，是目前应用最广泛的免疫学检测技术。包括放射免疫技术、荧光免疫技术、酶免疫技术、化学发光免疫技术和胶体金免疫技术等。

第三单元　免疫原和抗血清制备

【复习指南】本部分内容在历年考试中出现过，但是频率较低，各部分内容了解即可。

一、免疫原的制备

免疫原是一种完全抗原，指既具有免疫原性又具有抗原性的大分子物质。

（一）颗粒性抗原的制备

颗粒性抗原是指存在于颗粒性物质上（如各种细胞、细菌、寄生虫等）的抗原。制备细胞抗原（如绵羊红细胞）时，一般将细胞用生理盐水或其他等渗溶液洗净，然后配制成一定浓度使用即可。细菌抗原的制备多需先进行细菌培养，后经生理盐水集菌处理获得。

（二）可溶性抗原的制备和纯化

蛋白质（糖蛋白、脂蛋白、酶类、补体和细菌外毒素）、多糖和核酸等都是可溶性抗原，在免疫动物前需要将组织和细胞破碎，经纯化后得到所需抗原成分。

1. **组织和细胞可溶性抗原的粗提**

（1）组织细胞抗原的制备：用于制备免疫原的组织材料必须是新鲜或低温保存的，粉碎可采用高速组织捣碎机法和研磨法。

（2）细胞可溶性抗原的制备：细胞抗原一般分为膜蛋白抗原、细胞质抗原、细胞核抗原及核膜抗原，需将细胞破碎制备，常用方法有：超声破碎法、酶处理法、冻融法及表面活性剂处理法。

2. **可溶性抗原的纯化** 组织和细胞破碎后，胞质成分释放，蛋白质作为最常用的抗原，要制备特异性的抗血清需将蛋白质抗原纯化（表4-5）。

表4-5　可溶性抗原纯化常用方法

常用方法	分类	原理	作用	意义
超速离心法	差速离心法	低速和高速离心交替进行	分离大小相差较大的抗原颗粒	只适用于少数大分子，不适合于大多数中、小分子量蛋白质抗原
	密度梯度离心法	利用密度梯度介质分离	利用蛋白质颗粒的浮力密度不同及在梯度密度介质中具有不同的沉降速度分离	

常用方法	分类	原理	作用	意义
选择性沉淀法	盐析法	蛋白质表面电荷改变，使蛋白质溶解度降低，沉淀	不同蛋白质在不同盐浓度中溶解度不同，出现盐析的先后顺序不同	最经典的蛋白质分离纯化技术
	有机溶剂沉淀法	有机溶剂可以降低溶液的介电常数，增加蛋白质分子间的静电引力，易于蛋白质聚集而沉淀	常用的有机溶剂有乙醇和丙酮	
	聚合物沉淀法	在溶液 pH、离子强度等条件固定时，可选择性沉淀不同分子量的蛋白质	常用聚合物为聚乙二醇（PEG）	蛋白质分子量越大，被沉淀时 PEG 浓度越低
	核酸沉淀法	当提取液中有大量核酸时，需用核酸沉淀剂去除	常用沉淀剂有硫酸鱼精蛋白、氯化锰或链霉素	
凝胶层析法		利用凝胶分子筛作用，将分子量不同的蛋白质进行分离	蛋白质分子由大到小依次分离，通过分段收集达到纯化蛋白质抗原的目的	
离子交换层析法		利用带电离子基团的纤维素或凝胶，吸附交换带相反电荷的蛋白质抗原	常用离子交换剂有离子交换纤维素、离子交换凝胶及离子交换树脂	
亲和层析法		利用分子间亲和力的特异性和可逆性，从溶液中提取和分离另一方	分离包括抗原和抗体、酶和酶抑制剂或配体、酶蛋白和辅酶、激素和受体等	纯化效率高、速度快，有时仅一步即可达到纯化目的

3. **纯化抗原的鉴定** 鉴定内容包括蛋白含量鉴定、分子量鉴定、纯度鉴定和免疫活性鉴定等，目前多选用几种方法联合进行鉴定。

（1）蛋白含量测定：可采用酚试剂法、紫外线吸收法、双缩脲法等，其中紫外线吸收法最为常用。

（2）分子量测定：可采用聚丙烯酰胺凝胶电泳（SDS-PAGE）法、光散射法、电喷雾离子化质谱技术等。

（3）纯度鉴定：采用醋酸纤维膜电泳、SDS-PAGE、毛细管电泳、等电聚焦、高效液相层析法等。

（4）免疫活性鉴定：采用双向免疫扩散法、免疫电泳法或 ELISA 法等。

（三）半抗原免疫原的制备

1. **半抗原的概念** 半抗原是指只具有抗原性表位而不能刺激机体产生免疫应答的物质，大多为分子质量 < 4000kU 的有机物，如多肽、多糖等。半抗原与载体结合后可形成同时具有抗原性与免疫原性的完全抗原。

2. 载体的种类

（1）蛋白质类：如人血清白蛋白、牛血清白蛋白、牛甲状腺球蛋白等，其中最常用的为牛血清白蛋白。

（2）多肽类聚合物：常用多聚赖氨酸。

（3）大分子聚合物与颗粒性物质：如聚乙烯吡咯烷酮、羧甲基纤维素、活性炭等。

3. 半抗原 - 载体连接方法　包括物理方法和化学方法。物理方法是指利用载体自身的微孔或携带电荷吸附半抗原；化学方法是利用携带有某些功能基团的载体对半抗原进行连接，半抗原所携带的化学基团不同，其与载体的化学连接方式也不同。

（1）带有游离氨基和（或）游离羧基的半抗原：可采用碳二亚胺法、戊二醛法、混合酸酐法和过碘酸氧化法等，直接与载体进行化学连接。

（2）无羧基和氨基的半抗原：需要先用化学方法使其转变为带有游离氨基或游离羧基的衍生物，之后才能通过以上方法与载体进行连接。上述化学转变方法包括琥珀酸酐法、羧甲基羟胺法以及重氮化的对氨基苯甲酸法等。

4. 半抗原免疫原性的鉴定　与载体结合的半抗原数目与其免疫原性密切相关，一般认为有超过 20 个以上的半抗原分子连接到同一个载体上才能够具有较强的免疫原性。通常应用吸收光谱分析法与放射性核素标记半抗原渗入法来测定半抗原与载体的比例。

二、免疫佐剂

免疫佐剂简称佐剂，是指先于或同时与抗原注入宿主体内，<u>可增强宿主对该抗原的免疫应答或改变免疫应答类型</u>的非特异性免疫增强剂。

1. 佐剂的种类

（1）生物性佐剂：主要为细菌或细菌的产物，如分枝杆菌、百日咳杆菌、短小棒状杆菌、革兰阴性菌的内毒素等。一些细胞因子如粒细胞 - 巨噬细胞集落刺激因子（GM-CSF）、白细胞介素 -1、干扰素 -γ 等也可以作为免疫佐剂。

（2）无机佐剂：如磷酸铝、氢氧化铝、明矾等。

（3）人工合成佐剂：如多聚肌苷酸、胞苷酸、鸟苷酸等。

弗氏佐剂是一种油性佐剂，分为**弗氏不完全佐剂和弗氏完全佐剂**，<u>弗氏不完全佐剂由液状石蜡和羊毛脂混合制成，弗氏佐剂中加入分枝杆菌即成为弗氏完全佐剂。</u>弗氏佐剂可应用于各种动物实验，弗氏完全佐剂的免疫增强效果较好，但注射后易产生局部溃疡与肉芽肿。

2. 佐剂的作用机制　佐剂可以**增强机体对抗原的免疫反应程度**，包括体液免疫应答和（或）细胞免疫应答水平。佐剂增强机体免疫应答的作用机制不尽相同，主要有以下三种。

（1）改变抗原的物理性状，延缓抗原降解时间，增强抗原对免疫系统的持续刺激。

（2）诱导抗原注射部位的炎症反应，促进抗原吞噬，增强抗原提呈细胞对抗原处理和提呈的能力。

（3）刺激和促进免疫细胞的增殖与分化，扩大和增强免疫应答的效应。

三、抗血清的制备

1. 免疫动物的选择　能用于制备抗血清的动物主要是哺乳类和禽类，常用的有家兔、绵羊、豚鼠、鸡、山羊和马。同时根据以下基本原则选择免疫动物的种类。

（1）抗原来源与动物种属的关系免疫：动物与所接种抗原种属差异越大越好。

（2）动物个体的选择：免疫动物必须适龄、健壮、体重达标、无病原微生物感染。若抗血清需要量不多，一般选用家兔、豚鼠和鸡等小动物，R（rabbit）型血清是以家兔为代表的小型动物抗血清；若需要制备大量免疫血清，应选用马、绵羊等大动物，H（horse）型血清是以马为代表的大型动物抗血清。

（3）抗原性质不同的免疫原，选用相应的动物也不相同，如蛋白质抗原大部分动物皆适合，甾类激素多用家兔，酶类多用豚鼠。

2. 免疫程序

（1）免疫原的剂量由免疫原性的强弱，动物的个体状态和免疫时间确定。在一定的剂量范围内，免疫原的剂量越大，产生的抗体效价越高。

（2）免疫途径有皮内、皮下、肌内、静脉、腹腔、淋巴结等途径。皮内或皮下免疫时一般采用多点注射。初次免疫一般选择皮内接种，加强免疫和颗粒性抗原一般选择静脉注射，珍贵抗原可选择淋巴结内微量注射法。

（3）免疫间隔时间是影响抗体产生的重要因素。第 1 次和第 2 次免疫间隔的时间以 10 ～ 20 天为好，第 3 次及以后的间隔一般为 7 ～ 10 天。

3. 动物采血法　动物经免疫 3 ～ 5 次后，如抗血清鉴定合格，应在末次免疫后 5 ～ 7 天采血。如抗血清效价不理想可追加免疫 1 ～ 2 次后再行采血。目前常用的采血方法有 3 种，包括颈动脉采血法、心脏采血法、静脉采血法。采血后，应尽快分离血清。采用室温自然凝固、静置 37℃或 4℃冰箱，待血块收缩血清析出后收取。

四、抗血清的鉴定和保存

1. 抗血清的鉴定

（1）抗体特异性的鉴定：采用双向免疫扩散法。

（2）抗体效价的测定：根据抗原性质不同，采用不同的抗体效价测定方法。颗粒性抗原采用凝集试验，可溶性抗原采用双向免疫扩散试验、ELISA 等方法。

（3）抗体纯度的鉴定：采用 SDS– 聚丙烯酰胺凝胶电泳、双向免疫扩散试验、免疫电泳等方法。

（4）抗体亲和性的鉴定：抗体亲和性大小常以亲和常数表示，一般采用平衡透析法、ELISA 和 RIA 竞争结合试验等鉴定抗体亲和性。

2. 抗血清保存　抗血清的保存方法有 3 种。

（1）**2 ～ 8℃保存**：用于**短期保存**。

（2）冷冻保存：最常用的抗体保存方法。抗体分装为小包装，在 **–80 ～ –20℃**保存，一般**可保存 5 年**。

（3）真空干燥保存：真空冻干机进行干燥，封装后可长期保存。一般在冰箱中可保存 5 ～ 10 年。

五、抗血清的纯化

抗原免疫动物制备的抗血清是成分复杂的混合物，除含有特异性抗体外，还存在与目的抗体不相关的成分。抗血清纯化的目的是去除这些不相关成分，防止抗血清中的其他杂抗体干扰试验结果。最常见的是提取抗血清中的特异性抗体 IgG 和单价特异性抗体。

1. **特异性 IgG 抗体** 纯化方法有盐析法、凝胶过滤法、离子交换层析法、亲和层析法等。

2. **单价特异性抗血清** 纯化方法有吸附剂法和亲和层析法等。

第四单元 单克隆抗体及基因工程抗体的制备

【复习指南】本部分在历年考试中是较常考内容，其中杂交瘤技术和单克隆抗体的性质鉴定的内容应掌握。其他内容了解即可。

一、杂交瘤技术的基本原理

杂交瘤技术的基本原理是利用聚乙二醇（PEG）为细胞融合剂，使免疫的**小鼠脾细胞与小鼠骨髓瘤细胞融**为一体，在 **HAT 选择性培养基**的作用下，只让融合成功的杂交瘤细胞生长，经过反复的免疫学检测、筛选和单个细胞培养（克隆化），最终获得既能产生所需单克隆抗体，又能长期繁殖的杂交瘤细胞系。将这种杂交瘤细胞扩大培养，接种于小鼠腹腔，在小鼠腹腔积液中即可得到高效价的单克隆抗体。

（一）杂交瘤技术

杂交瘤技术是一项周期长和高度连续性的试验技术，涉及大量的细胞培养、免疫化学等方法。具体包括两种亲本细胞（小鼠骨髓瘤细胞和免疫脾细胞）的选择和制备、细胞融合，杂交瘤细胞的筛选与克隆化等。

1. **小鼠骨髓瘤细胞** 用于细胞融合的理想骨髓瘤细胞的特点：①细胞株稳定，易于培养；②细胞株自身不分泌免疫球蛋白或细胞因子；③融合效率高；④该细胞是**次黄嘌呤鸟嘌呤磷酸核糖转化酶（HGPRT）或胸腺嘧啶激酶（TK）**的缺陷株。目前最常用的骨髓瘤细胞是 SP2/0 和 NS-1 细胞株。

2. **免疫脾细胞** 免疫时采用与骨髓瘤细胞同源的 BALB/c 小鼠，鼠龄 8～12 周，体重约 20g，雌雄均可，但必须分笼。免疫用抗原尽量提高其纯度和活性，免疫途径多用腹腔内或皮内多点注射法。如为珍贵微量抗原，可用脾内直接注射法进行免疫。

3. **细胞融合** 细胞融合是制备单克隆抗体的关键环节。多种方法可使细胞融合，包括生物学方法、物理方法、化学方法及受体指引型细胞融合法。目前仍以化学方法中的 PEG 法最为常用，其可使细胞膜上脂类物质的物理结构重排，使细胞膜之间易于融合。常用 PEG 分子量 1000D、1500D 或 4000D。

4. **杂交瘤细胞的选择性培养** 肿瘤细胞合成 DNA 一般有两条途径：一条是生物合成的主要途径，利用糖和氨基酸合成核苷酸进而合成 DNA，叶酸作为重要的辅酶参与这一过程，叶酸拮抗物（甲氨蝶呤）可阻断该途径；另一条是替代途径，细胞通过 HGPRT 和 TK 利用核苷酸的前体合成核苷酸，进而合成 DNA。根据上述原理研制成常规使用的 HAT 培养液，是在基础细胞培养液内添加次黄嘌呤（H）、甲氨蝶呤（A）和胸腺嘧啶核苷（T）而得名。HAT 培养液筛选后，仅杂交瘤细胞可以生存。

（1）脾细胞：脾细胞虽有 HGPRT 仍能合成 DNA，但因不能在体外传代培养，将于 5～7 天死亡。

（2）骨髓瘤细胞：目前采用的骨髓瘤细胞都是缺乏 HGPRT 或 TK，骨髓瘤细胞因其从头合成途径被氨蝶呤钠（氨基蝶呤）阻断而又缺乏 HGPRT，不能利用补救途径合成 DNA，因而死亡。

（3）杂交瘤细胞：由骨髓瘤细胞和脾细胞融合形成的杂交瘤细胞，其合成 DNA 的主要途径虽被甲氨蝶呤阻断，但由于**与脾细胞融合，可获得 HGPRT，利用次黄嘌呤合成嘌呤碱，最终与嘧啶一起合成 DNA**。因此，杂交瘤细胞在选择性培养中得以生存而被筛选出来。

（二）阳性杂交瘤细胞的克隆化培养与冻存

单个细胞培养又称克隆化。通过多次克隆化，可从细胞群体中淘汰遗传性不稳定的杂交瘤细胞。细胞克隆化一般至少进行 3～5 次。克隆化有以下几种方法。

1. 有限稀释法　本法不需要特殊的设备，克隆出现率高，为实验室最常用的方法。

2. 显微操作法　本法直接可靠，操作时间长，容易增加污染的机会。

3. 荧光激活细胞分选仪　这是当前分离细胞最先进的方法。本法筛选效率高，纯度高达 90%，但仪器价格昂贵。

4. 软琼脂平板法　本法缺点是琼脂融化温度较难掌握，过高会导致细胞死亡，过低使细胞分布不均匀，操作较复杂，克隆出现率不稳定。

杂交瘤细胞应及时冻存，以保证细胞不会因污染或过多传代变异丢失染色体而丧失功能。目前均采用液氮保存细胞。

二、单克隆抗体的制备

将单个 B 细胞分离出来加以增殖形成一个克隆群落，该 B 细胞克隆产生出针对单一表位、结构相同、功能均一的抗体，称为单克隆抗体。

1. 单克隆抗体的产生　目前常用的制备单克隆抗体的方法有以下几种。

（1）动物体内诱生法：是目前大量制备单克隆抗体的主要方法。首先在小鼠腹腔注射弗氏不完全佐剂或液体石蜡，一周后将杂交瘤细胞悬液注入腹腔，1～2 周后无菌抽取小鼠腹腔液，离心取上清即可。

（2）体外细胞培养法：将杂交瘤细胞置于培养瓶中进行培养，在培养过程中，杂交瘤细胞产生并分泌单克隆抗体，收集培养上清液，离心去除细胞及其碎片，即可获得所需要的单克隆抗体。

2. 单克隆抗体的纯化　由于小鼠的腹腔液或者细胞培养上清液，均含有脂蛋白、脂质和细胞碎片等杂质，在纯化前，一般均须对其进行预处理。常用的方法有二氧化硅吸附法和过滤离心法，以前者处理效果为佳，且操作简便。预处理后可根据抗体纯度要求的不同，选用不同的纯化方法。一般可采用盐析法、凝胶过滤法、亲酸提取和离子交换层析等方法进行纯化。最有效的单克隆抗体纯化法为亲和层析法。

3. 单克隆抗体的性质鉴定　单克隆抗体纯化后需要对其抗体性质进行鉴定，主要有以下 3 个方面。

（1）抗体效价可采用凝集法、ELISA 或放射免疫测定等方法，不同的测定方法测定的效价数值不同。

（2）抗体特异性可采用特异性抗原和相关抗原来鉴定单克隆抗体的特异性。

（3）Ig 类型常用的方法是免疫扩散、ELISA 和胶体金免疫层析法。

4. 单克隆抗体的特性

（1）高度特异性：单克隆抗体只针对一个抗原表位，一个表位一般只有 5～7 个氨基酸，所以单克隆抗体很少发生交叉反应，即特异性高。

（2）高度均一性：单克隆抗体是由单个杂交瘤细胞株产生的均一性抗体。

（3）弱凝集反应和不呈现沉淀反应：单克隆抗体与抗原反应不呈现沉淀反应，除非抗原上有较多的同一表位，这是因为抗单一抗原决定簇表位的单克隆抗体不易形成三维晶格结构。

（4）细胞毒作用较弱：单克隆抗体对细胞的凝集作用较多克隆抗体弱，所以单克隆抗体的细胞毒作用也较弱。

（5）对环境敏感性：单克隆抗体易受环境的 pH、温度和盐类浓度的影响，使其活性降低甚至丧失。单克隆抗体越纯，对温度和 pH 越敏感，低浓度的 NaCl 对单克隆抗体可能有一定的保护作用。

三、基因工程抗体的制备

基因工程抗体又称**重组抗体**，是指利用重组 DNA 及蛋白质工程技术对编码抗体的基因按照不同的需求进行加工改造和重新装配，经转染适当的受体细胞所表达的抗体分子。主要包括利用 DNA 重组和蛋白工程技术对已有的单克隆抗体进行改造，如人源化抗体、小分子抗体、抗体融合蛋白、双特异性抗体和噬菌体抗体库技术的制备等。

1. 人源化抗体　是利用基因克隆及 DNA 重组技术对产生鼠源单克隆抗体的杂交瘤细胞内抗体进行改造，使其分泌的单克隆抗体中大部分氨基酸序列为人源序列所取代，既保留了亲本鼠单克隆抗体的特异性和亲和力，又降低了其异源性，以利于临床应用。如人-鼠嵌合抗体，是通过基因拼接技术将人 IgG-C 区的 DNA 片段与鼠 IgG-V 区的 DNA 拼接后，导入细胞内表达制备而成的抗体。

2. 小分子抗体　是指分子量较小但是具有抗原结合功能的分子片段，包括 Fab 和 Fv，单链抗体等。

3. 抗体融合蛋白　是指利用基因工程方法重组表达的抗体片段与其他生物活性蛋白融合的产物。抗体融合蛋白既具有单链抗体的抗原结合能力，也具有与之融合的蛋白的生物学特性。

4. 双特异性抗体　是指同时能与两种不同特异性的抗原发生结合的抗体。它不同于天然抗体，其两个抗原结合部位具有不同的特异性。通过基因工程技术制备的双特异性抗体是在小分子抗体的基础上发展起来的，可通过将特异性不同的两个小分子抗体连接在一起而制备。

5. 噬菌体抗体库技术　抗体库技术是近年来发展起来的一项新的基因工程抗体技术。它是将体外克隆的抗体基因片段插入噬菌体载体，转染工程细菌进行表达，然后用抗原筛选即可获得特异的单克隆噬菌体抗体。在临床诊断与治疗方面，如抗微生物感染、抗肿瘤、免疫标记技术、抗独特型抗体（抗原内影像）均可应用抗体库技术。

四、单克隆抗体的应用

1. 检验医学诊断试剂　作为检验医学实验室的试剂，单克隆抗体以其特异性强、纯度高、均一性好等优点，广泛应用于酶联免疫吸附试验、放射免疫分析、免疫组织化学和流式细胞仪等技术，并且单克隆抗体的应用很大程度上促进了商品化试剂盒的发展。

2. 蛋白质的提纯　使用亲和层析法对蛋白进行纯化时，单克隆抗体可以作为配体与琼脂糖交联，通过亲和层析柱对目标蛋白进行纯化。

3. 小分子抗体的应用　可用于肿瘤导向治疗、放射免疫显像，协助肿瘤的诊治；可在原核系统表达及易于基因工程操作。

4. 抗体融合蛋白的应用　用于肿瘤的体内显像诊断；用于病毒的诊断和抗病毒的治疗；用于血液疾病的诊断。

5. 双特异抗体的应用　在体外免疫检测，体内肿瘤放射免疫显像诊断及体内免疫治疗中均有应用。

6. 抗体库技术的应用和前景　在肿瘤体外诊断和治疗中均有应用。

第五单元　凝集反应

【复习指南】本部分在历年考试中是重点内容，其中凝集反应的概念和特点应熟练掌握，直接凝集反应、间接凝集反应的类型、间接血凝试验、间接凝集反应的应用要求掌握。间接凝集反应中的胶乳凝集试验和明胶凝集试验应用内容应了解。

一、凝集反应的特点

细菌、螺旋体和红细胞等**颗粒性抗原**或表面包被可溶性抗原（或抗体）的**颗粒性载体**，与相应抗体（或抗原）发生特异性反应，在适当电解质溶液中，出现肉眼可见的**凝集现象**，称凝集反应。

凝集反应的特点：凝集反应是一个定性的检测方法，即根据凝集现象的出现与否判定结果阴性或阳性；也可进行半定量检测，即将抗体做一系列稀释，与抗原结合产生凝集的最高稀释倍数作为其效价或滴度。由于凝集反应灵敏度高、方法简便，因而在临床检验中被广泛应用。凝集反应分为两个阶段：①**抗原抗体的特异性结合**；②**出现肉眼可见的颗粒凝聚现象**。

二、直接凝集反应

直接凝集反应的原理是**细菌、螺旋体和红细胞**等颗粒性抗原，在适当的电解质参与下可直接与相应抗体结合出现凝集。参与凝集反应的抗原称凝集原，抗体则称为凝集素。从方法上讲，有玻片凝集试验和试管凝集试验两类。

1. 玻片凝集试验　为定性试验方法。一般用已知抗体作为诊断血清，与受检颗粒性抗原如细菌或红细胞悬液各加一滴于玻片上，混匀，如抗原抗体对应，几分钟后即可用肉眼或低倍显微镜观察凝集结果，出现颗粒凝集为阳性反应。此法常用于细菌种属鉴定、人类 ABO 血型鉴定等。

2. 试管凝集试验　为半定量试验方法。在微生物学检验中，常用标准定量已知颗粒性抗原与一系列倍比稀释的受检血清混合，保温后观察每管内抗原凝集的程度，通常以产生明显凝集现象的血清最高稀释度作为血清中抗体的效价，也称滴度。临床常用的试管凝集试验有很多，如肥达反应、外斐反应、供受者血液的交叉配型等。

三、间接凝集反应

将**可溶性抗原**（或抗体）吸附或耦联于与免疫无关、大小适当的颗粒性载体表面，使之成为抗原（或抗体）致敏颗粒，然后与相应抗体（或抗原）作用，在适宜电解质存在的条件下，出现肉眼可见特异性凝集现象，称为间接凝集反应。

1. 间接凝集反应的类型　根据致敏载体用的是抗原或抗体及凝集反应的方式，间接凝集反应可分为**正向间接凝集反应、反向间接凝集反应、间接凝集抑制反应和协同凝集反应 4 类**。

（1）正向间接凝集反应：可溶性抗原致敏载体，用于检测标本中待测抗体的凝集反应。

（2）反向间接凝集反应：特异性抗体致敏载体，用于检测标本中待测抗原的凝集反应。

（3）间接凝集抑制反应：先将可溶性抗原（或抗体）与相应的抗体（或抗原）混合，然后再加入抗原（或抗体）致敏的载体颗粒，若出现凝集现象，则说明标本中不存在相同抗原，抗体试剂未被结合。若存在相同抗原，抗体与之结合，凝集反应被抑制。

（4）协同凝集反应：是一种特殊的间接凝集反应，所用载体既非天然的红细胞，也非人工合成的聚合物颗粒，而是一种金黄色葡萄球菌 A 蛋白（SPA）。SPA 具有与 IgG 的 Fc 段结合的特性，因此当这种葡萄球菌与 IgG 抗体连接时，就成为抗体致敏的颗粒载体。如与相应抗原接触，即出现反向间接凝集反应。协同凝集反应可用于细菌、病毒的直接检测。

四类间接凝集反应异同点详见表 4-6。

表 4-6　四类间接凝集反应致敏载体的物质、检测物质及阳性结果判读

间接凝集反应	致敏载体的物质	检测物质	阳性结果判读
正向间接凝集反应	可溶性抗原	抗体	出现凝集为阳性
反向间接凝集反应	特异性抗体	抗原	出现凝集为阳性
间接凝集抑制反应	可溶性抗原或特异性抗体	特异性抗体或抗原	凝集反应被抑制为阳性
协同凝集反应	特异性 IgG 抗体	抗原	出现凝集为阳性

间接凝集反应适用于各种抗体和可溶性抗原的检测。不同的间接凝集反应试验根据使用的颗粒载体（红细胞、胶乳颗粒、明胶颗粒）的不同，常用的间接凝集反应试验包括间接血凝试验、胶乳凝集试验、明胶凝集试验等。

2. 间接血凝试验　将抗原（或抗体）包被于**红细胞**表面，成为致敏载体，然后与相应的抗体（或抗原）结合，从而使红细胞被动地凝聚在一起，出现可见的红细胞凝集现象，称为间接血凝试验。以红细胞凝集的程度判断阳性反应的强弱。

（1）载体：红细胞是大小均一的载体颗粒，最常用的为绵羊、家兔、鸡及 O 型人红细胞。致敏的新鲜红细胞保存时间短，只能使用 2～3 天。因此一般在致敏前，先将红细胞醛化，可长期保存而不溶血。常用的醛类有甲醛、戊二醛、丙酮醛等。

（2）致敏：致敏用的抗原或抗体要求纯度高，并保持良好的免疫活性。用蛋白质致敏红细胞的方法有直接法和间接法。

（3）血凝试验：可在微量滴定板或者试管中进行，将标本倍比稀释，同时设对照孔。凡红细胞沉积于孔底，集中呈一圆点的为不凝集。如红细胞凝集，则分布于孔底周围。根据红细胞凝集的程度判断阳性反应的强弱，以（＋＋）凝集的孔为滴度的终点。

3. 胶乳凝集试验　胶乳凝集试验也是一种间接凝集试验，所用的载体为聚苯乙烯胶乳颗粒（直径约为 0.8μm）。抗原（或抗体）直接吸附或化学交联于胶乳颗粒表面，制成致敏胶乳试剂。胶乳为人工合成的载体，其性能比生物来源的红细胞稳定，均一性好。但与蛋白质的结合能力及凝集性能不如红细胞，因而胶乳试验的敏感性不如血凝试验。胶乳凝集试验分

试管法和玻片法2种。

4.明胶凝集试验　是一种间接凝集试验，将可溶性抗原吸附在粉红色明胶颗粒上，当致敏明胶颗粒与标本血清作用，如血清含有抗病毒抗体，则可形成肉眼可见的粉红色凝集。该方法灵敏度高，简便、快速。

5.间接凝集反应的应用

（1）抗原的检测：反向间接凝集反应用于检测病原体可溶性抗原，也可用于检测各种蛋白质成分。

（2）抗体的检测：可用于检测细菌、病毒和寄生虫感染后产生的抗体，如间接血凝试验或明胶凝集试验可用于检测抗人类免疫缺陷病毒抗体、抗溶血素 O 等。

间接凝集反应与直接凝集反应的特点见表4-7。

表4-7　间接凝集反应与直接凝集反应的特点

反应类型	抗原特点	载体	常见试验
直接凝集反应	**颗粒性抗原**，如细菌、螺旋体和红细胞等	不需要	玻片凝集反应、试管凝集试验
间接凝集反应	**可溶性抗原**	需要的颗粒载体，如红细胞、胶乳颗粒、明胶颗粒、SPA+金黄色葡萄球菌等	间接血凝试验、胶乳凝集试验、明胶凝集试验

第六单元　沉淀反应

【复习指南】本部分内容在历年考试中是必考内容，应作为重点复习。其中，液体内沉淀试验的免疫浊度测定，凝胶内沉淀试验的单向、双向扩散试验的平板法，以及免疫电泳技术，为考试重点，应熟练掌握。沉淀反应的特点、絮状沉淀试验、免疫固定电泳及沉淀反应在医学检验中的应用，应掌握。单向、双向扩散试验的试管法，对流免疫电泳、火箭免疫电泳及交叉免疫电泳，了解即可。

一、沉淀反应的特点

1.概念　沉淀反应是指**可溶性抗原**与**其相对应的抗体**在特定条件下发生特异性结合，出现肉眼可见的免疫复合物沉淀现象。

2.沉淀反应的特点

（1）抗原类型：沉淀反应中的**抗原多为可溶性物质**，如多糖、蛋白质、血清、毒素等。

（2）阶段：沉淀反应可分为两个阶段。**第一阶段**：抗原抗体发生特异性结合，可以在几秒到几十秒内完成并出现不可见的可溶性复合物；**第二阶段**：形成可见的免疫复合物，约需几十分钟至数小时完成，如沉淀线、沉淀环。

二、液体内沉淀试验

根据实验方法及所形成的免疫复合物呈现沉淀现象的不同，可将液体内沉淀试验分为**絮状沉淀试验、免疫浊度测定和环状沉淀试验**，本文着重讲解絮状沉淀试验和免疫浊度测定。

（一）絮状沉淀试验

在电解质存在的条件下，可溶性抗原与相应抗体发生特异性结合，形成肉眼可见絮状沉淀物。该方法受抗原抗体比例的影响非常明显，常用于测定抗原抗体反应的最适比例，常见的操作方法有 3 种。

1. 抗原稀释法　将抗原进行一系列倍比稀释，与恒定浓度的相应抗体反应，形成沉淀物的量随抗原浓度变化而不同，以出现沉淀物最多的管视为抗原最适比例管。

2. 抗体稀释法　将抗体进行一系列倍比稀释，与恒定浓度的相应抗原反应，形成沉淀物的量随抗体浓度变化而不同，以出现沉淀物最多的管视为抗体最适比例管。

3. 方阵滴定法　即棋盘滴定法，是上述两种方法的混合，是将抗原抗体同时进行系列倍比稀释，根据出现最大沉淀量时的抗原、抗体稀释度确定抗原抗体反应的最适比。

（二）免疫浊度测定

免疫浊度测定是将现代光学测量仪器与自动分析检测系统相结合应用于免疫沉淀反应，实现对各种液相介质中的微量抗原、抗体等进行定量测定，其本质仍旧是液体内沉淀反应。其原理为可溶性抗原与相应抗体特异性结合，二者在比例适合和增浊剂的作用下，快速形成较大的免疫复合物，使反应液出现浊度；当反应液中保持抗体浓度固定且过量时形成的免疫复合物随抗原量增加而增加，反应液的浊度也随之增加，即待测抗原量与反应液的浊度呈正相关；与标准曲线比较，即可计算出待测抗原的含量。免疫浊度测定可分为**透射免疫比浊试验、散射免疫比浊试验和胶乳增强免疫浊度测定** 3 种。

1. 透射免疫比浊试验　是指可溶性抗原与其相应的抗体在一定缓冲溶液中结合形成免疫复合物，进而使反应液的浊度发生改变，当一定波长的光线通过反应液时，其中的免疫复合物可反射、吸收一定波长的光线，而引起透射光减少，光线被吸收的量可用吸光度表示，在一定范围内吸光度值与免疫复合物含量成正比，在抗体保持过量的情况下，吸光度值与抗原量成正比。用已知浓度的标准品建立标准曲线，即可计算出待测标本中抗原的含量。

2. 散射免疫比浊试验　抗原抗体在液相中特异结合后产生一定大小免疫复合物，当一定波长光通过该反应溶液与免疫复合物相遇时光线发生散射现象，散射光的强度与散射夹角和免疫复合物的含量成正比，与入射光波长成反比。根据检测方式及散射光检测时间的不同，该方法又分为**终点散射比浊试验和速率散射比浊试验**。

（1）终点散射比浊试验：在抗原抗体反应达到平衡时测定的散射光强度。

（2）速率散射比浊试验：抗原与抗体混合后瞬间发生反应，在保持抗体过量时，抗原抗体反应速度由慢到快，在某一时间点反应速率达最快，单位时间内产生的免疫复合物含量达最大值，散射光强度变化也最大，即称速率峰，速率峰的峰值与抗原浓度呈正相关。

3. 胶乳增强免疫浊度测定　胶乳作为载体对小分子免疫复合物进行微量测定，进一步提高了免疫浊度的灵敏度。

三、凝胶内沉淀试验

凝胶内沉淀试验是利用**可溶性抗原**和**相应抗体**在凝胶中扩散，形成浓度梯度，在抗原抗体浓度比例适当的位置形成肉眼可见的沉淀线或沉淀环。常用的凝胶有琼脂糖、琼脂、聚丙烯酰胺凝胶等。不同分子量的物质在凝胶中扩散的速度不同，据此可以识别不同待测物分子量的差异。凝胶内沉淀试验类型有**单向扩散试验**和**双向扩散试验**。

（一）单向扩散试验

单向扩散试验是先将一定量的抗体混入琼脂凝胶内，使待测抗原在琼脂凝胶内从局部向周围自由扩散，在一定区域内形成可见的沉淀环。根据试验形式可分为**试管法和平板法**两种。

1. 试管法　因沉淀环不易观察和定量，目前已很少应用。

2. 平板法　将一定量的已知抗体均匀混于琼脂凝胶中制成琼脂板。在适当位置打孔并加入抗原，在适当温度和一定时间后，孔内抗原环状扩散形成浓度梯度环，在抗原抗体比例合适处形成沉淀环。测定环的直径或面积，沉淀环的直径或面积的大小与抗原量呈**正相关**，抗原量与环直径的关系有两种计算方法。

（1）Fahey 曲线：适用于小分子抗原和较短时间（24 小时）扩散的结果处理，抗原浓度的对数（logC）与沉淀环直径（d）呈线性关系，常数 K = logC/d，用半对数坐标纸画曲线。

（2）Mancini 曲线：用于大分子抗原和长时间（> 48 小时）扩散的结果处理，沉淀环直径的平方（d^2）与抗原浓度（c）呈线性关系，常数 $K=c/d^2$。

（二）双向扩散试验

双向扩散试验是将抗原和抗体加在同一琼脂板对应孔中，各自向对方扩散，在浓度比例恰当处形成沉淀线，观察沉淀线的位置、形状及对比关系，可对抗原或抗体进行定性分析。根据试验形式也可分为**试管法**和**平板法**两种。

1. 试管法　此方法操作烦琐，且只能测定一个标本，所以临床检验中已较少应用。

2. 平板法　是鉴定抗原抗体最常见、最基本的方法之一。在制成的琼脂板上打孔，孔径一般为 3mm，孔间距通常在 3 ~ 5mm，在对应孔中加入抗原或抗体，放置湿盒 37℃ 18 ~ 24 小时后，抗原和相应抗体在琼脂中各自扩散并在浓度比例适当处形成可见的沉淀线。根据沉淀线的位置可做如下分析。

（1）判断抗原或抗体的存在以及估计相对含量：沉淀线的形成是依据抗原抗体两者比例所致，不出现沉淀线则表明无对应的抗体（或抗原）或者抗原过量；沉淀线靠近抗原孔，说明抗体浓度高；沉淀线靠近抗体孔，则表明抗原浓度高。

（2）分析抗原或抗体相对分子量：抗原或抗体在琼脂内自由扩散的速度受分子量影响，分子量越小扩散越快，反之越慢。因为慢者扩散圈小，局部浓度则较大，形成的沉淀线弯向分子量大的一方；若两者分子量大致相等，沉淀线则呈直线。

（3）分析抗原的性质：两种待检抗原的性质可部分相同、完全相同或完全不同。3 种情况在双向扩散试验中有如下表现：两条沉淀线交叉，说明两个抗原完全不同；两条沉淀线互相吻合相连，表明抗体与两个抗原中的相同表位结合而沉淀，说明两个抗原相同；两条沉淀线相切，提示两个抗原间有部分相同。

（4）滴定抗体的效价：双向扩散试验是抗体效价滴定的常规方法。固定抗原的浓度，稀释抗体；或者同时稀释抗原与抗体，两者经过自由扩散，形成沉淀线，以出现沉淀线最高的抗体稀释度作为该抗体的效价。

（5）鉴定抗原或抗体纯度：用混合抗体或抗原鉴定相应抗原或抗体，仅出现一条沉淀线则说明待测抗原或抗体纯，出现多条沉淀线则说明不纯。

四、免疫电泳技术

免疫电泳技术是可溶性抗原和抗体在直流电场的作用下，在凝胶内加速定向运动，彼此相遇结合，在比例适当处形成可见的沉淀物，将**电泳分析**与**沉淀反应**相结合。免疫电泳技术可分为**对流免疫电泳、火箭免疫电泳、免疫电泳、免疫固定电泳、交叉免疫电泳**等多项实验技术，广泛应用于临床实验诊断分析和科学研究。该技术具有如下优点：一是加快了沉淀反应的速度；二是抗原抗体的扩散方向固定集中，提高了灵敏度；三是可将某些蛋白组分根据其所带电荷的不同而将其分开，再分别与抗体反应。本法既具有抗原抗体反应的高度特异性，又具有电泳技术的高分辨率和快速、微量等特性，因此其应用范围日益扩大。

1. **对流免疫电泳**　对流免疫电泳是将**双向免疫扩散试验**与**电泳**相结合的定向加速免疫扩散技术。

在琼脂板上打两排孔，在负电极侧的各孔内加入待检抗原溶液，在正电极侧的各孔内加入诊断抗体溶液。在 pH8.4 以上的缓冲液中，蛋白质抗原带负电，在电场中向正极移动；而作为抗体的 IgG 因其相对分子质量大，暴露的极性基团少，电离少，所带负电荷少，加之本身等电点高，致使电渗引向负极移动的液流速度超过 IgG 向正极的移动速度，而使 IgG 被动移向负极。当抗原抗体在比例合适处相遇，便形成沉淀线。根据沉淀线相对于两孔的位置可大致判断抗原抗体的比例关系。对流免疫电泳敏感度比双向扩散试验高 8～16 倍，可测出 μg/ml 量的蛋白质。常用于抗原或抗体的性质、效价和纯度测定。

2. **火箭免疫电泳**　火箭免疫电泳原理是将**单向免疫扩散**与**电泳**相结合的一项定量免疫扩散技术。

电泳时样品孔中的抗原向正极泳动，随抗原含量的逐渐减少，形成的沉淀带越来越窄，形成一个状如火箭的不溶性免疫复合物沉淀峰，由于试验中抗体浓度保持不变，沉淀峰的高度与抗原量呈正相关。以标准抗原浓度与沉淀峰高度绘制标准曲线，待检抗原的浓度即可从标准曲线中计算出来。

如果将琼脂中加入固定浓度的抗原时，便可检测待测抗体的含量，此即**为反向火箭电泳**。如加入少量 ^{125}I 标记的标准抗原共同电泳，则可在含抗体的琼脂中形成不可见的火箭峰，经洗涤干燥后用 X 线胶片显影，可出现放射显影，就是目前采用的**免疫自显影技术**。免疫自显影技术可测出 ng/ml 的抗原。常用于 IgA、IgG 等蛋白定量。

3. **免疫电泳**　免疫电泳是**区带电泳**和**双向免疫扩散**相结合的一种免疫分析技术。

检测原理是先将蛋白质抗原在凝胶中作区带电泳，由于不同蛋白质所带电荷、相对分子质量和构型不同，电泳时挖一与之平行的抗体槽，加入相应抗体，进行双向免疫扩散，由于电泳时的电泳迁徙率不同，可将样本的各个组分分成区带。通过对沉淀线的数量、位置和形态与已知标准抗原抗体生成的弧形沉淀线进行比较，即可分析待测标本中所含成分的种类和性质。抗原抗体的比例、抗血清的抗体谱及电泳条件如缓冲液、琼脂等均可影响沉淀线的分辨率。免疫电泳目前主要用于纯化抗原和抗体成分分析及正常和异常免疫球蛋白的识别与鉴定方面，为定性试验。

4. **免疫固定电泳**　免疫固定电泳是**区带电泳**与**免疫沉淀试验**相结合的技术。

该方法的原理首先将样本（血清蛋白质）进行区带电泳，然后将浸有抗体的滤纸贴于其上，孵育后，让抗原抗体发生沉淀反应，洗脱游离的抗体，形成的沉淀保留在凝胶中，根据电泳移动距离分离单克隆组分，可对各类免疫球蛋白及其轻链进行分型。

免疫固定电泳最常用于 M 蛋白的鉴定，此外免疫固定电泳也广泛应用于迁移率相近的蛋白，免疫球蛋白轻链，尿液、脑脊液中的微量蛋白，游离轻链，补体裂解产物等的鉴定。免疫固定电泳具有敏感度高、分辨率强、操作周期短、结果易于分析等优点。

5. 交叉免疫电泳 是区带电泳与火箭免疫电泳相结合的一种免疫电泳分析技术, 一种有效的抗原蛋白定量技术, 能一次对多种抗原定量。分辨率较高, 适用于各种蛋白质微小异质性、遗传多态性、裂解产物和不正常片段的定性分析。

五、沉淀反应在医学检验中的应用

经典的免疫沉淀试验因其有诸多缺点无法克服, 如操作烦琐、精密度差、反应时间长、敏感度低及无法实现自动化等, 现在临床检测中这些方法的应用已逐渐减少。

近年来, 随着现代科学技术的不断更新与发展, 自动化免疫浊度分析仪的出现, 免疫浊度分析在临床检测中得到了更广泛的应用。目前免疫浊度法主要用于蛋白质的测定, 如血液中的免疫球蛋白 IgG、IgA、IgM、κ 链、λ 链, 血浆蛋白, C 反应蛋白, 补体 C3、C4, 类风湿因子等; 脑脊液及尿的微量蛋白等测定。

免疫固定电泳技术由于其敏感度高、分辨力强、结果易于分析, 现常用于鉴定迁移率相近的蛋白和 M 蛋白, 免疫球蛋白轻链, 游离轻链、尿液、脑脊液等中的微量蛋白, 补体裂解产物等。临床最常用于 M 蛋白的鉴定与分型, 现已列入临床实验室的常规检测工作。

第七单元 放射免疫技术

【复习指南】本部分内容历年必考, 应作为重点复习。其中, 放射免疫技术的基本类型及原理、常用的放射性核素和放射免疫分析技术的应用, 应掌握。标记物制备及鉴定、抗血清鉴定、方法学评价、放射免疫分析的基本原理、试验方法及测定方法、免疫放射分析的基本原理、IRMA 与 RIA 的比较, 应了解。

一、放射免疫技术

(一)基本类型及原理

放射免疫技术按其方法学原理可分为**放射免疫分析**和**免疫放射分析**两种类型。

1. 放射免疫分析(RIA) 是反应系统中未标记的待测抗原与放射性核素标记的抗原竞争性结合限量的特异性抗体为基本原理来测定待测样本中抗原含量的一种分析方法。

2. 免疫放射分析(IRMA) 是用放射性核素标记抗体, 待测抗原与过量的标记抗体发生非竞争性免疫结合反应, 采用固相免疫吸附方式分离结合与游离标记抗体的一种放射免疫分析方法。

(二)常用的放射性核素

常用的放射性核素**有产生 β 射线的 ^3H、^{14}C 和 ^{32}P 等, 其中最常用的是 ^3H; 产生 γ 射线**的 ^{128}I、^{131}I 和 ^{51}Cr 等, 其中最常用的是 ^{125}I。

^{125}I 优点是: 化学性质活泼, 易采用化学基团取代反应, 直接与蛋白质分子连接(标记); 释放 γ 射线, 易于测量; 半衰期约为 60 天、核素丰度(> 95%)及计数率方面均优于 ^{131}I; 不释放电离辐射强的 β 射线, 对标记蛋白的活性影响小。

(三)标记物制备及鉴定

1. 标记及类型 例如, 采用放射性碘(如 ^{125}I)制备标记物的基本原理是将被标记物分子中组胺残基上的氢原子以及酪氨酸或酪胺残基由放射性碘原子通过取代反应来完成置换的。^{125}I 标记化合物的制备方法可分为直接标记法和间接标记法两类方法。

（1）直接标记法：其原理是直接将 ^{125}I 通过酶促或化学氧化反应结合于被标记物的酪氨酸残基或组胺残基上。该法常用于蛋白质、酶和肽类的碘化标记。

（2）间接标记法：也称连接标记法，为最常用的间接碘标记方法。主要用于标记缺乏碘标记基团的小分子化合物，如环核苷酸、甾体类化合物以及前列腺素等。

2. 放射标记物的纯化　^{125}I 标记物反应后，为了去除游离 ^{125}I 和其他杂质，需要进行分离纯化。常用的纯化方法有离子交换层析法、凝胶过滤法、聚丙烯酰胺凝胶电泳法及高效液相色谱法。

3. 放射标记的鉴定

（1）免疫活性：是指制备标记物与抗体结合的能力。

（2）放射化学纯度：指单位标记物中结合于被标记物上的放射性占总放射性的百分率，要求一般大于 95%。

（3）比放射活性：指单位化学量标记物中所含放射性强度，常用 Ci/mmol、Ci/g 或 mCi/mg 等单位表示。可通过计算法和自身置换法两种方法来计算比放射活性。

（四）抗血清鉴定

1. 特异性　指一种抗体识别其相应抗原决定簇的能力。

2. 亲和性　抗体分子上一个抗原结合部位与相应的抗原决定簇之间的结合强度，用亲和常数 Ka 表示，Ka 值高有助于提高灵敏度、精确度和准确度。

3. 效价

（五）方法学评价

为了增强结果的可比性，需要对放射免疫技术方法学进行评价。除了常规的精密度、准确性、灵敏度、特异性和稳定性等指标外，还要注意以下指标。

1. 可靠性　是评价被测物质与标准品的免疫活性是否相同的指标。借助样品稀释曲线与标准曲线的平行性分析来判断方法的可靠性，平行性越好，判断方法则越可靠。

2. 剂量 – 反应曲线　标记免疫试验是通过已知浓度的标准品与相应的反应参数绘制成剂量 – 反应曲线，待测物定量是通过计算其反应参数在剂量 – 反应曲线上对应的标准品浓度值而确定的。

3. 高剂量钩状效应　高剂量钩状效应（HOOK 效应）是指当被测物浓度超过线性范围的上限时，所得结果反而呈阴性或降低的现象。HOOK 效应常见于双位点 IRMA，可通过选用高亲和力抗体或对此类标本进行稀释后测定以改善或消除 HOOK 效应。

二、放射免疫分析

（一）基本原理

基于标记抗原和待测抗原对同一抗体具有相同亲和力，在**抗体限量**的情况下，两种抗原与抗体发生**竞争性结合**。

（二）试验方法及测定方法

RIA 具体测定方法包括以下 3 个主要步骤。

1. 抗原抗体反应　将标准品抗原或待测标本、标记抗原和特异性抗体加入塑料小试管中，并在一定条件（温度、时间及酸碱度）下进行竞争性结合反应。反应方式分为**平衡法与非平衡法**，上述 3 种试剂同时反应即平衡法；将待测抗原优先加入含有特异性抗体的检测体系中，让待测抗原优先与抗体结合并达到平衡，然后再加入标记抗原，使其与剩余抗体结合并至平衡，即非平衡法。

2. 分离技术　目前 RIA 常用的分离方法有以下几种。

（1）聚乙二醇（PEG）法：PEG 能非特异性沉淀抗原抗体复合物等大分子蛋白质，而游离标记抗原等小分子蛋白则不会发生沉淀。该法是经典的分离方法，具有分离完全且经济方便的优点。

（2）双抗体法：分离原理是第二抗体（是一种抗抗体，即以第一抗体动物源性免疫球蛋白 IgG 作为免疫原，经免疫动物获得免疫血清）特异性结合标记物中的第一抗体并形成共沉淀，但因一抗含量甚少，不易形成沉淀，还需加入一定量的与一抗同源动物的 IgG，可提高分离效果。该方法具有分离特异性强、重复性好、非特异结合少的优点。

（3）双抗体–PEG 法：指分离剂中同时包含 PEG 和第二抗体。此方法将第二抗体法的特异沉淀作用和 PEG 法快速沉淀的优点相结合，节省了两者的用量，且分离迅速、简便，是广泛应用的方法。

3. 放射性测量和数据处理　一般情况下，放射免疫分析需测定结合标记物（沉淀部分）的放射性强度。如采用 ^{125}I 作为示踪物，则使用晶体闪烁计数仪进行测量。探测器输出的计数单位是每分钟脉冲数（CPM）。采用标准管抗原浓度和对应的放射性强度绘制标准曲线或建立数学函数关系，将测定的沉淀物 CPM 值作为 B 值，测定离心后上清液（含游离态的 Ag*）放射性强度的 CPM 值作为 F 值，计算反应参数 B/F 值或结合率 B/（B + F）值，根据反应参数值，从剂量反应曲线可计算待测抗原浓度。

三、免疫放射分析

1. 免疫放射分析（IRMA）　是以过量放射性核素标记抗体与待测抗原进行非竞争性免疫结合反应，采用固相免疫吸附剂对结合（B）与游离（F）标记抗体进行分离，其灵敏度和可测范围均优于 RIA，操作程序较 RIA 简单。IRMA 有单位点法和双位点法，单位点法一般用于测定小分子抗原，双位点法用于测定大分子抗原，实际工作中以双位点法最为常用。基本原理如下：

（1）单位点法 IRMA：主要用于测定小分子抗原，是先将待测抗原与过量标记抗体进行反应，形成抗原 – 抗体复合物，当反应达平衡后，加入固相抗原，使其与反应体系中剩余的未结合标记抗体相结合并将其分离，测定上清液的放射量。

（2）双位点法 IRMA：也称双抗体夹心法，主要用于测定大分子抗原。是先让固相抗体（过量）与待测抗原相结合，形成固相抗体 – 抗原复合物，再加入过量的标记抗体，使其与已经结合于固相的抗原的另一抗原决定簇相结合，形成固相抗体 – 抗原 – 标记抗体复合物，洗去反应液中剩余的游离标记抗体，测定固相上的放射性强度经数学函数或标准曲线则可获得未知标本中的抗原浓度。

2.IRMA 与 RIA 的比较　IRMA 与 RIA 是放射免疫技术中的两种重要类型，分别是非竞争性分析和竞争性分析的典型案例，两者的主要特征，见表 4–8。

表 4-8　IRMA 与 RIA 的特征

比较参数	IRMA	RIA
标记物	标记抗体，为大分子蛋白，性质较稳定，不同抗体标记方法基本相同，标记抗体的比活度高，提高了测定的灵敏度	标记抗原，标记时需根据抗原理化和生物学特征，选用不同的放射性核素和方法
测定物质	至少有两个抗原决定簇的抗原	小分子半抗原
反应速率	几个小时	十几个小时
反应原理	为非竞争性结合，反应参数与待检抗原浓度成正比	为竞争抑制性结合，反应参数与待检抗原浓度成反比
特异性	比 RIA 高	比 IRMA 低
灵敏度	明显高于 RIA	明显低于 IRMA
检测范围	比 RIA 高 1～2 个数量级	比 IRMA 低

四、放射免疫分析技术的应用

放射免疫技术是三大经典标记免疫技术之一，放射免疫分析由于其特异性强、敏感度高、精密度高并可测定小分子量和大分子量物质，所以在医学检验中应用广泛。

临床上常用于测定各种激素（如胰岛素、性激素、甲状腺素等）、病毒抗原或抗体、微量蛋白质、肿瘤标志物（如 AFP、CEA 等）、药物（如地高辛、吗啡等）等小分子标志物的临床检测。特别是放射免疫分析显示出的测定小分子半抗原方面的优势，如临床实验室在测定一些特殊激素：三碘甲状腺原氨酸、胃泌素、醛固酮、血管紧张素 Ⅰ 和血管紧张素 Ⅱ 等项目。

但由于存在半衰期短、放射性废物难以处理等缺点，该技术已逐渐被酶免疫试验和化学免疫试验逐步取代。

第八单元　荧光免疫技术

【复习指南】本部分内容在历年的考试频率不是很高，但在临床应用中越来越多，应抓住重点复习。其中，荧光抗体技术中标本的制作、荧光抗体染色与结果判断、荧光显微镜的基本结构、时间分辨荧光免疫测定及荧光免疫技术在医学检验中的应用，为考试重点，应掌握。概述、荧光抗体的制备、荧光偏振免疫测定及荧光酶免疫测定，应了解。

一、概述

（一）荧光的基本知识

1. 发射光谱　是指固定激发光波长，在不同的波长下记录到的标本发射荧光的谱图。激发态电子回复基态的能级不同，发射的荧光波长就不同。

2. 激发光谱　是指固定检测发射光波长，用不同波长的激发光照射标本得到的荧光的谱图，从中能找出荧光效率最高的波长。

3. 荧光效率　是荧光物质分子将吸收的光能转变成荧光的百分率称为荧光效率。在一定范围内，荧光强度与激发光强度呈正相关，但过强的激发光会使荧光很快褪去。

荧光效率＝发射荧光的光量子数（荧光强度）/ 吸收光的光量子数（激发光强度）

4. 荧光寿命　荧光物质被激发后产生的荧光衰减到一定程度时所用的时间。激发光消失，荧光随之消失，但各种荧光物质的荧光寿命不同，可利用延时测定的方法消除某些短寿命荧光的干扰，此为时间分辨荧光免疫测定的基础。

5. 荧光猝灭　荧光物质在某些理化因素（如高温、苯胺、酚、紫外线照射、硝基苯等）作用下，发射荧光减弱甚至消退的现象。在荧光免疫技术中，一方面，要避免沾染这些物质，同时注意避光保存荧光物质。另一方面，也可利用荧光淬灭剂来消除非特异性荧光。

6. 荧光偏振　可用下式说明荧光偏振。

$$P = F_H - F_L/F_H + F_L$$

式中：P 表示偏振度；F_H 表示激发光起偏器和荧光检偏器的透射轴方向平行时测定的荧光强度；F_L 是上述两者方向相互垂直时测定的荧光强度。

当 P ＝ 0 时，说明完全不偏振，P 在 –1 ～ +1 即为部分偏振。

（二）荧光物质

1. 荧光色素　许多物质都能产生荧光现象，但并非都能用作荧光色素。只有那些能产生明显荧光的有机化合物才可称为免疫荧光色素。常用的荧光色素及其特点，见表 4–9。

表 4–9　常用的荧光色素及其特点

荧光色素名称	荧光颜色	最大吸收光波长	最大发射光波长	特点及用途
异硫氰酸荧光素	明亮的黄绿色	490 ～ 495nm	520 ～ 530nm	普通切片广泛使用
四乙基罗丹明	橘红色	570nm	595 ～ 600nm	性质稳定，可长期保存
四甲基异硫氰酸罗丹明	橙红色	550nm	620nm	与 FITC 的翠绿色荧光对比鲜明，可配合用于双重标记或对比染色
藻红蛋白	明亮的橙色	565nm	578nm	广泛用于对比染色或用于两种不同颜色的荧光抗体的双重染色

2. 其他荧光物质

（1）酶作用后产生荧光的物质：某些化合物本身无荧光效应，但一经酶作用后便形成了具有强荧光的物质。

（2）镧系螯合物：某些 3 价稀土镧系元素经激发后可发射出特征性的荧光。其中，**铕（Eu^{3+}）螯合物**应用**最为广泛**。

二、荧光抗体技术

（一）荧光抗体的制备

1. 抗体要求　特异性高，亲和力高，经纯化后不应含有针对标本中正常组织的抗体。通常用于荧光标记的是 IgG 和 IgM 型抗体。

2. 荧光素要求

（1）具有能与蛋白质分子形成共价键的化学基团，结合后不易解离，而未结合者易于清除。

（2）荧光效率高，与蛋白质结合后仍能保持较高的荧光效率，且结合后不影响蛋白质原有的生化与免疫性质。

（3）荧光色泽与组织的背景色泽有鲜明对比。

（4）荧光素与蛋白质结合后不影响蛋白质原有的生化与免疫性质。

（5）标记方法简单、安全无毒。

（6）与蛋白质形成的结合物稳定，易于保存。

目前最常用的荧光素是**异硫氰酸荧光素**和**藻红蛋白**。

3. 抗体的荧光素标记　蛋白质荧光标记方法常用**透析法和搅拌法**。

（1）透析法：适合于标记样本量少、蛋白质含量低的抗体溶液。

（2）搅拌法：适合于标记体积大，蛋白含量高的抗体溶液。

4. 荧光素标记抗体的纯化　抗体标记完成后，为了去除未结合的游离的荧光素，还应对标记抗体进行进一步纯化，常用**层析分离法或透析法**。

5. 荧光抗体的鉴定

（1）荧光素与蛋白质的结合比率（F/P）：将荧光抗体稀释至 $A_{280} \approx 80$ 抗，分别测读 A_{280}（蛋白质特异吸收峰）和标记荧光素的特异吸收峰，按公式：（FITC）$F/P = 2.87 \times A_{495} / (A_{280} - 0.35 \times A_{495})$ 计算。

F/P 值越高，则说明抗体分子上结合的荧光素越多，反之则越少。

（2）抗体特异性

①吸收试验：向荧光抗体中加入过量的相应抗原，特异性结合后，再用于阳性标本染色，应不出现明显荧光。

②抑制试验：阳性标本先与相应未标记抗体发生反应，洗涤后，加荧光抗体染色，荧光强度应该受到明显抑制。

（3）抗体效价：荧光抗体制备完成后应该对其效价加以鉴定。常用**双向琼脂扩散法**进行滴定，抗原含量为 1g/L 时，抗体效价 > 1 ∶ 16 者较为理想。

6. 荧光抗体的保存　荧光抗体的保存应注意**防止荧光淬灭**和**抗体失活**。适宜分装成小剂量，-20℃冻存可保存 2 ～ 3 年，真空干燥后可长期保存。稀释后的抗体不适宜长期保存，在 4℃环境下可保存 1 ～ 3 天。

（二）标本的制作

常见的临床标本主要有**细胞、细菌**和**组织**三大类。可制作成涂片、印片或切片。

细胞或细菌可制成**涂片**，要求应薄而均匀。涂片或印片制成后应迅速吹干、封装，置 -10℃保存或立即使用。

组织材料可制备成**石蜡切片、印片**。石蜡切片因其操作烦琐，非特异反应强，结果不够稳定等已较少应用；印片的制备方法是用洗净的玻片轻压组织切面，使玻片上粘有 1 ～ 2 层组织细胞（厚度 ≤ 10μm）。

（三）荧光抗体染色与结果判断

1. 荧光抗体染色

（1）染色一般步骤：在已固定的标本上滴加经适当稀释的荧光抗体；置带盖湿盒内，一般在 25 ～ 37℃下温育 30 分钟，**不耐热抗原**以 **4℃过夜**为宜；温育后用 PBS 充分洗涤，干燥，去除未结合的抗体。

（2）染色类型

①直接法：在标本上直接滴加荧光抗体，使其与抗原发生特异性结合。

②间接法：既能检测未知抗原，也能检测未知抗体；检测未知抗原：先将针对抗原的第一抗体（特异诊断抗体，IgG）直接滴加于标本上，作用后洗涤，再加针对第一抗体的第二抗体（荧光抗抗体，抗人 IgG-Ab）；检测未知抗体：将第一抗体（待测血清）加在已知抗原标本片上，作用后洗涤，再加针对第一抗体的荧光抗抗体；本法敏感性高于直接法，而且在不同抗原的检测中只需应用一种荧光抗体，即可达到检测目的。

③双标记法：对同一标本，用 FITC 与罗丹明分别标记不同的抗体做荧光染色，在有两种相应抗原存在时，可同时见到黄绿和橘红两种荧光色泽。

2. 荧光抗体染色结果判断　在每次实验时均应设立严格的阴性和阳性实验对照，能正确区分特异性与非特异性染色。

标本的特异性荧光强度用"＋"号表示。"－"视为无或仅见极其微弱的荧光；"＋"为较弱荧光但清楚可见；"＋＋"为明亮荧光；"＋＋＋"为耀眼的强荧光。临床上依据特异性荧光强度达"＋"以上判定为阳性，而阴性对照则呈"－"或"±"。特异性抗体效价可根据呈"＋"的血清最高稀释度来判定。

阳性细胞的显色分布包括 3 种类型：胞核型、胞质型和膜表面型，抗原定位、定性和定量可依据显色的深浅来判断。

（四）荧光显微镜的基本结构

荧光显微镜是荧光试验的基本工具。荧光显微镜与普通显微镜主要结构基本相同，不同之处在于光源、滤光片、光路、不吸收紫外线的聚光器和镜头等。

1. 光源　由于荧光物质的量子效率极低，需要有一个很强的激发光源，通常采用氙灯、高压汞灯或卤素灯来作为激发光源。

2. 滤光片　正确选择滤光片是获得良好荧光观察效果的重要条件。滤光片分为隔热滤光片、激发滤光片和吸收滤光片。

（1）隔热滤光片：位于灯室的聚光镜前面，能阻断红外线的通过而隔热。

（2）激发滤光片：位于光镜和物镜之间，能选择性地透过紫外线可见波长的光域，以提供合适的激发光谱。激发滤光片有紫外光滤片（UG）和蓝紫外光滤片（BG）两种。

（3）吸收滤光片：位于物镜和目镜之间，吸收滤光片的透光范围为 410～650nm，有 OG（橙黄色）和 GG（淡绿黄色）两种。

观察 FITC 标记抗体，可选用激发滤光片 BG12，配以吸收滤光片 OG14 或 GG9。

3. 光路　分为透射光和落射光两种形式。透射光的照明光线从标本下方经过聚光器后透过标本进入物镜，适于观察对光可通透的标本；落射光的照明光线则是从标本上方经过投在物镜外周的特殊的垂直照明器，从物镜周围落射到标本上，经标本反射而进入物镜，适用于观察透明度不好的标本以及各种活性组织等。落射光和透射光联合照明，可同时观察两种荧光素的荧光，或同时观察发荧光物质在细胞内的定位。

4. 聚光器　聚光器有暗视野、明视野和相差荧光聚光器等。聚光器不应吸收紫外线，并能与光源、光路、激发滤光片适宜组合，以期望在暗背景下获得满意的荧光。

5. 镜头　目镜有氟处理镜头、消色差和复消色差等三类镜头。常用的是消色差镜头。

三、荧光免疫分析的类型

常用的荧光免疫分析测定方法主要有**时间分辨荧光免疫测定、荧光偏振免疫测定和荧光酶免疫测定**等。

（一）时间分辨荧光免疫测定

1.基本原理 时间分辨荧光免疫测定（TRFIA）是一种非放射性核素免疫分析技术，它是以镧系元素标记抗原或抗体，依据镧系元素螯合物的发光特征，用时间分辨测定技术测量荧光，同时对时间和波长两个参数进行信号分辨，可以有效地排除非特异荧光的干扰，较大地提高了分析的灵敏度。**TRFIA具有极高的灵敏度和特异性与该试验原理中采用的时间分辨、Stokes位移、发射光谱和激发光谱、荧光标记物的相对比活性及信号增强**等五个方面有关，具体原理和定义，详见表4-10。

表4-10　TRFIA中时间分辨、Stokes位移、发射光谱和激发光谱、
荧光标记物的相对比活性及信号增强的定义及原理

名称	定义及原理
时间分辨	通常各种组织、蛋白或其他化合物，在激发光的照射下都能发出一定波长的荧光，这些荧光称为非特异性荧光，干扰荧光免疫测定的特异性和灵敏度，但它们的荧光寿命较短（1～10纳秒），最长不超过20纳秒。而镧系元素螯合物的荧光寿命较长（10～1000微秒）。因此，待短寿命背景荧光完全衰变后再测定镧系元素离子螯合物的特异性荧光信号，可有效地降低本底荧光的干扰，此称为时间分辨
Stokes位移	选择荧光物质作为标记物时，必须考虑激发光谱和发射光谱的波长差，即Stokes位移。Stokes位移小，激发光谱和发射光谱常有重叠，相互干扰，影响检测结果的准确性。镧系元素的荧光光谱Stokes位移较大，为273nm，很容易利用简单的滤光片进行波长分辨，把激发光和发射光分开，消除激发光的散射干扰
发射光谱和激发光谱	镧系元素发射光谱带较窄，多在（613±10）nm。利用（615±5）nm的滤光片只允许此波段的荧光通过，可排除其余波长的荧光。生物标本的本底荧光波长通常在350～600nm，故在（615±5）nm波段内，来自生物标本的荧光干扰极少，可有效地降低本底荧光。镧系元素激发光谱带较窄，通常为300～350nm，非常有利于增加激发能，提高检测的灵敏度
荧光标记物的相对比活性	比活性是指单位时间内每个标记分子可被探测到的信号量。在测量时间内Eu^{3+}标记物可被反复激发，每次激发后，它由激发态很快回到基态，就有荧光发射，然后又可被重新激发，如此每秒有1000次激发，这就相当于大大提高了荧光标记物比活性
信号增强	免疫反应完成后，形成的Eu^{3+}标记抗原抗体复合物在弱碱性溶液中被激发后的荧光信号较弱，加入酸性增强液可使Eu^{3+}标记抗原抗体复合物的pH降低至2～3，Eu^{3+}从复合物上完全解离下来，游离的Eu^{3+}可被增强液中的螯合剂所螯合，在协同剂等其他成分的作用下，与增强液中的β-二酮体生成一个Eu^{3+}在其内部的保护性胶态分子团，这是一个具有高强度荧光的稳定螯合物，信号的增强效果可达上百万倍

2. **标记物和标记方法** 用于时间分辨荧光免疫测定的标记物是**镧系元素**，其中 Eu^{3+} 最为常用。

标记方法需利用具有双功能基团的螯合剂，其一段与镧系元素离子结合，另一端与抗原或抗体蛋白分子上的氨基相结合，形成镧系元素–离子–螯合剂–抗原（或抗体）复合物。

3. **方法类型**

（1）双抗体夹心法：待检抗原与固相抗体结合，再与 Eu^{3+} 标记抗体结合，形成固相抗体–待测抗原–Eu^{3+} 标记抗体复合物，在酸性增强液作用下，复合物上的 Eu^{3+} 从免疫复合物中解离，形成新的微粒，在 340nm 激发光照射下，游离出的 Eu^{3+} 螯合物可发射 613nm 的荧光。经时间分辨荧光检测仪测定并计算出待检抗原的含量。

（2）固相抗体竞争法：待检抗原和 Eu^{3+} 标记的抗原与固相抗体发生竞争结合，温育洗涤后在固相中加入荧光增强液，测定荧光强度，所测得的荧光强度与待检抗原含量呈负相关。

（3）固相抗原竞争法：待检抗原和固相抗原竞争结合定量的 Eu^{3+} 标记抗体，温育洗涤后在固相中加入荧光增强液，测定荧光强度，所测得的荧光强度与待检抗原含量呈负相关。

（二）荧光偏振免疫测定

荧光偏振免疫测定是利用**抗原抗体竞争反应**原理，根据荧光素标记抗原与其抗原抗体复合物的荧光偏振程度的差异，测定体液中小分子物质的含量。其基本原理为，当光线通过偏振滤光片后，形成只有一个方向的平面光，称为偏振光。荧光物质经单一平面的偏振光（蓝光，485nm）激发后，可吸收光能并发射出相应的偏振荧光（绿光，525 ～ 550nm），偏振荧光有很强的方向性。荧光偏振免疫测定常用 **FITC 标记小分子抗原**。

（三）荧光酶免疫测定

1. **基本原理** 荧光酶免疫测定是利用酶标抗原（或抗体）与待测抗体（或抗原）反应，通过酶反应荧光底物，经酶促反应生成稳定且高效的荧光物质，通过测定荧光强度来确定待检抗原或抗体的含量。

2. **酶和荧光底物** 用于荧光酶免疫测定标记的酶及荧光底物，见表 4–11，最常用的酶是**碱性磷酸酶**，最常用的荧光底物是 **4–MUP**。

表 4–11 荧光酶免疫测定标记用酶及荧光底物

标记酶	底物	荧光产物	激发光（nm）	荧光（nm）
碱性磷酸酶	4–甲基伞酮磷酸盐（4–MUP）	4–甲基伞酮（4–MU）	360	450
β–半乳糖苷酶	4–甲基伞酮–β–半乳糖苷	4–甲基伞酮（4–MU）	360	450
辣根过氧化物酶	对羟基苯丙酸（HPA）	二聚体	317	414

3. **方法类型**

（1）双抗体夹心法：固相抗体和酶标记抗体与待检抗原反应，形成固相抗体–抗原–酶标抗体复合物，洗涤除去未结合部分，加入底物进行酶促发光反应，荧光强度与待检抗原含量成正比。

（2）双抗原夹心法：用固相抗原和酶标抗原与待检抗体反应，生成固相抗原–待检抗体－酶标抗原复合物，洗涤去除未结合部分，加入底物进行酶促发光，荧光强度与待检抗原含量成正比。

（3）固相抗原竞争法：待检抗原与固相抗原竞争结合定量的酶标抗体，洗涤除去未结合部分，固相抗原与酶标抗体形成的复合物被留下来，加入底物进行酶促发光反应，荧光强度与待检抗原含量成反比。

四、荧光免疫技术在医学检验中的应用

1. 荧光抗体技术的应用　荧光抗体技术可用于**病原体、自身抗体、免疫病理、细胞表面抗原和受体**等项目的检测。

（1）病原体检测：可快速鉴定病原体并可检测血清中的抗体，用于疾病诊断、临床回顾诊断和流行病学调查。

（2）自身抗体检测：可用于检测血清抗核抗体、抗线粒体抗体、抗平滑肌抗体等自身抗体，辅助诊断各种自身免疫性疾病。

（3）免疫病理检测：可用于组织中的补体、免疫球蛋白和抗原抗体复合物的检测以及肿瘤组织中肿瘤特异性抗原的鉴定。

（4）细胞表面抗原和受体检测：可用于淋巴细胞表面 CD 抗原、补体受体、Fc 受体、抗原受体等的检测以及淋巴细胞及其亚群的鉴定和计数。

流式细胞分析是荧光抗体技术在临床的一种特殊应用方式，是将游离细胞做荧光抗体特异染色后，在特殊设计仪器中通过喷嘴逐一流出，由荧光检测计检测经过单色激光照射后发出的荧光信号，并自动处理好各种数据。

2. 荧光免疫测定的应用　时间分辨荧光免疫测定、荧光偏振免疫测定和荧光酶免疫测定都有全自动化测试的分析仪器，这些仪器具有样本条码和试剂识别系统，能自动加样、温育、洗涤、分离、测定荧光强度、处理数据和报告结果。3 种常见的荧光免疫测定的优缺点及临床应用见表 4-12。

表 4-12　3 种常见的荧光免疫测定的优缺点及临床应用

名称	优点	缺点	临床应用
时间分辨荧光免疫测定	分析范围宽；测定灵敏度高；标记结合物稳定，有效期长；测量快速，易自动化；无放射性污染，在灵敏度、稳定性和测量自动化程度等方面都可与放射免疫分析媲美	易受环境、试剂和容器中的镧系元素离子的污染，使本底增高	应用范围十分广泛，包括激素（肽类激素、甲状腺激素、类固醇激素等）、蛋白质、药物、肿瘤标志物、病原体抗原/抗体等
荧光偏振免疫测定	样品用量少；荧光素标记结合物稳定，使用寿命长；方法重复性好；快速，易自动化	试剂盒专属性强，适于检测小分子和中等分子物质，不适宜测定大分子物质；灵敏度较非均相荧光免疫测定低	尤其适用于血清或尿液中小分子量物质的测定，目前已有数十种治疗药物和成瘾药物、激素、维生素等常规生化项目可用荧光偏振免疫测定进行分析和定量测定

名称	优点	缺点	临床应用
荧光酶免疫测定	由于使用酶和荧光底物的化学反应作为放大系统，故灵敏度大大提高	血清和其他生物样品的背景荧光会干扰测定，因此用固相荧光酶免疫测定法效果好	可用于多种抗原抗体的检测，如细菌及毒素抗原、病毒抗体、肿瘤标志物、激素、过敏原、心肌损伤标志物和凝血因子等

第九单元　酶免疫技术

【复习指南】本部分内容在历年考试中是必考内容，应作为重点复习。其中，酶联免疫吸附试验（ELISA）为考试重点，应熟练掌握。酶免疫技术的特点、酶免疫技术分类及酶免疫测定的应用，应掌握。

一、酶免疫技术的特点

酶免疫技术是将酶高效催化反应的专一性和抗原抗体反应的特异性相结合的免疫检测技术。它具有检测特异性强、灵敏度高、试剂性质较稳定、操作简便快速、应用范围广、无放射性污染等优点。

（一）酶和酶作用底物

1.酶的要求　用于标记的酶应符合表4-13的要求。

表4-13　酶免疫测定法中酶蛋白的必备条件

	必备条件
酶活性及纯度	酶的纯度高，活性强，催化反应的转化率高
与抗体或抗原的耦联性	容易与抗体或抗原耦联，不影响标记抗原与抗体的免疫反应性，且标记后酶的活性依然保持稳定
专一性	作用专一性好，保证受检体液或组织中不存在与标记抗体酶相同的内源性酶或者抑制物
产物	产生的产物易于测量和判断，较好的敏感性和重复性，方法简便易行
其他	酶及其底物均对人体无伤害，应易廉价获得，方便配制与保存

2.常用的酶　在酶免疫测定中常用的标记酶有**辣根过氧化物酶（HRP）**、**碱性磷酸酶（ALP）**，其他还有如β-半乳糖苷酶（β-Gal）等。

（1）辣根过氧化物酶（HRP）

①HRP特征：分子量40kD，可从蔬菜植物辣根中获得，是由主酶和辅基结合而形成的复合物。其中辅酶是酶活性基团，主酶与酶活性无关。

②HRP：**HRP是目前酶联免疫吸附试验（ELISA）应用最广泛的标记酶。**

③酶活性：即1分钟将1μmol底物转化为产物所需的酶量，用单位U表示。

④HRP的纯度：用RZ来表示，酶免疫测定技术的HRP，其RZ值应＞3.0。

（2）碱性磷酸酶（AP）：是一种磷酸酯水解酶，可以从小牛肠黏膜或大肠杆菌中提取获得。

（3）β-半乳糖苷酶（β-Gal）：来源于大肠杆菌，常被用于均相酶免疫测定。

3.酶作用底物

（1）HRP 的底物：HRP 是 ELISA 中最常使用的标记酶，其常作用的底物有**邻苯二胺（OPD）、四甲基联苯胺（TMB）**，两种底物的优缺点，详见表 4–14。

表 4–14　ELISA 试验中 HRP 酶作用底物的名称及优缺点

底物名称	特点	优点	缺点
邻苯二胺（OPD）	OPD在HRP的作用下显橙黄色，加盐酸或硫酸等强酸反应终止后呈棕黄色，最大吸收峰为492nm	是 HRP 最为敏感的色原底物之一	易变色，稳定性差，要求新配制后 1 小时内使用，显色反应过程需避光，且具有致癌性
四甲基联苯胺（TMB）	TMB 经 HRP 作用后呈蓝色，加入硫酸反应终止后呈黄色，最大吸收峰为450nm	稳定性较好，显色时色无须避光，无致突变作用，目前已是 ELISA 中应用最为广泛的底物	水溶性差

（2）ALP 的底物：常用对–硝基苯磷酸酯（p–NPP），p–NPP 经 ALP 作用后的产物为对硝基酚，呈黄色。

（3）β–Gal 的底物：常用 4–甲基伞酮–R–D–半乳糖苷（4–MUU），经酶作用后的产物为 4–甲基伞酮（4–MU）。

（二）酶标记抗体或抗原

酶标记的抗体或抗原也称为酶结合物或酶标志物，是指通过化学反应或免疫学反应，将酶与抗体或抗原形成结合物。制备抗体酶结合物的方法常用**戊二醛交联法和改良过碘酸钠法**。

1.戊二醛交联法　戊二醛可以使酶与蛋白质的氨基偶联，方法有一步法和二步法。

（1）一步法：如 ALP，ALP 与免疫球蛋白在戊二醛的作用下同时反应连接，一步法操作简单且重复性好。但缺点是交联时分子大小不一，分子间的比例也不严格，影响交联效果。

（2）二步法：如 HRP，先让 HRP 与戊二醛作用，形成 HRP–戊二醛结合物，然后透析除去多余的戊二醛，在 pH9.5 缓冲液中再与免疫球蛋白作用而形成酶标抗体。此法的效率可高于一步法 10 倍左右。

2.改良过碘酸钠法　**改良过碘酸钠法**是目前用于 HRP 标记抗原或抗体最常用的方法。HRP 含 18% 的碳水化合物，过碘酸盐将其分子表面的多糖氧化为醛基，由于醛根很活泼，可与免疫球蛋白结合形成酶标结合物。

（三）固相载体

1.固相载体的要求　固相载体应具备下述条件：①结合抗原或抗体的容量大；②可将抗原或抗体及链霉亲和素等大分子蛋白质牢固地结合在其表面，经长期保存和多次洗涤也不易脱落；③不影响所固相化的抗原或抗体及链霉亲合素等大分子蛋白质的活性，而且为使反应充分进行，其活性基团最好朝向反应溶液；④固相方法简单易行、经济快速。

2.固相载体的种类和选择

（1）微孔板：最常用固相载体是**聚苯乙烯**。聚苯乙烯为塑料，具有较好的透光性和蛋白质吸附能力，且容易加工成微孔板、微珠（球）、试管等形状，价格低廉。

（2）磁微粒：由高分子单体合成的微球或颗粒，可与抗原或抗体耦联，结合容量大。在反应时可均匀地分散于整个反应溶液中，反应速度快，分离步骤简单迅速。普遍应用于自动化程度较高的发光酶免疫分析仪中。

（3）膜载体：包括硝酸纤维素膜（NC膜）、聚偏二氟乙烯膜（PVDF膜）、玻璃纤维素膜及尼龙膜等微孔滤膜。广泛用作免疫印迹试验和斑点酶免疫吸附试验的固相载体。

二、酶免疫技术分类

酶免疫技术包括酶免疫组化技术（EIHCT）和酶免疫测定（EIA）两大类。酶免疫组化技术与荧光抗体技术相似，酶标记抗体与组织切片上的抗原起反应，用于组织细胞或其他标本中抗原或抗体的定位；酶免疫测定（EIA）是根据抗原抗体反应后是否需要分离结合的与游离的酶标记物而分为均相酶免疫测定和异相酶免疫测定2种类型。主要用于体液标本中抗原或抗体的定性或定量检测。

由于抗原抗体反应体系中使用过量的酶标记物，以及反应本身具有的可逆性与动态平衡，反应结束时体系中一定存在未与抗体（抗原）结合的酶标记物，称为游离标记物；而已与抗体（抗原）结合的酶标记物，称为结合标记物。

1.均相酶免疫测定　是利用酶标记物（抗原）与非标记物（抗原）具有相同的与限量抗体竞争结合的能力，反应后**标记酶的活性**会**发生改变**的原理，当酶标抗原与抗体结合形成酶标抗原抗体复合物后，其中的酶活性将被减弱或增强。因此，不需对反应液中的酶标抗原抗体复合物和酶标抗原进行分离，直接测定反应系统中总酶活性的变化，即可推算出被测样品中抗原的含量。均相酶免疫测定主要用于**半抗原（如药物）和小分子激素**的测定。下面介绍两种均相酶免疫技术。

（1）酶放大免疫测定技术（EMIT）：将标准半抗原与酶结合成酶标半抗原，半抗原与酶活性均不变。当酶标半抗原与相应抗体特异性结合后，形成酶标抗原抗体复合物，由于半抗原与抗体接触紧密，空间位阻影响了酶的活性中心，酶活性受到抑制。检测时，待测半抗原与酶标半抗原竞争结合特异性抗体，形成待检抗原抗体复合物，从而使反应中酶标抗原抗体复合物比例减少。待测半抗原浓度越高，游离的酶标半抗原就越多，酶活性就越高，即反应后酶活性与标本中的半抗原量呈正相关。

（2）克隆酶供体免疫分析（CEDIA）：采用基因重组技术可分别合成某种功能性酶分子（β-半乳糖苷酶）的两个片段：大片段称酶受体（EA），小片段称酶供体（ED）。单独的EA与ED存在时均无酶活性，只有在一定条件下结合后方能形成具有酶活性的四聚体。CEDIA即用ED标记抗原，与标本中的待测抗原竞争性结合特异性抗体，形成两种抗原抗体复合物。ED标记的抗原与抗体结合后由于空间位阻，不能再与EA结合，而ED标记的游离抗原可与EA结合，形成具有活性的酶，加入底物测酶活性，酶活性的大小与标本中抗原含量呈正相关。

2.异相酶免疫测定　根据反应介质的物理状态分为**液相酶免疫分析**和**固相酶免疫分析**（如常用的ELISA）。异相酶免疫测定原理：在抗原抗体反应平衡后，采用适当方法分离游离酶标记物和结合酶标记物，然后测定底物的显色程度，再推算出标本中待测抗原或抗体量。异相酶免疫测定的灵敏度可达ng至pg水平，是目前临床常用的一种检测方法。

三、酶联免疫吸附试验（ELISA）

1. **基本原理**　将抗原（或抗体）吸附在固相载体（聚苯乙烯反应板）表面制成固相制剂，测定时将受检标本和酶标记抗原或抗体与固相载体表面的抗原或抗体进行特异结合，反应后洗去游离的酶标抗体（或酶标抗原），加入底物显色，根据底物被酶催化产生的颜色及其吸光度值的大小进行定性或定量分析。

在 ELISA 测定方法中 3 种必要的参与物质是**固相抗原（或抗体）、酶标记抗原（或抗体）和酶反应的底物**。

2. **方法类型及反应原理**

（1）夹心法：可以测抗原也可以测抗体。

①双抗体夹心法测抗原：属于非竞争结合，该法适用于测定含有至少 2 个以上抗原决定簇的多价抗原，大多为大分子蛋白。其基本原理是连接于固相载体上特异性抗体以及液相中的酶标抗体，可分别与样品中被检测抗原分子上两个以上的抗原决定簇结合，从而使各种反应成分固相化，温育后形成固相抗体－抗原－酶标抗体免疫复合物，洗涤去除未结合的酶标抗体和其他成分，加底物显色，底物被酶催化后变为有色产物，测定溶液吸光度（A）值，确定待检抗原的含量。反应颜色的深浅与待测标本中待检抗原的含量呈正相关。

该法常采用"两步法"完成，即测定时待测标本和酶标抗体依次加入反应体系中，通过两步温育和洗板的操作步骤，以避免互相干扰。临床中，常采用"双位点一步法"进行检测。"双位点"是指包被的固相抗体和酶标抗体是针对待测抗原分子上两个不同且空间距离较远的抗原决定簇。在测定时将待检标本和酶标抗体同时加入固相反应载体，仅需一步温育和洗板步骤。显色反应后颜色深浅与待测抗原量呈正相关。但需注意，若标本中抗原含量过高，过量的抗原可分别同固相抗体和酶标抗体结合而抑制夹心复合物的形成，出现钩状效应，显色降低，严重时可出现假阴性结果。必要时可将标本作适当稀释后再重新测定。

②双抗原夹心法测抗体：用已知标准抗原分别制备固相抗原和酶标抗原结合物，即可检测标本中未知抗体。临床上常采用该方法检测乙型肝炎病毒表面抗体和人类免疫缺陷病毒抗体。该方法灵敏度和特异性高于间接法。

（2）间接法测抗体：将标准抗原包被固相载体，其与待检抗体反应后加入酶标抗人 IgG 抗体（抗抗体），形成固相抗原－待检抗体－酶标抗体复合物，反应结束后加底物显色。颜色深浅与待测抗体量呈正相关。临床上常用该方法检测丙型肝炎病毒抗体、人免疫缺陷病毒抗体和梅毒螺旋体抗体。

（3）竞争法：竞争法可用于小分子抗原或半抗原的定量测定，也可对抗体进行测定。待测抗原和酶标抗原竞争与固相抗体结合，标本中待测抗原含量越多，结合在固相上的酶标抗原越少，显色则越浅。因此，待测抗原的量与结合在固相的酶标抗原量成反比，底物显色深浅与待测抗原量呈负相关。

（4）捕获法：将抗人 IgM 抗体包被固相载体，以捕获血清标本中的 IgM。然后加入已知标准抗原参与反应后，再加针对标准抗原的酶标抗体，底物被酶催化呈现显色反应。颜色深浅与待测 IgM 量呈正相关。该方法常用于病毒性感染的早期诊断，如急性甲型肝炎时可检测抗 HAV-IgM 抗体，急性乙型肝炎时可检测抗 HBc-IgM 抗体。

四、酶免疫测定的应用

由于酶免疫测定具有高度的特异性和敏感性，操作简便及试剂盒稳定，对环境无放射性污染等特点，酶免疫技术已成为临床检验诊断中的常用技术。

均相酶免疫测定主要用于小分子物质的检测，如地高辛、吗啡等。异相酶免疫测定中的ELISA应用比较广泛，ELISA广泛用于临床疾病血液及体液标志物的定性检测。

第十单元　化学发光免疫分析技术

【复习指南】本部分内容难度不大，但历年常考。其中，化学发光免疫分析的类型中电化学发光免疫分析及临床应用，为考试重点，应掌握。概述、化学发光剂和标记技术、直接化学发光免疫分析及化学发光酶免疫分析，应了解。

一、概述

发光是指原子或分子中的电子吸收能量后，由较低能级的基态跃迁到较高能级的激发态后再返回到基态释放光子的过程。根据形成激发态分子的能量来源差异可分为：化学发光、生物发光和光照发光，本章主要介绍化学发光。

1.化学发光　化学发光是指伴随化学发光反应过程所产生的光的发射现象。某些物质（发光剂）在化学反应时，吸收了反应过程中所产生的化学能，使反应的产物分子或反应的中间态分子中的电子跃迁到激发态，当电子从激发态回到基态时，以发射光子的形式释放出能量，这一现象称为化学发光。

2.化学发光效率　化学发光反应的发光效率又称化学发光反应量子产率。其决定于生成激发态产物分子的化学激发效率和激发态分子的发射效率。化学发光反应的发光效率、光辐射的能量大小及光谱范围，完全由发光物质的性质所决定，每一个发光反应都具有其特征性的化学发光光谱和不同的化学发光效率。因此，可设计出不同的反应模式。

二、化学发光剂和标记技术

（一）化学发光剂

在化学发光反应中参与能量转移并最终以发射光子的形式释放能量的化合物，称为化学发光剂或发光底物。在化学发光免疫分析中所使用的标志物可分为2类，一类是**直接用化学发光剂（如吖啶酯）**标记抗原或抗体；另一类是用**化学发光反应中的催化剂（如辣根过氧化物酶、碱性磷酸酶等）**标记抗原或抗体。

1.直接化学发光剂　直接化学发光剂在发光免疫分析过程中不需要酶的催化作用，直接参与发光反应，它们在化学结构上有产生发光的特有基团，可直接标记抗原或抗体。**吖啶酯**是目前常用的直接标记发光剂。

2.酶促反应发光剂　利用标记酶的催化作用，使发光剂（底物）发光，这一类需酶催化后发光的发光剂称为酶促反应发光剂。目前化学发光酶免疫分析中常用的标记酶有**辣根过氧化物酶（HRP）和碱性磷酸酶（ALP）**。辣根过氧化物酶催化的发光剂为**鲁米诺**及其衍生物；碱性磷酸酶催化的发光底物为 **AMPPD**。

（二）发光剂的标记技术

发光剂的标记是通过化学反应将发光剂连接到抗体或抗原上。发光剂标记后要使被标记物保持自身的特性（如抗体的特性），又具有能发光的特性。按照标记反应的类型及形成结合物的特点，可将标记反应分为"直接耦联"和"间接耦联"两种方式。

1. 常用标记方法　小分子物质（如药物、激素等）的标记主要是通过耦联反应制备；生物大分子的标记是利用交联剂使标记物与被标记物分子结构中游离的氨基、硫氢基、羟基等基团形成不可逆的连接。下面介绍几种常用的标记方法。

（1）碳二亚胺缩合法：水溶性碳二胺可用于制备大分子－大分子或大分子－半抗原衍生物的交联剂。

（2）过碘酸钠氧化法：此法是先利用过碘酸钠氧化糖蛋白中的羟基，使之成为活泼的醛基，再通过醛基与发光剂中的氨基反应形成 Schiff 碱；后者经硼氢化钠还原–N=C–键后成为稳定的标记化合物。

（3）重氮盐耦联法：芳香胺能与 $NaNO_2$ 和 HCl 反应生成重氮盐，该重氮盐能直接与蛋白质的酪氨酸残基上酚羟基邻位反应，形成偶氮化合物。

（4）N–羟基琥珀酰亚胺活化法：蛋白质分子中羧基通过 N–羟基琥珀酰亚胺活化，再与发光剂的氨基耦联形成酰胺键的发光标记物。

2. 影响标记的因素　包括发光剂的选择、被标记蛋白质的性质、标记方法的选择、原料比、标记率、温度以及纯化与保存等因素。

三、化学发光免疫分析的类型

根据化学发光免疫分析中标记物的不同及反应原理的不同，分为 3 种类型：**直接化学发光免疫分析、化学发光酶免疫分析、电化学发光免疫分析**。

1. 直接化学发光免疫分析　直接化学发光免疫分析是用化学发光剂（如吖啶酯）直接标记抗体（抗原），与待测标本中相应的抗原（抗体）发生免疫反应后，形成固相包被抗体－待测抗原－吖啶酯标记抗体复合物，这时只需加入氧化剂（H_2O_2）和 pH 纠正液（NaOH）使其呈碱性环境，吖啶酯在不需要催化剂的情况下分解、发光，由集光器和光电倍增管接收，记录单位时间内所产生的光子能，这部分光的积分与待测抗原的含量成正比，可从标准曲线上计算出待测抗原的含量。

2. 化学发光酶免疫分析　化学发光酶免疫分析（CLEIA）是用参与催化某一化学发光反应的酶如 HRP 和 ALP 来标记抗体（或抗原），与待测标本中相应的抗原（抗体）发生免疫反应后，形成固相包被抗体－待测抗原－酶标记抗体复合物，经洗涤后，加入底物（发光剂），酶催化和分解底物发光。由光量子阅读系统接收，光电倍增管将光信号转变为电信号并加以放大，再把它们传送至计算机数据处理系统，计算出测定物的浓度。

（1）HRP 标记的化学发光免疫分析：该分析系统采用 HRP 标记抗体（或抗原），与反应体系中的待测标本和固相载体发生免疫反应后，形成固相包被抗体－待测抗原－酶标记抗体复合物，这时加入鲁米诺发光剂、H_2O_2 和化学发光增强剂使其产生化学发光。

（2）ALP 标记的化学发光免疫分析：该分析系统以 ALP 标记抗体（或抗原），与反应体系中的待测标本和固相载体发生免疫反应后，形成固相包被抗体－待测抗原－酶标记抗体复合物，这时加入 AMPPD 发光剂，ALP 使 AMPPD 脱去磷酸根基团而发光。

3. 电化学发光免疫分析　电化学发光免疫分析（ECLIA）与一般化学发光分析不同，是以电化学发光剂**三联吡啶钌标记抗体**（抗原），以**三丙胺（TPA）**为电子供体，在电场中因电子转移而发生特异性化学发光反应，它包括**电化学发光和化学发光**两个过程。

在电化学发光免疫分析系统中，磁性微粒为固相载体包被抗体（抗原），用三联吡啶钌标记抗体（抗原），在反应体系内待测标本与相应的抗体发生免疫反应，形成磁性微粒包被抗体－待测抗原－三联吡啶钌标记抗体复合物，这时将上述复合物吸入流动室，同时引入 TPA 缓冲液。当磁性微粒流经电极表面时，被安装在电极下面的电磁铁吸引住，而未结合的标记抗体和标本被缓冲液冲走。与此同时电极加压，启动电化学发光反应，使三联吡啶钌和 TPA 在电极表面进行电子转移，产生电化学发光。光信号由安装在流动室上方的光信号检测器检测，光的强度与待测抗原的浓度成正比。

电化学发光免疫分析的特点如下：三联吡啶钌在电场中因不断得到三丙胺提供的电子可周而复始地发光，持续时间长，信号强度高，容易测定，容易控制；三联吡啶钌直接标记抗原或抗体，结合稳定，不影响被标记物的理化特性；试剂灵敏度高，稳定性好。

4. 临床应用　由于化学发光免疫测定技术无放射性污染，可自动化、高灵敏度、高准确度、高特异性的特点，因此已广泛应用于各种激素、肿瘤标志物、治疗性药物浓度监测、传染性疾病的筛查、出生缺陷的产前诊断、细胞因子等的临床测定。

第十一单元　生物素－亲和素放大技术

【复习指南】本部分内容历年常考，应抓住重点复习。其中，生物素的理化性质与标记，亲和素、链霉亲和素理化性质与标记，生物素－亲和素系统的特点及生物素－亲和素系统的应用，均应了解。

生物素、亲和素是一对具有高度亲和力的物质，它们的**结合迅速、专一、稳定**并具有**多级放大效应**。生物素－亲和素系统（BAS）是一种以生物素和亲和素具有的多级放大结合特性为基础的实验技术，它既能耦联抗原抗体等大分子生物活性物质，又可被荧光素、酶、放射性核素等材料标记。

一、生物素的理化性质与标记

（一）活化生物素

1. 生物素　又称维生素 H 或辅酶 R，分子量 244.31kD，常从含量较高的卵黄和肝组织中提取。

2. 活化生物素　对戊酸的羧基进行化学修饰，制成携带各种活性化学基团的衍生物，称为活化生物素。

3. 常用的活化生物素　标记蛋白质氨基用活化生物素 N–羟基丁二酰亚胺酯（BNHS）、标记蛋白质巯基用活化生物素 3–（N–马来酰亚胺–丙酰）–生物胞素（MPB）、标记蛋白质醛基用活化生物素生物素酰肼（BHZ）和肼化生物胞素（BGHZ）；标记抗体常用的活化生物素是 BNHS，标记偏酸性抗原时多采用生物素酰肼（BHZ）。

（二）生物素标记蛋白质

1. 生物素化蛋白质衍生物分类　有两类，一类是生物素化大分子生物活性物质：生物素通过噻吩环戊酸侧链上的羧基与多种大分子偶联活化后，可用于标记各种免疫活性分子物质，如生物素化抗体（或抗原），生物素与抗原、抗体等蛋白质结合后，不影响后者的免疫活性。另一类是标记生物素：活化生物素与示踪物（如 HRP、荧光素等）结合后制成标记生物素。

2.生物素标记注意事项 ①活化生物素和反应条件应根据抗原或抗体分子所带可标记基团的种类以及分子的理化性质而定；②反应时，活化生物素与待标记抗原或抗体应按照适当的比例进行；③标记酶或抗体时，要先制备交联臂活化生物素，如在生物素与 N- 羟基丁二酰亚胺酯之间连接 2 分子 6- 氨基己糖，即在生物素与被标记物之间加入连接臂样结构，以减少空间位阻影响。

二、亲和素、链霉亲和素理化性质与标记

1.亲和素及其活性 亲和素也称为抗生物素蛋白或卵白素，是从卵清蛋白中提取的一种碱性糖蛋白，分子质量为68kD。亲和素由 4 个相同亚基组成，能稳定结合 4 个分子的生物素，生物素与亲和素之间的亲和力极强。

2.链霉亲和素及其活性 链霉亲和素（SA）是链霉菌在培养过程中分泌的一种蛋白质产物，稍偏酸性，不含糖链，分子质量为65kD。SA 由 4 条序列相同肽链聚合而成，也可与 4 个生物素分子结合，特点类似亲和素。由于 SA 不含糖，在检测时非特异性结合低于卵白素，是更好的生物素结合蛋白。由于 1 个链酶亲和素分子有 4 个生物素分子的结合位置，可以连接更多的生物素化分子，是目前使用较多的一种亲和素。

3.亲和素（或链霉亲和素）的标记 用于标记亲和素（或链霉亲和素）的小分子示踪物有荧光素、化学发光物、^{125}I 和胶体金；大分子物质如酶、抗原或抗体、铁蛋白和荧光蛋白等，其中最常用的是酶、异硫氰酸荧光素（FITC）和胶体金。

三、生物素 – 亲和素系统的特点

生物素与亲和素（或链霉亲和素）的结合，特异性高、亲和力强、稳定性好，而且两者均可与抗原、抗体及多种示踪物质结合，使 BAS 不仅用于微量抗原、抗体及受体的定量、定性检测及定位观察研究，也可制成亲和介质，用于上述各类反应体系中反应物的分离、纯化。

1.灵敏度 生物素与蛋白质和核酸类等生物大分子结合形成的生物素衍生物，不仅保持了大分子物质的原有生物活性，而且比活度高，具多价性。此外，每个亲和素分子有 4 个生物素结合部位，可同时以多价形式结合生物素化的大分子衍生物和被标记物。因此，BAS 具有多级放大作用，使其在应用时可极大地提高检测方法的灵敏度。

2.特异性 亲和素与生物素间的结合具有极高的亲和力，其反应呈高度专一性。因此，BAS 的多层次放大作用在提高灵敏度的同时，并不增加非特异性干扰。而且，BAS 结合特性不会因反应试剂的高度稀释而受影响，使其在实际应用中可最大限度地降低反应试剂的非特异作用。

3.稳定性 亲和素与生物素间的亲和常数比抗原 – 抗体反应至少高 1 万倍，二者结合形成的复合物的解离常数很小，呈不可逆反应性；而且酸、碱、变性剂、蛋白溶解酶及有机溶剂均不影响其结合。因此，BAS 在实际应用中，产物的稳定性高，从而可降低操作误差，提高测定的精确度。

4.适用性 生物素和亲和素均可制成多种衍生物，不仅可与酶、荧光素和放射性核素等各类标记技术结合，用于检测体液、组织或细胞中的抗原 – 抗体、激素 – 受体和核酸系统，以及其他多种生物学反应体系，而且也可制成亲和介质，用于分离提纯上述各反应体系中的反应物。

5. 其他 BAS 可依据具体实验方法要求制成多种通用性试剂,适用于不同的反应体系,而且都可高度稀释,用量很少,实验成本低,尤其是 BAS 与成本高昂的抗原特异性第一抗体耦联使用,可使后者的用量大幅度减少,节约实验费用。此外,由于生物素与亲和素的结合具有高速、高效的特性,尽管 BAS 的反应层次较多,但所需的温育时间不长,实验往往只需数小时即可完成。

四、生物素 – 亲和素系统的应用

1. 生物素 – 亲和素系统基本类型及原理

(1)生物素 – 亲和素 – 生物素法(BAB 法):以游离亲和素(或链霉亲和素)为桥联剂,分别连接生物素化抗体和生物素化酶,利用抗原与抗体特异性结合及酶的高效催化反应特点,将抗原 – 抗体待检系统和信号检测系统有机联系在一起。由于一个亲和素分子能同时结合 4 个生物素分子,且一个生物大分子可标记多个生物素分子,从而产生级联放大效应,提升检测的敏感性。

(2)亲和素 – 生物素 – 过氧化酶复合物法(ABC 法):ABC 法是在 BAB 法基础上的改良,其原理是预先按一定比例将亲和素(或链霉亲和素)与酶标生物素结合,形成可溶性的亲和素(或链霉亲和素)– 生物素 – 过氧化酶复合物(ABC)。当其与检测反应体系中的生物素化抗体(直接法)或生物素化第二抗体(间接法)相遇时,ABC 中未饱和的亲和素(或链霉亲和素)结合部位即可与抗体上的生物素结合,使抗原 – 抗体反应体系与 ABC 标记体系连成一体进行检测。

(3)生物素 – 亲和素法(BA 法):是以标记亲和素(或链霉亲和素)直接与免疫复合物中的生物素化抗体连接进行检测。

2. 生物素 - 亲和素系统在酶免疫测定中的应用

(1)BAS 在均相酶免疫测定中的应用:BAS 除了作为免疫测定的放大系统外,还可作为均相酶免疫测定中高效的酶活性调变系统。

(2)BAS 在 ELISA 中的应用:把 BAS 与 ELISA 耦联起来,可大大提高 ELISA 测定的灵敏度。每个亲和素可结合 4 个生物素,可使反应明显放大;亲和素与生物素间极高的亲和力,使反应结合更牢固稳定,且特异性高;用小分子生物素代替酶标记抗体,可减少反应中的空间位阻。

3. 生物素 - 亲和素系统在荧光免疫技术中的应用 BAS 用于荧光抗体技术,通常采用 BA 法,即用荧光素直接标记亲和素(或链霉亲和素);也可采用游离亲和素(或链霉亲和素)搭桥,两端分别连接生物素化抗体和荧光素标记的生物素(BAB 法)或荧光标记的抗亲和素(或链霉亲和素)抗体的夹心法。

4. 生物素 - 亲和素系统在放射免疫测定中的应用 BAS 主要与免疫放射分析(IRMA)检测体系偶联,用于对终反应的放大(BA 法)。

5. 生物素 - 亲和素系统在分子生物学中的应用 BAS 在分子生物学领域主要集中在以生物素标记核酸探针进行的定位检测,用 BAS 制备的亲和吸附剂进行基因的分离纯化,以及将免疫测定技术与 PCR 结合建立免疫 –PCR 用于抗原的检测等领域。

第十二单元　固相膜免疫测定

【复习指南】本部分内容在历年考试中是必考内容，应作为重点复习。其中，免疫渗滤试验和免疫层析试验，为考试重点，应熟练掌握。免疫印迹法，应掌握。概述、免疫金标记技术、斑点酶免疫吸附试验、酶联免疫斑点试验及放射免疫沉淀试验，应了解。

一、概述

1. 常用的固相膜　常用的固相膜为 **NC 膜**或**尼龙膜**。

2. 固相膜的技术要求

（1）孔径：即能通过粒子的大小，以微米（μm）表示。用于穿流法的膜一般选择 0.4μm 左右，用于横流法的膜可选择 5 ～ 10μm。

（2）流速：以 ml/（cm² · min）表示，孔径大小和分布结构会影响膜的流动速度，孔径大，流速快，在横流法中选择合适的膜时，流速较孔径更有参考价值。

（3）蛋白质结合力：吸附力很强，以 μg/cm² 表示。

（4）均一性：优质的膜应具有良好的均一性，这样才能保证试剂批内的均一性。

二、免疫金标记技术

（一）胶体金的制备

1. 制备原理　胶体金制备常采用还原法，常用的还原剂有枸橼酸钠、鞣酸、维生素C、白磷、硼氢化钠等。向一定浓度的金溶液内加入一定量的还原剂，使离子还原成金原子，形成金颗粒悬液，也称金溶胶。

2. 技术要点　枸橼酸三钠还原法制备金溶胶，如此制备的金溶胶其可见光最高吸收峰在 535nm。金溶胶的光散射性与溶胶颗粒的大小密切相关，一旦颗粒大小发生变化，光散射也随之发生变异，产生肉眼可见的显著的颜色变化，这就是金溶胶用于免疫沉淀或免疫凝集试验的基础。

3. 注意事项

（1）**试剂、水质和环境**：氯金银极易吸潮，对金属有强烈的腐蚀性，不能使用金属钥匙，避免接触天平秤盘，其 1% 水溶液在 4℃ 可稳定数月不变，实验用水一般用双蒸馏水，实验室中的尘粒要尽量减少，否则实验的结果将缺乏重复性。

（2）**玻璃容器的清洁**：玻璃表面少量的污染会干扰胶体金颗粒的生成，一切玻璃容器应绝对清洁，用前经过强酸洗，后硅化。

（二）免疫金制备

1. 制备原理　免疫金是指胶体金与抗原或抗体等大分子物质的结合物，在免疫组织化学技术中，习惯上称为金探针。制备原理为蛋白质被吸收到胶体金颗粒表面而结合的过程。

2. 技术要点

（1）胶体金溶液的 pH：原则上可选择待标记蛋白质等电点，也可略偏碱。

（2）蛋白质最适标记量确定。

3. 注意事项　多种蛋白质、葡萄糖、PEG2000、明胶等均为良好的高分子稳定剂，PEG

是最常用的稳定剂。稳定剂有两大作用。

（1）为保护胶体金的稳定性，使之便于长期保存。

（2）为防止或减少免疫金复合物的非特异性吸附反应。稳定剂的合理选择是十分重要的，不适当的稳定剂有时也会导致非特异性反应。

三、膜载体免疫测定的种类与原理

（一）免疫渗滤试验

免疫渗滤试验（IFA）出现于 20 世纪 80 年代末，其标志物用胶体金即胶体金免疫渗滤试验（GIFA），也称斑点金免疫渗滤试验（DIGFA）。

1. 原理　斑点金免疫渗滤试验时将抗原或抗体点加在固相载体 NC 薄膜上，制成抗原或抗体标记的微孔滤膜并贴置于吸水材料上，依次在膜上滴加样品、免疫胶体金及洗涤液等试剂并与 NC 膜上的相应抗原或抗体发生反应，起到亲和层析的浓缩作用，达到快速检测的目的。抗原 – 抗体反应后，形成大分子胶体金复合物，从而使阳性结果在膜上呈现红色斑点。

2. 测定模式

（1）**双抗体夹心法测抗原**：将抗体包被在 NC 膜上制成检测试纸，取待检样品滴加到膜上，依次滴加洗涤液和金标记抗体，最后用洗涤液洗涤后，阳性者即在膜中央呈红色斑点（胶体金聚集），否则判为阴性反应。斑点呈色的深浅相应地表示阳性反应的强弱。

（2）**间接法测特异性抗体**：将标准抗原固定于 NC 膜上制成检测试纸，取待检样品滴加到膜上，依次滴加洗涤液和胶体金标记抗人 IgG 抗体，最后用洗涤液洗涤后，阳性者即在膜中央呈红色斑点（胶体金聚集）。该法由于人血清标本中非目的 IgG 的干扰，易导致假阳性结果，临床上较少用。

（二）免疫层析试验

根据标记物的不同，免疫层析试验（ICA）可分为胶体金免疫层析试验（GICA）和荧光免疫层析试验等。

1. 原理　以 NC 膜等为固相载体，样品溶液借助毛细作用在层析条上泳动，同时样品中的待测物与层析材料上待测物的受体（抗原或抗体）发生高特异性、高亲和性的免疫反应，层析过程中免疫复合物被富集或截留在层析材料的一定区域（检测带），通过目测或仪器检测标记物 – 胶体金颗粒或荧光素等，在 20 分钟以内聚集而得到直观的实验结果（显色），而游离标记物则越过检测带，与结合标记物自动分离。

2. 测定模式

（1）胶体金免疫层析试验（GICA）：GICA 多用于检测抗原，但也可用于检测抗体。常用的测定模式有双抗体夹心法检测大分子抗原和竞争法测小分子抗原。

①**双抗体夹心法测大分子抗原**：如图 4-2 所示，G 处为金标特异性抗体，T 处为包被特异性抗体，C 处为包被抗免疫球蛋白抗体，B 处为吸水纸。测试时 A 端滴加待测标本，通过层析作用，待测标本向 B 端移动，流经 G 处时将金标抗体复溶，若待测标本中含待测抗原，即形成金标抗体 – 抗原复合物，移至 T 区时，形成金标抗体 – 抗原 – 抗体复合物，金标抗体

被固定下来，在 T 区显示红色条线，呈阳性反应，多余的金标记抗体移至 C 区被抗金标抗体捕获，呈现红色质控线条。

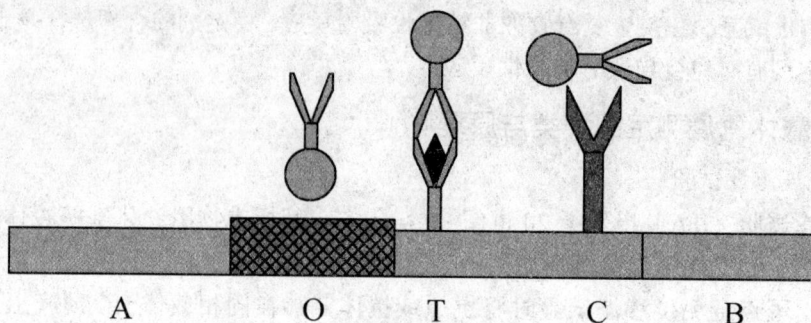

图 4-2　免疫层析试验双抗体夹心法测大分子抗原原理

②**竞争法测小分子抗原**：如图 4-3 所示，G 处为金标抗体，T 处包被标准抗原，C 处包被抗免疫球蛋白抗体，测试时待测标本加于 A 端，若待测标本中含有待测抗原，流经 G 处时结合金标抗体，当混合物移至 T 处时，因无足够游离的金标抗体与膜上标准抗原结合，T 处无线条出现，实验结果定义为阳性，游离金标抗体或金标抗体复合物流经 C 处，与该处的抗金标抗体结合，出现红色的质控带，若标本中不含待测抗原，游离的金标抗体则分别与 T 处膜上的标准抗原、C 处膜的抗免疫球蛋白抗体结合，在 T 处和 C 处同时出现红色的线条，实验结果判断为阴性。

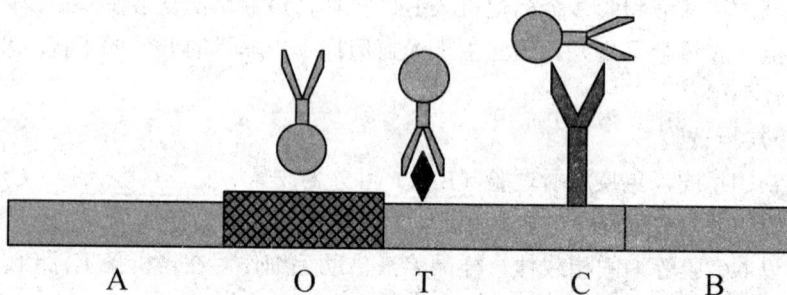

图 4-3　免疫层析试验竞争法测小分子抗原原理

③间接法测抗体：利用间接法检测抗体时，待测血清标本中大量的非特异性 IgG 可以与特异性 IgG 竞争性结合胶体金标记的抗人 IgG，从而影响试验的敏感性，为了消除其影响，常采用反流免疫层析试验排除非特异性抗体对测试的干扰。

（2）荧光免疫层析试验：荧光免疫层析试验是在免疫层析试验的基础上，采用荧光素标记相应的抗体或抗原，然后利用荧光检测仪检测试剂条上富集的反应结合物激发产生的荧光强度，从而对标记物浓度进行检测的一种方法。该方法继承了胶体金免疫层析试验操作便捷、可现场检测的优势，同时利用荧光持续稳定的特性，一定程度上提高了检测的敏感性。荧光免疫层析试验与胶体金免疫层析试验的基本步骤是一样的，但所用的标记物不一样，前者采用的是荧光素，后者采用的是胶体金。常用的方法有夹心法、竞争法等。

3. 技术要点

（1）胶体金免疫层析试验：将试剂条标记线一端浸入待测标本中 2～5 秒或在标本加样处加一定量的待检标本，平放于水平桌面上。在 5～15 分钟内观察结果。结果判定见表 4-15。

表 4-15　胶体金免疫层析试验的结果判读

	夹心法	竞争法
阴性	在质控 C 处出现一条棕红色条带	在 C、T 处同时出现棕红色条带
阳性	在 C、T 处同时出现棕红色条带	在质控 C 处出现一条棕红色条带
试剂失效	在质控 C 处无棕红色条带出现	在质控 C 处无棕红色条带出现

（2）荧光免疫层析试验：将试剂条标记线一端浸入待测标本中 2～5 秒或在标本加样处加一定量的待检标本，平放于水平桌面上。5～15 分钟后，将检测卡插入荧光检测仪，仪器自动读取并显示结果。标本中被检测物含量越高，检测线上积聚的复合物越多，相应的荧光染料就越多，荧光信号也越强，荧光信号的强弱与被检测物的浓度呈正相关。

注意事项：不同的荧光标记物具有不同的检测波长，需根据试剂盒的荧光标记物的特性，选择合适的检测波长，或使用试剂盒提供的专用荧光检测仪器。

（三）斑点酶免疫吸附试验

1. 原理　斑点酶免疫吸附试验（Dot-ELISA）是以微孔滤膜为固相载体的酶免疫分析技术。实验原理与常规的 ELISA 相同，不同之处在于 Dot-ELISA 所用载体为硝酸纤维素（NC）膜，其原理为样品中的抗体或抗原与预先包被在 NC 膜上的抗原或抗体发生抗原－抗体反应，然后在加入相应的酶标二抗进行反应，反应结束后，通过酶催化底物，形成有色的沉淀物，产生显色反应。根据染色条带或斑点的有无或深浅，对抗体或抗原进行检测。阳性者即可在膜上出现肉眼可见的染色条带或斑点。临床上可根据检测目的，在 NC 膜上包被多种抗原，同时检测多种抗体。

2. 技术要点

（1）抗原包被：包被时，需要对抗原的浓度进行优化，包被浓度过高或过低都会使显色减弱，灵敏度下降，同时因为 NC 膜的吸附能力轻，包被后需要进行封闭。

（2）抗原－抗体反应：滴加样品血清，其中的待检抗体与 NC 膜上抗原结合，洗涤后再滴加酶标二抗。

（3）确定酶结合物最佳稀释度：一般以阴性样品不显色而阳性样品显色最强的酶结合物稀释度为最佳稀释度。

（4）显色反应：在 Dot-ELISA 方法中，盐酸联苯胺和过氧化氢为底物时，无论以何种缓冲液配制，加底物后，溶液 pH 应在 5.8～6.0，此时反应最灵敏，强阳性出现蓝黑色斑点，弱阳性出现淡绿色斑点。

Dot-ELISA 在测定不同的样品时，其标准化的结果不同，只有在确定了每一步的最佳反应条件后，才能充分发挥本方法灵敏度高、特异性强的优点。

3. 方法学评价　Dot-ELISA 除了有传统 ELISA 的优点外，还有如下优点。

（1）吸附蛋白能力强。

（2）可同时检测多种抗体。

（3）其他：实验和结果判断不需要特殊设备条件，结果可长期保存。

（四）酶联免疫斑点试验

根据 ELISA 技术的基本原理，建立了体外检测特异性抗体分泌 B 细胞和细胞因子分泌 T 细胞的酶联免疫斑点试验（ELISPOT）。

1. ELISPOT 原理　细胞受到刺激后局部产生细胞因子，此细胞因子被特异单克隆抗体捕获。细胞分解后，被捕获的细胞因子与生物素标记的二抗结合，其后再与碱性磷酸酶标记的亲和素结合。底物孵育后，膜出现"紫色"的斑点表明细胞产生了细胞因子，通过 ELISPOT 酶联斑点分析系统对斑点的分析后得出结果。因其具有较高的特异性和敏感性，目前正被国内外广泛应用，对探索自身免疫系统疾病发病机制具有重要意义。

2. ELISPOT 特点　ELISPOT 法源自 ELISA，又突破了传统 ELISA 法，是定量 ELISA 技术的延伸和新的发展。两者都是检测细胞产生的细胞因子或其他可溶性蛋白，它们最大的不同如下。

（1）ELISA：通过显色反应，在酶标仪上测定吸光度，与标准曲线比较得出可溶性蛋白总量。

（2）ELISPOT：通过显色反应，在细胞分泌这种可溶性蛋白的相应位置上显现清晰可辨的斑点，可直接在显微镜下人工计数斑点或通过 ELISPOT 分析系统对斑点进行计数，1 个斑点代表 1 个细胞，从而计算出分泌该蛋白细胞频率。

（3）由于是单细胞水平检测，ELISPOT 比 ELISA 和有限稀释法等更灵敏，能从 20 万～30 万个细胞中检出 1 个分泌该蛋白的细胞。

（4）捕获抗体为高亲和力、高特异性和低内毒素 McAb，在研究者以刺激剂激活细胞时，不会影响活化细胞分泌细胞因子。

（五）免疫印迹法

1. 原理　免疫印迹法（IBT）也称酶联免疫电转移印迹法（EITB），因与 Southern 早先建立的检测核酸的印迹方法 Southern-blot 相类似，通常又称为西部印迹（Western-blot）。IBT 是在蛋白质电泳分离和抗原抗体检测的基础上发展起来的一项检测蛋白质的技术，它将 SDS- 聚丙烯酰胺凝胶电泳（SDS-PAGE）的高分辨力与抗原抗体反应的高特异性相结合。

（1）SDS-PAGE：抗原等蛋白样品经 SDS 处理后带负电荷，在聚丙烯酰胺凝胶中从阴极向阳极移动，分子量越小，泳动速度越快。此阶段分离效果肉眼不可见（只有在染色后才显出电泳区带）。

（2）电转移：此阶段分离的蛋白质条带肉眼仍不可见。

（3）酶免疫定位：将印有蛋白质条带的 NC 膜（相当于包被了抗原的固相载体）依次与特异性抗体和酶标第二抗体作用后，加入能形成不溶性显色物的酶反应底物，使区带染色。常用的 HRP 底物为 3,3- 二氨基联苯胺（呈棕色）和 4- 氯 -1- 萘酚（呈蓝紫色）。阳性反应的条带清晰可辨。并可根据 SDS-PAGE 时加入的分子量标准，确定各组分的分子量。

2. 技术要点

（1）抗体的性质：影响免疫印迹成败的一个主要因素是抗原分子中可被抗体识别的表位的性质。只有那些能识别耐变性表位的抗体可与抗原结合，多数多克隆抗血清中或多或少地含有这种类型的抗体，所以在免疫印迹实验中常选用多克隆抗体。

（2）抗原印迹与包被：Westernblot 常被用来检测抗原的表达水平或应用于抗原的鉴定等，

抗原等蛋白样品经 SDS-PAGE 分离后,利用电转移的方法,将凝胶中已经分离的条带转移至 NC 膜上(印迹),利用相应的抗体进行后续分析;同时,预先转印于膜上的病毒抗原,也可用于相应病原体抗体的确认试验。

(3)抗原-抗体反应:将检测膜条和所用试剂在使用前,放置 18 ～ 25℃平衡约 30 分钟,取出检测膜条,放入温育槽中,加入缓冲液孵育 5 分钟,吸取槽中的液体,加入稀释的血清样本,在室温孵育 30 分钟,吸取槽内液体,洗涤 3 次后,加入酶、荧光素、发光剂或放射性核素等标记的第二抗体进行反应,室温作用 30 分钟后,洗涤 3 次。

(4)IBT 的灵敏度:有多种方法常用于提高免疫印迹的灵敏度,一种是在电泳之前应用免疫沉淀法将抗原进行纯化和浓缩。该法可浓缩浓度极低的抗原,并可在电泳和免疫印迹之前将其与无关的蛋白质分离,使对极低浓度抗原的研究成为可能。

(5)检测:检测的方法有放射自显影、底物化学发光法、底物荧光法和底物显色法等。

3. 方法学评价　免疫印迹试验是一项分析抗原、抗体的技术,在临床的疾病诊断尤其是确认试验中具有分析特异性强、吸附蛋白能力强、可同时检测多种抗体及膜条的重复检测应用等很多优点。

(六)放射免疫沉淀试验

放射免疫沉淀试验(RIPA)是以抗体和抗原之间的专一性作用为基础的用于研究蛋白质相互作用的经典方法,是确定两种蛋白质在完整细胞内生理性相互作用的有效方法,同时弥补了免疫印迹法的不足。

第十三单元　免疫组织化学技术

【复习指南】本部分内容在历年考试中是必考内容,应作为重点复习。其中,免疫组织化学技术的临床应用,为考试重点,应掌握。概述、免疫荧光组织化学技术、酶免疫组织化学技术、亲和组织化学染色、免疫标记电镜技术以及免疫组织化学技术的拓展,应了解。

一、概述

免疫组织化学技术是借助可检测的标记抗体(抗原),在组织细胞原位进行特异性抗原抗体反应和组织化学的呈色反应,对相应抗原(抗体)进行定性、定位或定量检测。其原理仍是酶标记物、荧光标记物、化学发光剂标记物等参与的特异性抗原抗体反应,通过结合在组织细胞上的标记物的示踪作用,用显微镜在细胞或亚细胞水平上观察抗原或抗体的存在、定位及分布。

(一)标本的处理

1. 标本主要来源　活体组织、各种体液、穿刺液及培养细胞等。

2. 标本的固定与保存

(1)标本固定的目的:良好的固定是免疫组织化学结果可靠的重要保证。固定的意义在于:使细胞内蛋白质凝固、细胞内分解酶反应终止,以防止细胞自溶,保持细胞形态和结构;保存组织细胞抗原性;防止标本脱落;除去妨碍抗体结合的类脂,便于保存;抑制组织中细菌的繁殖,防止组织腐败和在后续组织制备中的细胞结构和成分的改变。标本的固定应以不损伤细胞形态,不干扰固定后抗原的识别和结合为原则。

(2)固定剂的选择:标本固定必须根据其性质及所进行的组织化学反应选择适当的固定

剂。蛋白类抗原，可用乙醇或甲醛固定；微生物抗原可用丙酮或三氯化碳固定；如需除去病毒的蛋白质外壳，可使用胰蛋白酶；多糖类抗原用 10% 福尔马林（甲醛溶液）固定或以微火加热固定；如有黏液物质存在，应用透明质酸酶等处理除去；类脂质丰富的组织进行蛋白、多糖抗原检测时，需用有机溶剂（乙醚、丙酮等）处理除去类脂。

（3）制片方法评价：**冷冻和石蜡切片**是免疫组织化学最常用的制片方法。为了使抗原达到最大限度的保存，首选制片方法是**冷冻切片**。其操作简单，可避免石蜡切片因固定、脱水、浸蜡等对抗原所造成的损失，适用于不稳定的抗原。石蜡切片是研究形态学的主要制片方法，它不但是观察组织细胞结构的理想方法，而且可用在陈旧石蜡包埋材料免疫组织化学的回顾性研究。切片薄而有可连续性，可长期保存。但对抗原的保存不如冷冻切片。

（二）抗原的保存与修复

在制片过程中，由于广泛的蛋白交联可使组织中某些抗原决定簇发生遮蔽，致使抗原信号减弱或消失。因此，使组织抗原决定簇重新暴露，即抗原修复是免疫组织化学技术中的重要步骤。常用的抗原暴露、修复方法有以下几种。

1. 酶消化法　无花果蛋白酶为轻度消化酶；胰蛋白酶为中度消化酶；胃蛋白酶为强消化酶。

2. 盐酸水解法　操作中应注意掌握盐酸浓度、水解温度及水解时间，以最大限度暴露抗原而又不破坏抗原性为目的。

3. 微波法　将石蜡切片置于缓冲液中，凭借微波辐射产生的高热效应及高速分子运动能量解开交联蛋白，暴露被掩盖的抗原决定簇。

4. 高压锅法　利用加热暴露抗原，经济简单，适用于大批切片的加热处理。

5. 煮沸法　也是利用热效应恢复抗原性。实际操作中，不同的方法可能适用于不同类别抗原的修复，需通过预实验探索适用的抗原修复方法及实验条件。

（三）抗体的处理与保存

1. 抗体的选择　选择抗体时应注意选择具有高度特异性和稳定的优质抗体，根据需要决定采用单克隆或多克隆抗体。多克隆抗体广泛用于石蜡包埋的组织切片，假阴性概率低，但特异性不如单克隆抗体，有时会造成抗体的交叉反应。单克隆抗体特异性强，但敏感性不够高。

2. 抗体的稀释　抗原抗体反应要求有正确的比例，过量或不足均不能达到预期结果。实际操作中需进行预实验，摸索抗体的最佳稀释度，以便达到最小背景染色下的最强特异性染色。

3. 抗体的保存　抗体是一种具有生物活性的蛋白质，在保存抗体时，要特别注意保持抗体的生物活性，防止抗体蛋白质变性，否则会降低抗体效价，甚至失效。

（四）免疫组化的结果判断

1. 对照的设立　设立对照的目的在于证明和肯定阳性结果的特异性，主要针对第一抗体进行，常用的对照有阳性对照和阴性对照。

（1）阳性对照：采用已知抗原阳性的标本与待检标本同时进行免疫组织化学染色，对照切片的阳性将证明整个显色程序的正确。尤其在待检标本呈阴性结果时，阳性对照尤为重要。

（2）阴性对照：用确证不含已知抗原的标本做对照，结果呈阴性。只有在阴性对照成立时，方可判定检测结果。主要目的在于排除假阳性。

（3）其他：空白、替代、吸收或阻断试验均为确证试验。

2. 阳性结果　阳性细胞的显色分布有 3 种类型：细胞质、细胞核、细胞膜表面。免疫组织化学的呈色深浅可反映抗原存在的数量，可作为定性、定位和定量的依据。阳性细胞可呈散在、灶性和弥漫性分布。

3. 阴性结果及抗原不表达　阴性结果不能简单地认为具有否定意义，因为阳性表达有强弱、多少之分，哪怕只有少数细胞阳性（只要是在抗原所在部位）也应视为阳性表达。

4. 特异性和非特异性显色的鉴别

（1）特异性反应：常分布于特定抗原部位，如细胞质、细胞核和细胞表面，具有结构性。非特异性反应无一定的分布规律，常为切片边缘、刀痕或褶皱部位，坏死或挤压的细胞区域，常成片均匀着色。

（2）非特异性反应：由于细胞内抗原含量不同，特异性反应的显色强度不一。如果细胞之间显色强度相同或者细胞和周围结缔组织无明显区别的着色，常提示为特异性反应。

（3）其他：在过大的组织块，中心固定不良也会导致非特异性显色，有时可见非特异性显色和特异性显色同时存在，过强的非特异性显色背景可影响结果判断。

5. 免疫组化结果与苏木精－伊红染色法（HE）切片结果　免疫组化诊断结果与 HE 切片诊断不一致时，应结合临床资料，如性别、年龄、部位、X 线等影像学及实验室结果综合分析，不能简单地用免疫组化检查结果推翻 HE 切片诊断。

（五）质量控制

试剂和操作步骤的质量控制是取得满意的免疫组化染色结果的必要条件。

1. 试剂质量控制　抗体的质量是免疫组化染色技术成功的关键。使用前应了解第一抗体（即特异性抗体）和第二抗体（桥联抗体）的特异性和敏感性；通过预实验决定抗体的最佳稀释度；在已知阳性和阴性的标本上观察实验结果的符合情况。此外，试剂的质量控制还包括合适的稀释度、稀释剂、孵育温度和时间等。

2. 操作过程质量控制

（1）实验操作：需严格按照标准化操作步骤进行，关注日间和操作人员间的变异情况。此外，还应包括对试剂的复溶及试剂的有效性进行质量控制。直接染色法可选择空白试验和替代试验；间接法、三步法可采用替代试验和吸收试验进行质量控制。

（2）标本的质量控制：标本的留取、保存、固定和处理对免疫组化染色至关重要。用于质量控制的标本包括阴性、阳性或自身组织对照 3 种类型。质控品的设置可有助于监控标本制备、操作过程、染色步骤、试剂质量等问题引起的误差。有时需要对标本进行前处理，以消除内源性过氧化物酶的干扰。

3. 技术设备、仪器和器具的质量控制　需定期对相关设备、仪器（含基本实验液体）和器具进行校准。操作相关工具如吸管、试管、加样枪等需进行消毒，以减少对抗体污染的机会。

二、免疫荧光组织化学技术

（一）组织处理

免疫荧光组化技术主要靠观察标本的荧光抗体染色结果作为抗原的鉴定和定位，因此标本的制作十分重要。在制作标本过程中应力求保持抗原的完整性，并在染色、洗涤和包埋过程中不发生溶解和变性，也不扩散至邻近细胞或组织间隙中。标本要求尽量薄些，以利用抗原抗体接触和镜检。标本中干扰抗原抗体反应的物质要充分洗去，有传染性的标本要注意安全。

1. **标本的类型** 基质标本是指固定在玻片上用作抗原的组织、细胞和微生物等，用于荧光免疫组化技术的基质标本有以下几种。

（1）涂片和印片：血液、细菌培养物、脑脊液、体液渗出液和细胞悬液等均可简单地涂抹在玻片上，干燥固定后就可用于荧光抗体染色。脑脊液、器官（肝、脾、淋巴结等）、细菌菌落或尸体病变组织可把新鲜切面压印于玻片上做成印片，经固定后再染色。

（2）组织切片：主要包括冷冻切片和石蜡切片两种，是组织学和细胞学最常用的显微镜标本片。二者的优缺点，见表4-16。

（3）细胞培养标本：如用 Hep-2 细胞或 HeLa 细胞培养，待细胞在玻片上形成单层，固定后用作抗核抗体等检测的抗原片。还可使细胞单层生长在玻片上，再用病毒或患者标本感染，然后固定，用荧光抗体染色法检测病毒。

表 4-16 冷冻切片和石蜡切片优缺点比较

底物名称	优点	缺点	用途
冷冻切片	操作简单，组织的抗原性保存好，自发荧光较少，特异荧光强，同时适用于不稳定的抗原	组织结构欠清晰	为了使抗原最大量地保存，首选的制片方法是冷冻切片
石蜡切片	组织细胞的精细结构显现清楚	对抗原的保存不如冷冻切片，并有组织自发荧光和非特异性荧光，需加酶消化处理	研究形态学的主要制片方法，它不但是观察组织结构的理想方法，而且可进行回顾性研究

（4）活细胞染色：检查淋巴细胞表面抗原以及免疫球蛋白受体、癌细胞表面抗原、血清中抗癌细胞抗体等，均可用活细胞荧光抗体染色法。当同时观察细胞表面两种抗原的分布和相互关系时，可用双标记法进行染色。

2. **标本的保存** 标本在固定干燥后，最好立即进行荧光抗体染色及镜检。如必须保存时，则应保持干燥，置4℃以下保存。一般细菌涂片或器官组织切片经固定后可保存1个月以上。但病毒和某些组织抗原标本抗原性丧失很快，数天后就失去其抗原性，需在 –20℃以下保存。

（二）荧光抗体的标记及染色

常用的荧光素包括**异硫氰酸荧光素（FITC）**、**藻红蛋白（PE）**等。荧光素通过共价键与抗体连接后，荧光抗体与标本中的靶抗原特异性结合，抗原抗体复合物中的荧光素在荧光显微镜下呈现特异性荧光。根据染色方法的不同，荧光免疫组织化学技术可区分为直接法和间接法。荧光抗体染色的结果一般用"–"或"+"表示。借助荧光显微镜，可判断抗原的有无、抗原所在位置，还可通过荧光定量技术计算抗原含量，从而实现抗原的定性、定位及定量（染色及结果判读。

三、酶免疫组织化学技术

酶免疫组化技术是在一定条件下，应用酶标抗体（抗原）与组织或细胞标本中的抗原（抗体）发生反应，催化底物产生显色反应，通过显微镜观察标本中抗原（抗体）的分布位置和性质达到定位、定性的目的，也可通过图像分析技术达到定量的目的。与荧光免疫组织化学技术相比，酶免疫组织化学技术具有染色标本可长期保存，可用普通光镜观察结果，可观察组织细胞的细微结构等优点。

1. **组织处理酶** 免疫组织化学技术主要用于标本中抗原（抗体）的定位和定性检测，其技术与荧光免疫技术相似，常用的标本有组织切片、组织印片和细胞涂片等。其固定及标本制作方法见本单元概述。

2. **酶标记抗体免疫组化染色** 抗体与酶通过共价键连接制成酶标抗体，抗原抗体特异性结合后，再借酶催化底物生成有色的不溶性产物，沉淀在靶抗原位置，达到对抗原定性、定量、定位检测的目的。常用的方法有直接法和间接法。

（1）直接法：将酶直接标记在特异性抗体上，与组织细胞内相应的抗原进行特异性反应，形成抗原 – 抗体 – 酶复合物，最后用酶底物显色。

（2）间接法：将酶标记在第二抗体上，先将第一抗体（特异性抗体）与相应的组织抗原结合，形成抗原抗体复合物，再用第二抗体（酶标记的抗体）与复合物中的特异性抗体结合，形成抗原 – 抗体 – 酶标抗体复合物，最后用底物显色剂显色。

3. **非标记抗体免疫酶组化染色** 非标记抗体免疫酶组化技术中，酶不是标记在抗体上，而是首先用酶免疫动物，制备效价高、特异性强的抗酶抗体，通过免疫学反应将抗酶抗体与组织抗原联系在一起。该方法避免了酶标记时对抗体的损伤，同时也提高了方法的敏感性。常见的类型有酶桥法、过氧化物酶抗过氧化物酶法（PAP 法）、双桥 PAP 法和碱性磷酸酶抗碱性磷酸酶法（APAAP 法）。

4. **酶免疫组化染色中常用的酶及显色底物** 酶免疫组化技术中最常用的酶是辣根过氧化物酶（HRP），常用的供氢体有二氨基联苯胺（DAB），反应产物呈棕色；氨基乙基卡巴唑（AEC），反应产物呈橘红色；4– 氯 –1– 萘酚，反应产物为灰蓝色。碱性磷酸酶（ALP）为磷酸酯的水解酶，可通过两种反应显色。其他标记酶还有葡萄糖氧化酶（GOD）、β– 半乳糖酶等。对含有丰富内源性过氧化物酶的组织切片（如淋巴组织和肿瘤组织），则首选 ALP 标记的免疫组化方法。理论上 ALP 最为敏感，但 HRP 比 ALP 染色结果保存时间长。GOD 则存在敏感性不够高、显色底物不易保存等缺点。ALP 和 HRP 结合可进行双重或三重免疫组化标记。

四、亲和组织化学染色

亲和组织化学是利用两种物质之间的高度亲和力而建立的方法。一些具有双价或多价结合力的物质如植物凝集素、生物素和葡萄球菌 A 蛋白等，都对某种组织成分具有高亲和力的特点，可以与标志物，如荧光素、酶、放射性核素、铁蛋白及胶体金等结合，采用荧光显微镜、酶加底物的显色反应、放射自显影或电子显微镜，在细胞或亚细胞水平进行对应亲和物质的定位、定性或定量分析。

1. **生物素 – 亲和素法** 生物素即维生素 H，是一种碱性蛋白，结构简单。亲和素也被称为抗生物素，它是由 4 个相同亚基组成的大分子糖蛋白，具有 4 个与生物素亲和力极高的结合位点。能够彼此牢固结合而不影响彼此的生物学活性。此外，它们还具有与其他指示剂结合的能力。常用的技术类型有以下几种。

（1）亲和素－生物素－过氧化物酶复合物技术（ABC）：按一定比例将亲和素与酶标生物素结合，形成可溶性亲和素－生物素－过氧化物酶复合物（ABC）。当其与检测反应体系中的生物素化抗体（直接法）或生物素化第二抗体（间接法）相遇时，ABC 中未饱和的亲和素结合部位即可与抗体上的生物素结合，使抗原抗体反应体系与 ABC 标记体系连成一体进行检测。

（2）桥联亲和素－生物素技术（BRAB）：是以游离的亲和素作为桥联剂，利用亲和素的多价性，将检测反应体系中抗原、生物素化抗体复合物与标记生物素（如酶标生物素）联合起来，达到检测抗原的目的。

（3）标记亲和素－生物素技术（LAB）：LAB 法是以标记亲和素直接与免疫复合物中的生物素化抗体连接进行检测。该法具有相当高的灵敏度，由于省略了加标记生物素步骤，操作较 BRAB 法简便。间接 LAB 法采用的是生物素化的第二抗体，可以进一步提高检测灵敏度。

2. 葡萄球菌 A 蛋白法　葡萄球菌蛋白 A（SPA）是一种从金黄色葡萄球菌细胞壁分离的蛋白质，葡萄球菌 A 蛋白技术是根据 SPA 能与多种动物 IgG 的 Fc 段结合的原理，用 SPA 标志物（酶、荧光素、放射性物质等）显示抗原与抗体结合反应的免疫检测实验。SPA 常用 HRP 标记，应用于间接法。SPA 法的染色程序基本同酶标抗体法，仅第二抗体改用 SPA-HRP。

3. 凝集素法　凝集素是一类从各种植物种子、无脊椎动物和较高等动物组织中提纯的糖蛋白或结合糖的蛋白质。它可使红细胞凝集，故称凝集素。凝集素具有与特定糖基专一结合的特性，同时所有生物膜都有含糖结合物，主要以糖蛋白或糖脂形式存在。

凝集素受体是存在于细胞膜上的糖蛋白和糖脂中的寡糖，其在胚胎不同发育阶段、细胞成熟过程及代谢改变、细胞恶性转化等过程中都有不同程度的改变。

凝集素可采用直接法和间接法进行细胞化学染色。直接法是将标记物直接结合在凝集素上，使其与组织细胞相应的糖蛋白或糖脂相结合；间接法是先将凝集素与组织细胞膜糖基结合，然后再用标记的抗凝集素抗体与结合在细胞上的凝集素反应。间接法还有糖－凝集素－糖法，该方法是利用生物细胞膜的特殊糖基与凝集素结合后，再用标记的已知糖基与其反应，形成一个"三明治"样结合物。

4. 链酶亲和素－生物素法　链酶亲和素（SA）是从链霉菌培养物提取的一种纯蛋白，不含糖基，有 4 个生物素结合位点，并且具有高度的亲和力，其功能类似亲和素。利用生物素结合的二抗与酶标记的链霉亲和素蛋白构成了酶标链霉亲和素－生物素方法（LSAB）。LSAB 法是近年发展迅速的一种理想的亲和组织化学染色技术，具有敏感性高、低背景着色、一抗工作浓度低和操作简便的特点。

五、免疫标记电镜技术

1. 免疫标记电镜技术的原理　免疫标记电镜技术是利用高电子密度的颗粒性标志物（如胶体金、铁蛋白等）标记抗体，或用经免疫组织/细胞化学反应能产生高电子密度产物者如 HRP 标记抗体，在电子显微镜下对抗原-抗体反应中的高电子密度标记的抗原（抗体）进行亚细胞水平定位的技术。免疫标记电镜技术在电子显微镜下的定位更为精确，可定位至细胞膜、细胞器，在探索病因、发病机制、组织发生等方面有其独特的优点。

2. 免疫标记电镜技术标本制备的要求 免疫标记电镜技术标本制备的要求是既要保存良好的细胞超微结构，又要注意保持组织的抗原性，因此在组织固定时不宜使用过强的固定剂。在取材方面，免疫电镜技术较光镜免疫化学技术要求更迅速、更精细。

在免疫染色方面，又分为包埋前染色、包埋后染色和超薄切片染色3种。

3. 常用的免疫标记电镜技术

（1）免疫胶体金染色法：免疫胶体金技术是以胶体金作为示踪标志物应用抗原抗体检测的一种新型的免疫标记技术。胶体金是由氯金酸在白磷、抗坏血酸等还原剂作用下，聚合成的特定大小的金颗粒。

粒子大小不同的胶体金水溶液颜色不同。颗粒为 5 ～ 20nm，吸收波长为 520nm 时，呈葡萄酒红色；颗粒为 20 ～ 40nm，吸收波长为 530nm 时，呈深红色；颗粒为 60nm，吸收波长为 600nm 时，呈蓝紫色；若离心去掉较大的金颗粒后，溶胶呈红色。胶体金既可用于透射电镜（TEM），又可用于扫描电镜，其最大优点就是可以通过应用不同大小的颗粒或结合酶标进行双重或多重标记。

（2）免疫胶体铁细胞化学染色法：胶体铁是一种阳离子胶体，将抗体分子标记上胶体铁，通过普鲁士蓝反应呈色，胶体铁颗粒有一定大小，具有一定的电子密度，可用在电镜和光镜水平上的抗原（抗体）定位研究。

（3）酶免疫电镜技术：是利用酶的高效率催化作用，对其底物的反应形成不同的电子密度，借助于电子显微镜观察，通过对酶的定位来对抗原（抗体）进行定位。

六、免疫组织化学技术的应用

（一）免疫组织化学技术的临床应用

1. 荧光免疫组织化学技术的应用

（1）在自身免疫性疾病中的应用：应用免疫荧光抗体间接法可以检出自身免疫疾病患者血中的自身抗体。

（2）细菌和病毒的快速鉴定：主要用于菌种鉴定和抗原结构的研究。

（3）寄生虫的检测与研究：检测人体大多数寄生虫，且具有特异性高和敏感性好等优点。

2. 酶免疫组织化学技术的应用

（1）提高病理诊断的准确性。

（2）癌基因蛋白的临床应用。

（3）对肿瘤细胞增生程度的评价。

（4）发现微小转移灶。

（5）在肿瘤分期上的意义。

（6）指导肿瘤的治疗。

（二）免疫组织化学技术的拓展

免疫组织化学技术的拓展主要用于荧光激活细胞分选仪（FACS）、共聚焦显微镜技术－激光扫描共聚焦显微镜（LSCM）以及免疫组织化学－显微切割技术等方面。

第十四单元 免疫细胞的分离及其表面标志检测技术

【复习指南】本单元涉及考点多，大多内容需要掌握。淋巴细胞的分离是考试的重点，要求熟练掌握。外周血单个核细胞分离，分离细胞的保存及活力测定，淋巴细胞标志及其亚群要求掌握。T 细胞和 B 细胞的分离，T 细胞亚群的分离，不同细胞分离方法的综合评价，其他的免疫细胞和免疫细胞表面标志的检测及应用要求了解。

一、免疫细胞的分离

（一）外周血单个核细胞（PBMC）分离

1. 原理　外周血单个核细胞包括淋巴细胞和单核细胞。外周血中各种细胞的比重各不相同，如粒细胞与红细胞的比重为 1.092 左右，单个核细胞（单核细胞和淋巴细胞）的比重为 1.075 ～ 1.090，血小板比重为 1.030 ～ 1.035，因而利用一种介质，其比重为 1.075 ～ 1.092 的溶液进行密度梯度离心，使细胞按一定比重的相应密度梯度分布而得以分离。分离介质是分离各类细胞的关键，对分离介质的基本要求是：对细胞无毒；基本等渗；有特定的比重；不溶于血浆等分离物质。

2. 细胞分离分层试剂　常用的分层液为 **Ficoll** 分离液。

Ficoll 分层液法：用于分离外周血中的单个核细胞，是一种**单次密度梯度离心分离法**。水平式离心后，离心管中会出现几个不同层次的液体和细胞带。按比重由大到小不同，分离层由下向上依次为：粒细胞层和红细胞层、**单个核细胞层**、稀释的血浆层。单个核细胞层位于血浆层和分离液界面之间，呈白色云雾状，吸取该层细胞即为单个核细胞。

（二）淋巴细胞的分离

在 37℃ 和 Ca^{2+} 存在时，单核细胞能**主动黏附**在玻璃、塑料、纤维、尼龙或葡聚糖凝胶，而淋巴细胞无这种黏附性。因此利用**贴壁黏附法、吸附柱过滤法和 Percoll 分离液法**等，可从单个核细胞悬液中除去单核细胞，从而获得纯淋巴细胞群。

1. 贴壁黏附法　利用单核细胞具有贴壁生长的特点，将已分离的单个核细胞悬液倾倒于玻璃、塑料平皿或扁平培养瓶中，37℃ 静置 1 小时，单核细胞将贴附于平皿或培养瓶上，而未贴壁的为淋巴细胞。

2. 吸附柱过滤法　将单个核细胞悬液注入装有吸附功能的层析柱中，单核细胞被吸附而黏滞在柱层中，洗脱下来的细胞为淋巴细胞。

3. Percoll 分离液法　是一种**连续密度梯度离心分离法**，其由上至下分层依次为：死细胞层、**富含单核细胞层、富含淋巴细胞层**、红细胞与粒细胞层。

（三）T 细胞和 B 细胞的分离

T 细胞和 B 细胞的分离常用的方法有磁性微球分离法和荧光激活细胞分离仪分离法。

（四）T 细胞亚群的分离

1. 阳性选择法　根据细胞的特性和标志进行选择纯化所需细胞，如 E 花环沉降法、亲和板结合分离法、荧光激活细胞分离仪分离法。

2. 阴性选择法　选择性去除不要的细胞，仅留下所需的细胞，如尼龙毛柱分离法、磁性微球分离法。

（五）不同细胞分离方法的综合评价

早期的免疫细胞分离技术主要是根据免疫细胞的物理属性和生物学属性的不同进行分离

的，依照现标准分析其分离的灵敏度或分辨率仍然不高，主要原因为各种细胞之间的比重或黏附力往往不是截然不同的，处于中间状态的细胞也很多，因此这类分离方法的收率和纯度通常不能兼顾，但作为一种传统的分离手段其分离效果已被认可，如用单个核细胞分离技术获得的细胞，一般被认为可以代表淋巴细胞，但目前大多要进一步采用免疫磁性微球法或FACS 分选淋巴细胞或淋巴细胞亚群。

近期发展起来的细胞分离技术大多是基于细胞表面标志进行细胞分离，但需要指出，以细胞表面标志物为分离标志的细胞分离技术依赖于对细胞表面标志的研究水平，对细胞表面标志研究未明的细胞进行分离时采用这类技术应当慎重。免疫磁珠法分离细胞往往根据单一的细胞标志分离纯化细胞，如果需根据多重细胞标志分离纯化细胞则需要采用制备型流式细胞仪，该方法已逐渐成为分离纯化细胞的主流技术，但在常规临床实验室中并未广泛应用。

（六）分离细胞的保存及活力测定

通常情况下，分离所得的细胞需要加以适当的保护，否则活力将迅速下降，甚至死亡。

1. 分离细胞的保存技术　将分离的细胞用适量含 10%～20% 灭活小牛血清的 Hanks、RPMI1640 等培养液稀释重悬。4℃可短期保存；液氮 **−196℃** 可长期保存。

2. 活力测定　最简便常用的是台盼蓝染色法。台盼蓝是一种阴离子型染料，不能透过活细胞正常完整的细胞膜，故活细胞**不着色**；但死细胞因膜通透性增加，染料可以进入细胞内使死细胞**染成蓝色**，通过死亡细胞与活细胞的百分比可反映细胞活力。常用的方法有：PEG比浊法、Clq 固相法、抗 C3-CIC-ELISA、胶固素结合试验、单克隆 RF 固相抑制试验和Raji 细胞试验等。

二、淋巴细胞标志及亚群分类

（一）T 细胞表面标志及其亚群

淋巴细胞是参与机体细胞免疫反应并起主导调节作用的一组免疫细胞。淋巴细胞表面标志是指存在于细胞表面的多种膜分子，包括各种表面抗原和表面受体，它们是淋巴细胞识别抗原与其他免疫细胞相互作用以及接受信号刺激的分子基础，也是鉴别淋巴细胞及其亚群的重要依据。所有的 T 细胞均有共同的标志性抗原，一般认为是 CD3 分子。不同功能的 T 细胞亚群又有各自的标志性抗原。成熟 T 细胞膜表面有簇分化抗原（CD）和 T 细胞受体（TCR）等独特标记。

1. T 细胞表面标志的检测

（1）CD 抗原检测：通过检测 T 细胞表面 CD 抗原来了解外周血 T 细胞数量的变化。如CD3、CD4、CD8 等单克隆抗体（McAb）检测 T 细胞表面抗原，可用**标记抗体染色法**（如间接免疫荧光法、酶免疫组织化学法、免疫金银染色法）、流式细胞仪分析技术和 **E 花环试验法** [如 T 细胞表面有特异性绵羊红细胞受体（CD2），即 E 受体。将 T 细胞与绵羊红细胞按一定比例混匀，置 4℃至少 2 小时或过夜，T 细胞表面的 E 受体能与绵羊红细胞结合形成以 T 细胞为中心，四周环绕绵羊红细胞的花环样结构，镜检计数可得总花环形成率，即 T 细胞的百分率]。

（2）T 细胞受体检测。

2. T 细胞亚群

（1）辅助性 T 细胞：辅助性 T 细胞的典型表面标志是 $CD3^+CD4^+CD8^-$。已证明不同的辅助性T细胞株所产生的细胞因子不尽相同，因而认为体内至少存在两种辅助性T细胞（Th_1 和 Th_2）。研究表明，Th_1 主要分泌 IL-2、IFN-γ、TNF-β 等细胞因子，参与迟发型超敏反应或辅助细胞免疫，本身具有明显的细胞毒作用；Th_2 主要分泌 IL-4、IL-5、IL-6、IL-10 等细胞因子，参与速发型超敏反应，辅助体液免疫，但本身不具有明显的细胞毒作用。

（2）细胞毒性T细胞：细胞毒性T细胞的典型表面标志是 $CD3^+CD4^-CD8^+$。细胞毒性T细胞也可以分泌细胞因子，且不同的细胞株所产生的细胞因子也不尽相同，分泌细胞因子的特征与 Th_1 和 Th_2 十分相似，遂将细胞毒性T细胞再细分为 Tc_1 与 Tc_2，Tc_1 与 Tc_2 都有典型的细胞毒性效应。

（3）调节性T细胞：调节性T细胞最重要的分子标记是 Foxp3（一种转录因子），在所有调节性T细胞中均有大量表达。目前认为调节性T细胞主要包括两类，自然存在与诱导产生。自然存在的调节性T细胞在胸腺发育，典型的标志是 $CD4^+CD25^+Foxp3$。诱导产生的调节T细胞为适应性调节T细胞，如 Tr_1 细胞分泌高水平的 IL-10，Th_3 细胞分泌高水平的 TGF-β，各自发挥免疫调节效应，对其检测需测定细胞内细胞因子结合其他T细胞标志判定。

（二）B细胞表面标志

B细胞是执行体液免疫功能的重要细胞，膜表面有B细胞抗原受体（BCR）或膜表面免疫球蛋白（mIg）、CD抗原（CD19、CD20、CD21、CD22、CD23）、Fc受体、补体受体等重要标志。

1. BCR或mIg的检测　BCR属于免疫球蛋白超家族原型，表达于所有成熟的B细胞表面，是B细胞最具特征性的表面标志，其主要作用是结合特异性抗原。成熟B细胞的mIg主要为mIgM和mIgD，是鉴定B细胞的可靠指标。

大多采用荧光素或酶标记的抗人Ig抗体，通过直接荧光免疫法或酶免疫组织化学法检测mIg，正常人外周血中 mIg^+ 细胞一般为 8%～12%。需要注意，当mIg与荧光抗体结合后可出现交联现象，连成斑点和帽状，时间长了帽状结合物可脱落或被吞饮而消失，因此观察时间不能超过30分钟，或在染色时加叠氮钠防止帽状物形成或被吞饮。

2. CD抗原检测　B细胞表面抗原有CD19、CD20、CD21、CD22和CD29等分化抗原，其中有些是全部B细胞所共有，而有些仅活化B细胞所特有，据此可用相应的系列单克隆抗体，通过间接荧光免疫法、酶免疫组织化学法、ABC法和流式细胞技术进行检测。正常成年人外周血CD20阳性细胞约占淋巴细胞总数的 8%～12%。

（三）NK细胞表面标志的检测

自然杀伤（NK）细胞是参与机体免疫应答反应，特别是肿瘤免疫应答的重要淋巴细胞。NK细胞表面至少存在CD2、CD11b、CD11c、CD16、CD56和CD59等多种抗原，但并非NK细胞所特有，因此过去主要以检测NK细胞活性来了解NK细胞的功能。随着流式细胞技术、单克隆抗体技术的发展，对NK细胞认识的不断深入，目前人类NK细胞表面标志主要以CD16、CD56来认定，$CD3^-CD16^+CD56^+$ 作为NK细胞典型标志，临床上常采用三色荧光标记单克隆抗体标记NK细胞，在流式细胞仪上进行计数分析。

三、其他的免疫细胞

免疫细胞是指参与免疫应答的所有相关细胞，除淋巴细胞外，主要还包括髓系细胞，如单核-吞噬细胞、树突状细胞等。

1.单核 - 吞噬细胞系统　包括骨髓内的前单核细胞，外周血中的单核细胞和组织内的巨噬细胞。单核吞噬细胞的典型表面标志是CD14。

2.树突状细胞(DC)　是一大类专职抗原递呈细胞，其主要来源有两个，即髓系和淋巴系。DC是形态表型和功能高度异质的细胞。根据刺激T细胞增殖能力的不同，它们被分为成熟和不成熟的DC；人成熟DC的主要特征表面标志为CD1a、CD11c和CD83，但不表达单核 – 吞噬细胞、T细胞、B细胞和NK细胞的典型表面标志（CD14、CD3、CD19、CD20、CD16和CD56）。

四、免疫细胞表面标志的检测及应用

1.免疫细胞表面标志的检测方法　淋巴细胞表面标志检测是评价免疫功能的一项重要指标，由于淋巴细胞表面标志检测技术相对成熟，所以淋巴细胞表面标志检测比淋巴细胞功能检查更为常用。

细胞数量是细胞功能的物质基础，淋巴细胞计数是反映淋巴细胞功能非常有价值的指标。对T细胞的测定，有助于免疫缺陷疾病、自身免疫性疾病和移植排斥反应的监测。CD4/CD8升高常见于自身免疫性疾病；CD4/CD8降低常见于病毒感染、恶性肿瘤和再生障碍性贫血等。

2.淋巴细胞表面标志检测的临床意义　免疫细胞表面标志检测是对免疫细胞数量的检测（免疫细胞计数），其反映的是免疫的物质基础；免疫细胞功能检测反映的是细胞活性，免疫细胞的数量和免疫细胞的活性共同构成了免疫的总体状态。

第十五单元　免疫细胞功能检测技术

【复习指南】本单元涉及考点不多，T细胞功能检测和B细胞功能检测、免疫细胞功能检测的临床应用要求掌握。NK细胞活性测定、中性粒细胞功能检测、巨噬细胞功能检测了解即可。

一、淋巴细胞的功能检测

（一）T细胞功能检测

1.T细胞增殖试验

（1）T细胞增殖试验又称为淋巴母细胞转化试验，是T细胞在体外受到有丝分裂原或抗原的刺激后，细胞的代谢和形态发生变化，主要表现为胞内蛋白质和核酸合成增加，发生一系列增殖反应，如细胞变大、胞质增多、胞质出现空泡、核染色质疏松、核仁明显，并转化为淋巴母细胞。

（2）刺激物：**植物血凝素（PHA）、刀豆蛋白A（ConA）、美洲商路（PWM）**等。

（3）T细胞增殖试验类型

①形态法：据细胞的大小、细胞核与细胞质的比例、细胞质的染色性和核结构及有无核仁等特征，分别计数**淋巴母细胞、过渡性母细胞、核有丝分裂象及小淋巴细胞，以前三者为转化细胞**，每份标本计数200个细胞，计算转化率。优点是方法简便易行，普通光学显微镜便能观察结果，适用于基层实验室应用。缺点是依靠肉眼观察形态学变化，判断结果易受主观因素影响，重复性和准确性较差。

②核素法：绝大多数外周血T细胞一般处于细胞周期的G0期，受特异性抗原或促有丝

分裂原激活后，从 G0 期进入 G1 期，开始合成蛋白质、RNA 和 DNA 前体物质等，为 DNA 复制准备物质基础，然后进入 S 期，开始大量复制 DNA，若此时加入 ^{3}H 标记的胸腺嘧啶核苷（^{3}H–TdR），T 细胞新合成的 DNA 链中会掺入 ^{3}H–TdR，可用液闪仪检测记录脉冲数，推测细胞增殖程度。

2.T 细胞介导的细胞毒试验　该试验原则是选用适当的靶细胞（常用可传代的已建株的人肿瘤细胞，如人肝癌、食管癌、胃癌等细胞株），经培养后制成一定浓度的细胞悬液，按一定比例与待检的淋巴细胞混合，共温育一定时间，观察肿瘤细胞杀伤的情况。**T 细胞介导的细胞毒试验**是评价机体**细胞免疫**水平的一种常用指标之一，特别是测定肿瘤患者 CTL 杀伤肿瘤细胞的能力，常作为判断预后和观察疗效的指标之一。

3.T 细胞分泌功能测定　体外培养的 T 细胞经各种丝裂原或抗原刺激后，分泌各种细胞因子，可借助免疫学、细胞生物学及分子生物学技术分别检测细胞因子的含量、生物学活性和基因表达水平，用来反映 T 细胞功能。

（二）B 细胞功能的检测

1.B 细胞增殖试验　原理与 T 细胞增殖试验相同，但刺激物不同，小鼠 B 细胞可用细菌脂多糖（LPS）作为刺激物，人则用含 SPA 的金黄色葡萄球菌菌体及抗 IgM 抗体等刺激。

2. 溶血空斑形成试验　溶血空斑形成试验主要用于测定药物和手术等因素对体液免疫功能的影响，用来评价免疫治疗或免疫重建后机体产生抗体的能力。

（1）直接溶血空斑形成试验法：用 SRBC 免疫小鼠，取其脾细胞与 SRBC 及补体混合在琼脂凝胶层内，置 37℃温育。由于抗体生成细胞可释放抗 SRBC 抗体，在补体参与下导致 SRBC 溶解，形成一个肉眼可见的圆形透明溶血区（空斑）。每一个空斑表示一个**抗体形成细胞**，空斑大小与细胞产生的**抗体量**成正比。

（2）间接溶血空斑形成试验法：在 SRBC 免疫小鼠的脾细胞、SRBC 及补体混合时，再加抗鼠 Ig 抗体（如兔抗鼠 Ig），兔抗鼠 Ig 与抗体生成细胞所产生的 IgG 或 IgA 结合，此复合物能活化补体导致溶血，称间接空斑试验。

（3）非红细胞抗体溶血空斑试验：用某种抗原包被 SRBC，与该抗原相应的抗体产生细胞和补体混合后，产生的抗体与 SRBC 包被抗原特异结合，激活补体导致溶血。

（4）反相空斑形成试验：现在常用的为 SPA–SRBC 溶血空斑试验。用 SPA 包被 SRBC，将待检淋巴细胞、SPA 包被 SRBC、抗 Ig 抗体和补体混合后浇板。抗 Ig 抗体可与受检细胞产生的 Ig 结合，所形成复合物上的 Ig–Fc 段可与 SRBC 上的 SPA 结合，同时激活补体使 SRBC 溶解形成空斑。

（三）NK 细胞活性测定

NK 细胞具有细胞介导的细胞毒作用，能直接杀伤肿瘤细胞，因此，可用传代培养的肿瘤细胞作为靶细胞，将 NK 细胞与肿瘤细胞共同培养，肿瘤细胞的存活情况可以反映 NK 细胞的活性，**肿瘤细胞存活率低，NK 细胞的活性则高**。一般用 **K562 细胞株**作为靶细胞测定人 NK 细胞活性，用 **YAC-1 细胞株**测小鼠 NK 细胞活性，检测方法有形态法、酶释放法、荧光法、放射性核素释放法、化学发光法和流式细胞技术等。

二、吞噬细胞功能检测技术

体内具有吞噬功能的细胞群被称为吞噬细胞，按其形态大小可分为 2 类：大吞噬细胞即

单核 - 吞噬细胞系统（MPS）和小吞噬细胞即中性粒细胞。前者包括血液中的大单核细胞及其进入各种组织后发育而成的巨噬细胞及树突状细胞等，其功能主要为非特异性吞噬杀灭病原体、衰老病变和突变的组织细胞；除此之外参与抗原的识别与递呈，并生成多种细胞因子，参与迟发型变态反应和多种自身免疫性疾病的病理损伤，在特异性免疫应答中发挥重要作用。后者以吞噬功能为主，发挥非特异性免疫防疫作用并参与机体的免疫应答炎症损伤等。

（一）中性粒细胞功能检测

1. 中性粒细胞运动功能的检测 中性粒细胞的运动可以分成随意运动（类似于布朗运动）和定向运动（趋化运动）。

测定中性粒细胞定向运动的常用方法有体内试验法（皮肤窗法）和体外试验法，体外试验法又有滤膜渗透法和琼脂糖凝胶平板法。

（1）滤膜渗透法（Boyden 小室法）：采用特殊的小盒装置，将待测细胞加在上室，下室加趋化因子，用微孔滤膜将上下室隔开。将反应盒放置37℃数小时，取滤膜清洗，固定，染色和透明，在高倍镜观察细胞穿越滤膜的移动距离，从而判断其趋化作用。

（2）琼脂糖凝胶平板法：制备含小牛血清的 1% 琼脂糖凝胶板，打孔，每 3 孔为一组，中央孔加待检细胞悬液，两侧孔分别加趋化因子或对照培养液，置37℃温育 2～3 小时后，用 2% 戊二醛固定，染色后测量待检细胞向左侧孔移动的距离，即趋向移动距离，同时计算出向右侧孔移动距离，即自发移动距离，计算出移动指数（移动指数＝趋向移动距离 / 自发移动距离）。

2. 中性粒细胞吞噬和杀菌功能的检测

（1）显微镜检查法：将受检细胞悬液与葡萄球菌或白色念珠菌悬液按一定比例混合，涂片，固定，保温后加亚甲蓝溶液染色，取样，油镜下观察靶细胞对细菌的吞噬情况。在所计数的 100 个或 200 个吞噬细胞中，计算吞噬细菌和未吞噬细菌的受检细胞数，可计算如下。

吞噬率（%）＝（吞噬菌体的中性粒细胞数 / 计数的中性粒细胞数）×100

杀菌率（%）＝（胞内有着色菌体的中性粒细胞数 / 计数的中性粒细胞数）×100

（2）硝基四氮唑蓝（NBT）还原试验：中性粒细胞在吞噬杀菌过程中能量消耗剧增，磷酸己糖旁路代谢活力增强，6- 磷酸葡萄糖氧化脱氢，如此时加入 NBT，NBT 接受氢后从淡黄色还原成点状或块状蓝黑色甲臜颗粒（沉积于胞质内）。**BT 还原试验主要检测中性粒细胞杀菌能力。**

（3）溶菌法：更直接反映细胞杀菌情况。将待检测中性粒细胞悬液与经新鲜人血清调理过的细菌（大肠杆菌或金黄色葡萄球菌）按一定比例混合，温育。每隔一定时间取定量培养物（中性粒细胞悬液），稀释后接种于固体培养平板培养基定量培养。37℃培养 18 小时后，计数生长菌落数，按下列公式计算中性粒细胞的杀菌能力。

杀菌率（%）＝（1－作用 30、60 或 90 分钟的菌落数 /0 分钟菌落数）×100

（二）巨噬细胞功能检测

1. 炭粒廓清试验 给小鼠静脉定量注射炭粒悬液（印度墨汁），间隔一定时间反复取静脉血，测定血中炭粒浓度，根据血流中炭粒被廓清的速度，判断巨噬细胞的吞噬功能。

2. 吞噬功能检测 巨噬细胞对颗粒性抗原物质具有很强的吞噬功能，常与鸡红细胞混合后显微镜检测，通过计算巨噬细胞吞噬鸡红细胞的百分率和吞噬指数判断巨噬细胞的吞噬功能，同时可观察鸡红细胞消化程度。

吞噬率（%）＝（吞噬鸡红细胞的巨噬细胞数 /200）×100

吞噬指数＝巨噬细胞吞噬的鸡红细胞总数 /200

正常参考值：吞噬率 61%～64%；

吞噬指数接近于 1。

人体巨噬细胞待检标本很难获得，通常采用斑蝥敷贴法收集人巨噬细胞，该方法对人体局部有一定损害，不易接受。

3. 巨噬细胞溶酶体酶的测定　巨噬细胞溶酶体酶的测定主要检测**酸性磷酸酶、非特异性酯酶和溶菌酶等**活性，激活的巨噬细胞可产生一种与膜结合的凝血活性因子，加速正常血浆凝固，为此取已经 37℃预温的正常兔血浆和 $CaCl_2$ 混合液，加入经黏附有单层巨噬细胞的试管中，移置 37℃，即时记录血浆凝固时间，用以评价巨噬细胞的**杀菌**功能。

4. 巨噬细胞促凝血活性测定　激活巨噬细胞可产生一种与膜结合的凝血活性因子，加速正常血浆的凝固。实验证明当巨噬细胞与 LPS、HBsAg 或肿瘤相关抗原等温育后，血浆凝固时间明显缩短。本法稳定方便，也是检测不同疾病患者巨噬细胞功能的指标之一。

三、免疫细胞功能检测的临床应用

免疫细胞为机体免疫功能的主要参与者，免疫细胞功能检测可以反映机体免疫功能状态，同时还可用于肿瘤、免疫缺陷病等疾病的诊断和预后监测。B 细胞功能检测主要了解体液免疫功能；T 细胞功能检测主要用于判断细胞免疫功能；NK 细胞功能检测用于判断抗感染、抗肿瘤、免疫调节和调控造血细胞分化等免疫功能；吞噬细胞的功能检测，对了解机体非特异性和特异性免疫功能有重要意义，同时可帮助临床上采取针对其功能下降的防治措施。

第十六单元　细胞因子和细胞黏附因子的测定

【复习指南】本单元涉及考点不多，只要求了解。

细胞因子是由活化的免疫细胞及某些基质细胞表达并分泌的活性物质，其主要生物学功能是介导和调节免疫应答及炎症反应，其化学本质是蛋白质或多肽。细胞黏附分子是介导细胞间及细胞与细胞外基质间黏附作用的分子，其化学本质为糖蛋白，可以细胞膜表面表达和可溶性两种形式。

一、生物学测定方法

1. 促进细胞增殖和抑制细胞增殖测定法　细胞因子生物活性测定法，是以**细胞因子依赖性细胞株**为靶向，通过观察特定的细胞因子刺激或抑制依赖细胞株增殖来评估细胞因子的活性水平。目前检测指示细胞的增殖方法大致有以下 3 类：①直接计数法；②细胞代谢活性测定方法；③细胞代谢产物测定法：包括代谢产物荧光强度测定法和指示细胞表面或可溶性分子测定法。

2. 细胞毒活性测定法共同特性　对指示细胞具有破坏作用的细胞因子，若与细胞共育将会导致细胞死亡。因此，待测细胞因子做一系列稀释后加至指示细胞培养体系，以检测培养细胞的死细胞数作为判断指标，死细胞数量与细胞因子的活性成正比。本法常用于 TNF 等的测定。

3. 抗病毒活性测定法　抗病毒活性测定法主要用于 IFN 等细胞因子的测定。

4. 趋化活性测定法　趋化因子能诱导中性粒细胞，单核 - 吞噬细胞或淋巴细胞等定向迁移。其诱导细胞迁移的方式包括趋化性和化学增活性。趋化性是诱导细胞由趋化因子低浓度处向趋化因子高浓度处做定向移动的特性，可采用琼脂糖和 Boyden 盲端微孔小室趋化试验测定。化学增殖活性则指细胞因子增强细胞随机运动能力的特性，可采用琼脂糖小滴化学动力学试验测定。

5. 生物学活性测定方法学评价　细胞因子生物学活性测定，是基于其生物学活性所设计的一类方法。具有敏感性较高、特异性不高、操作烦琐、易受干扰等特点。

二、免疫测定方法

细胞因子均为蛋白或多肽，具有较强的免疫原性，可刺激机体产生相应的抗体，构成了免疫测定法的重要基础。重组细胞因子的问世，使细胞因子的获得更为方便，也更便于制备特异性抗血清或单克隆抗体。因此，可利用抗原抗体特异结合的特性，用免疫测定技术定量或定性检测细胞因子。常用的方法有 ELISA、流式细胞分析法和酶联免疫斑点试验等。

1. ELISA 方法　是应用最广泛的非均相酶标免疫分析技术，一步或多步的抗原抗体反应和一步酶促反应构成 ELISA 的基本步骤，可做定性或定量分析。双抗体夹心法是用于细胞因子测定的最常用方法，该法使用的抗体可以是针对同一抗原的多克隆抗体，也可以是针对同一抗原的不同抗原表位的单克隆抗体。

2. 流式细胞分析法　是基于荧光抗体染色技术并借助流式细胞仪敏感的分辨力所建立的方法。该法主要用于细胞内细胞因子和细胞表面黏附分子的检测，通过特异性的荧光抗体染色，能简单快速地进行单个细胞水平的细胞因子或黏附因子的检测，精确判断不同细胞亚群的细胞因子和膜分子的表达情况。根据荧光抗体的性质，荧光抗体染色分直接法和间接法，前者使用荧光标记的细胞因子或黏附分子的特异性抗体，后者则用荧光标记二抗。

3. 酶联免疫斑点试验（ELISPOT）　ELISPOT 是定量测定抗体形成细胞技术的延伸和发展，已被越来越多地应用于类风湿因子，IFN-γ 等细胞因子分泌细胞的定量测定。该方法优于传统抗体、细胞因子或其他可溶性分子分泌细胞的检测方法，能从 20 万～30 万个细胞中检测出 1 个分泌相应分子的细胞，若引入生物素和亲和素系统，敏感性还将大大提高。在进行实验时，选择的特异性抗体应该具有高亲和力、高特异性、低内毒素的特性。选用的细胞激活物质必须不影响细胞的分泌功能。

4. 免疫学测定方法学评价　免疫测定法几乎可以用于所有细胞因子的检测，与生物活性测定法相比，其主要优缺点如下。

（1）优点：特异性高；操作简便，快速，无须依赖细胞株；影响因素相对较少，方法容易标准化。

（2）缺点：所测定的只是细胞因子的蛋白含量，与其生物活性不一定成正比；测定结果与所用的抗体来源及亲和力有很大的关系，使用不同来源亲和力的单抗，对同一标本测到的结果可能不同；敏感性相对较低，比生物活性法低 10～100 倍；若标本中存在细胞因子的可溶性受体，可能会影响特异性抗体对细胞因子的结合。

三、细胞因子与细胞黏附因子测定的临床应用

细胞因子、细胞黏附因子是免疫系统功能发挥的信息传递者和效应显现形式，其在临床主要用于特定疾病的辅助诊断；机体免疫状态的评估；临床疾病治疗效果的监测和指导用药；疾病的预防应用。

第十七单元 流式细胞仪分析技术及应用

【复习指南】本单元涉及考点不多。大多内容只要求了解。要求掌握淋巴细胞及其亚群的分析，AIDS病检测中的应用，自身免疫性疾病相关HLA抗原分析；要求了解流式细胞仪的工作原理，散射光的测定，荧光测量，数据显示方式，设门分析技术，免疫检测样品制备，免疫胶乳颗粒技术的应用，流式细胞免疫学技术的质量控制，淋巴细胞功能分析，淋巴造血系统分化抗原及白血病免疫分型。

一、概述

流式细胞术（flowcytometry，FCM）是基于流式细胞仪的一项能快速、精确、高通量地针对单个细胞特征或功能进行多参数定性、定量分析和分选的新技术。FCM是多学科交叉融合的产物，集光学、化学、材料学、流体力学、电子测量、免疫学和计算机图像分析技术于一体，对细胞多参数定量测定和综合分析，包括细胞大小、核型、表面分子种类等。

（一）工作原理

流式细胞仪都采用激光光源，其作用是在细胞通过流动室时激发荧光标记物；利用荧光染料与单克隆抗体结合的标记技术，保证检测的灵敏度和特异性；用计算机系统对流动的单细胞液流中单个细胞的多个参数信号进行实验数据分析、存储，保证了检测速度与统计分析的精确性。因而，能同时从单个细胞上获取多种参数资料，保证对该细胞进行多方面的分析。

（二）散射光的测定

散射光信号的产生是垂直方向的激光束照射到通过流动室的细胞而产生的散射光。散射光的强弱与细胞内精细结构和**胞内颗粒性质**有关，与接收散射光的方向也有关。**散射光信号分为前向散射光和侧向散射光**。散射光不依赖任何细胞样品的制备技术（如染色），因此被**称为细胞的物理参数**（或称固有参数）。

（三）荧光测量

荧光信号由被检细胞上标记的荧光染料受激光激发后产生，发射的荧光波长与激发光波长不相同。荧光信号的测量常使用对数和线性放大器。

（四）细胞分选原理

1. 分选的基本原理　细胞分选是根据实验需要获取具有某种特征的细胞，进一步培养和研究时进行的。

当细胞液流通过流动室时，流动室耦合的超声压电晶体产生稳定的机械振动，带动流动室以相同频率进行振动，使液流柱断裂成连续的均匀的单细胞液滴，其形成的速率为每秒3万个左右。根据检测到的散射光和荧光信号，当实验设计中设定了被分选细胞的特性参数时，确定某一特征群体为目的群体，产生控制信号，给在形成液滴时的细胞充电，使其带有正电荷或负电荷。带电荷的液滴流经电极偏转板的高压静电场时，带电液滴分别向正或负而发生向右或向左的偏转，落入指定的收集器中，完成细胞分选工作。

2. 分选的技术　要求细胞分选有一定的技术要求。

（1）分选速度通常在5000个/秒。

（2）分选纯度一般应在90%以上。

（3）分选收获率常设定在95%以上。

（4）分选得率是指从一群体细胞悬液中分辨出目的细胞的总量，再经分选后获得目的细胞的实际得率。该指标应在满足上述要求的前提下越高越好。

二、数据的显示与分析

1. 参数 是指仪器采集的用于分析的信号，包括：**前向散射光**反映颗粒的大小，用于检测细胞或其他粒子物体的表面属性；**侧向散射光**反映颗粒的内部结构复杂程度、表面的光滑程度，可获得有关细胞内超微结构和颗粒的性质的参数；**荧光**反映被测细胞表面抗原的强度。

2. 数据显示方式

（1）单参数直方图是一维数据用得最多的图形显示形式，可用于定性、定量分析，形同一般 X–Y 平面描图仪给出的曲线。横坐标是线性标度或对数标度，表示所测的荧光或散射光的强度；纵坐标表示细胞的相对数。

（2）双参数直方图是细胞数与双测量参数的图形，包括**二维点图和假三维图**。

（3）三参数直方图指直方图的三维坐标均为参数而非细胞数。这种立体图以点图为显示方式，同样可以做全方位旋转以便仔细观察。

（4）多参数分析：当细胞标记了多色荧光在流式细胞仪上被激光激发后，所得到的荧光信号和散射信号可以根据需要组合分析以获得所需的信息。

3. 设门分析技术 流式细胞仪的单参数或多参数分析均是基于选定的目的细胞群进行的，而细胞群的选定与设门分析技术关系密切。门设置是指在某一张选定参数的直方图上根据该图的细胞群分布选定其中想要的分析的特定细胞群，并要求该样本所有其他参数组合的直方图只体现这群细胞的分布情况。根据门的形状又分为线性门、矩形门、圆形门、多边形门、任意形状门和十字门。

三、流式细胞仪免疫分析的技术要求

（一）免疫检测样本的制备

需用流式细胞仪测定的样本，无论是外周血细胞、培养细胞还是组织来源细胞，首先应保证是单细胞悬液，对不同来源的细胞制备成单细胞悬液有不同的处理程序。

1. 外周血淋巴细胞样本的制备

2. 培养细胞的样品制备

3. 新鲜实体组织单细胞悬液的制备 最常用的方法有机械法、酶处理法、化学试剂处理法和表面活性剂处理法。

4. 单细胞悬液的保存 最常用的处理方法有 3 种：深低温保存法、乙醇或甲醇保存法、甲醇或多聚甲醛保存法。

（二）免疫分析中常用的荧光染料与标记染色

1. 最常用的荧光染料 有 **FITC、藻红蛋白类（PE）及罗丹明**等。

（1）FITC（异硫氰酸荧光素）：绿色 530nm。

（2）PE（藻红蛋白）：橙黄色 575nm。

（3）PerCP（多甲藻黄素叶绿素蛋白）：深红色 675nm。

（4）PI（碘化丙啶）：橙红色 620nm；488nm 波长的氩离子激光激发。

（5）APC（别藻青蛋白）：红色 660nm；630nm 波长的氦氖激光或红色二极管激光激发。

2. 标记染色 包括**直接免疫荧光染色、间接免疫荧光染色和双参数或多参数分析时荧光抗体的组合标记**。

（三）免疫胶乳颗粒技术的应用

长期以来流式细胞术的应用一直限于对细胞或颗粒物的分析，随着乳胶颗粒在流式细胞分析的应用实现了 FCM 对可溶性物质的分析，即"液相芯片"技术的出现。液相芯片技术实现了样板分析时的低样本量、多参数检测，具有更高的检测效率。另外，流式微球阵列（CBA）技术，应用标记不同含量荧光染料的微球代表不同待测物质，同属于液相芯片技术，这些技术将 FCM 的应用领域进一步扩展，发展了一种新的技术平台。

（四）流式细胞免疫学技术的质量控制

流式细胞仪已经成为临床和科研的常用设备，在检测过程中应对各项工作环节、仪器性能进行严格的质量控制和规范化操作，以保证各项检测数据和指标的可靠性。

1. 单细胞悬液制备的质量控制 合格的单细胞悬液是保证流式细胞仪检测结果的关键，因此在制备不同来源的单细胞悬液时，应按分析要求进行处理，注意事项如下。

（1）采用适当的制备方式。

（2）用溶血剂处理红细胞。

（3）实体组织来源标本在制备单细胞悬液过程中，最好采用机械法。

（4）温度与 pH。

2. 细胞悬液免疫荧光染色的质量控制 单细胞悬液荧光染色是保证流式免疫分析精密度的重要因素，应特别注意的是温度对荧光染料的影响、pH 对荧光发射强度的影响、荧光染料浓度的控制和固定剂对免疫荧光染料的影响。

3. 仪器操作技术的质量控制

（1）光路与流路校正：在流式细胞仪的光路与流路校正中，CV 值是评价精密度的一个重要指标。

（2）PMT 校正：对光电倍增管的校正是流式细胞仪在使用前进行的一项重要质控指标。

（3）绝对计数的校准。

4. 免疫检测的质量控制 在进行样本免疫测定时，通过设置同型对照和全程质控，以保证样本测定结果的准确性。

四、流式细胞术在免疫学检查中的应用

1. 淋巴细胞及其亚群的分析 FCM 通过荧光标记技术对淋巴细胞进行细胞分类和亚群分析，包括 T 细胞及亚群、B 细胞及其亚群和 NK 细胞分析，对于人体免疫功能的评估，以及各种血液病及肿瘤的诊断和治疗有重要作用。

（1）T 淋巴细胞及亚群分析：TCR 和 CD3 是外周成熟的 T 细胞特有的标志，也是重要的表面抗原。再按 CD 分子表达不同将 T 细胞分为 CD4+ 和 CD8+ 两大亚群，分别称为辅助性 T 细胞和细胞毒性 T 细胞。采用三色标记单克隆荧光抗体，用 FCM 检测，可对 T 细胞及亚群做出精确分类。

（2）B 淋巴细胞及亚群分析：BCR（或 SmIg）是外周血中 B 细胞特有的重要标志。属于 B 细胞特有或涉及 B 细胞的 CD 分子有 29 种。成熟的 B 细胞主要表达 CD19、CD20、CD21 和 CD22。

（3）NK细胞分析：NK细胞的表面标志为$CD3^-CD16^+CD56^+$，常用三色荧光标记抗体，用FCM检测。

2. 淋巴细胞功能分析 淋巴细胞表面标志的检测不能完全了解各类淋巴细胞的功能，特别是对激活状态的淋巴细胞功能的检测，需采用细胞内细胞因子测定或体外培养后细胞的标记染色进行检测。

3. 淋巴造血系统分化抗原及白血病免疫分型 血液病多为肿瘤性、免疫性和遗传性疾病，恶性血液病约占其总数的50%以上，FCM在淋巴瘤及血液病的发病机制、诊断、治疗和预后判断方面都具有重要的价值。

4. 肿瘤耐药相关蛋白分析

5. AIDS病检测中的应用 艾滋病又称获得性免疫缺陷综合征（AIDS），是由人类免疫缺陷病毒感染人体后，选择性侵入人类T淋巴细胞亚群中的CD4T辅助细胞，使Th细胞群体受到破坏，T细胞亚群比例失衡，T淋巴细胞功能降低，进一步导致全身免疫功能受损，全身免疫状态下降。AIDS患者的一个特征性免疫诊断指标表现为T淋巴细胞总数减少。T细胞亚群CD4Th/CD8Tc比例倒置，Th/Tc＜1.0，Th细胞数量显著下降，甚至测不出，而Tc细胞数量可正常或升高，NK细胞减少或活力下降，B淋巴细胞群则处于正常范围。

流式细胞术用于AIDS免疫功能的检测是最重要的检测手段，通过动态监测T细胞亚群可对HIV感染者或AIDS发病者进行鉴别。仅为HIV携带者，病毒未复制时，其Th细胞下降不明显；当发展为AIDS时，Th细胞水平明显下降，如Th_1细胞＜Th_2细胞时，HIV在细胞间的传播和感染更敏感，更易发生AIDS。HIV阳性而无症状的患者，Tc对Tc激活剂不反应者，其体内CD4Th细胞水平下降迅速，条件治病微生物的感染率也同时增加，对Tc激活剂反应敏感者，可维持CD4Th细胞水平降低较慢或不降低，减少发生AIDS的概率。

6. 自身免疫性疾病相关HLA抗原分析 已有证据表明，有些疾病的发病常与一些类型的HLA抗原的检出有关。在这些疾病中，某些HLA抗原的检出率较正常人群中所检出者为高。最典型的疾病是强直性脊柱炎，其外周血HLA–B27的表达程度与疾病的发生有很高的相关性。

7. 移植免疫中的应用 FCM作为一个强大的技术平台，已用于多个领域，在移植免疫分析中的应用也越来越广泛。目前移植免疫中的FCM应用主要包括流式细胞术的交叉配型和群体反应性抗体检测。

第十八单元 体液免疫球蛋白测定

【复习指南】本单元十分重要，涉及考点多。要求熟练掌握血清IgG、IgA、IgM测定及临床意义，M蛋白测定及临床意义；要求掌握IgE测定及临床意义；要求了解IgD测定及临床意义，尿液及脑脊液Ig测定，血清IgG亚类测定及临床意义，轻链测定及临床意义，冷球蛋白的检测。

免疫球蛋白（Ig）是B细胞经抗原刺激后增殖分化为浆细胞后产生的一组球蛋白，可以存在于血液、体液、外分泌液和某些细胞的表面。

多数Ig具有抗体活性，可以特异性识别和结合抗原，并引发一系列生物学效应。根据Ig重链恒定区的结构不同和抗原特异性的不同，可将Ig分为IgG、IgA、IgM、IgD、IgE 5类。

IgG 有 4 个亚型（IgG1、IgG2、IgG3、IgG4）；IgA 除有 IgA1 和 IgA2 两个亚型外，还有分泌型 IgA（sIgA）；IgM 有 2 个亚型即 IgM1 和 IgM2。

一、血清 IgG、IgA、IgM 测定

IgG 是血清中含量**最高**的免疫球蛋白，其中以 IgG1 含量最多。IgG 是血液和细胞外液中的主要抗体，也是机体再次免疫应答的主要抗体，是免疫球蛋白中**唯一一个可以通过胎盘**的抗体，具有吞噬调理、中和毒素、中和病毒、介导 ADCC、激活补体经典途径的作用，大多数抗感染抗体与自身抗体都为 IgG 类。

IgA 可分为**血清型**和**分泌型**两类。血清型主要以单体形式存在；sIgA 由 J 链连接的二聚体和分泌片组成，主要存在于胃肠道和支气管分泌物、初乳、泪液和唾液中，是参与黏膜局部免疫的主要抗体。

IgM 为五聚体，是 Ig 中**分子量最大者**，又称巨球蛋白。IgM 凝集抗原能力比 IgG 大得多，激活补体的能力超过 IgG 1000 倍，具有吞噬调理作用。血型中天然凝集素和冷凝集素的抗体类型是 IgM；不能通过胎盘，新生儿脐血中若 IgM 增高，提示有宫内感染。在感染或疫苗接种以后，最先出现的抗体是 IgM；IgM 也是 B 细胞上的主要表面膜 Ig，作为抗原受体而引发抗体应答。

IgG、IgA、IgM 免疫球蛋白是血液中最主要的免疫球蛋白，在机体的体液免疫效应和抗病原生物侵入机体的免疫功能中发挥重要作用。

（一）血清 IgG、IgA、IgM 测定

检测方法有**单向环状免疫扩散法、速率散射比浊法**等。特异性 IgM 常用捕获法检测。

1. 单向环状免疫扩散法

（1）原理：将抗血清均匀地分散于琼脂或琼脂糖凝胶内，胶板上打孔，孔内注入抗原或待测血清，抗原在含有抗血清的胶内呈放射状扩散，在抗原抗体达到一定比例时形成可见的沉淀环。在一定条件下，抗原含量越高，沉淀环越大。

（2）产生误差的原因

①抗原或标准液溢出加样孔。

②因抗体或抗原过量而致沉淀环过小或过大。

③加样量不足或过多，或混有气泡。

④加样孔破损，使沉淀环呈不规则状。

⑤板浇注后保存时间长，引起板内水分增发或变形。

⑥浇注琼脂时不在水平台面，使胶板厚薄不匀。

⑦打孔后挑取琼脂时将胶板挑起，与玻璃板剥离，以致待测血清在孔底流溢。

⑧扩散时湿盒不平，导致沉淀环不圆。

2. 速率散射比浊法　该法具有检测范围宽，测定结果准确，精密度高，检测时间短，敏感性高，稳定性好等特点。

3. 捕获法检测 IgM 抗体

（1）原理：以抗人 IgM 抗体（抗人 μ 链）作为固相抗体，当加入血清标本时，其中的 IgM 类抗体（特异和非特异的）即可被固相抗体捕获，再加入特异抗原，其与固相上捕获的 IgM 抗体结合后，加入酶标抗特异抗原的抗体，最后加入底物显色。

（2）注意事项：RF（IgM 类）及其他非特异 IgM 的干扰。RF（IgM 类）由于其能与固相抗人 μ 链抗体结合，并可与随后加入酶标抗体（动物 IgG）反应，从而导致假阳性反应。而非特异 IgM 由于其在第一步温育中，可与特异 IgM 竞争与固相抗体结合，所以会影响测定的灵敏度。因此，使用本法测 IgM 必须对临床样本进行适当稀释。

（二）血清 IgG、IgA、IgM 测定的临床意义

1. **IgG、IgA、IgM 均升高见于各种慢性感染，慢性肝病，肝硬化，淋巴瘤和某些自身免疫性疾病如系统性红斑狼疮、类风湿关节炎等。**

2. **单一 IgG、IgA、IgM 增高主要见于免疫增殖性疾病，如多发性骨髓瘤、原发性巨球蛋白血症等。**

3. **IgG、IgA、IgM 降低常见于各类先天性免疫缺陷病、获得性免疫缺陷病、联合免疫缺陷病及长期使用免疫抑制剂的患者。单一 IgA 降低常见于反复呼吸道感染患者。**

4. 新生儿和婴幼儿由于体液免疫功能尚未成熟，免疫球蛋白的含量较成人低，应按年龄组参考值来进行分析和判断。

二、血清 IgD 和 IgE 测定

（一）IgD 测定及临床意义

正常人血清中 IgD 含量很低，仅占血清免疫球蛋白总量的 0.2%，可在个体发育的任何时间产生，半衰期 2.8 天。血清 IgD 的生物学功能尚不清楚，膜结合型 IgD（mIgD）构成 BCR，是 B 细胞分化发育成熟的标志，未成熟的 B 细胞仅表达 mIgM，成熟的 B 细胞可同时表达 mIgM 和 mIgD。

1. 测定方法　放射免疫分析法、乳胶颗粒免疫比浊分析法、酶联免疫吸附试验等，在临床用得最多的是酶联免疫吸附试验测定 IgD。

2. 临床意义　目前血清 IgD 的生物功能尚未完全阐明。升高主要见于妊娠末期、IgD 型骨髓瘤、甲状腺炎和大量吸烟者。降低见于原发性无丙种球蛋白血症、矽肺、细胞毒药物治疗后。

（二）IgE 测定及临床意义

IgE 是正常人血清中含量最少的免疫球蛋白，主要由黏膜下淋巴组织中的浆细胞分泌。

1. 测定方法　总 IgE 的测定方法有化学发光分析法、放射免疫分析法、乳胶颗粒免疫比浊分析法、酶联免疫吸附试验等；特异性 IgE 的检测方法主要有免疫斑点法、酶联免疫吸附试验等，包括食物、吸入物及药物过敏原，利用这些特异性变应原可以检测到血清中特异性 IgE 抗体。

2. 临床意义

（1）IgE 增高：I 型变态反应性疾病，如特发性哮喘、特应性皮炎、过敏性鼻炎等 IgE 常升高。

①非变态反应性疾病，如 IgE 骨髓瘤、寄生虫感染等 IgE 升高。

②急性或慢性肝炎、SLE、类风湿关节炎等疾病 IgE 可升高。

（2）IgE 降低：见于原发性无丙种球蛋白血症、肿瘤及化疗药物应用后。

三、尿液及脑脊液 Ig 测定

（一）尿液 Ig 测定及临床意义

1. 测定方法　一般选用速率散射免疫比浊法，尿液标本采集晨尿或随机尿，离心后测定。

2. 临床意义

（1）正常人尿液中的 Ig 含量甚微。当机体的免疫功能异常或炎症反应引起肾疾病时，可导致肾小球滤过膜分子屏障破坏或电荷屏障受损，从而引起球蛋白及其他大分子蛋白质漏出增多。在滤过膜损伤轻微时，尿液中以 IgG 滤出增多为主，滤过膜损伤严重时，尿液中除 IgG 滤出外，分子量较大的 IgM 也开始滤出。临床上常选用测定尿液和血液中的转铁蛋白及 IgG 含量，计算选择性蛋白尿指数（SPI），以此来评估肾小球滤过膜破坏程度及观察治疗效果和预后。

$$SPI = （尿\ IgG/\ 血清\ IgG）/（尿\ TRF/\ 血清\ TRF）$$

（2）SPI ≤ 0.1 表明肾有高度选择性地排泌分子量较小的蛋白质；SPI ≥ 0.2 表明肾是非选择性地排泌分子量较大的蛋白质。微小病变型肾病大部分属于高度选择性（SPI ≤ 0.1），而膜性肾病，膜增殖性肾炎与肾病综合征其 SPI 通常 ≥ 0.2。

（3）尿内 IgA 在原发性肾小球肾病和慢性肾炎肾病时含量最高，在慢性肾炎高血压型及普通型可轻度增高，而在隐匿性肾炎及急性肾炎时含量很少；尿内 IgG 在原发性肾小球肾炎和慢性肾炎时含量较高，其他类型肾小球疾病时仅轻度升高；尿内 IgM 仅出现在慢性肾炎，而原发性肾小球肾炎和隐匿性肾炎时含量甚微。故可根据尿内 Ig 增高的类型来帮助鉴别诊断肾小球疾病的种类。

（二）脑脊液 Ig 测定及临床意义

1. 测定方法　采用速率散射免疫比浊法，脑脊液采集后应离心再行测定。

2. 临床意义　中枢神经系统内可以产生很强的免疫应答，这是某些自身免疫性神经系统疾病发生、发展的病理学基础。因此脑脊液免疫球蛋白成分及其含量的检测，对某些中枢神经系统疾病的诊断、疗效观察具有重要意义。

（1）由于免疫球蛋白不仅可以在鞘内局部合成，也可以通过血脑屏障进入鞘内，因此区分鞘内免疫球蛋白的来源在神经系统疾病的诊断中有重要意义，经典的计算鞘内免疫球蛋白合成的方法是 IgG 生成指数和 24 小时 IgG 合成率。当 IgG 生成指数和 24 小时 IgG 合成率升高时，表明 CSF 中的 IgG 主要由中枢神经系统鞘内合成。IgG 生成指数和 24 小时 IgG 合成率升高，多见于多发性硬化症。

（2）正常生理情况下，血中免疫球蛋白通过血脑屏障进入脑脊液中。其中根据 IgG 分子量大小，通过血脑屏障的难易度不同，IgG 较易通过血脑屏障，而 IgA 略难，IgM 难以通过。故 IgG、IgA、IgM 在脑脊液中的浓度依次递减。当脑组织或脑膜有病变时，导致血脑屏障发生破坏，通透性增加，或自身病变组织产生的病理性产物进入脑脊液，使脑脊液组分发生改变。

①化脓性脑膜炎、结核性脑膜炎时 IgG、IgA 均升高。

②脑血管疾病，如脑血栓、蛛网膜下腔出血等 IgG 升高明显。

③神经系统肿瘤时，以 IgA 和 IgM 升高为主。

④ SLE 脑病、神经梅毒、重症肌无力等 IgG 升高明显。

⑤精神分裂症 IgG 和 IgM 升高明显。

四、血清 IgG 亚类测定及临床意义

IgG 有 4 个亚型，即 IgG1、IgG2、IgG3、IgG4；正常人体血中含量依次减少。

（一）测定方法

测定 Ig 亚类的方法有放射免疫法、酶联免疫吸附试验、单向免疫扩散法、速率散射免疫比浊法等。

（二）临床意义

1.IgG 亚类的含量随年龄的不同而变化。当某一 IgG 亚类含量低于年龄对应的参考范围时，就称为 IgG 亚类缺陷。

2.临床上 IgG 亚类缺陷可表现为反复呼吸道感染、腹泻、中耳炎、鼻窦炎、支气管扩张以及哮喘等。有些患者 IgG 亚类异常，但总 IgG 正常，甚至还偏高，因此认为 IgG 亚类测定比总 IgG 更有价值。

3.IgA 缺乏症常伴有 IgG2 缺陷，某些病毒感染，IgG1、IgG2、IgG3 下降显著。在肾病综合征患者出现低 IgG 血症时，IgG 亚类并非成比例降低，以 IgG1 下降为主，而 IgG3 代偿性增高；糖尿病患者以 IgG1 下降为主。

4.IgG 亚类异常增高主要见于 I 型变态反应，如变应原可刺激机体使 IgG4 含量增加。

五、M 蛋白测定及临床意义

（一）概念

单克隆免疫球蛋白又称 M 蛋白，是 B 细胞或浆细胞单克隆异常产生的一种在氨基酸组成及顺序上十分均一的异常免疫球蛋白，临床上多见于**多发性骨髓瘤、高丙种球蛋白血症、恶性淋巴瘤、重链病、轻链病**等。

（二）测定方法

1.血清蛋白区带电泳技术

（1）原理：血清标本中不同性质的蛋白质可形成不同区带，与正常的电泳图谱比较，可发现患者的血清蛋白区带电泳图谱上有一浓缩的集中带，即 **M 区带**。

（2）优点：方便、省时，是筛选 M 蛋白的最基本方法。

（3）缺点：①血清蛋白区带电泳不能正确判断免疫球蛋白的类型，最终还需要特异性抗体进行鉴定。②溶血、陈旧标本中聚合的 IgG、类风湿因子等，常可导致蛋白电泳出现假的狭窄蛋白区带，易与 M 蛋白区带混淆。

2.免疫电泳 免疫电泳（IEP）是将**区带电泳**和**免疫扩散**相结合的一种免疫学分析法。待检血清标本进行区带电泳将各种蛋白成分分为不同区带，用特异性抗血清进行免疫扩散，根据 M 蛋白在免疫电泳中所形成的特殊沉淀弧，观察其电泳转移位置与抗原特异性，可将 M 蛋白的**免疫球蛋白类别和轻链型别**进行鉴定，是鉴定 M 蛋白的常规方法之一。

3.免疫固定电泳

（1）原理：免疫固定电泳（IFE）技术是区带电泳与特异性抗血清的免疫沉淀反应相结合的一种免疫学分析方法，是临床鉴定 M 蛋白最常用的方法。血清标本进行区带电泳，分离后于其上覆盖抗 κ 和 λ 轻链或各类重链的抗血清滤纸，当抗体与某区带中的单克隆免疫球蛋白结合后，形成复合物而沉淀，再漂洗、染色，呈现浓而狭窄的着色区带，可判断单克隆免疫球蛋白**重链和轻链**的类型。

（2）优点：IFE 结合了蛋白质电泳的高分辨率和抗原抗体反应的特异性，是单克隆抗体定性和分型鉴定的首选方法。

①测定时间短：整个操作过程仅需 1.5 ～ 2 小时。

②敏感性高：能检测到 0.51 ～ 1.5g/L 含量的单克隆蛋白。

③结果直观：易于分析和判定。

（三）临床意义

血清中检测到 **M 蛋白**，常提示**单克隆免疫球蛋白增殖病**等，见于以下几种疾病。

1. 多发性骨髓瘤　占 M 蛋白血症的 35% ～ 65%，其中 IgG 型占 60% 左右，IgA 型占 20% 左右，轻链型占 15% 左右，IgD 和 IgE 型罕见。

2. 巨球蛋白血症　占 M 蛋白血症的 9% ～ 14%，血液中存在大量的单克隆 19S、24S、27S IgM，80% 的 M 蛋白为 κ 轻链，20% 的 M 蛋白为 λ 轻链。

3. 重链病　其 M 蛋白实质为免疫球蛋白重链合成异常增多，现已发现 α 重链病、γ 重链病、μ 重链病等。

4. 半分子病　系由免疫球蛋白一条重链和一条轻链构成的半个 Ig 分子的单克隆蛋白片段异常增生而导致的疾病，现已发现有 IgA 和 IgG 类半分子病。

5. 恶性淋巴瘤

6. 良性 M 蛋白血症　是指血液或尿中存在单一免疫球蛋白或其片段，原因不明，长期观察也未发现骨髓瘤或巨球蛋白血症证据的患者，常见于老年人。

六、轻链测定及临床意义

1. 本周蛋白测定　本周蛋白即尿中游离的免疫球蛋白轻链。检测方法常用化学法（加热沉淀法）和免疫法两种。检测本周蛋白对轻链病的诊断是必不可少的项目，并对多发性骨髓瘤、原发性巨球蛋白血症、重链病等疾病的诊断、鉴别和预后判断均有一定帮助。

轻链病患者尿中可测得本周蛋白，但在血中反而呈阴性，其原因是本周蛋白分子量小，极易迅速自肾排出，血中含量并不升高，检测时应当注意。同时，在某些情况下血中轻链发生聚合，不易从肾排出，尿液轻链测定阴性。

2. κ-Ig 和 λ-Ig 定量测定　定量检测 κ-Ig 和 λ-Ig 两种轻链片段的方法主要有单向免疫扩散法和免疫比浊法。免疫比浊法因有专门设备，检出的结果更加准确，测定时间更加快速，而取代了单项免疫扩散法。

非分泌型骨髓瘤患者不能检出单克隆丙种球蛋白的 M 区带，血清中丙种球蛋白的含量大大降低，但骨髓中却存在大量的浆细胞。为明确诊断需对患者做骨髓穿刺，进行细胞形态学检查和细胞免疫表型分析。

七、冷球蛋白的检测

1. 概念　**冷球蛋白又称冷免疫蛋白，是一组在低温下发生沉淀，加温后又复溶的病理性免疫球蛋白。冷球蛋白一般在 4℃时发生沉淀，于 37℃时又复溶。**根据冷球蛋白的免疫化学组成，可分为 I 型即单克隆冷球蛋白型、II 型即单克隆混合型冷球蛋白型和 III 型多克隆混合型冷球蛋白型。

2. 测定方法

（1）定性测量：血细胞比容管法。

（2）定量测量：分光光度法。

3. 临床意义　冷球蛋白阳性见于骨髓瘤，原发性巨球蛋白血症，慢性淋巴细胞白血病；类风湿关节炎，SLE 等自身免疫性疾病；传染性单核细胞增多症，恶性肿瘤等。

第十九单元　补体检测及应用

【复习指南】本单元内容十分重要，涉及考点多。要求掌握补体成分的含量与理化特性，补体的活化途径，补体总活性测定，单个补体成分的测定中的免疫化学法；要求了解单个补体成分的测定中的免疫溶血法，补体结合试验。

一、概述

（一）补体成分的组成与理化特性

1. 补体的组成和命名

（1）补体的组成：补体系统包括 30 余种可溶性糖蛋白或膜蛋白成分，按其性质和功能可以分为三大类：①补体固有成分：在体液中参与补体活化级联反应的各种成分；②补体调节蛋白：以可溶性形式或膜结合形式存在的各种补体；③补体受体：结合补体片段或调节补体生物效应的各种成分。

（2）补体的命名：参与补体激活经典途径的补体组分分别称 C1、C2、C3、C4、C5、C6、C7、C8、C9。其中 C1 又有三个亚单位 C1q、C1r、C1s。

参与补体系统旁路激活途径及调节因子某些组分以英文大写字母或英文名称缩写符号表示，如 B 因子、D 因子、P 因子、H 因子等；补体调节成分多以其功能进行命名，如 C1INH、C4bp、DAF 等；补体活化后的裂解片段以该成分的符号后面加小写英文字母表示，如 C3a、C3b 等。

具有酶活性的成分或复合物在其符号上画一横线表示，如 $\overline{C1}$、$\overline{C3}$，灭活的补体片段在其符号前面加英文字母 i 表示，如 iC3b 等；对补体受体以其结合对象命名，如 C1qR、C5aR，对 C3 片段受体则用 C3R 表示。

2. 补体的理化性质　补体系统各成分约占血清球蛋白总量的 10%，补体的大多数组分都是 β 球蛋白，少数为 α 或 γ 球蛋白；血清中含量相差较大，以 C3 为最多，其次是 C4、C4bp、H 因子，C2 最低；豚鼠血清中含有丰富的补体。补体性质不稳定，易受各种理化因素影响，能使蛋白质变性的因素均可破坏补体活性。加热 56℃、30 分钟可使血清中绝大部分补体组分丧失活性，称为灭活或灭能，故补体活性检测应尽快进行。0～10℃时活性只保持 3～4 天。此外，紫外线照射、机械震荡、强酸、强碱、乙醇或蛋白酶等也可使补体灭活。

（二）补体的活化途径

体液中的补体系统各组分通常以非活性状态类似于酶前体的形式存在，在不同激活物的作用下，补体各成分可循不同的途径依次被激活，形成一系列级联反应，表现出酶样生物活性，最终导致溶细胞效应。在补体活化过程中产生的多种水解片段也广泛参与机体的免疫调节与炎症反应。

1. 经典途径　是以抗原抗体复合物结合 C1q 启动激活的途径，称第一途径或经典激活途径，是抗体介导的体液免疫应答的主要效应方式。

2. 替代途径　又称旁路激活途径，激活物质是通过细菌的细胞壁成分（脂多糖、肽聚糖），激活时没有 C1、C4 和 C2，从 C3 开始，由 B 因子、D 因子参与激活过程。这种激活方式不依赖于特异性抗体的形成，在感染早期可为机体提供有效的防御机制。

3.甘露聚糖结合凝集素（MBL）途径　此途径开始于急性期蛋白与病原体的结合，而不是抗原复合物形成。

二、补体总活性测定

血清补体总活性的测定，是对激活后补体最终效应的检测方法，可反映补体的整体功能。由于补体活化途径的不同，应用不同的激活物可活化不同的补体途径。目前补体总活性的测定方法，都是以红细胞的溶解为指标，以50%溶血为判断终点，故称CH50。

（一）CH50测定原理

特异性抗体与红细胞结合后可激活补体，形成攻膜复合体，溶解红细胞。**溶血程度与补体的活性**相关，但非直线关系，呈"**S**"**形曲线**。如以溶血百分率为纵坐标，血清量为横坐标，在轻微溶血和接近完全溶血处，对补体量的变化不敏感。"S"形曲线在**30% ～ 70%**最陡，几乎呈直线，补体量的少许变动，会造成溶血程度的较大改变。因此，以**50%溶血**作为终点指标，比100%溶血更为敏感，这一方法称为**补体50%溶血实验**，即**CH50**。

（二）CH50测定方法

1.红细胞浓度的调整

2.溶血素滴定

3.稀释缓冲液　磷酸盐缓冲液或巴比妥缓冲液均可用于溶血试验。

4.50%溶血标准管的配制

5.50%溶血总补体值的计算

（三）CH50实验方法评价与临床意义

1.方法学评价　CH50实验是测定**经典途径总补体溶血活性**，反映**补体9种成分**的综合水平，方法简便、快速，但敏感性较低。补体的溶血活性除与反应体积成反比外，还与反应所用缓冲液的pH、离子强度、钙镁浓度、绵羊红细胞数量和反应温度有一定关系。缓冲液pH和离子强度增高，补体活性下降，虽可稳定溶血系统，但过量则反而抑制溶血反应。

2.临床意义

（1）CH50检测的是补体经典途径的溶血活性，反映补体C1 ～ C9九种成分的综合水平。

（2）CH50增高见于急性炎症、急性组织损伤、恶性肿瘤及妊娠等。

（3）CH50降低见于急性肾小球肾炎、自身免疫性疾病、亚急性感染性心内膜炎、慢性肝病、肝硬化、Graves病、艾滋病、严重烧伤、冷球蛋白血症、重度营养不良和遗传性补体成分缺乏症等。

三、单个补体成分测定

1.免疫溶血法　根据抗原与其特异性抗体（IgG、IgM型）结合后可激活补体的经典途径，导致细胞溶解。该方法中抗原为SRBC，抗体为兔或马**抗SRBC抗体**，即**溶血素**，将两者组合作为指示系统参与反应。试验中有两组补体参与，一组是作为实验反应系统的补体，可选用先天缺乏某单一补体成分的动物或人血清；也可利用化学试剂人为灭活正常血清中某种成分制备缺乏该成分的补体试剂，加入致敏SRBC（检测经典途径补体成分用）或总红细胞（检测替代途径补体成分用）指示系统后，此时由于补体级联反应体系中缺乏某种补体成分，补体不能级联激活，不出现溶血。另一组为待测血清中的补体，当加入待测血清，使缺乏的成分得到补充，级联反应恢复，产生溶血。溶血程度与待测**补体成分活性**有关，仍以 50% 溶血为终点。

2. 免疫化学法

（1）种类：包括**单向免疫扩散法、火箭免疫电泳、透射比浊法和散射比浊法**。

（2）原理：待测血清标本的 C3、C4 成分稀释后与检测用相应抗体结合形成复合物，反应介质中的 PEO 可使该复合物沉淀，仪器对复合物产生的光散射或透射信号进行自动检测，并换算成所测成分的浓度单位。该法是借助补体的抗原性与相应抗体反应的前带原理建立的补体单个成分定量检测法。利用前带原理必须以过量的抗补体抗体保证准确测定的质量。

四、补体结合试验

补体结合试验（CFT）是将**免疫溶血**作为指示系统，用于检测另一反应系统中抗原或抗体的传统方法。该方法并非用于补体的检测，而是利用补体的溶细胞作用进行各种物理状态的抗原抗体测定。

（一）试验原理

补体结合试验中有 5 种成分参与反应，分属 3 个系统：①**反应系统**；②**补体系统**；③**指示系统**。其中反应系统（抗原与抗体）与指示系统（**绵羊红细胞与溶血素**）竞争补体系统。先加入反应系统和补体，如果反应系统中存在待测的抗体（或抗原），则抗原、抗体发生反应后可结合补体，再加入指示系统（SRBC 与相应溶血素），由于反应中无游离的补体而**不出现溶血，为补体结合试验阳性**。如反应系统中不存在待检的抗体（或抗原），则液体中游离的补体结合指示系统出现溶血，为补体结合试验阴性。

（二）试验方法

补体结合试验的影响因素很多，应充分考虑包括待测抗原或抗体、反应容器在内的可能导致的抗补体现象。因此，从试验前的制剂准备到试验过程中的对照设计，均应严格按要求进行。

1. 试剂的准备

（1）抗原或抗体。

（2）补体在补体结合试验中，采用豚鼠血清为补体。

（3）待测标本采血并及时分离血清用于检测或 −20℃ 保存备用。试验前，应先将血清 56℃ 加热 30 分钟或 60℃ 3 分钟以灭活补体。如血清标本遇到抗补体现象时，可做下列处理。

①加热灭活时提高 12℃。

②−20℃ 冻融后离心去沉淀。

③以 3mmol/L 盐酸处理。

④加入少量补体后再行灭活。

⑤以白陶土处理。

⑥通入 CO_2。

⑦以小白鼠肝粉处理。

⑧用含 10% 新鲜鸡蛋清的生理盐水稀释血清。

2. 正式试验 根据反应体积的大小，有小量法、微量法等，其中小量法较为常用。

（三）方法评价

1. **优点** 灵敏度高；可检测的抗原或抗体范围广泛、应用面广；无须特殊设备、结果容易观察、试验条件要求不高，易于普及。

2. **缺点** 试验参与反应的成分多，影响因素复杂，操作步骤烦琐且要求严格，易出现错误。

第二十单元　免疫检验自动化仪器分析

【复习指南】本单元内容多，考点多，十分重要。要求掌握免疫散射比浊法，免疫比浊分析的影响因素和临床应用，自动化发光免疫分析系统在临床免疫检测中的应用，自动化酶联免疫分析系统；要求了解免疫透射比浊法，免疫胶乳比浊法，吖啶酯标记化学发光免疫分析仪，酶联发光免疫分析仪，电化学发光免疫分析仪，时间分辨荧光免疫分析仪，荧光偏振免疫分析仪。

免疫检验自动化是将免疫学检验过程中的取样、加试剂、混合、温育、固相载体分离、信号检测、数据处理、打印报告和检测后仪器清洗等步骤由计算机控制，仪器自动化进行。自动化免疫分析仪的出现，对免疫学诊断具有革命性的意义，它不但减轻了传统免疫测定时工作人员的劳动强度，而且缩短了分析流程，提高了实验结果的精确度和准确度。

一、自动化免疫浊度分析系统

免疫浊度分析属液相沉淀试验，其基本原理是抗原抗体在特定的电解质溶液中反应，形成小分子免疫复合物（＜ 19秒），在增浊剂的作用下，迅速形成免疫复合物微粒（＞ 19秒），使反应液出现浊度。在抗体稍微过量且固定的情况下，形成的免疫复合物随抗原量的增加而增加，反应液的浊度亦随之增大，即待测抗原量与反应溶液的浊度呈正相关：根据检测器的位置及其所检测的光信号性质不同，免疫浊度分析可分为免疫透射比浊法和免疫散射比浊法。

（一）免疫透射比浊法

1. **原理** 可溶性抗原抗体反应后形成的免疫复合物，使介质浊度发生改变，光线通过抗原抗体反应后的溶液时，被其中的免疫复合物微粒吸收，在保持抗体过量的情况下，吸光度（A值）与免疫复合物量呈正相关。与已知浓度的抗原标准品相比较，可确定标本中抗原的含量。

2. **方法学评价**

（1）优点：灵敏度比单扩法高 5 ～ 10 倍，CV 小于 10%，操作简便，结果准确，且能用全自动或半自动生化分析仪进行检测。

（2）缺点

①抗体用量较大。

②溶液中存在的抗原 – 抗体复合物分子应足够大，否则阻挡不了光线的通过；数量要足够多，如果数量太少，对光通量的影响不大；若光度计的灵敏度不高，微小的浊度变化不易影响透光率的改变，因此灵敏度较散射比浊法低。

③在抗原 – 抗体反应的第二阶段，检测需在抗原 – 抗体反应达到平衡后进行，耗时较长。

（二）免疫胶乳比浊法

1. **原理** 免疫胶乳比浊法是一种带载体的免疫比浊法。用抗体致敏的大小适中均匀一致的胶乳颗粒，在遇到相应抗原时，胶乳颗粒上的抗体与抗原特异结合，引起胶乳颗粒凝聚。分散的单个胶乳颗粒直径位于入射光波长之内，不阻碍光线通过，当2个或2个以上胶乳颗粒凝聚时，透射光和散射光即出现显著变化。抗原－抗体反应后溶液的吸光度或散射光强度与待测抗原浓度呈正相关。采用透射比浊法或散射比浊法测定。

2. 方法学评价

（1）优点：免疫胶乳比浊法敏感度大大高于普通比浊法，可达 ng/L 水平，操作简便，易自动化。

（2）缺点：①血清中的类风湿因子可与 IgG Fc 段结合，使 IgG 致敏胶乳颗粒出现非特异性凝集；②免疫胶乳轻度自凝或抗体活性降低会严重影响结果。

（三）免疫散射比浊法

分为**速率散射比浊法**和**定时散射比浊法**。

1. 速率散射比浊法

（1）原理：是一种动力学测定方法，指在一定时间内，测定抗原抗体结合的最大反应速度，即反应达顶峰峰值。所谓速率是抗原抗体结合反应过程中，在单位时间内两者结合的速度。峰值出现的时间与抗体的浓度及其亲和力相关。峰值的高低在抗体过量情况下与抗原的量成正比。抗原与抗体混合后的瞬间便引发反应，在抗体过量的前提下，抗原抗体反应速度由慢到快，单位时间内形成的免疫复合物不断增多，随后逐渐减慢，连续动态监测此过程，可发现在某一时间抗原抗体反应速率最快，单位时间内免疫复合物形成的量最多，散射光强度变化最大，即为所谓的速率峰。选取速率最大，且与被测物浓度变化呈线性关系的速率峰值，制作剂量－反应曲线，通过计算机计算可获得被测物浓度的量。

（2）检测的技术要点

①开启仪器，进行定标。

②反应阶段。

③抗原过量检测。

2. 定时散射比浊法

（1）原理：是在保证抗体过量的情况下，加入待测抗原，此时反应立即开始，在反应的第一阶段，溶液中产生的散射光信号波动较大，所获取的信号计算出的结果会产生一定的误差。

（2）检测技术要点

①仪器方面：抗原抗体预反应阶段；在反应阶段，加入全量标本，在 4 分钟内测量散射光信号；信号检测时，将获得的信号值，经计算机处理转换为待测抗原浓度。

②技术方面：抗体过量；对标本中抗原过量进行阈值限定。

3. 方法学评价

（1）优点：本法自动化程度高，快速、灵敏、精密度高，采用抗原过量检测方法，保证了结果的准确性。

（2）缺点：仪器和试剂价格比较贵，对抗体的质量要求很高。

（四）免疫比浊分析的影响因素和临床应用

1. 影响因素

（1）抗原抗体的比例。

（2）抗体的质量：免疫比浊法对抗体的质量要求很高。R 型抗体是免疫比浊法的理想试剂，而且要特异性和亲和力好，纯度和效价高。

（3）增浊剂的使用。

（4）伪浊度非抗原抗体特异性结合形成的浊度，称伪浊度，可导致抗原检测结果假性升高；伪浊度形成的原因包括以下几个。

①混浊标本、高血脂标本、反复冻融标本。

②抗体效价低（＜1：20）、抗血清灭活处理、抗血清含有交叉反应性抗体等。

③增浊剂浓度过高。

④抗血清细菌污染和变质。

⑤比色杯不清洁、尘埃污染等。

⑥缓冲液的离子强度过高，pH 和温度不适合等。

（5）入射光源和波长。

（6）结果报告中的计量单位。

（7）标准曲线制备和质量控制。

2. 临床应用　主要用于检测血浆体液中的特定蛋白系列，如免疫球蛋白 IgG、IgA、IgM，免疫球蛋白亚类；补体；血浆蛋白；类风湿因子；特定蛋白成分的定量测定。可为临床诊断、疗效观察、预后分析提供依据。因此，为保证检测结果的准确性，应全面地了解免疫浊度分析的影响因素。

二、自动化发光免疫分析系统

自动化发光免疫分析仪主要由样本盘、试剂盘、温育反应系统、固相载体分离清洗系统、信号检测系统和计算机数据处理、控制系统组成。

（一）吖啶酯标记化学发光分析仪

吖啶酯标记的化学发光免疫分析仪是一种用发光剂直接标记抗体或抗原的免疫分析法。该仪器利用化学发光技术和磁性微粒子分离技术，以吖啶酯为化学发光剂，以细小的顺磁性微粒为固相载体。其测定原理与双抗体夹心法、双抗原夹心法和竞争结合法相同。

（二）酶联发光免疫分析仪

酶联发光免疫分析仪是用参与催化某一化学发光或荧光反应的酶来标记抗原或抗体，在抗原抗体反应后，加入底物（发光剂），由酶催化和分解底物发光，通过光信号的强弱进行被测物的定量。常用的标记酶有**辣根过氧化物酶**和**碱性磷酸酶**，常用的发光底物有**鲁米诺**、**AMPPD**、**4-MUP** 等。

1. 辣根过氧化物酶标记的化学发光免疫分析仪　采用辣根过氧化物酶标记抗原或抗体，以塑料锥形小管为固相载体，鲁米诺为化学发光剂，还利用增强剂使化学发光强度增加、时间延长。

2. 碱性磷酸酶标记的微粒子荧光免疫分析仪　以碱性磷酸酶标记抗原或抗体，以塑料微粒为固相载体包被抗原或抗体，以 4-MUP 作为酶促反应的荧光基质（底物），底物被酶水解后，脱磷酸根基团，形成 4-MU，用 360nm 激发光照射，发出 450nm 的荧光。

3. 碱性磷酸酶标记的化学发光免疫分析仪　是以碱性磷酸酶标记抗原或抗体，以顺磁性微粒子为固相载体，用 AMPPD 作为化学发光剂进行测定的自动化仪器。这种化学发光剂发光稳定，持续时间可达几十分钟，容易测定，容易控制。

（三）电化学发光免疫分析仪

电化学发光免疫分析仪是一种在电极表面由电化学引发的特异性发光反应，包括电化学和化学发光两个部分。

标记物为电化学发光的底物三联吡啶钌或其衍生物 N– 羟基琥珀酰胺（NHS）酯，可通过化学反应标记抗体或抗原。电化学发光免疫测定的原理是二价的三联吡啶钌及反应参与物三丙胺在电极表面失去电子而被氧化，三丙胺失去一个 H^+ 而成为强还原剂，将氧化型的三价钌还原为激发态的二价钌，随即释放光子回复基态。这一过程在电极表面周而复始地进行，不断地发出光子而常保持底物浓度的恒定。电化学发光稳定、持续时间长、易于控制并可根据待测分子的大小设计成多种反应模式，如夹心法、竞争法等。

（四）自动化发光免疫分析系统在临床免疫检测中的应用

自动化发光免疫分析技术，具有操作智能化程度高、敏感性高、特异性强、精密度和准确度均高于 RIA，特别是检测灵活性高、快速、检测试剂稳定无毒害并易于进行质量控制，目前已替代 RIA 成为免疫检测广泛采用的分析技术。该方法是目前免疫化学应用最为广泛的技术，可用于激素、肿瘤标志物、心肌标志物、病毒标志物、药物浓度、骨代谢指标和贫血类等方面的检测。

三、自动化荧光免疫分析系统

荧光免疫自动化分析是将抗原抗体结合反应与荧光物质发光分析和计算机技术有机结合的一项自动化免疫分析技术。根据抗原抗体反应后是否需要进行固相分离，分为均相和非均相两类。非均相荧光免疫测定主要有时间分辨荧光免疫测定，均相荧光免疫测定主要有荧光偏振免疫测定。

（一）时间分辨荧光免疫分析仪

1. 原理　时间分辨荧光免疫测定（TRFIA）是以镧系元素标记抗原或抗体作为示踪物，并与时间分辨测定技术相结合，建立起来的一种新型非放射性微量分析技术，具有灵敏度高，镧系元素发光稳定，荧光寿命长，不受样品自然荧光干扰，标准曲线范围宽等特点。普通的荧光标志物荧光寿命非常短，激发光消失，荧光也消失。少数稀土金属（Eu、Tb、Sm、Dy）的荧光寿命较长，可达 1 ~ 2 毫秒，能够满足测量要求，因此而产生了时间分辨荧光分析法，即使用长效荧光标记物，在关闭激发光后再测定荧光强度的分析方法。稀土金属以 Eu 最为常用。具体内容详见第四部分"第八单元荧光免疫技术"。

2. 注意事项

（1）TRFIA 分析用的酸性增强液易受环境、试剂、容器等里面的镧系元素污染，使本底升高，所用试剂和器材应尽量防尘。

（2）TRFIA 分析用载体最常用的是聚苯乙烯微 96 孔板，其荧光本底低，但不同厂家生产的微孔板，所产生的荧光有很大差异，应选择应用。

（二）荧光偏振免疫分析仪

1. 原理　荧光偏振免疫测定（FPIA）是一种均相荧光免疫测定方法，其利用荧光物质在溶液中被单一平面的偏振光（波长 485nm）照射后，可吸收光能而产生另一单一平面的偏振发射荧光（波长 525nm），该荧光强度与荧光标志物质在溶液中旋转的速度与分子大小成反比，常采用抗原抗体竞争反应原理，适用于小分子半抗原的检测。

2.注意事项

（1）荧光素标记的质量、激发态荧光的平均寿命、抗原的相对分子量和复合物的特性等因素是决定 FPIA 结果好坏的关键因素。

（2）为提高 FPIA 灵敏度，可用除蛋白剂对标本进行预处理，去除干扰成分。

四、自动化酶联免疫分析系统

自动化酶联免疫分析系统是利用全自动酶联免疫分析仪进行各种酶联免疫吸附试验（ELISA），使之实现检测自动化。ELISA 是现代临床免疫检验最基本最常用的一项检测技术，感染性标志物、肿瘤标志物、骨代谢标志物和内分泌激素等许多项目均采用 ELISA 进行检测，在疾病的诊断和疗效观察中起着重要的作用。

（一）全自动酶联免疫分析系统的发展历程

1.手工操作 ELISA 时代　20 世纪 90 年代前，ELISA 试验完全手工操作、人工判读结果。此阶段的特点是由于 ELISA 试验步骤多而复杂，反应时间长，工作人员反复手工操作，劳动强度大，感染机会多，检测结果精密度较差。

2.半自动操作 ELISA 时代　20 世纪 90 年代初，随着酶标仪、洗板机的问世，ELISA 试验检测过程的自动化得到了一定的提升，检测结果的精密度得到了一定的改善。

3.全自动酶联免疫分析系统时代　21 世纪初，由于多种计算机任务软件和仪器操作平台的完善，多种全自动酶联免疫分析仪相继出现，使 ELISA 试验实现了全面自动化。试验时间大大缩短，劳动强度大大减轻，工作效率大幅提高，检测结果的精密度进一步提升。

（二）仪器组成和性能

全自动酶联免疫分析仪根据仪器内部设置大小的不同，同时检测酶标板的块数不同，但是它们的性能基本相同，均有一套完整的工作和分析系统，包括：条形码识别系统、样本架和加样系统、试剂架、温育系统、液路系统、洗板系统、酶标板读数仪、自动装载传递系统、计算机管理和信息系统。

（三）评价

根据样本处理工作站和分析仪是否直接相连，全自动酶联免疫分析仪分为连体机和分体机两种，其特点详见表 4-17。

表 4-17　全自动酶联免疫分析仪连体机与分体机的特点及适用范围

全自动酶联免疫分析仪	特点	适用范围
连体机	样本处理工作站和全自动酶联免疫分析仪联合起来，工作速度快，自动化程度高，但是同时进行不同前处理的检测项目时，速度会受到一定的影响	大批量样本相同检测项目的处理和检测
分体机	样本处理工作站和全自动酶联免疫分析仪联合起来，加样速度快，样本处理和检测互不影响	试验项目变化多、样本批量不等的临床实验室

第二十一单元 临床免疫检验的质量保证

【复习指南】本单元内容有一定难度，历年常考，其中，与质量保证相关的定义、标本的正确收集与处理为考试重点，应熟练掌握。实验方法诊断效率评价、标准品与质控品的应用、免疫检验质量控制中常用统计学方法的选择、定性免疫检验、定量免疫检验、半定量免疫检验的质量控制要点需掌握。其他内容了解即可。

一、概述

1. 与质量保证相关的定义

（1）**质量保证**：是临床实验室为了保证提供给患者的临床诊疗及实验研究数据的有效性而采取的一系列的有计划的系统性措施。

（2）**室内质量控制**：由实验室内的工作人员采取一定的方法步骤，连续评价本实验室工作的可靠性程度，以监测和控制本实验室常规工作的精密度，提高本实验室常规工作中批内、批间样本检测的一致性。同时确定当批实验的检测结果是否可靠，是否能发出报告。

（3）**室间质量评价**：为客观地比较某一实验室的检测结果与靶值之间的差异，由外单位机构，采用一定的方法，连续、客观地评价各实验室的结果，发现误差并且校正结果，使各实验室之间的检测结果具有可比性。这是对实验室操作和方法的回顾性评价，而不是用来决定实时的检测结果的可接受性。

（4）**精密度**：指在一定条件下获得的独立的测定结果之间的**一致性程度**。

精密度通常以不精密度，即标准差或变异系数来表示。标准差或变异系数越大，表示测定结果的离散程度越大，精密度越差，反之则越好。

（5）**准确度**：指待测物一次的测定结果与其真值的一致性程度。准确度通常不直接以数值表示，而是**以允许总误差**来表示。也即测定的不准确度。

（6）**偏倚**：对一分析物进行重复多次测定，所得测定结果的均值与其真值或参考靶值之间的差异称为偏倚。

（7）**重复性条件**：是指在较短的间隔时间内，在同一实验室内对相同的测定项目用同一方法和同一仪器或设备，由相同的操作者进行操作，获得独立的测定结果的条件。

（8）**批**：在相同条件下检测获得的一组测定数据。

（9）**均值**：一组测定数据中所有值的平均值，也称为均数。

（10）**标准差**：是指一组测定数据中各数据与其均数离差平方的算术平均数的平方根，用来表示该组测定数据的分布情况，即离散度。

（11）**变异系数**：将标准差以均数的百分比形式来表示，即为变异系数。

（12）**正态分布**：将一质控物用同一方法在不同时间内重复多次测定，当测定数据足够多时，如果以横轴表示测定值，纵轴表示在大量测定数据中相应测定值的个数，则可得到一个两头低，中间高，中为所有测定数据的均值，左右对称的"钟形"曲线，即**正态分布**，又称为**高斯分布**。

正态分布的基本统计学含义可用均值、标准差和概率来说明，可阐述如下：所有测定值处于均值 ± 1 个标准差范围内的概率为 0.68；处于均值 ± 2 个标准差范围内的概率为 0.955；处于均值 ± 3 个标准差范围内的概率为 0.997。

2. 实验方法诊断效率评价

（1）**诊断敏感性**：是指将实际患病者正确判断为阳性（真阳性）的百分率，理想的测定方法的诊断敏感性应为 100%。

（2）**诊断特异性**：是指将实际无病者正确判断为阴性（真阴性）的百分率，理想的测定方法的诊断特异性应为 100%。

（3）**阳性预测值**：是指特定试验方法测定得到的阳性结果中真阳性的比率，理想的测定方法的阳性预测值应该为 100%，也即没有假阳性。

（4）**阴性预测值**：是指特定试验方法测定得到的阴性结果中真阴性的比率，理想的测定方法的阴性预测值应该为 100%，也即没有假阴性。

（5）**诊断效率**：是指能准确区分患者与非患者的能力。理想的测定方法的诊断效率应该为 100%。

二、免疫检验的质量控制原则

1. 标本的正确收集与处理

（1）最常用于免疫检验的临床标本是血清和血浆，有时因为特殊的检测目的，也可用到脑脊液、唾液、尿液、粪便等标本。

（2）对用于激素测定的血浆标本的采集，有些项目需要注意采集时间，如促肾上腺皮质激素（ACTH）、皮质醇（COR）；有些项目采集体位也会对测定结果产生影响，如肾素、血管紧张素和醛固酮。

（3）用于肿瘤标志物、抗原或抗体及特种蛋白等检测项目的血清标本则没有采集时间和采集体位方面的影响，但患者标本中可能含有会干扰免疫测定从而导致检测结果假阳性和假阴性结果的干扰因素，这些因素可以分为内源性和外源性两类，具体见表 4-18。

表 4-18　影响免疫测定结果的干扰因素

内源性因素	外源性因素
类风湿因子（RF）	标本溶血
补体	标本被细菌污染
异嗜性抗体	标本贮存时间过长
因使用鼠抗体治疗或诊断诱导的抗鼠 Ig 抗体	标本凝固不全
自身抗体	冷冻标本反复冻融
溶菌酶	

2. **标准化操作及流程**　在免疫测定中，每一损伤步骤对测定结果都有可能产生较大的影响，为了改善测定的精密度，应对测定涉及的每一部分，如试剂制备、测定方法和仪器操作等编写出合理的标准操作程序，在测定中，所有的工作人员在进行相关测定时，必须严格按照相应的标准操作程序进行操作。

运行中的标准操作程序不能随意修改，只有在实际工作中证明正在使用中的标准操作程序有不当之处时，才可按一定程序对其进行修改。

3. 标准品和质控品的应用

（1）标准品和质控品的分类

①**标准品**是特性明确、含量确定的处于一定基质中的物质，这种物质通常是纯品，可分为一级、二级和三级 3 个等级。

一级标准品是均一而稳定的，已由决定性方法或多种高度准确的方法定值的物质，主要用于校正决定性方法、评价及校正参考方法及为二级标准品定值。

二级标准品是可溯源至一级标准品的物质，常用来维持校准。

三级标准品是通过与二级标准品的比对而定值的物质，为通常使用的商品校准品。

②**质控品**是特性明确、含量已知的处于与实际检测标本相同的基质中的物质，这种物质通常混有其他杂质，根据其用途可分为室内质控品、室间质评样本和质控血清 3 类。

（2）标准品和质控品的基本条件标准品应当满足以下条件。

①标准品的基质通常为含蛋白的缓冲溶液，对测定结果无明显影响。

②标准品的浓度一般没有特殊要求，在测定范围内即可。

③在规定的保存条件下应具有良好的稳定性。

④无已知的传染危险性，对已知的经血液传播的病原体，如 HIV、HCV 和 HBV 等必须做灭活处理。

⑤靶值或预期结果已定。质控品应当满足以下条件。

a. 质控品的基质应尽可能与临床常规实验中的检测标本一致。

b. 室内质控品要求所含待测物的浓度接近于试验或临床决定性水平。

c. 具有良好的稳定性。

d. 无已知的传染危险性，对已知的经血液传播的病原体，如 HIV、HCV 和 HBV 等必须做灭活处理。

e. 可单批大量获得。

（3）标准品的定值方法：应使用决定性方法进行定值，即具有较高精密度以及没有系统偏差的参考方法。如果没有决定性方法可以使用时，则可以确定一个参考方法。这种参考方法应当有低检测下限、不受非特异性物质干扰，以及不与相关化合物发生交叉反应的特点，同时还应该容易实施。

尽管所有的关键试剂都相同，但在具体设计上的差异仍然会引起偏倚，因此有必要来建立一个参考实验室的网络，用于保持参考方法的有效性。

（4）标准品的单位：目前可得到的国际标准品中特定分析物的浓度一般以 U/L 表示，已经明确的物质，如类固醇、甲状腺激素等，则应以物质浓度 mol/L 表示。

（5）标准品值的溯源：从一级标准品的值传递到最终试验所使用的校准品的过程通常由几个校准步骤组成，包括标准品和测定方法、缓冲液及其基质、稀释的控制、最终结果的统计学评价和质量控制等。当建立一个测定方法时，一级标准品的值要传递至二级、三级标准品和（或）校准品，使得所建立的方法的测定值可溯源至一级标准品。

（6）与免疫测定标准品和质控品有关的组织机构：在国内，免疫诊断试剂由国家药品监督管理局（SDA）负责审批。卫健委临床检验中心也在着手开展临床免疫检验标准化方面的工作。

4. 实验室的环境、设施和设备　作为一个临床实验室，首先应有足够宽敞的空间、良好的照明及空调设备，这是保证工作人员做好工作的前提。

此外，实验室仪器设备应保养良好。对于手工操作所涉及的器材，如微量加样器等应定期校准，以保证足够的准确度和精密度。对于免疫自动化检验所涉及的仪器设备则必须制订合理的维护保养措施，通常必须注意极易对检测结果产生影响的区域，如加样系统、洗涤系统、光学系统等。

仪器的维护保养措施必须定期实施，否则会导致该仪器的检测结果受到影响，如光学系统缺乏保养或未清洁空气滤光片所导致的过热而引起输出量的变化均会导致测定结果的改变以及室内质控的失败。

三、质量保证、室内质控和室间质评之间的关系

临床实验室常规免疫检验步骤很多，基本上可以分为标本收集、实验室测定和结果报告及解释等。

室内质量控制可覆盖上述各步骤中的实验室测定步骤，室间质量评价除了监测实验室测定步骤外，还包括一个较大范围内的实验室活动，如在标本收集中样本处理的可靠性，以及测定结果的报告及解释，质量保证则覆盖了更大范围的活动，最重要的是标本收集、结果报告及解释阶段。

四、常用免疫检验的质量控制

（一）免疫检验质量控制中常用统计学方法的选择

统计学质量控制是使用室内质控物和临床常规标本同时进行检测，然后根据室内质控物的测定结果，采用统计学的原理方法判断所进行的临床常规标本的测定结果是否在控的一种质量控制措施。

1. 统计学质控的特点　临床免疫检验产生的检验误差有 2 类：一类是系统误差，另一类是随机误差。统计学质量控制的作用就是发现误差的产生并且分析误差产生的原因，以及采取措施予以避免。

2. 基线测定　实验室在开展室内质控前，首先需要进行实验变异的基线测定，即使用质控物确定实验在最佳条件和常规条件下的变异。

最佳条件下的变异（OCV）是指在仪器、试剂和操作者等可能影响实验结果的因素均处于最佳时，连续测定同一浓度同一批号的质控物 20 次以上，可以得到一组质控数据，经计算可得到其均值、标准差和变异系数，此变异系数即为 OCV。需注意的是，所有测定数据不管是否超出 3 秒，均要用于上述统计计算。

常规条件下的变异（RCV）是指在仪器、试剂和操作者等可能影响实验结果的因素均处于通常的实验室条件下时，连续测定同一浓度同一批号的质控物 20 次以上，可以得到一组质控数据，经计算可得到其均值、标准差和变异系数，此变异系数即为 RCV。同样，所有测定数据不管是否超出 3 秒，均要用于上述统计计算。

当 RCV 与 OCV 接近，或者小于 2OCV 时，则此 RCV 是可以接受的，否则，就需要对常规条件下的操作水平采取措施予以改进。

通常在免疫检测中 ELISA 测定的 OCV 应 < 15%，使用免疫自动化分析仪的测定 OCV

应＜10%。

基线测定还应包括对室内质控物的测定正确度的评价。测定正确度在定量测定是指批内和批间测定结果的偏倚。在定性测定，则是指接近测定下限的弱阳性样本批内和批间测定的结果是否均为弱阳性。

3.临床免疫检测质控图的选择、绘制及质控结果判断

（1）Levey-Jennings 质控图方法：连续测定同一批号质控物 20 天，根据检测结果计算出均值和标准差，以均值 ±2 倍标准差为警告限，以均值 ±3 倍标准差为失控限绘制质控图，此后每批次检测随患者标本测定质控品一次，将所得的质控结果标在质控图上，即为 Levey-Jennings 质控图。在质控图上记录结果时，应当同时记录测定的详细情况，如检测日期、试剂及质控物批号和含量、测定者姓名等。

（2）Levey-Jennings 质控图结合 Westgard 多规则质控方法：即 **Westgard 多规则质控方法**，Westgard 多规则质控方法所用质控图的模式同 Levey-Jennings 质控图，只是在质控测定结果的判断上采用了多个质控规则。其主要特点如下。

①具有 Levey-Jennings 质控图方法的优点，可通过相似的质控图来进行分析。

②假失控和假警告概率低。

③误差检出能力增强，失控时，对导致失控产生的误差类型有较强的辨别能力，有助于采取相应的措施进行改正。

免疫测定的测定范围通常较大，有的具有数个临床决定性水平，因此有必要在每批测定中包括多个具有不同浓度的室内质控样本。

免疫测定中，标准差通常随浓度的增加而明显变大，使不同浓度的 IQC 样本无法在同一个 Levey-Jennings 质控图上作图，因此有必要对上述作图方法进行一些改良。Z 分数质控图可用于使用多个质控物进行质控的情况，使在同一质控图上同时记录不同质控物的测定结果成为可能。

（3）累积和质控方法：累积和质控方法也是 Westgard 等提出的，其优势是可以迅速判断质控物总体均值与预期值的偏离情况，在控制过程数据较少，或不适用 ±3 倍标准差控制限的情况时应用较多。

（4）即刻法质控方法：即刻法质控方法，即 Grubs 异常值取舍法，只要 3 个以上的数据即可判断是否有异常值的存在。

（二）定性免疫检验

定性免疫检验方法较多，主要有凝集试验、沉淀试验、荧光免疫试验、酶免疫试验和化学发光免疫试验等，测定结果的判断为反应性或非反应性、阴性或阳性。此类测定的质控重点是测定下限，因此应选择靶抗体或抗原浓度接近试剂盒或检测方法测定下限的质控品来进行室内质控，并且与临床标本的测定同时进行。这一点对于用肉眼判定结果的方法尤为重要。此外，根据所用检测方法的特点，有些还需要用高浓度质控品进行质控。如酶免疫试验中双抗体夹心法中的一步法。阴性质控对定性免疫检验来说也是必需的。

（三）定量免疫检验

定量免疫检验方法主要有酶免疫试验、化学发光免疫试验和放射免疫试验等，前两者通常需要用到全自动免疫分析仪。由于定量免疫检验要求检测结果有准确的量值，因此在测定

前需用校准品对仪器进行校准，室内质控则应选择特定试剂盒或检测方法的测定范围内的高、中和低 3 种浓度的质控品，以监测不同浓度标本的测定变化。

（四）半定量免疫检验

半定量免疫检验方法主要有荧光免疫试验、酶免疫试验等，测定结果的判断为测定抗体的滴度、效价。此类测定的质量控制要点是使用数个相应滴度或效价的抗体作为室内质控品，同时也需要有阴性质控。

五、免疫检验室内质量控制的数据处理

1. 室内质控数据的评价和管理　在临床免疫检验中，常见的失控原因有以下 3 个。

（1）测定操作中的随机误差，如标本和试剂吸取的重复性差、试剂未混匀、洗涤不充分和温育时间及环境条件的一致性不佳等。

（2）仪器的问题，如光路不洁、比色波长不对、管道堵塞等。

（3）试剂的问题，如校准品不对或变质、显色底物变质、试剂受到污染和试剂因贮存不当失效等。

除了将室内质控数据作为日常质控外，还应定期评价累积数据以监测实验室在测定操作中的长期变化趋势。

2. 室内质控的局限性　室内质控可确保该批次测定与确定的质量标准一致，但不能保证单个的测定样本不出现误差，如标本鉴别错误、标本吸取错误、结果记录错误等。室内质控标本应均匀地分布于测定标本前、中、后的不同位置。

3. 免疫检验质量保证的意义　质量保证应该是临床免疫检验实验室的一个核心活动，要做好质量保证，最重要的是了解实验室过程中影响测定质量的所有步骤，并对其中最薄弱的环节进行重点监控。

现代的临床免疫检验实验室已经进入信息时代，建立实验室质量管理的信息系统，将使实验室质量管理变得简单易行，更容易与临床建立起有机的联系，树立实验室质量管理的新理念。

第二十二单元　感染性疾病与感染免疫检测

【复习指南】本单元内容多，考点多，十分重要。要求熟练掌握链球菌感染，肝炎病毒感染；要求掌握结核分枝杆菌感染，疟原虫感染的免疫检测；要求了解内容非常多，包括伤寒沙门菌感染，丝虫感染，深部真菌感染，类真菌感染，流感病毒感染，轮状病毒感染，冠状病毒感染，先天性感染的免疫检测，血吸虫感染，华支睾吸虫感染，猪囊尾蚴感染的相关内容。

感染是病原体以某种传播形式从传染源传播到易感者，并在宿主体内生长繁殖，释放毒素或导致机体内微生态平衡失调的病理生理过程。

大多数病原体是由外界侵入的，受病原体侵袭力、致病力及宿主免疫状态等多种因素的影响，其破坏人体内的微生态平衡后产生各种不同的感染谱，出现感染性疾病。

感染性疾病的早期诊断对疾病的诊断和治疗至关重要。临床上最为常用的是病原体抗原检测和宿主血清抗体检测。患者样本中若有病原体抗原检出，即可表明有该病原体的存在；病原体感染机体时可诱导产生相应的抗体，特异性抗体的检出是临床诊断的重要依据。IgM

类抗体出现早，消失快，常作为感染的早期诊断指标。IgG 类抗体出现晚，维持时间长，是流行病学调查的重要依据。

一、细菌感染性疾病的免疫检测

（一）链球菌感染

1. A 族溶血性链球菌

（1）特点

①A 族溶血性链球菌是致病力最强的一种链球菌，能产生多种毒素、M 蛋白、脂磷壁酸、链激酶和透明质酸等致病因子，可引起急性咽炎、呼吸道感染、心内膜炎、脑膜炎和猩红热。该细菌感染后可致超敏反应性疾病，如风湿热和急性肾小球肾炎等。

②链球菌溶血素 O 是由 A 族溶血性链球菌产生的一种具有溶血活性的蛋白质，能溶解人类和一些动物的红细胞，且具有一定的抗原性，能刺激机体产生相应抗体，即抗链球菌溶血素 O 抗体（ASO）。

（2）检测方法：链球菌感染最常用的免疫学实验室检查是抗链球菌溶血素检测。临床上常采用胶乳凝集试验，免疫散射比浊法检测 ASO。

（3）临床意义：ASO 增高常见于急性咽炎等上呼吸道感染、风湿性心肌炎、心包炎、风湿性关节炎和急性肾小球肾炎。A 族溶血性链球菌所致败血症、心内膜炎等患者中，免疫功能不全或大量使用肾上腺皮质激素时，ASO 水平可不升高。

2. 猪链球菌

（1）特点

①猪链球菌是一种革兰阳性菌，不运动，不形成芽孢。在血液、组织及培养物中常呈单个或双球形，菌体相连呈链状。

②猪链球菌感染的主要临床表现包括普通型、中毒性休克综合征（TSS）和脑膜炎表现 3 种，具体详见表 4-19。

表 4-19 猪链球菌感染的 3 种临床表现特点

临床表现	特点
普通型表现	急起高热、畏寒、头痛、头晕、腹痛、腹泻、乏力、不适
中毒性休克综合征（TSS）表现	除普通型表现外、出现菌血症、败血症、DIC 指证，包括皮肤瘀斑、出血，血压下降、脉压缩小，继而肝肾功能不全，呼吸窘迫综合征（ARDS）、软组织坏死
脑膜炎表现	除普通型表现外，有恶心、剧吐、颈项强直、烦躁、昏迷、脑膜刺激征

（2）检测方法：猪链球菌的实验检查有细菌培养、鉴定和免疫学检测等方法。分子诊断技术是鉴定分型诊断方法，常用于猪链球菌的快速诊断以及流行病学的调查。免疫学技术主要应用患者血清学鉴定。

（二）伤寒沙门菌感染

1. 特点 伤寒和副伤寒 A、B 沙门菌引起胃肠炎、菌血症和肠热症等。伤寒的典型症状是发热、头痛、腹泻、腹痛，并可引起呼吸系统和神经系统和的致命损伤。在发病 2 周后，机体出现免疫反应，通过特异性抗体和致敏淋巴细胞消灭细菌。但有时可引起迟发型超敏反应，导致肠壁和集合淋巴结的坏死和溃疡，甚至造成肠穿孔而危及生命。

2. **检测方法** 伤寒沙门菌感染的实验室诊断主要依赖于免疫学检测方法。

（1）**肥达反应**：伤寒沙门菌有菌体抗原，鞭毛抗原和表面抗原，三者的抗体均为非保护性抗体。由于（O）与（H）抗原的抗原性较强，故常用于做血清凝集试验辅助临床诊断。产生凝集时抗体效价大于1∶80为阳性，或双份血清效价呈4倍以上增长，结合流行病学资料可以做出诊断。

（2）酶联免疫吸附实验：可用于检测伤寒沙门菌的抗原和抗体。目前有以伤寒沙门菌脂多糖为抗原，用间接ELISA法检测伤寒患者血清中特异性IgM抗体，该方法有助于伤寒的早期诊断；以高纯度的伤寒沙门菌Vi抗原包被反应板，采用ELISA法测定患者血清中的Vi抗体，有助于检出伤寒带菌者及慢性带菌者。

（三）结核分枝杆菌

1. **特点**

（1）结核分枝杆菌进入人体后，可以诱导机体产生抗感染的细胞免疫，也能产生抗结核分枝杆菌的抗体反应。一般认为细胞免疫反应与体液免疫反应在结核感染时可发生分离现象，即活动型细胞免疫功能减退，抗体效价升高。在恢复期或者稳定期，细胞免疫功能增强，而抗体效价下降。

（2）结核分枝杆菌感染机体后，可刺激机体产生抗体。目前认为抗体在抗结核免疫方面无保护作用，但高滴度的抗PPD抗体可作为结核病辅助诊断的手段。结核病的细胞免疫在抗感染免疫中起重要作用，即致敏细胞与抗原相遇，释放淋巴因子，作用于巨噬细胞，促进细胞内溶酶体含量增加，其中酶的活性增高，吞噬能力增加。这种活化的巨噬细胞能消化并杀死被吞入的结核分枝杆菌。

2. **检测方法**

（1）结核菌素试验：包括针对旧结核菌素（OT）与结核菌素纯蛋白衍生物（PPD）两种菌体蛋白。目前抗PPD抗体阳性是结核活动的一个重要标志，活动性结核、结核性脑膜炎患者血清和脑脊液中抗PPD抗体检出率高达90%，特异性为93.7%。

（2）分枝杆菌抗体检测：以分枝杆菌外膜抗原为已知抗原，检测待测血清中的分枝杆菌抗体。可采用胶体金方法进行。需注意的是，其他分枝杆菌感染、麻风病也可呈阳性。

（3）全血干扰素测定法：当全血与PPD和对照抗原（植物血凝素）共同孵育后，致敏的淋巴细胞可分泌IFN-γ，通过检测IFN-γ的含量来鉴定菌种。本试验所得结果与结核菌素试验相当，且具有受BCU接种史影响小，又能与非结核分枝杆菌进行区分的优点，同时还可避免结核菌素试验在操作上与结果判断上存在的多种主观或人为因素的影响。

二、真菌感染性疾病的免疫诊断

真菌的种类繁多，但能引起人类疾病的真菌仅有100多种。临床上将真菌分为浅部真菌和深部真菌。浅部真菌主要侵犯机体皮肤、毛发和指（趾）甲，引起浅部真菌病。深部真菌是指侵犯表皮以外组织器官，即皮肤深层和内脏如肺、脑、消化道等的病原真菌和条件致病真菌。深部真菌可以导致人类深部组织感染，甚至全身感染，严重者可导致死亡。

（一）深部真菌感染

1. **念珠菌感染** 念珠菌又称假丝酵母菌，系假丝酵母菌属，是最常见和主要的深部真菌。

其中以白色念珠菌最常见，临床标本中约占80%。

深部念珠菌病常继发于慢性消耗性疾病，严重营养不良，免疫功能抑制宿主或较长时间使用广谱抗生素等，可发生于消化道、呼吸道等处。菌血症中念珠菌的比例近年来也明显升高。在肾移植患者中由于念珠菌尿路感染形成念珠球，发展成为阻塞尿道的危险性因素，应特别引起重视。

2. 隐球菌感染　隐球菌属中的主要致病菌为新型隐球菌。新型隐球菌是条件致病菌，大多由呼吸道进入，在肺部引起轻度炎症或隐性感染，也可由破损皮肤或肠道传入。当机体免疫功能下降时可向全身播散。新型隐球菌虽为全身性感染，但以中枢神经系统感染，肺部感染最为多见，而皮肤骨骼或其他内脏的损害则较少见。

3. 曲霉感染　曲霉可在身体许多部位引起病变，如皮肤、耳、鼻腔、眼眶、心脏、呼吸道和消化道等，其中以肺部病变最为常见，主要包括过敏性肺曲霉病、侵袭性肺曲霉病等。免疫功能受损宿主，特别是骨髓移植患者发生系统性曲霉感染的机会明显增加。合并系统性曲霉感染的骨骼移植受者预后差，病死率高达95%。

4. 真菌感染的免疫学检测　临床上多数深部真菌感染缺乏特异性症状和体征，而真菌镜检和培养、病理检查等检查手段因取材困难、耗时、阳性率低等而难以满足临床需要。免疫血清学检测外周血中循环抗原和抗体的方法，具有简便、快速、敏感性和特异性相对较高的优点，在临床上得到了广泛的应用。

（1）循环抗原检测

①念珠菌：是目前念珠菌血清学诊断的主要手段，采用乳胶凝集试验检测念珠菌表面抗原甘露聚糖；ELISA和免疫印迹法检测念珠菌胞质抗原烯醇化酶。

②隐球菌：采用乳胶凝集试验或ELISA方法检测新型隐球菌循环荚膜抗原已成为诊断新型隐球菌病，尤其是新型隐球菌脑炎的重要手段。

③曲霉：半乳糖抗原和其他糖抗原的测定可用于曲霉感染测定，如ELISA检测曲霉半乳糖甘露糖，RIA法检测各种糖类抗原，乳胶凝集法检测半乳糖抗原及一些低分子量抗原等。

（2）循环抗体检测：补体结合试验、免疫扩散试验、乳胶凝集试验、ELISA、RIA等多种免疫学方法均可用于循环抗体检测。抗体水平4倍以上增高有临床意义，间隔2～3周的连续动态观察更有意义。

（二）类真菌感染

卡氏肺孢子菌，又称为卡氏肺孢子虫。曾被归类于原虫，但对其超微结构和核糖体RNA种系发育的研究提示其归类应倾向于真菌，有学者提出将其单列为类真菌。大量研究表明，健康人群常可携带卡氏肺孢子虫，其主要寄殖于肺组织内，只有在免疫功能极低下时才引起卡氏肺孢子虫肺炎。目前病原诊断主要依靠形态学检查，呼吸道分泌物或肺活检组织切片染色见肺泡内泡沫状嗜伊红物质中富含本病原体。支气管灌洗术和支气管肺活检时本病原体发现率可达90%。

三、病毒感染性疾病的免疫检测

（一）流感病毒感染

1. 流感病毒的特点　流行性感冒病毒简称流感病毒，为单股的负链RNA病毒，属正黏病毒科，根据核蛋白抗原性不同分为甲、乙、丙3型，是流行性感冒的病原体。

2.流感病毒感染的免疫学检测

（1）病毒的抗原检测：常采用免疫荧光或酶标记技术，以标记的特异性抗体检测鼻咽分泌物中的流感病毒抗原。该方法具有快速和灵敏度高的优点，有助于早期诊断。阳性结果具有诊断意义，但阴性不能完全排除。

（2）病毒的抗体检测：血凝抑制实验或补体结合试验可以检测急性期和恢复期患者血清总抗体效价，效价4倍升高有助于回顾性诊断和流行病学调查，但不能用于早期诊断。

（二）轮状病毒感染

1.人轮状病毒的特点　人轮状病毒是引起婴幼儿胃肠炎和腹泻的主要病毒病原体，也是能引起较大儿童及成人腹泻的主要病原体。

2.轮状病毒感染的实验室免疫学诊断

（1）抗原检测：用 ELISA 或者免疫酶斑点试验从粪便标本中检测轮状病毒抗原，如果结果阳性则可诊断为轮状病毒感染。如用单克隆抗轮状病毒抗体检测，灵敏度可大大提高。

（2）抗体检测：用 ELISA 法检测血清中特异性 IgM、IgG 抗体，通常轮状病毒感染5天后患者血清中即可测出 IgM 抗体水平的升高，因此可用于临床轮状病毒感染的早期诊断。IgG 抗体的诊断常采用发病早期和恢复期双份血清进行，若有4倍以上的增长则有诊断意义。

（三）肝炎病毒感染

1.甲型肝炎病毒（HAV）感染

（1）特点：甲型肝炎病毒是甲型肝炎的病原体，主要经粪口途径传播感染。甲型肝炎的实验室诊断主要依赖对血清中特异性抗体的检测，抗原检测，病毒分离及分子诊断技术未作为常规诊断方法。

（2）检测方法：通常采用 ELISA 和化学发光技术对 HAVIgG 及 IgM 进行检测。

（3）临床意义：HAV-IgM 是感染的特异性标志，有助于区分现症感染和既往感染。HAV-IgM 在急性感染时出现较早，上升快，高峰效价高，持续时间短，是急性 HAV 感染或者复发的可靠指标。HAV-IgG 一般于感染后4周出现，24周达到高峰，可维持多年，甚至终身。

2.乙型肝炎病毒

（1）特点：乙型肝炎病毒感染可导致肝的炎症，称为乙型病毒性肝炎，是威胁人类健康最重要的传染病之一。乙型肝炎病毒的免疫学诊断主要包括：乙型肝炎表面抗原、乙型肝炎表面抗体、乙型肝炎 e 抗体、乙型肝炎 e 抗原、乙型肝炎核心抗体 IgM、乙型肝炎核心抗体 IgG 及乙型肝炎病毒前 S2 抗原、抗乙型肝炎病毒前 S2 抗体等的检测。由于乙型肝炎病毒有不同的基因型，亚型及变异率极高的特点，故而在其免疫学诊断中要注意抗原的变异及抗体对不同型别、变异的识别能力。

（2）检测方法：通常采用 ELISA 和化学发光技术对乙型肝炎表面抗原、乙型肝炎表面抗体、乙型肝炎 e 抗体、乙型肝炎 e 抗原、乙型肝炎核心抗体 IgM、乙型肝炎核心抗体 IgG、乙型肝炎病毒前 S2 抗原及抗乙型肝炎病毒前 S2 抗体进行检测。

（3）临床意义

①乙型肝炎表面抗原（HBsAg）

a. HBsAg 为乙型肝炎患者血清中首先出现的病毒标志物，可用于乙型肝炎的早期诊断和普查。在急性肝炎潜伏期即可出现阳性，先于临床症状及肝功能试验异常1～7周。

b. HBsAg 与其他标志物联合检测可诊断乙肝携带者、急性乙型肝炎潜伏期、急性和慢性肝炎患者以及 HBV 有关的肝硬化或肝癌。HBsAg 阴性不能完全排除乙型肝炎。

c. 无论急性、慢性肝炎或 HBsAg 携带者，只要在血中和其他体液中有 Dane 颗粒，且有密切接触就有传染的可能，如果仅表现为 HBsAg 阳性者，传染性较弱。

②乙型肝炎病毒表面抗体（抗-HBs）：抗-HBs 是一种保护性抗体，是机体感染或接种乙型肝炎疫苗的标志。绝大多数自愈性 HBV 感染者仅在血中 HBsAg 消失后才能检出抗-HBs，其间隔时间可长达数月；如一过性 HBsAg 阳性，则抗-HBs 可以为阴性；如过去已有隐性感染，此时抗-HBs 效价较低，不能防止 HBV 的再次感染；再次感染 HBV 后，2 周以内出现抗-HBs，且效价较高，在体内可持续多年。抗-HBs 与 HBsAg 同时阳性可见于急性重型肝炎或慢性活动性肝炎，此类患者为免疫功能低下或不同亚型感染，如同时抗-HBc 阳性则应注意预后及发展。

③乙型肝炎 e 抗原（HBeAg）：是乙肝病毒核心颗粒中的一种可溶性蛋白质。在一般情况下，HBeAg 埋藏于 HBcAg 内部，当 HBcAg 裂解时，HBeAg 从肝细胞核内溶入血清，它的出现迟于 HBsAg，而消失却早于 HBsAg，所以是人体感染 HBV 后跟随 HBsAg 出现的第 2 个血清学抗原标志物。HBeAg 在急性肝炎时呈一过性增高，出现于 ALT 上升前的潜伏期，以后随着病情好转而迅速下降，最后消失。HBeAg 在乙肝活动期检出率升高，表明肝细胞有较严重的损伤，患者有很强的传染性。

④乙型肝炎 e 抗体（抗-HBe）：是机体受 HBeAg 刺激而产生的相应抗体，它和抗-HBc 一样无保护作用。过去认为抗-HBe 阳性是表示体内无 HBeAg 存在、无传染性，**是预后良好的标志**。但目前的研究表明，有部分患者抗-HBe 阳性，其血清中始终未出现过 HBeAg，因为 HBV 基因存在变异，无法分泌 HBeAg，在此情况下，虽然血清中无 HBeAg，但病毒仍在复制。

⑤乙型肝炎核心抗原（HBcAg）：在 HBV 感染中占有重要地位，能反映血清中 Dane 颗粒的存在及肝内 HBV 的复制，并可与其他的 HBV 血清学标志物起互相配合和互相补充的作用。只是由于其抗体具有很强的亲和力，能迅速地与血清中的 HBcAg 结合，形成免疫复合物，因而难以在血清中测得游离的 HBcAg。常用 ELISA 和 IRMA 双抗体夹心法检测 HBcAg。

⑥乙型肝炎核心抗体 IgM（抗-HBc-IgM）

a. 抗-HBc-IgG 不是保护性抗体，是乙型肝炎病毒早期感染的特异性血清学标志，在急性乙型肝炎诊断中具有重要意义。

b. 抗-HBc-IgM 效价降低常提示乙型肝炎预后良好，迟迟不降低或不转阴者，提示有转化为慢性肝炎的可能，故是判断乙型肝炎感染预后的良好指标。

c. 抗-HBc-IgM 有助于区分慢性活动性肝炎或非活动性肝炎。慢性肝炎活动期，抗-HBc-IgM 常呈阳性，部分病例效价较低，部分病例效价较高。

d. 抗-HBc-IgM 对于 HBsAg 阴性的急性重型乙型肝炎具有早期诊断价值。

⑦乙型肝炎核心抗体 IgG（抗-HBc-IgG）：抗-HBc-IgG 不是保护性抗体，检测该指标对于乙型肝炎感染的流行病学调查具有一定的意义。

3. 丙型肝炎病毒感染

（1）特点：丙型肝炎病毒感染，简称为丙肝，是一种由丙型肝炎病毒（HCV）感染引起的病毒性肝炎，主要经输血、针刺、吸毒等传播，丙型肝炎呈全球性流行，可导致肝慢性炎症坏死和纤维化，部分患者可发展为肝硬化，甚至肝细胞癌（HCC）。

（2）检测方法

①丙肝抗体（抗–HCV）：是目前诊断丙型病毒性肝炎的主要指标，常采用 ELISA、化学发光法等进行检测。

② HCV–RNA：即丙型肝炎病毒的核糖核酸，目前用 PCR 方法可以直接检测血中的 HCV–RNA。

（3）临床意义

①丙肝抗体：感染 HCV 后抗 HCV 出现较慢，一般在发病后 2～6 个月，甚至 1 年才转阳，故不能作为早期诊断的方法。而且 1 次阴性，也不能直接否定诊断。当各型病毒性肝炎特异性标志检测阴性，临床症状及单项 ALT 升高，提示急性病毒性肝炎时，应考虑是否为丙型病毒性肝炎。

② HCV–RNA：是 HCV 的遗传物质，是表示体内感染 HCV 的直接指标，可用于 HCV 感染的早期诊断。因其较丙型肝炎抗体出现早，故是丙型肝炎病原学诊断和判断传染性的一项有用的指标。

总之，对有典型临床表现且其发病与输血及血制品密切相关，已排除其他肝炎的可疑丙型病毒性肝炎患者，可进一步查 HCV–RNA 及抗 HCV，如 HCV–RNA 及抗 HCV 均阳性或 HCV–RNA 单独阳性即可确诊为丙型病毒性肝炎。

4. 戊型肝炎病毒感染　戊型肝炎是一种戊型肝炎病毒引起的经胃肠传播的肝疾病。戊型肝炎的流行绝大多数是因水源污染所致，特别是因暴雨的冲刷将粪便冲入河流或饮水井中，导致爆发流行。特异血清病原学检查是确诊的依据。检测血清中抗–HEVIgM，为确诊急性戊型肝炎的指标。

（四）冠状病毒感染

1. 特点　严重急性呼吸系统综合征（SARS）的病原体被认为是一种新型的冠状病毒。SARS 传染性强，临床主要表现为肺炎，在家庭和医院有显著的聚集现象，部分患者很快表现出呼吸困难，呼吸窘迫，因此已被世界卫生组织统称为严重急性呼吸道综合征。

2. 实验室检测　SARS 的实验室诊断主要依靠免疫学及分子生物学技术进行。免疫学检测主要针对病毒的特异性 IgM 和 IgG 抗体，采用免疫荧光技术、ELISA 等进行。

（1）免疫荧光技术：用于检测血清中的 IgM 抗体，大约在疾病开始后的 10 天出现阳性结果。该方法也可用于 IgG 抗体的测定。

（2）ELISA 技术：可用于 SARS 患者血清中的 IgM 和 IgG 抗体混合物的测定，大约在疾病开始后的 21 天出现可靠的阳性结果。

感染早期，上述抗体有可能无法测出，检测阳性提示既往的病毒感染。急性期到恢复期的阳转或者是抗体效价的 4 倍增长提示有近期感染。

四、先天性感染的免疫检测

先天性感染指的是胎儿在母体内受到的感染，尤其当母体感染了弓形虫、巨细胞病毒、风疹病毒、单纯疱疹病毒时，可导致流产、死胎、胎儿畸形，或出现婴儿智力低下、视听障碍等远期严重后果。因此，临床上将上述 4 种引起胎儿先天性感染的病原微生物统称为 TORCH，并列为产前检查的重点检测项目。

1. 弓形虫感染

（1）特点：猫是刚地弓形虫的终宿主。人类感染弓形虫（TOX）是因食用未煮熟的感染了弓形虫的肉或接触被感染的猫的粪便。先天性传播途径是孕妇初次感染弓形虫并通过胎盘传染给胎儿，引起胎儿先天性弓形虫感染。

（2）弓形虫病的免疫学检测方法包括循环抗原和特异性抗体检测。

①循环抗原检测常以双抗体夹心 ELISA 法检测循环抗原，阳性提示存在弓形虫感染，对早期诊断与疗效考核具有一定的价值。

②特异性抗体检测可采用染色试验、直接凝集试验、间接荧光抗体技术、间接血凝实验、ELISA、补体结合试验及其改良方法检测。TOXIgM 主要用于急性感染的诊断，TOXIgG 则用于既往感染的诊断。双份血清 IgG 抗体效价 4 倍以上增长或单份血清 IgG 抗体效价＞1：512，提示近期感染的可能性大。

2. 风疹病毒感染

（1）特点：风疹病毒（RUV）是单正链 RNA 病毒，属于披膜病毒科（togavirus）仅限于人类的病毒。电镜下多呈不规则球形，直径 50～70nm 的核心，风疹病毒的抗原结构相当稳定，现知只有一个血清型。风疹病毒易发生垂直感染，孕妇妊娠早期初次感染风疹病毒后，病毒可通过胎盘屏障进入胎儿，常可造成流产或死胎，还可导致胎儿发生先天性风疹综合征，引起胎儿畸形。

（2）检测方法：RUV 感染的实验室检查主要依赖于免疫学的检测。

① RUV 总抗体效价常采用血凝抑制实验，中和试验或补体结合实验来进行。

② RUVIgG 检测几乎可与 RUVIgM 同时出现，并持续升高，持续时间可长达数十年，甚至终身。RUVIgG 的测定尚可帮助了解人群风疹隐性感染水平及观察疫苗接种的效果。

③ RUVIgM 检测常采用 ELISA 法。婴儿出生时如有特异高效价 IgM 抗体，可确诊为先天性风疹。患先天风疹综合征的患儿 RUVIgM 阳性持续时间较长，常持续 1～2 年。RUVIgM 一般在疹后 5～14 天阳性率最高，此后逐渐下降。风疹再次感染者 RUVIgM 检出概率较低，效价低持续时间短。RUVIgM 阳性常提示有近期感染，对早期诊断 RUV 感染以及决定风疹孕妇是否需要终止妊娠有临床指导意义。

3. 巨细胞病毒感染

（1）特点：巨细胞病毒（CMV）是一种疱疹病毒组 DNA 病毒。也称细胞包涵体病毒，由于感染的细胞肿大，并具有巨大的核内包涵体。巨细胞病毒分布广泛，其他动物皆可遭受感染，引起以生殖泌尿系统、中枢神经系统和肝疾病为主的各系统感染，从轻微无症状感染直到严重缺陷或死亡。

（2）检测方法

① CMV 抗原检测：唾液、尿液、子宫颈分泌液等标本离心沉淀，将脱落细胞用姬姆萨染色镜检，检查巨大细胞及核内和浆内嗜酸性包涵体，可做初步诊断。分离培养可将标本接种于人胚肺纤维母细胞中，由于 CMV 生长周期长，细胞病变出现慢，为了快速诊断，可将培养 24 小时的感染细胞固定，用 DNA 探针进行原位杂交，检测 CMVDNA。当病毒血症时，可用葡聚糖液提取外周血单个核细胞，制成涂片，加 CMV 单克隆抗体，采用免疫酶或荧光染色，检测细胞内抗原。应用免疫印迹法和分子杂交技术直接从尿液，各种分泌物中检测

CMV 抗原和 DNA 是既迅速又敏感、准确的方法。

②CMV 抗体检测：用 ELISA 检测 CMVIgM 抗体和 IgG 抗体，适用于早期感染和流行病学调查。IgG 抗体可终身持续存在，IgM 抗体与急性感染有关。

4. 单纯疱疹病毒

（1）特点：单纯疱疹病毒（HSV）属于疱疹病毒科 a 病毒亚科，病毒质粒大小约 180nm。根据抗原性的差别目前把该病毒分为 1 型和 2 型。1 型主要由口唇病灶获得，2 型可从生殖器病灶分离到。感染是由于人与人的接触。从发生后 4 个月到数年被感染的人数可达人口总数的 50%～90%，是最易侵犯人的一种病毒，但在临床仅有一部分发病。此病可分为口唇性疱疹、疱疹性角膜炎、疱疹性皮肤炎、阴部疱疹、卡波西病等，有时也是脑膜炎、脑炎的病因。口唇部疱疹一般较易诊断，同时因日晒、发热等种种的刺激因素而引起复发。该病毒可在鸡胚绒毛尿囊膜上及人、猴、鸡等的动物培养细胞中大量地增殖。另外，2 型病毒对田鼠细胞等有转化作用。还怀疑疱疹病毒与人类的宫颈癌有关。

（2）检测方法

①分离和鉴定：病毒分离培养是当今临床上明确诊断疱疹病毒感染的可靠依据。可采集皮肤、生殖器等病变部位的水疱液、脑脊液、角膜刮取物、唾液等标本，接种人二倍体成纤维细胞株 WI38 及其他传代细胞株如 Vero、BHK 等，经 24～48 小时后，细胞则出现肿胀、变圆、细胞融合等病变。然后用 HSV-1 和 HSV-2 的单克隆抗体作免疫荧光染色鉴定或应用 DNA 限制性内切酶图谱分析来定型。

②单纯疱疹病毒抗体检测：常用于抗体检测的方法有补体结合试验、中和试验、免疫荧光及酶联免疫吸附试验等，临床多用于急性感染诊断和器官移植患者的检测，以及流行病学调查。如用于急性感染诊断，应采取急性期和恢复期双份血清，同时检测血清中的 IgG 和 IgM。

③单纯疱疹病毒 DNA 检测：取病变组织或细胞，提取病毒 DNA，与标记的 HSV DNA 探针进行杂交或应用 PCR 检测 HSV-1 或 HSV-2 的 gB 糖蛋白基因来判断是否是 HSV 的感染。这种方法已用于疑为 HSV 脑炎患者的诊断。

五、寄生虫感染的免疫检测

1. 疟原虫感染　疟原虫种类繁多，寄生于人类的疟原虫有 4 种，即恶性疟原虫、间日疟原虫、三日疟原虫和卵形疟原虫，分别引起恶性疟、间日疟、三日疟和卵形疟。我国主要感染为恶性和间日疟疾，偶尔有传入性三日和卵形疟疾。

确诊疟疾有赖于显微镜镜检疟原虫。近年来，随着检测宿主血液、红细胞内疟原虫抗原和血清中特异性抗体等免疫学技术的发展，其在临床诊断和分型中发挥重要作用。具体方法如下。

（1）循环抗体检测：常用的方法有间接荧光抗体试验、间接血凝试验和酶联免疫吸附试验等。由于抗体在患者治愈后仍能持续一段时间，且广泛存在着个体差异，因此检测抗体主要用于疟疾的流行病学调查、防治效果评估及输血对象的筛选，而在临床上仅作为辅助诊断。

（2）循环抗原检测：利用血清学方法检测疟原虫的循环抗原能更好地说明受检对象是否有活动感染。常用的方法有放射免疫试验、抑制法酶联免疫吸附试验、夹心法酶联免疫吸附试验和快速免疫色谱测试卡（ICT）等。

2. 血吸虫感染 血吸虫也称裂体吸虫。血吸虫寄生于多数脊椎动物，卵穿过静脉壁进入膀胱，随尿排出。幼虫在中间宿主螺类（主要为 Bulinus 属和 Physopsis 属）体内发育。成熟幼虫通过皮肤或口进入终宿主体内。曼森裂体吸虫（S.mansoni, 即曼氏血吸虫）在大、小肠静脉中，主要分布于非洲和南美洲北部。卵随粪便排出。幼虫进入螺体，再通过皮肤回到终宿主体内。日本裂体吸虫（S.japonicum, 即日本血吸虫）主要见于中国、日本、东印度群岛和菲律宾，除人外，还侵袭其他脊椎动物，如家畜和大鼠等。

检测主要方法有环卵沉淀反应、间接红细胞凝集试验、胶乳凝集试验、ELISA、酶联免疫印记技术。

3. 丝虫感染 丝虫病在我国是由斑氏和马来丝虫寄生于淋巴系统所引起的慢性寄生虫病。

丝虫感染的免疫实验室检查主要是 ELISA 法检测丝虫抗体。以微丝蚴作为固定抗原，检测待测血清中的特异性抗体。

4. 华支睾吸虫感染 华支睾吸虫又称为肝吸虫病，是由华支睾吸虫寄生在人的肝胆管内所引起的以肝胆病变为主的一种人畜共患寄生虫病。华支睾吸虫的虫体抗原成分包括表膜抗原、代谢抗原、全虫粗抗原和去膜虫体抗原，其中以代谢抗原敏感性较高。故目前华支睾吸虫感染的临床免疫学实验室检测常采用 Dot–ELISA 法检测其特异性抗体，其敏感性和特异性较高。

5. 猪囊尾蚴感染 猪囊尾蚴病，俗称"囊虫病"，是猪带绦虫的幼虫寄生于人体各组织所致的疾病。猪囊尾蚴病的免疫学实验室检测包括对其抗原及抗体的检测。

第二十三单元 超敏反应性疾病及其免疫检测

【复习指南】本单元内容有一定难度，且历年常考，其中，各型超敏反应的免疫学检测为重点内容，需熟练掌握；各型超敏反应性疾病需掌握；其他内容了解即可。

超敏反应，也称为变态反应，是指机体初次接触某些抗原，发生免疫应答致敏，之后再次接触相同抗原时，发生的一类异常免疫应答，临床表现以生理功能紊乱和（或）组织细胞损伤为主。

超敏反应主要分为 4 型：Ⅰ型超敏反应（速发型超敏反应）、Ⅱ型超敏反应（细胞毒型超敏反应）、Ⅲ型超敏反应（免疫复合物型超敏反应）、Ⅳ型超敏反应（迟发型超敏反应）。

一、Ⅰ型超敏反应

Ⅰ型超敏反应又称为速发型超敏反应，主要是由特异性 IgE 抗体介导产生。Ⅰ型超敏反应的主要特征如下：①发生和消退都较迅速；②由特异性 IgE 抗体介导，没有补体参与；③主要引起小动脉和毛细血管扩张、通透性增加、平滑肌收缩，通常仅造成生理功能紊乱，而不会发生严重的组织细胞损伤；④明显的个体性差异和遗传倾向。

1. Ⅰ型超敏反应发生机制

（1）致敏阶段：变应原首次进入体内，使机体处于对该变应原的致敏状态。

（2）激发阶段：相同变应原再次进入体内，引起局部或全身反应。

2. 常见的Ⅰ型超敏反应性疾病

（1）过敏性休克：是最严重的一种Ⅰ型超敏反应性疾病，包括药物过敏性休克和血清过敏性休克，该病发病迅速，且症状严重，若不能及时抢救，可能导致死亡。

药物过敏性休克主要见于青霉素引发者，青霉素本身无免疫原性，但其降解产物可与人体内蛋白结合，产生免疫原性，刺激机体致敏。此外，头孢菌素、链霉素、普鲁卡因等药物也可引发过敏性休克。

血清过敏性休克主要见于既往应用动物免疫血清，如破伤风抗毒素或白喉抗毒素，机体处于致敏状态，再次应用时则会引发过敏性休克。

（2）呼吸道过敏反应：因吸入性变应原，如植物花粉，或呼吸道病原微生物，如尘螨、真菌孢子等感染引起，主要表现为过敏性哮喘和过敏性鼻炎。

（3）消化道过敏反应：有些人进食鱼、虾、蟹、蛋、牛奶等食物后，可发生过敏性胃肠炎，表现为腹痛、腹泻、恶心、呕吐等症状，严重者也可能发生过敏性休克。

（4）皮肤过敏反应：可由药物、食物、肠道寄生虫、冷热刺激等引起，主要表现为湿疹、荨麻疹、血管神经性水肿等。

3. I 型超敏反应免疫学检测

（1）皮肤试验

①测定原理：变应原通过皮肤挑刺、皮内注射、划痕等方法进入致敏者皮肤，与吸附在嗜碱性粒细胞和（或）肥大细胞上的对应的特异性 IgE 抗体结合，导致肥大细胞和嗜碱性粒细胞脱颗粒，释放组胺、激肽等生物活性介质，局部皮肤在 20 ~ 30 分钟时出现红晕、红斑、风团，数小时后消失。

②测定方法：皮肤试验的最常用的测试部位是前臂内侧，因为此处皮肤较为光滑细腻，便于试验操作和结果观察。通常左右两臂一侧用作试验，另一侧用作对照。皮肤试验分为皮内试验和挑刺试验。

a. 皮内试验是最常用的皮肤试验。用乙醇消毒皮肤后，用皮试针头刺入皮内，注入 0.01 ~ 0.03ml 的试验抗原和对照液，使局部产生一个圆形小丘，检测多种抗原时，各试区应距离至少 3cm。

b. 挑刺试验也称点刺试验，用酒精消毒皮肤后，将试验抗原和对照液分别滴于皮肤上，用针尖透过液滴在皮肤上轻轻地挑刺一下，以刺破皮肤但不能出血，1 分钟后拭（吸）去抗原溶液。检测多种抗原时，应注意不可将不同的抗原液交叉混合，以免产生假阳性。

③结果判定：在抗原刺激后 20 ~ 30 分钟观察结果。挑刺试验的阳性反应以**红晕**为主，皮内试验的阳性反应则以**风团**为主。

某些情况下，皮肤试验的结果可能与机体实际情况不符，出现假阴性或假阳性等不真实的结果，导致皮肤试验结果假阴性、假阳性的常见原因，见表 4-20。

表 4-20　导致皮肤试验结果有误的常见原因

	常见原因
假阴性	试验抗原的浓度过低或失效；试验时正服用免疫抑制剂或抗组胺药物；操作误差，如皮内试验时注射过深进入皮下，注入抗原量过少等；皮试季节选择不当，如花粉季节过后，抗花粉抗体水平可下降
假阳性	试验抗原不纯，或污染，引起交叉反应；溶液配制不当，过酸或过碱都会对皮肤产生非特异性刺激；皮肤反应性过强，如被试者患有皮肤划痕症，或者有既往过敏的痕迹等；操作不当，如注入少量空气也可出现假阳性

④临床意义：寻找变应原；预防药物或疫苗过敏；评价宿主细胞免疫状态；传染病的诊断。

（2）血清总 IgE 检测

①测定方法：酶联免疫测定法、放射免疫吸附试验、化学发光法及间接血凝试验等。

②临床意义：血清总 IgE 含量受多种因素如年龄、种族、环境、地域、遗传及检测方法等的影响，分析时须参考当地人群的 IgE 水平。

总 IgE 升高可见于过敏性鼻炎、过敏性哮喘、特应性皮炎、支气管肺曲菌病、药物性间质性肺炎、类天疱疮、麻风及某些寄生虫感染等。

（3）特异性 IgE 的检测

①测定方法：检测方法有放射变应原吸附试验、免疫荧光法、免疫印迹法、ELISA 等。放射变应原吸附试验特异性强、敏感性高、影响因素较少，但是费用昂贵、操作烦琐费时、核素半衰期短而且污染环境、参比血清之间不容易比较。因此目前常采用免疫荧光法、免疫印迹法和 ELISA 检测特异性 IgE。

②临床意义：特异性 IgE 的检测是体外检测变应原的常用手段，对 I 型超敏反应的辅助诊断有重要价值。

二、II 型超敏反应

II 型超敏反应 又称为细胞毒型超敏反应，是由 IgG 或 IgM 抗体与靶细胞表面相应抗原结合，在补体、NK 细胞和巨噬细胞参与下，引起的以细胞溶解和组织损伤为主要表现的病理性免疫反应。

1. II 型超敏反应发生机制

（1）抗原：主要分为以下 4 类。①同种异型抗原。②共同抗原。③变性自身抗原。④外来抗原。

（2）抗体：参与抗体主要为 IgG 或 IgM，少数为 IgA。

（3）损伤机制：①补体介导的细胞溶解。②吞噬作用。③ ADCC 效应。

2. 常见的 II 型超敏反应型疾病

（1）输血反应：多发生于 ABO 血型不合的输血。

（2）新生儿溶血症：主要原因是母子间血型不合，初次分娩时，胎儿血进入母亲体内，母亲体内产生以 IgG 类为主的血型抗体，当母亲再次妊娠时，这些抗体便可通过胎盘进入胎儿体内，导致新生儿溶血症。

（3）自身免疫性溶血性贫血：长期服用某些药物或感染某些病毒，能使红细胞膜上的表面抗原发生改变，刺激机体产生对应的自身抗体，这种抗体可以与改变的红细胞特异性结合，之后通过激活补体介导细胞溶解、调理吞噬、ADCC 等作用，导致红细胞破坏，引起自身免疫性溶血性贫血。

（4）药物过敏性血细胞减少：青霉素、磺胺、奎尼丁、非那西丁和安替比林等药物属于不完全抗原，可以与血细胞膜蛋白结合从而获得免疫原性，从而刺激机体产生特异性的抗药物抗原表位的抗体。这种抗体与结合有药物的血细胞作用，或先与药物结合，形成抗原抗体复合物，再与血细胞结合，通过激活补体介导细胞溶解、调理吞噬、ADCC 等作用导致血细胞破坏，引起粒细胞减少症、药物性溶血性贫血和血小板减少性紫癜等。

（5）肺出血肾炎综合征：是由抗Ⅳ型胶原抗体引起的以肾小球肾炎和肺出血为特征的疾病。该抗体与肾小球毛细血管基底膜和肺泡中Ⅳ型胶原结合，通过激活补体或调理作用导致肺出血和肾炎。

（6）甲状腺功能亢进症：又称为 Grave 病，患者体内产生了抗甲状腺上皮细胞表面促甲状腺激素（TSH）受体的自身抗体。该抗体与 TSH 受体结合，可刺激甲状腺细胞合成分泌甲状腺激素，引起甲状腺功能亢进，而不破坏甲状腺细胞。

3. Ⅱ型超敏反应免疫学检测

（1）抗血细胞抗体的检测：抗血细胞抗体多属于不完全抗体，这种抗体与相对应的抗原结合后不会出现凝集现象。主要包括抗球蛋白检测和 Rh 抗体检测。

①抗球蛋白检测：又称为 Coombs 试验，分为直接 Coombs 试验和间接 Coombs 试验。

直接 Coombs 试验是直接检测受检红细胞表面有无不完全抗体的试验。主要用于检测红细胞是否已被不完全抗体致敏，如自身免疫性溶血性贫血、新生儿溶血症、溶血性输血反应等。

间接 Coombs 试验是检测受检血清中有无不完全抗体的试验。主要用于检测输血、器官移植、妊娠后所产生的血型抗体，以及自身免疫性血型抗体，也可用于交叉配血。

②Rh 抗体的检测：主要用于检测孕妇血清或胎儿羊水中的 Rh 抗体，预防 Rh 血型不合所导致的死胎或新生儿溶血症的发生。

（2）临床意义：患有溶血性贫血的患者，如果 Coombs 试验检测结果为阳性，说明体内产生了抗红细胞抗体，有助于诊断自身免疫性溶血性贫血。

贫血患者在进行 ABO 血型一致的输血中，若贫血现象始终不能得到缓解，或原本无溶血征象者，输血后出现了溶血，或原本有溶血，但输血后溶血有所加重等，均应该检测患者血清中有无 Rh 抗体。若 Rh 抗体阳性，则应改输 ABO 血型一致的 Rh 阴性血。

Rh 血型不合所导致的新生儿溶血中，为及早发现胎儿是否有胎内溶血，应对孕妇体内的 Rh 抗体进行检测。

通常妊娠 16 周进行首次 Rh 抗体检测，如果结果为阴性，以后每 6～8 周再测定，如果结果为阳性，则第 20 周再次检测，以后每隔 2～4 周复查一次，直到分娩。

Rh 抗体效价≥1：16 时，胎儿可能发生水肿，≥1：64 时则应采取措施，如实施孕妇血浆交换术等。

三、Ⅲ型超敏反应

Ⅲ型超敏反应又称免疫复合物型或血管炎型超敏反应，是由抗原抗体结合形成的中等大小的可溶性免疫复合物沉积于局部或全身多处毛细血管基底膜，通过激活补体以及在血小板、中性粒细胞、嗜碱性粒细胞等效应细胞的参与下，引起的以充血水肿、中性粒细胞浸润、组织坏死为特征的炎症反应和组织损伤。

1. Ⅲ型超敏反应发生机制

（1）中等大小免疫复合物的形成和沉积：抗原与抗体形成的中等大小的可溶性免疫复合物沉积于毛细血管基底膜。

（2）组织损伤：主要由补体、中性粒细胞和血小板等引起。

2. 常见的Ⅲ型超敏反应性疾病

（1）局部免疫复合物病：如 Arthus 反应及类 Arthus 反应。

（2）全身免疫复合物病：如血清病、慢性免疫复合物病、链球菌感染后肾小球肾炎、过敏样休克反应、系统性红斑狼疮、类风湿关节炎。

3. Ⅲ型超敏反应免疫学检测　Ⅲ型超敏反应的发生主要是由于中等大小的可溶性免疫复合物沉积于毛细血管基底膜，通过激活补体等一系列反应，引起炎症反应和组织损伤。因此进行体内免疫复合物的检测，对疾病诊断、疗效观察、预后判断有重要意义。

（1）免疫复合物的检测：免疫复合物在体内以两种形式存在，一种是组织中的固定免疫复合物，另一种是血液中的循环免疫复合物。

检测固定免疫复合物常采用免疫组织化学技术，用普通光学显微镜或电镜来观察局部组织中的免疫复合物沉着，以判断病理改变情况。

循环免疫复合物的检测方法可分为抗原特异性方法和抗原非特异性方法，临床上多采用的是抗原非特异性方法。检测抗原非特异性循环免疫复合物即检测血清中的循环免疫复合物，其检测方法种类较多，大致可分为物理法、细胞法、补体法和抗球蛋白法。

（2）临床意义：检测免疫复合物虽然不是疾病诊断的主要指标，但其在发病机制研究、病情进展了解、治疗效果判断等方面能提供有意义的帮助。

目前已证实某些疾病患者血清中可检测到一定量的免疫复合物，如系统性红斑狼疮、类风湿关节炎、硬皮病、急性肾小球肾炎、慢性活动性肝炎、某些恶性肿瘤、白血病、肝癌等。

对有血管炎、浆膜炎、蛋白尿、关节痛、紫癜症状等诊断未明确的患者，可以考虑检测循环免疫复合物，并结合局部固定免疫复合物的免疫组化检测结果以明确病变是否和Ⅲ型超敏反应有关。

四、Ⅳ型超敏反应

Ⅳ型超敏反应也称为**迟发型超敏反应**，是由相应变应原与效应 T 细胞作用引起的以单个核细胞（淋巴细胞、巨噬细胞）浸润和组织细胞坏死为主要特征的炎症反应。Ⅳ型超敏反应炎症反应发生慢，接触相同的变应原后 24～72 小时发生，同时其消失也慢。Ⅳ型超敏反应与抗体和补体无关，仅与效应 T 细胞和炎症性细胞因子参与致病相关。

1. Ⅳ型超敏反应发生机制

（1）T 细胞致敏。

（2）致敏 T 细胞产生效应。

2. 常见的Ⅳ型超敏反应性疾病

（1）感染性迟发型超敏反应：由胞内寄生性病原体，如结核杆菌、麻风杆菌、原虫、病毒等引起的感染，可以使机体在产生细胞免疫的同时发生迟发型超敏反应，如结核患者肺部干酪样坏死、空洞形成、麻风患者皮肤的肉芽肿，以及结核菌素反应。

（2）接触性皮炎：某些过敏体质的人经皮肤接触一些小分子半抗原物质如染料、农药、油漆、二硝基氯 / 氟苯、化妆品，以及某些药物如磺胺、青霉素等时，这些小分子半抗原可与体内蛋白质结合成为完全抗原而使 T 细胞致敏。当再次接触相同抗原，24 小时后患者局部皮肤可出现红肿、皮疹、水疱，严重者可发生剥脱性皮炎。

（3）移植排斥反应：迟发型超敏反应的主要临床表现之一是移植排斥反应。在同种异体间的移植中，受者的免疫系统被供者的组织抗原致敏，而后受者体内的致敏 T 细胞即可识别移植器官上的异体抗原，导致单核细胞和淋巴细胞局部浸润等炎症反应，形成移植排斥反应。

3. **Ⅳ型超敏反应免疫学检测** Ⅳ型超敏反应常见的免疫学检测是Ⅳ型超敏反应皮试。

（1）测定原理：通过皮肤斑贴、皮内注射等方法使变应原进入致敏者皮肤，体内已致敏的 T 细胞再次接触到变应原后，释放出多种细胞因子，造成局部以单个核细胞浸润为主的炎症反应。24～48 小时后局部皮肤出现红肿、硬结、水疱等现象，以此判断变应原是否能引起机体Ⅳ型超敏反应或机体细胞免疫功能状态。

（2）测定方法：皮肤试验最常用的部位是前臂内侧，因为此处皮肤较为光滑细腻，便于试验操作和结果观察。左右两臂通常一侧做试验，另一侧做对照。主要方法有结核菌素试验和斑贴试验。

①结核菌素试验是检测Ⅳ型超敏反应较典型的例子，用一定浓度的旧结核菌素（OT）或者结核分枝杆菌的纯蛋白衍生物（PPD），于前臂内侧进行皮内注射，48～72 小时后观察结果。

②斑贴试验是将纱布用变应原溶液浸湿，直接贴敷在皮肤表面，用蜡纸或玻璃纸遮盖后，再用纱布进行固定，待 48～72 小时后观察结果。如有感觉明显不适，应随时打开查看，并且进行适当处理。斑贴试验的敏感程度虽然不太高，但是假阳性较少，结果可信度大。

（3）临床意义：某些传染病，用该种疾病的病原体特异性抗原来进行皮试，可以起到诊断或者鉴别诊断的作用。如布鲁菌病、某些真菌、病毒、寄生虫感染等。

①结核菌素试验可了解机体是否对结核分枝杆菌具有免疫力，以及接种卡介苗后的免疫效果观察。也可以排除结核分枝杆菌感染，或者了解机体细胞免疫功能状况。

②斑贴试验主要用于寻找接触性变应原。

第二十四单元　自身免疫性疾病及其免疫检测

【复习指南】本单元内容有一定难度，且历年常考，其中抗核抗体、抗 ENA 抗体谱的检测及应用为重点内容，需熟练掌握；自身抗体的特性、与 RA 相关的自身抗体的检测及应用、免疫球蛋白和补体及循环免疫复合物的检测及临床意义需掌握；其余内容了解即可。

正常情况下，机体免疫系统能够识别自身组织成分，一般不对其产生免疫应答，或只产生微弱的免疫应答，称为自身免疫耐受。

自身免疫是指自身免疫耐受在某些情况下遭到破坏时，机体免疫系统对自身组织成分发生免疫应答，产生对应的自身抗体或自身反应性 T 淋巴细胞的现象。

正常人血清中可有微量的自身抗体或自身反应性 T 淋巴细胞，清除体内衰老细胞，发挥免疫稳定的效应。只有在自身免疫反应超出生理限度或持续过久，破坏自身正常组织结构并引起相应临床症状时，才被称为自身免疫性疾病（AID）。

一、概述

1. **自身免疫性疾病的分类** 按受累器官组织的范围，可将自身免疫性疾病分为器官特异性和非器官特异性两类。前者是指病变局限于某一器官或组织，可检出针对该组织的自身特异性自身抗体或自身反应性 T 淋巴细胞，如桥本甲状腺炎、毒性甲状腺功能亢进、自身免疫性溶血性贫血等；后者病变可侵犯多种组织器官或系统的一组疾病，可检出对多种器官和组织成分的自身抗体，如系统性红斑狼疮（SLE）、类风湿关节炎（RA）。

2. **自身免疫性疾病的共同特征**

（1）血清中有自身抗体或体内有针对自身组织和细胞致敏淋巴细胞，部分疾病有相关的特征性自身抗体。

（2）可有诱因，也可无诱因，多数病因不清。无诱因者多称为"自发性"或"特发性"。

（3）女性患者较多，并且随年龄增加发病率也有所增加。

（4）有遗传倾向，患者携带某些特定基因与自身免疫性疾病发病有密切关系。

（5）疾病有重叠现象，一个患者可以同时患一种以上的自身免疫性疾病。如恶性贫血患者，常伴有甲状腺炎、SLE。

（6）一般病程较长，多迁延不愈转为慢性，病情发展和缓解常呈反复交替现象。

（7）病损局部可见淋巴细胞、浆细胞、中性粒细胞浸润。

（8）使用免疫抑制剂大多可以取得一定的疗效。

二、自身免疫性疾病与免疫损伤

1. 自身抗原

（1）隐蔽抗原释放：隐蔽抗原是指某些组织成分在正常情况下从未与免疫细胞接触过，与免疫系统在解剖位置上处于隔绝的状态，如精子、眼晶状体、脑等。因手术、感染、外伤等原因破坏隔绝屏障时，隐蔽抗原释放入血液或淋巴液，引发自身免疫应答，从而导致自身免疫性疾病的发生。

（2）自身抗原性质改变：某些理化因素，如细菌和病毒的感染、物理（如冷、热、电离辐射等）、化学（如药物）因素均可导致自身组织成分发生改变，激发机体免疫应答，引起自身免疫性疾病。如以变性 IgG 的 Fc 段为靶抗原产生自身抗体（RF），引起 RA。

（3）共同抗原引发交叉反应：某些外来抗原如细菌、病毒的成分与人体特定组织抗原具有相同或相似的抗原决定簇，针对这些抗原决定簇产生的免疫应答可以引起自身组织和细胞的炎症性损伤引发自身免疫性疾病。例如，A 族 β 溶血性链球菌感染后易发风湿性心脏病或肾小球肾炎。

2. 免疫调节异常　淋巴细胞旁路活化、多克隆刺激剂的旁路活化、辅助刺激因子表达异常、Th_1 和 Th_2 细胞的功能失衡。

3. 遗传因素　自身免疫性疾病常有家族遗传倾向。

三、常见的自身免疫性疾病

1. 自身免疫性溶血性贫血　体内产生抗红细胞自身抗体(抗体分 3 类：温抗体、冷凝集素、Donath-Landsteiner 抗体)，与自身抗原结合，激活补体，破坏红细胞，导致贫血。

2. 免疫性血小板减少性紫癜（ITP）　患者血清中存在抗血小板抗体，该抗体破坏血小板，皮肤黏膜紫癜。

3. 重症肌无力（MG）　患者血清中存在针对乙酰胆碱受体的自身抗体，该抗体结合到乙酰胆碱受体上，使之内化并降解，使肌细胞对运动神经元释放的神经递质乙酰胆碱反应性降低，引起骨骼肌运动无力。

4. 毒性弥漫性甲状腺肿　患者血清中有抗促甲状腺激素受体（TSHR）的自身抗体，该抗体为 IgG 型。此抗体与促甲状腺受体结合后，可以持续刺激甲状腺细胞分泌过多甲状腺激素，造成甲状腺功能亢进。

5. 抗肾小球基底膜肾炎　抗肾小球基底膜肾炎大多为肺出血肾炎综合征，即肾小球肾炎和出血性肺炎同时发生。患者血液中可以检测到抗肾小球基底膜Ⅳ型胶原抗体。

6. **系统性红斑狼疮（SLE）** 是一种累及多器官、多系统的小血管炎症及结缔组织病，好发于青年女性。患者血清中可检出针对核酸、核蛋白和组蛋白的自身抗体。临床症状伴有发热、皮疹、关节肿痛、心血管病变（包括心包炎、心肌炎和脉管炎）、肾炎、胸膜炎、贫血等。

7. **类风湿关节炎（RA）** 一种以手脚小关节向心性对称发病的全身性结缔组织炎症，病程长，出现关节畸形，多发于青壮年女性。

8. **干燥综合征（SS）** 干燥综合征是一种分泌腺体功能异常的慢性自身免疫病，以唾液腺和泪腺最常被侵犯，患者产生口干和眼干的症状。

9. **多发性肌炎（PM）及皮肌炎（DM）** 以损害肌肉为主要表现的一种自身免疫性疾病，如果有皮肤损害，则称为皮肌炎。患者体内有多种自身抗体。如特异性的 Jo-1、Mi 等。

10. **硬化症（Scl）** 最典型的临床表现为皮肤变紧、变硬。当病变仅侵犯少量皮肤时，称为局限性硬皮病，累及全身脏器时称为进行性系统性硬化症（PSS）。特异性抗体为 Scl-70。

11. **1 型糖尿病** 患者体内产生了针对胰岛 B 细胞的 T 细胞，对胰岛 B 细胞产生免疫损伤，最终丧失了分泌胰岛素的功能，导致体内胰岛素分泌不足，引起糖尿病。

12. **多发性硬化症（MS）** 该病可能与髓鞘碱性蛋白作为自身抗原而致敏 Th 细胞，当致敏 Th 细胞再次与髓鞘碱性蛋白接触后，发生免疫应答反应导致脊髓鞘破坏有关。现认为该病的发生和患者淋巴细胞上 Fas/FasL 信号的表达异常密切相关。

四、常见自身免疫性疾病的自身抗体检测

1. **自身抗体的特性** 自身抗体是自身免疫性疾病的重要标志，患者血清中存在高效价自身抗体是自身免疫性疾病的特征之一。有些自身抗体对疾病的判断具有高度特异性，因此已成为诊断相应疾病的血清标志性抗体；有些自身抗体和疾病的活动性有相关性。因此，自身抗体的检测对于自身免疫性疾病的辅助诊断、病情判断、疗效观察具有重要意义。

2. **抗核抗体的检测与应用** 抗核抗体（ANA）是一类以自身真核细胞内的各种细胞成分作为靶抗原的自身抗体的总称。ANA 主要为 IgG，也有 IgM、IgA 和 IgD，通常无器官和种属特异性。ANA 主要存在于血清中，也可以存在于胸腔积液、关节腔滑膜液和尿液中。

ANA 在大多数自身免疫性疾病中均呈阳性，如混合性结缔组织病（MCTD）、SLE、RA、SS、Scl 等，但正常老年人也可以有低效价的 ANA，ANA 阳性并不一定表示患有自身免疫性疾病。

（1）检测方法：目前最常用间接免疫荧光法作为 ANA 的筛查试验。该方法的检测原理为将 HEp-2 细胞作为抗原基质固定于载玻片上，之后与受检血清反应，血清中的 ANA 与对应的核抗原结合，再加入 FITC 标记的抗人 IgG，形成标记抗体–ANA–核抗原复合物，在荧光显微镜下即可观察到 ANA 荧光着染的强度和核型。

（2）常见的 ANA 荧光核型：细胞核荧光核型主要包括均质型、斑点型、核膜型、核仁型、核点型和着丝点型 6 种，细胞质荧光核型包括胞质颗粒型和胞质纤维型两种。

3. **抗 ENA 抗体谱的检测和应用** ENA 即可提取核抗原，是一类可用盐水或磷酸盐缓冲液从细胞核中提取出的抗原的总称，包括 sm、RNP、SSA、SSB、Jo-1、Scl-70。不同的抗ENA 抗体在各种自身免疫性疾病中的阳性率有着明显差异，有些具有很高的特异性，对其进行进一步检测，在自身免疫性疾病的协助与鉴别诊断方面有重要的临床意义。

（1）检测方法：目前临床最常用的方法有免疫印迹法、ELISA、流式点阵发光法等。

（2）临床意义：不同抗核抗体对应的荧光核型及临床意义，详见表4-21。

表4-21 不同抗核抗体对应的荧光核型及临床意义

抗核抗体	荧光核型	HEP-2 细胞特点	临床意义
dsDNA	核均质型	HEp-2 细胞核质均质性着色，分裂期细胞浓缩染色体荧光增强	见于活动期 SLE，阳性率70%～90%
抗组蛋白抗体	核均质型	HEp-2 细胞核质均质性着色，分裂期细胞浓缩染色体荧光增强	见于 50%～70% 的 SLE 及 95% 以上的 DIL 患者
抗核小体抗体	核均质型	HEp-2 细胞核质均质性着色，分裂期细胞浓缩染色体荧光增强	诊断 SLE 的特异性指标。敏感性为58%～71%，特异性为97%～99%
抗 Sm 抗体	核粗颗粒型	HEp-2 细胞核质呈粗颗粒荧光，有时伴细小核点，核仁阴性。分裂期细胞浓缩染色体阴性	诊断 SLE 特异性达99%，且能反映活动度。与中枢神经系统受累、肾病、肺纤维化及心内膜炎有一定关系
抗 nRNP 抗体	核粗颗粒型	HEp-2 细胞核质呈粗颗粒荧光，核仁阴性。分裂期细胞浓缩染色体阴性	与 MCTD 相关，阳性率为95%～100%。还见于30%～40%的 SLE 患者
抗 SSA（Ro）抗体	核细颗粒型	HEp-2 细胞核质呈细颗粒着色，部分核仁荧光增强。分裂期细胞染色体周围区域呈现颗粒型荧光，染色体区域阴性	见于 SS（敏感性88%～96%）、RA（3%～10%）、SLE（24%～60%）。亚急性皮肤性狼疮（70%～90%）、新生儿狼疮（>90%）、补体C2/C4缺乏症（90%）。PBC（20%）
抗 SSB（La）抗体	核细颗粒型	HEp-2 细胞核质呈细颗粒着色，部分核仁荧光增强。分裂期细胞染色体周围区域呈现颗粒型荧光，染色体区域阴性	见于 SS（71%～87%）、新生儿狼疮（75%）伴先天性心脏传导阻滞（30%～40%）、SLE（9%～35%）、单克隆丙种球蛋白病（15%）
抗 P80 盘曲蛋白抗体	核少点型	HEp-2 细胞间期每个核有1～5个大小不同的点状颗粒分布	见于有自身免疫病指征患者
抗 Sp100 抗体	核多点型	HEp-2 细胞间期每个核有5～20个大小不同的点状颗粒分布	见于 PBC，偶见于 SS、PSS 和 SLE 患者。线粒体抗体阴性但怀疑 PBC 的患者可检测 Sp100 抗体
抗核孔复合物或板层素抗体	核膜型	细胞核边缘呈线型强着染，核内无或很少着染	抗板层素抗体主要见于同时存在三种临床表现的疾病：肝炎，血细胞减少，且抗磷脂抗体阳性；皮肤白细胞裂解性血管炎或脑血管炎。抗核孔复合物抗体较少见
抗 Scl-70 抗体	核仁型	HEp-2 细胞核仁为荧光加强的均质荧光，分裂间期细胞呈均匀荧光，分裂期染色体边缘出现荧光	见于 PSS 的患者，预后不良

抗核抗体	荧光核型	HEP-2 细胞特点	临床意义
抗原纤维蛋白抗体	核仁型	HEp-2 细胞核仁呈块状荧光，分裂期细胞为染色体周围环形荧光	见于 PSS
抗 PM-Scl 抗体	核仁型	HEp-2 细胞核质呈弱均质型，核仁呈强均匀型荧光	见于重叠综合征：合并 PM、DM、PSS（Scl）
抗增殖期细胞核抗原抗体		HEp-2 细胞 S 期强阳性而 G0 或 G1 期细胞为阴性	见于 3% 的 SLE 患者
抗着丝点抗体	着丝点型	HEp-2 细胞间期细胞核均匀分布大小、数目相同的点状荧光，分裂中期细胞中间位置出现带状浓缩点状荧光	局限性 PSS（80%～95%），PBC

4. 与小血管炎相关的自身抗体的检测和应用

（1）抗中性粒细胞胞质抗体（ANCA）：ANCA 是一组以人的中性粒细胞胞质成分作为靶抗原的自身抗体，该抗体的靶抗原主要为蛋白酶 3（PR3）和髓过氧化物酶（MPO）。该抗体对系统性血管炎、炎症性肠病和自身免疫性肝病等疾病的诊断与鉴别诊断具有重要意义。

ANCA 主要分为两型：核周型 ANCA（pANCA）和胞质型 ANCA（cANCA）。

①检测方法：分为总 ANCA 检测与特异性 ANCA 检测两种，总 ANCA 检测一般采用 IIF 法，特异性 ANCA 一般采用 ELISA 法、化学发光法、免疫印迹法等。

②临床意义

a. cANCA 对肉芽肿性血管炎（GPA）有很高的特异性，抗 PR3 阳性的 cANCA 对 GPA 的特异性可达到 95%。

b. pANCA 靶抗原分为 MPO 和非 MPO，抗 MPO 阳性的 pANCA 主要与显微镜下多血管炎（MPA）、坏死性新月体型肾小球肾炎（NCGN）、变应性肉芽肿性血管炎相关，非 MPO 阳性的 pANCA 可见于 SLE、RA、AIH、炎症性肠病等自身免疫病患者。

（2）抗磷脂抗体（APLA）：主要包括抗心磷脂抗体（ACLA）、抗磷脂酰丝氨酸抗体和抗磷脂酸抗体（APAA）等。

ACL 抗体是 APL 抗体中最具代表性的一种，和自身免疫性疾病及抗磷脂综合征均密切相关。

①检测方法：通常用 ELISA 法、化学发光法进行检测。

②临床意义：ACL 抗体阳性或持续升高与患者的血小板减少、动静脉血栓形成、反复自发性流产及以神经系统损伤为特征的累及多系统的抗磷脂综合征密切相关。

5. 与 RA 相关自身抗体的检测和应用

（1）类风湿因子（RF）：RF 是以变性 IgG 为靶抗原的自身抗体，它与天然的 IgG 结合能力较差，易和人或动物的变性 IgG 或免疫复合物中的 IgG 结合。常见的 RF 有 IgM 型、IgG 型、

IgA 型和 IgE 型，一般认为 IgM 型 RF 是 RF 的主要类型，也是临床检验中最常检测的类型。

①检测方法：ELISA 法、胶乳颗粒凝集法、速率散射比浊法。其中胶乳颗粒凝集法和速率散射比浊法只能检测 IgM 型 RF，ELISA 法可以检测不同 Ig 类型的 RF。

②临床意义：RF 在 RA 患者中阳性率很高，高滴度的 RF 有助于早期 RA 的诊断，且滴度与患者的临床表现相关。此外，在 SLE、SS 等自身免疫性疾病患者及部分老年人中也可检测到 RF，但滴度较低。

RF 阴性并不能排除 RA，因为有一部分患者可持续呈血清 RF 阴性，这一类患者关节滑膜炎症轻微，且很少发展为关节外的类风湿性疾病。

（2）抗环瓜氨酸肽（CCP）抗体：抗 CCP 抗体是诊断 RA 的一个高度特异性的新指标，主要为 IgG 型抗体，其主要靶抗原为丝集蛋白中的瓜氨酸。

①检测方法：目前最常用的方法为 ELISA 法，用合成的环瓜氨酸肽作为抗原基质，敏感性可以达到 80%。

②临床意义：抗 CCP 抗体对 RF 的特异性可达 96%，且在疾病早期即可出现阳性，有很高的阳性预测值。

（3）抗角蛋白抗体（AKA）：AKA 又称为抗丝集蛋白抗体或抗角质层抗体，主要见于 RF 患者，在其他疾病中，AKA 的检出率极低。

①检测方法：常采用 IIF 法，以大鼠食管中段黏膜组织切片为反应基质。

②临床意义：AKA 的出现通常先于疾病的临床表现，因此对于早期诊断 RA 具有重要意义。与 RF 联合检测，可进一步提高对 RA 的诊断和鉴别诊断。

AKA 是判断 RF 预后的一个标志性抗体，高滴度 AKA 常提示疾病较为严重。

6. 与自身免疫性肝病相关自身抗体的检测和应用

（1）抗平滑肌抗体（ASMA）：ASMA 是自身免疫性肝炎（AIH）的血清学标志抗体。

①检测方法：最常用的是间接免疫荧光法，常以大鼠的胃、肾或肝组织或猴肝组织作为基质片进行检测。

②临床意义：在自身免疫性肝炎的患者，ASMA 主要为 IgG 型，而在原发性胆汁性肝硬化（PBC）与自身免疫性肝炎重叠的患者，则常以 IgG 和 IgM 型 ASMA 同时出现。

ASMA 的检测也有助于自身免疫性肝炎、原发性胆汁性肝硬化的诊断以及与其他肝疾病的鉴别诊断。

（2）抗线粒体抗体（AMA）：AMA 的 M2 亚型是 PBC 的特异性自身抗体。

①检测方法：通常使用间接免疫荧光法检测，一般采用大鼠肾作为基质。采用免疫斑点法或 ELISA 法检测 AMA-M2 型抗体则具有更高的特异性。

②临床意义：患者血清中几乎均可以检出 AMA，且 AMA 中 M2 亚型对诊断 PBC 最有诊断意义。

7. 与桥本甲状腺炎相关自身抗体的检测和应用 桥本甲状腺炎患者体内常可检出抗甲状腺球蛋白抗体（ATGA）及抗甲状腺微粒体抗体（TMA）。

（1）检测方法

① IIF 法检测 ATGA 和 TMA，采用甲状腺组织作为基质。

②化学发光法检测 ATGA 和 TMA，实现了自动化操作。

（2）临床意义：桥本甲状腺炎患者的 ATGA 阳性率为 36%～100%，TMA 阳性率为 85%～100%，二者联合检测对桥本甲状腺炎的阳性诊断率可达到 98%。二者的阴性结果可排除桥本甲状腺炎的诊断。有些正常人也可出现 ATGA 或 TMA 阳性，但效价通常较低。

8.与神经系统自身免疫性相关自身抗体的检测和应用　主要包括抗乙酰胆碱受体（AchR）抗体和抗骨骼肌抗体（ASA）。通常见于重症肌无力（MG）的患者。

（1）检测方法：抗 AchR 抗体检测通常使用 ELISA 法。ASA 检测通常使用 IIF 法。

（2）临床意义：抗 AchR 抗体是 MG 的血清标志性抗体，约 90%MG 患者抗 AchR 抗体阳性，但其效价与病情轻重没有相关性。MG 合并胸腺瘤的患者，其 ASA 阳性率可达 80%～90%。

五、自身抗体检测的临床应用

1.自身抗体检测的一般原则　在进行自身抗体检测时，应注意筛查试验和确诊性试验间的合理搭配，不应盲目地全面检测。通常以间接免疫荧光法检测抗核抗体为筛查试验，其他针对特异性靶抗原成分的自身抗体为靶抗体确认试验，临床医生可根据间接免疫荧光法抗核抗体的荧光核型及患者的临床症状进行选择性检测，以进一步明确诊断。

2.实验室方法的选择及结果的确认　对于自身抗体的检测，应当首选 IIF 法为 ANA 总抗体的筛查试验，因为多数自身抗体针对的是自身靶细胞内的核或胞质中的各成分，以 HEp-2 细胞为抗原基质，检测自身抗体与其结合后的免疫荧光模型定位分析是最为客观的自身抗体检测手段。

当需对自身抗体进行进一步的抗原特异性区分时，可采用 ELISA 法、免疫印迹法、流式点阵发光法，最常用的是 ELISA 法和免疫印迹法。但由于许多自身抗体的靶抗原未知，或难以纯化等缺点，不做 IIF 检测而仅用 ELISA 法等进行靶抗原特异性检测，结果会出现误差，不符合自身抗体检测的原则。

六、自身免疫性疾病的相关实验检测

1.免疫球蛋白和补体检测及临床意义

（1）免疫球蛋白检测的意义：患者血清有大量自身抗体产生，血清中 Ig 升高，以 IgG 升高为主，IgM、IgA 亦升高，Ig 含量波动与疾病活动呈一定相关性，如 SLE、RA 的 Ig 升高。

（2）补体检测的意义：多数 AID 中，活动期补体消耗增加，含量下降，总补体活性（CH50）和补体单体 C3、C4 含量降低，疾病缓解期补体可逐渐恢复正常。自身反应性 T 淋巴细胞引起的 AID，补体无明显变化。

2.淋巴细胞检测及临床意义　AID 多与自身抗体有关，发病机制中起主要作用的是免疫细胞，故淋巴细胞亚群的数量与功能可反映患者免疫功能状态。

3.细胞因子检测及临床意义　AID 免疫调节紊乱，表现为 T 细胞亚群失衡。Th_1 细胞分泌大量 IFN-γ、IL-2、TNF-α，可促进 $CD8^+$ T 细胞产生，抑制 Th_2 细胞。Th_2 细胞分泌大量 IL-4、IL-5、IL-10、IL-13，促进 B 细胞活化产生抗体，抑制 Th_1 细胞。

4.循环免疫复合物的检测与临床意义　在某些情况下，体内形成的中等大小的免疫复合物不能被及时清除，可沉积于机体特殊部位，如关节、肾，称为局部免疫复合物；部分游离于体液中，称为可溶性免疫复合物；部分随血液循环，称为循环免疫复合物。

免疫复合物的沉积，可以引起一系列的病理生理反应，导致免疫复合物病。因此检测体内的免疫复合物，对某些疾病的诊断、病情的发展演变、发病机制的探讨、疗效观察及预后判断等具有重要意义。

第二十五单元　免疫增殖性疾病及其免疫检测

【复习指南】本单元内容有一定难度，且历年常考，其中免疫球蛋白异常增殖常用的免疫检测是重点内容，需熟练掌握；常见免疫球蛋白增殖病中的多发性骨髓瘤和巨球蛋白血症、异常免疫球蛋白的测定中的 M 蛋白的测定需掌握；其余内容了解即可。

一、概念及分类

1. 概念　免疫增殖病（IPD）主要是由于免疫细胞（淋巴细胞和单核细胞）异常增殖（包括良性或恶性）所致的一组疾病，表现出免疫功能异常或免疫球蛋白水平增高。

2. 分类　IPD 包括良性和恶性增殖两大类。通常多克隆增殖性疾病多为良性反应性增殖，或者继发于某一疾病，而单克隆增殖性疾病多呈现恶性发展趋势，所以免疫球蛋白异常增殖性疾病大多专指单克隆免疫球蛋白异常增殖的疾病。

二、免疫球蛋白异常增殖性疾病的免疫损伤机制

1. 浆细胞异常增殖　浆细胞异常增殖通常指的是单克隆浆细胞异常增殖并且伴有单克隆免疫球蛋白或者其多肽链亚单位合成异常。浆细胞异常增殖是内因与外因相互作用的结果，内因包括遗传、HLA 抗原、染色体变异等；外因包括物理、化学及生物等因素。

2. 正常体液免疫抑制　正常的体液免疫是 B 细胞增殖分化并产生效应的过程。IL-4 启动 B 细胞进入 DNA 合成期，IL-5 促使 B 细胞继续增殖，IL-6 促进 B 细胞分化为浆细胞，IL-6 可以反馈抑制 IL-4 的产生。某些疾病如浆细胞瘤，患者体内 IL-6 异常升高，抑制了 IL-4 的正常产生，从而抑制了正常的体液免疫反应而致病。

3. 异常免疫球蛋白增生造成的病理损伤　单克隆的浆细胞异常增殖会产生大量无活性的单克隆异常免疫球蛋白或片段，这些异常的免疫球蛋白或片段无正常的免疫功能，但可沉淀在组织间，导致组织变性及淋巴细胞浸润，产生病理损害，进而导致相应器官功能障碍。

4. 溶骨性病变　浆细胞瘤患者大多伴有溶骨性破坏，可能与骨质形成细胞调节功能紊乱有关（如 IL-6 的异常升高可使破骨细胞活性增加和功能亢进，使骨质发生溶骨性改变），也可能与肿瘤向骨髓中浸润生长直接破坏有关。

三、常见免疫球蛋白增殖病

单克隆免疫球蛋白增殖病指的是患者体内存在着异常增多的单克隆免疫球蛋白的一类疾病，由于免疫球蛋白电泳位置是在球蛋白区域（丙种球蛋白），因此也称为丙种球蛋白增殖病。单克隆免疫球蛋白又称为 M 蛋白，是由一种单克隆 B 细胞异常增殖产生的具有相同结构和电泳迁移率的免疫球蛋白分子及其分子片段，无抗体活性。

本周蛋白属于 M 蛋白，是免疫球蛋白的轻链单或二聚体，属于不完全抗体球蛋白，当血浆中浓度异常增高时可从尿液中排出，尿中出现此蛋白反映恶性浆细胞产生大量克隆性免疫球蛋白的轻链部分，本周蛋白在 40～60℃时凝固，接近 100℃时又溶解，故又称为凝溶蛋白。

1. 多发性骨髓瘤（MM）　又称为浆细胞瘤，是分泌免疫球蛋白的浆细胞异常增生的恶

性肿瘤。

（1）临床特征

①溶骨性病变：恶性骨髓瘤细胞增生、浸润造成骨质疏松、溶骨改变导致骨痛、骨折。

②肿瘤侵犯骨髓导致贫血、粒细胞和血小板减少、出血。

③血清中免疫球蛋白降低易感染。

④其他组织或脏器损伤如神经系统损伤、肾功能损害。

⑤预后不良，感染和肾功能损害常为本病的死因。

（2）免疫学特征

①血清区带电泳出现狭窄浓密异常区带，即 M 蛋白区带，或尿中有本－周蛋白。

②骨髓中有大量不成熟的浆细胞，即浆细胞瘤细胞。

③免疫球蛋白检测相应单克隆抗体 IgG、IgA、IgD、IgE 型升高，IgM 型罕见。

2. 巨球蛋白血症　是浆细胞无限增殖并产生大量 IgM 的疾病。

（1）临床特征

①淋巴结、肝、脾肿大为其特征。

②老年发病，男性发病多于女性。

（2）免疫学特征

①免疫电泳证实，血清中单克隆 IgM 含量升高，一般 > 10g/L。

②高黏滞血症，实验室检查时，血清常呈胶冻状难以分离，电泳时血清有时难以泳动而集中于原点。

3. 重链病　是一组少见的浆细胞恶性增殖性疾病。重链病是由于浆细胞发生突变和异常增殖，合成功能障碍，免疫球蛋白重链过度生成，致使血清和尿中出现大量游离的无免疫功能的免疫球蛋白重链所致的疾病。根据重链的类别分为 4 型：IgG（γ）、IgM（μ）、IgA（α）和 IgD（δ），后一种罕见。

4. 轻链病　轻链病是由于浆细胞发生突变和异常增殖，产生大量的轻链，过多的轻链片段沉积于肾及其他内脏组织，由此导致的疾病。

（1）临床特点

①原因不明的发热、贫血、出血、乏力。

②骨痛，多数病理性骨折。

③有淀粉样变性。

（2）免疫学特征

①血清中异常轻链水平升高，各类免疫球蛋白水平正常或减少。

②尿中和血清中可检出单克隆轻链蛋白。

③尿中出现本周蛋白尿。

5. 意义不明的单克隆丙种球蛋白病　是指血清中出现单克隆免疫球蛋白或轻链，不呈进行性增加，排除浆细胞恶性增殖的疾病，正常老年人群中可见。意义不明的单克隆丙种球蛋白临床特点如下。

（1）免疫电泳可见单克隆 M 带，M 蛋白水平不高。

（2）尿中没有或仅见微量 M 蛋白。

（3）血中有高水平免疫球蛋白，M 蛋白以 IgG 型为主，IgG < 30g/L、IgA < 20g/L、IgM 不定，其他 Ig 大多正常或轻度增加。

（4）骨髓中浆细胞< 10%，形态正常。

四、免疫球蛋白异常增殖常用的免疫检测

1.血清区带电泳　血清区带电泳是用于检测 M 蛋白的一种定性试验，包括乙酸纤维素膜和琼脂糖电泳两种方法。

正常血清根据蛋白质电泳移动速度快慢可以大致分为 5 个区带：白蛋白（Alb）、α_1- 球蛋白、α_2- 球蛋白、β- 球蛋白、γ- 球蛋白。

单克隆免疫球蛋白增殖病可在 α_2 至 γ 区之间出现狭窄的 M 蛋白的尖峰。多克隆免疫球蛋白增殖病 γ 区明显增高且宽度增加。

有些轻链病或重链病的 M 蛋白峰不明显，而 RF 含量高的血清则可出现类似 M 蛋白峰的电泳区带，因此有必要结合其他检测来进一步分析判断。

2.免疫电泳（IFP）　免疫电泳是将区带电泳和免疫扩散相结合的一种免疫学分析法。将血清标本先进行区带电泳分离成区带，再用特定的抗血清进行免疫扩散，如果标本为阳性，则 M 蛋白可在适当部位形成异常沉淀弧，根据抗血清种类、电泳位置及异常沉淀弧的形状可对 M 蛋白做出判断。

正常人血清进行免疫电泳时出现均匀弧形的沉淀线，而 M 蛋白形成的沉淀弧较为宽厚，且凸出呈弓形。若待测血清仅与特异性抗体产生一条沉淀弧，同时又与抗轻链血清中的一种产生相同迁移率的特殊沉淀弧，则提示存在 M 蛋白。若患者血清只与抗重链血清产生特殊沉淀弧，而抗轻链血清无沉淀弧出现，则应将血清标本用 2- 巯基乙醇进行处理，排除 M 蛋白的四级结构对轻链抗原决定簇与抗体结合的影响。若处理后结果仍无改变，则可能为重链病。

3.免疫固定电泳　免疫区带电泳和免疫沉淀反应相结合的一种免疫学分析法，是一种分类鉴定方法。将抗血清加于电泳后的蛋白区带表面，相应的抗原与抗体在相应区带形成抗原抗体复合物，经漂洗和染色后可显示出清晰的抗原抗体反应带。

与免疫电泳相比，免疫固定电泳有更高的灵敏度，且电泳后的区带为单一免疫复合物沉淀带，可判明蛋白为何种成分，以对标本成分及其性质进行分析、鉴定。

4.血清免疫球蛋白定量测定　目前血清免疫球蛋白及轻链的定量检测以免疫比浊法为主，该法准确、快速、敏感度高，还可对轻链进行定量测定，使其成为疾病诊断、病情判断和疗效观察的重要手段。

若患者有某一类型的免疫球蛋白明显高于正常值，则应考虑血清中可能有 M 蛋白的存在，并进一步做亚型分析以及轻链检测，对轻链比例的分析往往可以较准确地判断出相关疾病，正常人血清 κ/λ 约为 2：1，如果 κ/λ 比值高于 4：1 或低于 1：1 时，应考虑 κ 型或 λ 型 M 蛋白血症。

五、异常免疫球蛋白的测定

1.M 蛋白的检测　M 蛋白的电泳特征均一，因此通过血清区带电泳可以检出 M 蛋白，但不能确定是哪一类型的 M 蛋白。通过免疫电泳及免疫固定电泳可以检出 M 蛋白的类型，

但是不能确定其含量。

2. 尿中轻链蛋白检测　经典的定性试验是将尿液标本置 56℃ 水浴 15 分钟，如有混浊或者沉淀，再将试管放到沸水中煮沸 3 分钟，若混浊变清则提示本周蛋白阳性。

对于疑似本周蛋白阳性的标本，应进一步做确证实验，可采用定量检测的方法直接定量检测尿中的 κ 链和 λ 链，或将尿液浓缩 50 倍后做免疫固定电泳分析。

3. 异常免疫球蛋白检测的应用原则　怀疑 MM、巨球蛋白血症、重链病、轻链病或其他浆细胞恶性病变时，一般应采用两种以上检测方法互相印证。

第二十六单元　免疫缺陷性疾病及其免疫检测

【复习指南】本单元内容有一定难度，且历年常考，其中，免疫缺陷病的分类和特点、继发性免疫缺陷病及获得性免疫缺陷的检测需掌握。其余内容了解即可。

由遗传或其他因素造成免疫系统发育障碍或免疫功能不全称为免疫缺陷，由此而引起的各种临床综合征称为免疫缺陷病，主要表现为免疫系统发育、分化和增生、调节和代谢异常，机体的免疫功能低下或缺陷。

一、免疫缺陷病的分类及特点

1. 分类　按病因可分为两大类。

（1）原发性免疫缺陷病：是由于机体免疫系统遗传因素或先天免疫系统发育不良而造成的免疫功能障碍所导致的疾病。可分为体液免疫缺陷（B 细胞免疫缺陷）和细胞免疫缺陷、（T 细胞免疫缺陷）、联合细胞免疫缺陷（B、T 细胞）、吞噬细胞免疫缺陷和补体生成免疫缺陷 5 类。

（2）继发性或获得性免疫缺陷病：是由于恶性肿瘤、感染、代谢性疾病、营养不良或其他疾病等因素诱发，造成的免疫功能障碍所导致的疾病。可分为继发性 T 细胞功能缺陷、继发性吞噬细胞功能缺陷、继发性低丙种球蛋白血症和继发性补体缺陷 4 类。

2. 特点　对病原体易感性：反复、严重、难治性感染；易继发自身免疫病和恶性肿瘤；有遗传倾向；临床症状、病理损伤多样。

二、原发性免疫缺陷病

原发性免疫缺陷病是免疫系统遗传因素或先天免疫系统发育不良导致的免疫功能不全而引起的疾病，常伴有其他组织器官的发育异常或畸形。

发生机制：①免疫系统遗传基因异常，如常染色体显性遗传（AD），常染色体隐性遗传（AR），或 X 连锁隐性遗传（XL）引起抗体和淋巴细胞功能异常。②吞噬细胞、补体成分缺陷致非特异性免疫功能下降。

1. 原发性 B 细胞缺陷　是由于 B 细胞发育缺陷或 B 细胞对 Th 细胞传导的信号无法产生有效的应答所致的抗体生成障碍。患者体内 Ig 水平降低，外周血 B 细胞数量减少或功能缺陷，T 细胞数量正常。主要临床表现为反复化脓性感染和肠道感染等。常见疾病如下。

（1）性联无丙种球蛋白血症：最常见的原发性 B 细胞缺陷病，为 X 性联隐性遗传，缺陷基因传给儿子，可发病；遗传给女儿，可称为携带者。因此此病常见于男性婴幼儿，又称为 Bruton 综合征或 X 性联无丙种球蛋白血症。婴儿多于出生 6 个月后发生反复化脓性细菌感染，血清中各类免疫球蛋白含量明显降低，外周血中成熟 B 细胞和浆细胞的数量几乎为零，淋巴结没有生发中心，接种疫苗不产生抗体。

（2）性联高 IgM 综合征：是一种较罕见的原发性 B 细胞缺陷病，为 X 性联隐性遗传。患者多于 1～2 岁发病，临床表现为反复化脓性感染，尤其是呼吸道感染最为常见，外周血中 IgM 水平升高，IgG、IgA、IgE 水平低下，B 细胞（mIgM）的数量正常，mIgG 和 mIgA 在 B 细胞膜上几乎没有表达。

（3）选择性 IgA 缺陷病：是最常见的体液免疫缺陷病，为常染色体显性或隐性遗传。患者一般无明显症状，或仅表现有呼吸道、消化道及泌尿道的反复感染，出现严重感染只为少数患者，自身免疫性疾病及超敏反应发病率增加。患者血清 IgA 水平异常低下（＜50mg/L），sIgA 缺乏，IgM、IgG、IgD、IgE 水平正常。

2. 原发性 T 细胞缺陷 是指 T 细胞的发生、分化受到阻碍而导致 T 功能受损的遗传性缺陷，包括 T 细胞以及其前体。常见疾病如下。

（1）先天性胸腺发育不全综合征：也称为 DiGeoge 综合征，是一种典型的 T 细胞缺陷性疾病，患儿临床表现特征为特殊面容，伴有心脏和大血管畸形，临床表现为易发生病毒、真菌、胞内寄生菌等反复感染，24 小时内新出生患儿低钙性手足抽搐。

（2）T 细胞活化和功能缺陷：T 细胞膜分子缺失或细胞信号转导分子表达异常可以导致 T 细胞活化和功能缺陷，从而影响细胞免疫功能。

3. 重症联合免疫缺陷 先天性 T、B 细胞均有分化、发育障碍，细胞免疫和体液免疫功能联合缺陷所导致的疾病。出生半年后患儿通常即表现发育障碍，死亡主要由于发生严重持续性感染。常见疾病如下。

（1）性联重症联合免疫缺陷病：属于 X 连锁隐性遗传病，约占 SCID 的 50%，患者表现为 T 细胞因发育停滞而数量明显减少，B 细胞数量正常但是功能异常，导致 Ig 血清水平降低及 Ig 类型转换障碍。

（2）腺苷脱氨酶缺乏症：为常染色体隐性遗传病，约占 SCID 的 20%，发病机制是腺苷脱氨酶（ADA）基因突变导致 ADA 缺乏，使代谢产物腺苷和脱氧腺苷分解障碍，导致 dATP 和 dGTP 在细胞内大量堆积，对早期 T、B 细胞造成毒性作用，细胞发育成熟受阻，导致 T 细胞和 B 细胞功能缺陷。

4. 原发性吞噬细胞缺陷 原发性吞噬细胞缺陷是外周血单核 - 吞噬细胞数量减少及吞噬和趋化功能障碍，临床常表现为化脓性细菌或真菌的反复感染。此类疾病主要涉及单核 - 吞噬细胞及中性粒细胞。常见疾病如下。

（1）原发性中性粒细胞缺乏症：按中性粒细胞数量的减少程度，临床上可将其分为粒细胞减少症和粒细胞缺乏症，前者外周血中性粒细胞数低于 1.5×10^9/L，后者外周血中性粒细胞数几乎为零。发病机制是由于粒细胞集落刺激因子 (G-CSF) 基因突变而导致粒细胞分化受阻。患儿多于出生后 1 个月内即开始发生各种反复的细菌感染。

（2）白细胞黏附缺陷（LAD）：为常染色体隐性遗传，受损细胞移动、趋化、黏附和内摄功能均降低。分为 LAD-1 和 LAD-2 两种，临床表现为反复的化脓性细菌感染。

（3）慢性肉芽肿病（CGD）：多属于性联隐性遗传，少数为常染色体隐性遗传。吞噬细胞呼吸爆发受阻，不能产生有氧杀菌物质。患者表现为反复化脓性感染，皮肤、淋巴结、肝、肺、骨髓等器官可出现慢性化脓性肉芽肿或同时伴有瘘管形成。

5.原发性补体系统缺陷　多数为常染色体隐性遗传，是最少见的原发性免疫缺陷病。补体系统中几乎所有成分都可能发生缺陷。临床上以感染多见，伴有类风湿、SLE。常见疾病如下。

（1）遗传性血管神经性水肿：是最常见的补体缺陷病。其发病是由于 C1 抑制因子（C1INH）基因缺陷所致。临床表现为反复发作的皮肤及黏膜水肿，若水肿发生于咽喉则可导致窒息死亡。

（2）阵发性夜间血红蛋白尿：是由于基因缺陷导致红细胞不能与补体调节成分 DAF 和 MAC 抑制因子结合，使红细胞对补体介导的溶血敏感。临床表现主要为慢性溶血性贫血、全血细胞减少及静脉血栓形成，晨尿中可检出血红蛋白。

三、继发性免疫缺陷病

继发性免疫缺陷病是由于后天因素造成的，通常继发于某些疾病或使用某些药物后所导致的免疫系统暂时性或持久性损害的一类免疫缺陷性疾病。根据免疫系统功能受损类型的不同，可以分为继发性 T 细胞功能缺陷、继发性吞噬细胞功能缺陷、继发性低丙种球蛋白血症和补体缺陷。

1.继发性免疫缺陷的常见原因

（1）肿瘤：恶性肿瘤，特别是淋巴系统的恶性肿瘤常可以进行性抑制患者的免疫功能。

（2）感染性疾病：病毒、细菌、真菌、原虫等感染通常可以引起机体免疫功能减退，以 HIV 感染所导致的艾滋病最为严重。

（3）营养不良：是引起继发性免疫缺陷病最为常见的原因。各类营养物质或微量元素摄入不足，均可影响免疫细胞的发育和成熟，导致不同程度的免疫功能减退。

（4）药物：长期使用免疫抑制剂、大剂量抗生素、抗肿瘤药物等均可降低免疫功能。

（5）其他：手术、创伤、电离辐射、脾切除等均可以引起免疫功能减退。

2.获得性免疫缺陷综合征　获得性免疫缺陷综合征（AIDS）又称为艾滋病，是由人类免疫缺陷病毒（HIV）感染引起，临床以 CD4$^+$T 细胞减少为主要特征，同时伴有反复机会感染、恶性肿瘤及中枢神经系统退行性病变。

（1）病原学：HIV 是 AIDS 的病因。HIV 分为 HIV-1 和 HIV-2 两型，前者感染呈全球分布，后者主要局限于西非地区。

成熟的 HIV 病毒颗粒直径为 100～120nm，由病毒核心和外膜组成。病毒内部为 20 面体对称的核衣壳，核心为圆柱状，含有病毒 RNA、反转录酶和核心蛋白（p24、p17）。

HIV 包膜上嵌有病毒编码的刺突状结构的糖蛋白，其中 gp120 和 gp41 与 HIV 入侵宿主细胞有关。

HIV 在体内增殖速度很快，且易发生变异，容易逃避宿主免疫系统的作用。

（2）致病机制

①HIV 进入机体后，通过其包膜上的 gp120 与靶细胞表面的 CD4 分子高亲和性结合，再由 gp41 插入细胞膜，介导病毒包膜与靶细胞膜融合。

②宿主受到微生物感染、细胞因子等刺激时，受感染的靶细胞转录因子 NF-κB 和 SP1 被激活，启动病毒复制，最终导致靶细胞死亡。

③同时机体内抗 HIV 抗体和特异性 CTL 攻击靶细胞，使 CD4$^+$T 细胞进行性减少，导

致患者全身性、渐进性细胞免疫功能下降。

（3）免疫学特征

①$CD4^+$ T 细胞数量显著减少，$CD4^+/CD8^+$比例倒置，低于 0.5。

②Th_1细胞与 Th_2 细胞平衡失调，潜伏期 Th_1 细胞占优势，分泌 IL-2 刺激 $CD4^+$T 细胞增殖，AIDS 期 Th_2 细胞占优势，分泌 IL-4 和 IL-10 抑制 Th_1 功能，同时减弱 CTL 的细胞毒效应。

③抗原提呈细胞功能降低，HIV 侵犯巨噬细胞和树突细胞后，损伤其趋化、杀菌和处理抗原能力，同时引起细胞表面 MHC Ⅱ 类分子表达降低，抗原提呈能力下降。

④B 细胞功能异常，表现为多克隆激活、高 Ig 血症，并可产生多种自身抗体，这是由于 gp120 属于超抗原，能激活多克隆 B 细胞所致。

（4）临床特点：HIV 感染初期多无症状或仅表现为流感样症状，潜伏期一般 6 个月至 4～5 年，随后可出现 AIDS 相关症状，患者表现为持续发热、体重减轻、腹泻、全身淋巴结肿大等。

AIDS 三大典型症状如下。

①机会性感染：是 AIDS 患者死亡的主要原因，常见引起机会感染的病原体是卡氏肺孢子菌和白色念珠菌，其他有带状疱疹病毒、巨细胞病毒、隐球菌等。

②恶性肿瘤：AIDS 患者常易伴发 Kaposi 肉瘤及恶性淋巴瘤，也是导致其死亡的常见原因。

③神经系统损害：约 60% 的 AIDS 患者可出现 AIDS 痴呆症。

四、免疫缺陷病检验

1. B 细胞缺陷的检测

（1）免疫球蛋白的检测：免疫球蛋白的浓度与 B 细胞数量和质量相关，可反映 B 细胞缺陷与否。

判断体液免疫性缺陷病时应该注意以下方面。

①患者多为婴幼儿，应当注意其免疫球蛋白的生理水平及变化规律。

②对于免疫球蛋白水平略低于正常值下限者，应当在一段时间内反复多次测定，才能判断其是否有体液免疫缺陷。

（2）同种血型凝集素的测定：同种血型凝集素，即 ABO 血型抗体，通常，除了婴儿和 AB 型血以外，其他所有人均应有 1∶8 抗 A 或 1∶4 抗 B 或者更高的天然抗体滴度，这种天然抗体属于 IgM。对 Bruton 症、重症联合免疫缺陷病及选择性 IgM 缺陷症可用此法进行判定。

（3）特异性抗体产生能力测定：正常人接种疫苗或菌苗后 5～7 天即可产生特异性抗体（IgM），若再次免疫则会使抗体滴度更高（IgG）。因此，在接种疫苗后检测外周血中抗体产生情况也是一种判断体液免疫缺陷的有效方法。

（4）噬菌体试验：正常人甚至是新生儿，均可在注入噬菌体以后 5 天内将其全部清除；而抗体形成缺陷者清除噬菌体的时间则明显延长。

（5）B 细胞表面膜免疫球蛋白（SmIg）的检测：SmIg 是 B 细胞最有特征性的表面标志。检测 SmIg 可以测算 B 细胞的数量，还可以根据 SmIg 的类别来判断 B 细胞的成熟情况。

（6）CD 抗原检测：B 细胞表面存在着 CD10、CD19、CD20、CD22 等抗原，检测这些 B 细胞标志可以了解 B 细胞数量、亚型及分化情况。

2.T 细胞缺陷的检测

（1）皮肤试验：主要检测 T 细胞的迟发型超敏反应能力。常用的皮试抗原均为易于在自然环境中接触到而致敏的物质。

应该几种抗原同时试验，有 3 种以上抗原阳性者为正常，少于 2 种阳性或者在 48 小时反应直径＜ 10mm 者，则提示存在免疫缺陷或反应性降低。

2 岁以内的儿童可能因接触抗原较少未曾致敏而出现阴性反应，因此在判断时只要有一种抗原出现阳性，即可说明 T 细胞功能正常。

（2）T 细胞总数及其亚群检测：T 细胞在外周血中占 60%～ 80%，当其绝对值＜ $1.2×10^9$/L 时，提示有细胞免疫缺陷可能。

T 细胞按其功能不同分为许多亚群，如 $CD4^+$ T 细胞、$CD8^+$ T 细胞等。正常情况下，外周血中 $CD4^+$ T 细胞约占 70%，$CD8^+$ T 细胞约占 30%。

（3）T 细胞增殖反应试验：通常用 PHA 刺激淋巴细胞，观察其增殖和转化能力来反映机体的细胞免疫功能。

T 细胞缺陷患者会表现增殖应答能力降低，且增殖低下程度与免疫受损程度一致。出生一周以后的新生儿若出现对 PHA 的刺激反应，就可以排除严重的细胞免疫缺陷的可能。

3.吞噬细胞缺陷的检测　吞噬细胞包括单核细胞、巨噬细胞和中性粒细胞，其缺陷可表现为细胞数量减少和功能缺陷，包括细胞吞噬能力、胞内杀菌作用、趋化运动减弱或消失等。

（1）白细胞计数：外周血中性粒细胞＜ $1.5×10^9$/L（成人＜$1.8×10^9$/L）时，可认为是中性粒细胞减少症，可导致严重感染，在排除外来因素的情况下，应考虑是遗传因素的作用。

（2）趋化功能检测：常采用滤膜渗透法判断白细胞趋化功能。对于家族性白细胞趋化缺陷症和吞噬细胞功能缺陷等疾病有诊断价值。

（3）吞噬和杀伤试验：检测白细胞或单核细胞对细菌的吞噬和杀伤情况，用吞噬率和杀伤率表示。

慢性肉芽肿患者由于吞噬细胞缺少过氧化物酶而无法杀菌，表现为吞噬率正常，但杀菌率显著降低。

（4）硝基四氮唑蓝（NBT）还原试验：检测中性粒细胞的胞内杀菌能力。正常 NBT 阳性细胞在 5%～ 10%，低于 5% 表明杀菌能力降低，可用于检测慢性肉芽肿病和 6– 磷酸葡萄糖脱氢酶缺乏症。

4.补体系统缺陷的检测　一般认为 CH50、C1q、C4、C3 和 B 因子等几项检测可以大致反映补体缺陷的情况，C1 酯酶抑制物的测定可协助诊断遗传性血管神经性水肿。

5.获得性免疫缺陷病的检测

（1）HIV 抗原检测：感染 HIV 后，血液中最先出现 HIV 的核心抗原 p24，持续 4～ 6 周后消失，常用 ELISA 法、化学发光法检测该抗原，以确定是否为 HIV 感染。

（2）HIV 抗体检测：感染 HIV 2～ 3 个月后可出现抗体，并可持续终身，是 HIV 感染的重要标志。

HIV 抗体检测分为初筛和确证试验，初筛试验常用 ELISA 法、胶乳凝集法、免疫胶体金层析法、化学发光法。确证试验主要用免疫印迹试验。

确证试验判断标准如下。

HIV 阳性：gp41/gp120/gp160 至少出现两条膜带或至少一条膜带与 p24 条带同时出现。

HIV 阴性：无特异性条带出现。

HIV 可疑：出现特异性条带，但类型不足以确认阳性者。

（3）CD4$^+$T 细胞计数：HIV 感染对免疫系统的损伤主要表现为 CD4$^+$T 细胞数量减少以及 CD4$^+$T 细胞 /CD8$^+$T 细胞比例失调。因此 CD4$^+$T 细胞计数是反映 HIV 感染者免疫系统损害状态的最明确指标。

当 CD4$^+$T 细胞低于 500/μl 时，则易患机会性感染；低于 200/μl 时，则会发生 AIDS。

（4）病原学检测：病原学检测是指直接从 HIV 感染者体内分离出病毒或检测出 HIV 组分。目前多采用分子生物学技术从患者外周血单个核细胞、骨髓细胞或血浆中检测出 HIVcDNA、HIVRNA 等。

第二十七单元　肿瘤免疫与免疫学检验

【复习指南】本单元内容有一定难度，且历年常考，其中，肿瘤标志物是重点内容，需熟练掌握；肿瘤患者免疫状态的检测及临床意义需掌握；其余内容了解即可。

肿瘤免疫学是一门研究肿瘤抗原的性质、机体对肿瘤产生的免疫应答、机体的免疫功能与肿瘤发生、发展之间的相互关系以及肿瘤免疫学诊断和免疫学防治的科学。

肿瘤免疫学检验是指通过免疫学方法对肿瘤进行辅助诊断、疗效观察及复发监测，以及对患者的免疫功能状态的评估。

一、肿瘤抗原

肿瘤抗原是指在肿瘤的发生、发展过程中出现的或者过度表达的抗原物质。机体产生肿瘤抗原的可能机制为：①基因突变；②细胞癌变过程使某些原本不表达的基因被激活；③抗原合成过程发生异常；④胚胎时期的抗原或分化抗原的异常或异位表达；⑤某些基因产物的过度表达；⑥外源性基因的表达。

1. 根据肿瘤抗原的特异性分类

（1）肿瘤特异性抗原（TSA）：只表达于肿瘤细胞，而不表达于正常细胞。

（2）肿瘤相关性抗原（TAA）：并非肿瘤细胞特有，正常组织或者细胞也可以表达，但此类抗原在癌变细胞上的表达水平要远远超过正常细胞。

2. 根据肿瘤抗原产生机制分类

（1）理化因素诱发的肿瘤抗原。

（2）病毒诱发的肿瘤抗原。

（3）自发性肿瘤抗原。

（4）正常细胞成分的异常表达。

①分化抗原。

②过度表达的抗原。

③胚胎抗原。

④细胞突变产生的独特型抗原。

二、机体抗肿瘤的免疫学效应机制

机体抗肿瘤的免疫学效应机制主要包括非特异性免疫及特异性免疫。对于免疫原性较强的肿瘤，通常是特异性免疫应答起主要作用，而对于免疫原性较弱的肿瘤，则非特异性免疫应答具有更重要的意义。

1. 抗肿瘤的细胞免疫机制　细胞免疫机制在机体的抗肿瘤效应中发挥最主要的作用，参与抗肿瘤免疫的细胞主要包括 T 细胞、巨噬细胞、NK 细胞和树突状细胞等。

2. 抗肿瘤的体液免疫机制　免疫系统针对肿瘤抗原产生体液免疫应答，生成抗肿瘤抗原的特异性抗体，发挥抗肿瘤作用。但是与细胞免疫效应相比，体液免疫并非抗肿瘤的主要的效应机制。

三、肿瘤免疫学检验

肿瘤免疫学检验是指用免疫学的方法来检测肿瘤抗原、抗体等肿瘤标志物，评价肿瘤患者的免疫功能状态，对于肿瘤诊断、病情观察、疗效及预后评价具有重要价值。

（一）肿瘤标志物

1. 肿瘤标志物的概述

（1）肿瘤标志物的定义：肿瘤标志物是指肿瘤在发生和增殖的过程中，由肿瘤细胞产生的或者是由机体对肿瘤细胞反应而产生的，可以反映肿瘤存在和生长的一类物质，包括蛋白质、激素、酶、多胺及癌基因产物等。肿瘤抗原可以是肿瘤标志物，但肿瘤标志物不一定是肿瘤抗原。

理想的肿瘤标志物应具有以下特性。

①灵敏度高，使肿瘤能早发现，早诊断。

②特异性好，即恶性肿瘤患者为阳性，非恶性肿瘤患者为阴性。

③具有器官特异性，以对肿瘤进行定位。

④与病情严重程度、肿瘤大小或分期有相关性。

⑤可以监测肿瘤的治疗效果。

⑥可以监测肿瘤的复发。

⑦可以预测肿瘤的预后。但至今没有任何一种肿瘤标志物可以完全满足上述要求。

（2）肿瘤标志物的分类

①胚胎抗原类：如 AFP、CEA 等。

②糖链抗原类：如 CA125、CA15-3、CA19-9 等。

③激素类：如小细胞肺癌可以分泌促肾上腺皮质激素（ACTH），降钙素患甲状腺髓样癌时升高，hCG 患绒毛膜细胞癌时明显升高。

④酶和同工酶类：如 GGT 患肝癌时会升高，PAP 患前列腺癌时会升高。

⑤蛋白质类：在肿瘤发生时 β_2 微球蛋白、铁蛋白等会升高；多发性骨髓瘤时可检测到本 - 周蛋白阳性，是临床常用的肿瘤标志物。

⑥癌基因产物类：癌基因表达的蛋白也可作为肿瘤标志物，如 ras 基因蛋白、p53 抑癌基因蛋白、myc 基因蛋白等。

（3）影响血液和其他体液中肿瘤标志物浓度的因素

①肿瘤的大小及肿瘤细胞的数目。

②肿瘤细胞合成及分泌肿瘤标志物的速度。

③肿瘤组织血液供应的好坏。

④肿瘤细胞是否有坏死及坏死的程度。

⑤肿瘤细胞的分化程度及肿瘤的分期。

⑥肿瘤细胞是否表达及合成肿瘤标志物。

⑦肿瘤标志物在体内降解和排泄的速度。

（4）肿瘤标志物的临床应用

①高危人群的筛查。

②肿瘤的辅助诊断：如 AFP 对肝癌、hCG 对绒毛膜细胞癌、PSA 对前列腺癌、本周蛋白对多发性骨髓瘤的诊断等有重要参考价值。

③肿瘤的治疗效果评价。

④肿瘤的复发监测及预后判断。

2.常见肿瘤标志物

（1）胚胎抗原类肿瘤标志物

①甲胎蛋白（AFP）：是胎儿发育早期，由肝和卵黄囊合成的一种血清蛋白，胎儿出生不久后即逐渐消失，通常成人血清中的 AFP 含量极低。

AFP 含量明显升高见于以下几种情况。

a.原发性肝癌，患者血清 AFP 常＞ 300μg/L，部分患者 AFP 始终不升高。

b.病毒性肝炎与肝硬化，患者血清 AFP 可有不同程度的增高，但通常在 300μg/L 以下。

c.胚胎肿瘤和生殖系统肿瘤，如畸胎瘤、睾丸癌等。

d.妊娠，妇女妊娠开始 3 个月后，血清 AFP 含量即开始升高，在 7～8 个月时达到高峰，通常在 400μg/L 以下，分娩 3 周后恢复正常。若孕妇血清中 AFP 异常升高，则应考虑有胎儿神经管缺损畸形的可能性。

②癌胚抗原（CEA）：是一种结构复杂的可溶性糖蛋白，主要存在于成人的癌组织及胎儿的胃肠道组织中，故名癌胚抗原。正常情况下，血清 CEA ＜ 5.0μg/L。

血清 CEA 升高主要见于以下几种情况。

a.结肠癌、直肠癌、乳腺癌、肺癌、胃癌及转移性肝癌等，其他恶性肿瘤也有不同程度的阳性率。

b.肠道息肉、憩室炎、结肠炎、胰腺炎、肝硬化、肝炎和肺部疾病等也有不同程度的升高，但阳性率较低。

c.吸烟人群中约有 33% 的人血清 CEA ＞ 5.0μg/L。

（2）糖链抗原类肿瘤标志物

① CA15-3：是一种乳腺癌相关抗原，对乳腺癌的诊断及术后随访有一定的价值。血清 CA15-3 升高主要见于以下几种情况。

a.乳腺癌，但在乳腺癌早期阳性率较低，约为 30%，转移性乳腺癌阳性率可达 80%。

b.其他恶性肿瘤，如肺癌、胰腺癌、结肠癌、卵巢癌、子宫颈癌、原发性肝癌等也会有不同程度的阳性率。

c.在肝、肺、胃肠道、乳腺、卵巢等的非恶性肿瘤疾病中，阳性率一般低于 10%。

② CA125：是一种卵巢癌相关抗原。存在于卵巢癌上皮组织和患者的血清中，正常情况下，血清 CA125 ＜ 35kU/L。

血清 CA125 升高主要见于以下几种情况。

a. 卵巢癌。手术和化疗有效者血清 CA125 水平很快下降，如果有复发，血清 CA125 可，先于临床症状出现之前升高。因此，CA125 是观察疗效以及判断有无复发的良好指标。

b. 其他非卵巢恶性肿瘤也有一定的阳性率，如乳腺癌、胰腺癌、肺癌、胃癌、结肠直肠癌，以及其他妇科肿瘤等。

c. 非恶性肿瘤，如子宫内膜异位症、盆腔炎、胰腺炎、卵巢囊肿、肝炎、肝硬化等疾病也可有不同程度升高，诊断时应注意鉴别。

d. 妊娠早期，血清 CA125 也有所升高。

③CA19-9：是一种与胰腺癌、胆囊癌、胃癌和结肠癌相关的肿瘤标志物，又称为胃肠癌相关抗原。胚胎期间的胎儿的胰腺、胆囊、肝、肠等一些组织也存在这种抗原，但正常人体组织中含量很微。正常情况下，血清 CA19-9 < 37kU/L。

血清 CA19-9 升高主要见于以下几种情况。

a. 胰腺癌、胆囊癌、胆管壶腹癌，血清 CA19-9 水平明显升高，特别是胰腺癌晚期患者，血清 CA19-9 浓度可以达到 40 万 kU/L，是重要的辅助诊断指标。

b. 胃癌阳性率约 50%，结肠癌阳性率约 60%。

c. 急性胰腺炎、胆汁淤积性胆管炎、胆囊炎、肝炎、肝硬化等疾病，CA19-9 也可有不同程度的升高，应注意与恶性肿瘤进行鉴别。

（3）酶类肿瘤标志物

①前列腺特异性抗原（PSA）：是由前列腺上皮细胞分泌的一种蛋白酶。正常人血清内含量极微，在前列腺癌时，由于正常的腺管组织遭到破坏，血清中 PSA 含量升高。临床上测定的总 PSA（t-PSA），包括血清中 f-PSA 和 c-PSA。正常参考区间：血清 t-PSA < 4.0μg/L，f-PSA < 0.8μg/L，f-PSA/t-PSA > 25%。

血清 PSA 升高见于以下几种情况。

a. 前列腺癌，但约 25% 已明确诊断为前列腺癌的患者，其 PSA 水平正常；而约 50% 的良性前列腺疾病患者 PSA 水平升高。

b. 前列腺肥大，前列腺炎及泌尿生殖系统的疾病，也可见血清 PSA 水平升高，因此当 PSA 为 4.0 ～ 10.0μg/L 的灰区时，需要进行 f-PSA 和 f-PSA/t-PSA 比值的测定，若 t-PSA、f-PSA 同时升高，而且 f-PSA/t-PSA 比值降低至 < 10% 时，则要考虑有前列腺癌的可能，需进行前列腺穿刺活检来明确诊断。

c. 在采集患者的血标本前进行直肠指诊、前列腺按摩、导尿等，将会导致血清 PSA 升高，应注意避免。

②神经元特异性烯醇化酶（NSE）：是烯醇化酶的一种同工酶。这种酶在正常人脑组织中含量最高，起源于神经内分泌细胞的肿瘤组织也有异常表达。正常情况下，血清 NSE < 15pg/L。

血清 NSE 升高见于以下几种情况。

a. 小细胞肺癌（SCLC），NSE 水平明显高于肺腺癌、鳞癌、大细胞肺癌等非小细胞肺癌（NSCLC），可用于鉴别诊断，以及监测小细胞肺癌放疗、化疗后的治疗效果。

b. 神经母细胞瘤患者血清 NSE 水平异常增高，而 Wilms 瘤则升高不明显，因此测定

NSE 的水平可用于这两种疾病的诊断和鉴别诊断。

c. 神经内分泌细胞肿瘤，如嗜铬细胞瘤、甲状腺髓样瘤、胰岛细胞瘤、黑色素瘤、视网膜母细胞瘤等血清 NSE 也可升高。

d. NSE 也存在于正常红细胞中，标本溶血可影响测定结果，因此采血时应特别注意避免溶血。

③ α-L- 岩藻糖苷酶（AFU）：是一种溶酶体酸性水解酶，广泛分布于人体各种细胞的溶酶体，以及血液和体液中，正常情况下，血清 AFU < 420 μmol/L。

血清 AFU 升高见于以下几种情况。

a. 原发性肝癌患者血清中 AFU 活性明显升高，且 AFU 活性与 AFP 浓度无相关性，AFP 阴性的肝癌患者中 AFU 也可见升高，特别是小肝癌患者，血清 AFU 阳性率显著高于 AFP。因此，两者联合检测有着较好的互补作用。

b. 其他恶性肿瘤，如肺癌、乳腺癌、结肠癌、子宫颈癌等也可见升高。

c. 慢性肝炎、肝硬化患者中有部分病例血清 AFU 升高，随病情好转可见 AFU 下降，动态监测 AFU 有助于与肝癌进行鉴别。

d. 妊娠期间，AFU 可升高，但分娩后迅速下降。

（4）激素类肿瘤标志物

① 人绒毛膜促性腺激素（hCG）：是一种由胎盘滋养层细胞分泌的糖蛋白类激素，正常妇女在受孕后 9 ~ 13 天 hCG 即可有明显升高，是监测早期妊娠的重要指标。在异常情况下，恶性肿瘤细胞也可产生 hCG。正常情况下，血清 hCG < 5U/L。

血清 hCG 升高见于以下几种情况。

a. 生殖细胞肿瘤和滋养层肿瘤，如精原细胞睾丸癌、葡萄胎、绒毛膜细胞癌等，特别是绒毛膜细胞癌，hCG100% 升高，可达 100 万 U/L。胚胎性肿瘤除了 hCG 升高外，AFP 也可呈阳性。

b. 其他恶性肿瘤，如乳腺癌、肺癌、胃肠道癌、胰腺癌等也可见升高，但阳性率较低。

c. 良性疾病，如卵巢囊肿、子宫内膜异位症等 hCG 也可见增高。

② 降钙素（CT）：血清降钙素升高见于以下几种情况。

a. 甲状腺髓样癌，其他肿瘤如肺癌、胰腺癌、乳腺癌等也可见升高。

b. 肾衰竭患者血清降钙素常升高。

c. 由于降钙素在血液中的半衰期很短，约为 10 分钟，因此样本收集后应及时处理，并冷冻保存。

（5）蛋白质类肿瘤标志物

① β₂ 微球蛋白（β₂M）：在恶性肿瘤、淋巴瘤、骨髓瘤及肾疾病时，血清和尿中的 β₂M 升高，可以作为评估肾功能及肿瘤病情变化的监测指标。正常参考区间：血清 < 2.4mg/L；尿 < 320μg/L。

血清 β₂M 升高见于以下几种情况。

a. 恶性肿瘤，如肝癌、肺癌、胃癌、结肠直肠癌、非霍奇金淋巴瘤、多发性骨髓瘤、慢性淋巴细胞白血病等，血清 β₂M 有明显升高，尿中 β₂M 也可增高。

b. 肾疾病，如急慢性肾盂肾炎、肾小管重金属中毒性损害、肾小管药物性损害（庆大霉素、卡那霉素、多黏菌素）、先天性肾小管酸中毒等，尿中 β_2M 可升高。

c.肾移植发生排斥反应时，尿中 β_2M 可升高。

d.免疫性疾病，如系统性红斑狼疮、类风湿关节炎、干燥综合征、艾滋病等，血清 β_2M 可升高。

②铁蛋白（ferritin，Fer）：癌细胞具有较强的合成铁蛋白的能力，因此检测铁蛋白也可协助对肿瘤的诊断和预后估计。

血清铁蛋白升高见于以下几种情况。

a.各种恶性肿瘤，如淋巴瘤、白血病、胰腺、肝或肺的实体肿瘤及乳腺癌复发或转移时。

b.各种炎症感染、反复输血、急性心肌梗死等情况，血清铁蛋白增加，肝硬化、坏死及其他慢性肝病由于铁蛋白释放增加，血清铁蛋白也增加。

3.肿瘤标志物检测的注意事项

（1）标本采集：血液标本的正确采集和保存是保证肿瘤标志物测定结果准确的首要条件。

（2）检测方法和试剂。

（3）肿瘤标志物检测的干扰因素：①携带污染；②钩状效应；③嗜异性抗体。

4.肿瘤标志物的联合应用　一种肿瘤可以有多种肿瘤标志物，不同的肿瘤或同种肿瘤不同组织类型也可有相同的肿瘤标志物，在不同的患者体内，肿瘤标志物的种类和含量的变化也较大。同时，单独检测一种肿瘤标志物，也可能会因为测定方法的敏感性不够而出现假阴性。因此，联合检测多种肿瘤标志物也有助于提高检出的阳性率。

（二）肿瘤患者免疫功能状态的检测及临床意义

肿瘤的发生与机体免疫功能状态，特别是机体的细胞免疫功能状态密切相关。检测肿瘤患者的免疫功能对了解病情、评价疗效，以及判断肿瘤的发展及预后有着重要价值。一般而言，免疫功能正常者预后常较好；晚期肿瘤或已有广泛转移者免疫功能常明显降低；肿瘤缓解期免疫功能骤然降低者，提示有着复发的可能。

第二十八单元　移植免疫及其免疫检测

【复习指南】本单元内容有一定难度，考试频率不高，其中，组织配型部分的内容需掌握；其余内容了解即可。

移植是将健康细胞、组织或器官从某一个体（或部位）植入另一个体（或部位），用以替代或补偿机体丧失的结构和功能的现代医疗手段。被移植的细胞、组织或器官称为移植物，提供移植物的个体称为供体，接受移植物的个体称为受体或宿主。

根据移植物来源的不同，移植可分为4类。自体移植指移植物来源于宿主自身，不产生排斥反应，如烧伤后植皮。同系移植指遗传基因完全相同的个体间的移植，如同卵双生间移植和同种纯系动物间的移植，一般不会发生排斥反应。同种（异体）移植是指同种不同基因型个体之间的移植，是临床最常见的移植类型，一般会引起不同程度排斥反应，反应强度与供受者间遗传背景差异呈正相关。异种移植指不同种属间的移植。根据移植部位的不同，移植可分为原位移植和异位移植。根据移植物种类的不同，移植分为器官移植、支架组织移植和细胞移植。

一、引起排斥反应的靶抗原

1. 主要组织相容性抗原 人类的主要组织相容性抗原即人类白细胞抗原（HLA）是由主要组织相容性复合体（MHC）编码的表达在组织细胞表面的抗原，引发不同个体间器官或组织细胞发生移植排斥反应的主要成分。

按照分子结构和分布的不同将 HLA 分子分 3 类。

（1） **Ⅰ 类分子包括 HLA–A、HLA–B 和 HLA–C 位点抗原分子**，广泛存在于各种组织和有核细胞中。

（2） **Ⅱ 类分子包括 HLA–DP、HLA–DQ 和 HLA–DR 位点抗原分子**，存在于 B 细胞、巨噬细胞和活化 T 细胞中。

（3） Ⅲ 类分子产生补体系统一些因子，包括 C_2 和 C_4 位点。

目前认为 **HLA–DR 位点抗原分子**对移植排斥最为重要，其次为 **HLA–A、HLA–B、HLA–DQ 和 HLA–DP 位点抗原分子**，而 **HLA–C 位点抗原分子**在移植免疫过程中没有明显作用。

2. 其他组织相容性抗原 除了 MHC 编码的主要组织相容性抗原（MHA）外，引发移植排斥反应相关的组织相容性抗原还包括了 mHA、ABO、LewisIi、Kidd 等血型抗原和白细胞的特有抗原及组织特异性抗原，如血管内皮细胞特异性抗原、肾特异性抗原、肝特异性抗原等。

（1）次要组织相容性抗原（mHA）：在供受者 HLA 完全配型情况下发生轻度、缓慢的移植排斥反应，与个体间存在的 mHA 有关，mHA 是相对于主要组织相容性抗原的，但在某些组织或器官移植时也同样发挥重要作用，特别是骨髓移植。

（2）ABO 血型抗原系统：ABO 血型抗原是红细胞膜表面表达的一类糖蛋白，是一种重要的移植抗原，ABO 血型抗原具有广泛的组织分布性，进行器官移植时，应力求供、受体间 ABO 血型的一致。

（3）组织特异性抗原：组织特异性抗原是一类特异性表达于各种器官、组织、细胞上的抗原系统，不同的组织器官有着不同的组织特异性抗原。

二、排斥反应的类型及发生机制

移植排斥反应的发生是以受供体间组织细胞上表达的 HLA 及其组织相容性抗原的差异为基础的，受者机体针对移植物抗原产生免疫应答，导致移植物功能丧失或者受者机体受到损害的过程。根据排斥反应发生的时间、免疫损伤机制和组织病理改变等，排斥反应可分为超急性、急性和慢性排斥反应。

1. 超急性排斥反应 超急性排斥反应是指血管化移植器官在血液循环恢复后短则数分钟长则到 24 ～ 48 小时发生的不可逆的体液排斥反应。其机制为预存于受体内的抗供者组织抗原的抗体，与相应移植抗原结合后，最初是活化补体继而通过活化血小板黏附和聚集，引起出血、水肿和血管内血栓形成等病理改变，导致移植器官缺血性坏死。超急性排斥反应的特点是发生迅速、反应强烈、不可逆转。诸如 ABO 血型不符、多次妊娠、反复输血或接受过器官移植的受者及移植物保存或处理不当导致灌注不畅或缺血时间过长等其他原因。

2. 急性排斥反应 发生在移植后数周到数月内，在同种移植中急性排斥反应最常见，发生迅速，临床表现多有发热、移植部位胀痛以及移植器官功能减退等，如及早使用免疫抑制药治疗，多可缓解。根据排斥反应的病理特点，可分为急性体液排斥反应和急性细胞排斥反应。

急性体液排斥反应与超级排斥反应不同，不引起血栓，而是导致移植组织或器官的血管炎。其病程进展迅速，多数病例免疫抑制剂治疗效果较差或无效，往往被迫切除移植物。

急性细胞排斥反应的病理特征以移植组织或器官实质性损伤为主，伴有淋巴细胞和巨噬细胞浸润。

3. 慢性排斥反应　慢性排斥反应一般发生于移植后数月至数年，病程进展缓慢，是影响移植器官长期存活的主要原因。正常组织结构的丧失和纤维化是此类排斥反应的病理特征。血管壁细胞浸润、间质纤维化及瘢痕形成，有时伴有血管硬化性改变，导致移植器官功能进行性丧失。

引起慢性排斥反应的因素有免疫因素和非相关因素，即①免疫因素：T 细胞、巨噬细胞介导的迟发型超敏反应免疫损伤；B 细胞产生的抗体激活补体或者通过 ADCC 破坏血管内皮细胞；急性排斥反应反复发作导致移植物组织退行性变。②非免疫相关因素，如局部缺血 - 再灌注损伤、微生物感染等。

慢性排斥反应进展缓慢，但对免疫抑制疗法不敏感，免疫抑制治疗无明显效果，目前尚无特异性治疗方法，通常需要重新进行器官移植。

4. 移植物抗宿主反应　上述 3 类属于受体对供体的排斥反应，即宿主抗移植物反应（HVGR）。移植物抗宿主反应（GVHR）多发生于同种骨髓移植者，也可见于脾、胸腺和小肠移植。由于受者的免疫功能常极度低下，因而对供者移植物中的免疫细胞不能识别应答处于免疫无能，移植物中丰富的免疫活性细胞在受者骨髓内生长，以宿主细胞为抗原，对其发生免疫应答，攻击受者而产生移植物抗宿主反应。

三、HLA 分型

1. 血清学分型法　血清学分型法，是应用一系列已知的抗 HLA 特异性标准分型血清和待测淋巴细胞混合，依靠补体的生物学作用介导细胞裂解的细胞毒试验。

2. 细胞学分型法　细胞学分型法，是以混合淋巴细胞培养（MLC）或者称为混合淋巴细胞反应（MLR）为基本技术的 HLA 分型法。

MLC 又有单向和双向之分。

（1）单向 MLC：单向 MLC 分为阳性分型法和阴性分型法，HLA-D 可以用阴性和阳性分型法检测，而 HLA-DP 抗原只能用阳性分型法检测。

（2）双向 MLC：双向 MLC 不能够判断型别，只能说明供、受体之间 HLA 抗原的配合程度，双向 MLC 的强度与两个体之间 HLA 抗原的差异成正比，进行器官或细胞移植时，应当选择 MLC 最弱者为供体。

3. 分子生物学分型法

（1）RFLP 与 PCR-RFLP 分型法：限制性片段长度多态性（RFLP）分析，是最早建立的研究 HLA 多态性的 DNA 分型技术。

若对 DNA 片段进行体外扩增，再用限制性内切酶进行酶切分析，则可使限制性长度分析的敏感性大大增加，称为 PCR-RFLP 分型法。

（2）PCR-SSO 分型法：序列特异性寡核苷酸 - 聚合酶链反应（PCR-SSO）是 PCR 与杂交相结合，从而对扩增产物作出 HLA 型别判断的技术。

（3）PCR/SSP 分型法：该方法应用设计好的一套 HLA 等位基因的序列特异性引物（SSP），对待测 DNA 进行 PCR 扩增，从而获得 HLA 型别特异性的扩增产物。

（4）PCR-SSCP 分型法：单链构象特异性 - 聚合酶链反应（PCR-SSCP），是以待测基因的 PCR 扩增为基础，对扩增的 DNA 单链（ssDNA）进行分型的 HLA 分型方法。

（5）SBT 分型法：基于序列的 HLA 分型法（SBT），可通过扩增后的 HLA 基因片段进行核酸序列测定以判断 HLA 型别。

四、常见的组织或器官移植

1. 肾移植　肾移植是临床开展最早、应用最多、效果最好的一种器官移植。

（1）组织配型在肾移植中的应用：在临床实际工作中，供肾的选择应遵循以下原则。

①以 ABO 血型完全相同者最好，至少能够相容。

②选择最佳 HLA 配型的供者器官，但由于复杂的 HLA 抗原系统，很难选择到完全匹配的肾。

（2）肾移植受者的疗效监测：肾移植的疗效监测，主要依赖于受者免疫状态的检测。临床观测的项目包括以下几个。

① T 细胞总数、CD4/CD8 比值和 IL-2 及其受体的检测，以帮助判断排斥反应的发生和评估免疫抑制剂的治疗效果。

②组织活检观察肾组织炎症细胞的浸润情况或 CsA 中毒情况，以预测排斥反应的发生及调整用药剂量。

③选用 RIA 或 HPLC 法动态测定 CsA 血药浓度，指导合理用药，减少肾毒性。

2. 肝移植　肝移植手术是治疗晚期肝病患者的有效治疗手段。

（1）组织配型在肝移植中的应用：肝移植后可出现天然或自发性免疫耐受现象，也称"移植肝免疫特惠现象"。临床在配型时仅注重 ABO 血型的配合，而忽略 HLA 配型。

（2）肝移植受者的疗效监测：尽管肝是移植特惠器官，肝移植术后的排斥反应远不如心、肾等器官移植，但移植肝并非没有排斥，约 2/3 的肝移植患者出现过排斥反应的病理学改变，也有 8% 的病例术后发生急、慢性排斥反应，占肝移植致死原因的 10%。

3. 心脏移植和心肺联合移植　心肺联合移植是治疗终末期心肺疾病的一种有效方法。

（1）组织配型在心脏和心肺联合移植中的应用：研究表明，ABO 血型检测是避免急性排斥反应的首要条件，供、受体间 HLA Ⅰ、Ⅱ类分子匹配则是移植器官长期存活的重要因素。

由于供体来源的局限性，HLA 配型并未在多数心脏移植中心作为必做项目，其意义尚有争议。

（2）移植受者的疗效监测：心脏移植或心肺联合移植的效果，除可根据患者的临床表现或移入器官功能指征做出判断外，对受者机体进行免疫监测有助于评估和预测排斥反应发生的情况。

4. 骨髓与其他来源的干细胞移植　骨髓和干细胞移植均为非实质性器官移植，其中骨髓移植开展较早，而干细胞移植正日益受到临床工作者的重视。

（1）骨髓移植：骨髓移植被应用于造血系统疾病和原发性免疫缺陷病的治疗。根据被移植骨髓的来源，骨髓移植分为自体骨髓移植、同基因骨髓移植、同种异基因骨髓移植 3 种类型。

为了提高移植的成功率，应进行 HLA、红细胞血型配型。对配型不理想者，可通过适当减少供体骨髓中的 T 细胞，以减轻移植物抗宿主反应。

患者造血功能的恢复可看成是移植成功。骨髓移植实际上是造血干细胞移植，因此，骨髓中造血干细胞的质和量对移植的成败至关重要。造血干细胞的特征性表面标记是 CD34，骨髓中 CD34$^+$细胞占单个核细胞的 1% ～ 4%，外周血的 CD34$^+$细胞仅为 0.01% ～ 0.1%，当受到肾上腺皮质激素、抗肿瘤药及某些重组细胞因子等作用后，外周血 CD34$^+$细胞可大幅增高，此为造血干细胞移植提供了另一条可能的途径。

（2）外周血和脐血干细胞移植：使用药物动员剂促使造血干细胞从骨髓释放到外周血，从中获取足量的干细胞用于移植，可获得与骨髓移植同样的治疗目的。

经 CSF、IL-3 等刺激动员后，脐带血 CD34$^+$细胞含量可高出成人外周血近 20 倍，且免疫原性弱、来源广泛、获取的方法简便、易于储存，备受临床工作者的青睐。在进行外周血和脐血干细胞移植时，应进行相同于骨髓移植的一系列实验室检查，包括 HLA 和 ABO 血型配型、血常规与骨髓检验、性染色体测定、造血干细胞鉴定等。近年来正在进行的研究还发现，应用不同的细胞因子，体外诱导来自骨髓、脐血及胚胎多能干细胞的定向分化，以获得具有不同功能和分化方向的干细胞，可能使临床治疗更具组织或器官特异性。这种定向分化干细胞的研究，已在心肌修复、神经再生以及组织工程等领域展现了良好的应用前景。

五、排斥反应的预防与治疗

移植排斥反应是困扰临床移植的重要问题，有效地预防排斥反应是延长移植物存活时间和保护受者的重要手段。

1. 组织配型

（1）HLA 配型：在常规组织配型中，大多用血清学方法进行 HLA-A、HLA-B、HLA-DR 配型，然而需要 MLC 来确定的 HLA-Ⅱ类分子是否匹配，是关系到移植物是否能长期存活更有用的指标。

（2）HLA 交叉配型与预存抗体的检测：移植前如果受者血清中预先存在有抗供者淋巴细胞的抗体，移植后有 80% 可能发生超急性排斥反应，因此必须进行 HLA 交叉配型，以检测受者体内是否有抗供者淋巴细胞的细胞毒性抗体。

（3）群体反应性抗体的检测：国际上常应用群体反应性抗体（PRA）水平以判断器官移植时受者的敏感程度。PRA 即血清中的抗 HLA 抗体，移植、输血、妊娠史等都会使受者体内产生 PRA，如果受者体内 PRA 水平较高，则会产生较强的抗性，不利于器官移植。

2. 移植物与受体的预处理

（1）移植物的预处理：不同的组织或器官的移植，其移植物的处理方法不尽相同。

（2）受体的准备：在受者符合相应的器官移植适应证的前提下，除进行必要的组织配型或交叉配型以外，在移植前应用一定剂量的免疫抑制剂，能够有效地提高器官移植的成功率。

3. 免疫抑制措施　移植术后，人工采取措施调节受者机体的免疫状态是减少排斥反应发生的主要途径。目前，采取的措施主要有：①使用免疫抑制剂；②诱导受者机体产生特异性免疫耐受。

六、排斥反应的免疫监测

排斥反应发生的时候，受者体内的免疫应答通常会发生一系列变化，因此，检测机体的免疫状态可以帮助诊断或推测排斥反应的发生。

1. 体液免疫与细胞免疫水平检测的临床意义

（1）体液免疫水平检测的临床意义

①特异性抗体水平的检测：相关的免疫指标包括血型和 HLA 抗体、抗供者组织细胞抗体、冷凝集素、血管内皮细胞抗体等，可根据相应抗原的特性，分别采用各种交叉配型、补体依赖的细胞毒性试验等。

②补体水平的检测：补体活性与急性排斥反应相关，当移植物遭受排斥时，补体成分消耗增加，导致血清中总补体或单个补体成分减少，可以采用溶血法或比浊法进行检测。

此外，补体的裂解产物，如 C3a、C3b、C3d 等的测定，对了解补体的活性也有帮助，常用的检测方法有免疫电泳、免疫标记技术等。

（2）细胞免疫水平检测的临床意义：细胞免疫水平的测定，主要包括参与细胞免疫的相关细胞数量、功能及细胞因子水平的检测。不同检测指标对判断排斥反应的发生、分析排斥反应的类型等均有一定的临床意义。

①外周血 T 细胞及其亚类的计数：一般认为，CD4/CD8 比值＞ 1.2 时，预示着急性排斥即将发生，而比值＜ 1.08 时则发生感染的可能性较大。进行动态监测，对于急性排斥反应和感染有鉴别诊断的意义。

②NK 细胞活性测定。

③血清细胞因子测定。

④黏附分子及其配体的检测。

2. 尿微量蛋白检测的临床意义　在临床移植领域，尿微量蛋白的检测，一方面有助于判断大器官移植，特别是肾移植时排斥反应的发生；另一方面也可作为免疫抑制药物对肝肾毒性作用和不良反应的观察指标。

由于尿液检测具有取材方便、无损伤等优点，尿微量蛋白的检测在肾移植领域备受关注。

3. 急性时相反应物质检测的临床意义　临床移植发现，受者血清的 CRP 水平，与器官移植后并发症的发生有相关性，且比白细胞计数或者发热更能敏感地反映并发症发生的可能。因此，CRP 水平的测定虽尚未作为判断器官排斥反应的常规项目，但其与器官移植术时所造成的外科创伤、急性排斥反应的发生，以及移植术后感染等的关系，正在被人们所认可。

4. 免疫抑制剂体内药物浓度检测的临床意义　移植术后的患者，常规应用一系列免疫抑制剂，这些药物的治疗窗窄、效用强度大，且患者本身的个体差异、饮食、状态、用药时间和次数、合并用药等因素共同影响，使不同患者甚至是同一患者在不同时期的血药浓度都有较大差异。因此，对移植患者需要在常规监测血药浓度的情况下随时调整给药剂量。

第五部分　微生物学和微生物学检验

第一单元　绪论

【复习指南】熟悉微生物的概念，熟悉微生物与人类的关系，熟悉临床微生物检验的思路与原则。了解微生物的分类和作用，临床微生物学的性质和任务，感染性疾病和临床微生物学的现状、发展和展望。

一、微生物、微生物学与医学微生物学

1. 微生物的概念　广泛分布于自然界中的个体微小、结构简单、肉眼不能直接看到，必须借助于光学（或电子）显微镜放大数百至数万倍才能看到的微小生物。其特点：①以独立的单细胞或细胞群体形式存在；②代谢旺盛、繁殖速度快；③适应能力强、易变异；④种类多、分布广、数量大。

2. 微生物的分类　根据微生物有无细胞基本结构、分化程度和化学组成等不同，可分为三大类。①原核细胞型微生物：无核膜、核仁，仅有原始核，细胞器不完善，染色体为裸露DNA分子，无有丝分裂，包括细菌、支原体、衣原体、螺旋体、放线菌和立克次体；②真核细胞型微生物：细胞核分化程度高，有核膜和核仁，细胞器完善，通过有丝分裂进行繁殖，包括真菌和原虫；③非细胞型微生物：无细胞结构，能通过细菌滤器，只能在活细胞内生长繁殖，包括病毒、亚病毒和朊粒。

3. 微生物与人体的关系　绝大多数微生物对人类和动植物是有益的（有些是必需的），但有少数是有害的。寄居在人类体表和体内的微生物可分为3类。

（1）正常菌群：生活在健康的人或动物的各部位，数量大、种类较稳定、一般能发挥有益作用的微生物种群，具有生物拮抗、营养作用、免疫作用等。

（2）条件致病性微生物：正常存在于动物体内的微生物，在机体抵抗力下降、寄居部位改变或菌群平衡失调时可引起内源性感染。

（3）病原微生物：侵犯人体后引起感染甚至传染病的微生物，或称病原体，是医学微生物研究的主体。

4. 微生物学、医学微生物学的概念

（1）微生物学：主要研究微生物的种类、生物学特征（形态、结构、生命活动规律、遗传变异等）及其与人类、动植物等相互关系，并将其应用于工业发酵、医学卫生和生物工程等领域的科学。

（2）医学微生物学：主要研究与人类疾病有关的病原微生物的生物学性状、致病与免疫的机制，了解感染性疾病的实验室诊断方法及预防原则，以控制和消灭感染性疾病和与之有关的免疫性疾病。

二、临床微生物学的性质、任务及在临床医学中的地位

临床微生物学又称诊断微生物学，属于医学微生物学范畴，与临床医学密切结合，重点研究感染性疾病快速、准确的病原学诊断的策略和方法，为临床诊断提供依据，是研究病原

微生物检查及微生物与宿主相互作用的一门医学专业和应用学科。

1. 临床微生物学的性质和任务

（1）研究感染性疾病的病原体特征：应密切关注新发病原体，但也不能放松对传统病原体的监测和研究。

（2）提供快速及准确的病原学诊断。

（3）指导合理使用抗生素。

（4）监控医院感染。

2. 临床微生物检验的思路与原则

（1）确保分析前质量：正确的**标本采集和送检方法**是感染性疾病诊断最为重要的步骤。

（2）全面了解机体正常菌群：排除**正常菌群**的污染才能确定为感染。

（3）保证检验质量：选择**正确的检验程序**、合适的试验方法和操作流程，重视每个环节的质量，保证最终结果的可靠性。

（4）微生物学定性、定量和定位分析：结合患者病情，对分离菌进行**定性、定量和定位分析**，才能保证结果符合临床诊断。

（5）加强与临床联系：**临床信息**是选择实验方法的重要参考依据。

三、感染性疾病和临床微生物学的现状、发展和展望

1. 现状

（1）易感人群不断增加。

（2）新病原体不断出现，已控制的病原体死灰复燃。

（3）感染因子在非感染性疾病中的作用越来越明显。

（4）细菌耐药和医院感染的问题日趋严重。

2. 发展和展望

（1）快速鉴定的方法。

（2）分子生物学方法。

（3）计算机技术的发展。

（4）展望：随着生命科学、分子生物学和计算机技术的发展，随着微生物基因组计划广泛、有效地开展，感染性疾病的诊治方法将得到进一步改善，临床微生物学检验一定会取得更大的进步。

第二单元 细菌的形态结构与功能

【复习指南】熟悉细菌的形态结构概述，熟悉细胞壁、细胞壁外部结构、质粒、芽孢，其余为了解内容（细胞质的结构与功能）。

细菌是除核糖体外无其他细胞器的单细胞原核细胞型微生物，结构简单，体积微小，有细胞壁、原始核质，但无核膜、核仁。细菌一般具有维持相对稳定状态结构支持，一定条件下经过适当的染色处理，可用光学显微镜或电子显微镜对细菌进行鉴定和识别。

一、细菌的形态结构概述

1. 细菌的大小　细菌体积微小，肉眼看不见，只能借助光学显微镜观察。细菌的测量单

位为微米（μm，1μm = 1/1000mm），菌体大小与环境因素、菌龄相关。

2.细菌的形态与排列方式及代表细菌　细菌有3种基本形态：球形、杆形和螺旋形，分别称为球菌、杆菌和螺形菌。

（1）球菌：呈球形或近似球形。由于细菌繁殖时细菌分裂平面不同以及分裂后细菌的排列不同，又将细菌分为：①双球菌，在一个平面上分裂，分裂后两个菌体成对排列，如脑膜炎奈瑟菌、肺炎链球菌、淋病奈瑟菌。②链球菌，在一个平面上排列，分裂后多个菌体连接成链状，如溶血性链球菌。③葡萄球菌，在多个平面进行分裂，分裂后菌体无一定规则的排列呈葡萄串状，如金黄色葡萄球菌。④四联球菌，在两个相互垂直的平面上分裂，分裂后四个菌体黏附在一起。⑤八叠球菌，在三个相互垂直的平面上分裂，分裂后八个菌体黏附在一起。各类菌体在标本和培养基中除上述典型的排列外，还可有分散的单个菌体存在。

（2）杆菌：呈杆状或球杆状。①分散存在，见于多数杆菌。②链状排列，如炭疽芽孢杆菌。③呈分支状，如结核分枝杆菌。④呈栅栏状，如白喉棒状杆菌。

（3）螺旋菌：菌体弯曲呈螺形。①弧菌，菌体只有一个弯曲如霍乱弧菌。②螺菌和螺旋体，菌体有数个弯曲，如鼠咬热螺菌。

3.影响细菌形态的因素

（1）培养温度、培养时间、培养气体比例分配、培养基选择、pH、离子浓度等变化均影响菌体形态。

（2）外界环境中高盐、药物、抗体等因素影响菌体形态。

（3）宿主的内环境对菌体形态有影响。

二、细菌的结构

（一）细菌基本结构

1.细胞壁　位于菌细胞最外层，包绕在细胞膜周围的膜状结构，成分和结构复杂，随不同细菌而异。

（1）主要功能：①保护细菌抵抗低渗环境；②维持菌体形态；③参与细胞内外物质交换；④与细菌的致病性和耐药性有关；⑤参与细胞分裂。

（2）主要成分：用革兰染色可将细菌分为两大类，即革兰阳性（G^+）菌和革兰阴性（G^-）菌，两类细菌的细胞壁的共有成分是肽聚糖，同时分别拥有各自的特殊成分。①肽聚糖（黏肽或糖肽）：肽聚糖的结构由聚糖骨架、四肽侧链和五肽交联桥三部分组成（革兰阴性菌的肽聚糖无甘氨酸五肽交联桥）。溶菌酶作用点是聚糖骨架 β-1,4 糖苷键，**青霉素作用点是甘氨酸五肽交联桥**。②磷壁酸：是重要的表面抗原，可用于细菌的血清学分型；磷壁酸按其结合部位不同，分为壁磷壁酸和膜磷壁酸，磷壁酸具有抗原性和黏附素活性。③外膜层：由脂多糖、脂质双层、脂蛋白3部分组成，其中脂多糖由脂质A、核心多糖和特异多糖三部分组成，即 G^- 菌的内毒素。

（3）G^+菌和G^-菌的细胞壁结构差异：由于细胞壁成分和结构的差异，用革兰染色可将细菌分为革兰阳性（G^+）菌和革兰阴性（G^-）菌。①**G^+菌细胞壁较厚，肽聚糖含量丰富，有磷壁酸**，无外膜和周浆间隙。②G^-菌细胞壁较薄，肽聚糖含量较少，无磷壁酸，有外膜和周浆间隙。

（4）细菌细胞壁缺陷型（细菌 L 型）：是指细菌细胞壁的肽聚糖破坏或合成受限造成菌体细胞壁缺陷的细菌，这种细菌必须在高渗环境中才能存活。细菌 L 型有两种类型：原生质体（G^+菌的 L 型细菌）和原生质球（G^-菌的 L 型细菌）。细菌 L 型的特点：①呈多形性；②生长缓慢；③营养要求高，培养时必须用高渗的含血清的培养基；④菌落可分为三类：油煎蛋样菌落（典型 L 型细菌）、颗粒型菌落（G 型菌落）、丝状菌落（F 型菌落）。

2. 细胞膜　位于细胞壁内侧，紧包细胞质，是由磷脂和多种蛋白组成的脂质双层结构。

（1）主要功能：①物质转运；②生物合成；③呼吸作用；④分泌作用；⑤参与细菌分裂。

（2）中介体：细胞膜向内凹陷折叠形成管状、囊状的结构称为中介体，其功能类似真核细胞的线粒体，也称为拟线粒体。

3. 细胞质　是由细胞膜包裹着的无色透明溶胶性物质，由蛋白质、水、脂类、核酸、少量糖和无机盐组成，其中含有重要的结构如下：

（1）核糖体：蛋白质在此合成，核糖体多数游离于细胞质，数目较多，沉降系数为 70S，有两个亚基：50S 和 30S。

（2）质粒：是除了细菌染色体（核质）之外，细菌另有的遗传物质，双链且呈闭合环状的 DNA 分子，带有控制细菌某些特定遗传性状的遗传信息。

（3）胞质颗粒（内含体）：大多是细菌临时贮存的，供给细菌自身营养的物质，存在个体差异。其中较多见的如异染颗粒，是一种嗜碱性强的颗粒，可以用于细菌鉴定。

4. 核质（拟核）　细菌中起主要遗传作用的物质，单倍体，大多为闭合、呈环状的 DNA 分子经反复环绕回旋卷曲而形成的松散的网状结构。

（二）细菌特殊结构

1. 荚膜　在某些细菌细胞壁外侧环绕的一层黏液性物质，成分以多糖为主，也有一些细菌的荚膜为多肽物质，不易与碱性染料结合。主要功能：①防止细菌被吞噬细胞吞噬和消化；②黏附作用；③隔离有害物质损伤；④鉴别细菌的依据之一。

2. 鞭毛　细菌运动所借助的器官，存在于菌体上，形状呈丝状，是从细胞质伸出的蛋白性物质。鞭毛只有在经特殊方法染色后，才能在普通光学显微镜下显示。根据鞭毛的不同数量和所在部位的不同，可分为周鞭毛、单鞭毛、双鞭毛、丛鞭毛。主要功能：①细菌运动器官；②使细菌产生致病性；③抗原性；④鉴别细菌及细菌分类依据。

3. 菌毛　菌毛是位于细菌（大多数革兰阴性菌和少数革兰阳性菌）表面的一种极其纤细的蛋白性丝状物。比鞭毛更细也更短，只能在电镜下看到。由功能的不同可分类为：①普通菌毛：细菌产生黏附作用的物质基础。②性菌毛：细菌传递遗传物质的物质基础。可以通过有无性菌毛来辨别雄性菌（F^+菌）：有性菌毛，雌性菌（F^-菌）：无性菌毛。F^+菌具有致育性，通过性菌毛的接合转移细菌的毒力质粒和耐药质粒，同时 F^+菌的某些遗传物质也可转移给 F^-菌，使后者也获得 F^+菌的某些遗传特性。

4. 芽孢　在一些特定的环境条件下，细菌细胞质经脱水后浓缩而形成的呈圆形或椭圆形的小体，为细菌休眠时所呈现的状态。其功能主要有：①强抵抗力，这一能力使其可在自然界存活多年，并在适宜条件发育成相应的细菌，成为某些疾病的潜在传染来源；②判断灭菌效果优劣的指标；③某些细菌芽孢繁殖体可在短时间内大量增殖而产生强致病性。

第三单元　细菌的生理与遗传变异

【复习指南】细菌生长繁殖的条件和规律为熟悉内容，其余为了解内容。

一、细菌的生理

1. 细菌的化学组成

（1）细菌的主要组成物质包括水、蛋白质、无机盐、脂类、糖类、核酸等。

（2）细菌的核酸包括核糖核酸（RNA）和脱氧核糖核酸（DNA）2种。RNA主要存在于细胞质中，DNA则存在于染色体和质粒中，占细菌干重的3%左右。DNA作为细菌的遗传物质是指导细菌新陈代谢、生长繁殖变异的物质基础。

2. 细菌的物理性状

（1）光学性质：细菌为半透明体，细菌悬液呈混浊状态，浊度与菌数呈正相关。

（2）表面积：细菌体积虽小，但单位体积的表面积远比其他生物细胞要大。细菌表面积大，利于细胞内外物质交换，故细菌生长繁殖迅速。

（3）带电现象：革兰阳性菌等电点为2～3，革兰阴性菌的等电点为4～5，在中性或弱碱性环境中，其pH高于细菌的等电点，细菌均带负电荷，尤以革兰阳性菌带负电荷更多。细菌的带电现象与染色反应、凝集反应、抑菌和杀菌作用密切相关。

（4）半透性：细菌细胞壁和细胞膜都呈半透性，可允许水分子通过，而对其他物质则有选择性通过作用。细菌吸取营养和排出代谢产物。

（5）渗透压：G^+菌渗透压高达20～25个大气压，G^-菌为5～6个大气压。

3. 细菌的代谢

（1）细菌分解代谢产物和生化反应：各种细菌所具有的酶不完全相同，对营养物质的分解能力各异，产生的代谢产物亦不同，利用生物化学反应来检测细菌对各种基质的代谢作用及代谢产物，鉴别不同的细菌，称为细菌的生物化学反应试验，常见的生化反应有：①糖发酵试验；②V–P试验；③甲基红试验；④枸橼酸盐利用试验；⑤吲哚试验；⑥硫化氢试验；⑦尿素酶试验。

（2）细菌合成代谢产物及意义：细菌利用分解代谢中的产物和能量不断合成菌体自身成分，同时还合成一些医学上具有重要意义的代谢产物。

①热原质：是细菌在代谢过程中合成的能引起人体或动物体发热反应的物质，多为革兰阴性菌细胞壁的**脂多糖**。

②毒素和侵袭性酶：细菌产生内毒素和外毒素2类毒素。**内毒素**为革兰阴性菌的脂多糖。**外毒素**是革兰阳性菌和少数革兰阴性菌在生长繁殖过程中分泌的蛋白质，外毒素毒性强于内毒素。有些细菌可产生具有侵袭性的酶，如链球菌的透明质酸酶、产气荚膜梭菌的卵磷脂酶等。毒素和侵袭性酶是细菌重要的致病物质。

③色素：某些细菌能产生不同颜色色素，有助于细菌鉴别。细菌的色素分为2类，一类为**水溶性色素**（铜绿假单胞菌），一类为**脂溶性色素**（金黄色葡萄球菌）。

④抗生素：是由生物（包括某些微生物、植物和动物在内）在其生命活动过程中产生的，能在低浓度下有选择地抑制他种生物功能的低分子量的有机物质。多由**放线菌**和**真菌**产生，细菌较少，只有多黏菌素、杆菌肽等。

⑤细菌素：是某些细菌菌株产生的一类具有抗菌作用的蛋白质或蛋白质与脂多糖的复合

物，作用范围狭窄，仅对与产生菌有亲缘关系的细菌才有杀伤作用，如大肠菌素、绿脓菌素、变形菌素和弧菌素等。

⑥维生素：是维持人体生命活动所必需的一类有机化合物，它们是天然存在于食物中，人体不能合成，需要量甚微，既不参加基体组成也不提供能量。例如人体肠道内的大肠埃希菌可合成 B 族维生素和维生素 K 供人体吸收利用。

4. 细菌生长繁殖的条件

（1）细菌的营养类型：根据细菌对营养物质需要不同，将细菌分为自营菌和异营菌两大类。a. 自营菌：以简单的无机物为原料合成菌体成分，多为非致病菌。b. 异营菌：以有机物作为原料合成菌体成分并获得能量，所有致病菌都是异营菌。

（2）细菌的营养物质：水、碳源、氮源、无机盐类和生长因子。

（3）细菌的生长繁殖

①充足的营养：包括水分、无机盐类、蛋白胨和糖等，是细菌进行新陈代谢的物质基础。有的细菌还需某些生长因子。

②pH：大多数细菌的生长适宜 pH 为 7.2～7.6，在此 pH 下，细菌的酶活性强，生长繁殖旺盛。少数细菌有着不同的 pH 需求，如霍乱弧菌 pH 为 8.4～9.2，结核分枝杆菌 pH 为 6.5～6.8，乳酸杆菌 pH 为 5.5。细菌代谢过程中分解糖类产生酸，pH 下降，不利于细菌生长。

③温度：各类细菌对温度的要求不同，根据细菌生长繁殖的最适温度范围，将细菌分为嗜冷菌、嗜温菌与嗜热菌，对应温度分别为 0～20℃、30～37℃、50～60℃。病原菌属于嗜温菌，最适温度为 37℃。

④气体：细菌生长繁殖需要的气体是氧和二氧化碳。按照细菌生长对氧气的需要程度，可将细菌分为：a. 需氧菌：具有完整的呼吸酶系统，需要分子氧作为受氢体以完成需氧呼吸，在有氧（空气）的情况下才能生长。b. 微需氧菌：在 5%～6% 的低氧压环境中才能生长。c. 厌氧菌：缺乏完善的呼吸酶系统，利用氧以外的其他物质作为受氢体，严格在无氧环境中才能生长。d. 兼性厌氧菌：兼有需氧呼吸与无氧发酵两种功能，在有氧和无氧环境中均能生长。某些细菌，如脑膜炎奈瑟菌初次分离培养时需要二氧化碳。

5. 细菌生长繁殖的规律

（1）个体的生长繁殖：细菌无性繁殖通常以简单的二分裂方式进行，大多数细菌 20～30 分钟繁殖一代。少数细菌繁殖一代所需时间较长，如结核分枝杆菌繁殖一代需要 18～20 小时。

（2）细菌的生长曲线：将一定量的细菌接种于适宜的封闭液体培养基中，在适宜条件下培养，连续定时计数每毫升液体中的活细胞，以培养时间为横坐标，以培养物中活菌数的对数为纵坐标，可以绘制出一条生长曲线。该曲线由 4 个阶段组成。①迟缓期：细菌接种至培养基后，对新环境有一个短暂适应过程（不适应者可因转种而死亡），是细菌合成必需酶、辅酶及某些中间产物的时期，此时期细菌代谢活跃、体积增大，但分裂迟缓，曲线平坦稳定。②对数期：又称指数期，细菌在该期生长迅速，活菌数以恒定的几何级数增长，此期细菌形态、染色、生物活性都很典型，对外界环境因素的作用敏感，因此研究细菌性状以此期细菌最好。抗生素作用对该时期的细菌效果最佳。③稳定期：该期的生长菌群总数处于平坦阶段，但细菌群体活力变化较大。由于培养基中营养物质消耗，有害代谢产物积聚，细菌繁殖速度减慢、死亡数上升，生长曲线趋于平稳，细菌形态、染色性和生理性状常有改变，并有糖原颗粒、易染颗粒等贮存物累积，细菌的芽孢和代谢产物（抗生素、外毒素）多在此期产生。

④**衰亡期**：随着稳定期发展，营养物质消耗和有害物质累积引起环境条件恶化，细菌繁殖进一步减慢，死亡逐渐增多，死菌数超过活菌数，该阶段细菌形态显著改变，出现衰退型或菌体自溶，生理代谢活动趋于停滞。

二、细菌的遗传与变异

1. 细菌的遗传物质　微生物的遗传物质是 DNA，其特点为信息量大，可以缩微，具有双螺旋结构等。病毒的遗传信息由其核心的 DNA 或 RNA 携带。细菌遗传的物质基础存在于染色体、质粒和转位因子中。

（1）染色体

①基本特性：为一条环状闭合的双螺旋 DNA 长链，反复折叠扭曲形成负超螺旋结构，细菌染色体中有很多基因，绝大部分可编码蛋白，基因连续且排列紧密，几乎无内含子，**转录后的 DNA 不需加工即可产生成熟的 mRNA**。

②细菌 DNA 复制和表达：a. 复制，大部分细菌的基因组中只有唯一起始点顺序，主要包括起始、延长、终止 3 个阶段。复制时 DNA 解开成环状，按 DNA 复制半不连续模式进行，即 3′→5′ 链（先导链）复制的新生链是连续的，与先导链互补的 5′→3′ 链（随从链）复制的 DNA 是不连续的，先合成冈崎片段，再通过 DNA 连接酶共价连接成完整的一条链。b. 表达，由 DNA 经过 RNA 到多肽链的过程即表达，影响基因表达的主要调节因素包括调控部位、调节蛋白和效应物分子。

（2）质粒：是细菌体内除染色体外的**闭合环状双股 DNA**，有时也可呈线状或超螺旋状。

①基本特性：a. 质粒 DNA 具有自主复制的能力；b. 结构相似、密切相关的质粒不能稳定存在同一个菌细胞的不相容性；c. 转移性；d. 指令宿主菌编码某些特殊功能蛋白质，赋予宿主菌众多的生物学特性。

②分类：分为耐药性质粒、编码大肠菌素的 Col 质粒、编码细菌与致病性有关的蛋白质的 Vi 质粒等。

③耐药性质粒的分类及其特征：可分为接合性耐药质粒和非接合性耐药质粒。**接合性耐药质粒（R 质粒）**由耐药传递因子和耐药决定因子（r 因子）组成，通过接合进行传递，耐药传递因子具有传递基因功能，负责编码宿主菌产生接合和自主复制的蛋白，耐药决定因子决定对药物的耐受性，通过 R 质粒耐药菌可将耐药基因转移到敏感菌，使后者成为耐药菌。非接合性耐药质粒则通过噬菌体传递。

（3）转位因子：可在 DNA 分子中移动的、存在于细菌染色体或质粒上的一段特异核苷酸序列重复，可在不同基因组转移。

①特点：两端存在反向或同向的重复顺序，中间有编码转座酶的结构基因，当整合到受体 DNA 上的某一位点时，此位点上出现一段寡核苷酸的同向重复顺序。

②分类：主要分为插入顺序、转座子和转座噬菌体 3 类。插入顺序由两末端为反向重复顺序和转座有关的基因组成，最小的转位因子是不带任何已知和插入功能无关的基因区域，转座子携带有与插入功能无关的基因，多数是耐药基因；转座噬菌体是一些具有**转座功能**的溶原性噬菌体。

2. 细菌的变异

（1）概念：微生物变异可分为非遗传型变异和遗传型变异，主要表现为形态、结构、菌落、抗原性、毒力、酶活性、耐药性和宿主范围等的变异。

（2）分类

①形态与结构变异：生长时期不同可导致菌体形态和大小差异，外界条件也可使菌体的形态发生变异，荚膜、芽孢、鞭毛等一些特殊结构也可发生变异，如 H-O 变异、L 型变异等。

②培养特性变异：① S-R 变异，新分离的菌株与人工培养后的菌落形态往往会不同，刚从患者分离出的沙门菌通常是光滑型，人工培养后会呈粗糙型，并会伴有抗原、毒力及其他生化特性的改变。②病毒突变株，一种是空斑突变株，另一种为宿主依赖性突变株。

③毒力变异：通常为毒力增强和毒力减弱 2 种。卡介苗（BCG）是一株毒力减弱而保留抗原性的变异株。

④耐药性变异：对某种抗菌药物敏感的细菌变成对该药物耐受的变异。其产生可通过细菌染色体耐药基因的突变、耐药质粒的转移、转座子的插入，使细菌产生一些新的酶类或多肽类物质，破坏抗菌药物或阻挡药物向靶细胞穿透，或发生新的代谢途径，从而产生对抗生素的耐药性，造成临床药物治疗的失败。

第四单元　细菌感染的病原学诊断

【复习指南】应熟练掌握标本的采集和处理原则，细菌形态学检查。掌握细菌分离培养和鉴定。熟悉非培养检测方法中的免疫学检测方法；对于其他的非培养检测方法了解即可。

一、标本的采集和处理原则

1. 标本采集的一般原则

（1）早期采集：最佳采集时间是病程早期、急性期或症状典型时，必须在使用抗生素或其他抗菌药物之前。

（2）无菌采集：采集的标本应无外源性污染。采集的标本均应盛于无菌容器内，盛标本的容器须经高压灭菌、煮沸、干热等物理方法灭菌，或使用一次性无菌容器，不能用消毒剂或酸类处理。

（3）根据目的菌的特性采用不同的方法进行采集。

（4）采集适量标本：采集量依据血培养瓶说明书，同时要注意在不同时间采集不同部位的标本。

（5）安全采集：采集时不仅要防止皮肤和黏膜正常菌群的污染，同时也要注意安全，防止传播和自身感染。

2. 标本的处理　对环境敏感的细菌如流感嗜血杆菌、淋病奈瑟菌和脑膜炎奈瑟菌等应保温并立即送检，其他标本最好在采集后 2 小时之内送到实验室。若不能及时送检，标本应置于特定环境中保存，如痰、尿、尸检组织、支气管洗液、心包液等标本应保存在 4℃环境中，滑膜液、脑脊液等则要在 25℃中保存。一般情况下，用于细菌培养的标本保存时间不应超过 24 小时。

患者标本中可能含有大量致病菌，注意标本切勿污染容器的瓶口和外壁，必须包装好，防止送检过程中倒翻或碰破流出。对于烈性传染病标本送检时更要特别严格防护，按规定包装，专人运送。厌氧性标本可放在专门的运送瓶或试管内送检，也可直接用抽取标本的注射器送检。

二、细菌形态学检查

1. **不染色标本**　主要通过悬滴法和压滴法对细菌的动力及运动状况进行检查。

2. **染色标本**

（1）常用染料：染料可分为**酸性**、**碱性**与**复合**染料。①酸性染料：带负电荷染料，其阴离子部分为发色基团，可与细胞中带正电组分结合，由于细菌带负电荷，所以不易着色。酸性染料通常用来染细胞浆，常用的酸性染料有伊红、刚果红等。②碱性染料：带正电荷染料，其阳离子为发色基团，易与带负电荷的被染物结合。由于细菌一般情况下都带负电荷，所以易与碱性染料结合，故细菌学检查中此类染料较常用。常用的碱性染料有碱性复红、甲紫、亚甲蓝等。③复合染料（中性染料）：碱性和酸性染料复合在一起形成复合染料，如姬姆萨染料（伊红天青）、瑞氏染料（伊红亚甲蓝）等。

（2）染色标本检查的一般程序：涂片→干燥→固定→染色（初染－媒染－脱色－复染）→镜检。

（3）常用的染色方法

①单染色法：用单一染料对细菌和周围物体进行染色并染成同一颜色的方法，可观察细菌形态、排列方式及大小，但不能用于细菌的鉴别。

②复染色法：用2种或2种以上的染料对细菌进行染色的方法，其中**革兰染色**和**抗酸染色较常见**。革兰染色法是细菌学中使用最广泛的染色方法，在分离培养之前绝大多数标本都要进行革兰染色镜检。细菌涂片后，于室温下干燥固定，经结晶紫初染，水洗后加碘液媒染，水洗后95%乙醇脱色，水洗后稀释石炭酸复红染色，水洗，滤纸吸干后油镜镜检，镜下可见呈**紫色的革兰阳性菌，呈红色的革兰阴性菌**。将革兰染色与细菌特殊形态结构及排列方式相结合，可对病原菌初步进行鉴定，如在淋病病人泌尿道分泌物的革兰染色涂片上的细胞内找到革兰阴性、呈肾形的双球菌，即可报告"细胞内找到革兰阴性双球菌，形似淋病奈瑟菌"。抗酸染色可对结核病、麻风病等抗酸菌感染性疾病做辅助诊断。疑似结核病患者标本，经抗酸染色后以油镜检查，即可做出初步鉴定。如怀疑肺结核患者的痰标本，厚涂片后做萋－尼抗酸染色法进行染色镜检，根据观察结果报告"未找到（找到）抗酸菌"。

③荧光染色：结核分枝杆菌、白喉棒状杆菌及痢疾志贺菌等细菌的检测主要应用此方法。如疑似结核痰标本，将其涂片、固定后，用荧光染料**金胺O**染色，荧光显微镜下呈金黄色荧光的菌球，即结核分枝杆菌。此法便于观察，敏感性强。

④特殊染色：a. 荚膜染色，涂片上滴加3%沙黄水染液后加温染色3分钟。菌体呈**赤褐色，荚膜呈黄色**。b. 异染颗粒染色，目的是观察棒状杆菌属细菌的菌体内异染颗粒，在奈瑟染色中菌体呈**淡黄褐色，异染颗粒为深蓝色**；在阿尔培特染色中菌体呈**蓝绿色**，异染颗粒为蓝黑色。c. 芽孢染色，孔雀绿水溶液加温染色涂片后，用0.5%沙黄水溶液复染。染色后可见菌体呈**红色，芽孢呈绿色**。d. 鞭毛染色，鞭毛染色后可于镜下观察到菌体上有无鞭毛、鞭毛的数量及位置，非发酵菌的鉴定常用到鞭毛染色。

三、细菌分离培养

培养基是指人工配制的适合细菌生长繁殖的营养基质。

1.培养基的分类

（1）根据培养基的物理性状，分为3类。

①液体培养基：常用于增菌培养或纯培养后细菌生长现象的观察。

②半固体培养基：常用于菌种的保存及细菌动力的观察。

③固体培养基：在液体培养基原料中加入2%～3%的琼脂，琼脂溶化后倾注至培养皿即成固体培养基，制成平板，用于细菌的分离纯化；注入试管中即成斜面培养基，用于保存菌种。

（2）一般根据培养基的用途，分为5类。

①基础培养基：提供细菌生长必备的基础营养成分，普通肉汤和普通琼脂培养基较常见，基础培养基广泛应用于细菌检验，同时也是制备其他培养基时需要用到的基础成分。

②营养培养基：在基础培养基的基础上加入血液、葡萄糖、生长因子等特殊成分，这类培养基称为营养培养基，较常见的有血琼脂平板和巧克力平板。

③鉴别培养基：某些培养基中加入氨基酸、蛋白质、糖（醇）类等底物及指示剂，不同细菌可以呈现出不同生化反应，以此对细菌进行鉴别和鉴定，这类培养基称为鉴别培养基。如糖发酵管、克氏双糖铁培养基等。

④选择培养基：某些抑制剂可以抑制杂菌生长，而促进所需种类细菌的生长，这类加入了特定抑制剂的培养基称为选择培养基，如培养肠道致病菌的SS琼脂。

⑤特殊培养基：某些需要特殊的条件才能够生长的细菌在生长繁殖时需要用到的培养基，如用于细胞壁缺损的细菌L型生长的细菌L型培养基，用于培养专性厌氧菌的厌氧培养基。

2.培养基的选择

（1）血平板：各类细菌生长均适用，可用于一般细菌检验标本的分离。

（2）中国蓝平板或伊红亚甲蓝平板：对革兰阳性细菌的生长起抑制作用，对革兰阴性细菌的生长起促进生长，是较好的**弱选择性**培养基。发酵型革兰阴性杆菌因分解乳糖能力不同，所以在此平板呈现不同的菌落颜色，所以也可用于鉴别菌种。

（3）麦康凯平板：具备**中等强度的选择性**，抑菌力略强，少数革兰阴性菌不生长。可用于鉴定非发酵菌。

（4）巧克力色琼脂平板：含有适于嗜血杆菌、奈瑟菌生长的**V和X因子**，可用于接种疑有上述菌株的标本。

（5）SS琼脂：**有较强的抑菌力**，志贺菌和沙门菌的分离可用此类培养基。因其具备过强选择性，对检出率产生影响，所以在使用时应选择加一种弱选择平板，以配对互补。

（6）碱性琼脂或TCBS琼脂：可用于从粪便标本中对霍乱弧菌及其他**弧菌的分离**。

（7）血液增菌培养基：可分离出血液、骨髓中常见的病原菌。

（8）营养肉汤：用于标本及各类细菌的增菌。

根据标本来源和可能存在的病原菌选用不同的培养基。如痰标本做分离时一般选用血平板、中国蓝（麦康凯）平板、巧克力色琼脂平板；肺炎链球菌、白喉棒状杆菌等的分离用血平板；筛选革兰阴性杆菌用中国蓝（麦康凯）平板；筛选嗜血杆菌等用含杆菌肽的巧克力色平板。

3.分离培养

（1）无菌技术：是指防止微生物进入机体或物体造成污染或感染而采取的一系列操作措

施。在进行无菌操作时应注意如下要点：

①使用无菌室前用紫外灯照射 30 分钟至 1 小时。

②使用所用物品前均应严格进行灭菌，如不慎接触，应立即更换无菌物品。

③无菌试管开盖后，瓶口应过火，开盖后管口应尽量靠近火焰，试管应尽量平放或倾斜，口部向上和长时间暴露于空气中的情况应尽量避免。

④每次使用接种环前后，应彻底灭菌。

⑤在**超净工作台**内进行琼脂平板的倾注，在**生物安全柜**中进行标本的分离接种。

（2）细菌的接种方法

①平板划线法：常用于细菌分离培养，主要包括分区划线法和连续划线法，目的是将混有多种细菌的临床标本或其他培养物经划线接种于培养基表面，使混杂的细菌在培养基表面散开形成单个菌落，然后根据菌落的形态及特征，挑选单个的可疑菌落进行纯培养。

②斜面接种法：主要用于菌种保存和纯培养。

③液体接种法：将细菌接种于肉汤、蛋白胨水及糖发酵管等液体培养基时，主要用此接种方法。

④穿刺接种法：将细菌接种于半固体培养基、明胶及双糖铁培养基时用此接种法。主要用于保存菌种，观察细菌动力和生化反应。

⑤涂布接种法：常用于细菌计数和纸片法药物敏感试验。

⑥倾注平板法：常用于牛乳、饮用水及尿液标本的活菌计数。

（3）细菌的培养方法

①需氧培养法：可用于培养各种需氧菌和兼性厌氧菌，在临床微生物室中是最常用的培养方法。

②二氧化碳培养法：用于**初次**分离培养时，需在 5% ~ 10%CO_2 的环境下才能生长良好的细菌，如脑膜炎奈瑟菌、流感嗜血杆菌、牛布鲁菌、淋病奈瑟菌等。常用的方法有：**二氧化碳培养箱；烛缸法**。

③微需氧培养法：某些微需氧菌如空肠弯曲菌、幽门螺杆菌等培养时应用此法。

④厌氧培养法：在厌氧环境下培养厌氧菌，常用的方法有**气袋法、厌氧罐法、厌氧手套箱法**等。

同一标本常同时采用 2 ~ 3 种不同的培养方法同时进行操作，这样可以提高检验的阳性率。

（4）细菌的生长现象

①固体培养基上的细菌生长现象：细菌在培养基固定点上生长繁殖所形成的肉眼可见的细菌集团，称为菌落。各种细菌所形成的菌落在大小、形状、突起、颜色、透明度、黏度、气味、表面光滑或粗糙、湿润或干燥、边缘整齐与否，以及在血平板上的溶血现象均不同，有助于鉴定细菌。

②液体培养基中细菌的生长现象：主要有 3 种生长现象：a. 浑浊；b. 沉淀；c. 菌膜。

③半固体培养基中细菌的生长现象：无鞭毛的细菌只沿着穿刺线生长，有鞭毛的细菌除沿穿刺线生长外，并向外扩散生长。

四、生化反应

（一）碳水化合物代谢试验

1. **糖（醇、苷）类发酵试验** 是细菌鉴定中应用最广泛和最基础的试验，鉴定**肠杆菌科**

细菌时尤为重要。

（1）原理：由于各种细菌含有发酵不同糖（醇、苷）类的酶，分解糖类的能力各不相同，有的能分解多种糖类，有的仅能分解1～2种糖类，还有的不能分解。细菌分解糖类后的终末产物亦不一致，有的产酸、产气，有的仅产酸，可利用此特点以鉴别细菌。

（2）培养基：在培养基中加入0.5%～1%的糖类（单糖、双糖或多糖）、醇类（甘露醇、肌醇等）、苷类（水杨苷等）。培养基可为液体、半固体、固体或微量生化管几种类型。

（3）方法及结果判定：将分离的纯种细菌接种到糖（醇、苷）类发酵培养基中，培养后观察结果。细菌分解糖（醇、苷）类产酸会使培养基中的酸碱指示剂发生颜色改变；产气可使半固体培养基或液体培养基的导管内出现气泡，或在半固体培养基内产生裂隙。不分解时，培养基中有细菌生长现象，但不产生上述变化。

2. 氧化－发酵试验（O-F试验）　主要用于肠杆菌科细菌与非发酵菌的鉴别，前者均为发酵型，而后者通常为氧化型或产碱型。

（1）原理：有分子氧参与才能分解葡萄糖的细菌，称为氧化型；在有氧和无氧的环境下均能分解葡萄糖的细菌，称为发酵型；产碱型细菌不分解葡萄糖。

（2）培养基：HL培养基。

（3）方法及结果判定：将待检菌同时接种于2支HL培养基中，其中一支用无菌的液状石蜡封闭管口，培养后观察结果。2个HL培养基均发生颜色改变为发酵型；仅不加液状石蜡的培养基颜色发生改变为氧化型；2个HL培养基均不发生颜色改变为产碱型。

3. β－半乳糖苷酶试验（ONPG试验）　可快速鉴定迟缓发酵乳糖菌株，ONPG阳性细菌可迅速及迟缓分解乳糖，ONPG阴性细菌不发酵乳糖。

（1）原理：有些细菌可产生β–半乳糖苷酶，能分解邻硝基酚–β–半乳糖苷（ONPG），生成黄色的邻硝基酚。

（2）培养基和试剂：10g/L乳糖肉汤琼脂，0.75mol/L ONPG。

（3）方法及结果判定：将细菌接种于10g/L乳糖肉汤琼脂中，37℃过夜培养，取细菌置0.25ml生理盐水中制成悬液，加入0.25ml ONPG溶液充分振荡，37℃水浴20分钟、4小时、18小时和24小时观察结果。一般20～30分钟呈黄色为阳性，24小时不变色为阴性。

4. 七叶苷水解试验　是鉴别D群链球菌与其他链球菌、革兰阴性杆菌及厌氧菌的试验，如粪肠球菌为阳性、肺炎链球菌为阴性。

（1）原理：有些细菌能水解七叶苷生成葡萄糖和七叶素，七叶素能够与培养基中的二价铁离子反应，形成黑色化合物，使培养基变黑。

（2）培养基：七叶苷培养基、胆汁七叶苷培养基。

（3）方法及结果判定：待检菌接种于七叶苷培养基中，37℃过夜培养观察结果。培养基变黑色为阳性。

5. 甲基红试验　常用于肠杆菌科细菌的鉴定。

（1）原理：细菌分解葡萄糖产生丙酮酸，丙酮酸分解产生甲酸、乙酸、乳酸等，使pH降至4.5以下，加入甲基红试剂呈红色，即为甲基红试验阳性。若分解葡萄糖产酸量少，或产生的酸转化为其他物质（如醇、酮、醚、气体和水等），则培养基的酸度pH仍在5.4以上，加入指示剂后呈黄色，为甲基红试验阴性。

（2）培养基：葡萄糖蛋白胨水培养基。

（3）方法及结果判定：接种待检菌于葡萄糖蛋白胨水培养基中，培养 18～24 小时后加入甲基红试剂，立即观察结果，红色为阳性，橘红色为弱阳性，黄色为阴性。

6. V-P 试验　常与**甲基红试验**一起使用，用于肠杆菌科细菌的鉴定。

（1）原理：细菌分解葡萄糖产生丙酮酸，丙酮酸脱羧产生乙酰甲基甲醇，碱性环境中可转化为二乙酰，二乙酰与培养基中精氨酸的胍基作用生成红色化合物，V-P 试验为阳性。

（2）培养基：葡萄糖蛋白胨水培养基。

（3）方法及结果判定：接种待检菌于葡萄糖蛋白胨水培养基中，培养 18～24 小时后，加入 V-P 试剂，立即观察结果，出现红色为阳性，无红色为阴性。

（二）蛋白质和氨基酸代谢试验

根据细菌分解蛋白质的能力不同鉴别细菌。

1. 吲哚试验　主要用于**肠杆菌科**细菌的鉴定。志贺菌、沙门菌吲哚试验为阴性，大肠埃希菌、变形杆菌吲哚试验为阳性。

（1）原理：有些**细菌具有色氨酸酶**，可将蛋白胨中的色氨酸分解而生成吲哚（靛基质），与加入的二甲基氨基苯甲醛反应形成玫瑰红色的吲哚。

（2）培养基：蛋白胨水培养基。

（3）方法及结果判定：接种待检菌于蛋白胨水培养基中，培养 18～24 小时后，加入吲哚试剂观察结果，两者液面接触处出现红色为阳性，无色为阴性。

2. 硫化氢试验　主要用于**肠杆菌科细菌**的鉴别。如沙门菌属、爱德华菌属、变形杆菌属细菌大多数硫化氢阳性，其他菌属多为阴性。

（1）原理：有些细菌能使**含硫氨基酸**（如胱氨酸、半胱氨酸）分解产生硫化氢，与铅或亚铁离子结合，可形成黑褐色的硫化物沉淀。

（2）方法及结果判定：穿刺接种待检菌于醋酸铅培养基或 KIA 琼脂培养基，观察结果，培养基变黑为阳性，培养基不变为阴性。

3. 尿素酶试验　主要用于肠杆菌科中**变形杆菌属**细菌的鉴定。变形杆菌属、肺炎克雷伯菌属尿素酶试验阳性，斯氏和产碱普罗威登菌尿素酶试验阴性。

（1）原理：有些细菌具有**尿素分解酶**，能分解尿素产生大量的氨，导致培养基呈碱性，加入酚红指示剂后发生颜色改变。

（2）方法及结果判定：接种待检菌于尿素培养基，于 35℃中培养 18～24 小时，观察结果，培养基变红为阳性，不变为阴性。

4. 苯丙氨酸脱氨酶试验　主要用于**肠杆菌科**细菌的鉴定。变形杆菌属细菌为阳性，肠杆菌种中其他细菌均为阴性。

（1）原理：有些细菌能产生**苯丙氨酸脱氨酶**，分解苯丙氨酸形成游离的氨和苯丙酮酸，加入氯化铁试剂可产生绿色化合物。

（2）方法及结果判定：接种被检菌于苯丙氨酸琼脂培养基中，35℃中培养 18～24 小时，加 10% 三氯化铁试剂观察结果，出现绿色为阳性。

5. 氨基酸脱羧酶试验　主要用于**肠杆菌科**细菌的鉴定。沙门菌属中除伤寒和鸡沙门菌外，其余沙门菌的赖氨酸酶和鸟氨酸脱羧酶均为阳性。志贺菌属中宋内志贺菌和鲍氏志贺菌为阳性，其他志贺菌均为阴性。

（1）原理：有些细菌具有**氨基酸脱羧酶**，可分解脱羧氨基酸使其生成 CO_2 和胺，产生的胺使培养基变碱，指示剂发生颜色改变。最常测定的氨基酸有 3 种：赖氨酸、鸟氨酸和精氨酸。

（2）方法及结果判定：将待检菌分别接种于赖氨酸（鸟氨酸或精氨酸）培养基和氨基酸对照培养基中，并加入无菌液状石蜡封管，培养后观察结果。对照管呈黄色，测定管呈紫色为阳性（指示剂为溴甲酚紫），测定管黄色为阴性。对照管呈紫色表示试验无意义。

（三）碳源利用试验

1. 枸橼酸盐利用试验　用于**肠杆菌科**细菌的鉴定，沙门菌属、克雷伯伯杆菌属常为阳性；埃希菌属、志贺菌属、爱德华菌属和耶尔森菌属均为阴性。

（1）原理：以**铵盐**为唯一氮源、以枸橼酸盐作为唯一碳源的细菌，能够分解枸橼酸盐，生成碳酸钠，使培养基变碱性。

（2）方法及结果判定：接种被检菌于枸橼酸盐培养基中，培养后观察结果，培养基变深蓝色为阳性；培养基不变色为阴性。

2. 丙二酸盐利用试验　用于**肠杆菌科中属间及种**的鉴别，除肠杆菌属、枸橼酸杆菌属和哈夫尼菌属有不同反应型外，其余菌属为阴性。

（1）原理：利用**丙二酸盐**作为唯一碳源的细菌，可以分解丙二酸盐而形成碳酸钠，使培养基变碱。

（2）方法及结果判定：接种被检菌于丙二酸盐培养基，培养后观察结果，培养基变为深蓝色为阳性，颜色无变化为阴性。

3. 马尿酸盐水解试验　某些细菌有**马尿酸水解酶**，可水解马尿酸形成甘氨酸和苯甲酸。前者在茚三酮的作用下，氧化脱氨基反应，生成氨、二氧化碳和相应的醛，而茚三酮生成还原型茚三酮。后者与三氯化铁结合，形成苯甲酸铁沉淀。反应过程中形成的还原型茚三酮和氨可反应生成紫色化合物。主要用于**链球菌**的鉴定，B 群链球菌为阳性，其他链球菌为阴性。

4. 乙酰胺利用试验　有些细菌能够产生**脱酰胺酶**，能够利用脱酰胺酶使乙酰胺释放氨基，使培养基变碱。被检菌利用乙酰胺，根据指示剂的不同，培养基能够发生阳性改变。如生长较少或不生长，培养基颜色不变为阴性。主要用于**非发酵菌**的鉴定。铜绿假单胞菌、去硝化产碱杆菌、食酸假单胞菌为阳性，其他非发酵菌为阴性。

（四）呼吸酶类试验

1. 氧化酶试验　主要用于**肠杆菌科**细菌与**非发酵菌**的鉴别，前者为阴性，后者为阳性。

（1）原理：氧化酶即**细胞色素氧化酶**，某些细菌具有氧化酶，第一步使细胞色素 C 氧化，第二步由氧化型细胞色素 C 氧化对苯二胺，最后生成有色的醌类化合物。

（2）试剂：**1% 盐酸二甲基对苯二胺或 1% 盐酸四甲基对苯二胺**。

（3）方法及结果判定：分为滤纸法、菌落法和试剂纸片法。细菌与试剂接触 **10 秒内呈深紫色**为阳性，以铜绿假单胞菌作为阳性对照，大肠埃希菌作为阴性对照。

2. 过氧化氢酶试验（触酶试验）　用于初步鉴定**革兰阳性球菌**，葡萄球菌属和微球菌属细菌为阳性，链球菌属为阴性。

（1）原理：具有过氧化氢酶的细菌，能够分解过氧化氢生成水和新生态的氧，最后形成分子氧，可以由气泡的形式体现出来。

（2）方法及结果判定：在洁净的玻片上滴加一滴 3% 过氧化氢溶液，待检菌与之混匀，随后立即观察结果，有大量气泡产生为阳性，不产气泡为阴性。

3. 硝酸盐还原试验　常用于肠杆菌科细菌、非发酵菌的鉴定，**肠杆菌科细菌**能还原硝酸盐为亚硝酸盐；铜绿假单胞菌、嗜麦芽窄食单胞菌等假单胞菌也可产生氮气。

（1）原理：硝酸盐还原试验包括两个过程：①在合成代谢过程中，硝酸盐还原为亚硝酸盐和氨，再由氨转化为氨基酸和细胞内的其他含氮化合物；②在分解代谢过程中，硝酸盐或亚硝酸盐代替氧作为呼吸系统中的终末受氢体，可还原硝酸盐为亚硝酸盐的某些细菌，将硝酸盐为亚硝酸盐再与乙酸作用生成亚硝酸，亚硝酸与 α- 萘胺和对氨基苯磺酸作用后生成红色的 N-α- 萘胺偶氮苯磺酸。

（2）方法及结果判定：接种被检菌于硝酸盐培养基中，35℃培养后，甲液与乙液等量混合后（约 0.1ml）加入培养基内，立即观察结果，出现**红色为阳性**。若加入试剂后无颜色反应，有 2 种可能：①硝酸盐未被还原，试验阴性。②硝酸盐被还原，但却形成其他产物，导致假阴性，可在试管内加入少许**锌粉**，若出现红色，则表明试验确实为阴性；**若仍不产生红色，表示试验为假阴性**。如有气泡在培养基管内的小导管内生成，表示有氮气生成。

（五）其他试验

1. 凝固酶试验　用于鉴定葡萄球菌的致病性，**金黄色葡萄球菌**为阳性。

（1）原理：葡萄球菌可产生两种凝固酶：①在细胞壁上的**结合凝固酶**，使血浆中纤维蛋白原变成纤维蛋白，附着于细菌表面从而发生凝集。②分泌至菌体外的**游离凝固酶**，被血浆中的协同因子激活后变成凝血酶样物质，使血浆中纤维蛋白原变成纤维蛋白，从而导致血浆凝固。检测结合凝固酶可用玻片法；检测游离凝固酶可用试管法。

（2）方法及结果判定

①玻片法：取兔血浆，盐水 1 滴，分别置于洁净的玻片上与挑取被检菌混合，血浆中有明显的颗粒出现而盐水中无自凝现象，为阳性。

②试管法：无菌试管中加入 0.5ml 人兔血浆和 0.5ml 葡萄球菌肉汤培养物，轻轻晃动试管，37℃水浴 3～4 小时，观察结果。试验管和阳性对照管发生凝固，而阴性对照管不凝固，为阳性。

2. 卵磷脂酶试验　用于鉴定**厌氧菌**。产气荚膜梭菌、诺维梭菌为阳性，其他梭菌为阴性。

（1）原理：有的细菌在钙离子存在时产生**卵磷脂酶**，这种酶将卵磷脂分解为甘油酯和水溶性磷酸胆碱。

（2）方法及结果判定：将被检菌划线接种或点种于 **1% 卵黄琼脂平板上**，35℃培养，3 小时后在菌落周围形成乳白色浑浊环为阳性现象。

3.DNA 酶试验　革兰阳性球菌中只有**金黄色葡萄球菌**产生 DNA 酶，肠杆菌科中**沙雷菌**和**变形杆菌**均可产生此酶。

（1）原理：DNA **酶**可水解长链 DNA 形成由几个单核苷酸组成的寡核苷酸链。DNA 长链可被酸沉淀，而寡核苷酸链能够溶于酸。DNA 琼脂平板上加入盐酸后，具有 DNA 酶的菌落周围会出现透明环。

（2）培养基：2%DNA 琼脂平板。

（3）方法及结果判定：点种待检菌于 DNA 琼脂平板上，35℃培养 18～24 小时，将 1mol/L 盐酸覆盖在平板上，观察结果，菌落周围出现透明环为阳性。

4. 胆汁溶菌试验　可用于鉴别**肺炎链球菌和甲型链球菌，前者为阳性，后者为阴性。**

（1）原理：胆汁或胆盐可溶解肺炎链球菌。

（2）试剂：**10% 去氧胆酸钠或纯牛胆汁。**

（3）方法及结果判定：平板法，菌落消失为阳性；试管法，加胆盐的培养物变透明，而对照管仍浑浊为阳性。

5. CAMP 试验　是 **B 群链球菌**特异性鉴定依据。

（1）原理：B 群链球菌产生的 CAMP 因子能够促进葡萄球菌的 α- 溶血素活性，使 B 群链球菌和葡萄球菌的生长线交界处溶血力加强，从而呈现出箭头样透明溶血区。

（2）方法及结果判定：于血琼脂平板上一横线接种金黄色葡萄球菌，被检菌垂直与前一划线做划线接种，两线相距 0.5 ～ 1cm，不能相交，37℃培养 18 ～ 24 小时，观察结果，在两划线交界处出现箭头样的溶血区为阳性。注意每次试验都设阴性对照和阳性对照。

6. KOH 拉丝试验　主要用于**容易脱色的革兰阳性菌与革兰阴性菌**的鉴别。

（1）原理：在稀碱溶液中革兰阴性菌的细胞壁容易破裂，将未断裂的 DNA 释放出来，从而呈现出黏性菌悬液，用接种环搅拌后可拉出黏丝，而革兰阳性细菌没有此种变化。

（2）试剂：**40g/L KOH 水溶液。**

（3）结果判定：大多数革兰阴性菌在 5 ～ 10 秒内出现阳性反应，反应较慢的不动杆菌、莫拉菌多在 60 秒内出现阳性；而革兰阳性细菌在 60 秒后仍为阴性。

7. 杆菌肽试验　用于 **A 群链球菌与非 A 群链球菌**的鉴别。

（1）原理：A 群链球菌几乎都对杆菌肽敏感，其他群链球菌绝大多数对杆菌肽耐药。

（2）方法及结果判定：均匀涂布待检菌纯培养物（肉汤）于血液琼脂平板上，稍干，将 0.04U/ 片的杆菌肽纸片贴上，35℃培养 18 ～ 24 小时，观察结果，抑菌环直径＞ 10mm 为敏感，抑菌环直径＜ 10mm 为耐药。

8. 奥普托欣（Optochin）试验　用于**肺炎链球菌**与其他链球菌的鉴别。

（1）原理：肺炎链球菌几乎都对 Optochin 敏感，而其他链球菌对 Optochin 则耐药。

（2）方法及结果判定：于血琼脂平板上均匀涂布待检菌菌落或肉汤培养液，稍干后将 5pg/ 片的 Optochin 纸片贴上，35℃中培养 18 ～ 24 小时，观察结果，抑菌环直径＞ 14mm 为敏感。

9. O/129 抑菌试验　**弧菌科**的属间鉴定，弧菌属、邻单胞菌属对 O/129 敏感，气单胞菌属对 O/129 耐药。

（1）原理：O/129 即二氨基二异丙基蝶啶，抑制弧菌属、邻单胞菌属细菌生长，而不能抑制气单胞菌属细菌。

（2）方法及结果判定：均匀涂布待检菌于碱性琼脂平板上，贴 O/129 纸片于平板上，35℃中培养 18 ～ 24 小时观察结果，敏感时会出现任意大小的抑菌环，无抑菌环者为耐药。

（六）复合生化试验

1. 克氏双糖铁培养基试验　主要用于**肠杆菌**科细菌的初步鉴定。

（1）原理：双糖铁培养基含有葡萄糖和乳糖，**二者比例为 1∶10**，同时以酚红为指示剂。同时发酵乳糖和葡萄糖的细菌产酸量较多，使 KIA 的斜面和底层均呈黄色；只发酵葡萄糖而不发酵乳糖的细菌产酸量少，斜面部分的酸由于挥发、氧化，同时又被细菌降解的氨基酸所产生的胺类中和，斜面部分呈红色。而处于缺氧状态的底层，细菌分解氨基酸产生的酸，短时间内不能够被氧化，呈现为黄色，能够分解糖类产生气体的细菌，可在培养基中出现气泡。能够分解培养基中的含硫氨基酸的细菌，产生的二氧化硫在酸性条件下遇到铅离子或铁离子形成硫化铅或硫化亚铁，在底层形成黑色的沉淀物。

（2）培养基：KIA。

（3）结果判定：大肠埃希菌斜面和底层均为黄色，同时有气泡产生；志贺菌斜面为红色，底层均黄色，无气泡产生；伤寒沙门菌斜面为红色，底层均黄色，同时有黑色物质产生。

2. 动力–靛基质–尿素酶（MIU）试验　MIU 培养基是含色氨酸和尿素的半固体培养基，以酚红为指示剂。某些细菌能够产生色氨酸酶，色氨酸酶降解色氨酸形成吲哚，加入吲哚试剂后，培养基上层变红；某些细菌能够产生尿素酶，尿素酶分解尿素产氨，使整个培养基变碱呈现为红色；有动力的细菌可以沿着穿刺线生长，也可以在穿刺线两侧看见羽毛状和云雾状生长。该试验主要用于肠杆菌科细菌的初步鉴定。

（七）鉴定

分离出的细菌一般应经过细菌形态、菌落特点、生化反应、血清学试验、动物接种等方法进行鉴定。

五、细菌的非培养检测方法

（一）免疫学检验技术

1. 抗原检测　用已知的特异性抗体检测标本中的微生物抗原成分。

（1）凝集试验：颗粒性抗原与相应抗体结合后发生凝集的血清学试验。抗原与抗体复合物在电解质作用下，经过一定时间，形成肉眼可见的凝集团块。试验可在玻板上进行，称为玻板凝集试验，可用于细菌的鉴定和抗体的定性检测；亦可在试管中进行，称试管凝集试验。

（2）免疫荧光技术：利用抗原和抗体的特异性反应与荧光示踪技术相结合的显微镜检测手段。

（3）酶联免疫吸附试验（ELISA）。

（4）发光免疫技术：依赖酶或化学反应释放能量引起发光物质发光的检测方法。

化学发光法：某些化合物从化学反应中获得能量而激发，当其返回稳定基态时，可以发射光量子。

生物发光法：是酶–底物类型的反应，有腔肠动物发光体系，细菌荧光素酶发光体系和萤火虫荧光素酶发光体系。

（5）对流免疫电泳。

（6）免疫印迹技术。

2. 抗体检测　用已知的微生物抗原检测患者血清中相应的特异性抗体及其效价的动态变化。

（1）肥达反应：是诊断伤寒和副伤寒的血清学试验。用已知的伤寒沙门菌的 O、H 抗原和甲、乙副伤寒沙门菌 H 抗原与不同稀释度的患者血清做定量凝集试验，从而测定患者人体内抗体含量的多少和早期及恢复期抗体增长情况，以辅助诊断伤寒和副伤寒。

（2）外斐试验：变形杆菌属的 X19、X2、Xk 菌株的菌体 O 抗原与斑疹伤寒立克次体和恙虫病东方体有共同抗原，可用这些菌株的 O 抗原（OX19，OX2，OXk）代替立克次体抗原与患者血清进行交叉凝集反应，检测患者血清中相应抗体。此称外斐试验，辅助诊断立克次体病。

（二）分子生物学检测

1. 核酸杂交技术　是一种分子生物学的标准技术，用于检测 DNA 或 RNA 分子的特定序列（靶序列）。

2. 聚合酶链反应（PCR）　是一种用于放大扩增特定的 DNA 片段的分子生物学技术，能将微量的 DNA 大幅增加。

3. 生物芯片技术　是通过缩微技术，根据分子间特异性地相互作用的原理，将生命科学领域中不连续的分析过程集成于硅芯片或玻璃芯片表面的微型生物化学分析系统，以实现对细胞、蛋白质、基因及其他生物组分的准确、快速、大信息量的检测。按照芯片上固化的生物材料的不同，可以将生物芯片划分为基因芯片等。

（三）细菌毒素检测

细菌毒素检测分为内毒素检测和外毒素检测。

1. 内毒素检测通常用鲎试验，鲎试验方法又包括比浊法、毛细管法、试管法、比色法等，以比浊法、毛细管法比较常用。鲎试验阳性表明感染**革兰阴性菌**或**内毒素血症**，也可用于**生物制品或注射液**的内毒素污染检测。

2. 外毒素的检测主要用于鉴定待检菌、区分产毒株与非产毒株，方法有体内毒力试验和体外毒力试验。

（四）动物实验

1. 目的　分离和鉴定病原微生物；检测细菌毒性产物；观察病原微生物的致病性。

2. 常用动物　有大鼠、小鼠、豚鼠、家兔等。

3. 实验动物选择原则　根据动物对待检微生物感染的敏感性；动物的遗传种系特征；动物体内和体表微生物群特点；动物年龄、体重、性别和数量等。

4. 动物接种法　主要包括皮下接种法、皮内接种法、静脉接种法、腹腔接种法、肌内接种法和脑内接种法。

5. 动物实验的应用　对病原菌进行分离和鉴定；细菌毒素检测。

第五单元　抗菌药物敏感试验

【复习指南】应掌握纸片扩散法和稀释法的操作方法，熟悉抗菌药物的选择，了解 E 试验法和联合药敏试验。熟悉抗分枝杆菌药物的种类，了解结核分枝杆菌和快速生长分枝杆菌体外药敏试验的相关内容。掌握厌氧菌药敏试验所使用的培养基的种类，熟悉厌氧菌药敏试验常选择的药物、所使用的方法和质控菌株。

一、抗菌药物的敏感性试验

抗菌药物敏感试验（AST）是指在体外测定药物抑制或杀死细菌能力的试验。其意义在于：

可预测抗菌治疗的效果；指导抗菌药物的临床应用；发现或提示细菌耐药机制的存在；检测细菌的耐药性，分析耐药菌的变迁；掌握耐药菌感染的流行病学，控制和预防耐药菌感染的发生和流行。

（一）药敏试验的抗菌药物选择

我国主要参照美国临床和实验室标准协会（CLSI）指定的抗菌药物选择原则。A组，包括特定菌群的常规试验并常规报告的药物。B组，包括临床上重要的、针对院内感染的药物，选择性报告。C组，包括替代性或补充性抗菌药物，A、B组过敏或耐药时选用。U组，包括仅用于治疗泌尿道感染的抗菌药物。O组，包括有临床适应试验但不允许常规试验并报告的药物。

药敏试验结果的判断：①敏感（S）：指当使用常规推荐剂量的抗菌药物进行治疗时，该抗菌药在患者感染部位通常所能达到的浓度可以治分离菌株的生长。②耐药（R）：指使用常规推荐剂量的抗菌药物治疗时，患者感染部位通常所能达到的药物浓度不能抑制菌株的生长。③中介（I）：指抗菌药物的最低抑菌浓度接近血液和组织中通常可达到的浓度，分离株的临床应答率可能低于敏感菌株。

（二）纸片扩散法（又称 K-B 法）

纸片扩散法是 WHO 推荐的定性药敏试验的基本方法。

1. 实验原理　将含有定量抗菌药物的纸片贴在已接种测试菌的琼脂平板上，纸片中所含的药物吸收琼脂中水分溶解后向纸片周围扩散形成递减的浓度梯度，在纸片周围抑菌浓度范围内测试菌的生长被抑制，形成无菌生长的抑菌圈。抑菌圈的大小反映测试菌对测定药物的敏感程度，并与该药对测试菌的 MIC 呈负相关关系。

2. 培养基和抗菌药物纸片

（1）抗菌药物纸片：直径为 6.35mm，厚度 1mm，吸水量为 20μl 的专用药敏纸片。

（2）培养基：水解酪蛋白（M-H）培养基，pH 为 7.2～7.4，琼脂厚度为（4±0.5）mm。

3. 实验方法　实验菌株和标准菌株接种采用直接菌落法或细菌液体生长法。①用 0.5 麦氏比浊管矫正菌液浓度，校正后 15 分钟内接种完毕；②用无菌棉拭子蘸取菌液，在 M-H 培养基表面均匀涂抹，接种 3 次，每次旋转平板 60°，最后沿平板内缘涂抹一周；③用纸片分配器或无菌镊子将含药纸片贴于琼脂表面，各纸片中心相距＞ 24mm，纸片距平板内缘＞ 15mm，纸片贴上不可再移动；④置于 35℃培养箱 16～18 小时后阅读结果。

4. 结果判断　用游标卡尺或直尺量取抑菌圈直径，以 mm 为单位，根据 CLSI 标准，对量取的抑菌圈直径做出"敏感""耐药"和"中介"的判断。

（三）稀释法

1. 肉汤稀释法

（1）培养基：M-H 肉汤，校正 pH 为 7.2～7.4。

（2）药物稀释：药物原液的制备和稀释遵照 CLSI 的指南进行。

（3）菌种接种：配制 0.5 麦氏标准菌液，用肉汤、蒸馏水或生理盐水稀释菌液，使最终菌液浓度为 $5×10^5$CFU/ml，稀释菌液于 15 分钟内接种完毕，35℃培养 16～20 小时。

（4）判断结果：借助于比浊计判别是否有细菌生长。

2. 琼脂稀释法　琼脂稀释法是将药物混匀于琼脂培养基中，配制含不同浓度药物平板，使用多点接种器接种细菌。经培养后观察细菌生长情况，以抑制细菌生长的琼脂平板所含药物浓度测得 MIC。

　　以 pH 为 7.2 ～ 7.4 的 M–H 琼脂为培养基，将以稀释的抗菌药物按 1 ∶ 9 加入 45 ～ 50℃水浴中平衡融化于 M–H 琼脂中，充分混合倾入平皿，琼脂厚度为 3 ～ 4mm。将 0.5 麦氏标准菌液稀释 10 倍，以多点接种器吸取接种于琼脂表面，15 分钟内接种完毕。35℃培养 16 ～ 20 小时。

　　（四）E 试验法

　　E 试验法是一种以结合稀释法为和扩散法原理对抗生素药敏试验直接定量的药敏试验技术。

　　E 试条是一条 5mm×50mm 的无孔试剂载体，一面固定有一系列预先制备的浓度呈连续指数增长稀释抗生素，另一面有读数和判别刻度。将 E 试条放在细菌接种过的琼脂平板上，经培养过夜，围绕试条明显可见椭圆形抑菌圈，其边缘与试条交点的刻度即为抗菌药物抑制细菌的最小抑菌浓度。

　　（五）联合药物敏感试验

　　1. **联合药物敏感试验的意义**　包括治疗混合性感染；预防或推迟细菌耐药性的发生；联合用药可以减少剂量，以避免达到毒性剂量；对某些耐药细菌引起的严重感染，联合用药比单一用药时效果更好。

　　2. **抗菌药物联合使用的结果**　见表 5-1。

表 5–1　抗菌药物联合使用的结果

	联合使用的结果
无关作用	2 种药物联合使用的活性等于 2 种药物单独使用的活性
拮抗作用	2 种药物联合使用的活性显著小于 2 种药物单独使用的活性
累加作用	2 种药物联合使用的活性等于 2 种药物单独抗菌活性之和
协同作用	2 种药物联合使用的活性显著大于 2 种药物单独使用的活性之和

二、分枝杆菌药物敏感试验

　　1. 应用抗分枝杆菌药物治疗结核病是人类控制结核病的主要手段，属于化学治疗方法。抗结核药则是结核病化学治疗的基础。现有的主要抗结核药物有异烟肼和利福平；世界卫生组织确定的其他 3 种基本抗结核药物则是吡嗪酰胺、链霉素和乙胺丁醇。

　　2. 分枝杆菌体外药敏试验。

　　（1）结核分枝杆菌和缓慢生长分枝杆菌体外药敏试验：主要有 4 种方法，分别是比例法、绝对浓度法、液体培养系统法和分子生物学方法。

　　①比例法是 CLSI 和世界卫生组织（WHO）推荐的标准方法。

　　原理：分别在含相同药物浓度的培养基和不含药的对照培养基接种两种不同浓度的菌液，将对照培养基和含药培养基上细菌生长菌落数量进行计数，计算耐药百分比，确定测试菌株对该药的耐药性。

　　②绝对浓度法

　　原理：是在两支含不同药物浓度的培养基上接种同一浓度的菌液，将对照培养基和含药培养基上的菌落数量进行计数，根据含药培养基上的菌落数量，确定测试菌株对该药的耐药性。

③BACTECMGIT-960快速培养系统是目前实验室中较常用的液体培养系统。

原理：培养管内为Middlebrook7H9液体培养基，培养基底部包埋对氧分子浓度极为敏感的荧光指示剂，在液体中结核分枝杆菌的生长降低氧浓度，激发荧光，通过连续荧光的检测来间接判断管内分枝杆菌生长情况。若将菌悬液接种于MGIT培养管（含抗结核分枝杆菌药物）中，同时置入培养仪中进行培养，可观察生长情况的不同来判断分枝杆菌对药物的敏感性。

④分子生物方法

原理：通过分子生物学技术检测耐药基因，快速初筛结核分枝杆菌的耐药性。

（2）快速生长分枝杆菌体外药敏试验：CLSI推荐微量肉汤稀释法，抗菌药物为阿米卡星、头孢西丁、环丙沙星、克拉霉素、亚胺培南、利奈唑胺、莫西沙星、多西环素（或者米诺环素）、复方磺胺和妥布霉素。

三、厌氧菌体外药敏试验

1. **培养基**　根据方法的不同可选用含**5%～10%脱纤维羊血的布氏琼脂**或者加入了**维生素K_1和氯化血红素制成的液体培养基**。

2. **抗菌药物**　首选**甲硝唑**，但是艰难梭菌不推荐开展甲硝唑的常规药敏试验，因为甲硝唑耐药与临床治疗失败的相关性还未确定。对于大多数厌氧菌，除脆弱拟杆菌外，均对青霉素G敏感，也可作为首选药物。患者对青霉素过敏时，可选用林可霉素。CLSI推荐的厌氧菌首选治疗药物见表5-2。

表5-2　CLSI推荐的厌氧菌首选治疗药物

细菌	药物
脆弱拟杆菌和其他β-内酰胺酶阳性或者β-内酰胺酶未知的厌氧菌	阿莫西林/克拉维酸、氨苄西林/舒巴坦、哌拉西林/他唑巴坦、替卡西林/克拉维酸、克林霉素、厄他培南、亚胺培南、美洛培南、甲硝唑
β-内酰胺酶阴性的革兰阴性厌氧菌	氨苄西林、青霉素、克林霉素、甲硝唑
除外产气荚膜梭菌的梭菌属	氨苄西林、青霉素、阿莫西林/克拉维酸、氨苄西林/舒巴坦、哌拉西林/他唑巴坦、替卡西林/克拉维酸、头孢替坦、头孢西丁、克林霉素、厄他培南、亚胺培南、美洛培南、甲硝唑
产气荚膜梭菌/革兰阳性球菌和无芽孢形成的革兰阳性杆菌	氨苄西林、青霉素、克林霉素、甲硝唑

3. **方法**　目前厌氧菌常用的药敏方法有琼脂稀释法、微量肉汤稀释法、E-test法和一些商品化的检测方法。

琼脂稀释法适用于多数厌氧菌药敏试验，而微量肉汤稀释法目前仅限于脆弱拟杆菌药敏试验。因此在进行药敏试验时要选择合适的方法。

4.质控菌株　琼脂稀释法药敏试验时至少要选用脆弱拟杆菌 ATCC252854、多形拟杆菌 ATCC29741、迟缓真杆菌 ATCC43055、艰难梭菌 ATCC70057 中的两种，以监测试验过程。

第六单元　细菌的分类与命名

【复习指南】熟悉概述的内容。了解细菌的分类方法和分类命名系统。

一、概述

1.基本概念　①细菌分类：根据每种细菌各自的特征，并按照他们的亲缘关系分门别类，以不同等级编排成系统。②细菌命名：根据分类结果给每种细菌一个科学名称。③细菌鉴定：将未知细菌按分类原则放入系统中比较其相似性，通过对比分析方法确定其分类地位。

2.细菌的分类单位　细菌的分类等级为界、门、纲、目、科、属、种。临床上常用的分类单位是科、属、种，种是细菌分类的基本单位。生理学性状基本相同的细菌群体构成一个菌种；同一菌种的各个细菌形状基本相同，但在某些方面可能存在差异。具有某种细菌典型特征的菌株称为该菌的标准菌株。在细菌的分类、鉴定和命名时都以标准菌株为依据，标准菌株也可以作为质量控制的标准。

3.细菌的命名　国际上细菌科命名采用拉丁文双命名法，由 2 个拉丁字组成，前一字为属名，用名词，大写；后一字为种名，用形容词，小写。属名常不将全文写出，只用第一个字母大写代表。

二、细菌的分类方法

1.生理学与生物化学分类法　细菌的分类是在对细菌的大量分类标记进行鉴定和综合分析的基础上进行的，细菌的生物学特征一直作为分类的主要依据。

（1）传统分类法：依靠生化特性和抗原结构进行科、属、种按主次顺序逐级水平划分。

（2）数值分类法：包含数字、电子、信息及自动化的一类分析技术，以"等重要原则"选用 50 项以上的生物学性状对各种生物学特性进行比较分类。

2.遗传学分类法　遗传学分类是以细菌的核酸、蛋白质等在组成的同源程度上进行分类。

（1）DNA（G＋C）mol% 测定：DNA 分子两条链上 4 种碱基的总分子量为 100，测定其中（G＋C）或（A＋T）摩尔百分比，能反映出细菌间 DNA 分子同源程度，习惯上以（G＋C）作为细菌分类标记。

（2）核酸同源值测定：利用 DNA 分子杂交技术测定 DNA 分子的相似度。DNA/DNA 杂交时，结合率为 100% 为同一菌株。

（3）核糖体 RNA 碱基序列测定。

三、细菌分类命名系统

1.细菌分类系统概述　细菌分类系统有多种，国际上普遍采用**伯杰分类系统**，也有采用美国 CDC（疾病预防与控制中心）的分类系统。

2.伯杰细菌分类系统　1923年《伯杰鉴定细菌学手册》第1版问世，几经修改到1984年时，因其内容中既包括细菌鉴定，又包括了细菌分类资料，将其改名为《伯杰系统细菌学手册》，至1994年已出版至第9版。

第七单元　革兰阳性球菌

【复习指南】葡萄球菌属、链球菌属、肠球菌属是考试的重点，应熟练掌握其生物学特性及微生物学检验，熟悉其临床意义，了解其分类。了解常见的其他革兰阳性球菌的种类。

一、葡萄球菌属

1.分类　引起人类疾病的重要菌种有金黄色葡萄球菌、表皮葡萄球菌、头状葡萄球菌、人葡萄球菌、腐生葡萄球菌。其余尚有一些能在人体中分离到，如溶血葡萄球菌等。

2.临床意义

（1）金黄色葡萄球菌主要引起**化脓性感染**，通过多种途径侵入机体，导致皮肤或器官的感染，是创伤感染的主要病原体，严重可致**败血症**。

（2）凝固酶阴性葡萄球菌是存在于皮肤黏膜的正常菌群之一，近年来已成为医院感染的重要病原菌。

3.生物学特性　葡萄球菌为球形或略呈椭圆形，形似**葡萄串状**。革兰阳性细菌，无芽孢，无鞭毛，有些细菌能形成**荚膜；无动力**。需氧或兼性厌氧，对营养要求不高。最适温度37℃，最适pH7.4。在普通琼脂平板上，经37℃、18～24小时培养，可形成圆形、凸起、边缘整齐、表面光滑、湿润、有光泽、不透明、脂溶性色素的菌落。在**高盐甘露醇血平板**上，有致病性的葡萄球菌能分解甘露醇，其菌落呈**淡橙黄色**。在**卵黄高盐琼脂平板**上，有致病性的葡萄球菌能产生卵磷脂酶，因此在培养基其菌落周围形成**白色沉淀圈**。在液体培养基中，呈均匀混浊状。生化活性强，分解多种糖类、蛋白质和氨基酸，**触酶阳性**，致病菌株可分解甘露醇和产生**血浆凝固酶**。金黄色葡萄球菌在血平板上的菌落周围有明显的**透明溶血环**。**葡萄球菌A蛋白**（SPA）存在于葡萄球菌的表面，具有抗吞噬作用，可与人类IgG的Fc段非特异性结合，利用此特性可开展简易、快速的**协同凝集试验**。

4.微生物学检验　取标本**直接涂片**，以革兰染色后镜检，根据细菌形态、染色特性，做出初步报告。血液标本经增菌培养后接种于血琼脂；脓汁、尿道分泌物、脑脊液可直接接种血琼脂；粪便、呕吐物应接种高盐卵黄或高盐甘露醇平板。根据菌落特征、色素形成，有无溶血，并通过血浆凝固酶试验等可鉴定是否为致病性葡萄球菌。致病性葡萄球菌的特点：产生**凝固酶**和**耐热核酸酶，金黄色色素**，有**溶血性，发酵甘露醇**等。采用ELISA法检测肠毒素，灵敏度高，特异性好，且简便快速。

二、链球菌属

1.分类　根据链球菌属各种细菌在血平板上的溶血现象分为：甲型（α）溶血性链球菌，乙型（β）溶血性链球菌，丙型（γ）链球菌。根据抗原血清分为：A、B、C、D……20群，血清群与溶血特性没有相关性。对人类致病的主要是A群。

2.临床意义　A群链球菌、B群链球菌、肺炎链球菌和甲型溶血性链球菌是链球菌属的重要致病菌。其主要的临床意义如下。

（1）A 群链球菌：可引起**急性咽炎、呼吸道感染、丹毒、脓疱病、软组织感染、心内膜炎、脑膜炎及变态反应性疾病**，产毒株还可引起猩红热。主要致病物质为**多种外毒素和侵袭性酶**。

（2）B 群链球菌：是新生儿败血症和脑膜炎的常见菌，对成人主要引起**肾盂肾炎、子宫内膜炎**等。

（3）肺炎链球菌：是大叶性肺炎、支气管炎的病原菌，还可引起中耳炎、乳突炎、鼻窦炎、脑膜炎等。主要致病物质为**荚膜**。

（4）甲型溶血性链球菌：是人体口腔、消化道、女性生殖道的正常菌群，可引起**亚急性细菌性心内膜炎**。

3. 生物学特性　本菌呈球形或卵圆形，排列呈链状，革兰染色阳性。肺炎链球菌呈矛头状钝面相对，成双排列，可形成**荚膜**。多为兼性厌氧菌。营养要求较高，在普通培养基中生长不好，需加血液或血清才生长良好。在血琼脂平皿上生成灰白色、半透明凸起的小菌落。不同的菌株有不同的溶血现象，根据溶血情况可将链球菌分为 3 类：甲型（α）溶血性链球菌、乙型（β）溶血性链球菌和丙型（γ）链球菌，致病力最强的为**乙型溶血链球菌**。肺炎链球菌为 **α 溶血环**，可形成灰色扁平菌落，随培养时间延长可产生**自溶酶**使菌落呈脐窝样。生化反应触酶**阴性**，能分解葡萄糖产酸不产气，对其他糖类的分解因不同菌株而异，链球菌属与葡萄球菌属的主要鉴别试验是触酶试验。

4. 微生物学检验　根据不同疾病采集不同标本。直接涂片革兰染色镜检可做初步报告，血液标本先增菌培养，脓液、咽拭可接种血琼脂平板并涂片染色镜检，5% ~ 10%CO_2 环境下生长良好，可疑菌落应做进一步鉴定。常见链球菌的鉴别点见表 5-3。

表 5-3　常见链球菌的主要鉴别点

种类	鉴别要点
A 群链球菌	杆菌肽试验阳性
B 群链球菌	CAMP 试验阳性，可水解马尿酸钠
D 群链球菌	七叶苷试验阳性
肺炎链球菌	胆汁溶解试验和 Optochin（奥普托欣）敏感试验阳性（与甲型溶血性链球菌相鉴别）；荚膜肿胀试验和快速乳胶凝集试验阳性

三、肠球菌属

1. 分类　肠球菌属原归类于链球菌属，于 1984 年将其命名为肠球菌属。

2. 临床意义　肠球菌是革兰阳性菌中仅次于葡萄球菌属的重要医院感染病原菌，常引起**尿路感染**。

3. 生物学特性　肠球菌是呈单个或成对或短链状排列的革兰阳性球菌，需氧或兼性厌氧，对营养要求较高，**高盐（6.5%NaCl）、高碱（pH 为 9.6）、40% 胆汁**培养基上和 **10 ~ 45℃**环境下生长，并对许多抗菌药物表现为固有耐药，在 40% 胆汁培养基中能分解七叶苷，**氧化酶和触酶**试验阴性，多数菌种能水解**吡咯烷酮 -β- 萘基酰胺（PYR）**。

4.微生物学检验　采集尿液、血液及脓性分泌物等标本，革兰染色镜检进行初步检查。血液标本先增菌培养，其他标本直接接种。分离培养后，挑取可疑菌落，进行涂片、染色、镜检。**触酶**试验阴性、**胆汁七叶苷**试验阳性和 **6.5%NaCl** 生长试验阳性，含 **D 群链球菌抗原**。对具有临床意义的肠球菌应进行体外药敏试验。

四、其他需氧革兰阳性球菌

1.触酶阳性的革兰阳性球菌　经常分离得到的触酶阳性革兰阳性球菌除了葡萄球菌属外，还有微球菌属、巨球菌属等。一般认为是非致病菌，偶尔在某些免疫抑制和缺陷的患者中引起机会感染。

2.触酶阴性的革兰阳性球菌　临床标本中经常分离得到的触酶阴性革兰阳性球菌除了链球菌属和肠球菌属外，还有乳球菌属、气球菌属、片球菌属等。

第八单元　革兰阴性球菌

【复习指南】掌握奈瑟菌属的微生物学检验和生物学特性，熟悉临床意义，并了解分类。熟悉卡他莫拉菌的临床意义及生物学特性。

一、奈瑟菌属

1.分类　其中淋病奈瑟菌、脑膜炎奈瑟菌对人致病。其他为寄生在人体内鼻咽腔等处的腐生菌，如灰色奈瑟菌。

2.临床意义

（1）脑膜炎奈瑟菌是**流行性脑脊髓膜炎**的病原菌。在人体的定植部位一般为**鼻咽部**，正常人群带菌率达 70% 以上。借飞沫经空气传播，冬末春初为流行高峰，以学龄儿童多见。感染早期有上呼吸道症状，少数引起败血症，严重者引起脑、脊髓膜炎，最后形成化脓性脑膜炎。致病物质为**荚膜**、**菌毛**和**内毒素**。

（2）淋病奈瑟菌是常见的性传播疾病**淋病**的病原菌。主要通过**性接触**直接侵袭感染泌尿生殖道、口咽部及肛门直肠的黏膜，常见单纯性淋病、盆腔炎、口咽部和肛门直肠淋病、播散性淋病，母体患淋菌性阴道炎或子宫颈炎时，婴儿出生时可致**淋菌性结膜炎**。

3.生物学特性　革兰阴性双球菌，呈肾形或咖啡豆形，凹面相对，无芽孢、无鞭毛，新分离的菌株多有荚膜和菌毛。本属细菌能产生**自溶酶**，营养要求高，须在含有血液、血清等培养基中才能生长，常用**巧克力琼脂**、**血液琼脂**和卵黄双抗琼脂，专性需氧，初次分离需要 $5\% \sim 10\%CO_2$ 能生长，**触酶**和**氧化酶**均阳性，对糖分解能力不同。

4.微生物学检验　怀疑脑膜炎奈瑟菌感染时，菌血症期取**血液**，有**皮肤瘀斑**者可取瘀斑渗出液，出现脑膜刺激征时取**脑脊液**。怀疑淋病奈瑟菌感染时，男性取尿道**分泌物**，女性取阴道、宫颈分泌物。革兰染色镜检如发现中性粒细胞内革兰阴性双球菌可做初步报告。分离脑膜炎奈瑟菌血液或脑脊液标本先增菌再接种巧克力平板。

脑膜炎奈瑟菌鉴定要点：**氧化酶**和**触酶**均阳性；分解**葡萄糖**、**麦芽糖**产酸不产气；**荚膜多糖抗原**直接凝集试验和快速乳胶凝集试验阳性。

淋病奈瑟菌鉴定要点：**氧化酶**阳性；仅分解**葡萄糖**产酸；仅发酵葡萄糖而不发酵**麦芽糖**可与脑膜炎奈瑟菌相鉴别。

二、卡他莫拉菌

1. **临床意义** 一般不致病，当机体免疫力减退时引起呼吸道有关的感染，如中耳炎、慢阻肺等。

2. **生物学特性** 营养要求不高，在血琼脂或巧克力琼脂平板上生长更佳，培养 24 小时能形成直径 1 ~ 3mm，原型凸起、光滑、灰白色、不透明的菌落。

第九单元　肠杆菌

【复习指南】在概述这一部分应掌握生物学特性及微生物学检验，熟悉其临床意义，了解其分类与命名。对于大肠埃希菌和克雷伯杆菌属，应熟练掌握其生物学特性和微生物学检验，熟悉其临床意义。对于沙门菌属、志贺菌属，应掌握生物学特性和微生物学检验，熟悉临床意义，了解它们的分类。熟悉耶尔森菌属的分类、鼠疫耶尔森菌和小肠结肠耶尔森菌的相关内容，了解其他内容。了解枸橼酸杆菌属的相关内容。熟悉肠杆菌属细菌相关内容。了解泛菌属和哈夫尼亚属相关内容。熟悉沙雷菌属的生物学特性和微生物学检验，了解其临床意义和分类。掌握变形杆菌属、普罗威登斯菌属和摩根菌属的生物学特性和微生物学检验，熟悉其临床意义。

一、概述

1. **命名与分类** 肠杆菌科细菌广泛分布于水和土壤中，常寄居在人和动物肠道内。是一大类生物学特性相似的革兰阴性杆菌。根据形态、生化反应、抗原性质及核酸相关性进行分类。临床常见的菌属有埃希菌属、志贺菌属、沙门菌属、枸橼酸杆菌属、克雷伯杆菌属、沙雷菌属、肠杆菌属、哈夫尼亚菌属、爱德华菌属、普罗威登斯菌属、变形杆菌属、摩根菌属、耶尔森菌属等。

2. **临床意义** 肠杆菌科细菌多为肠道正常菌群，除沙门菌属、志贺菌属、埃希菌属部分菌、耶尔森菌属常引起腹泻和肠道感染外，其余均为条件致病菌，可致医院感染，引起遍及全身各部位、组织、器官的化脓性感染，如肺炎、脑膜炎、菌血症、泌尿道及创伤感染。由部分沙门菌（如丙型副伤寒沙门菌、鼠伤寒沙门菌）或变形杆菌可引起食物中毒。

3. **生物学特性** 共同特征：革兰阴性菌，菌体大小为 $(0.3 \sim 1.0)\,\mu m \times (1 \sim 6)\,\mu m$，呈杆状或球杆状、无芽孢、多数有**鞭毛**能够运动，少数菌有荚膜或包膜，有致病性的菌株多数有菌毛。培养特性为需氧或兼性厌氧，营养要求不高，在普通培养基和麦康凯培养基上容易生长，大部分菌在 35℃生长良好。生化反应活跃，**氧化酶**阴性，发酵**葡萄糖**产酸、产气或不产气，**触酶阳性，硝酸盐还原阳性**。肠杆菌科细菌主要有 3 种抗原：**菌体（O）抗原、鞭毛（H）抗原和表面抗原等**，O 抗原和 H 抗原是肠杆菌科血清学分群和分型的依据，表面抗原是包裹在 O 抗原外侧的不耐热多糖抗原，存在时可阻断 O 抗原与相应抗体之间的反应，60℃加热处理 30 分钟能破坏其阻断作用。肠杆菌科细菌不形成芽孢，因此抵抗力不强，不耐干燥，但有些菌种能耐受低温和胆盐，并在一定程度上能抵抗染料的抑菌作用，此特性已被应用于制作肠道选择性培养基上。

4. 微生物学检验　肠道外感染标本可采集不同类型的标本，肠道感染标本宜在疾病的早期，抗菌药物使用前，留取新鲜的粪便标本送检。肠杆菌科细菌的分离培养所用培养基的选择主要取决于标本类型，粪便或肛拭标本直接接种在肠道菌选择培养基上，血、尿或脓汁等其他标本原则上不使用强选择培养基但宜使用弱选择性培养基如麦康凯琼脂。根据菌落特点，结合革兰染色及氧化酶反应做进一步鉴定。

应该遵循科、属、种的顺序，首先与其他革兰阴性杆菌进行鉴别：**氧化酶**试验、**葡萄糖氧化 - 发酵试验**与弧菌科和非发酵菌加以鉴别。然后进行科内各菌属间的鉴别，可以对肠杆菌科细菌的进行分群：采用**苯丙氨酸脱氨酶和葡萄糖酸盐**试验，将肠杆菌科的细菌分为苯丙氨酸脱氨酶阳性（变形杆菌属、普罗威登斯菌属、摩根菌属）、葡萄糖酸盐利用试验阳性和两者均为阴性反应 3 个类群，以缩小鉴定范围。最后选择生化反应进行属种鉴别：可疑菌落分别接种**克氏双糖铁琼脂（KIA）和尿素 – 靛基质 – 动力（MIU）**复合培养基，也可用鉴定试剂盒及血清学鉴定属、种。其中，**吲哚、甲基红、V-P、枸橼酸盐试验**（IMViC 试验）为鉴别肠道杆菌的重要生化反应。

二、大肠埃希菌

1. 临床意义　大肠埃希菌是临床最常见的革兰阴性杆菌，也是医院感染常见的病原菌，可引起各种肠道外感染和肠道内感染。主要致病因素为 **K 抗原**和**菌毛、内毒素**和**肠毒素**等。大肠埃希菌常引起各种肠道外的感染，是泌尿道、腹腔等感染的病原菌。引起肠道内感染的亦称为致腹泻大肠埃希菌，分为 5 组。

（1）产肠毒素性大肠埃希菌（ETEC）：是旅游者腹泻和婴幼儿腹泻的常见病因，导致恶心、腹痛、低热和类似轻型霍乱的急性水样腹泻。

（2）肠致病性大肠埃希菌（EPEC）：主要引起婴儿腹泻，大便含黏液但无血。

（3）肠侵袭性大肠埃希菌（EIEC）：可侵入结肠黏膜上皮，引起**痢疾样腹泻**（黏液脓血便）。

（4）肠出血性大肠埃希菌（EHEC）：主要血清型为 O157：H7，引起**出血性结肠炎（HG）**和**溶血性尿毒综合征（HUS）**，严重者可发展为急性肾衰竭。

（5）肠凝聚性大肠埃希菌（EAEC）：引起婴儿急性或慢性水样腹泻伴脱水，偶有腹痛、发热与血便。

2. 生物学特性　大肠埃希菌为革兰阴性直短杆菌，单个或成对排列，多数有鞭毛能运动。培养特性为**兼性厌氧**，营养要求不高，在普通营养琼脂上生长良好，可形成 2～3mm 圆形、光滑、湿润、灰白色、不透明的菌落，在麦康凯（MAC，弱选择培养基）琼脂上，由于发酵**乳糖**，菌落呈粉红色或红色，SS（强选择培养基）琼脂中的胆盐对其有抑制作用，耐受菌株能生长并形成粉红色菌落。抗原结构为 O 抗原（菌体抗原）、H 抗原（鞭毛抗原）、K 抗原，其血清型别按 O：K：H 的顺序排列。

3. 微生物学检验　血液等细菌数量较少标本需要进行增菌培养，尿液标本取中段尿。肠道外感染临床标本及增菌培养物革兰染色镜检，可初步报告染色、形态供临床用药参考。粪便标本可用 SS 或 MAC 平板进行分离。取可疑菌落进行形态观察，符合者做进一步生化反应进行鉴定：**氧化酶**阴性，**硝酸盐**还原阳性，能发酵多种糖类产酸产气；**克氏双糖铁**琼脂（KIA）斜面与底层均产酸产气，**H₂S** 阴性；**动力－吲哚－尿素**（MIU）培养基的反应为（＋＋－）；**IMViC 试验**为（＋＋－－）。

某些能够引起肠道内感染的大肠埃希菌需要特殊的试验进行鉴别，见表 5-4。

表 5-4　5 种类型大肠埃希菌的鉴别方法

种类	鉴定方法
产肠毒素大肠埃希菌（ETEC）	生化反应符合大肠埃希菌，具备特定的血清型别，检测 ST 和 LT 肠毒素
肠致病性大肠埃希菌（EPEC）	生化反应符合大肠埃希菌，可用血清学鉴定
肠侵袭性大肠埃希菌（EIEC）	本菌生化特性与志贺菌相似（与一般大肠埃希菌有不同特征，即动力阴性，赖氨酸脱羧酶阴性，不发酵或迟缓发酵乳糖），血清学检测有交叉反应，其鉴别试验是醋酸钠、葡萄糖铵利用和黏质酸盐产酸试验，大肠埃希菌均为阳性，而志贺菌为阴性
肠出血性大肠埃希菌（EHEC）	又称产志贺毒素大肠埃希菌（STEC），血清学鉴定，最具代表性的是 O157：H7，CDC 将 O157：H7 列为常规检测项目
肠凝聚性大肠埃希菌（EAEC）	可用于检测细菌对细胞的黏附性或用 DNA 探针技术检测

三、沙门菌属

1. 分类　包括 2 个菌种，**肠沙门菌和邦戈沙门菌**，肠沙门菌又分为 6 个亚种：亚种 Ⅰ、亚种 Ⅱ、亚种 Ⅲ a、亚种 Ⅲ b、亚种 Ⅳ 和亚种 Ⅵ。

2. 临床意义　沙门菌主要致病因素有菌毛、内毒素和肠毒素 3 种，可引起人和动物沙门菌感染。①伤寒与副伤寒（即**肠热症**）：由伤寒与副伤寒沙门菌产生**内毒素**引起的慢性发热症状，为法定传染病之一。②**食物中毒**：以鼠伤寒、肠炎、汤卜逊、猪霍乱、乙型及丙型副伤寒沙门菌为常见。③慢性肠炎。④**菌血症或败血症**。⑤沙门菌的局部感染等。⑥存在慢性带菌者。

3. 生物学特性　革兰阴性直杆菌，不产生芽孢，无荚膜，多数有周鞭毛能运动。兼性厌氧，营养要求不高普通琼脂培养基上生长的菌落为圆形、光滑、湿润、半透明、边缘整齐的菌落。在肠道选择培养基（SS 和麦康凯琼脂）可形成透明或半透明的乳糖不发酵菌落，产 H₂S 者在 SS 琼脂上形成**黑色中心**的菌落。抗原结构为菌体抗原（O 抗原）、鞭毛抗原（H 抗原）、表面抗原 3 种。O 抗原是沙门菌分群的依据，目前已知有 58 种，将有共同抗原的细菌归为一组，这就使沙门菌分成 42 个群。H 抗原为分型的依据，有两相，第一相为特异性相，用 a、b、c……表示；第二相为非特异性相，用 1、2、3……表示。Vi 抗原类似大肠杆菌 K 抗原的表面抗原，Vi 抗原存在时可干扰 O 抗原与相应的抗体发生凝集，Vi 抗原会发生 V～W 变异，失去全部 Vi 抗原，属于毒力变异。本菌属细菌抵抗力不强，但在水中能够存活 2～3 周，粪便中可存活 1～2 个月。

4. 微生物学检验　根据不同疾病、不同病程取不同标本，均应在抗生素使用之前采集。

疑为伤寒沙门菌感染可于第 1、2 周取血，第 2、3 周取粪便，第 3 周取尿液，全病程取骨髓做培养，血清学诊断（肥达试验）应在疾病不同时期分别采集 2～3 份标本，恢复期效价最高。血液和骨髓、尿液经增菌，而粪便或肛拭直接接种于 SS 和麦康凯平板上，取可疑菌落进行鉴定，生化反应除具有肠杆菌科共性（氧化酶阴性，硝酸盐还原阳性，发酵葡萄糖）外，KIA 培养基斜面产碱、底层产酸，产气或不产气，H_2S 多为阳性；MIU 培养基为（＋－－）；IMViC 为（－＋－－）（或＋）。初步鉴定生化反应结果符合者，以沙门菌多价诊断血清做玻片凝集试验，鉴定为沙门菌属。血清学鉴定：使用沙门菌菌体抗原（O 抗原）多价血清与 O、H、Vi 抗原的单价因子血清。甲型副伤寒、鼠伤寒和伤寒沙门菌分别属于 A、B、D 血清群。

肥达试验：**伤寒沙门菌 O 凝集效价 ≥ 1：80，H 效价 ≥ 1：160；副伤寒 A、B、C 的 H 效价 ≥ 1：80 或恢复期比初次效价 ≥ 4 倍有诊断意义。**

四、志贺菌属

志贺菌属是引起人类细菌性痢疾的主要肠道病原菌之一。

1. 分类　根据特异性抗原分为 4 个血清群。

（1）A 群：痢疾志贺菌，所致细菌性痢疾较为严重。

（2）B 群：福氏志贺菌，我国菌痢的致病菌。

（3）B 群：鲍特志贺菌。

（4）D 群：宋内志贺菌，我国菌痢的致病菌。

2. 临床意义　志贺菌属细菌的致病主要与细菌的侵袭力、内毒素和外毒素有关，主要引起人类细菌性痢疾。典型的急性菌痢表现为腹痛、腹泻、黏液脓血便、里急后重、发热等症状，小儿可引起中毒性菌痢，引起死亡。

3. 生物学特性　志贺菌属为革兰阴性短小杆菌，无芽孢、无荚膜、无鞭毛，有菌毛。培养特性为兼性厌氧，最适生长温度为 35℃，最适 pH 为 7.2～7.4。营养要求不高，普通琼脂培养基上生长良好，在肠道选择培养基上形成乳糖不发酵、中等大小、无色透明或半透明菌落。

志贺菌属有 O 抗原，无 H 抗原，部分菌种有 K 抗原，依据 O 抗原和生化反应，将志贺菌属分为 4 个血清群（A、B、C、D）和 40 余个血清型。

4. 微生物学检验　在使用抗生素前采集新鲜粪便中脓、血、黏液部分及时接种，若不能及时接种者可置甘油或卡－布运送培养基内送检。分离培养基选用 SS 和麦康凯（或中国蓝琼脂）平板上，取可疑菌落进行鉴定和鉴别。

（1）初步鉴定：生化反应除具有肠杆菌科共性外，KIA 培养基斜面产碱、底层产酸，宋内志贺菌个别菌迟缓发酵乳糖，H_2S 阴性；MIU 培养基为（－＋）（或－）－；IMViC 为－（或＋）＋－－。

（2）血清学鉴定：初步鉴定结果符合者，以志贺菌属 4 种多价血清做玻片凝集试验，鉴定为志贺菌属。

五、耶尔森菌属

（一）耶尔森菌属各菌的临床意义、生物学特性

见表 5-5。

表 5-5 耶尔森菌属各种细菌的特征

	临床意义	所致疾病	形态及染色	培养特性
鼠疫耶尔森菌	引起鼠疫（甲类传染病），由啮齿类动物经鼠蚤为媒介传染给人	腺鼠疫、败血型鼠疫、肺鼠疫（人与人间传播）	革兰染色阴性，直杆状或球杆状，两端钝圆，两极浓染，有荚膜、无芽孢、无鞭毛	兼性厌氧，耐低温，4～43℃均生长，最适温度25～28℃，pH6.9～7.2，普板可生长但缓慢
小肠结肠炎耶尔森菌	人兽共患病原菌，食入被污染的食物或水源感染	小肠炎、结肠炎、菌血症	革兰阴性球杆菌，偶有两极浓染，无芽孢、无荚膜，35℃无动力，22～25℃有动力	兼性厌氧，耐低温，4～40℃可生长，最适生长温度20～28℃，普板生长良好
假结核耶尔森菌	引起人兽共患性疾病，鼠类、鸟类为天然宿主	肠道感染、肠系膜淋巴结炎	革兰染色阴性的短杆菌	需氧或兼性厌氧，耐低温，0～45℃均可生长，最适生长22～30℃

（二）微生物检验

1. 鼠疫耶尔森菌

（1）标本采集：主要采集血液、痰和淋巴结穿刺液。鼠疫耶尔森菌为甲类病原菌，传染性极强，操作应严格遵守检验操作规程，注意实验室生物安全，实验室应配备有隔离设施。

（2）直接涂片检查：疑似患者、病死鼠或检材的组织材料必须做显微镜检查。

（3）分离培养：未污染标本直接接种血平板；污染标本接种选择性培养基如甲紫亚硫酸钠琼脂。

（4）鉴定：根据菌落特征、细菌形态鉴定。鼠疫耶尔森菌在 3%NaCl 琼脂上呈多形性形态生长，在肉汤中呈"钟乳石"状发育，KIA 结果显示其利用葡萄糖，不利用乳糖，同时不产 H_2S，MIU 阴性，丙氨酸脱氨酶试验呈阴性反应即可初步鉴定。

2. 小肠结肠炎耶尔森菌

（1）标本采集：被检者粪便、血液、尿液、食物或脏器组织等均可作为标本。

（2）分离培养及鉴定：直接接种粪便标本于麦康凯、耶尔森选择性琼脂或 SS 琼脂，根据菌落形态，革兰染色的典型形态特点，动力，MIU 试验，KIA 只利用葡萄糖，脲酶试验阳性，即可做出初步鉴定。

3. 假结核耶尔森菌　在 22～30℃生长有动力，在 37℃失去动力，假结核耶尔森菌的生化反应与鼠疫耶尔森菌相似。

六、枸橼酸杆菌属

1. 分类　共 11 个菌种，包括弗劳地枸橼酸杆菌、异型枸橼酸杆菌、无丙二酸盐枸橼酸

杆菌等。

2. 临床意义　为条件致病菌，常在白血病、自身免疫性等慢性疾病或术后医疗插管的泌尿道、呼吸道中检出，可引起败血症、脑膜炎、中耳炎、骨髓炎和心内膜炎等。

3. 生物学特性　革兰阴性杆菌，无荚膜，无芽孢，有周鞭毛。兼性厌氧，营养要求不高，普通营养琼脂上即可生长。异型枸橼酸杆菌的丙二酸盐呈阳性反应，弗劳地枸橼酸杆菌靛基质阴性，硫化氢阳性。

4. 微生物学检验

（1）标本采集：可依据病情选定尿液、痰、血液或脓汁等。

（2）分离培养与鉴定：先在血平板分离培养，然后根据菌落特征，结合涂片染色结果，同时经氧化酶、发酵型证实为肠杆菌科细菌后，再相继做属、种鉴定。

（3）鉴别试验：通过半乳糖苷酶、赖氨酸脱羧酶和枸橼酸盐利用这 3 个试验鉴别菌种，实验证实结果为枸橼酸杆菌属为（＋－＋），沙门菌属为（－＋＋），爱德华菌属为（－＋－）。

七、克雷伯杆菌属

1. 分类　主要包括肺炎克雷伯杆菌、产酸克雷伯杆菌、解鸟氨酸克雷伯杆菌、植生克雷伯杆菌、土生克雷伯杆菌等。其中，肺炎克雷伯杆菌又可分为 3 个亚种：肺炎克雷伯杆菌肺炎亚种、肺炎克雷伯杆菌臭鼻亚种、肺炎克雷伯杆菌鼻硬结亚种。

2. 临床意义　肺炎克雷伯杆菌的临床分离率仅次于大肠埃希菌，能够引起婴儿肠炎、肺炎、脑膜炎、腹膜炎、外伤感染、败血症和成人医源性尿道感染。本菌对**氨苄西林**天然耐药。非 ESBLs 菌株一般对头孢菌素、阿米卡星等敏感。对产 ESBLs 菌株的治疗可用碳青酶烯类、β– 内酰胺类抗生素 / 酶抑制剂或头霉素类进行治疗。

3. 生物学特性

（1）形态特点：革兰阴性杆菌，菌体呈卵圆形或球杆状，成双排列，无鞭毛，无芽孢，患者标本直接涂片或在营养的培养物上可见菌体外有明显荚膜。培养物菌体较长，可呈多形性或丝状。

（2）培养特点：需氧或兼性厌氧，营养要求不高，在普通营养培养基上即可生长。在血琼脂上，形成圆形，凸起，灰白色，不溶血的菌落。有时菌落呈现黏液型，相邻菌落容易发生融合，用接种环挑取时呈**长丝状**。大多数菌株发酵乳糖，在麦康凯琼脂上形成粉红色的黏液型菌落。**动力**和**鸟氨酸脱羧酶**阴性是本菌的最大特点。易产超广谱 β – 内酰胺酶（ESBLs）。

4. 微生物学检验

（1）标本采集：肠炎患者采集粪便，败血症者采集血液，其他根据病症分别采集尿液、脓汁、痰、脑脊液、胸腔积液及腹水等。

（2）分离培养及鉴定：将粪便标本接种于肠道选择鉴别培养基，血液标本先经增菌后接种血平板。根据培养基上的菌落形态，并结合生化反应：**KIA、MIU**，结合甲基红试验、**V–P 试验、枸橼酸盐利用及氧化酶**结果进行鉴定。

八、肠杆菌属、泛菌属、哈夫尼菌属

见表 5-6。

表 5-6　肠杆菌属、泛菌属、哈夫尼菌属性意义及特征

菌属	临床意义	生物学特性	微生物检验
肠杆菌属	阴沟肠杆菌、产气肠杆菌、聚团肠杆菌、日勾维肠杆菌常为条件致病菌，可引起菌血症、新生儿脑膜炎、呼吸道、泌尿生殖道感染等	革兰阴性短粗杆菌，有周鞭毛，部分菌株有荚膜，无芽孢。兼性厌氧，营养要求不高，普通培养基上即可生长	根据临床病症采集不同的标本，如血液、尿液、脓汁、脑脊液等。菌落特征为大而湿润的黏液状菌落，在 BAP 上不溶血，能够分解乳糖，肠道选择培养基上形成粉红色菌落。氧化酶阴性是肠杆菌属的生化反应特点
泛菌属	属于条件致病菌，可从血液和尿液、人的伤口中分离得到	革兰阴性杆菌，无芽孢和荚膜，有鞭毛。兼性厌氧，营养要求不高，普通培养基上即可生长	根据临床病症采集不同的标本，如血液、尿液、创口脓汁等
哈夫尼菌属	蜂房哈夫尼亚菌可存在于人和动物粪便中或河水和土壤中，是条件致病菌，偶可致呼吸道、泌尿道感染，败血症与小儿化脓性脑膜炎	革兰阴性杆菌，在 30℃ 培养的条件下可长出周鞭毛，无荚膜，无芽孢，兼性厌氧，营养要求不高，在普通营养琼脂培养基上即可生长	根据临床病症采集不同的标本，葡萄糖酸盐阳性，山梨醇和 DNA 酶均阴性，不水解明胶，不利用枸橼酸盐，无 DNA 酶，赖氨酸脱羧酶阳性，并能够被哈夫尼亚噬菌体裂解

九、沙雷菌属

1. 分类　主要包括黏质沙雷菌、沙雷菌液化群、臭味沙雷菌、普城沙雷菌、深红沙雷菌、无花果沙雷菌、嗜虫沙雷菌、居泉沙雷菌等。

2. 临床意义　黏质沙雷菌可导致呼吸道与泌尿道感染。

3. 生物学特性　为革兰阴性细小杆菌，有周鞭毛，能运动，气味沙雷有微荚膜，其余菌种无荚膜，无芽孢。兼性厌氧，最适合生长温度为 35℃，在 4%NaCl 条件下可生长，营养要求不高，在普通琼脂平板上能够生长，形成不透明、白色或红色、粉红色的菌落。各种沙雷菌株可以产生 2 种色素：灵菌红素（非水溶性，不扩散）和吡羧酸（水溶性，能够扩散）。能发酵多种糖，能利用枸橼酸盐、丙氨酸等作为唯一碳源。

4. 微生物学检验　血液、尿液、痰、脓液等标本的检验程序和方法可参照克雷伯菌。本属的关键生化反应是脂酶阳性、明胶酶阳性、DNA 酶阳性、葡萄糖酸盐阳性。

十、变形杆菌属、普罗威登菌属、摩根菌属

1. 临床意义　普通变形杆菌和奇异变形杆菌引起尿道、创伤、烧伤的感染。普通变形杆菌还可引起多种感染及食物中毒；奇异变形杆菌还可引起婴幼儿肠炎。本菌属细菌具 O 抗原

及 H 抗原，普通变形杆菌 OX_{19}、OX_2、OX_K 的菌体抗原与某些立克次体有共同抗原，这就是**外-斐**（Weil-Felix）反应，是用以诊断某些立克次体病的依据。普罗威登斯菌属可引起烧伤、创伤与尿道感染。摩根菌属为医源性感染的重要病原菌之一，可致泌尿道感染和伤口感染。

2. **生物学特性**　三属细菌均为革兰阴性杆菌，两端钝圆，有明显的多形性，呈球状或丝状，有周身鞭毛，运动活泼；摩根菌属的部分菌株在 30℃ 以上培养条件下不形成鞭毛，无芽孢，无荚膜。培养需氧或兼性厌氧，对营养无特殊要求，生长温度 10～43℃。在营养琼脂和血琼脂平板上普通变形杆菌和奇异变形杆菌的大多数菌株呈迁徙生长现象，普罗威登斯菌和摩根菌无迁徙生长现象。生化反应三属菌共同特点是**氧化酶**阴性，**苯丙氨酸脱氨酶**阳性。

3. **微生物学检验**　标本采集：根据病情采集尿液、脓汁、伤口分泌物及婴儿粪便等。

（1）直接涂片：尿液、脑脊液、胸腔积液、腹水等离心沉淀后，取沉淀物涂片；脓液和分泌液可直接涂片，行革兰染色后，观察形态及染色性。

（2）分离培养：将各类标本分别接种于血琼脂平板和麦康凯或伊红亚甲蓝（EMB）琼脂平板，或 SS 琼脂和麦康凯或 EMB 琼脂平板上，孵育 35～37℃，18～24 小时后挑选菌落。变形杆菌属在血琼脂上呈迁徙生长，在肠道菌选择培养基上形成不发酵乳糖菌落，在 SS 琼脂上常有黑色中心的菌落。

（3）鉴定：接种前述生化培养基，并做氧化酶试验，进行此 3 个菌属和属、种鉴定。

第十单元　不发酵革兰阴性菌属

【复习指南】本部分内容难度不大，历年常考。应掌握假单胞菌属的生物学特性及微生物学检验，了解其临床意义和概述。掌握不动杆菌属的微生物学检测和生物学特性，熟悉其临床意义，了解其分类。了解产碱杆菌属和莫拉菌相关知识。熟悉黄杆菌属、军团菌属的生物学特性及微生物学检验，了解其分类，熟悉军团菌的临床意义，黄杆菌属的临床意义作为了解内容。

非发酵菌主要是一大群需氧或兼性厌氧、无芽孢、不发酵或仅以氧化形式利用葡萄糖的革兰阴性杆菌或球杆菌。广泛存在于人体体表及医院环境中，多为条件致病菌。除不动杆菌属和嗜麦芽窄食单胞菌等少数菌种外，其他菌种氧化酶均为阳性。非发酵菌的生化鉴定较为复杂，一般先进行初步分群［一般使用氧化酶试验、氧化-发酵（O-F）试验、吲哚试验和动力观察的方法进行分群］，然后再进行属种鉴定。

一、假单胞菌属

本属细菌种类很多，为条件致病菌。革兰阴性杆菌，有鞭毛、无芽孢及荚膜，专性需氧菌，许多菌株能产生水溶性色素和多种胞外酶。

（一）铜绿假单胞菌

1. **临床意义**　在自然界中广泛分布，大多为条件致病菌，铜绿假单胞菌感染最为常见，尤其是烧伤或创伤后感染。

2. **生物学特性**

（1）形态特点：革兰阴性、直或弯曲杆菌，散在排列。无芽孢，无荚膜，有丛鞭毛或端鞭毛，在暗视野显微镜下，可观察到其运动状态较活泼，多数有菌毛。

（2）培养特点：最适生长温度 35～37℃，4℃不生长而 42℃生长；普通平板上的菌落大小不一，边缘不整齐、扁平、隆起、光滑、湿润；在血平板上形成扁平、湿润的灰（蓝）绿色菌落，周围有透明溶血环；能产生水溶性的绿脓菌荧光素和绿脓素。麦康凯琼脂上为乳糖不发酵菌落。

3. 微生物学检验

（1）标本采集：依据不同的病情采集不同的标本，如尿液、痰、血液或脓汁等。

（2）鉴定：依据菌体形态、菌落特点、生化反应进行鉴定。主要的生化反应为：脲酶试验阳性、**氧化酶**阳性、能氧化利用**糖类**、不产生**吲哚**、不产生 H_2S、液化**明胶**、**硝酸盐还原试验阳性**。

（二）伯克霍尔德菌属

1. 临床意义　本菌分布广泛，为条件致病菌，可引起尿路感染、脑膜炎、呼吸道感染、菌血症。

2. 生物学特性

（1）形态特点：无芽孢、无荚膜，有动力。

（2）培养特点：普通琼脂和麦康凯琼脂即可生长，营养要求不高。在血琼脂平板上形成中等大小、不透明、湿润、突起的菌落。

3. 微生物学检验

（1）标本采集：依据不同的病情采集不同的标本，如尿液、痰、血液或脓汁等。

（2）鉴定：依据菌体形态、菌落特点、生化反应进行鉴定。主要依靠生化反应进行鉴别，**氧化酶**阳性、**触酶**阳性，可利用**葡萄糖**（非发酵型），分解**硝酸盐**等。

（三）嗜麦芽窄食单胞菌属

1. 临床意义　分布广泛，为条件致病菌，在非发酵菌感染中感染率仅次于铜绿假单胞菌和鲍曼不动杆菌，可引起呼吸道、泌尿道、伤口感染，甚至菌血症、心内膜炎。对**亚胺培南天然耐药**，首选**磺胺类药物进行治疗**。

2. 生物学特性　专性需氧，无芽孢、无荚膜，有动力。普通琼脂和麦康凯琼脂生长。在血琼脂平板上形成圆形、光滑、浅黄色菌落，菌落不溶血，有黄色素。

3. 微生物学检验

（1）标本采集：依据不同的病情采集不同的标本，如尿液、痰、血液或脓汁等。

（2）鉴定：依据菌体形态、菌落特点、生化反应进行鉴定。主要依靠生化反应进行鉴别，**氧化酶**阴性、**DNA酶**阳性、可水解**七叶苷**、液化**明胶**、氧化分解**麦芽糖**，同时可使**赖氨酸脱羧**。

（四）临床常见的其他假单胞菌

1. 荧光假单胞菌　革兰阴性杆菌，端鞭毛，4～30℃均能生长，具有**嗜冷性**，可以进行冷增菌。能够产生**荧光素**，在 360nm 下呈黄绿色荧光。区别于铜绿假单胞菌鉴别的试验为：荧光假单胞菌不产生绿脓素，42℃不生长。

2. 恶臭假单胞菌　革兰阴性杆菌，卵圆形，具有端鞭毛。4℃及 42℃不生长，长时间培养有恶臭味，能够产生荧光素。

3. 斯氏假单胞菌　革兰阴性杆菌，具有端鞭毛，42℃生长，4℃不生长，6.5%NaCl 生长。培养呈 R 型菌落，有皱褶，无荧光，但能够产生黄色素。鸟氨酸脱羧酶（－）；赖氨酸脱羧酶（一）；精氨酸水解酶（一）。

二、不动杆菌属

1. **分类** 临床常见致病菌种有：醋酸钙不动杆菌、鲍曼不动杆菌、洛菲不动杆菌、溶血不动杆菌、琼氏不动杆菌和约翰不动杆菌。

2. **临床意义** 不动杆菌属细菌广泛分布于自然界和医院环境，并能够在人体皮肤表面、潮湿的环境中，甚至干燥的物体表面存活。为条件致病菌，可引起医院感染，临床分离率仅次于假单胞菌属。

3. **生物学特性**

（1）形态染色：革兰阴性球杆菌，常成双排列，无鞭毛，无动力，无芽孢。

（2）培养特性：专性需氧菌，对营养要求一般，普通琼脂培养上生长良好，最适生长温度35℃，部分菌株可在42℃生长，血平板上可形成灰白色、圆形、光滑、边缘整齐的菌落。溶血不动杆菌在血琼脂平板上可呈β溶血。

（3）生化反应：动力阴性，氧化酶阴性，硝酸还原试验阴性。

4. **微生物学检验** 按疾病检验目的，分别采取不同类型的标本。医院感染监测科采集病区或手术室的空气、水、地面等标本，脑脊液、痰液、脓汁等标本经涂片染色镜检，不动杆菌为革兰阴性球杆菌，成双排列。不动杆菌对营养要求不高，血平板和MAC上生长良好。氧化酶阴性，硝酸还原试验阴性。

三、产碱杆菌属

1. **分类** 主要包括4个种：粪产碱杆菌、皮乔特产碱杆菌、粪产碱杆菌亚型及木糖氧化产碱杆菌。

2. **临床意义** 为条件致病菌，常引起医院感染，可选用喹诺酮类药物治疗。

3. **生物学特性** 为革兰阴性杆菌，周身鞭毛，有动力，无芽孢。在液体培养基中浑浊生长，液面形成菌膜，管底形成黏液沉淀。

4. **微生物学检验** 麦康凯琼脂为**无色菌落，氧化酶、触酶**均阳性，不分解**糖类**，不分解**尿素**，不产生 **H_2S**，不产生**吲哚**，不液化**明胶**。

四、黄杆菌属

1. **分类** 主要包括短黄杆菌、脑膜炎败血性黄杆菌、芳香黄杆菌、水田黄杆菌、嗜糖黄杆菌、嗜醇黄杆菌、嗜温黄杆菌、薮内黄杆菌等。

2. **生物学特性** 为革兰阴性细长杆菌，无鞭毛，无芽孢，无荚膜。需氧菌、营养要求低，能在普通琼脂和血琼脂平板生长良好。

3. **临床意义** 为条件致病菌，常引起医院感染。

4. **微生物学检验** **氧化酶**阳性、**吲哚**阳性的非发酵菌。

五、莫拉菌属

1. **分类** 主要包括腔隙莫拉菌、卡他莫拉菌、非液化莫拉菌、奥斯陆莫拉菌、亚特兰大莫拉菌、狗莫拉菌、林肯莫拉菌等。

2.临床意义 莫拉菌属可寄居于人体皮肤和黏膜，引起眼结膜炎、气管炎、肺炎、脑膜炎、脑脓肿、心包炎、心内膜炎及泌尿系统炎症。近年来，非液化莫拉菌引起的脑膜炎及婴幼儿菌血症者日益增多。

3.生物学特性 莫拉菌属为革兰阴性球杆菌，呈双链状排列，具有多形性，L型诱导可呈细长杆状。

4.微生物学检验 莫拉菌属细菌营养要求较高，首次培养最好使用加入兔血或其他动物血清的脑心浸液琼脂。氧化酶阳性，无动力，不分解任何糖类，吲哚试验阴性。

六、军团菌属

1.分类 军团菌隶属于军团菌科，对人致病的主要是嗜肺军团菌。

2.临床意义 军团菌引起以肺为主的全身感染，统称军团病，85%以上由嗜肺军团菌引起，多发于免疫力低下人群。嗜肺军团菌为胞内寄生菌，主要致病物质包括菌毛、侵袭性酶类和内毒素。该菌主要通过空气传播，主要污染供水系统、空调、呼吸机等，自呼吸道侵入机体，通过菌毛黏附于肺泡上皮细胞，侵入巨噬细胞和中性粒细胞内繁殖，导致炎症反应，引起军团病。军团病可分为三型：肺炎型、肺外感染型和流感样型。

3.生物学特性

（1）形态染色：革兰阴性杆菌，着色淡，形态易改变。用 Giemsa 染色呈红色，镀银染色法菌体呈黑褐色。有端鞭毛、有菌毛、无荚膜、无芽孢。

（2）培养特性：专性需氧，2.5% ～ 5%CO_2 可促进其生长，高浓度 CO_2 有抑制作用。营养要求苛刻，初次分离时常用活性炭－酵母浸出液琼脂（BCYE）培养基，最适生长温度为35℃，生长缓慢。

（3）生化反应：不发酵糖类，硝酸盐还原试验阴性，尿素酶试验阴性，多数菌种能产生β– 内酰胺酶和液化明胶。

（4）抵抗力：嗜肺军团菌生存能力强，对紫外线敏感，对大多数消毒剂敏感。

4.微生物学检验 军团菌以气溶胶播散，应在三级生物安全实验室中进行操作。可采集痰液、下呼吸道分泌物、血液等标本，应注意避免气溶胶形成，最好用无菌防漏容器收集并及时送检。活检组织标本可用镀银染色法。常用抗原检测和核酸检测。

第十一单元 其他革兰阴性杆菌

【复习指南】掌握嗜血杆菌属的生物学特性及微生物学检验，熟悉临床意义，了解分类。熟悉鲍特菌属和布鲁菌属的生物学特性、微生物学检验，了解鲍特菌属的临床意义，熟悉布鲁菌属的临床意义，了解两种菌的分类。了解巴斯德菌属和弗朗西斯菌。

一、嗜血杆菌属

1.分类 共16个菌种，与临床有关的有9种，有流感、副流感、溶血、副溶血嗜血杆菌等。

2.临床意义 主要通过**呼吸道感染**，引起原发性或继发性的多种感染。流感嗜血杆菌在人群上呼吸道的定植率为50%，多为无荚膜菌株。可引起继发性感染。

3. 生物学特性　为无动力、无芽孢的小杆菌。无鞭毛，多数菌株有菌毛，有毒株、有荚膜，在陈旧培养物中荚膜易消失。培养特性为需氧或兼性厌氧，初次分离培养时，5% ～ 10%CO_2 环境能促进其生长；营养要求高，普通培养基须加入 X 和 V 因子才能生长；在巧克力平板上生长较佳；与金黄色葡萄球菌在血琼脂平板上共同培养时，距离葡萄球菌越近菌落越大，距离其越远菌落越小，此称为卫星现象。

4. 微生物学检验　根据菌落形态，涂片染色，卫星现象，X、V 因子需求与否，再做生化试验最后鉴定。提高流感嗜血杆菌阳性率的方法包括：初次培养应在 5% ～ 10%CO_2 环境中，在培养基中添加 X、V 因子，应用选择性培养基，如巧克力琼脂。

二、鲍特菌属

1. 分类　主要包括百日咳鲍特菌、副百日咳鲍特菌、支气管鲍特菌、鸟鲍特菌、欣氏鲍特菌、霍氏鲍特菌等。

2. 临床意义　百日咳鲍特菌是百日咳的病原菌，可经飞沫传播。属于呼吸道传染病，传染性强，在婴幼儿中病死率高。临床表现以阵发性痉挛性咳嗽为特征。

3. 生物学特性　鲍特菌属是一类革兰阴性小杆菌，其中百日咳鲍特菌为革兰阴性小杆菌，两端浓染，单个或成双排列，陈旧培养物可呈多形性。有菌毛，无芽孢，光滑型菌株有荚膜。培养特性为专性需氧，营养要求高。在血平板及巧克力平板中不生长，常用鲍 – 金培养基进行分离培养。

4. 微生物学检验　不发酵糖类，不产生 H_2S、吲哚，不液化明胶，不能还原硝酸盐，不能利用枸橼酸盐。

三、布鲁菌属

1. 分类　只有 1 个种，6 个生物变种：羊布鲁菌、牛布鲁菌、猪布鲁菌、绵羊布鲁菌、犬布鲁菌及森林鼠布鲁菌。

2. 临床意义　为人畜共患性疾病病原菌，可通过皮肤、呼吸道、消化道感染，主要表现为菌血症，首先侵犯局部淋巴结，之后入血、肝、脾、骨髓等，患者热型呈波浪热。每个生物变种都有其最适动物宿主，其中前 4 个变种可同时感染人。在我国流行的主要是羊布鲁菌、牛布鲁菌和猪布鲁菌。

3. 生物学特性　本菌为革兰阴性球杆菌，分散存在，呈细沙状，偶见聚集成小团状。无动力，无芽孢，无荚膜的需氧菌，常单个存在。培养特性为专性需氧，营养要求高，某些菌株初次分离培养需要 5% ～ 10%CO_2 环境，生长较缓慢，血琼脂平板上培养 5 ～ 7 天可形成微小、灰色不溶血菌落。

4. 微生物学检验　能发酵葡萄糖，氧化酶阳性，触酶阳性，硝酸盐还原试验阳性，大多数能分解尿素、产生硫化氢。抗原结构复杂，主要有 A 抗原和 M 抗原，两者在不同生物变种中的比例不同，牛布鲁菌 A：M 为 2：1，羊布鲁菌 A：M 为 1：20，猪布鲁菌 A：M 为 2：1。

四、巴斯德菌属

1. 分类　主要包括多杀巴斯德菌、嗜肺巴斯德菌、溶血巴斯德菌、产气巴斯德菌、鸡巴斯德菌、犬巴斯德菌、贝氏巴斯德菌、达可马巴斯德菌、明立巴斯德菌等。

2. 临床意义 该菌属细菌为**人兽共患病原菌**，常引起肺部感染、支气管炎、菌血症、脑膜炎、脑脓肿、化脓性关节炎、骨髓炎、阑尾脓肿、腹膜炎、产褥热、肝脓肿及伤口感染，近年来，家养宠物增多，所以该病较为多见。

3. 生物学特性 革兰阴性球杆菌，无动力、无芽孢，需氧或兼性厌氧菌，生长温度为35℃，血培养基生长良好，白色不溶血小菌落，有两种抗原：荚膜多糖，菌体脂多糖。

4. 微生物学检验 主要依靠生化反应：**触酶**和**氧化酶**阳性，发酵**葡萄糖**产酸不产气，不发酵**乳糖**，能还原**硝酸盐**。

五、弗朗西斯菌属

1. 分类 该菌属有土拉弗朗西斯菌和新凶手弗朗西斯菌两个菌种。

2. 临床意义 分布广泛，是野生动物中的自然疫源性疾病，为**人兽共患病原菌**，人有高度的易感性。是目前全世界高度警惕会被用来制造恐怖袭击、生物武器的细菌，致病性极强。感染潜伏期3～5天。临床症状为：发病急、高热（39～40℃），剧烈头痛、关节痛，甚至发生衰竭及休克、全身中毒症状。

3. 生物学特性 革兰阴性小杆菌，需氧菌、无芽孢、无鞭毛、无荚膜。常用**卵黄培养基**或**胱氨酸血琼脂培养基**，24～48小时，菌落为1～1.5mm，圆形，光滑灰白色、边缘整齐、中心凸起、有光泽，与培养基颜色几乎相同。发酵碳水化合物及醇能力较弱。最适温度35～37℃，最适pH6.8～7.2。

4. 微生物学检验 主要依靠生化反应，能发酵**葡萄糖**和**麦芽糖**，产酸不产气；分解**脲素**，产生少量 H_2S；**触酶**阳性；**氧化酶**阴性；不产生**吲哚**。不发酵乳糖、蔗糖、鼠李糖、阿拉伯糖、甘露醇、山梨醇。本菌培养困难，一般采用**血清凝集试验**，在发病1周后即出现血凝抗体，1个月后抗体效价可高达1：10 000，8个月后降到1：640，在病程中抗体效价4倍增长，单价血清效价＞1：160才可诊断。

第十二单元 弧菌科

【复习指南】掌握弧菌属的生物学特性、微生物学检验和临床意义。熟悉气单胞菌属及邻单胞菌属的生物学特性、微生物学检验和临床意义，其他内容了解即可。

弧菌科包括弧菌属、气单胞菌属、邻单胞菌属及发光杆菌属等。前3个属细菌均可引起人类感染，发光杆菌属对人无致病性。可根据极端鞭毛、甘露醇、脂酶、生长需要 NaCl、O/129 敏感五项试验将它们鉴别，见表5-7。

表5-7 4种菌属的鉴别要点

	极端鞭毛	甘露醇	脂酶	生长需要 NaCl	O/129 敏感
弧菌属	+	−	+	+	+
气单胞菌属	+	+	+	−	−
邻单胞菌属	−	−	−	−	+
发光杆菌属	+	−	+ / −	−	+

一、弧菌属

弧菌属细菌是一群**弧形**或直杆状的短小革兰阴性细菌，具有**一端鞭毛、运动迅速**。发酵**葡萄糖、氧化酶**阳性。其中以**霍乱弧菌**和**副溶血弧菌**最为重要，分别引起霍乱和食物中毒。

（一）霍乱弧菌

1.分类　霍乱弧菌具有 O 和 H 抗原，**O 抗原**是分群和分型的基础，其特异性高，具有群特异性和型特异性，根据 O 抗原的不同，分成 **O1 群**、非 O1 群和 O139 群等，其中引起霍乱的是 O1 和 O139 群。O1 群霍乱弧菌由 A、B、C 3 个抗原组成，分别是 **AB 小川型**、**AC 稻叶型**和 **ABC 彦岛型**，各型之间可以相互转换，常见流行型别是小川型和稻叶型。O1 群霍乱弧菌有**古典生物型**和 **ElTor 生物型**两种生物型。

2.临床意义　霍乱弧菌 O1 群和 O139 群是烈性肠道传染病霍乱的病原体，其致病因素包括：

（1）**霍乱毒素（CT）**：CT 可增加肠黏膜细胞的分泌功能，造成肠液大量分泌，导致严重的呕吐和腹泻。CT 是**不耐热的肠毒素**，是目前已知的致泻毒素中**最强烈的毒素**。

（2）**鞭毛**。

（3）**菌毛**。

霍乱弧菌 O2～O138 群可引起人类胃肠炎。

3.生物学特性

（1）形态特点：**G⁻ 菌**，呈**弧形**或**逗点状**，菌体一端有单鞭毛，无芽孢，有菌毛，有些菌株有荚膜，运动活泼，悬滴镜检可见**穿梭状、鱼群状**或**流星状**运动。

（2）培养特点：兼性厌氧菌，营养要求不高，用 pH 为 8.5 的**碱性蛋白胨水**增菌培养生长良好，选择性培养基为 TCBS。霍乱弧菌能发酵单糖、双糖和醇糖，产酸不产气，呈**黄色菌落**；血平板上菌落较大，ElTor 生物型可形成 β 溶血环；在含**亚碲酸钾**琼脂平板上，形成**灰褐色菌落**。

（3）生化反应：氧化酶、明胶液化和吲哚试验、赖氨酸脱羧酶、鸟氨酸脱羧酶阳性，发酵蔗糖和甘露醇，精氨酸双水解酶阴性。

4.微生物学检验

（1）标本采集：霍乱是**烈性传染病**，在流行季节和地区有腹泻症状的患者均应快速准确地做出病原学诊断。尽量在发病早期，使用抗菌药物前采集标本，可采呕吐物及尸体肠内容物，也可取"米泔水"样便，采取的标本最好就地接种碱性蛋白胨水增菌，如不能及时接种者，要接于**卡–布运送培养基**中保存并尽快送检。

（2）标本直接镜检

①涂片染色镜检：患者标本直接涂片、染色、镜检，油镜观察有无革兰染色阴性、直或微弯曲、呈鱼群状排列的弧菌。

②动力和制动试验，取**"米泔水"样粪便**制成悬滴（或压滴）标本后，在暗视野或相差显微镜下观察细菌动力。为初步推定有霍乱弧菌的存在，可用同法重新制备另一标本涂片，在悬液中加入 1 滴霍乱多价诊断血清（不含防腐剂）。可见最初呈快速运动的细菌停止运动并发生凝集，则**制动试验**阳性。

③快速诊断：O1 群抗原单克隆抗体凝集试验、荧光素标记抗体染色。

④霍乱毒素的测定：通过 PCR 检测霍乱毒素。

（3）分离培养和鉴定：标本直接接种或经增菌后接种于霍乱弧菌选择性培养基，挑取可疑菌落进行鉴定，霍乱弧菌菌落在 TCBS 琼脂上呈黄色；在含亚碲酸钾琼脂平板上形成灰褐色菌落。生化反应氧化酶、明胶液化和吲哚试验、发酵蔗糖和甘露醇、赖氨酸脱羧酶、鸟氨酸脱羧酶阳性，精氨酸双水解酶阴性，对庆大霉素耐药。鉴定以血清学（玻片凝集）为主，结合菌落特征和菌体形态、生化反应为辅作出判断。霍乱弧菌古典生物型和 ElTor 生物型的鉴别，见表 5-8。

表 5-8　霍乱弧菌古典生物型和 ElTor 生物型的鉴别试验

	古典生物型	ElTor 生物型
羊红细胞溶血	－	＋ / －
鸡红细胞凝集	－	＋
VP 试验	－	＋
多黏菌素 B 敏感	＋	－
噬菌体Ⅳ组裂解	＋	－
噬菌体Ⅴ组裂解	－	＋

（二）副溶血弧菌

1.临床意义　副溶血性弧菌是一种嗜盐性弧菌，所致疾病为食物中毒及急性胃肠炎等。是我国沿海地区最常见的食物中毒病原菌。其致病机制是通过菌毛的黏附，产生耐热直接溶血素和耐热直接溶血素相关溶血素而致病。

2.生物学特性

（1）培养特点：具有嗜盐性，在含 35g/L NaCl 中为宜，在 70g/L NaCl 培养基中生长，在无盐或 100g/L NaCl 培养基中不生长。在 TCBS 培养基上形成蓝绿色菌落。

（2）生化反应：V-P、ONPG、靛基质、甲基红、神奈川试验阳性，枸橼酸盐试验阴性。

3.微生物学检验

（1）标本采集：可采集患者的粪便或呕吐物、可疑食物、炊事用具的洗涤液等。

（2）增菌培养：取标本 0.5 ～ 1ml 接种于 40g/L NaCl 蛋白胨水中，37℃培养。

（3）分离培养：在接种 TCBS 平板或嗜盐菌选择平板 35℃培养 18 ～ 24 小时，观察结果。

（4）鉴定：根据其形态、染色、活泼动力、多形性等特点，以及在选择培养基上的菌落特征，结合氧化酶试验阳性，在 KIA 上斜面不产酸，底层产酸不产气，不产生 H_2S。在 MIU 上有动力，靛基质阳性，尿素酶阴性，以及嗜盐试验和血清学分型可做初步鉴定。进一步做生化试验及毒力试验进行最终鉴定。

二、气单胞菌属

1.分类　有 4 个种：亲水气单胞菌、豚鼠气单胞菌、温和气单胞菌、杀鲑气单胞菌。

2.临床意义　气单胞菌属广泛分布于自然界，可从水源、土壤及人的粪便中分离。主要引起人类肠内和肠外感染，如胃肠炎、败血症、伤口及其他感染，主要致病物质为溶血毒素和细胞毒素。

3. 生物学特性　革兰阴性直杆菌、球杆菌或丝状菌，极端单鞭毛，动力阳性，来自人类菌种（嗜温菌）在 10 ～ 42℃生长；来自鱼类或环境中（嗜冷菌）在 22 ～ 25℃生长。兼性厌氧菌，营养要求不高，血琼脂平板，多数菌株有 β 溶血环；麦康凯平板多数形成乳糖不发酵菌落；在 SS 和 TCBS 平板上不生长。

4. 微生物学检验　主要依靠生化反应，分解葡萄糖产气＋／－、H_2S －，MIU 为＋＋－；氧化酶和触酶阳性，在 65g/L NaCl 中不生长。进一步与类似菌鉴别：①与邻单胞菌和弧菌属的鉴别常用 O129 敏感试验、TCBS 生长试验和耐盐试验进行鉴别；②氧化酶阳性可与肠杆菌科细菌鉴别。

三、邻单胞菌属

1. 分类　邻单胞菌属只有一个种，类志贺邻单胞菌。

2. 临床意义　本菌存在于水、鱼、动物和人类肠道，能引起人类水样腹泻和食物中毒及肠道外感染。

3. 生物学特性　为革兰阴性杆菌，可在 8 ～ 45℃生长，在肠道选择性培养基上生长，形成乳糖不发酵或迟缓发酵的菌落；在血平板上形成不溶血的小菌落。

4. 微生物学检验　本菌生化反应除氧化酶和触酶阳性，硝酸盐还原试验阳性，发酵葡萄糖产酸不产气和吲哚阳性外；还存在赖氨酸脱羧酶、鸟氨酸脱羧酶、精氨酸双水解酶和肌醇阳性的特殊生化反应。

第十三单元　弯曲菌和螺杆菌

【复习指南】应掌握幽门螺杆菌的生物学特性和微生物学检验，熟悉螺杆菌的临床意义，了解其分类。熟悉弯曲菌的生物学特性和微生物学检验，了解弯曲菌的临床意义和分类。

一、弯曲菌属

1. 分类　弯曲菌属细菌是一类微需氧菌，至少有 30 个种和亚种，引起人类疾病的主要是空肠弯曲菌，其次是大肠弯曲菌和胎儿弯曲菌等。

2. 临床意义　弯曲菌属细菌多引起人类肠道感染，多为自限性。空肠弯曲菌是腹泻最常见的病原体，感染后可引发吉兰－巴雷综合征和反应性关节炎。胎儿弯曲菌主要引起肠道外感染，可致菌血症、心内膜炎和脑膜炎等。

3. 生物学特性　本属细菌为呈 S 状、逗点状或海鸥展翅形的革兰阴性弯曲短杆菌，无芽孢，一端或两端各有 1 根鞭毛，运动活泼。微需氧菌，最适气体环境是 5%O_2、10%CO_2 和 85%N_2 中。最适生长温度随菌种而异，空肠弯曲菌和大肠弯曲菌最适生长温度为 42℃，25℃不生长；胎儿弯曲菌为 37℃，25℃也可生长；简明弯曲菌在 25℃和 42℃均不生长；但各种菌在 37℃皆可生长。营养要求高，培养基需加入血液、血清，常用的培养基有改良 Skirrow 培养基和 Campy–BAP 培养基，菌落细小，均不溶血。不分解和不发酵各种糖类，氧化酶和触酶阳性，可还原硝酸盐，水解马尿酸盐，不分解尿素。抵抗力弱，但耐寒。

4. 微生物学检验　标本采集后应立即送检或接种于卡–布运送培养基中送检。

（1）标本直接检查：①悬滴法检查动力，暗视野显微镜下呈投镖式或螺旋式运动。②革兰染色阴性，菌体弯曲或呈 S 形、海鸥展翅形。③核酸检测，可用 PCR 方法检测粪便中弯曲菌的核酸。

（2）分离培养：血液或脑脊液标本经肉汤培养基增菌后，粪便和肛拭子标本直接接种于选择培养基中，选择可疑菌落进行鉴定。

（3）鉴定：在选择培养基上能生长、氧化酶阳性、镜下为革兰阴性呈 S 形或螺旋形的细菌初步鉴定为弯曲菌。其余鉴定试验有：生长温度（25℃、42℃、37℃）、马尿酸盐水解试验、硝酸盐还原、醋酸吲哚水解试验（空肠弯曲菌和大肠弯曲菌为阳性，胎儿弯曲菌阴性）等。在形态、培养等条件符合的基础上，凡马尿酸盐水解试验阳性、42℃条件下生长、氧化酶阳性即可报告为空肠弯曲菌空肠亚种。

二、螺杆菌属

1. 分类　螺杆菌属多数定居在动物的胃或肠道，至少有 34 个种，主要引起人类疾病的有幽门螺杆菌、*H.fennelliae* 和 *H.cinaedi* 3 种。

2. 临床意义　<u>幽门螺杆菌</u>主要引起消化性溃疡、慢性胃炎、萎缩性胃炎、胃癌和胃黏膜淋巴组织淋巴瘤。

3. 生物学特性　幽门螺杆菌（Hp）是一类呈螺旋形、"S"形或海鸥展翅状弯曲的革兰阴性菌，菌体一端或两端可有多根带鞘鞭毛。在 37℃，相对湿度 98% 以上、微需氧（5%O_2、85%N_2、10%CO_2）的条件下生长良好。营养要求较高，需在加入血或血清的培养基中培养，为抑制杂菌培养基中还需添加抗生素。25℃不生长，42℃少数生长，生长缓慢。生化反应不活跃，不分解糖类，氧化酶、触酶、DNA 酶均阳性，<u>尿素酶</u>丰富且多有较强活性。1% 胆盐可抑制 Hp 生长。

4. 微生物学检验

（1）标本采集、运送：多部位采集胃、十二指肠黏膜标本，立即送检或放入 Stuart 等转运培养基中送检，4℃保存不超过 24 小时。

（2）显微镜检查：①相差或暗视野显微镜观察<u>投镖样</u>运动；②活检标本在玻片涂抹后做革兰染色镜检；③组织学切片经 **W-S 银染色**或吉姆萨染色镜检。

（3）快速检查：①<u>快速脲酶试验（阳性）</u>；②放射性核素标记试验（[13]C 或 [14]C 呼吸试验）；③ PCR。

（4）培养：用选择性培养基培养，可疑菌落做生化鉴定，**氧化酶、触酶阳性，脲酶强阳性**。

第十四单元　需氧革兰阳性杆菌

【复习指南】本部分内容历年常考。应掌握产单核李斯特菌和红斑丹毒丝菌的临床意义、生物学特性及微生物学检验，熟悉炭疽芽孢杆菌及阴道加德纳菌的相关内容，了解蜡样芽孢杆菌的相关内容。

一、炭疽芽孢杆菌

1. 临床意义　炭疽是由炭疽芽孢杆菌引起的**人畜共患**的急性传染病。荚膜和炭疽毒素是炭疽芽孢杆菌的主要致病物。

2.生物学特征　炭疽芽孢杆菌是致病菌中最大的革兰阳性杆菌。两端平切，无鞭毛，呈竹节状排列，机体内或含血清培养基上可形成荚膜，在有氧条件下可形成芽孢。本菌为需氧或兼性厌氧菌，在普通培养基上形成灰白色、扁平、粗糙型菌落，在低倍镜下观察菌落边缘呈卷发状，在血琼脂平板上35℃培养24小时后有轻度溶血。有毒株在NaHCO₃血平板上置5%CO₂环境中可产生荚膜，菌落由R型（粗糙型）变为M型（黏液型）菌落。本菌触酶阳性，能分解葡萄糖、麦芽糖、蔗糖及蕈糖，产酸不产气，能水解淀粉，不分解乳糖；能迟缓液化明胶，沿穿刺线向四周扩散，形如倒松树状。细菌性抗原包括菌体多糖抗原和荚膜多糖抗原。菌体多糖抗原经长时间煮沸仍能与相应免疫血清发生环状沉淀反应（Ascoli热沉淀反应）。本菌芽孢抵抗力很强。

3.微生物学检验　根据不同病变部位采集标本，炭疽芽孢杆菌的直接涂（印）片染色包括革兰染色、俄尔特（Olt）荚膜染色、芽孢染色镜检。新鲜标本经增菌或直接接种于血平板或戊烷脒琼脂培养基（选择培养基）分离培养，接种于肉汤培养基呈絮状沉淀生长。鉴定试验包括串珠试验、青霉素抑制试验、荚膜肿胀试验、重碳酸盐生长毒力试验、动物毒力试验、植物凝集素试验和噬菌体裂解试验等，Ascoli试验可辅助诊断炭疽芽孢杆菌。

二、蜡样芽孢杆菌

1.临床意义　本菌主要引起食物中毒，可表现为腹泻型和呕吐型两种，分别由不耐热肠毒素和耐热的肠毒素引起。

2.生物学特征　本菌为革兰阳性大杆菌，两端钝圆，常呈链状排列，芽孢位于菌体中心或次末端，不突出菌体，引起食物中毒的菌株多有周毛菌。营养要求不高，菌落表面粗糙似毛玻璃状或白蜡状，故名蜡样芽孢杆菌。在血琼脂平板上呈β溶血。对热抵抗力强，能在100℃中耐受30分钟。

3.微生物学检验　采集标本为患者吐、泻物及可疑食物，除直接涂片染色镜检和分离培养外，还需进行活菌计数，通常 $> 10^5$ 个/g（或ml）时认为可能引起食物中毒。

三、产单核李斯特菌

1.临床意义　本菌广泛分布于自然界以及人和动物的粪便中，传染源为健康带菌者，多途径传播，以粪－口途径为主，经胎盘或产道可感染胎儿或新生儿，宫内感染常可导致流产、死胎和新生儿败血症，甚至脑膜炎。常伴随EB病毒引起传染性单核细胞增多症，此外还可以引起脑膜炎。本菌的致病物质主要是溶血素和菌体表面成分。

2.生物学特征　本菌为革兰阳性短小杆菌，常呈"V"字形或成双排列，有鞭毛，在25℃中运动活泼，37℃时无动力或动力缓慢，不产生芽孢。本菌为兼性厌氧菌，营养要求不高，在血平板上培养24小时后形成小而透明的S型菌落，周围有狭窄的β溶血环，在半固体培养基内可出现倒伞形生长。因能在4℃生长，故可进行冷增菌。

3.微生物学检验　根据感染部位不同采集相应标本，接种血平板。鉴定依据：在血琼脂上菌落较小，有狭窄的β溶血环，在半固体培养基上呈倒伞形生长，25℃时有动力，37℃无动力或动力缓慢。可在4℃冷增菌生长，触酶阳性，CAMP、甲基红、V-P试验阳性，木糖、甘露醇和H₂S阴性。

四、红斑丹毒丝菌

1. 临床意义　主要引起**红斑丹毒丝菌病**，人类发病主要因接触动物或其产品经皮肤损伤而引起**类丹毒**。

2. 生物学特征及微生物学检验　革兰阳性杆菌，单个存在或呈短链排列。在血琼脂平板上可形成两种菌落：细小、圆形、突起有光泽的**光滑型菌落（毒力强）**；菌落大，表面呈颗粒状的**粗糙型菌落（毒力弱）**。厌氧或微需氧菌，初次分离要在厌氧环境中培养。无芽孢、无鞭毛、无荚膜。标本采集血液、皮疹处的脓汁或渗出液。根据菌落形态及生化反应鉴定。触酶阴性。48 小时发酵葡萄糖、乳糖，产酸不产气，在 TSI 上产生 H_2S。

五、阴道加德纳菌

1. 临床意义　阴道加德纳菌常与厌氧菌一起引起细菌性阴道病。

2. 生物学特征及微生物学检验　本菌多形性，无芽孢、无荚膜、无鞭毛。新鲜标本分离菌株趋向**革兰染色阳性**，保存菌株趋向**革兰染色阴性**。多数菌株为兼性厌氧菌，营养要求较高，在 5% 人血平板上，3%～5%CO_2，35℃环境中培养 48 小时，可形成针尖大小菌落，在人血和兔血平板上可出现溶血环。细菌性阴道病（BV）患者阴道分泌物湿片或染色镜检可见**线索细胞，胺试验阳性**。

第十五单元　棒状杆菌属

【复习指南】本部分内容历年常考。应掌握白喉棒状杆菌的生物学特性及微生物学检验，熟悉其临床意义。了解类白喉棒状杆菌的相关内容。

一、白喉棒状杆菌

1. 临床意义　白喉棒状杆菌是人类急性呼吸道传染病白喉的病原体，传染源为患者及带菌者。白喉毒素是白喉棒状杆菌的主要致病物质，K 抗原及索状因子亦与其致病力有关，吸收入血后可造成毒血症引起全身中毒现象。

2. 生物学特征　白喉棒状杆菌为细长微弯，一端或两端膨大的革兰阳性杆菌，菌体大小、长短不一，细菌排列呈不规则的栅栏形或 L、V、Y 字形，无荚膜、鞭毛及芽孢，用亚甲蓝短时间染色菌体着色不均匀；用 Neisser 法或 Albert 法等染色时，这些颗粒与菌体颜色不同，称为**异染颗粒，在鉴定时有重要意义**。本菌为需氧或兼性厌氧菌，营养要求高，在血平板长出灰白色、不透明的 S 型菌落，轻型菌落周围有狭窄的 β 溶血环；在吕氏血清斜面生长迅速，形成细小、灰白色、有光泽的圆形菌落，异染颗粒明显；分离培养时常用选择培养基亚碲酸钾血平板，有色的元素碲被还原，使菌落呈**黑色或黑灰色**。菌落可以分为**轻、中、重三型**，但菌落型别与临床表现的严重程度无关，我国以轻型多见。生化反应为**触酶阳性**，分解葡萄糖、半乳糖、甘露糖、麦芽糖，不分解乳糖；还原硝酸盐，不液化明胶，甲基红试验阳性，吲哚和脲酶试验阴性。

3. 微生物学检验

（1）标本采集：用无菌长棉拭子，从疑为假膜的边缘采集分泌物，未见假膜者或带菌者采集鼻咽部或扁桃体黏膜上的分泌物，标本应采集双份。如做培养，应在使用抗菌药物前采集标本。

（2）标本直接镜检：标本直接涂片，分别做革兰染色和异染颗粒染色，镜检如发现革兰阳性棒状杆菌，形态典型且有明显异染颗粒者可做初步报告。

（3）分离培养：将标本接种于**吕氏血清斜面**和**亚碲酸钾**血平板进行分离培养，根据形态及菌落特征可作出快速诊断。血琼脂平板上菌落应与从上呼吸道易分离到的溶血性链球菌进行鉴别。

（4）毒力试验：为确保细菌是否产生毒素，包括体外法和体内法两类。体内法常用豚鼠做毒素中和试验；体外法可用双向琼脂扩散法做琼脂平板毒力试验、SPA 协同凝集试验及对流电泳。

二、类白喉棒状杆菌

类白喉棒状杆菌是与白喉棒状杆菌形态相近的一群条件致病菌，普遍存在于上呼吸道黏膜、眼结膜、皮肤及外阴等处，常引起菌血症、心内膜炎、肺炎等医院内感染。

1. 假白喉棒状菌　是人类鼻腔和咽喉部的正常菌群。革兰阳性菌，菌体较小，无典型异染颗粒。普通培养基上易生长。不发酵糖类，触酶、硝酸盐还原阳性，可分解尿素。可引起心脏手术后的心内膜炎及肾移植患者泌尿道感染。

2. 结膜干燥棒状杆菌　是眼结膜、鼻咽部黏膜或皮肤的正常菌群，形态与白喉棒状杆菌相似，无明显异染颗粒。初代分离，在培养基上迅速生长成不溶血菌落，常为黄色或淡褐色。分解葡萄糖、蔗糖、麦芽糖，不分解淀粉。能还原硝酸盐，尿素分解及明胶液化实验阴性。可引起心内膜炎、深部组织感染，免疫力减退患者可导致菌血症、肺炎和手术后伤口感染。

3. 化脓棒状杆菌　为球状或类白喉杆菌状细菌。在羊血琼脂培养基上，可形成灰白色、针尖大小菌落，β 溶血环直径达菌落 2 倍以上。能迅速液化明胶，发酵葡萄糖和乳糖（须加血清），触酶阴性。

4. 溃疡棒状杆菌　球状或杆状，具有多形性，有些菌体有异染颗粒。在亚碲酸钾血平板上可形成棕黑色的菌落，某些菌株可产生分别能和不能被白喉抗毒素中和的两种毒素。可引起渗出性咽炎或白喉样疾病。

5. 假结核棒状菌　球形、杆状或多形性的杆菌，并有异染颗粒。在羊血或马血琼脂培养基上 24 小时可形成针尖状、有轻微 β 溶血的菌落，48 小时菌落增大至 1 ～ 2mm，微黄色，干燥。肉汤培养物可见菌膜、颗粒状沉淀，液体培养基澄清。可分解葡萄糖、麦芽糖及尿素。偶尔可引起人类的淋巴结炎、肺炎等疾病。

6. 溶血棒状杆菌　菌体形态与白喉棒状杆菌相似，在羊血琼脂培养基的菌落很小，溶血环狭窄，培养 24 小时为直径 0.1mm，48 小时为 0.5mm。在兔血和人血琼脂培养基上，菌落较大，溶血环大于菌落的 3 ～ 5 倍。24 ～ 48 小时发酵葡萄糖、乳糖和麦芽糖，但不发酵木糖。触酶阴性，不液化明胶。可引起咽炎和皮肤溃疡病。

7. 杰克群棒状杆菌　从血液、脑脊液、腹腔液、泌尿生殖道、组织和伤口感染等处分离培养出的类白喉样菌群的总称。寄居于人类皮肤的正常菌群，多定植于腹股沟、腋下和直肠周围。革兰阳性球杆菌或球菌。在羊血琼脂平板上培养常形成有光泽不溶血的灰白色小菌落。糖发酵需在培养基中加血清，大多数菌株延长培养后可发酵葡萄糖和半乳糖，不还原硝酸盐，不分解尿素。ONPG 阴性。生长缓慢，需培养 3 周以上。为医院感染的常见病原菌，多发生于粒细胞缺乏症、心脏手术患者，并与使用静脉导管相关。

第十六单元 分枝杆菌属

【复习指南】本部分内容历年常考。应掌握结核分枝杆菌的生物学特性和微生物学检验，熟悉其分类和临床意义。熟悉麻风分枝杆菌的相关内容，了解非典型结核分枝杆菌的相关内容。

分枝杆菌属是一类直或微弯曲、呈分枝状生长的杆菌。分枝杆菌属主要包括**结核分枝杆菌复合群、非结核分枝杆菌和麻风分枝杆菌**等 3 类菌。本菌属细菌细胞壁脂质含量高，主要为分枝菌酸，约占其干重的 60%。具有抗酸性，即经加温或延长染色时间而着色后，能抵抗盐酸乙醇的脱色作用。严格需氧，营养要求特殊，根据其在培养基上的生长速度可分为快速生长分枝杆菌和慢生长分枝杆菌。无鞭毛、无芽孢和荚膜。不产生内、外毒素及侵袭性酶类。

一、结核分枝杆菌

1. 分类　结核分枝杆菌复合群主要包括人结核分枝杆菌、牛分枝杆菌、非洲分枝杆菌等细菌，最常见引起人类结核感染的为结核分枝杆菌，该菌可侵犯全身器官。

2. 临床意义　结核分枝杆菌通过呼吸道感染引起的**肺结核**最多见。结核分枝杆菌的致病物质与其菌体成分如荚膜、脂质和蛋白质有关。**该菌的毒力与其细胞壁所含的脂质成分及含量密切相关，其中以糖脂更为重要。**主要包括**索状因子**（损伤线粒体膜、影响细胞的呼吸、抑制粒细胞游走和引起慢性肉芽肿）、**磷脂**（促进单核细胞增生，从而生成结核结节）、**硫酸脑苷脂**（抑制溶酶体与吞噬体结合，有助于病菌在细胞内长期存活）和**蜡质 D**（佐剂作用，可激发机体产生迟发型超敏反应）。结核分枝杆菌为胞内感染菌，机体对其主要是以 T 淋巴细胞为主的细胞免疫。

3. 生物学特征　本菌为细长、直或略弯的杆菌，一般认为是革兰阳性杆菌，**抗酸染色阳性，其菌体为红色，**而其他细菌和背景物质呈蓝色。专性需氧，一定浓度的二氧化碳可促进其生长，最适 pH 为 6.5～6.8，营养要求高，普通培养基上不生长，必须在含有血清白蛋白、鸡蛋、马铃薯等营养成分及抗微生物药物的特殊培养基上才能生长。本菌生长缓慢，最快的分裂速度为 18 小时一代，一般在 L-J 固体培养基上培养 **2～6 周**才能出现肉眼可见的菌落。典型菌落表面粗糙、不透明、边缘不规则，常呈颗粒状、结节状或菜花样；液体培养 **1～2 周**即可生长，常形成表面菌膜，有毒株在液体培养基中呈**束状**生长；若在液体培养基中加入 Tween-80，可使其均匀分散生长。生化反应不活泼，各型菌均不发酵糖类，可被 NAP 抑制，人型结核分枝杆菌能合成烟酰，还原硝酸盐，耐受噻吩 -2 羧酸酰肼。结合分枝杆菌对理化因素的抵抗力较强，耐干燥、耐酸碱，对湿热敏感；易发生毒力、耐药性及 L 型变异，**卡介苗（BCG）**是牛结核分枝杆菌的**毒力**变异株，为**减毒活疫苗。**

4. 微生物学检验

（1）直接镜检：根据不同感染部位采集不同标本，直接或集菌后做厚涂片，经干燥固定后做**金胺"O"**荧光染色或**抗酸染色**。金胺"O"染色镜检敏感性较抗酸染色高，常用于筛选，阳性者再用抗酸染色镜检，需至少检查 100 个油镜视野并反复检查三次，报告方式见表 5-9。

（2）培养前标本：标本常用的前处理试剂包括：① 4%NaOH（既有消化作用又有去污染作用）；② N- 乙酰 -L- 半胱氨酸（NALC）法（有助于痰液液化）；③苯扎氯铵，常与磷酸三钠（TSP）联合使用（具有液化及去污染作用）；④草酸（5% 草酸可用于铜绿假单胞菌污染的痰标本的处理）。

（3）分离培养：取处理过的标本适量接种于**罗－琴（L-J）**培养基分离培养，定时观察4～8周。液体培养用 Bactec-460 半自动、BACT/ALERT3D，全自动快速培养系统，还可利用分子生物学技术做基因快速诊断和检测耐药基因，高效液相色谱检测分枝菌酸。

（4）结核菌素皮肤试验：测定机体对结核分枝杆菌抗原是否产生Ⅳ型超敏反应。

表 5-9　结核分枝杆菌抗酸染色镜检报告方式

镜检结果	未发现抗酸杆菌	1～2 个抗酸杆菌 /300 个视野	1～9 个抗酸杆菌 /100 个视野	1～9 个抗酸杆菌 /10 个视野	1～9 个抗酸杆菌 / 个视野	＞9 个抗酸杆菌 / 个视野
报告方式	－	±（可疑）	＋	＋＋	＋＋＋	＋＋＋＋

二、非典型（非结核）分枝杆菌

非结核分枝杆菌是除结核分枝杆菌复合群和麻风杆菌以外的分枝杆菌，广泛分布于外界环境、动物及人体内。

1. 光产色分枝杆菌（Runyon Ⅰ群）　光产色分枝杆菌在暗处一般**不产生或仅产生少量色素**，光照 1 小时后能在 48 小时内转为黄色或橘黄色。生长缓慢，营养要求高。对人有致病性的有**堪萨斯分枝杆菌、海分枝杆菌**和**猿分枝杆菌**。堪萨斯分枝杆菌为细长杆状细菌，成对排列。最适生长温度为 32℃，暗处培养菌落为浅黄色，光照试验后为黄色或橘黄色。能引起类似结核样病变。海分枝杆菌为水中的腐生菌。棒状，中等长度细菌。生长温度为 25～35℃，鸡蛋固体培养基上呈 "S" 形凸起的菌落，暗处生长时无色素，曝光后菌落呈艳黄色。可通过皮肤微小创口侵入皮肤而引起 "游泳池肉芽肿"。渔业工人亦可经受损皮肤遭受感染。

2. 暗产色分枝杆菌（Runyon Ⅱ群）　暗产色分枝杆菌无论有光或无光**均能产生黄色或橘黄色的色素**，缓慢生长，呈光滑型菌落。对人有致病性的有瘰疬分枝杆菌和苏尔加分枝杆菌。瘰疬分枝杆菌菌体呈短棒状或纤细丝状。鸡蛋培养基上呈 "S" 形丘状菌落。25～37℃均可生长，可引起人的淋巴结炎或肺部感染。苏尔加分枝杆菌为短小棒状菌。在鸡蛋培养基上呈丘状 R 型菌落。25～37℃均可生长，37℃时为暗产色，25℃时为光产色。可引起成人肺部的慢性感染。

3. 不产色分枝杆菌（Runyon Ⅲ群）　不产色分枝杆菌在光照和暗处均**不能产生色素**。常见对人有致病性细菌包括鸟－胞内复合分枝杆菌、溃疡分枝杆菌及蟾分枝杆菌。鸟－胞内复合分枝杆菌生长温度为 37～40℃。在鸡蛋培养基上长出边缘整齐 "S" 形丘状菌落，不产生色素。HIV 感染和 AIDS 患者易感染本菌，且其对现行的抗结核药物均不敏感或耐药。溃疡分枝杆菌为中等长度的棒状杆菌，在鸡蛋培养基上长出透亮的小丘状菌落。生长温度为30～33℃，37℃不生长。可通过创伤引起局部感染，常引起 Buruli 溃疡，主要表现为四肢伸侧无痛性溃疡。蟾分枝杆菌菌体多引起老年男性的慢性肺部感染。

4. 迅速生长分枝杆菌（Runyon Ⅳ群）　迅速生长分枝杆菌在普通培养基上可生长，**生长速度快**，最适生长温度为 25～45℃，3～6 天即可形成菌落。对人有致病性的有**偶发分枝杆菌**和**龟分枝杆菌**。偶发分枝杆菌呈棒状、球状或细丝状。生长温度为 25～37℃，在

45℃时不能生长。生长速度快，5天内可见菌落。在鸡蛋培养基上可长出扁平、边缘不整的"S"形菌落，也可呈丘状"R"形菌落。无色素形成。可引起局部感染或肺部感染，对抗结核药物均耐药。龟分枝杆菌菌体呈多形性。鸡蛋培养基上3～5天即可见丘状"S"形边缘整齐的无色菌落。生长温度为22～40℃。可引起人的肺部、软组织感染及手术后继发感染。

三、麻风分枝杆菌

1. 临床意义　麻风分枝杆菌主要引起**麻风病**，是一种慢性传染病，主要损害皮肤、黏膜和末梢神经，晚期可侵犯深部组织和器官，形成肉芽肿病变。**人类**是麻风分枝杆菌的唯一宿主及传染源，对麻风分枝杆菌的免疫主要为**细胞免疫**。麻风病主要分为结核样型、瘤型和处于两种类型之间的界线类及未定类。

2. 生物学特性及微生物学检验　麻风分枝杆菌抗酸染色阳性，但较结核分枝杆菌短而粗，常呈束状或团状排列。本菌为典型的**胞内寄生菌**，镜下可见**麻风细胞，即**有麻风分枝杆菌存在的呈泡沫状的细胞，是与结核分枝杆菌的重要鉴别点。麻风杆菌尚不能在体外培养。

第十七单元　放线菌属与诺卡菌属

【复习指南】本单元较简单，考试频率很低。应掌握诺卡菌属的相关内容。熟悉放线菌属的相关内容。

一、放线菌属

1. 分类　放线菌属中对人有致病作用的有衣氏放线菌、内氏放线菌、黏性放线菌、龋齿放线菌及丙酸蛛网放线菌5种。牛型放线菌对牛有致病作用。

2. 临床意义　放线菌是人体黏膜的正常菌群，在机体免疫力下降时易致**内源性机会**感染，称人类放线菌病，表现为软组织化脓性炎症，局部形成慢性肉芽肿及坏死性脓肿，常伴有**瘘管形成，**脓液中含有**"硫黄颗粒"**。放线菌易导致龋齿以及牙龈炎和牙周炎。

3. 生物学特性　革兰阳性，无芽孢、荚膜和鞭毛，无典型细胞核，无核膜，非抗酸性，无隔丝状菌，有分枝，成链状排列。**衣氏放线菌**最常见，牛型放线菌主要引起牛放线菌病。在患者病灶或脓汁中可找到肉眼可见的黄色小颗粒，称**"硫黄颗粒"**，是放线菌在病灶组织中形成的菌落，该颗粒压片后可见放射状菌丝，呈菊花样。本菌培养比较困难，厌氧或微需氧，初次分离时加**5%CO$_2$**促进生长。生长缓慢，24小时长出微菌落，显微镜下呈蛛网样菌落，3～4天可形成白色、表面粗糙的大菌落，无气生菌丝。

4. 微生物学检验　主要采集**脓液、活检组织或痰液**，首先观察标本中有无"硫黄颗粒"，将"硫黄颗粒"置玻片上，以盖玻片轻压后直接镜检，如低倍镜下见到典型的菊花状放射排列的丝状菌体，可确定诊断。抗酸染色阴性。10%CO$_2$的厌氧环境中37℃经24小时培养后用显微镜观察微菌落，再经1～2周后观察大菌落特征，并进一步做生化反应鉴定。

二、诺卡菌属

1. 分类与临床意义　广泛分布于土壤，主要引起外源性感染，容易引起一些患有免疫障碍性疾病、长期使用免疫抑制剂及广谱抗生素患者的感染。主要致病菌为**星形诺卡菌**和巴西**诺卡菌**。星形诺卡菌多通过**呼吸道**引起肺部感染，产生类似肺结核的症状。巴西诺卡菌可引起**慢性化脓性肉芽肿**，好发于**足、腿部**，又称为足分枝菌病。两种细菌均可引起皮下组织脓肿、多发性瘘管，在病变组织或脓汁中可见色素颗粒，可为红、黄、黑等颜色。

2. 生物学特性　为革兰阳性菌，多为球状或杆状菌，分枝状菌丝较少。抗酸染色呈弱阳性。专性需氧菌，营养要求不高，生长缓慢，一般需**5～7天**才见菌落，菌落表面干燥呈皱褶或颗粒状。星形诺卡菌菌落呈**黄色**或**深橙色**，表面无白色菌丝，巴西诺卡菌表面则有**白色菌丝**。在液体培养基表面长成菌膜，下部培养基澄清。

3. 微生物学检验　一般采集**痰液、脓液**和**脑脊液**等标本，应仔细查找有无色素颗粒。如标本中有色素颗粒，取其压碎涂片，革兰染色阳性，有杆状或菌丝体，抗酸染色呈弱抗酸性，在盐酸乙醇中较长时间可完全脱色，可初步确定为诺卡菌。接种置22℃需氧环境，2～4天后，如有黄、橙或红色等色素菌落，做生化反应进行鉴别。星形诺卡菌还可在45℃生长。

第十八单元　厌氧菌

【复习指南】本部分内容有一定难度，历年常考。应掌握厌氧菌的标本采集与运送、检验程序和检验方法。掌握类杆菌属及梭状芽孢杆菌的相关内容。熟悉厌氧菌的概念、种类、分类与临床意义；熟悉厌氧球菌的相关内容。了解普雷沃菌属、梭杆菌属及革兰阳性无芽孢厌氧杆菌的相关内容。

一、概述

（一）厌氧菌的概念、种类和分类

1. 概念　厌氧菌是一群在有氧环境中不能生长或生长不良，而在无氧环境中生长得更好的细菌。分布广泛，是人体皮肤和黏膜正常菌群的主要组成部分，同时也是内源性细菌感染的常见病原菌。

2. 种类　根据对氧分压耐受程度不同可进一步分类。

（1）对氧极端敏感的厌氧菌，又称极端厌氧菌：是指在0.5%氧分压下或空气中暴露10分钟左右立即死亡的厌氧菌。

（2）中度厌氧菌：是指2%～8%氧分压中生长，在空气中暴露60～90分钟，或临床脓汁标本中75小时后仍能存活的厌氧菌。

（3）耐氧厌氧菌：是指能在有氧条件下生长，但生长差，而在无氧条件下生长得更好的细菌。

3. 分类　根据染色特性和镜下形态，将厌氧菌分为革兰阳性球菌、革兰阳性杆菌、革兰阴性球菌和革兰阴性杆菌，革兰阳性杆菌根据是否有芽孢，分为产芽孢厌氧菌和无芽孢厌氧菌。

（二）临床意义

厌氧菌感染分为外源性感染和内源性感染。

外源性感染主要来自环境中的芽孢杆菌，通过食物、动物咬伤或伤口创面进入机体，释放毒素致病，如破伤风梭菌引起的破伤风、产气荚膜梭菌引起的蜂窝织炎、肉毒梭菌引起的食物中毒等。

内源性厌氧菌感染的条件主要有：①局部组织的氧化还原电势降低；②机体局部的免疫

屏障受损，厌氧菌群发生易位；③机体全身免疫能力下降；④长期应用抗生素无效的患者，均可因机体的微生态平衡被破坏而诱发厌氧菌感染。

临床绝大多数厌氧菌感染为厌氧菌与需氧菌或兼性厌氧菌共同引起的混合感染，如深部创伤或复合伤激发的感染和发生在黏膜附近的感染。厌氧菌感染的临床表现包括：分泌物有恶臭味或外观呈暗血红色，感染局部组织肿胀、坏死，皮下捻发音或伴有气体产生等。

二、厌氧菌的检验

（一）标本的采集和运送

1. **标本采集原则**　①尽量避免固有菌群的污染；②尽量避免空气暴露或尽可能缩短空气暴露的时间；③根据容器大小尽可能多收集标本从而减少容器中残留空气的影响；④能够无菌穿刺的标本尽可能避免用拭子送检。

2. **标本分类**　实验室通常将厌氧菌检测标本分为适合和不适合两大类，将适合检测的标本分为一、二、三等级，一级是最适合临床检测的标本。

（1）适合厌氧菌检测的标本：①一级标本：被固有菌群污染的可能性极小的无菌部位标本，如血液、脑脊液等；②二级标本：可能会被固有菌群污染，但能保证厌氧培养的标本，如气管引流液、支气管灌洗液等；③三级标本：口腔或胃肠道固有菌群周围的感染性脓肿穿刺液，容易被固有菌群污染，如口腔、鼻、耳等脓肿穿刺液及深部伤口的厌氧拭子标本。

（2）不适合厌氧菌检测的标本：不可避免会被固有菌群污染，结果难以解释的标本。如咽部、鼻部的拭子、伤口和溃疡表面的拭子等。

3. **标本运送**　临床厌氧标本采集后应尽快送检，从而避免标本干燥和减少空气暴露，如果条件允许应首选床边接种。对于不能床边接种的标本的转运和储存方法有：①液体或脓汁标本首选无氧小瓶运送，次选针筒运送法；②拭子类标本推荐使用含厌氧培养基的商品化转运拭子，普通拭子标本不适合做厌氧菌培养；③组织块标本应先置于无菌容器中，然后放于厌氧罐或厌氧袋中送检。

实验室收到厌氧培养的标本后，一般要求在 20～30 分钟处理完毕，最迟不超过 2 小时。如不能及时接种，可致室温保存。

（二）检验程序

1. **直接镜检**　除血液标本外，各种临床厌氧菌标本在接种前均须直接涂片革兰染色镜检，从而了解标本中细菌的数量，便于选择合适的培养基和培养方法。

2. **分离培养**　通常需要进行初代培养和次代培养两个步骤。

（1）初代培养

①培养基选择：包括非选择培养基和选择培养基。非选择培养基营养丰富，大部分厌氧菌能够生长，适合无氧部位液体或脓汁标本的厌氧培养，如巯乙醇酸盐（THIO）培养基、GAM 培养基和庖肉培养基；选择性培养基能选择性地刺激部分厌氧菌的生长，同时抑制其他细菌的生长，适合有可能被正常菌群污染标本的厌氧培养。

②标本接种：初代培养时，每份标本至少接种 3 个血平板，分别置于有氧、无氧和含 5%～10%CO_2 环境中培养，以分离培养需氧菌、厌氧菌、兼性厌氧菌和苛养菌。细菌在需氧和厌氧环境均能生长，为兼性厌氧菌；在需氧和厌氧培养中均生长不好，但在含 5%～

10%CO_2 环境中生长良好，为微需氧菌；只在厌氧环境中生长的细菌为专性厌氧菌。

③培养方法：常用的厌氧培养方法主要有厌氧袋、厌氧罐、厌氧盒和厌氧手套箱法。

④结果观察：由于厌氧菌在对数生长期对 O_2 非常敏感，因此初代培养结果应至少在 48 小时后观察。

（2）次代培养和耐氧试验：当初代培养有菌生长时，次代培养时仍需要做耐氧试验以排除兼性厌氧菌。

（三）检验方法

根据菌体形态、染色反应、菌落性状以及对某些抗生素的敏感性可作出厌氧菌的初步鉴定，最后鉴定必须依靠生化反应或检测厌氧菌的终末代谢产物。

1. 形态与染色　厌氧菌的染色性常受到培养基种类和培养时间的影响，为避免错误，可在革兰染色的同时用拉丝试验协助判断。

2. 菌落性状　包括菌落的形状、大小、色素、有无溶血以及是否产生荧光等，对厌氧菌的鉴定均有一定参考价值。

3. 抗生素敏感性鉴定试验　常用的抗生素有卡那霉素、万古霉素、多黏菌素等。

4. 生化试验　根据待检厌氧菌的生化反应结果，再结合形态染色、菌落特征以及抗生素敏感试验等，可将厌氧菌鉴定到属或种水平。

三、厌氧球菌

1. 革兰阴性厌氧球菌　有 4 个属，韦荣球菌属是临床最常见的革兰阴性厌氧球菌。可引起呼吸道、泌尿生殖道、肠道及中枢神经系统感染，且为混合感染菌之一。其他革兰阴性球菌极少分离到。

2. 革兰阳性厌氧球菌　有 5 个属，以消化球菌属、消化链球菌属最为常见。①消化球菌属：代表菌种为**黑色消化球菌**，主要寄居在阴道，以混合感染多见。该菌感染的特点为标本呈黑色、有臭味。镜检成双、成堆或短链状排列。黑色消化球菌生长缓慢，培养需 5～7 天，培养后形成圆形不溶血的黑色小菌落。②**消化链球菌属**：代表菌种为**消化链球菌**，是人口腔、上呼吸道、肠道和女性生殖道的正常菌群之一。可引起多部位感染。镜检呈小球形或卵圆形，排列与消化球菌类似。吲哚试验可用于鉴别种，厌氧消化链球菌阴性，不解糖消化链球菌和吲哚消化链球菌为阳性。生长缓慢，对聚茴香脑磺酸钠（SPS）敏感。

四、革兰阴性无芽孢厌氧杆菌

革兰阴性无芽孢厌氧杆菌有 8 个属，类杆菌属中的**脆弱类杆菌**最为重要。形态呈多形性，着色不均，菌细胞呈不规则肿胀，有荚膜。20% 胆汁能促进脆弱类杆菌群生长。在 BBE（拟杆菌－胆汁－七叶苷）培养基上生长良好，且菌落周围有黑色晕圈。触酶阳性，吲哚试验阴性。发酵葡萄糖、麦芽糖、蔗糖，能水解七叶苷。普雷沃菌属、紫单胞菌属及梭杆菌属的生物特性及鉴定特征见表 5-10。

临床意义：类杆菌属可引起各组织系统的感染，如**败血症**、**颅内感染**等。普雷沃菌属主要引起口腔感染，部分菌会引起女性生殖道感染。紫单胞菌属主要引起口腔感染，也可引起头、颈、下呼吸道感染及阑尾炎等。梭杆菌属可引起口腔、胸腔及各种软组织感染。

表 5-10 普雷沃菌属、紫单胞菌属及梭杆菌属的生物特性及鉴定特征

	镜下形态	荚膜	芽胞	鞭毛	产黑色素	发酵葡萄糖	水解七叶苷	吲哚	20%胆汁生长	代谢产物
普雷沃菌属	球杆菌，成双或短链排列	无	无	无	是	＋	＋	－	否	乙酸和琥珀酸
紫单胞菌属	球杆菌，染色不均	有	无	无	是	－	－	多数＋	否	乙酸和丁酸
梭杆菌属	梭杆菌，菌体纤细长丝状	少数有	无	无	否	＋/少数－	－	多数＋	否	丁酸

五、革兰阳性无芽胞厌氧杆菌

（一）临床意义、生物学特性及微生物学检验

见表 5-11。

表 5-11 革兰阳性无芽胞厌氧杆菌的临床意义、生物学特性及检验

	临床意义	生物学特性	微生物学检验
丙酸杆菌	痤疮丙酸杆菌与痤疮和酒糟鼻有关	革兰阳性杆菌，菌体微弯呈棒状，无芽胞、无鞭毛，为厌氧或微需氧	革兰阳性无芽胞厌氧杆菌，常呈棒状，发酵葡萄糖产丙酸，触酶阳性
真杆菌属	口腔、肠道正常菌群，为条件致病菌	革兰阳性杆菌，多形性，无芽胞，为专性厌氧	革兰阳性无芽胞厌氧杆菌，20%胆汁可促进生长，发酵糖类产丁酸，触酶和吲哚试验阴性
双歧杆菌属	小肠下部内正常菌群，口腔、阴道内也有，能合成多种人体必需微生物，为应用最广泛的益生菌	革兰阳性杆菌，多形性，无芽胞、无鞭毛、无荚膜，为专性厌氧，营养要求高	革兰阳性无芽胞厌氧杆菌，分解葡萄糖和乳糖产乙酸和乳酸，触酶阴性，不产生吲哚
乳杆菌属	维持肠道和阴道微生态平衡，抑制致病菌繁殖；维持阴道自净作用。加氏乳杆菌为条件致病菌	革兰阳性细长杆菌，无芽胞，多数菌种无鞭毛，为专性厌氧、兼性厌氧或微需氧，耐酸	革兰阳性无芽胞的大杆菌，发酵多种糖类，不分解蛋白质，触酶试验阴性、吲哚试验阴性、明胶液化及硝酸盐还原试验均阴性

（二）微生物学检验程序

切取感染灶深部组织或活检标本，立即送检。

1. 标本直接涂片镜检 通过观察细菌生物学特性进行初步诊断。

2. 分离培养与鉴定 常用牛心脑浸液血琼脂平板，置37℃厌氧培养48～72小时，如无细菌生长，继续培养1周，培养出的细菌做耐氧试验，证实为专性厌氧菌后再经生化反应鉴定。

六、梭状芽孢杆菌

（一）破伤风梭菌

1. **生物学性状**　菌体细长，有周鞭毛，无荚膜。芽孢在菌体顶端，圆形，整个细菌体呈**鼓槌状**。培养物早期为**革兰阳性**，培养 48 小时后，尤其是芽孢形成后，易转变为革兰阴性。**专性厌氧菌**，可在血平板上生长，37℃ 48 小时形成扁平、灰白色、半透明、边缘不齐的菌落，有狭窄 β 溶血环。一般不发酵糖类，不还原硝酸盐，能液化明胶，产生硫化氢导致培养物有腐败恶臭味，多数菌株吲哚阳性，对蛋白质有微弱的消化作用。有菌体（O）抗原（无型特异性）和鞭毛（H）抗原（有型特异性）。根据鞭毛抗原不同，可分为 10 个血清型。芽孢抵抗力非常强，100℃煮沸 1 小时可灭活。

2. **微生物学检验**　破伤风的临床表现典型，根据临床症状即可做出诊断，所以一般不做细菌学检查。特殊需要时，可取标本涂片，革兰染色镜检。需要培养时，将标本接种**疱肉培养基**或普通厌氧琼脂培养。

3. **临床意义**　本菌可主要引起**人类破伤风**，致病因素主要是**外毒素**。细菌不入血，仅在感染组织内繁殖并产生毒素，可入血引起毒血症。本菌产生的毒素对**中枢神经系统**有特殊的亲和力，主要症状为**骨骼肌持续痉挛**。

（二）产气荚膜梭菌

1. **生物学性状**　为革兰阳性粗大杆菌，芽孢呈**椭圆形，次极端**。在机体内和人工培养很少形成芽孢，只有在无糖培养基上方可形成。在机体内可形成明显的荚膜。属于不严格厌氧。在血平板上，多数菌株可形成**双层溶血环**，内环为由 θ 毒素的作用所致的完全溶血，外环为由 α 毒素所致的不完全溶血。在卵黄平板上，卵磷脂酶（α 毒素）分解卵黄中的卵磷脂，菌落周围出现乳白色浑浊环，可被特异性抗血清中和，形成 **Nagler 反应**。本菌代谢活跃，可分解多种糖类，产酸产气，在疱肉培养基中，可分解肉渣中的糖类而产生大量气体，能液化明胶。在牛乳培养基中能分解乳糖产酸，使酪蛋白凝固，同时产生大量气体，出现**"汹涌发酵"**现象。根据其产生的毒素，大体可将产气荚膜梭菌分成 A、B、C、D、E 5 个型别，对人类致病的主要为 **A 型和 C 型**。

2. **微生物学检验**　①在创口深部取材涂片，革兰染色镜检，这是极有价值的**快速诊断方法**。②分离培养及鉴定：取坏死组织制成悬液，接种血平板或疱肉培养基中，血平板厌氧培养可见典型双溶血环，取培养物涂片镜检，利用生化反应进行鉴定。

3. **临床意义**　可产生外毒素及多种侵袭酶类，外毒素以 α 毒素为主；还可产生透明质酸酶、DNA 酶等。本菌主要可引起**气性坏疽**及**食物中毒**等。气性坏疽患者表现为局部组织剧烈胀痛，局部严重水肿，触摸有**捻发感**，并产生恶臭。病情进展迅速，可引起毒血症、休克甚至死亡。**A 型菌株及某些 C、D 型菌株**产生的肠毒素，可引起食物中毒。

（三）肉毒梭菌

1. **生物学性状**　为革兰阳性短粗杆菌，芽孢呈椭圆形，位于次极端，直径大于菌体，使细菌呈**汤匙状**或网球拍状。严格厌氧，可在普通琼脂平板和血平板上生长。根据所产生毒素的抗原性不同，可分为 8 个型，A、B 型为最常见引起人类疾病的类型。芽孢抵抗力很强。肉毒毒素对酸的抵抗力比较强，可在胃液中 24 小时不被破坏，但不耐热，煮沸 1 分钟即可被破坏。肉毒毒素毒性强，对人的致死量为 **0.1 ～ 1.0μg**。

2. 微生物学检验　在标本检出本菌，并证实其产生毒素，诊断意义较大。可取培养滤液或悬液上清注射小鼠腹腔，观察动物出现的中毒症状。

3. 临床意义　主要可引起**食物中毒**。临床表现与其他食物中毒不同，胃肠症状很少见，主要表现为某些部位的**肌肉麻痹**，重者可死于呼吸困难与衰竭。本菌还可致婴儿肉毒病。

（四）艰难梭菌

1. 生物学性状　革兰阳性粗长杆菌，培养48小时后常转为革兰阴性，有鞭毛，卵圆形芽孢，位于菌体**次极端**。芽孢可在外环境存活数周至数月，艰难梭菌为**严格专性厌氧菌**，分离困难，需要特殊培养基。

2. 微生物学检验　本菌的分离培养困难，一般不采用分离培养病原菌的方法，常依据临床表现及细胞毒素试验阳性检测来进行诊断。在 **CCFA**（环丝氨酸 - 头孢西丁 - 果糖 - 卵黄琼脂）平板上生长，菌落黄色，粗糙型。脂酶、卵磷脂酶阴性。在紫外线照射下呈**黄绿色荧光**。

3. 临床意义　艰难梭菌是人肠道中的正常菌群中的一种，主要引起**抗生素相关性腹泻和假膜性肠炎**。患者主要表现为发热、水样便，其中可见大量白细胞，重症者便中可出现斑片状假膜。这些症状一般在使用某些抗生素 1 周后突然出现，如阿莫西林、头孢菌素和克林霉素等，尤以**克林霉素**常见。本菌可产生 A、B 两种毒素，毒素 A 为**肠毒素**，可使肠壁出现炎症，通透性增加、出血及坏死。毒素 B 为**细胞毒素**，损害细胞骨架和肠壁细胞，导致腹泻及假膜形成。

第十九单元　螺旋体

【复习指南】掌握密螺旋体（梅毒螺旋体、其他密螺旋体）的相关知识，熟悉钩端螺旋体和疏螺旋体属（伯氏疏螺旋体、回归热疏螺旋体、奋森疏螺旋体）的相关知识，了解螺旋体的分类及命名。

一、分类与命名

一类弯曲呈螺旋状，运动活泼，有细胞壁的原核细胞型微生物，以二分裂方式繁殖。致病性螺旋体主要有 3 个属：钩端螺旋体属、疏螺旋体属、密螺旋体属。

二、钩端螺旋体

1. 临床意义　钩端螺旋体病简称钩体病，是一种**人畜共患**传染病，**鼠类和猪是主要**储存宿主，人类与污染的水或土壤接触而感染。钩端螺旋体病的特点是起病急、高热、乏力、全身酸痛、眼结膜充血、腓肠肌压痛、浅表淋巴结肿大等。

2. 生物学特性

（1）形态与染色：螺旋体细密而规则，形似细小珍珠排列的细链，菌体一端或两端弯曲成钩状，运动活泼，常呈 C、S 或 8 字形。革兰染色阴性但不易着色。常用 **Fontana 镀银染色法**染成棕褐色。

（2）培养特性：营养要求较高，**常用 Korthof 柯氏培养基，在含血清、蛋白、脂肪酸的培养基中生长良好**。需氧或微需氧，最适温度为 28 ～ 30℃，最适 pH 为 7.2 ～ 7.4。钩端螺旋体在液体培养基表面 1cm 内的部位生长最佳，28℃培养 1 周左右，呈半透明云雾状浑浊。

（3）抵抗力：对热抵抗力弱，60℃即死亡。化学消毒剂处理 30 分钟即杀灭。对青霉素敏感，但对磺胺类药物耐药。

3. 微生物学检验

（1）标本采集：发病早期（1周内）取血液，2周后取尿液，有脑膜刺激征者可取脑脊液，有眼部并发症者可取房水。

（2）直接显微镜检查：将标本行差速离心集菌后做暗视野显微镜检查，或用 Fontana 镀银染色法染色后镜检。也可用荧光免疫法或免疫酶染色法检查，以提高特异性和敏感性。

（3）分离培养和鉴定：将每份血液标本接种 2～3 管 Korthof 培养基 28℃培养。动物接种是分离钩端螺旋体的敏感方法。

（4）血清学诊断：目前常用显微镜凝集试验（MAT）检测血清中的钩端螺旋体抗体，也可采用间接凝集试验、补体结合试验、间接免疫荧光法、ELISA 等检测抗体。

（5）分子生物学检测：用 PCR 技术、同位素或生物素标记的 DNA 探针检测钩端螺旋体，较培养法快速、敏感。

三、疏螺旋体属

（一）伯氏疏螺旋体

1. **临床意义**　为引起自然疫源性传染病——**莱姆病**的病原体，储存宿主主要为野生或驯养哺乳动物，主要传播媒介是**硬蜱**，叮咬部位多出现**移形性红斑**，发展至晚期主要表现为慢性关节炎、慢性神经系统或皮肤异常。

2. **生物学特性**　螺旋稀疏，运动活泼，革兰染色呈阴性，不易着色，Giemsa 染色**紫红色**，Wright 染色**棕红色**。营养要求高，5%～10%CO_2 促进生长，适宜生长温度为 35℃，生长缓慢。

3. 微生物学检验

（1）标本采集：早期取皮损组织、血液、脑脊液、淋巴结抽出液、关节滑膜液和尿液等。

（2）显微镜检查：暗视野镜检标本中螺旋体的形态和运动。

（3）分离培养和鉴定：标本接种改良的 Kelly（BSK）培养基进行分离培养。

（4）血清学诊断：ELISA、间接免疫荧光法、免疫印迹技术等。

（5）分子生物学检测：用 PCR 技术检测标本中的核酸。

（6）动物实验。

（二）回归热疏螺旋体

1. **临床意义**　回归热是一种由**节肢动物**传播的、有**周期性反复发作**的急性传染病。引起该病的有两种病原体：**赫姆疏螺旋体**，以**蜱**为传播媒介，引起地方性回归热；**回归热螺旋体**，以**虱**为传播媒介，可引起流行性回归热。

2. **生物学特性**　有 5～10 个稀疏而不规则的螺旋，运动活泼，革兰染色呈阴性，不易着色，Giemsa 染色**紫红色**，Wright 染色**棕红色**。

3. 微生物学检验

（1）直接显微镜检查：暗视野显微镜检查，可见螺旋体运动活泼。Giemsa 和 Write 染色，可见疏密不规则，呈波状。

（2）分离培养：用 BSK 培养基培养蜱或患者血液中的螺旋体。

（三）奋森疏螺旋体

专性厌氧，常**与梭形梭杆菌**寄生于人体口腔牙龈部，条件致病，可协同引起**牙龈炎**、奋森咽峡炎（樊尚咽峡炎）等。微生物检查可见革兰阴性梭状杆菌与革兰阴性螺旋体共存。

四、密螺旋体

（一）梅毒螺旋体

1. **临床意义**　梅毒螺旋体有很强的侵袭力，致病物质主要有荚膜样物质、外膜蛋白和透明质酸酶，在自然情况下只感染人类，引起性传播疾病——梅毒，人是梅毒的唯一感染源。梅毒可分为**后天性**和**先天性**两种，前者主要经**性接触**感染，后者通过**胎盘从母体**传给胎儿。临床病程分三期，**Ⅰ期为硬下疳**，感染性极强，多见于外生殖器。**Ⅱ期为梅毒疹期**，全身皮肤、黏膜常有梅毒疹，可出现全身或局部淋巴结肿大，有时累及骨、关节、眼及其他脏器。Ⅰ期、Ⅱ期梅毒传染性强，破坏性较小。**Ⅲ期为慢性肉芽肿，即晚期梅毒**，传染性小但破坏性大，若侵害中枢神经系统或心血管，可危及生命，晚期梅毒损害也常出现进展和消退交替出现。先天性梅毒又称胎传梅毒，可引起胎儿的全身性感染，导致流产、早胎或死胎，或出现马鞍鼻、锯齿形牙、间质性角膜炎和先天性耳聋等特殊体征的梅毒儿。

2. **生物学特性**

（1）形态染色：有 8 ～ 14 个致密而规则的小螺旋体，两端尖直、运动活泼，有细胞壁和细胞膜。革兰染色阴性，但不易着色。Fontana 镀银法染色可将螺旋体染成**棕褐色**。

（2）培养特性：梅毒螺旋体尚不能在无细胞培养基中生长。在体内，可用新西兰雄兔睾丸进行梅毒螺旋体的分离、传代。

（3）抵抗力：抵抗力极弱，对温度和干燥特别敏感，50℃ 5 分钟被杀死，4℃放置 3 天后死亡，离体 1 ～ 2 小时死亡，对常用化学消毒剂敏感，对青霉素、四环素、红霉素或砷剂均敏感。

3. **微生物学检验**

（1）标本采集：可取湿性渗出液，Ⅰ期梅毒取硬下疳渗出液，Ⅱ期梅毒取梅毒疹渗出液或局部淋巴结抽出液，也可采集血液。

（2）直接镜检：将标本制成涂片，暗视野显微镜观察，如有运动活泼的密螺旋体有助诊断，但阴性不排除梅毒感染；也可经**镀银染色**，**普通显微镜**观察被染成黑褐色的梅毒螺旋体。

（3）血清学试验：根据人感染梅毒螺旋体后产生的非特异性抗体——血清素，梅毒血清学试验分为密螺旋体抗原试验和非密螺旋体抗原试验。

①密螺旋体抗原试验：用密螺旋体抗原检测血清中**特异性抗体，可确诊梅毒**。常用的检验方法有**荧光密螺旋体抗体吸附试验（FTA-ABS）；梅毒螺旋体抗体明胶颗粒凝集试验（TPPA）；TP-ELISA 试验和快速免疫层析试验**。

②非密螺旋体抗原试验：用牛心肌的心脂质作为抗原，测定患者血清中的反应素（抗脂质抗体），检测方法主要有**性病研究实验室试验（VDRL）、快速血浆反应素环状卡试验（RPR）和甲苯胺红不加热血清试验（TRUST）**。

WHO 推荐用 VDRL、RPR 法对血清进行过筛试验，阳性者用 FTA-ABC、FTA-ABC 双染色法、TPPA 和 ELISA 等进行确认。也可用 PCR 技术或用免疫印迹法测定梅毒螺旋体特异性抗体。

（二）其他密螺旋体

与人类有关的还有苍白密螺旋体地方亚种（地方性梅毒）、极细亚种（雅司病）以及品他螺旋体（品他病）。其与梅毒螺旋体在形态、抗原结构方面基本相同，不易区别。

第二十单元　支原体

【复习指南】应熟悉肺炎支原体的相关知识，熟悉溶脲脲原体的生物学特性和微生物学检验。了解支原体的分类与命名，溶脲脲原体的临床意义。了解人型支原体和穿通支原体的相关内容。

一、分类与命名

支原体是一类无细胞壁，革兰阴性，能在人工培养基上生长繁殖的**最小原核型**微生物，因形体微小，所以**能通过除菌滤器**。支原体科分为支原体属、脲原体属、血虫体属及血巴尔通体属4个属，对人主要的致病体为肺炎支原体、人型支原体、生殖支原体、穿通支原体和溶脲脲原体（也称溶脲脲原体）等。需氧或兼性厌氧，在95%N_2、5%CO_2环境中生长良好。支原体与细菌的主要区别特点是**无细胞壁，仅有细胞膜**。其细胞膜中**胆固醇**含量高，因此培养时需在培养基内添加胆固醇。可通过生化反应对常见支原体进行鉴定（表5-12）。利用生长抑制试验（GIT）和代谢抑制试验（MIT）做进一步血清型鉴定。支原体对热的抵抗力较弱，耐冷，不耐干燥，容易被重金属盐类、苯酚、来苏儿等化学消毒剂灭活。对**青霉素、头孢菌素**等药物耐药，对**四环素、大环内酯类**等药物敏感。

表5-12　常见支原体生化反应鉴别要点

支原体	葡萄糖	精氨酸	尿素
肺炎支原体	+	-	-
溶脲脲原体	-	-	+
穿通支原体	+	+	-
人型支原体	-	+	-
生殖支原体	+	-	-

二、肺炎支原体

1. 临床意义　主要通过飞沫传播，引起**原发性非典型性肺炎**，主要病理表现为间质性肺炎。肺炎支原体以其尖端特殊结构黏附于黏膜上皮细胞的表面，主要黏附因子为P_1蛋白。

2. 生物学特性　呈多形性，**酒瓶状**为其典型形态，姬姆萨染色为淡紫色，电镜下细胞膜由内外两层蛋白质和多糖复合物及中间脂质层构成。营养要求高，需添加动物血清及酵母浸液等才能生长，最适 pH 为 7.6～8.0，P_1**膜蛋白和菌体蛋白**是肺炎支原体的主要特异性免疫原，是血清学诊断的主要抗原。

3. 微生物学检验　通过分离培养可确诊支原体感染。初次分离常呈细小草莓状菌落，需经数次传代后，才开始呈现**"荷包蛋"样典型菌落**，生长缓慢，常需 1～2 周或更长，对临床快速诊断意义不大。发酵葡萄糖产酸，不能利用精氨酸、尿素；能还原无色的**氯化三苯基四氮唑（TTC）**为粉红色；能发生红细胞吸附，GIT 和 MIT 试验可做进一步血清型鉴定。

PCR 法及核酸探针法可快速检测标本中的支原体 DNA。抗体检测包括 ELISA 法，敏感性、特异性高，可检测 IgM 和 IgG 抗体，是目前使用的可靠方法；补体结合试验，一般血清滴度≥1∶64～1∶128，双份血清效价至少有**4倍增长**有诊断价值，主要检测 IgM 抗体；冷凝集试验使用 O 型 Rh 阴性红细胞与患者的稀释血清在 4℃下做凝集试验，血清滴度≥1∶64 或双份血清至少效价有 4 倍增长有诊断意义。另外，约 1/3 的肺炎支原体感染患者链球菌凝集试验阳性。

三、溶脲脲原体

1. 临床意义　是人类生殖道最常见的寄生菌，属条件致病菌，主要通过**性接触**传播，引起**非淋菌性尿道炎**，以及男女其他泌尿生殖道炎症；还可通过**垂直传播**，引起新生儿呼吸道和中枢神经系统感染。侵袭性酶和毒性产物为其主要致病物质。

2. 生物学特性　菌体经液体培养基培养后镜下呈球形，姬姆萨染色呈紫蓝色，最适 pH 为 5.5～6.5，95%N_2、5%CO_2，37℃，在固体培养基中 2～3 天形成微小"油煎蛋"样菌落，脲酶抗原是本菌的种特异性抗原。本菌具有尿素酶可分解培养基中的**尿素**产氨。

3. 微生物学检验　采集尿液、前列腺液、精液、阴道分泌物等标本。分离培养后进行生化试验及特异性血清学 MIT 和 GIT 试验进行最终鉴定。由于有些无症状者也有低效价的抗体，血清学诊断意义不大。

四、穿通支原体

1. 临床意义　主要通过**性接触**传播，可能为 AIDS 的辅助致病因素。
2. 生物学特性　杆状或长烧瓶状，一端有尖型结构，生长缓慢，初代培养常需要 10 天以上。
3. 微生物学检验　样本采集咽部黏液或血清、尿液离心取沉淀物接种与 SP-4 培养基，培养基颜色由红色变为黄色为培养阳性。可利用生化反应或 MIT 进行鉴定。

五、其他支原体

人型支原体和生殖支原体均为常见**泌尿生殖道**寄生菌，主要通过**性接触传播**引起泌尿生殖道感染，人型支原体还可引起新生儿肺炎、脑膜炎等；生殖支原体与男性不育有关。

第二十一单元　衣原体

【复习指南】应掌握沙眼衣原体的生物学特性和微生物检验，熟悉其临床意义。熟悉肺炎衣原体的生物学特性和微生物学检验，了解其临床意义。了解衣原体的分类与命名及鹦鹉热衣原体的相关内容。

一、分类及命名

衣原体是一群能**通过细菌滤器**，在**细胞内**专性寄生，并有**独特发育**周期的原核细胞型微生物。传统分类法将衣原体属分为 4 个种，包括沙眼衣原体、肺炎嗜衣原体、鹦鹉热嗜衣原体和兽类衣原体，引起人类致病的主要为前 3 种。分子生物学分类法根据 16S 和 23SrRNA 将衣原体分为 4 个科，其中衣原体科分为两个属：嗜衣原体属包括鹦鹉嗜热衣原体、肺炎嗜衣原体等 6 个种，衣原体属包括沙眼衣原体等 3 个种。

二、生物学特性

衣原体具有独特的发育周期，**原体**为成熟的衣原体，首先感染细胞表面，经吞饮进入细胞，形成吞噬小泡，后增殖为**始体（网状体）**，网状体构成各种形状的**包涵体**，再由网状体浓缩形成子代原体，随宿主细胞破裂释放至胞外，再感染新易感细胞，开始另一个发育周期。每个发育周期为 48 ～ 72 小时。原体与始体的形态及染色特点如表 5-13 所示。

表 5-13　原体与始体的形态及染色特点比较

	胞壁	核质	网状结构	姬姆萨染色	**Macchiavello** 染色	感染性	繁殖力
原体	有	有	无	紫色	红色	有	无
始体	无	无	有	蓝色	蓝色	无	有

衣原体为专性细胞内寄生，可在**鸡胚卵黄囊**或**传代细胞**中培养。抗原可分为属、种、型等特异性抗原。衣原体抵抗力弱，沙眼衣原体在 35 ～ 37℃ 中经 48 小时左右即失去活性。不耐热，耐寒，冷冻条件下数年仍有活性。对常用消毒剂敏感，对红霉素、四环素、利福平较敏感。

三、微生物学检验

标本涂片经姬姆萨（Giemsa）染色后，原体为**紫红色**，始体**蓝色**，包涵体**深紫色**。碘液染色后沙眼衣原体的包涵体呈深褐色，阳性；而鹦鹉热和肺炎衣原体碘染色则为阴性。可采用免疫荧光法或酶免疫法检测临床标本中的抗原。用补体结合试验、微量免疫荧光法、酶免法检测抗体。也可利用 PCR、DNA 探针技术进行衣原体核酸快速检测。多数衣原体可用鸡胚卵黄囊接种法或细胞进行培养，鹦鹉热嗜衣原体还可用小鼠分离。目前沙眼衣原体多用 McCoy 细胞或 Hela229 细胞系，鹦鹉热嗜衣原体多用 PL 细胞、BHK 细胞，肺炎嗜衣原体用 Hep-2 和 HL 细胞系培养。可以用细胞生长抑制剂抑制宿主细胞生长从而达到较好的培养效果。

四、临床意义

1. 沙眼衣原体　不同血清型衣原体可引起不同系统及气管疾病。沙眼亚种 A ～ C 型可通过**眼 - 眼或眼 - 手 - 眼**进行接触传播，引起沙眼，可导致角膜、结膜损害，影响视力，甚至致盲；沙眼亚种 B 及 D ～ K 血清型可使婴儿经产道时致**包涵体结膜炎**，成人可经两性接触，经手至眼或污染的游泳池水感染，引起**滤泡性结膜炎**；沙眼亚种 D ～ K 血清型主要经**性接触**传播引起的**非淋菌性**泌尿生殖道感染，男性多表现为**尿道炎**，对于女性可引起尿道及生殖道炎症，反复发作可致**不孕症**；沙眼衣原体 LGV 生物亚种 L 血清型主要通过**性接触**传播，引起男性腹股沟淋巴结炎，或女性会阴、肛门及直肠关系，易形成瘘管。

2. 鹦鹉热衣原体　主要引起家禽、鸟类等动物感染，由感染动物的粪便污染环境，以**气溶胶**形式传给人，从而引发人鹦鹉热，临床表现为**非典型肺炎**，严重可累及心血管及神经系统。

3. 肺炎衣原体　主要是**人 - 人**经**飞沫或呼吸道**传播引起呼吸道感染，包括咽炎、支气管炎、肺炎等，亦可引起心肌炎、心包炎等。其与冠状动脉硬化及冠心病的关系逐渐引起人们的关注。

第二十二单元　立克次体

【复习指南】应熟悉斑疹伤寒立克次体和恙虫病东方体的微生物学检验。其他为了解内容。

立克次体是一类除少数外寄生于细胞内的、以节肢动物为传播媒介的原核细胞微生物，其共同特征：①大多引起**人畜共患病**；②以节肢动物为传播媒介或宿主；③革兰染色阴性，呈多形性，主要为杆状或球杆状；④专性活细胞内寄生，极少数除外；⑤对多种抗生素敏感，但对**磺胺类药物**耐药；⑥菌体内含有 DNA 和 RNA 两类核酸；⑦繁殖方式为**二分裂方式**。

一、分类与命名

立克次体目分为 3 个科，主要对人类致病的立克次体主要有 3 个属：属于立克次体科的立克次体属、东方体属和无形体科的埃立克体属。

二、生物学特性

呈明显多形性，可见球杆，短杆、长杆及丝状，无鞭毛，革兰染色阴性，立克次体属 **Giemsa 染紫红色**，两端浓染，Macchiavello 染色呈红色，Giménez 染色呈红色（背景绿色）。恙虫病东方体则不同，Macchiavello 染呈蓝色，Giménez 染色呈暗红色（背景绿色）。埃立克体在细胞质内形成桑葚体，贝纳柯克斯体在细胞质空泡内繁殖。多数立克次体需在鸡胚卵黄囊或细胞中培养。初代分离可用豚鼠或小鼠等动物接种，5 天热巴通体可在新鲜巧克力培养基上生长，于 35℃中，在 5%CO_2 环境培养 2 周左右才长出菌落。有两类特异性抗原，为群特异性（可溶性抗原）和种特异性（颗粒性抗原）。多数立克次体与普通变形杆菌某些 X 株有共同的抗原，因此可用后者代替前者进行非特异性凝集反应检测抗体，这种交叉凝集试验称为外 - 斐反应。

三、微生物学检验

1. **标本的采集**　发病 **1 周内**且最好使用抗生素前采集患者**血液**立即接种。血清学标本一般采集**双份**，分别取自病程早期及恢复期，如发病 1 周后采血，最好在血液凝固后取血块制成悬液接种，血清留做血清学检测。斑疹伤寒和 Q 热病原体分离多用豚鼠接种、恙虫病东方体多用小鼠接种，汉赛巴通体可用人工培养基，埃立克体用细胞培养。器官标本可用常规染色或荧光素标记抗体染色镜检；还可采用 PCR 技术、核酸探针或测序对病原体进行鉴定。

2. **血清学抗体检测**　间接免疫荧光（IFA）试验敏感，所需时间短，见典型立克次体形态的明亮荧光颗粒者为阳性，**单份血清滴度 ≥ 1：128 或有 4 倍增长**者可作为立克次体病的现症诊断。ELISA 间接法方法简便，检测标本中的 IgM 抗体有早期诊断价值。补体结合试验（CF）虽特异性好，但敏感性不如 IFA 和 ELISA。特异性凝集试验包括微量血凝（血细胞凝集）试验（MA）、间接血凝试验（IHA）和乳胶凝集试验（LA）等。非特异性凝集试验即为外 - 斐试验，一般血清滴度达 1：160 为阳性，病程中双份以上血清试验，效价有 4 倍以上增长有诊断意义。流行性斑疹伤寒：$OX_{19}4+OX_2+$；地方性斑疹伤寒：$OX_{19}4+OX_2+$；斑点热：$OX_{19}4+$（或 +）OX_24+（或 +）；恙虫病：OX_K4+；腺热：OX_K2+。

四、临床意义

立克次体属主要致病菌为**普氏立克次体**及**莫氏立克次体**，前者常以**体虱**为传播媒介，引起人-人传播的**流行性斑疹伤寒**（虱传斑疹伤寒）；后者的宿主是鼠类，主要引起**地方性斑疹伤寒**（鼠型斑疹伤寒），传播媒介是鼠蚤或鼠虱；临床症状主要为高热、头痛和皮疹，地方性斑疹伤寒与前者相比，较少累及中枢神经系统。恙虫病东方体通过恙螨叮咬传给人，引起**恙虫病**，溃疡处出现黑色焦痂是该病的特征，**恙螨**是传播媒介和储存宿主，感染或携带恙螨的啮齿类动物或鸟类是主要传染源；贝纳柯克斯体（又称 Q 热立克次体）以蜱为传播媒介，也可通过**接触、呼吸道、消化道**等途径感染，引起 **Q 热**。埃里克体属有腺热埃里克体，引起人腺热埃里克体病，可能由蜱传播；查菲埃里克体可引起人单核细胞埃里克体病，**蜱**为主要传播媒介；人粒细胞埃里克体主要引起人粒细胞埃里克体病。汉赛巴通体为**猫抓病**和**杆菌性血管瘤－杆菌性紫癜**的病原体。

第二十三单元　真菌学总论

【复习指南】掌握生物学特性和真菌感染的病原学诊断，熟悉真菌的分类与命名。

真菌具有完整的**细胞核，**是真核细胞型微生物，属真菌界，单个细胞或多个细胞组成，以寄生方式生存，有性生殖和（或）无性生殖均可进行。

一、分类与命名

真菌在自然界分布广泛，种类繁多，大部分对人类有益，致病菌约 50 种。真菌主要有子囊菌亚门、接合菌亚门、半知菌亚门和担子菌亚门，绝大多数致病真菌属于半知菌亚门。

二、生物学特性

（一）基本形态

基本形态主要有单细胞和多细胞两种形态。

1. 单细胞真菌　**酵母菌和类酵母菌，**繁殖方式以**出芽为主，**类酵母菌有**假菌丝，**如白假丝酵母菌、隐球菌。

2. 多细胞真菌　由**孢子**和**菌丝**组成，形成丝状体菌丝称为丝状菌（真菌），如皮肤癣菌等。

3. 二相性真菌　**有些真菌可因营养、温度、氧气等环境条件的改变，**而出现两种形态，称为二相性真菌，如组织胞浆菌、球孢子菌、副球孢子菌、芽生菌和孢子丝菌等。

（二）结构

1. 菌丝

（1）概念：菌丝即由孢子长出的丝状芽管，而丝状体是菌丝继续生长交织成团形成的。

（2）分类

①根据菌丝结构不同可分为**有隔菌丝**和**无隔菌丝。**

②根据菌丝在人工培养基中着生情况不同可分为**营养菌丝**和**气中菌丝。**营养菌丝通常指伸入培养基内获取营养的菌丝；气中菌丝通常指向空中伸展的菌丝；可产生有性或无性孢子的一部分气中菌丝称为生殖菌丝。

（3）形态：菌丝可有多种形态。

①单纯菌丝：分为有隔菌丝和无隔菌丝。

②破梳状菌丝：多见于黄癣菌、石膏样癣菌、叠瓦癣菌、紫色癣菌及羊毛状小孢子菌。

③球拍状菌丝：菌丝一端粗大如球拍。

④螺旋状菌丝：多见于石膏样癣菌。

⑤结节状菌丝：多见于石膏样小孢子菌及石膏样癣菌。

⑥关节状菌丝：多见于粗球孢子菌及地丝菌。

⑦鹿角状菌丝：形如鹿角，仅见于黄癣菌。

⑧假菌丝：孢子延长形成，形如菌丝，但不是真正菌丝，多见于白假丝酵母菌。

2. 孢子　孢子可以分为两种类型。

（1）有性孢子，由同一个菌体或不同菌体的**两个细胞**融合形成。

（2）无性孢子，不发生细胞融合，直接由**菌丝**生成。有叶状孢子、分生孢子和孢子囊孢子等类型。无性孢子中致病真菌较多。

（三）培养特性

1. 营养要求不高，常用**沙氏葡萄糖琼脂培养基**，最适酸碱度为 pH4.0～6.0，在高湿度与氧气情况下生长较好。培养温度为 37℃（酵母型和类酵母型真菌）或 25～28℃（丝状真菌）。

2. 真菌的繁殖方式包括出芽生殖、分裂生殖、芽管生殖和生隔生殖。多数病原性真菌生长缓慢，培养 1～4 周才出现典型菌落。

3. 真菌菌落有 3 种类型。

（1）酵母型菌落，是单细胞真菌的菌落形式，菌落柔软、致密、光滑、湿润。显微镜下观察可见芽生孢子，无菌丝。

（2）酵母样菌落，是单细胞真菌的菌落形式。外观上与酵母型菌落相似，但在显微镜下可见藕节状细胞链的假菌丝，由菌落向下生长，伸入培养基中。白假丝酵母菌属于此型。

（3）丝状菌落，是多细胞真菌的菌落形式。由菌丝体和孢子组成。菌落呈绒毛状、棉絮状或粉末状，正面和背面可有不同颜色，如皮肤丝状菌和毛霉菌等。

（四）抵抗力

对热的抵抗力不强，对日光、干燥、紫外线及多数化学药物的耐受性较强。两性霉素、制霉菌毒、灰黄霉素等对某些真菌有抑制作用。

（五）致病性

可引起真菌性超敏、反映人类真菌性感染和真菌毒素中毒等。

三、真菌感染的病原学诊断

（一）标本采集

1. 浅部真菌　采集病变部位鳞屑、病发和甲屑。

2. 深部真菌　取病变部位的痰、脓、血、尿、便、脑脊液、胸腔积液及分泌物等。

3. 标本采集注意事项　①标本应足量、如鳞屑、病发尽可能多留；血液、脑脊液至少 5ml，胸腔积液至少 20ml。②标本应新鲜，并尽量在用药前采集，取材后立即送检，最长不得超过 2 小时。③严格无菌操作，避免污染。对痰、便等标本应重复检测，以排除污染或正常菌群的可能。④资料应齐全，需标注患者姓名、性别、年龄、临床诊断等相关信息。

（二）直接检测法

1. 不染色标本的直接检查　黏稠或含角质的鳞屑、病发或甲屑标本，用 10%KOH 微加热处理后，直接镜检，如见到孢子或菌丝可初步诊断为癣菌病。

2. 染色标本检查

（1）**革兰染色**适用于酵母菌和类酵母菌的镜检。

（2）**乳酸酚棉蓝染色**适用于各种真菌的检查。

（3）**墨汁负染色**适用于隐球菌的镜检，可见新型隐球菌的宽厚荚膜。

（4）**瑞特染色**适用于镜检骨髓和外周血中的荚膜组织胞浆菌。

3. **直接检测抗原** ELISA检测血清、脑脊液标本中的隐球菌抗原。用乳胶凝集试验也可检测标本中白假丝酵母菌抗原。

（三）培养检查法

1. 常用真菌培养基

（1）**沙氏葡萄糖琼脂培养基**广泛用于深浅部真菌的常规培养。

（2）左旋多巴－枸橼酸铁和咖啡酸培养基，分离新型隐球菌。

（3）马铃薯葡萄糖琼脂，观察真菌菌落色素，鉴别真菌。

（4）脑心葡萄糖血琼脂，培养深部真菌，使二相性真菌呈酵母型。

（5）酵母浸膏磷酸盐琼脂，分离荚膜组织胞浆菌和皮炎芽生菌。

（6）尿素琼脂，用于鉴别酵母菌和类酵母菌，石膏样毛癣菌和红色毛癣菌。

（7）玉米粉聚山梨酯－80琼脂，用于培养白色假丝酵母，观察其形成的厚膜孢子和假菌丝。

2. 培养方法

（1）**玻片小培养可实时观察真菌的菌丝和孢子形态，可对**真菌菌种进行鉴定。

（2）**试管培养在**真菌分离培养、传代和保存菌种时常用。

（3）**平皿培养适合**培养生长繁殖较快的真菌。

（四）鉴定

通过观察真菌菌落特点、菌丝和孢子的形态特点以及菌丝体上有无特殊的结构来鉴别真菌。

（五）药敏试验

目前国内外广泛认可的抗真菌药物敏感试验标准化方法是美国临床实验室标准化协会（CLSI）发布的最新方法，其推荐的方法主要有稀释法、纸片扩散法。

（六）其他非培养检查方法

主要是应用血清学检测真菌抗原或代谢产物及机体感染后所产生的抗体。目前主要检测的抗原有：1,3-β-D葡聚糖（G试验），甘露聚糖（ELA法或免疫荧光碳氢化合物电泳FACE）、半乳甘露聚糖（GM试验）、隐球菌荚膜多糖（乳胶凝聚试验）等。检测的抗体主要有：甘露聚糖抗体（凝胶对流电泳）、烯醇化酶抗体（凝集试验）等。

第二十四单元　浅部感染真菌

【复习指南】熟悉毛癣菌属和小孢子菌属的相关内容。了解表皮癣菌属和其他浅部真菌的内容。

一、毛癣菌属

1. **分类**　毛癣菌属共有11种癣菌，主要的是毛癣菌、红色毛癣菌、黄色毛癣菌等。

2. **临床意义**　侵犯**皮肤、指（趾）甲**和**毛**发引起皮肤真菌病，又称**癣**。癣的种类**繁多**，可以一菌一癣，一菌多癣或者多种菌引起同一症状。皮肤癣菌是接触传染。

3. **生物学特性**　可在沙堡弱培养基上形成丝状菌落，毛癣菌菌落为**灰白、橙、红**或**棕**等颜色，表面呈**绒毛状、蜡样**或**粉粒**状。其感染的皮屑、甲屑或病发经10%KOH溶液消化后镜检，可见菌丝，其病发内、外可见菌丝或孢子。

4. 微生物学检验

（1）标本采集：于皮肤病变部位用 70% 乙醇先消毒，取新长出来的皮肤损害边缘<u>皮屑</u>及<u>甲屑</u>培养。可用镊子消毒后拔取无光泽病发送检。

（2）直接镜检：用 **10%KOH** 制成湿片镜检。

（3）分离培养与鉴定：可以利用菌落形态特点和培养物镜检特性，以及辅助试验等进行鉴定。

二、表皮癣菌属

1. 分类　表皮癣菌属只有 1 个种。

2. 临床意义　<u>絮状表皮癣菌</u>是表皮癣菌属内唯一的致病菌。可引起皮肤感染。接触性传播，尤其通过共浴和健身设备传播。

3. 生物学特性　在沙堡弱培养基上，初期菌落为白色鹅毛状，以后转变为黄色粉末状。其感染的皮屑和甲屑经 10%KOH 溶液消化后镜检，可见分枝断裂的有隔菌丝，少见孢子。

4. 微生物学检验　与毛癣菌属相似。

三、小孢子菌属

1. 分类　小孢子菌属有 17 个种，包括铁锈色小孢子菌、犬小孢子菌等。

2. 临床意义　小孢子菌感染皮肤和毛发，很少感染指（趾）甲。铁锈色小孢子菌可引起头白癣，多见于儿童。犬小孢子菌是人类头癣和体癣的常见原因，小儿多见。

3. 生物学特性　在沙堡弱培养基上可见白色、棕黄色或黄褐色、粉末或绒毛状菌落。其感染的皮屑和甲屑经 10%KOH 溶液消化后镜检，可见分枝断裂的有隔菌丝，在毛发中呈现小孢子镶嵌的鞘包裹着发干。

4. 微生物学检验　与毛癣菌属相似。

四、其他浅部真菌

（一）糠秕马拉色菌

1. 临床意义　糠秕马拉色菌引起花斑癣、糠秕孢子菌毛囊炎、头皮屑。

2. 生物学性状　糠秕马拉色菌为马拉色菌属标准株，可分为两种新模式：卵圆形和正圆形；孢子形态变化较大，可长出菌丝。

3. 微生物学检验

（1）直接镜检：用 10%KOH 制成湿片镜检。

（2）培养：可用橄榄油培养基、麻籽粉培养基、Dixon 培养基等。

（二）着色真菌

1. 临床意义　着色真菌可引起着色真菌病，指由多种暗色孢科真菌引起的皮肤、皮下组织和器官感染。包括两个病种：皮肤着色芽生菌病和暗色丝孢霉病。前者只感染皮肤和皮下组织，后者除感染皮下组织外，还可引起系统性感染。

2. 生物学性状　着色真菌呈丝状、分生孢子和硬壳细胞等多种形态，感染组织反应则以单核吞噬细胞肉芽肿为主。

3. 微生物学检验

（1）直接镜检：用 10%KOH 制成湿片镜检。

（2）培养：SDA 培养基 26℃培养。

（三）孢子丝菌

1. 临床意义　可引起孢子丝菌病，皮肤、皮下组织及其附近淋巴管的慢性感染。分为**皮肤淋巴管型、局限性皮肤型**（固定型）、**播散型**。

2. 生物学性状　沙氏琼脂培养基中，25℃培养**3～5天**后可见菌落生长。初为乳白色湿润、光滑、膜样菌落，逐渐变为深褐色至黑色，有放射状皱褶的**绒毛样菌落。多次转种后，菌落颜色可以变淡**，甚至白色，表面光滑，气生菌丝少见。37℃培养，可见白色或灰白色酵母样菌落。

3. 微生物学检验

（1）直接镜检：**取痰液、脓液或活检**组织直接涂片，做革兰染色或 PAS 染色，在多核细胞内或大单核细胞内或细胞周围，可见有革兰染色阳性、圆形或梭形小孢子。偶见菌丝及**星形体**。

（2）培养：25℃为菌丝相，37℃为酵母相。当培养基加入青霉素时，可以刺激孢子丝菌的生长。

第二十五单元　深部感染真菌

【复习指南】掌握假丝酵母菌属和隐球菌属的生物学特性和微生物学检验；熟悉假丝酵母菌属的临床意义；掌握隐球菌的临床意义，了解其分类。熟悉曲霉和卡氏肺孢菌的相关内容（卡氏肺孢菌的分类为了解内容），其余均为了解内容。

一、假丝酵母菌属

1. 分类　有150多个种，常见致病的有11个种，其中以白假丝酵母菌为最常见的致病菌。

2. 临床意义　对人体有致病性的有**白假丝酵母菌、光滑假丝酵母菌、热带假丝酵母菌、克柔假丝酵母菌**等。最为常见的是白假丝酵母菌的感染，可以是内源性，也可以是外源性的。感染有浅部和全身性的，浅部感染包括阴道炎、鹅口疮、甲沟炎、角膜炎等。全身性感染表现有支气管、肺念珠菌病、念珠菌性心内膜炎、念珠菌性肠炎等。

3. 生物学特性　为革兰阳性，着色不均匀，**出芽**繁殖，称芽生孢子。孢子伸长成芽管，不易脱离母体，形成假菌丝。需氧、室温或 37℃，在沙保弱培养基上形成**米色**或**灰色**菌落，表面光滑。

4. 微生物学检验

（1）直接镜检：一般适用于**浅部念珠菌病**检查，也可用于血液、脑脊液、尿液、活检组织等标本的检查。

（2）分离培养及鉴定：可接种于多种培养基中。常用鉴定方法：①**芽管形成试验**，接种念珠菌于 0.2～0.5ml 人或动物血清中，37℃，3 小时（一般不超过 4 小时），镜检酵母细胞是否形成了芽管，试验最好有阴性和阳性对照；②**厚壁孢子形成试验**，仅白假丝酵母菌产生厚壁孢子；③**糖同化或发酵试验**；④**商品化产色培养基**可用于快速鉴定。

二、隐球菌属

1. 分类　隐球菌包括 17 个种和 8 个变种，对人致病最主要的是新生隐球菌及其变种。

2. 临床意义　隐球菌属一般为外源性感染，经呼吸道入体，由肺经血行散播时可侵犯所有脏器组织，主要侵犯肺、脑及脑膜。新生隐球菌病好发于细胞免疫功能低下者，如AIDS、恶性肿瘤及大剂量使用糖皮质激素者。新生隐球菌的主要致病物质是荚膜。

3. 生物学特性　新生隐球菌在组织中呈圆形或卵圆形，外周有宽厚荚膜，折光性强，一般染色法不易着色而难以发现，常用墨汁负染色法。在黑色背景下可镜检到透亮菌体和宽厚荚膜。非致病性隐球菌无荚膜。

4. 微生物学检验　根据感染部位不同，采用不同的标本。采集时应避免病灶周围正常菌群污染，对于疑似隐球菌性脑膜炎患者，以腰椎穿刺术无菌采集脑脊液 3～5ml，标本采集后立即送检。

（1）直接显微镜检查：用患者脑脊液作墨汁负染色检查是诊断隐球菌脑膜炎最简便、快速的方法。常规细胞染色可发现隐球菌，但易误诊和漏诊。用 PAS 染色后新生隐球菌呈红色。

（2）分离培养：将标本接种在沙保弱培养基上，病原性隐球菌在 25℃和 37℃培养均可生长，非病原性隐球菌在 37℃不生长。培养 2～5 天后观察菌落形态特点，并取菌落作印度墨汁负染色镜检。

（3）生化反应：酚氧化酶试验阳性，脲酶试验阳性，新生隐球菌能同化葡萄糖、半乳糖、蔗糖和肌醇、棉子糖，但不发酵糖和醇类，硝酸盐还原试验阴性。非致病性隐球菌不能同化肌醇。

三、曲霉菌

1. 分类　常见的曲霉包括烟曲霉、黄曲霉和黑曲霉。

2. 临床意义　为条件致病菌，一般在人体免疫功能下降时才致病，可引起呼吸系统或全身曲霉病，前者有**支气管哮喘**或**肺部感染**，主要有 3 种类型：过敏型、肺炎型和曲霉球（又称继发性非侵袭性肺曲霉病）；后者肺为主要原发病灶，可随血播散至心肌、脑和肾等。有些曲霉菌能产生毒素引起机体食物中毒，黄曲霉毒素与肝癌的发生密切相关。

3. 生物学特性　菌丝体由具横膈的**分支菌**丝组成，再由菌丝分化出来的分生孢子梗顶部形成**分生孢子**，顶端膨大形成**顶囊**，顶囊表面直接产生**瓶梗**，为**单层**。或者先产生梗基，进而由梗基上生出**双层瓶梗**，瓶梗顶端生成分生孢子。

4. 微生物学检验　**察氏琼脂**为鉴定曲霉菌常用培养基，随着分生孢子的产生培养基呈现典型形态，这是**鉴定菌种**的依据之一，也可用免疫学方法，如 ELISA 等方法检测患者血清中的抗体。

四、组织胞质菌

1. 分类　常见的有两个种：一为荚膜组织胞质菌；二为组织胞浆菌的杜波变种或杜波组织胞质菌。

2. 临床意义　组织胞质菌传染性极大，在淋巴瘤、白血病患者中常可感染本菌。

3. 生物学特性　是一种**双相性真菌**，在 25℃培养时呈典型菌丝体，可以发现**特征性齿轮状大分生孢子**。在 37℃培养时为**酵母型**，位于细胞内或外。

4. 微生物学检验

（1）直接显微镜检查：痰液标本用甲醇固定 10 分钟，再用吉姆萨染色镜检。皮损、脓液标本用 20%KOH 涂片后镜检。

（2）分离培养：接种于沙保弱培养基上，25℃培养，4～6 周才开始生长，逐渐形成白色至棕色绒毛状菌落。当转种于血琼脂培养基上，37℃培养，很快形成酵母型菌落。

（3）血清学诊断：痰液标本做荧光法染色后镜检，特异性差。也可用补体结合试验、乳胶凝集等检测血清中组织胞质菌抗体。

（4）鉴定：涂片染色镜检，并做脲酶试验和明胶液化试验。

五、卡氏肺孢菌

1. 分类　其 RNA 的核苷酸序列与真菌有更多的同源性，但抗真菌药对卡氏肺孢菌无效，故将其归为类真菌。

2. 临床意义　可寄生于多种动物和人体，主要是**空气传播**，在健康人体内多为无症状的隐性感染。当宿主免疫力低下时，本菌在患者肺内大量繁殖，导致间质性浆细胞肺炎，又称**卡氏肺孢菌肺炎（PCP）**。AIDS 最常见、最严重的机会感染性疾病为卡氏肺孢菌病。

3. 生物学特性　卡氏肺孢菌生活史有**包囊**和**滋养体**两种形态。包囊为**感染型**，滋养体为**繁殖型**，呈二分裂法繁殖。

4. 微生物学检验

（1）直接显微镜检查：患者**痰液、支气管肺泡盥洗液或肺活组织**中检查卡氏肺孢菌是确诊本病的重要依据。常用染色方法有**吉姆萨染色、果氏环六亚甲基四胺银染色**和**亚甲胺蓝染色**。

（2）血清学诊断：用单克隆抗体检查血清中卡氏肺孢菌抗原。

（3）快速诊断：PCR 法和基因探针联合诊断卡氏肺孢菌。

六、毛霉目真菌

1. 分类　毛霉主要是毛霉科，毛霉科中的根霉、犁头霉、毛霉属、根毛霉属是常见引起毛霉病的菌，其中以**根霉属**最为常见。

2. 临床意义　是一种**起病急、进展快、病死率极高**的系统性条件致病性真菌感染，常发生在免疫功能减退者。**眼眶**及**中枢神经系统**为临床常见的毛霉病发病部位，鼻黏膜或鼻窦为该病起初好发部位，继而扩散。

3. 生物学特性　在培养基上生长较快，初起菌落表面呈**棉花样、白色**，渐变为**灰褐色**，也可呈其他颜色，顶端有**黑色小点。有无隔菌丝**，在孢囊梗顶端形成孢子囊，内生孢子囊孢子。孢子囊内有**球形或近球形的囊轴**，囊轴基部与孢囊梗相连处成**囊托**。

4. 微生物学检验

（1）直接显微镜检查：20%KOH 将标本制成湿片。

（2）分离培养：将临床标本接种于不含放线菌酮的麦芽糖培养基、马铃薯培养基及沙保弱培养基，25℃或 37℃培养，生长较快。

（3）血清学诊断：用匀浆抗原检测毛霉抗体。

七、马内菲青霉

1. 分类　**双相真菌**，在自然界以菌丝形式存在，在组织中则可形成小圆形到椭圆形细胞。

2. 临床意义 可引起广泛性播散性感染，最初通过**吸入**而致**肺部感染**，随后进入血流引起**菌血症**。在疾病过程中皮肤可出现粉刺样皮肤丘疹。随着艾滋病患者的增多，播散性马内菲青霉发病率逐渐升高。

3. 生物学特性 在沙保弱琼脂上，3～4天开始生长。在马铃薯葡萄糖琼脂基上，菌落生长较快，2天后开始生长，初为浅**白色绒毛状**，以后变成**淡青黄色**。37℃培养为**酵母相，浅灰褐色或奶酪色**，湿润，可见关节孢子。

4. 微生物学检验

（1）直接显微镜检查：瑞士染色后镜检，可见到典型**圆形或卵圆形有明显横膈**的孢子，常在巨噬细胞内。

（2）血清学诊断：ELISA检测其抗原。

（3）分离培养：在4%沙保弱琼脂上，3～4天开始生长。

八、镰刀菌属

1. 分类 目前含有20多个种。

2. 临床意义 适应性强，可引起眼内炎、角膜炎等。

3. 生物学特性 在PDA平板上25℃培养10天后生长，大多数镰刀菌可产生大量分生孢子和分生孢子梗。

4. 微生物学检验

（1）直接显微镜检查：可见分支、分隔的透明菌丝，偶见镰刀状大分生孢子。

（2）分离培养：应用燕麦培养基、马铃薯葡萄糖琼脂、KCl培养基。

第二十六单元　病毒学总论

【复习指南】掌握病毒感染的检验技术和方法，熟悉病毒的形态、结构和组成。熟悉病毒的增殖，了解病毒的分类与命名。了解病毒的遗传和变异。

病毒是一类**非细胞型微生物**，个体极小，可通过细菌滤器。仅含一种**核酸**作为遗传物质，外被**蛋白质衣壳**或包膜，只能在**活细胞**内寄生，以**复制的方式增殖**，近75%的临床微生物感染是由病毒引起。

一、病毒的基本特性

（一）病毒的形态、结构和组成

1. 病毒大小 病毒大小的测量单位为纳米（nm）。

2. 病毒形态 形态多呈球形或近似球形，少数为杆状、丝状、弹形等。

3. 基本结构 病毒的基本结构是由核心和衣壳构成的核衣壳。核心含有一种核酸，DNA或RNA，构成病毒的基因组。衣壳是包绕在核酸外的蛋白质外壳，系由一定数量的壳粒聚合而成，可保护病毒核酸免受核酸酶及其他理化因素的破坏。

4. 辅助结构 在病毒成熟后，通过出芽方式进行释放，获得宿主细胞的膜成分而形成包膜，包膜嵌有病毒编码的糖蛋白，具有病毒的特异性。

（二）病毒的增殖

1. 增殖周期

（1）增殖方式：**自我复制**。

（2）复制周期：包括**吸附、穿入、脱壳、生物合成、组装与成熟、释放**6个阶段。

2. 异常增殖

（1）**顿挫感染**：若病毒进入细胞后，细胞内的环境不利于它的复制，不能组装或释放有感染性的病毒颗粒，称为**顿挫感染**。

（2）**缺损病毒**：因病毒基因组不完整或某一基因位点改变，不能正常增殖，复制不出完整有感染性的病毒颗粒，这类病毒称为**缺损病毒**。

（3）**干扰现象**：当两种不同的病毒或两株性质不同的同种病毒，同时或先后感染同一细胞或机体时，发生的一种病毒抑制而另一种增殖的现象，称为病毒的干扰现象。干扰现象是机体非特异性免疫的一部分，除这一现象外，当一个细胞受到两种或两种以上的病毒感染时，还可出现双重感染、加强、互补与病毒杂交等现象。

（三）病毒的遗传和变异

病毒增殖速度极快，且病毒的基因组很小，因此在增殖过程中常发生基因组中碱基序列的置换、缺失或插入，引起基因突变。基因改变方式有：基因突变、基因重组与重配、基因整合。

二、分类与命名

病毒分类的一般系统是科、属、种3级或科、亚科、属、种4级。1995年的分类报告将**病毒分为DNA、RNA、DNA和RNA反转录病毒**3大类。目前认为能感染人和动物的有24个科。按传播途径可分为呼吸道病毒、胃肠炎病毒、经性传播感染的病毒等；按感染部位、症状可分为肝炎病毒、出血性热病毒、疱疹病毒等。

三、病毒感染的检验技术和方法

（一）标本的采集、运送及处理

1. 标本采集　采集患者急性期或发病初期的标本。

2. 标本运送与保存　病毒在室温中易失去活性，采集及运送过程应注意冷藏，4℃可保存数小时，不能立即检查的标本，需置于−70℃中长时间保存，冻存时应加适当保护剂如甘油或二甲亚砜等。

3. 标本处理　先离心凝固的血液标本，血清可用于病毒分离，对肝素抗凝全血，脑脊液、胸腔积液、水疱液以及尿液等标本均可直接进行分离培养。

（二）病毒的分离

1. 组织培养　包括细胞培养、器官培养和组织块培养，目前常用细胞培养。根据细胞的来源、染色体特征及传代次数分3种类型：①二倍体细胞株；②原代和次代细胞培养；③传代细胞系。

2. 鸡胚接种　接种部位：卵黄囊、羊膜腔、尿囊腔及绒毛尿囊膜。卵黄囊适用于培养嗜神经病毒如乙型脑炎病毒，羊膜腔用于流感病毒的初次分离培养；尿囊腔适用于培养流感病毒和腮腺炎病毒，绒毛尿囊膜适用于培养痘类病毒和疱疹病毒等。

3. 动物接种　根据病毒的亲嗜性选择敏感动物及其适宜的接种部位，观察动物的发病情况，如流行性乙型脑炎病毒，最好接种小鼠脑内。

（三）病毒的鉴定

1. 初步鉴定　根据生物学特征、临床症状等初步判断病毒的科及属。

2.最终鉴定　选择适当的方法如免疫标记法等用已知抗体对病毒进行种、型和亚型的血清学鉴定，如补体结合试验、中和试验、免疫荧光试验、酶免疫试验等。

（四）病毒感染的快速诊断

1.病毒的显微镜检查

（1）光学显微镜：病毒包涵体可以在光学显微镜下直接检查，可作为病毒感染的辅助诊断，但不是特异性试验。

（2）电子显微镜：检查病毒颗粒，含有高浓度病毒颗粒的样品，直接用电镜技术进行观察。含低浓度病毒的样本，可用免疫电镜技术观察。

2.病毒抗原、抗体、核酸检测

（1）检测病毒抗原：利用特异性免疫血清检测标本中的病毒抗原，常用放射免疫法、酶免疫技术、免疫荧光技术等方法。

（2）检测 IgM 和 IgG 抗体：病毒感染机体后，特异性 IgM 抗体出现较早，IgG 抗体检测需采集感染急性期与恢复期双份血清，恢复期 IgG 抗体效价必须比急性期增高 4 倍或 4 倍以上才有诊断意义。常用的方法有中和试验、补体结合试验、放射免疫法、酶联免疫吸附法等。

（3）检测病毒核酸：常用核酸杂交和 PCR 技术检测病毒特异基因片段。

第二十七单元　呼吸道病毒

【复习指南】掌握流行性感冒病毒的相关内容。熟悉 SARS 冠状病毒的临床意义和生物学特性，了解微生物学检验。熟悉禽流感病毒的相关内容。熟悉其他呼吸道病毒的临床意义，了解其生物学特征和微生物学检验。

一、流行性感冒病毒

流行性感冒病毒简称流感病毒，是引起流行性感冒的病原体。

1.分类　流感病毒属于正黏病毒科，根据核蛋白（NP）和基质蛋白（MP）抗原性的差异可分为甲型流感病毒、乙型流感病毒及丙型流感病毒。甲型流感病毒根据其包膜上的血凝素（HA）和神经氨酸酶（NA）抗原性的差异，分为若干亚型，HA 有 16 个亚型，即 H1 ～ H16；NA 有 9 个亚型，即 N1 ～ N9。乙型流感病毒及丙型流感病毒尚未发现亚型。

2.临床意义　流行性感冒简称流感，是由流感病毒引起的一种常见的急性呼吸道传染病。流感通过飞沫传播，多发于冬春季。临床以高热、畏寒、乏力、头痛、全身酸痛等全身中毒症状为特征。甲型流感病毒易发生变异，传染性强，常引起大流行；乙型流感病毒引起局部、中小型流行，而丙型流感多为散发感染。

3.生物学特性

（1）形态与结构：流感病毒呈球形，结构主要包括病毒核酸和蛋白组成的核衣壳和包膜。

①核衣壳：是病毒体的核心，呈螺旋对称。由核酸和核蛋白组成，核酸为单负链分阶段 RNA，每个阶段均为独立基因组，在复制中易发生基因重组，导致病毒变异。

②包膜：由基质蛋白 M1 和脂质双层组成。包膜表面有许多突出于病毒表面呈辐射状的糖蛋白刺突。根据机构和功能不同分为 HA 和 NA，HA 和 NA 抗原结构极易发生变异，是甲型流感病毒亚型分类的主要依据。

（2）培养特性：流感病毒可在鸡胚和培养细胞中增殖，细胞培养可用狗肾传代细胞（MDCK）、人胚肾与猴肾细胞等。

4. 微生物学检验

（1）标本采集：无菌采集急性期患者（发病后 3 天内）鼻腔洗液、鼻拭子、咽漱液等，必要时采集支气管分泌物。标本采集后应低温保存及迅速送检，不能立即送检应置于 -70℃ 冻存。

（2）直接检查：电镜下观察是快速诊断方法，镜下可见球形或丝状病毒颗粒。抗原检测常采用薄膜免疫层析技术检测甲／乙型流感的抗原。核酸检测可用 RT-PCR 检测病毒 RNA 用于分型鉴定。

（3）分离培养与鉴定：分离培养是实验室诊断流感的金标准。分离甲、乙型流感病毒可接种 9～11 日龄鸡胚，初次接种选择羊膜腔，传代培养可接种尿囊腔，接种后鸡胚置于 33～34℃培养 2～3 天，收获羊水或尿囊液进行血凝试验，阳性者再用血凝抑制试验鉴定型别。

（4）抗体检测：常需双份血清检测抗体水平。采集病人急性期（早期 1～5 天）和恢复期（发病后 2～4 周）的双份血清进行血凝抑制试验检测，抗体效价升高 4 倍或 4 倍以上即有诊断意义。

二、SARS 冠状病毒

1. 临床意义　病毒主要通过**飞沫传播**或是直接、间接**接触**传播。主要感染成人及较大儿童，引起普通感冒和咽炎，**严重急性呼吸综合征（SARS）**病毒可能是冠状病毒变种引起的。

2. 生物学特性　病毒核酸为**单股正链 RNA**，核衣壳为**螺旋对称**，有**包膜**，包膜表面有多形性冠状突起。

3. 微生物学检验

（1）显微镜检查：电镜下直接观察呈花冠状的病毒颗粒。

（2）血清学诊断：ELISA 检测病毒抗原；中和试验、ELISA 等方法检测抗体，如双份血清标本抗体阳转，或滴度 4 倍或 4 倍以上升高有临床意义。

（3）快速诊断：RT-PCR 检测 SARS 冠状病毒的核酸。

（4）分离培养：病毒分离率低，最好用人胚气管做器官培养，培养 SARS 冠状病毒可选用 Vero 细胞系。

三、禽流感病毒

1. 临床意义　能在**禽类**中造成严重的全身性疾病，病死率常达 100%。密切接触感染的禽类及其分泌物、排泄物、受病毒污染的水及直接接触病毒毒株等均可经**呼吸道感染**。

2. 生物学特性　基因组为**分节段单股负链 RNA**，属于**甲型流感病毒**。感染人的禽流感病毒亚型主要为 H5N1、H9N2、H7N7，其中感染 H5N1 的患者病情重，病死率高。

3. 微生物学检验

（1）快速筛查：检测鼻咽拭子、鼻腔洗液等呼吸道标本的禽流感抗原。

（2）快速诊断：RT-PCR 检测呼吸道标本的病毒核酸。

（3）分离培养：鸡胚和细胞培养分离病毒。

（3）分离培养和鉴定：新鲜标本经处理后接种原代人胚肾、非洲绿猴肾、Vero 等细胞，出现多核巨细胞后收集病毒，用酶或荧光素标记单克隆抗体进行鉴定。

（4）血清学鉴定：可用 ELISA 检测先天性风疹综合征患儿抗风疹病毒 IgM 抗体或从母体获得的 IgG 抗体进行诊断。

十、鼻病毒

1. 临床意义　鼻病毒是普通感冒的主要病原体，常导致婴幼儿和原有慢性呼吸道疾病患者的支气管炎和支气管肺炎。

2. 生物学特性　病毒呈球形，<u>单股正链 RNA</u>，无包膜。

3. 微生物学检验

（1）血清学诊断：中和试验或双份血清标本抗体滴度 4 倍或 4 倍以上升高有临床意义。

（2）分离培养：用人二倍体细胞系分离培养。

十一、呼肠病毒

1. 临床意义　可引起人呼吸道感染及严重腹泻，有时导致脱水死亡。也可引起神经系统疾病，引起脑水肿、脑炎。

2. 生物学特性　该科病毒粒子外观往往呈球形，无包膜，病毒衣壳由 1～3 层蛋白外壳所组成。病毒基因组为线形 dsRNA，共有 10～12 个 RNA 片段。

3. 微生物学检验　分离培养：可在鸡胚尿囊膜、尿囊，以及猴、狗、豚鼠等动物体内增殖，对 Hela、KB 等细胞也敏感。

第二十八单元　肠道病毒

【复习指南】熟悉脊髓灰质炎病毒的临床意义、生物学特性和微生物学检验。熟悉柯萨奇病毒及埃可病毒的临床意义、生物学特性和微生物学检验。了解柯萨奇病毒及埃可病毒的分类，了解新型肠道病毒的相关内容。

一、脊髓灰质炎病毒

1. 临床意义　脊髓灰质炎病毒是脊髓灰质炎的病原体，主要损害脊髓前角运动神经细胞，引起机体的迟缓性麻痹。主要在儿童期致病，又称小儿麻痹症。传染源为患者或隐性感染者，后者对本病的散播和流行起重要作用。脊髓灰质炎病毒主要通过污染的饮食、生活用品等经消化道传播。根据病情和病程，脊髓灰质炎临床疾病过程分为隐性感染、顿挫型脊髓灰质炎、无麻痹性脊髓灰质炎、麻痹性脊髓灰质炎、恢复期及后遗症期。

2. 生物学特性　脊髓灰质炎病毒呈球形，为 20 面体立体对称，病毒颗粒中心为单股正链 RNA，外围由 32 个衣壳微粒形成外层衣壳，无包膜。壳微粒含 4 种结构蛋白，VP1～VP4，VP1 位于衣壳表面，可诱导中和抗体产生，具有型特异性，可将病毒分为Ⅰ、Ⅱ、Ⅲ型。VP1 对人体细胞膜上受体有特殊亲和力，与病毒的致病性和毒性有关。脊髓灰质炎病毒培养以人胚肾、人胚肺、人羊膜及猴肾等原代细胞最为敏感，在 Hela、Vero 等细胞中也易培养。最适培养温度为 37℃。脊髓灰质炎病毒无包膜，故可抵抗乙醚、乙醇和胆盐。病毒生存能力强，在污水及粪便中可存活数月。70% 酒精、5% 来苏水无消毒作用，抗生素及化学药物无效，但对高温及干燥敏感。

3. 微生物学检验

（1）标本采集：发病两周以内，间隔 24～48 小时，收集两份足量粪便标本（约 8g）密封后冷藏条件下尽快分离病毒。发病早期（1 周内）可采集咽部标本，整个病程中均可采集粪便标本用于病毒的分离。

（2）标本直接检查：电子显微镜观察标本中的病毒颗粒，或用病毒特异性抗体对病毒进行免疫电镜检查；标本可采用病毒 cDNA 做 RT-PCR 核酸检测；可采用免疫荧光、ELISA 等方法检测病毒抗原。

（3）分离培养：接种于人或猴肾原代细胞或 Hela、Vore 等细胞分离病毒。

（4）抗体检测：脑脊液或血清抗脊髓灰质炎病毒 IgM 抗体阳性或双份血清 IgG 抗体效价有 4 倍升高者，有诊断意义。

二、柯萨奇病毒与埃可病毒

1. 分类　柯萨奇病毒有 29 个血清型，分为 A、B 两组，A 组 23 型，B 组 6 型。埃可病毒有 31 个血清型。

2. 临床意义　传染源为患者或隐性感染者，经**粪**－口途径传播，也可通过呼吸道或眼部黏膜感染。两种病毒均可经过消化道感染人体，在咽部和肠道淋巴组织中增殖，经过两次病毒血症后侵入靶器官，产生浸润感染。两种病毒均以隐性感染为主。

3. 生物学特性　由简单的**衣壳**和**单股正链 RNA** 组成，无包膜。除少数几型必须在乳鼠、猴肾细胞中增殖外，其余都能在人二倍体细胞中培养，最适合温度为 37℃。可对高温及干燥敏感，煮沸立即死亡，紫外线照射均可将其灭活。

4. 微生物学检验

（1）标本采集：发病早期采集粪便、直肠拭子、咽拭子，密封后在冷藏条件下由专人运送。

（2）直接检测病毒：可用电子显微镜检查病毒颗粒，或酶免疫电镜检查。

（3）分离培养：用 Hela 细胞 37℃培养病毒 24～48 小时。

（4）快速诊断：RT-PCR 检测核酸、核酸杂交和基因芯片技术。

（5）血清学诊断：检测血清中特异性抗体。

三、新型肠道病毒

1. 肠道病毒 70 型

（1）临床意义：引起急性出血性结膜炎，病毒经手、毛巾、眼科器械等传播。此病毒无嗜肠性。

（2）生物学特性：病毒体呈**球形**，衣壳为 **20 面体对称结构**，无包膜。基因组为**单股正链 RNA**，具有感染性，并起 mRNA 作用。对紫外线、干燥敏感；在污水或粪便中可存活数月。主要经**粪**－口途径传播，临床表现多样化，引起人类多种疾病。

（3）微生物学检验

①分离培养：用人源细胞系分离培养。

②快速诊断：RT-PCR 检测核酸。

③血清学诊断：检测血清中特异性抗体。

2. 肠道病毒 71 型

（1）临床意义：是**手足口病**的主要病原体之一。低龄患儿和免疫功能减退的成人可出现脑膜炎、脑脊髓炎等重症。此病毒多见于 6 岁以下儿童。主要经过**粪－口**途径或密切**接触**传播。

（2）生物学特性：呈球形，无包膜，核心为单股正链 RNA。不耐高温和紫外线。

（3）微生物学检验

①分离培养：用人源细胞系 RD 细胞等分离培养。

②血清学诊断：检测血清中特异性抗体。双份血清标本抗体滴度 4 倍或 4 倍以上升高有临床意义。

第二十九单元　肝炎病毒

【复习指南】熟练掌握乙型肝炎病毒、丁型肝炎病毒和丙型肝炎病毒的相关内容。掌握甲型肝炎病毒和戊型肝炎病毒的相关内容。熟悉其他肝炎病毒的内容。

一、概述

目前公认的人类肝炎病毒至少有 5 种型别，包括甲型肝炎病毒、乙型肝炎病毒、丙型肝炎病毒、丁型肝炎病毒及戊型肝炎病毒。其中甲型肝炎病毒与戊型肝炎病毒由消化道传播，引起急性肝炎。乙型与丙型肝炎病毒均由输血、血制品或注射器污染而传播，可引起急性或慢性肝炎。丁型肝炎病毒为一种缺陷病毒，必须在乙型肝炎病毒等辅助下方能复制。

二、甲型肝炎病毒

1. 临床意义　HAV 可引起**甲型肝炎**，主要通过**粪－口**传播，**传染源多为人**。潜伏期平均 28 天（15 ～ 50 天），典型的甲型肝炎常可分为 3 期：**黄疸前期、黄疸期及恢复期**。

2. 生物学特性　呈球形，无包膜，衣壳蛋白呈 20 面体立体对称，核心为**单股正链 RNA**。只有一个血清型。

3. 微生物学检验　患者病期短，预后良好，一般不需做病原学检查。微生物学检查以血清学诊断测定病毒抗原或抗体为主。感染早期一般用 RIA 或 ELISA 法检测患者血清中**抗HAVIgM**，此指标是诊断甲型肝炎的最重要和常用的特异性诊断指标。

三、乙型肝炎病毒（HBV）

1. 临床意义　人类乙型肝炎病毒属肝 DNA 病毒科，正嗜肝病毒属。HBV 是乙型病毒性肝炎的病原体，感染可导致肝硬化、肝衰竭和原发性肝细胞癌。HBV 传播途径主要包括血液、血制品等传播；接触传播；母婴传播。人感染后，病毒持续 6 个月仍未被清除者称为慢性 HBV 感染。乙型肝炎临床可分为急性乙型肝炎、慢性乙型肝炎、乙型肝炎肝硬化、携带者和隐匿性慢性乙型肝炎。

2. 生物学特性　HBV 感染者血液中有 3 种形态不同的颗粒（表 5-14）。

表 5-14 HBV 病毒颗粒

HBV 病毒颗粒	形态大小	抗原成分	意义
大球形颗粒，又称 Dane 颗粒	球形，具有双层衣壳	外衣壳镶有乙肝表面抗原 HBsAg 和少量前 S 抗原，内衣壳有乙肝核心抗原 HBcAg，核心内有 DNA、DNA 聚合酶和蛋白酶	Dane 颗粒是完整的感染性病毒颗粒，血液中检出 Dane 颗粒标志着肝内病毒复制活跃
小球形颗粒	由组装 Dane 颗粒时产生的过剩病毒衣壳装配而成	含有 HBsAg 和少量前 S 抗原，不含 HBVDNA 和 DNA 聚合酶	是乙肝患者血液中常见颗粒，无感染性
管形颗粒	由小球形颗粒连接而成	含有 HBsAg 和少量前 S 抗原，不含 HBVDNA 和 DNA 聚合酶	

3. 微生物学检验

（1）标本采集：免疫学检测可用血清或血浆，核酸检测多用血清。标本应在采集后 6 小时内处理，24 小时内检测，保存应 −70℃冷冻。

（2）免疫学检测：检测 HBV 标志物是临床常用的病原学诊断方法。目前常用 ELISA 定性测定 HBV 标志物，用于判断是否感染。HBV 标志物包括三个抗原抗体系统：HBsAg 与抗 HBs、HBeAg 与抗 HBe、抗 HBc，由于 HBcAg 在血液中难以测出，因此 HBV 标志物检测俗称乙肝两对半检测（表 5-15）。

表 5-15 HBV 标志物

免疫标志物	免疫特性	临床应用
HBsAg	感染后第一个出现的血清学标志物，是重要的诊断指标	阳性见于急性肝炎、慢性肝炎或无症状携带者
抗 HBs	急性感染恢复期可检出，一般在 HBsAg 从血清消失后出现	一种中和抗体，是乙肝康复的重要标志，对同型病毒感染有保护作用，是 HBsAg 疫苗免疫成功的标志
HBeAg	是 HBV 复制及传染性强的指标，与 HBsAg 同时或在 HBsAg 出现稍后数天可检出	持续存在时间不超过 10 周，如超过 10 周提示感染转为慢性化
抗 HBe	出现于 HBeAg 转阴后	阳性表示 HBV 复制水平低、传染性下降，病情趋于静止
HBcAg	存在于病毒核心部分以及受染的肝细胞核内，是 HBV 存在和复制活跃的直接指标	血液中量微，不易检测
抗 HBc	HBcAg 抗原性强，在 HBV 感染早期可刺激产生抗 HBc，比抗 HBs 出现早，早期以 IgM 为主，随后产生 IgG 型抗体	抗 HBcIgM 阳性多见于乙型肝炎急性期，抗 HBc 总抗体主要是抗 HBcIgG，只要感染过 HBV 均为阳性，不是保护性抗体，不能中和乙肝病毒

（3）核酸检测：血清中存在 HBVDNA 是诊断感染最直接依据，可用定性 PCR 法、荧光定量 PCR 法和核酸杂交法检测。HBVDNA 定性和定量检测反映病毒复制情况或水平，主要用于慢性感染的诊断、血清 DNA 及其水平的监测以及抗病毒疗效。目前常用的方法是定性 PCR 法和实时荧光定量 PCR 法。

四、丙型肝炎病毒

1. 临床意义　主要经**输血**或其他**非肠道途径**（如共用针头、血液透析等）传播，也可经破损的皮肤和黏膜传播，**母婴传播**，**性接触传播**。HCV 的亚临床感染：无自觉症状，ALT 不正常，为 HCV 的主要传染源。根据临床病程 HCV 可划分为急性和慢性，以 6 个月为划分界限。HCV 感染的一个主要特点是**感染过程长**，**有肝组织病变**，并呈**慢性进行性**，与**肝硬化**和**原发性肝癌**关系密切。

2. 生物学特性　有包膜的**单正股 RNA** 病毒，可感染黑猩猩并在体内连续传代，引起慢性肝炎。抗原成分主要有核衣壳蛋白及非结构蛋白。对各种理化因素抵抗力较弱，对酸、热不稳定。

3. 微生物学检验

（1）血清学诊断：用 ELISA 法测定抗 –HCV。

（2）快速诊断：PCR 方法检测 HCV–RNA。

五、丁型肝炎病毒

1. 临床意义　HDV 感染通常引起**严重和进行性**的肝病，传播方式主要是**经血传播**，也通过**母婴垂直传播**及**密切接触传播**，只有在感染了 HBV 的人群或是与 HBV 同时侵入才能发生。感染分为两种类型：同步感染是指与 HBV 同时或先后感染；重叠感染是指在慢性 HBV 感染的基础上再感染 HDV，此感染极易导致慢性化并加重病情。

2. 生物学特性　核心含 HDV-RNA 基因组与 HDV 抗原（HDAg），基因组为**单负链环状或线状 RNA**，外为 **HBsAg**。对 HDV 敏感的动物有东方土拨鼠和黑猩猩等。

3. 微生物学检验

（1）血清学诊断

① HDAg 检测：将标本用去垢剂处理，去除表面的 HBsAg，然后用 ELISA 法检测 HDAg。

②抗 –HDV 抗体检测：抗 –HDVIgM 于感染后 2 周左右产生，抗 –HDVIgG 在恢复期出现。用 ELISA 等方法检测患者血清中抗 –HDVIgM 或抗 –HDVIgG，并通过检测抗 –HBsIgM 或 IgG 以及 HBeAg 和抗 –HBe，可作出同步感染和重叠感染的诊断。

③快速诊断：可以利用 RT–PCR 技术或核酸杂交对 HDV–RNA 进行检测。

（2）快速诊断：可以利用 RT–PCR 技术或核酸杂交对 HDV–RNA 进行检测。

六、戊型肝炎病毒（HEV）

1. 临床意义　戊型肝炎病毒属于肝炎病毒科肝炎病毒属。HEV 是戊型病毒性肝炎的病原体，主要通过肠道传播，易通过污染水源而导致大规模暴发流行。其传染源包括潜伏末期、急性早期患者或隐性感染者，未见慢性化患者。HEV 主要侵犯青壮年，表现为重型肝炎，潜伏期 2 ～ 9 周。该病为自限性疾病，发病后 6 周可自然康复，痊愈后可获终身免疫。

2. 生物学特性　HEV 为 20 面体球形颗粒，无包膜。表面有锯齿状突起，核心为单正链 RNA 病毒。HEV 分离培养困难。

3. 微生物学检验

（1）标本采集：对疑似戊型肝炎应尽早采集急性期血清标本，低温条件下运送和保存标本。

（2）免疫学检测：急性期血清抗 HEVIgM 阳性或恢复期血清抗 HEVIgG 滴度比急性期高 4 倍以上，提示 HEV 感染。

（3）核酸检测：应用 RT-PCR 检测患者血清、胆汁和粪便中的 RNA，是诊断急性戊型肝炎特异性最好的方法。

第三十单元　疱疹病毒

【复习指南】掌握人巨细胞病毒的相关内容。熟悉单纯疱疹病毒、EB 病毒和水痘 - 带状疱疹病毒的相关内容。了解人疱疹病毒 6、7、8 型的相关内容。

一、单纯疱疹病毒（HSV）

1. 分类　单纯疱疹病毒是一种嗜神经的 DNA 双链病毒，根据抗原性分为 1 型单纯疱疹病毒（HSV-1）和 2 型单纯疱疹病毒（HSV-2）两种血清型，人类是唯一宿主。

2. 临床意义　HSV 感染比较普遍。HSV-1 通过唾液传播，包括亲吻、共用餐具等；HSV-2 通过性传播，HSV-1 和 HSV-2 均可经分娩由母亲感染新生儿。HSV 初次经破损的皮肤或黏膜引起原发感染，多呈隐性感染。部分病毒长期潜伏于三叉神经节、骶神经节等感觉神经节。当感染者免疫力低下时，HSV 被激活，病毒复制，沿传出神经在其分布的皮肤、黏膜引起复发性感染。HSV-1 感染主要表现为口腔黏膜、唇周疱疹；HSV-2 感染主要表现为生殖器疱疹。

3. 生物学特性　HSV 病毒呈球形，从外到内由包膜、被膜、衣壳和核样物组成，HSV 基因组为线性双链 DNA。

4. 微生物学检验

（1）标本采集：病毒培养采集角膜、口腔、生殖道等部位拭子，低温冷藏运输，不宜冷冻。

（2）标本直接检查：显微镜检查见病毒颗粒及细胞特征性改变。常用直接荧光抗体法或间接荧光抗体法检测 HSV 抗原。HSV 的核酸检验方法主要有原位探针杂交法和 PCR 法，PCR 法是敏感性最高的直接检测技术。

（3）分离培养与鉴定：分离培养用于诊断黏膜、生殖道和眼部的 HSV 感染，对 HSV 敏感较高的是水貂肺细胞。将无菌标本接种细胞后，大部分 HSV 5 天内出现细胞病变效应（CPE），表现为细胞内点状颗粒，随后细胞变圆、变大、聚集成团，最终细胞裂解，从细胞培养瓶或培养板表层脱离。

（4）血清学检测：HSV 血清学主要检测 HSVIgG 和 IgM 两种抗体，血清学检测包括免疫蛋白印迹法和 ELISA 法。

二、水痘 – 带状疱疹病毒

1. 临床意义　可引起**水痘**和**带状疱疹，前者为原发感染**引起（主要发生于儿童，约有 2 周的潜伏期），后者为**复发感染**所致（多发生于成人和老人），然后皮肤出现斑疹、水疱疹，进而可发展为脓疱疹并伴发热。

2. 生物学特性　基本特性与 HSV 相似，为线状双股 DNA 病毒。能在人胚二倍体肺细胞（HFDL）和人胚二倍体肾细胞（HFDK）中增殖，受感染的细胞出现多核巨细胞和嗜酸性核内包涵体。

3. 微生物学检验

（1）直接检测病毒或抗原：用疱疹液进行免疫电镜检查，可对 VZV 感染进行特异性诊断。直接或间接测病变细胞内的 **VZV 抗原**，有助于快速诊断。此方法为住院患者诊断的首选方法。

（2）病毒分离：取水痘内容物接种人胚肺细胞或人胚肾，一般 4 ～ 14 天可出现细胞病变效应。

（3）鉴定：利用标记的抗 VZV 的单克隆抗体进行直接荧光素标记抗体染色。

（4）血清学诊断：**ELISA** 已成为 VZV 血清学诊断的主要方法。

三、人巨细胞病毒（HCMV）

1. 分类　巨细胞病毒（CMV）是一种可引起感染细胞肿大并出现巨大核内包涵体的病原体。感染人的巨细胞病毒称为人巨细胞病毒（HCMV），也称人疱疹病毒 5 型（HHV-5）。

2. 临床意义　HCMV 在全球普遍流行，各年龄易感，感染来自患者的唾液、尿液、乳汁、泪液、血液及精液，包括先天性感染、围生期感染和后天性感染。先天性感染指母体 HCMV 通过血液经胎盘感染胎儿；围生期感染指母体 HCMV 通过产道或乳汁感染新生儿；后天性感染通过呼吸道、消化道或输血、器官移植等途径感染 HCMV，性接触是 HCMV 后天性感染的重要途径。大多数免疫功能正常者感染 HCMV 后无显著临床表现，少数出现传染性单核细胞增多症的类似表现。

3. 生物学特性　HCMV 病毒颗粒具有典型的疱疹病毒结构，基因组为线性双链 DNA，人巨细胞病毒只能感染人。

4. 微生物学检验

（1）标本采集：多种标本可用于诊断 HCMV 感染，如尿液、口腔拭子等。免疫受损患者 HCMV 感染诊断和监测最好采集血液。

（2）标本直接检查：病理组织标本经瑞 – 吉染色后，显微镜下可见细胞及核巨大化，核内出现嗜碱性包涵体，形似猫头鹰眼睛，胞质偶见嗜酸性包涵体，提示 HCMV 感染。抗原检测主要应用特异性单克隆抗体和多克隆抗体直接检测标本 HCMV 抗原 pp65。HCMV 的核酸检测以 PCR 技术应用最为广泛，HCMVDNAPCR 检验方法敏感性较高，可检出潜伏感染时的低水平 CMV–DNA，已用于巨细胞病毒感染的早期检测。

（3）分离培养和鉴定：人成纤维细胞是分离 HCMV 最敏感的细胞，出现 CPE 的时间与

HCMV 的含量相关，需通过抗原检测或核酸检测等技术对阳性培养物进行鉴定。

（4）血清学检测：抗 HCMVIgM，抗 HCMVIgG 以及抗 HCMVIgG 的亲和力是 HCMV 感染的主要血清学指标。

四、EB 病毒

1. 分类　根据抗原基因的不同，分为 A、B 两型。

2. 临床意义　多数无明显症状，但终身携带病毒。原发感染一般在青春期，约 50%EB 病毒（EBV）感染出现临床表现，以**传染性单核细胞增多症**为主。主要经**唾液**和**性接触**传播，侵犯 B 淋巴细胞，主要疾病有传染性单核细胞增多症、鼻咽癌、霍奇金病。

3. 生物学特性　形态与其他疱疹病毒相似，一般用人外周血分离的 B 淋巴细胞或脐血淋巴细胞培养。根据病毒抗原表达时所处的增殖周期不同，可将 EBV 抗原分为 3 类：①**潜伏期表达的抗原**，包括潜伏期膜蛋白和 EBV 核抗原（EBNA）；②**EBV 增殖早期抗原（EA）**；③**病毒增殖晚期抗原**，包括 EBV 包膜抗原（MA）及 EBV 衣壳抗原（VCA）。

4. 微生物学检验

（1）直接检查病毒：用抗补体免疫荧光法检查 EB 病毒核抗原，用 **PCR** 或 **RT-PCR** 技术和**核酸杂交**技术检测病毒。

（2）病毒分离培养及鉴定：取唾液、咽漱液、外周血细胞以及肿瘤组织等标本，接种**人脐带血淋巴细胞**进行分离培养，孵育 4 周，若出现大量转化的淋巴细胞，提示病毒培养阳性，应用抗补体免疫荧光法进行鉴定。

（3）血清学诊断：嗜异性抗体检测可用于辅助诊断传染性单核细胞增多症。

五、人疱疹病毒 6、7、8 型

（一）人疱疹病毒 6 型

1. 临床意义　该病毒感染全球广泛分布。婴幼儿原发感染表现为幼儿急疹，持续数日高热，发热减退后，面部、躯干出现红疹。

2. 生物学特性　球形，从外到内由包膜、被膜、衣壳和核样物组成。

3. 微生物学检验

（1）直接显微镜检查：镜下可见部分细胞含大的中间定位核，部分细胞含大的嗜伊红细胞核和细胞质包涵体。

（2）血清学诊断：直接荧光法、间接荧光法检测抗体。

（3）快速诊断：原位杂交或 PCR 方法。

（4）分离培养：患者 PBMC 与激活的人脐带血淋巴细胞共同分离培养。

（5）血清学诊断：ELISA、中和抗体试验。

（二）人疱疹病毒 7 型

1. 临床意义　该病毒感染全球广泛分布。唾液传播是主要的途径。婴儿感染率随年龄逐渐上升。可出现幼儿急疹、偏瘫、癫痫等。

2. 生物学特性　基因组为双链线性 DNA。

3. 微生物学检验

（1）直接显微镜检查：镜下可见部分细胞含大的中间定位核，部分细胞含大的嗜伊红细胞核和细胞质包涵体。

（2）血清学诊断：直接荧光法、间接荧光法或免疫酶法检测抗体。

（3）快速诊断：原位杂交或 PCR 方法。

（4）分离培养：患者 PBMC 与激活的人脐带血淋巴细胞共同分离培养。

（5）血清学诊断：中和抗体试验、免疫印迹试验、ELISA 等。

（三）人疱疹病毒 8 型

1.临床意义　以非洲婴幼儿及儿童为主。唾液传播是主要的途径。婴儿感染率随年龄逐渐上升。可出现发热、出疹、腹泻、疲劳、淋巴结肿大等。

2.生物学特性　直径 120 ～ 150mm，至少有 86 个开放阅读框。

3.微生物学检验

（1）直接显微镜检查：镜下可见部分细胞含大的中间定位核，部分细胞含大的嗜伊红细胞核和细胞质包涵体。

（2）血清学诊断：直接荧光法、间接荧光法或免疫酶法检测抗体。

（3）快速诊断：原位杂交或 PCR 方法。

（4）血清学诊断：以 ELISA 和 IFA 最为普遍。

第三十一单元　黄病毒

【复习指南】掌握流行性乙型脑炎病毒的相关知识。了解登革热病毒和森林脑炎病毒的相关知识。

一、流行性乙型脑炎病毒

1.临床意义　流行性乙型脑炎病毒属黄病毒科，黄病毒属，是流行性乙型脑炎（简称乙脑）的病原体，简称乙脑病毒。流行性乙型脑炎是由乙脑病毒引起的以中枢神经系统病变为主的急性传染病，我国以三带喙库蚊为主要的传播媒介，猪是主要的中间宿主和扩散宿主，蚊为病毒的长期储存宿主。带病毒蚊叮咬易感动物（如猪）而形成蚊—动物—蚊的不断循环。人对乙肝病毒普遍易感，绝大多数为隐性感染，只有少数发生脑炎。少数患者由于血脑屏障发育不完善或功能低下，病毒侵入脑组织并在其内增殖，造成脑实质病变。临床表现为突然高热、头痛、呕吐或惊厥及昏迷等，死亡率较高。

2.生物学特性　乙脑病毒呈球形，有包膜，核衣壳为 20 面立体对称，病毒核酸为单正链 RNA，其结构蛋白分为衣壳蛋白 C、膜蛋白 M 和包膜蛋白 E。乙脑病毒抵抗力弱。

3.微生物学检验

（1）标本采集：采集发病早期患者血液、脑脊液、蚊等常规处理后分离病毒，标本应低温保存并迅速送检。

（2）标本直接检查：应用免疫荧光技术和 ELISA 法检测发病初期患者血液及脑脊液中乙脑病毒抗原，阳性结果有早期诊断意义。应用 RT-PCR 检测病毒核酸，此法特异性和敏感性较高，用于早期快速诊断。

（3）分离培养和鉴定：处理标本接种于 C6/36、Vero 及 BHK21 等易感细胞，以 C6/36 最常用，每日观察细胞病变。还可以采用乳鼠脑内接种法，但敏感性低于细胞分离培养法。

（4）抗体检测：人感染乙脑病毒 5～7 天后即出现 IgM 抗体，随后产生 IgG 抗体，感染后 2 周 IgM 抗体达高峰。常用 ELISA、免疫荧光法、血凝抑制试验、补体结合试验等方法检测患者血清及脑脊液中的特异性抗体。

二、登革热病毒

1. 临床意义　病毒储存于**人和猴，埃及伊蚊**和**白纹伊蚊**为主要传播媒介。感染人体后，在**单核细胞**和**毛细血管内皮细胞**中增殖，可引起发热、淋巴结肿胀、肌肉和关节酸痛、皮肤出血及休克等症状。临床上分为 3 个类型：**普通型登革热**（病情较轻）、**登革出血热**和**登革休克综合征**（此二型病情较重）。

2. 生物学特性　形态结构与乙脑病毒相似，基因组为单正链 RNA。可用蚊体胸内接种培养，也可用进行细胞培养，常用地鼠肾细胞或白纹伊蚊的传代细胞（C6/36 株）。

3. 微生物学检验

（1）分离培养：取病人第 1～3 天的血清接种白纹伊蚊 C6/36 株细胞。

（2）血清学诊断：通过测定早期与恢复期抗体滴度来诊断，若呈 4 倍以上增高，则有诊断意义，也可利用 ELISA 及斑点免疫测定法检测 IgM 抗体。

三、森林脑炎病毒

1. 临床意义　森林脑炎病毒是森林脑炎的病原体。森林脑炎是经蜱传播的自然疫源性疾病，森林硬蜱为主要传播媒介，易感人群进入林区被蜱叮咬而感染。多数感染者表现为隐性感染，少数患者出现高热、头痛、颈项强直及昏迷等症状，感染后不论是否发病均可获持久免疫力。

2. 生物学特性　森林脑炎病毒呈球形，核心为单正链 RNA，核衣壳为 20 面体立体对称，有包膜。能在原代鸡胚细胞和传代地鼠肾细胞中生长并引起细胞病变。

3. 微生物学检验

（1）标本采集：采集发病患者血液、脑脊液检验，标本应低温保存并迅速送检。

（2）标本直接检查：应用免疫荧光技术和 ELISA 法检测森林脑炎病毒的抗原；应用 RT-PCR 检测病毒核酸。

（3）分离培养：只用于死亡病例的确诊。

（4）抗体检测：可用补体结合试验、中和试验及 ELISA 检测患者早期和恢复期双份血清中抗体，抗体效价增长 4 倍或 4 倍以上有临床意义。

第三十二单元　反转录病毒

【复习指南】掌握人类免疫缺陷病毒的相关内容。了解人类嗜 T 细胞病毒的相关知识。

一、人免疫缺陷病毒

1. 分类　人免疫缺陷病毒（HIV）包括 HIV-1、HIV-2 两型，HIV-1 是引起全球艾滋病流行的主要病原体，HIV-2 主要分离自西非，毒力较弱。

2.临床意义 HIV 是人类获得性免疫缺陷综合征（AIDS），即艾滋病的病原体，主要通过性接触、输血、注射、垂直传播等途径感染 HIV 后引起。典型的 HIV 感染自然病程包括急性 HIV 感染期、慢性感染期和艾滋病期。HIV 初次感染机体后，病毒在 CD4$^+$T 细胞和单核 - 巨噬细胞群中增殖和扩散，机体处于 HIV 的原发感染期，该时期患者体内尚未产生针对 HIV 的抗体，处于"窗口期"，HIV 抗体检测为阴性。感染 6～8 周后，血清中开始出现 HIV 抗体，平均时间为 45 天。慢性感染期患者血清 HIV 抗体阳性，CD4$^+$T 细胞减少，CD4/CD8 比值下降。当机体免疫系统受破坏到一定程度，感染者出现持续性或间歇性的全身症状和"轻微"的机会感染，此阶段感染者血液中的病毒载量开始上升，CD4$^+$T 细胞减少速度明显加快。HIV 病毒感染以损伤宿主免疫系统为主要特征，HIV 病毒侵入机体后，能选择性侵犯 CD4$^+$T 细胞，引起 CD4$^+$T 细胞缺损和功能障碍为主的严重免疫缺陷。

3.生物学特性 HIV 病毒体呈球形，由包膜和核心两部分组成，病毒体外层为脂蛋白包膜，其中镶嵌有 gp120 和 gp41 两种病毒特异的包膜糖蛋白。核心为 20 面体对称的核衣壳，含病毒 RNA、反转录酶和核衣壳蛋白 P24。HIV 基因组是由 2 条相同的单股正链 RNA 在 5′ 端通过氢键互相连接形成的二聚体。

HIV 复制是一个特殊而复杂的过程。HIV 病毒体的包膜糖蛋白刺突与细胞上的特异性受体结合；病毒包膜与细胞膜发生融合，核衣壳进入细胞质内并脱壳，释放 RNA 进行反转录复制，通过反转录酶的作用产生互补的负链 DNA，以其为模板合成正链 DNA，从而组成双链 DNA（即病毒 cDNA）。HIV 在体外只能感染 CD4$^+$T 细胞和巨噬细胞，实验室常用新分离的正常人 T 细胞或病人自身分离的 T 细胞培养 HIV。HIV 抵抗力较弱。

4.微生物学检验 HIV 感染的实验室检查主要包括病原学检查和血清学诊断，前者包括病毒分离培养、抗原检测、病毒核酸或多聚酶活性检测等；后者主要检测特异性抗体。

（1）标本采集：HIV 患者的血液、精液、阴道分泌物、乳汁、唾液等均可分离到病毒，用于抗体和抗原检测的血清或血浆等标本，短期内检测的可在 2～8℃中保存，一周以上应存放于 -20℃以下。

（2）病毒分离与培养：病毒分离培养是检测 HIV 感染最精确的方法。分离病人的外周血单核细胞，与正常人单核细胞进行培养。

（3）抗原检测（HIV-P24）：通常采用夹心 EIA 法或间接 ELISA 法检测患者血清或血浆中的 P24 抗原，P24 抗原可用于 HIV 感染的早期诊断、HIV 抗体不确定或 HIV-1 抗体阳性母亲所生婴儿的鉴别诊断。

（4）血清学诊断

①筛查试验：临床进行血液筛查常用的方法为 ELISA，应包括初筛试验和复检试验。

②确诊试验：常用方法有免疫印迹试验、条带免疫试验、放射免疫沉淀试验及免疫荧光试验，目前以免疫印迹试验最常用。

（5）核酸检测：可用 RT-PCR、原位杂交、实时荧光定量 PCR 等分子生物学技术检测标本中 HIVRNA 或细胞中的 HIV 前病毒 DNA，病毒核酸检测主要用于婴儿 HIV 感染的早期诊断、疑难样本的辅助诊断等。HIV 核酸检测包括定性检测和定量检测。

（6）其他检测项目：CD4$^+$T 细胞检测在了解机体的免疫状态以确定疾病分期、监测疾病进程、评估疾病预后等作用。

二、人嗜 T 细胞病毒

1. 分类　分为Ⅰ型（HTLV-Ⅰ）和Ⅱ型（HTLV-Ⅱ）。

2. 临床意义　主要经过输血、注射或性接触等途径传播，也可通过胎盘、产道或哺乳等途径。HTLV-Ⅰ导致成人 T 淋巴细胞白血病/淋巴瘤。HTLV-Ⅱ可引起毛细胞白血病。

3. 生物学特性　球形，核心为 RNA 及反转录酶，有衣壳和包膜，包膜表面有刺突，为糖蛋白 gp120。

4. 微生物学检验　与 HIV 病毒检查方法相似。

第三十三单元　其他病毒、朊粒

【复习指南】掌握轮状病毒的相关知识。熟悉狂犬病病毒和朊粒的相关知识。了解人乳头瘤病毒和细小病毒 B19 的相关知识。

一、轮状病毒（RV）

1. 分类　轮状病毒属于呼肠病毒科、轮状病毒属，根据病毒基因结构和抗原性将 RV 分为 7 个组（A～G），其中 A 组 RV 在人类的感染最常见，主要引起婴幼儿腹泻。

2. 临床意义　轮状病毒的传染源为患者或隐性感染者，极易传播和造成密切接触的婴幼儿感染。轮状病毒主要经粪-口途径传播，通过污染的饮食、生活用品等经消化道传播，出生 4 个月以下婴儿可能保留母体携带的抗体而具有保护性。机体感染轮状病毒后可产生 IgM、IgG、sIgA 抗体，其主要保护作用的抗体是肠道 sIgA，新生儿可通过胎盘从母体获得特异性 IgG，从初乳中获得的是 sIgA，故新生儿不感染或仅为亚临床感染。

3. 生物学特性　轮状病毒呈球形，20 面体立体对称，无包膜，有双层衣壳，病毒核酸为双链 RNA。常用原代猴肾细胞、传代猴肾细胞培养。轮状病毒抵抗力强。

4. 微生物学检验

（1）标本采集：采集发病早期的腹泻粪便，密封后冷藏条件下尽快分离病毒，冷冻货冷藏条件下可短期保存。

（2）标本直接检查：可用电子显微镜观察其独特形态的病毒颗粒，呈车轮状，也可通过免疫电镜技术进行鉴定和分型。标本可采用病毒 cDNA 做核酸杂交或用特异性的引物做 RT-PCR 和巢式 PCR，确定 RV 的血清型。常用 ELISA 双抗夹心法检测标本中轮状病毒的抗原，可通过检测 VP6 来确定是否感染。

（3）分离培养和鉴定：经胰蛋白酶处理后，用恒河猴胚肾细胞或非洲绿猴肾传代细胞分离病毒。

二、狂犬病病毒

1. 临床意义　狂犬病病毒是一种嗜神经性病毒，可引起犬、猫及多种野生动物自然感染，通过动物咬伤、抓伤及密切接触等形式在动物间和动物 - 人之间传播导致狂犬病。人对狂犬病病毒普遍易感，80% 以上病例是由病犬传播。患病动物唾液中含大量病毒，人被患病动物咬伤后发病率为 30% ~ 60%，患者出现以神经症状为主的临床表现，甚至出现恐水症。目前对狂犬病尚无有效的治疗方法，一旦发病，死亡率几乎 100%。

2. 生物学特性　狂犬病病毒呈子弹状，由包膜和核衣壳组成，核心为单负链 RNA。狂犬病病毒可感染所有温血动物，在易感动物或人的中枢神经细胞（主要是大脑海马回的锥体细胞）中增殖，可在胞质内形成一个或多个嗜酸性包涵体，称为内基小体，具有诊断价值。

3. 微生物学检验

（1）标本采集：无菌采集患者唾液、脑脊液、尿沉渣、皮肤切片及血清。

（2）标本直接检查：死亡患者可制备脑组织印片和病理切片，HE 染色观察内基小体，阳性率为 70% ~ 80%。可通过荧光抗体染色技术检测标本中的病毒抗原，也可应用 ELISA 法检测脑脊液、唾液标本中的病毒核蛋白。可应用 RT-PCR 法检测标本中狂犬病病毒 RNA，此法敏感、快速及特异性高。

（3）分离培养和鉴定：取患者唾液、脑脊液或死后脑组织接种易感细胞分离病毒。

（4）抗体检测：采用 ELISA 检测患者血清中的中和抗体，接种过疫苗的可疑患者中和抗体效价必须超过 1：5000 以上才能诊断。

（5）捕捉动物观察：对咬伤人的可疑动物应将其捕获隔离观察，若 7 ~ 10 天动物不发病，一般认为动物没有患狂犬病或咬人时唾液中尚无狂犬病病毒。若观察期间发病，应将其杀死，取脑海马回组织印片和病理切片，检测病毒抗原和内基小体。

三、人乳头瘤病毒（HPV）

1. 临床意义　人乳头瘤病毒（HPV）属于乳多空病毒，乳头瘤病毒属。人类是 HPV 的唯一自然宿主。HPV 的传播主要通过直接接触感染者病损部位或间接接触病毒污染物品，其中主要通过性接触传播。HPV 主要侵犯人的皮肤和黏膜，引起不同程度的增生性病变，其中以尖锐湿疣（CA）和宫颈癌危害最大，HPV6 型、HPV11 型可引起尖锐湿疣，通过性接触传播，属于性病；HPV16 型、HPV18 型与宫颈癌密切相关。

2. 生物学特性　HPV 呈球形，20 面体立体对称，无薄膜，病毒基因组为双链环状 DNA。HPV 体外培养至今未成功。

3. 微生物学检验　根据病史及典型临床表现即可作出诊断。

（1）标本采集：无菌采集患者局部皮肤黏膜病变组织或血清。

（2）标本直接检查：采用免疫组化法检测病变组织中的 HPV 抗原；采用核酸杂交或 PCR 技术检测病毒 DNA，进行早期诊断和型别鉴定。

（3）抗体检测：用基因工程表达制备的晚期蛋白或用病毒样颗粒检测患者血清中的 HPV 型特异性抗体。

四、细小病毒 B19

1. 临床意义　可引起多种疾病。①第 5 病（EI）：典型表现是面颊部边界清晰的红斑即"掌拍颊"，躯干及肢体近端一过性网状斑丘疹出现；②再障危象（TAC）；③胎儿水肿（FH）；④持续感染与单纯性红细胞发育不良。

2. 生物学特性　B19 病毒无囊膜包裹，单链 DNA 病毒。B19 病毒同其他小 DNA 病毒一样有种属特异性。其对热稳定，56℃ 30 分钟仍可存活。

3. 实验室检查

（1）血清学诊断：近期 B19 病毒感染最好查 IgM 抗体，常用捕获法或放射免疫测定，IgG 抗体对诊断急性感染无意义，其存在仅表明曾感染过，用于血清流行病学调查。

（2）快速诊断：PCR 法结合原位杂交。

五、朊粒

1. 临床意义　人的朊病毒病已发现有 4 种：库鲁病（Kuurmm）、克－雅综合征（CJD）、格斯特曼综合征（GSS）及致死性家庭性失眠症（FFI）。临床变化都局限于人和动物的中枢神经系统。

2. 生物学特性　朊病毒就是蛋白质病毒，是只有蛋白质而没有核酸的病毒。电镜下观察不到病毒粒子的结构，且不呈现免疫效应，不诱发干扰素产生。

3. 实验室检查

（1）重要依赖于神经病理学检查：海绵状病变稀疏地分布于整个大脑皮质，神经元消失，形状细胞增生，融合性海绵状空泡，周围有大量淀粉样斑块，在 HE 和 PSA 染色中清晰可见。

（2）分离培养：成功率低，时间长，一般需 200 天以上，不适于实验室检查。

（3）快速诊断：PCR 法扩增基因。

第三十四单元　微生物实验室生物安全

【复习指南】应熟练掌握生物安全技术，掌握实验室生物安全水平的内容，熟悉生物安全保障与生物恐怖的内容。

一、实验室生物安全水平

1. 生物因子危险度评估　根据生物因子对个体和群体的危害程度，在《医学实验室安全应用指南》（CNAS–GL14：2007）中将微生物的危险度等级划分为 **4 级**。①危险度 1 级：无或极低的个体和群体危险。通常对人和动物不致病。②危险度 2 级：个体危险中等，群体危险低。对人或动物致病，但不严重。③危险度 3 级：个体危险高，群体危险低。通常能引起人或动物严重疾病，但不发生传播，预防和治疗措施有效。④危险度 4 级：个体和群体危险度均高。通常能引起人和动物的严重疾病，容易发生直接或间接的传播，缺乏有效的预防和治疗措施。

实验室应根据操作的病原微生物的种类和检测方法，根据《人间传染的病原微生物名录》中的级别，按照国家标准《实验室生物安全通用要求》（GB19489–2008）的规定，对所从事的工作定期进行风险评估。

2. 生物安全基本设备　临床微生物实验室属于**生物安全二级实验室**。其基本设备应至少包括**生物安全柜、高压蒸汽灭菌器、紧急喷淋和洗眼装置**等。

（1）生物安全柜：生物安全柜根据入口气流风速、排气方式、循环方式及生物安全防护水平的差异，分为三级。①Ⅰ级生物安全柜：**可保护工作人员和环境而不保护样品**。②Ⅱ级生物安全柜：所有的二级生物安全柜都可提供对**工作人员、环境和样本的保护**，是目前应用**最为广泛**的柜型。二级生物安全柜可分为A1型、A2型、B1型和B2型4个型别，用于操作危险度2级和3级的微生物，穿正压防护服时可处理危险度4级微生物。③Ⅲ级生物安全柜：又称为手套箱，适用于高风险的生物试验，如进行SARS、埃博拉病毒等，是为生物安全防护等级为**4级的实验室**设计的。

（2）高压蒸汽灭菌器：临床微生物实验室产生的废弃培养皿、血培养瓶、临床样本等医疗垃圾均需进行高压灭菌，使其"无害化"后方可运出实验室。高压灭菌器操作者须经专业机构的培训并取得**压力容器上岗许可证**，以确保使用时的安全。

（3）紧急喷淋及洗眼装置：实验室应有可供使用的紧急喷淋及洗眼装置，一般安装在使用苛性碱和腐蚀性化学品附近（30m内）的地方，可对眼睛和身体进行紧急冲淋或者淋浴。

3.个人防护装备　个人防护装备用于保护实验室工作人员免受气溶胶、喷溅物暴露和意外接种等的一种物理屏障。二级生物安全实验室的个人防护包括**实验服**（包括操作服、隔离衣和连体衣等）、**呼吸防护工具**（口罩，必要时使用护目镜、安全眼镜和面罩等）、**手套、鞋**（舒适、防滑、防水、防腐蚀和不露脚趾）。

4.实验室生物安全水平　根据所操作**生物因子的危害程度**和采取的**防护措施**以及**实验室设计建筑构造、防护设施设备及操作程序**，将实验室生物安全防护水平（BSL）分为4级。一级防护水平最低，四级防护水平最高。分别以**BSL-1、BSL-2、BSL-3、BSL-4**表示实验室的相应生物安全防护水平。①一级生物安全水平（BSL-1）和二级生物安全水平（BSL-2）实验室均属于基础实验室，分别处理危险度1级和2级的微生物；②三级生物安全水平（BSL-3）实验室属防护实验室，处理危险度3级微生物；③四级生物安全水平（BSL-4）实验室属最高等级实验室，供危险病原体研究，处理危险度4级微生物。

二、生物安全保障与生物恐怖

1.实验室生物安全保障　实验室生物安全保障是指单位和个人为防止病原体或毒素**丢失、被盗、滥用、转移或有意释放**而采取的安全措施。生物安全保障是实验室常规工作的一部分，建立在有效、规范的生物安全基础上。

2.生物恐怖　生物恐怖是使用致病性微生物或毒素等作为**袭击**手段，通过一定途径散布危险因子，造成疾病的暴发、流行，导致人体功能障碍和死亡。生物恐怖因子包括细菌、病毒等，以鼠疫、天花和炭疽的危险性、毒性、传染性最强。

三、生物安全技术

1.实验室技术

（1）感染性或潜在感染性物质的操作

①样本采集：掌握临床微生物学相关专业知识和样本采集操作技能，穿戴与采集微生物样本所需要的生物安全防护水平相适应的个人防护装备。

②样本运送：所有样本应以防止污染工作人员、患者和环境的方式在医疗机构内运送。

装样本的容器应**坚固、无泄漏，标识明确。**

③感染性物质冻干管的开启和储存：要在**生物安全柜内打开**感染性物质冻干管。先清洁外表面，在棉花或纤维塞的中部锉一痕迹，用乙醇棉花包裹打开（保护双手）后，缓慢加入液体重悬冻干物，避免出现泡沫。另一端按污染材料处理。

④血清分离：操作时戴手套并防护眼睛和黏膜。动作轻柔，避免或尽量减少喷溅和气溶胶。

⑤朊粒：朊粒很难彻底灭活，应严格遵循防护措施。基本原则是尽可能**使用专用设备、一次性塑料制品、一次性个人防护装备；**所有操作在生物安全柜中进行；垃圾，包括个人防护装备充分**高压灭菌后焚烧。**

（2）常用设备的使用：微生物实验室的常用设备包括接种环、生物安全柜、离心机等。

①接种环：检验使用一次性接种环，或者直径 2～3mm、长度＜6cm 的接种环，以减小抖动，避免被接种物洒落。如果不能使用一次性接种环，建议使用封闭式微型电加热器灭菌。

②离心机：离心机安置高度以使操作者能正确放置十字轴和离心杯为宜。在生物安全柜内装载、平衡、密封、打开离心杯；每次离心后清除离心杯、转子和离心机内的污染物；每天检查转子、离心杯有无腐蚀和细微裂痕、离心机内腔污染状况，如污染明显，应重新评审离心操作规程。

③生物安全柜：使用生物安全柜时应注意下面几点。a.在生物安全柜中后部操作，并能够通过玻璃挡板观察操作；b.使用中玻璃挡板不可打开；c.柜内尽量少放器材或样本，以免影响气流循环；d.使用微型电加热器，而非酒精灯，因后者产生的热量干扰气流，并可能损坏空气过滤器；e.操作前后，风机至少运行 5 分钟；f.不可在生物安全柜内进行文字工作；g.应特别注意避免干扰气流，如尽量减少周围人员活动、避免手臂频繁进出、不阻挡空气格栅；h.当发生溢出、破损或不良操作时，生物安全柜不再有保护作用。

2.意外事故的处理　当暴露于含有感染性或者潜在感染性因子的样本、培养物时，应立即报告并及时处理。

（1）锐器伤及其他损伤：脱防护服，清洗双手和受伤部位，使用适当的皮肤消毒剂。必要时进行医学处理。

（2）潜在感染性物质的食入：脱防护服并进行医学处理。报告食入材料的鉴定和暴露细节，保留完整医疗记录。

（3）潜在危害性气溶胶释放：立即撤离现场，待气溶胶排出、粒子沉降后（约 1 小时）方可进入。清除污染时穿戴适当的防护装备。暴露者接受医学咨询。

（4）潜在感染性物质溢出：立即用布或纸巾覆盖，**由外围向中心倾倒消毒剂，一定时间后**（约 30 分钟），**清除污染物品**（用镊子等工具清理玻璃碎片，切勿直接用手，以免玻璃碎片刺破皮肤），再用消毒剂擦拭。所有操作均应戴手套。污染的文件（包括记录）复制后丢入废弃物容器。

（5）离心管破裂：非封闭离心杯内离心管破裂时，**关闭电源，待气溶胶沉降约 30 分钟后开盖。**封闭离心杯内离心管破裂时，**在生物安全柜内开盖、处理。**所有操作均应戴手套。

3.感染性废弃物的处理　感染性废弃物指丢弃的感染性或潜在感染性物品。处理原则是在实验室内**清除污染后丢弃**，或经适当包裹、标识后运送至其他地方处理。

4.感染性物质的运输 感染性物质运输通常需要三层包装。装载样本的内层容器应**密闭、防水、防渗漏**，贴指示内容物的**标签**；第二层包装为**吸水性材料**，当内层容器泄漏时，吸收溢出的液体；第三层包装保护第二层包装**免受物理性损坏**。高度危险性物质的运输要求更严格，可查阅相关规定。

第三十五单元 消毒灭菌和医院感染

【复习指南】应掌握消毒灭菌的相关知识。熟悉医院感染常见病原体和常见的类型，了解医院感染的流行病学和医院感染监测的方法。

一、消毒灭菌

1.概念 消毒是指杀灭或清除传播媒介上的**病原微生物**，使之达到**无害化的处理**。灭菌是指杀灭或清除传播媒介上的**所有微生物（包括芽孢）**，使之达到**无菌**程度。从某种意义上说，消毒灭菌是许多医疗实践的核心。根据消毒灭菌知识，结合需消毒灭菌物品的性质选择适宜的消毒灭菌技术，是保障患者安全的重要环节。

2.消毒灭菌技术 常用的消毒方式包括化学、热力、紫外线和焚烧等方式，工作中应根据具体情况选择不同的消毒方式。

（1）化学消毒：许多化学品可作为消毒剂，消毒剂的作用时间因品种和生产商的不同而异。因此，消毒剂使用的推荐意见须遵守**生产厂商**的说明。实验室应提供消毒剂的**配制方法**，明确有效消毒剂**浓度、配制日期**和**有效期**，确保相关人员知晓。消毒剂的配制及使用均应有**记录**。

（2）热力灭菌：压力蒸汽灭菌是对实验材料进行灭菌的**最有效**和**最可靠**的热力灭菌方法之一。临床微生物实验室中的**样本、培养皿、血培养瓶**和**采血管**等在运出实验室前均可采用此方法进行消毒灭菌。

（3）紫外线：紫外线波长在**250～280nm**范围内杀菌力最强，可用于物体表面消毒。

（4）焚烧：经实验去污染后的医疗废弃物均由专人运往指定的**焚烧站**进行**最终**的处理。

3.消毒灭菌效果评估 消毒灭菌效果评估时，监测消毒灭菌过程优于自消毒灭菌物品中分离微生物。**过程控制**通常是对消毒灭菌过程进行物理或化学监测。例如，通过**指示胶带、化学指示卡**和**生物指示剂**等监测压力灭菌器的灭菌温度和时间，如果符合要求，可以认为处理后物品不存在活的微生物。而对**消毒剂浓度**的监测则是对其消毒效果监测的重要环节。

二、医院感染

1.概念 医院内感染，又称医院获得性感染，广义上讲，是指任何人员在医院活动期间遭受病原体侵袭而引起的任何诊断明确的感染或疾病。狭义上讲，是指住院患者入院时不存在，且未处于潜伏期，而在住院期间遭受病原体的侵袭引起的任何诊断明确的感染或疾病，不论受感染者在医院期间或是出院以后出现症状。

2.医院感染的病原体 细菌、真菌、病毒、支原体及衣原体等都可导致医院内感染的发生。在不同地区的不同医院，甚至同一医院的不同科室间，医院内感染的病原体存在一定差异。在抗菌药物发现和使用之前，以**革兰阳性球菌**为主，主要为金黄色葡萄球菌、化脓性链球菌，而现在的**革兰阴性杆菌**的比例不断增加，革兰阳性菌的比例不断减少。

（1）细菌引起的医院内感染：在我国，院内感染常发部位为下呼吸道、泌尿道、手术切口和胃肠道等。感染部位不同，感染的病原菌亦不同。呼吸道感染常见的病原菌包括铜绿假单胞菌、肺炎链球菌、金黄色葡萄球菌、流感嗜血杆菌和军团菌等，泌尿道感染常见的病原体包括大肠埃希菌、变形杆菌、肺炎克雷伯杆菌、肠球菌和葡萄球菌等，手术切口常见的病原体包括金黄色葡萄球菌、凝固酶阴性葡萄球菌、大肠埃希菌、粪肠球菌和铜绿假单胞菌等，胃肠道感染的主要病原体包括大肠埃希菌、志贺菌、沙门菌、空肠弯曲菌、副溶血弧菌和霍乱弧菌等。

（2）真菌引起的医院内感染：真菌为条件致病菌，正常情况下不会引起感染，而免疫功能减退或菌群失衡者可感染，为临床重要的病原菌。真菌在医院内感染的发生率不断增长，主要与临床广谱抗菌药物的不合理使用有关。医院内感染的真菌以**白假丝酵母菌**最为常见，其次为**曲霉菌、新型隐球菌、隐孢子虫属**和**放线菌**等。

（3）病毒引起的医院内感染：医院内感染的重要病原体，已在老年和儿童患者间传播。常见的医院内感染病毒包括流感病毒、麻疹病毒、风疹病毒、肝炎病毒和人类免疫缺陷病毒等。其中，乙型肝炎病毒、丙型肝炎病毒和人类免疫缺陷病毒主要通过**输血**传播，流感病毒、麻疹病毒、风疹病毒等只通过**空气飞沫**传播，轮状病毒、杯状病毒通过**粪－口**途径传播导致腹泻。

3. 常见的医院感染　常见的医院感染是**泌尿道感染、呼吸道感染、外科伤口感染、血流感染**。

泌尿道感染常与**留置膀胱导管**的使用有关。病原体为肠道正常菌群或医院获得的耐药细菌，感染率高，发病率低，能导致菌血症和死亡。

呼吸道感染可发生于所有患者，感染病原体常为**内源性**（定植于胃、上呼吸道和气管的微生物），也可以为**外源性**（如污染的呼吸器械）。医院肺炎危险因素包括**机械通气的类型和时间、基础疾病、呼吸道护理质量、意识障碍、抗菌药物使用史**。经支气管镜采集样本的微生物**定量检查**可提高诊断特异性。

手术部位感染常发生在手术过程中，感染病原体取决于**手术类型、手术部位、抗菌药物的使用**，包括外源性（通过空气、医疗器械、医务人员传播，输血引起的感染少见）、内源性（皮肤和手术部位的菌群）感染。菌血症占医院感染的小部分，但发病率日益增加，病死率高。病原体主要来源于**皮肤常驻菌或暂居菌，多重耐药的凝固酶阴性葡萄球菌和念珠菌**感染呈上升趋势。病原体可直接进入血流（如污染的输液），也可继发于其他部位（如泌尿道感染），最主要的危险因素是导管留置，与导管留置时间、插管技术、导管护理等因素有关。

4. 医院感染的流行病学　医院内感染的流行病学是研究医院人群中医院内感染的分布及其影响分布的因素，为制定医院内感染的预防和控制措施提供科学依据。

（1）医院内感染的传播：医院内感染的传播过程可分为3个环节，即感染源、传播途径和易感人群，其中任一环节被阻断，都可以避免医院内感染的发生。传染源可有**患者、病原携带者，**或**环境储源**等。传播途径包括**接触、飞沫、空气、水、食物、生物媒介**及**医源性感染**的传播。

（2）医院内感染的暴发：医院内感染暴发是指在医疗机构或其科室的患者中，短时间内

发生 **3** 例同种同源感染病例的现象。医院内感染暴发可分为**可预防性**和**暂时不可预防**两大类。

（3）医院内感染暴发的病原学：临床微生物学实验室需分离医院内感染病原体，并通过病原体分型证实所分离的病原体是否具有同源性。从而为流行病学追踪感染过程与感染源提供线索。病原体分型技术包括**表型技术**（抗菌药物敏感性试验）、**生物分型**、**特异性分型**。良好的分型技术应具有分辨率高、重复性好、分型能力强的特点。

①表型技术：医院内感染监测常用到的是**抗菌药物敏感性实验**，即通过分析病原体对抗菌药物敏感性的结果，初步判断菌株间的差异。主要包括纸片扩散法和稀释法。此技术分辨率低，通常可疑的菌株需进行进一步分型。

②生物分型：生物分型是通过微生物的生长、代谢特性进行分型。

③特异分型：检测病原体遗传物质、特异抗原结构及特异性噬菌体等进行分型，常用技术包括血清反应、噬菌体分型、细菌素分型、分子分型。

近十年，出现的快速诊断技术，利用分子或免疫学方法，能够快速、准确地检测病原体，然而，快速诊断技术可能出现假阳性，导致假暴发的错误结果，因此，应报告其阴性预测值。

5. 医院感染监测 是指对于发生在医院中所有患者和医务人员的医院内感染进行监测，并根据监测资料分析其分布规律和相关影响因素，向医院有关部门报告，实施相应措施，同时评价该措施的效果，进而改善，以期减少医院感染的发生。

（1）检测目的：掌握医院感染变化趋势，及早发现感染病例、感染种类的变化，以便采取预防措施。

（2）监测内容：包括医院感染病例监测、消毒灭菌效果监测及环境卫生学监测等。

（3）监测类型：①全面综合性监测包括对医院各科室的住院病人、工作人员以及医院感染各相关因素进行全面综合的监测；②目标性监测是在全面综合性监测基础上，对造成经济损失最大的感染部位和医院感染严重的科室，进行重点监测。

第三十六单元 细菌耐药性检测

【复习指南】掌握细菌耐药表型的检测，了解基因型的检测。了解细菌耐药性产生的机制、抗菌药物的种类及其作用机制。

一、抗菌药物的种类及其作用机制

见表 5-16。

表 5-16 抗菌药物的种类及其作用机制

抗生素分类	种类	代表药物	作用的细菌	作用机制
青霉素	天然青霉素	青霉素 G、青霉素 V	不产青霉素霉的革兰阳性菌、革兰阴性菌、厌氧菌	青霉素与 β- 内酰胺类抗生素与青霉素结合蛋白结合，抑制细菌细胞壁合成
	耐青霉素酶青霉素	甲氧西林、苯唑西林	产青霉素酶的葡萄球菌	

续表

抗生素分类	种类		代表药物	作用的细菌	作用机制
	广谱青霉素	氨基组青霉素	氨苄西林、阿莫西林	青霉素敏感细菌、部分革兰阴性杆菌	
		羧基组青霉素	羧苄西林、替卡西林	产β-内酰胺酶肠杆菌科细菌和假单胞菌	
		脲基组青霉素	美洛西林、阿洛西林		
头孢菌素类	第一代		头孢噻吩、头孢噻啶、头孢氨苄	抗革兰阳性球菌效果：一代＞二代＞三代；抗革兰阴性杆菌效果：三代＞二代＞一代	头孢菌素作用机制在于其与青霉素结合蛋白结合，发挥抑菌和杀菌效果
	第二代		头孢孟多、头孢呋辛、头孢尼西		
	第三代		头孢噻肟、头孢曲松、头孢他啶		
	第四代		头孢匹罗、头孢噻利、头孢吡肟	对革兰阳性球菌和革兰阴性杆菌相同，具有抗假单胞菌作用	
	第五代		头孢洛林	对耐甲氧西林金黄色葡萄球菌等革兰阳性菌作用强大	
其他β-内酰胺类	单环类		氨曲南、卡芦莫南	对革兰阴性菌作用强，对革兰阳性菌和厌氧菌无作用	青霉素与β-内酰胺类抗生素与青霉素结合蛋白结合，抑制细菌细胞壁合成
	头霉素类		头孢西丁、头孢替坦、头孢美唑	对革兰阳性菌和厌氧菌抗菌活性强	
	碳青霉烯类		亚胺培南、美罗培南	抗菌谱最广的抗菌药物	对所有由质粒或染色体介导的β-内酰胺酶稳定
	β-内酰胺酶抑制剂的复合制剂		克拉维酸、舒巴坦、他唑巴坦		与β-内酰胺类抗生素联用，增强后者抗菌活性
氨基糖苷类	链霉菌属发酵液提取物		链霉素、卡那霉素	对需氧革兰阴性杆菌抗菌活性较强，对革兰阳性球菌有一定抗菌活性	可造成膜损伤；可抑制mRNA的转录和蛋白质合成
	小单胞菌属发酵液提取物		庆大霉素、阿司米星		
	半合成氨糖类		阿米卡星、奈替米星		

续表

抗生素分类	种类	代表药物	作用的细菌	作用机制
大环内酯类	常用	红霉素、乙酰螺旋霉素	对流感嗜血杆菌、军团菌、支原体、衣原体有强大抗菌作用	抑制细菌蛋白质合成；调节免疫功能
	新一代	克拉霉素、罗红霉素		
喹诺酮类	第一代	奈啶酸	主要用于大肠埃希菌，易耐药，临床较少应用	能渗透入细菌细胞；干扰细菌DNA复制、修复和重组
	第二代	环丙沙星、氧氟沙星	革兰阴性和阳性菌均有作用	
	第三代	左氧氟沙星	对革兰阳性菌、阴性菌、厌氧菌均有活性	
糖肽类和环脂肽类	糖肽类	万古霉素、替考拉宁	对革兰阳性菌球菌活性强大，对MRS非常敏感	阻断肽聚糖合成，阻止细胞壁合成
	环脂肽类	达托霉素		阻碍细胞壁合成；破坏细胞膜结构
磺胺类和三甲氧苄氨嘧啶	复方新诺明、磺胺嘧啶			阻断细菌叶酸代谢途径
四环素类	短效	土霉素、四环素	广谱抗生素，对革兰阳性菌、阴性菌有一定抗菌作用，对立克次体、支原体、螺旋体、阿米巴等敏感。常作为衣原体、立克次体感染首选	阻止肽链延伸，抑制蛋白质合成
	中效	地美环素、美他环素		
	长效	多西环素、米诺环素		
林可霉素类	林可霉素和克林霉素		对革兰阳性球菌、革兰阳性杆菌、厌氧菌敏感	抑制蛋白合成，阻止肽链的延长
氯霉素类	氯霉素、甲砜霉素		对革兰阳性菌、革兰阴性菌、支原体、衣原体和立克次体有抗菌活性	阻止肽链延长，抑制蛋白合成

二、细菌耐药性的产生机制

1. 产生药物灭活酶　细菌可产生**水解酶**（主要指 β- 内酰胺酶）、**钝化酶**（如氨基糖苷类钝化酶、氯霉素乙酰转移酶等）、**修饰酶**（氨基糖苷类修饰酶）。

2. 药物作用靶位的改变　如由于青霉素结合蛋白的改变导致 MRSA 的出现，核糖体位点的改变可引起大环内酯类、林可霉素耐药。

3. 外膜通透性的改变　如铜绿假单胞菌失去特异性外膜蛋白 D_2 后对亚胺培南耐药。

4.主动外排机制　主动外排又称外排泵系统。是细菌对四环素、大环内酯类等抗生素耐药的主要机制。

三、细菌耐药性的检测

（一）耐药表型的检测

临床重要的耐药细菌主要包括甲氧西林耐药金黄色葡萄球菌（MRSA）、万古霉素耐药的肠球菌（VRE）、碳青霉烯类耐药肠杆菌科细菌（CRE）、产超广谱 β- 内酰胺酶的肠杆菌科细菌（ESBLs）、碳青霉烯类耐药不动杆菌（CRAB）、青霉素耐药的肺炎链球菌（PRSP）等。

1.葡萄球菌耐药性检测

（1）青霉素耐药性和 β- 内酰胺酶检测：用无菌牙签挑取 16 ～ 20 小时的菌落涂抹**头孢硝噻吩纸片**，纸片由黄色变为红色为**阳性**，表示产生 β- 内酰胺酶。临床微生物需要检测 β-内酰胺酶的菌株包括**葡萄球菌、流感嗜血杆菌、卡他莫拉菌、淋病奈瑟菌、厌氧菌**。

（2）可诱导 β- 内酰胺酶的检测：大部分葡萄球菌对青霉素耐药，如果青霉素对葡萄球菌的 **MIC ≤ 0.12μg/ml** 或者抑菌圈直径 **≥ 29mm**，应该对其进行可诱导 β- 内酰胺酶的检测。如果阳性，报告青霉素耐药。青霉素用于检测葡萄球菌对所有青霉素耐受的青霉素类的敏感性，例如阿莫西林、氨苄西林、阿洛西林、羧苄西林、美洛西林、哌拉西林和替卡西林。

（3）甲氧西林 / 苯唑西林耐药性的检测：耐甲氧西林的葡萄球菌（MRS）多由 **mecA 基因**介导，其基因产物是低亲和力的 **PBP2a**。目前，采用苯唑西林和头孢西丁的药敏结果检测 MRS。在凝固酶阴性葡萄球菌（除外表皮葡萄球菌）中由于苯唑西林纸片扩散法存在太多假 "R"，所以被去除，应当用头孢西丁纸片法、苯唑西林纸片或头孢西丁 MIC 法检测 mecA 介导的苯唑西林耐药。如果两个药物被同时用于检测金黄色葡萄球菌且**任一药物耐药**，则该菌株须报告为苯唑西林**耐药**。菌株一旦检测为 MRS，应该报告**其他 β－内酰胺酶（除外抗MRSA 的头孢菌素）**都耐药或者不报告这些药物的药敏。

（4）VISA 和 VRSA 检测：随着临床的大量使用，万古霉素敏感性下降的金黄色葡萄球菌也开始出现，包括万古霉素中介耐药的金黄色葡萄球菌（VISA）和万古霉素耐药的金黄色葡萄球菌（VRSA）。由于多数常规试验方法如**纸片扩散法**无法有效区分 VISA 和 VSSA（万古霉素敏感金黄色葡萄球菌）。2009 年 CLSIM100-S19 文件规定万古霉素纸片扩散法只能用于 VRSA 的辅助检测，任何万古霉素抑菌圈直径 ＞ 7mm 的葡萄球菌均不能报告该菌株对万古霉素敏感，必须通过万古霉素 MIC 测定进行确认。VISA 和 VRSA 的检测方法包括 **BHI万古霉素琼脂筛选法、稀释法和 E-test** 法。

（5）诱导克林霉素耐药性检测：对大环内酯耐药的葡萄球菌可能对克林霉素耐药，通过 erm 基因编码的 23SrRNA 甲基化也称为 MLSB（大环内酯、林可霉素和 B 型链阳霉素）耐药，或只对大环内酯类耐药（由 msrA 基因编码的外排机制）。

通常采用 **D 试验**的方法进行该耐药性的检测，也可以采用微量肉汤稀释法，将红霉素和克林霉素放置在同一孔内。

2.肠球菌耐药性检测

（1）万古霉素耐药性检测：万古霉素耐药的肠球菌的检验方法包括**纸片扩散法、BHI 琼脂筛选法、E-test 法和显色培养基法**等。用纸片扩散法检测 VRE，培养时间应为 **24 小时**，在测量抑菌圈直径的同时用**透射光**细心检视抑菌圈内的纸片周围是否微小菌落或片状轻微生长，当万古霉素纸片抑菌圈直径 ≤ 14mm 和（或）抑菌圈内发现任何生长均为万古霉素耐药。

由于 VRE 菌株的感染治疗十分棘手，而且还存在将万古霉素耐药性传播到毒力更强细菌的危险，因此对 VRE 菌株的检出和预防相当重要。

（2）氨基糖苷类高水平耐药检测：氨基糖苷类高水平耐药（HLAR）的检验方法包括**纸片扩散法、琼脂稀释法和微量肉汤稀释法**。肠球菌对氨基糖苷类的耐药性有 2 种：**中度耐药和高度耐药**。中度耐药菌株（MIC 为 62 ~ 500μg/ml）系**细胞壁屏障**所致，此种细菌对青霉素或糖肽类与氨基糖苷类药物**联合时敏感**；HLAR 由于细菌产生质粒介导的氨基糖苷钝化酶 AAC（6'）–APH（2'），庆大霉素和链霉素对其的 MIC 分别为 ≥ 500μg/ml 和 ≥ 2000μg/ml。对青霉素或糖肽类与氨基糖苷类药物的**联合呈现耐药**。因此测定该菌对氨基糖苷类高剂量药物的敏感性对临床治疗具有重要意义。

3. **革兰阴性杆菌耐药性检测**　产 β–内酰胺酶是革兰阴性菌对 β–内酰胺类最主要的耐药机制。根据 Ambler 的分子结构分类法将 β–内酰胺酶分为 A、B、C、D 类酶。

（1）超广谱 β–内酰胺酶检测：ESBLs 是由质粒介导的，能水解**青霉素类、头孢菌素类和单环 β–内酰胺类**的一类酶，主要是 A 和 D 类酶。ESBLs 不能水解**头霉素类和碳青霉烯类**药物，能被**克拉维酸、舒巴坦和他唑巴坦**等 β–内酰胺酶抑制剂所抑制。ESBLs 主要见于大肠埃希菌和肺炎克雷伯杆菌，此外也见于肠杆菌属、枸橼酸杆菌属、变形杆菌、沙雷菌属等其他肠杆菌科细菌、不动杆菌、铜绿假单胞菌。

（2）碳青霉烯酶检测：碳青霉烯酶可以定义为具有水解碳青霉烯类抗菌药物活性的 β–内酰胺酶，主要分布于 β–内酰胺酶 A、B、D 类中，可在不动杆菌、铜绿假单胞菌、肠杆菌科细菌中发现。根据水解机制中作用位点的不同可以将碳青霉烯酶分为两大类：一类称为**金属碳青霉烯酶**，这类酶以金属锌离子为活性作用位点，可以被 EDTA 所抑制，属于 B 类 β–内酰胺酶；另一类以**丝氨酸（Ser）**为酶的活性作用位点，可以被酶抑制剂克拉维酸和他唑巴坦所抑制，属于 A、D 类 β–内酰胺。肠杆菌科细菌碳青霉烯酶的表型检验方法主要有：**EDTA 协同试验（金属酶）、改良 Hodge 试验和 CarbaNP 试验**。

4. **青霉素耐药肺炎链球菌检测**　由于青霉素的纸片扩散法不能准确测试肺炎链球菌对青霉素的敏感性，只能用含 **1μg** 的**苯唑西林**纸片进行筛查。当肺炎链球菌对苯唑西林的抑菌圈直径 ≤ 19mm 时，需要进行青霉素 MIC 值测定，确认其对青霉素的敏感性。

脑脊液分离的肺炎链球菌需要检测**青霉素、头孢噻肟、头孢曲松**或**美罗培南**的 MIC 值，也可以用 MIC 方法或纸片扩散法检测万古霉素敏感性。对于非脑膜炎分离菌株，青霉素 MIC ≤ 0.06μg/ml 或苯唑西林抑菌圈直径 ≥ 20mm，可推测对许多 β–内酰胺类药物敏感。

5. **碳青霉烯类耐药鲍曼不动杆菌检测**　鲍曼不动杆菌是我国院内感染的主要致病菌之一，具有强大的获得耐药性和克隆传播能力。碳青霉烯类耐药鲍曼不动杆菌主要由产生 **OXA 酶**和 **MBL 酶**介导，以 OXA 酶最常见。鲍曼不动杆菌具有与 MRSA 相似的特点：多重耐药。可在物体表面长期存在，如电脑键盘、枕头、窗帘和其他干燥物体表面等，已经有广泛传播的趋势。不动杆菌对碳青霉烯类的耐药性在全球范围内显著上升，引起广泛关注。

（二）耐药基因型检测

耐药基因型检测主要用于鉴别 MIC 处于临界点的细菌耐药机制的研究，早期提供临床感染和用药治疗信息，追踪病原微生物的来源，作为建立新的评价方法时的可靠方法。耐药基因检测的方法包括 PCR、多重 PCR、实时荧光 PCR、限制性片段长度多态性分析（PCR-RFLP）、单链构象多态性分析（PCR-SSCP）、基因芯片等方法。

第三十七单元　微生物自动化检测

【复习指南】掌握微生物自动鉴定与药敏系统的原理。了解自动分枝杆菌检测系统的相关知识。其余均为熟悉内容。

一、微生物标本前处理系统及自动染色系统

1. 微生物标本前处理系统　微生物标本处理系统通过计算机控制、条形码识别、轨道和机械臂操作，完成微生物标本的接收、接种和培养的自动化。

2. 自动染色系统

（1）革兰染色仪：采用雾化喷嘴，对玻片上的标本进行标准化染色，染色原理与手工方法基本相同。

（2）抗酸染色仪：采用冷染法，通过浸泡染色的方式对玻片进行抗酸染色或者荧光染色。特点：操作简单；过程标准化；效率高；工作人员无须接触染液；自动排弃废液。

二、微生物自动培养系统

1. 自动血培养检测系统　目前半自动和全自动的血培养检测和分析系统已经普遍应用于各级医院的实验室，提高了阳性检出率，缩短了结果汇报的时间。目前主流的血培养系统，检测原理主要有以下 3 种。

（1）光电原理：培养瓶底部装置一个 CO_2 感受器，微生物生长过程中产生的 CO_2 与瓶底的感受物质发生反应，产生游离氢离子使感受器上的指示剂变色，或者被激发光源激发释放出特定波长的荧光，产生的光信号通过仪器内高灵敏的光电信号系统转化为电信号，由计算机判断有无微生物生长。

（2）测压原理：细菌新陈代谢产生或者消耗各种气体（O_2、CO_2、H_2 等），引起培养瓶内气压的改变。检测系统采用气压感应技术，通过压力传感器监测瓶内压力变化绘制曲线，判别阴阳性。

（3）电参数变化原理：微生物在培养基生长的过程中，利用蛋白胨、糖类等物质，代谢产物分子变小，同时离子增多，直接表现为电阻、电容等电参数的微小变化，通过监测这种变化判断微生物的生长。

2. 自动分枝杆菌检测系统　采用液体培养技术，将经过前处理的标本接种到培养管后，如果有分枝杆菌生长，液体培养基中的氧将不断被消耗，培养管底部的荧光指示剂对氧的减少敏感，将在特定光源的激活下释放荧光。荧光探测器每隔 60 分钟测定培养管底部的荧光强度，从而判断管内有无分枝杆菌生长。

三、微生物自动鉴定与药敏系统

主要包括自动微生物数码分类鉴定系统及自动化细菌药敏系统。

1. 原理

（1）VITEK 系列：细菌不同的酶系统，导致新陈代谢的产物也不同，这些产物与相应底物产生**颜色变化**。仪器每 **15 分钟检测**每个鉴定孔的透光度变化，达到判定阈值时，得出该反应的结果。药敏为微型的肉汤稀释试验，检测为光电比浊法。

（2）WALKAWAY 系列：不同细菌生长时分解底物生成的产物不同，与反应板上底物发生化学反应或 pH 改变而生成不同的**颜色**，通过**仪器判读**和**目测法**进行阴性和阳性的判断。药敏为微量肉汤稀释方法。

（3）Phoenix100：鉴定原理利用**比色与荧光相结合**的检测方法。鉴定反应孔中包被了传统生化反应底物（色原底物）和荧光底物，以红、绿、蓝光对反应孔的颜色变化，以荧光对反应孔的荧光强度进行实时、连续监测，通过运算得到鉴定结果。药敏为微量肉汤稀释方法。

2. 基本结构与功能

（1）VITEK 系列：由 VITEK（液晶显示器、键盘、真空充填室、封口、孵育、检测箱、废卡接收箱）、计算机、打印机、数字显示电子比浊仪、条码扫描器等组成。极少的手工操作，符合实验室生物安全及提高工作效率的需要。

（2）WALKAWAY 系列：自动微生物鉴定及药敏测试系统、快速接种配套（Prompt 接种系统＋RENOK 接种器）、计算机。可选择传统和荧光测试板，最快 2.5 小时出鉴定报告，4.5～16 小时出药敏报告。

（3）Phoenix100：Phoenix 主机（读书器与孵育箱）、计算机、EpiCenter 数据管理系统、比浊计、接种加样盘。采用荧光与显色相结合的检测方法，大大提高了检测速度，平均鉴定时间 3 小时。药敏采用比浊及氧化还原指示技术，快速报告真实 MIC 值，平均药敏检测时间 5 小时。

3. 工作流程和操作要点

（1）VITEK 系列：手工仅需配制一管标准浊度的菌悬液，按照不同卡片要求稀释成药敏检测用菌悬液，利用条码扫描器和键盘输入患者和标本信息，卡片接种、封口、上机、读数及最后的移除都由仪器自动化完成。数据自动传输至分析电脑，操作员根据仪器给出结果及提示作最后确认。

（2）WALKAWAY 系列：用定量取菌针挑取 3 个菌落，加入专用接种水稀释后配成菌悬液。将菌液倾入分注槽内，用 Renoke 接种器一次性把菌液由分注槽内接种到测试板。将测试板放入机器内，系统可自动孵育，自动加试剂，自动判读结果，自动发报告。

（3）Phoenix100：用比浊仪配制要求浓度的菌悬液，以重力加样方式将菌液加到板条中，将板条置入主机中，仪器自动检测并报告结果。

四、质谱分析鉴定系统

1. 原理 将蛋白质化合物电离后，检测带电蛋白质的荷质比。

2. 基本结构与性能 仪器配置包括主机系统（准备工作站、数据处理工作站、基质辅助激光解析电离化／飞行时间质谱仪、微生物数据库）、耗材（样品板、专用基质液）。

3. 工作流程和操作要点 操作流程主要包括 3 个步骤：直接将细菌样品涂布在样品板上，加上基质液，等待干燥，将标本板放入仪器中运行检测程序，数分钟内显示检测结果。

第三十八单元　微生物学检验的质量保证

【复习指南】本单元全部为掌握内容。

质量保证是指有计划、系统地评估和监测患者整个诊疗过程的质量，以便及时发现问题，采取有效措施，提高服务质量。

一、检验前质量保证

检验前过程，又叫分析前阶段，是按时间顺序自医生申请至分析检验启动的过程，包括**检验申请、患者准备和识别、原始样品采集、运送和实验室内传递**。

1. **检验申请**　每一份标本都应有申请单或电子申请单，检验申请信息应包括下述内容：①患者姓名、性别、科室、出生日期、床号及唯一标识（如登记号或住院号）；②标本类型、来源和临床诊断；③申请的检验项目（如显微镜检查、培养等）；④与患者相关的临床资料；⑤感染类型和（或）目标微生物及抗菌药物的使用情况；⑥标本采集和实验室接收标本的时间和日期。

2. **标本采集与运送**　标本的正确采集、转运和保存是保证微生物学检验结果准确的前提条件。标本采集工作涉及医生、护士、患者和其他工作人员。很难由实验室完全控制，是全面质量管理最薄弱的环节。

（1）制定标本采集手册：标本采集手册应包括如下几个方面。①**患者准备**；②**检测项目名称**（如血液和脑脊液培养等）；③不同部位标本采集的**采集方法**；④**物品的准备**；⑤**最佳采集时间**；⑥标本**采集量**；⑦标本**运送要求**；⑧延迟运送标本的**贮藏方法**（如冷藏尿液）；⑨安全运送标本的**方法**（如密封容器、无标本外漏等）。标本采集手册应方便标本采集和运送者取阅。

（2）患者准备：患者准备主要包括两个方面。①做好采集部位的**清洁或消毒**工作，防止定植菌的污染；如无菌中段尿的采集要做好外阴的清洗；痰液标本的采集要做好口腔的清洁；脓肿和血液标本的采集要做好皮肤或黏膜的消毒等。②患者应**主动配合**以便采集到有价值的标本，如咳嗽时弯腰深咳嗽，以咳出深部痰液。

（3）标本采集：微生物**标本采集原则如下**。①最好是病程**早期、急性期或症状典型时**采集标本，并且最好在使用抗生素或下次**使用抗生素之前**。②采集的标本应**无外源性污染**。在采集血液、脑脊液、胸腔积液和关节液等无菌标本时，应注意对局部及周围皮肤的消毒，严格进行无菌操作。③采集的标本均应盛于**无菌容器内**。④标本**采集量应适宜**。⑤**采集方法应恰当**。根据目标菌的特性，采用相应的采集方法。⑥有些标本还要注意**采集时间**。

（4）标本运送：标本运送时应注意：①所有采集的标本均含有潜在的生物危害，应置于防渗漏且相对密封的容器中保存和转运，防止送检过程中标本的洒漏；②采集的标本应尽快送检；③一些特殊的标本，如用于厌氧培养的标本，其检验结果与运送时间有关，采集后应在 **15～30 分钟内**送至实验室，如条件允许**床旁接种**效果最好；④疑似对温度敏感的淋病奈瑟菌、脑膜炎奈瑟菌和流感嗜血杆菌等感染的标本，应**保温送检**；⑤血液、脑脊液、生殖道、眼睛及内耳分泌物等标本**不可冷藏**。

（5）不合格标本：实验室应制订并执行不合格标本**拒收标准**，如①**缺乏正确标识**的标本；

②**明显被污染**的标本；③送检**容器**（非无菌容器）**不合格**的标本；④**同一天申请做同一实验**的重复送检标本（血培养除外）等。

二、检验中质量保证

微生物学检验结果的准确性除依赖于标本的质量、相关的临床资料外，还与人员、试剂（包括培养基）、设备及检验过程等因素有关。实验室应制订相应标准化操作规程，监控这些因素，及时发现错误并采取纠正措施，以保证检验结果的质量。

1. 人员　微生物检验是一项复杂的工作，工作人员应具备：①医学检验专业或相关专业的教育背景，且已取得相应的资质；②适当的理论和实践背景；③熟悉实验室操作规程、消毒灭菌及生物安全等相关知识。

实验室每年应对所有工作人员进行培训，培训内容包括临床微生物检验相关知识技能、质量管理体系、医疗咨询及生物安全等。当工作人员职责变更，或离岗6个月以上再上岗时应进行**培训和再考核**，并记录存档。同时应制订**人员能力评估**的内容和方法，评估并记录工作人员进行微生物学检验的能力，评估合格后，方可上岗。实验室应每年进行工作人员的**能力比对**，比对项目至少应包括显微镜检查、培养结果判读、药敏试验抑菌圈测量和结果报告等，确保试验结果判读和报告的一致性。对**新员工**，在最初的**6个月**内应进行**2次能力评估**，并保存评估记录。

2. 试剂和耗材　实验室应制订文件化程序用于试剂和耗材的接收、储存、验收和管理。

（1）培养基：实验室使用的培养基应具有如下条件。**a. 良好的外观**，即表面平滑、水分适宜、无污染、颜色和厚度适当；**b. 明确的标识**，包括生产日期（批号）、保质期、配方、质量控制和贮存条件等信息；**c. 每批号产品应进行无菌试验和性能验证**，如生长试验、生长抑制试验和生化反应等。

①无菌试验：新配制的培养基要按批号抽取一定数量的样品作**无菌试验**。

②细菌生长试验：所有的培养基在使用前除了做无菌对照试验外还必须做细菌生长试验以确定培养基性能是否符合要求。用已知的标准菌株按照CLSI推荐的方法作质控，质控所需的标准菌株分两种；一种是已知的可在某种培养基上生长并产生阳性反应的菌株；另一种是用已知的不能在某种培养基上生长或产生阴性生化反应的菌株。实验室常用培养基、生化反应培养基及试验所用的质控菌株和预期结果见表5-17和表5-18。

表5-17　常用培养基的质控

培养基	培养条件	质控菌株	预期结果
血琼脂平板	有氧环境，24小时	化脓链球菌（ATCC19615）、肺炎链球菌（ATCC49619）、金黄色葡萄球菌（ATCC19615）、大肠埃希菌（ATCC25922）	生长，β-溶血生长，α-溶血生长
巧克力平板	CO_2，24小时	流感嗜血杆菌（ATCC9007）	生长
麦康凯平板	有氧环境，24小时	大肠埃希菌（ATCC25922）、鼠伤寒沙门菌（ATCC14028）	生长，红色菌落生长，无色菌落

续表

培养基	培养条件	质控菌株	预期结果
中国蓝平板	有氧环境，24 小时	大肠埃希菌（ATCC25922）、宋内志贺菌（ATCC25931）	生长，蓝色菌落生长，无色菌落
XLD	有氧环境，24 小时	鼠伤寒沙门菌（ATCC14028）、大肠埃希菌（ATCC25922）	生长，菌落中央黑色，周围粉红色生长，黄色菌落
SS 琼脂平板	有氧环境，24 小时	鼠伤寒沙门菌（ATCC14028）、粪肠球菌（ATCC29212）	生长，无色菌落，中心黑色生长被抑制
沙氏培养基	有氧环境，24 小时	白色假丝酵母菌（ATCC10231）、大肠埃希菌（ATCC25922）	生长部分或完全抑制

表 5-18 常用生化试验培养基及试验的质控

培养基	质控菌种	预期结果
赖氨酸脱羧酶	鼠伤寒沙门菌、福氏志贺菌	阳性（深紫色、浑浊）、阴性（黄色）
鸟氨酸脱羧酶	黏质沙雷菌、肺炎克雷伯杆菌	阳性（深紫色、浑浊）、阴性（黄色）
精氨酸双水解酶	阴沟肠杆菌、奇异变形杆菌	阳性（深紫色、浑浊）、阴性（黄色）
靛基质	大肠埃希菌、肺炎克雷伯杆菌	阳性（加试剂后呈红色）、阴性
V-P 试验	肺炎克雷伯杆菌、大肠埃希菌	阳性（加试剂后呈红色）、阴性
枸橼酸盐	肺炎克雷伯杆菌、大肠埃希菌	阳性（蓝色）、阴性（绿色）
苯丙氨酸脱氨酶	奇异变形杆菌、大肠埃希菌	阳性（加试剂后呈绿色）、阴性
O-F 试验（葡萄糖）	铜绿假单胞菌（氧化型）、不动杆菌菌属（不利用）	阳性（黄色）、阴性
硝酸盐还原	大肠埃希菌、不动杆菌菌属	阳性（加试剂后呈红色）、阴性
胆汁七叶苷	肠球菌属、非 D 群 α 链球菌	阳性（黑色）、阴性
脱氧核糖核酸琼脂	黏质沙雷菌、肠杆菌属	阳性（粉红色）、阴性（蓝色）
丙二酸盐	肺炎克雷伯杆菌、大肠埃希菌	阳性（生长，蓝色）、阴性
半固体（动力）	奇异变形杆菌、肺炎克雷伯杆菌	阳性（穿刺线周围生长）、阴性
β- 半乳糖苷酶	黏质沙雷菌、鼠伤寒沙门菌	阳性（黄色）、阴性
三糖铁琼脂	弗劳地枸橼酸菌、福氏志贺菌、铜绿假单胞菌	产酸 / 产酸，H₂S 产碱 / 产酸产碱 / 不反应

（2）其他试剂：实验室使用的生化试剂、染色液和抗血清等都应标记名称、浓度、储存条件、制备日期和有效期。若试剂启封，改变了有效期和储存条件，必须记录**新的有效期**。**新批号**和**每一批次**的试剂都应进行质控，确保试剂的质量。

①质控要求：新批号和每一批次试剂质量控制应符合如下要求。a. 使用前应通过直接分析参考物质、新旧批号平行试验或常规质控方法进行验证，并记录；b. 生化试剂，如吲哚试

剂，杆菌肽，optochin、X、V、V+X 因子纸片等应使用阴性和阳性质控物进行验证；c. 药敏试验纸片使用前应用标准菌株进行验证；d. 染色液（革兰染色和抗酸染色），应用已知阳性和阴性的质控菌株进行验证；e. 直接抗原检测试剂，无论是否含内质控，应用阴性阳性外质控进行验证。

②质控物质：实验室应储存与诊断相配套的质控物质（含质控菌株），以供染色、鉴定、药敏试验，以及试剂和培养基质控使用。临床微生物学实验室的室内质控绝大部分需要用标准菌株或参考菌株来进行。

（3）耗材：微生物学实验室最常用的耗材，包括一次性无菌痰杯、咽拭子管、吸痰器、离心管、棉签、悬浮管和培养皿等。这些影响检验质量的耗材应在使用前抽检进行性能验证。

性能验证的主要内容包括如下几方面。**a. 外观评估**：表面光洁，无明显变形、擦痕、穿孔、杂质、油污等缺陷；**b. 防渗漏测试**：按使用量加入蒸馏水倾倒，无渗漏；**c. 无菌试验**：加入无菌肉汤至培养箱 18 ～ 24 小时，观察肉汤清亮，无沉淀无絮状；**d. 耐热试验**：在培养皿中加入较高温度的水（80℃），不变形，以上验证全部合格后方可使用。

3. 设备　实验室设备包括基础设备和常用设备，所有设备均应制订标准化操作程序，定期维护、保养、监测并记录。新进设备或经搬运、维修后的设备应进行评估和性能验证，确保实验结果的准确性。

不同类型设备，所需定期检测的性能不同，如：①用于检测的温度依赖性设备（培养箱、水浴箱和加热块等），应使用量程适宜并经检定的**温度计监测温度**；②用于定量检测的移液管、微量滴定管或自动分配器应检查并记录在使用区间内的**准确性**和**重复性**；③ CO_2 培养箱应监测箱内 **CO_2 浓度**；④厌氧系统（厌氧缸/罐/袋）应监测**厌氧条件**；⑤生物安全柜应监测柜内**气流**和**过滤器**；⑥高压灭菌器应监测灭菌效果等。实验室常用仪器设备的质量保证见表 5-19。

表 5-19　实验室常用仪器设备的质量保证

仪器设备名称	控制标准	允许范围	监控方法和频率
水浴箱	37℃	±1℃	每日观察记录温度
培养箱	35℃	±1℃	每日观察记录温度
二氧化碳培养箱			
温度	35℃	±1℃	每日观察记录温度和二氧化碳浓度
气体	5% ～ 10%	＜ 10%	
冰箱			
冷藏	4℃	±2℃	每日观察记录温度
冷冻	20℃	±5℃	
压力灭菌器	121℃	≥ 121℃	使用时观察并记录温度、压力，每月用嗜热芽孢杆菌或每次用化学方法测试灭菌效果 1 次

一些特殊设备，如自动化或半自动化鉴定系统和血培养系统的质量保证见表 5-20。

表 5-20　微生物自动化培养系统和鉴定系统的质量保证

仪器设备名称	质控菌株	监控方法	监控频率
血培养系统	金黄色葡萄球菌　ATCC 2592 肺炎链球菌　ATCC 49619 大肠埃希菌　ATCC 25922 流感嗜血杆菌　ATCC 49766 白色假丝酵母菌　ATCC 10231 产气荚膜梭菌　ATCC 13124	选用相应质控菌株，用需氧和厌氧培养瓶进行验证	仪器性能验证每年1次，培养瓶每批次质控
鉴定药敏系统	肺炎链球菌　ATCC 49619、 腐生葡萄球菌　ATCCBAA-750、 阴沟肠杆菌　ATCC 700323、 嗜麦芽窄食单胞菌　ATCC 17666、 流感嗜血杆菌　ATCC 9007、 白色假丝酵母菌　ATCC 14053.	选用相应质控菌株，用各种鉴定卡和药敏卡进行验证	仪器性能验证一年一次，卡片每批次质控

4.检验过程　检验过程涉及检验方法的选择、检验程序的文件化和检验结果的质量保证等方面。

（1）检验方法的选择：微生物学检验方法必须统一，准确可靠。实验室应优先选用现行有效的国家行业地方和企业标准中规定的检验方法。如无标准方法，可从知名的相关技术组织或文献中选择合适的方法，并按相关程序对该方法进行验证、鉴定和审核，从而保证得到可接受的检测结果。所选择的检验方法和程序还应与所提供的服务相适宜，并且方便操作，例如：①所选的**涂片、染色技术、培养基**应能从标本中识别**分离出相应的病原菌**；②应明确**伤口标本**的处理程序，**深部伤口感染**应进行**厌氧培养**；③**血培养**应能**分离需氧菌和厌氧菌**；④**脑脊液**培养应确保检出常见**苛氧菌**（脑膜炎奈瑟菌、流感嗜血杆菌、单核细胞李斯特菌等）。

（2）检验程序文件化：每个实验室应制订自己切实可行的操作规程，并使其标准化、规范化。内容应涉及实验室的所有方面，包括试剂的准备、操作方法、质量控制和生物安全等方面，均应以 **CLSI、卫健委**或**权威机构**的标准和操作步骤为准则。所有工作人员都应遵守操作规程的规定，新规程的制定和对现有规程的任何修改都必须符合临床和实验室工作的需要。

（3）检验结果的质量保证：实验室应实施室内质量控制程序以保证检测结果的准确性和可靠性，同时参加室间质量控制评价，对实验室检验能力进行质量评价和能力验证。

①室内质量控制：实验室内质量控制是指对影响检验质量的各环节、各因素制订计划和程序，并在其实施过程中进行连续评价和验证，对发现的问题及时处理并采取措施纠正。室内质量控制是实验室检验结果持续满足预期质量标准的保证。

实验室制定的内部质量控制程序应包括整个实验操作过程，质量控制应满足如下要求：a.使用中的**染色剂，至少每周**用已知阴、阳性质控菌株检测染色程序；**b.触酶、凝固酶、氧化酶和 β– 内酰胺酶**，实验当日应做阴性和阳性质控；**c.诊断性抗血清**试剂，实验当日至少应做多价血清阴性和阳性质控；d.实验室采用的**抗菌药物敏感性试验方法**应用标准菌株**连续**

检测 **20 天或 30 天**，每一组药物超出参考范围的频率应小于 **1/20 或 3/30**，也可采用**替代质控方案**，即连续 **5 天**，每天对每一组药物重复测定 **3 次**，每次单独制备接种物，**15 个数据超出参考范围的结果应不超过 1 个**。若失控结果为 **2～3 个**，则如前述，再进行 5 天，每天 3 次重复实验，30 个数据失控结果应不超过 3 个。此后，应**每周使用标准菌株进行质控**；e. 采用**自动或半自动系统检测 MIC** 时，应按照**制造商的要求**进行质控。

②室间质量评价：实验室应按要求参加相应的能力验证／室间质评，并应制订文件化程序，确保其有效实施。应将所有能力验证／室间质评的标本纳入常规工作，由从事常规检验工作的人员采用与患者标本相同的方法、检测次数进行检测，鉴定水平亦与患者标本一致，只有这样，能力验证／室间质评才能作为评价实验室质量的依据。

三、检验后质量保证

检验后过程也叫分析后阶段，指检验之后的过程，包括**结果复核，临床材料保留和储存、样品（和废物）处置**，以及**检验结果的格式化、报告和记录留存**等。

1. 检验结果的审核与报告　微生物检验结果的质量和医学价值依赖于报告的准确性和及时性，应经与临床沟通建立检测重要指标及其"警告／危急"范围、标本周转时间（TAT）。标本周转时间尽可能从标本采集开始到结果用于患者诊疗。必要时，及时发送分级报告，如标本直接涂片或湿片直接镜检、培养皿的判读结果等。

当某些对患者处理具有重要意义的实验结果达到危急值时，立即通知临床医师或相关人员，操作者应熟悉其工作范围内的**危急值项目、判断标准及处理程序**。危急值报告记录包括日期、时间、报告者、报告接收者及检测结果。未及时通知相关人员的危急值应记录原因。检验结果报告应清晰易懂，表述正确，内容包括：①清晰明确的**检验标识**；②**实验室的名称**；③**患者的唯一性标识**；④**检验申请者姓名**或其他唯一性标识；⑤**标本采集日期和时间**；⑥**实验室接收标本时间**；⑦**报告日期和时间**；⑧**生物参考区间**；⑨**结果的解释**；⑩**检验者标识**等。

当发现已发送检验报告存在错误时，应进行修改，记录改动日期、时间及责任人。检验申请单及标本检验过程应记录并保存**至少 2 年**。

2. 检验后标本的处理　微生物学实验室检测完成后的标本和培养物应密封保存在 2～8℃冰箱内，要有明确的标识，并做好记录。保存期过后的标本和培养物高压灭菌后按感染性废物处理。

第三十九单元　临床微生物学检验标本的采集

【复习指南】掌握血液、脑脊液、脓液、痰液、粪便、尿液、生殖道标本常见的病原体、采集及运送及临床意义。

一、临床标本中常见病原菌

（一）血液

1. 革兰阳性菌　金黄色葡萄球菌、草绿色链球菌、A 群和 B 群链球菌、肠球菌、肺炎链球菌、凝固酶阴性葡萄球菌、结核分枝杆菌、产气荚膜杆菌、炭疽杆菌、产单核细胞李斯特菌。

2. 革兰阴性菌　大肠埃希菌、伤寒沙门菌、副伤寒沙门菌、不动杆菌、铜绿假单胞菌、气单胞菌、克雷伯杆菌、流感嗜血杆菌、卡他布兰汉菌、脑膜炎奈瑟菌、沙雷菌、布鲁菌属、嗜肺军团菌、类杆菌真菌。

3.真菌　隐球菌、曲霉菌、念珠菌、球孢子菌。

（二）脑脊液

1.革兰阳性菌　葡萄球菌、草绿色链球菌、肺炎链球菌、A和B群链球菌、产单核细胞李斯特菌、消化链球菌、结核分枝杆菌。

2.革兰阴性菌　流感嗜血杆菌、肠杆菌科细菌、非发酵菌、脑膜炎奈瑟菌、卡他莫拉菌、类杆菌。

3.病毒　狂犬病毒、乙型脑炎病毒、脊髓灰质炎病毒、柯萨奇病毒、新肠道病毒68-71型。

4.真菌及其他　新生隐球菌、念珠菌、钩端螺旋体。

（三）痰液

1.革兰阳性菌　葡萄球菌、肺炎链球菌、化脓性链球菌、白喉棒状杆菌、肠球菌、结核分枝杆菌、炭疽芽孢杆菌。

2.革兰阴性菌　铜绿假单胞菌、大肠埃希菌、克雷伯杆菌、流感嗜血杆菌、脑膜炎奈瑟菌、卡他莫拉菌、肺炎支原体、军团菌、百日咳杆菌。

3.病毒　流感病毒、副流感病毒、呼吸道合胞病毒、腺病毒、麻疹病毒、巨细胞病毒。

4.真菌　曲霉菌、白假丝酵母菌、隐球菌、毛霉菌。

（四）尿液

1.革兰阳性菌　葡萄球菌属、肠球菌、结核分枝杆菌、化脓性链球菌。

2.革兰阴性菌　肠杆菌、大肠埃希菌、克雷伯杆菌、非发酵菌、变形杆菌、沙门菌、沙雷菌、淋病奈瑟菌、阴道加特纳菌、布鲁菌属。

3.其他　真菌、厌氧菌。

（五）粪便

1.侵袭性为主的病原菌　大肠埃希菌（EPEC、EIEC）、沙门菌属、志贺菌属、小肠结肠炎耶尔森菌、副溶血弧菌、结核分枝杆菌、白假丝酵母。

2.肠毒素为主的病原菌　金黄色葡萄球菌、志贺菌属、大肠埃希菌（ETEC、EHEC、EAggEC）、霍乱弧菌、产气荚膜梭菌、艰难梭菌。

3.病毒　埃可病毒、轮状病毒、腺病毒、Norwolk病毒。

（六）创口

1.革兰阳性菌　金黄色葡萄球菌、凝固酶阴性葡萄球菌、化脓性链球菌、肺炎链球菌、肠球菌、消化链球菌、炭疽杆菌、产气荚膜杆菌、结核分枝杆菌、非结核分枝杆菌、破伤风梭菌。

2.革兰阴性菌　克雷伯杆菌、大肠埃希菌、流感嗜血杆菌、铜绿假单胞菌、变形杆菌、卡他布兰汉菌、脑膜炎奈瑟菌、类杆菌、梭杆菌。

3.其他　放线菌（衣氏放线菌、诺卡菌）。

（七）性传播疾病

1.淋病奈瑟菌　淋病。

2.杜克嗜血杆菌　软下疳。

3. 梅毒螺旋体　梅毒。

4. 阴道加特纳菌　细菌性阴道病。

5. 人乳头瘤病毒　尖锐湿疣。

6. 支原体、沙眼衣原体沙眼生物亚种等　非淋菌性尿道炎、阴道炎、宫颈炎、直肠炎、前列腺炎、附睾炎等。

7. 沙眼衣原体性病淋巴肉芽肿生物亚种　性病淋巴肉芽肿。

8. 人类单纯疱疹病毒 2 型　生殖器疱疹。

二、临床标本的采集及运送

1. 血液标本

（1）采血时间：**在应用抗生素前，采集**病人**发热初期、高峰期的血液。**

（2）采血量：**成人静脉采血每瓶 8～10ml**，需同时采集**需氧瓶**和**厌氧瓶**，婴儿每瓶 1～2ml，儿童每瓶 3～5ml。

（3）床边采血直接注入血液培养基或抗凝剂抗凝后送检。

2. 脑脊液标本

（1）用药前，无菌采集脑脊液 **2～3ml**，盛于无菌容器内。

（2）**常温下立即送检**，需要保温，不可冰箱保存。

3. 痰液标本

（1）上呼吸道标本：采用**鼻咽拭子法**，清水漱口后采集标本，置运输培养基中送检。

（2）下呼吸道标本：采用**自然咳痰法**（应用抗菌药物前**清晨第一口痰为宜**）、**支气管镜采集法、胃内采集法、咽拭子采集法**等方法。

4. 尿液标本

（1）采集时间：用药前**晨起第一次尿液**送检。

（2）**采集**方法：**中段尿法、导尿法、肾盂尿采集法**或**膀胱穿刺法。**

（3）注意事项：标本采集后立即送检，不得超过 1 小时。不能在尿中加入**任何防腐剂和消毒剂。**

5. 粪便标本

（1）采集时间：急性期，尽量在用药前采集。

（2）采集方法：**自然排便采集法和直肠拭子法，采集含黏液或脓血**的粪便置清洁容器中送检。

6. 创伤部位标本　采用**拭子**采集组织创伤标本，创伤范围大时，应采集多部位标本送检。

7. 性传播疾病标本　采用拭子取**女性宫颈分泌物**或**男性尿道脓性分泌物**送检。疱疹可抽取疱内液体，或刺破小疱后用无菌拭子采集标本送检。梅毒病人可取**硬下疳、梅毒疹渗出液或淋巴穿刺液**涂片送检。

三、临床意义

1. 血液标本培养

（1）诊断细菌引起的菌血症、败血症及脓毒血症。

（2）诊断真菌菌血症。

2. 脑脊液标本培养

（1）**诊断**中枢神经系统感染的常见类型**细菌性脑膜炎**。

（2）诊断真菌性脑膜炎，最常见的真菌性脑膜炎是隐球菌脑膜炎。

3. 痰液标本培养

（1）**诊断条件致病菌和耐药菌引起的肺炎，多为医院内感染**。

（2）诊断真菌性肺炎，多为条件致病性真菌感染，常以白假丝酵母为主。

4. 粪便标本培养

（1）检查引起感染性腹泻的病原体。

（2）诊断肠道病毒引起的肠道感染，如轮状病毒、埃可病毒、腺病毒、Norwolk 病毒等。

5. 创伤伤口标本培养

（1）外伤性创伤感染以葡萄球菌和链球菌多见，大肠埃希菌、铜绿假单胞菌、放线菌、结核分枝杆菌也常见。

（2）烧伤创面以**革兰阴性杆菌**最常见，其次为革兰阳性球菌。深部创伤易引起气性坏疽和破伤风。

6. 尿液标本培养　诊断尿路感染，尿路感染多由革兰阳性球菌和革兰阴性杆菌所致，如葡萄球菌和链球菌、肺炎克雷伯杆菌、大肠埃希菌、奇异变形杆菌等。

7. 性传播疾病标本培养　诊断泌尿系感染，常见的病原体有：梅毒螺旋体、解脲支原体、生殖支原体、沙眼衣原体、淋球菌等。解脲支原体可隐性携带，感染梅毒螺旋体后抗体终身携带。

第六部分　寄生虫学检验

第一单元　总论

【复习指南】了解寄生虫学检验的概念、范畴和任务；熟练掌握寄生现象、寄生虫和宿主的类别、寄生虫与宿主的相互关系；熟练掌握寄生虫病的流行和防治原则。

一、寄生虫学检验的概念、范畴和任务

1. 概念　寄生虫学及检验技术是研究人体寄生虫及危害人类健康的节肢动物的形态结构、生活史、致病机制、实验诊断、流行规律和防治原则及其检验技术的一门科学。

2. 范畴　人体的寄生虫主要属于无脊椎动物的线形动物门、棘头动物门、扁形动物门、原生动物门及节肢动物门。在寄生虫学中，又将以上各门中的寄生虫分别归纳为医学原虫、医学蠕虫、医学节肢动物。检验技术包括病原检查和免疫检查两大部分。

3. 任务　本课程是医学检验的一门专业课，任务包括：①能够运用寄生虫学的基本理论知识，提示人与寄生虫之间的相互关系；②应用医学检验技术和调查方法等，准确检测和鉴定人体寄生虫；③协助临床医生正确诊断，以达到防治和消灭寄生虫病，保障人民健康，提高劳动生产率的目的。

二、寄生现象、寄生虫和宿主的类别、寄生虫与宿主的相互关系

1. 寄生的概念　两种生物在一起生活，其中一方受益，另一方受害，后者给前者提供营养物质和居住场所，这种生活关系称寄生。受损害的一方称为宿主（host），受益的一方称为寄生物（parasite），其中多细胞无脊椎动物和单细胞真核原生动物称为寄生虫。

2. 寄生虫的类别

（1）按寄生部位分为：体内寄生虫和体外寄生虫。体内寄生虫（endoparasite）系指寄生于宿主体内器官，如消化道、肝、肺和膀胱等，或组织细胞内的寄生虫。如蛲虫（enterobius vermicularis）寄生于肠道，旋毛虫（trichinella spiralis）幼虫寄生于横纹肌组织，刚地弓形虫（toxoplasma gondii）寄生于各种有核细胞内；体外寄生虫（ectoparasite）主要指一些昆虫，如蚊、白蛉、虱、蚤、蜱等，当它们刺吸血液时与宿主体表接触，吸血后便离开。体外寄生虫也可称暂时性寄生虫（temporary parasite）。

（2）按寄生时间分为：永久性寄生虫和暂时性寄生虫。永久性寄生虫是指寄生在宿主体内或体表，其成虫期必须过寄生生活的寄生虫，如绦虫、丝虫等；暂时性寄生虫指只在吸食宿主体液时才接触宿主，其余阶段营自生生活的寄生虫，如雌蚊和蜱。

（3）按宿主选择性分为：专性寄生虫、兼性寄生虫和偶然性寄生虫。专性寄生虫（obligatory parasite）指寄生虫生活史的各个时期或某个阶段必须营寄生生活，不然就不能生存。如疟原虫（malaria parasites）的各个发育阶段都必须在人体和蚊体内进行，否则就不能完成其生活史；又如钩虫，其幼虫虽可在自然界营自由生活，但发育到某一阶段后必须侵入人体内营寄生生活，才能进一步发育为成虫；兼性寄生虫（facultative parasite）指有些寄生虫主要在外界营自由生活，但在某种情况下可侵入宿主过寄生生活。如粪类圆线虫（strongyloides stercoralis）一般主要在土壤内过自由生活，但也可侵入人体，寄生于肠道营寄生生活；偶然性寄生虫指通常不在人体寄生，人不作为它们的正常宿主，只在偶然情况下可进入或附着于人体，但不能在人体内继续发育或长期寄生的寄生虫，如蝇蛆。

（4）按寄生虫对宿主的致病性分为：机会致病寄生虫，指在免疫功能正常的宿主体内处于隐性感染状态，但当宿主免疫功能受累时，出现异常增殖、致病力增强的寄生虫，如弓形虫。

3. 宿主的类别　不同种类的寄生虫完成其生活史所需宿主的数目不尽相同，有的仅需一个宿主，有的需要两个或两个以上。根据寄生虫不同发育阶段对宿主的需求，可将其分为以下几种。

（1）中间宿主：是指寄生虫的幼虫或无性生殖阶段所寄生的宿主。若有两个以上中间宿主，可按寄生先后分为第一中间宿主、第二中间宿主等。

（2）终（末）宿主：是指寄生虫的成虫或有性生殖阶段所寄生的宿主。例如，人为蛔虫的终宿主。

（3）保虫（储存）宿主：是指某些寄生虫的某一发育阶段既可寄生于人体，又可寄生于某些脊椎动物，这些脊椎动物在一定条件下可将其体内的寄生虫传播给人，这些脊椎动物被称为保虫宿主或储存宿主。保虫宿主在流行病学中是重要的传染源。

（4）转续宿主：是指某些寄生虫的幼虫侵入非正常宿主后不能继续发育至成虫，但能存活并长期保持幼虫状态，当其有机会进入正常宿主体内后，又可继续发育为成虫，这些非正常宿主被称为转续宿主。

4. 寄生虫对宿主的损害　寄生虫在宿主的细胞、组织或腔道内寄生，引起一系列的损伤，这不仅见于原虫、蠕虫的成虫，也见于移行中的幼虫，其对宿主的作用是多方面的。

（1）夺取营养：寄生虫在宿主体内生长、发育和繁殖所需的物质主要来源于宿主，寄生的虫数愈多，被夺取的营养也就愈多。如蛔虫和绦虫在肠道内寄生，夺取大量的养料，并影响肠道吸收功能，引起宿主营养不良；又如钩虫附于肠壁上吸取大量血液，可引起宿主贫血。

（2）机械性损伤：寄生虫对所寄生的部位及其附近组织和器官可产生损害或压迫作用。有些寄生虫尤其个体较大，数量较多时，这种危害是相当严重的。例如蛔虫多时可扭曲成团引起肠梗阻。棘球蚴寄生在肝内，起初没有明显症状，以后逐渐长大压迫肝组织及腹腔内其他器官，出现明显的压迫症状。另外，幼虫在宿主体内移行可造成严重的损害，如蛔虫幼虫在肺内移行时穿破肺泡壁毛细血管，可引起出血。

（3）毒性及免疫损害：寄生虫的分泌物、排泄物和死亡虫体的分解物对宿主均有毒性作用，这是寄生虫危害宿主方式中最重要的一个类型。例如溶组织内阿米巴侵入肠黏膜和肝时，分泌溶组织酶，溶解组织、细胞，引起宿主肠壁溃疡和肝脓肿；阔节裂头绦虫的分泌排泄物可能影响宿主的造血功能而引起贫血。另外，寄生虫的代谢产物和死亡虫体的分解物又都具有抗原性，可使宿主致敏，引起局部或全身超敏反应。如血吸虫卵内毛蚴分泌物引起周围组织发生免疫病理变化——虫卵肉芽肿，这是血吸虫病最基本的病变，也是主要致病因素；又如疟原虫的抗原物质与相应抗体形成免疫复合物，沉积于肾小球毛细血管基底膜，在补体参与下，引起肾小球肾炎；以及棘球蚴囊壁破裂，囊液进入腹腔，可以引起宿主发生过敏性休克，甚至死亡。

（4）免疫调节以及宿主细胞行为的改变：寄生虫为了自身生存，诱导宿主免疫耐受，出现调节性 T 淋巴细胞的激活，导致某些自身免疫性疾病病情的缓解。如血吸虫感染可降低 1 型糖尿病患者的血糖水平，显著减轻类风湿关节炎的关节损伤；肠道蠕虫感染可减轻哮喘和过敏性肠炎的发病率。

三、寄生虫病的流行及防治原则

1. 寄生虫病的流行

（1）流行基本环节

①传染源：是指有人体寄生虫寄生的人或动物。

②传播途径：是指寄生虫从传染源传播到易感宿主的过程。

③易感人群：是指对寄生虫缺乏免疫力的人。

（2）流行特点

①地方性：寄生虫病的流行与分布常有明显的地方性。主要与下列因素有关：气候条件，人群的**生活习惯，生产方式**。

②季节性：寄生虫病的流行往往有明显的季节性。生活史中需要节肢动物作为宿主或传播媒介的寄生虫，此类寄生虫病的流行季节与**节肢动物的季节消长**相一致，如疟疾流行与中华按蚊。其次是**人群的生产活动或生活活动形成的感染季节性**，如急性血吸虫病与生产活动。

③自然疫源性：在人体寄生虫病中，有的寄生虫病可以在任何动物之间自然传播，称为**人兽共患寄生虫病**。在原始森林和荒漠地区，这些寄生虫可以一直在脊椎动物之间传播，人偶然进入该地区时，则可从脊椎动物传播给人。这类不需要人的参与而在自然界中存在的人兽共患寄生虫病具有明显的**自然异源性**。

（3）流行因素

①**自然因素**：包括温度、湿度、光照、雨量等气候因素，以及地理环境和生物种群等。

②**生物因素**：生活史的发育为间接型的寄生虫，其中间宿主或节肢动物的存在是这些寄生虫病流行的必须条件，如血吸虫病流行与钉螺的分布；丝虫病与蚊媒的活动季节与地理分布。

③**社会因素**：包括社会制度、经济状况、科学水平、文化教育、医疗水平、防疫保健及人的生产方式和生活习惯等。

2. 寄生虫病的防治原则　采取综合措施控制流行的 3 个环节，即消灭传染源、切断传播途径和保护易感人群。

第二单元　医学蠕虫

【复习指南】熟练掌握各种寄生虫的形态。掌握其致病性、实验诊断。了解其生活史、流行和防治原则。

一、线虫

1. 线虫概述

（1）形态：①成虫呈**线形或圆柱形，两侧对称，体不分节**；②**雌雄异体，雌虫大于雄虫**，雌虫尾部较尖细，雄虫尾向腹面卷曲或膨大形成交合伞；③**有完整消化道**。

（2）生活史：线虫的生活史一般经过**虫卵、幼虫、成虫** 3 个发育阶段，幼虫发育为成虫需要经历 **4 次蜕皮**。根据生活史中有无中间宿主，可将线虫发育过程分为两种类型：生活史中无中间宿主者，称为**直接发育型**，亦可统称为**土源性线虫**。生活史中有中间宿主者，称为**间接发育型**，其过程较复杂，寄生组织内的线虫多属此型，亦可统称为**生物源性线虫**。

2. 似蚓蛔线虫（简称蛔虫）

（1）形态

①成虫：虫体为长圆柱形，头、尾端略细，外形似蚯蚓，长 15～35cm，是人体**常见肠道线虫中最大者**，雄性生殖系统为单管形，雌性生殖系统为双管形。

②虫卵：蛔虫卵有**受精卵**和**未受精卵**两种基本形态。受精蛔虫卵的形态特征呈椭圆形，中等大小，卵壳较厚，外被凹凸不平（波浪状）、棕黄色的蛋白质膜，卵内含 1 个大而圆的卵细胞。未受精卵的形态特征为长椭圆形，卵壳及蛋白质膜均较薄，卵内充满许多大小不等的折光颗粒。

（2）生活史：蛔虫属**土源性线虫**，完成生活史**不需中间宿主**。虫卵在外界适宜条件下约经 3 周发育成感染期虫卵，人因误食被感染期虫卵污染的食物或水而感染。成虫寄生于人体小肠，以宿主的半消化食物为营养。

（3）致病：蛔虫的幼虫和成虫均可对宿主造成损害。幼虫致病，可引起局部或全身**变态反应**。成虫致病，是致病的主要阶段，可引起营养不良、变态反应、胆道蛔虫症、蛔虫性胰腺炎、肠梗阻等。

（4）实验诊断：蛔虫病的病原学诊断主要为**粪便中查见虫卵**。由于蛔虫产卵量大，故常用粪便直接涂片法（生理盐水涂片法），而饱和盐水浮聚法或沉淀法检出效果更好。

（5）流行：蛔虫的分布呈世界性，尤其在温暖、潮湿和卫生条件差的地区，人群感染较为普遍。蛔虫感染率，农村高于城市；儿童高于成人。目前，我国多数地区农村人群的感染率仍高达 60%～90%。

（6）防治原则：防治蛔虫感染应该采取综合措施，包括查治患者及带虫者、管理粪便和通过健康教育来预防感染。治疗蛔虫病的药物常用的有阿苯达唑、甲苯达唑或伊维菌素。

3. 毛首鞭形线虫（简称鞭虫）

（1）形态

①成虫：长 3～5cm，外形似**马鞭**，虫体前 3/5 较细，后 2/5 较粗。雌雄虫生殖系统均为**单管型**。

②虫卵：为**纺锤状**或**腰鼓状，黄褐色，卵壳较厚**，两端各有一个透明的**盖塞**。

（2）生活史：成虫寄生在人体**盲肠**内，也可见于阑尾、回肠下段、结肠和直肠等处。虫卵随粪便排出体外。

（3）致病：成虫以细长的前端钻入宿主的肠黏膜，甚至黏膜下层，以组织液和血液为食，轻度感染一般无症状，严重感染可引起腹痛、慢性腹泻、贫血等。

（4）实验诊断：**粪便中查到虫卵**即可确诊，方法有直接涂片法、饱和盐水浮聚法等粪检虫卵。

（5）流行：与蛔虫的分布和流行因素相同，常与蛔虫感染并存。人是唯一的传染源。

（6）防治原则：与蛔虫相同。

4. 蠕形住肠线虫（简称蛲虫）

（1）形态

①成虫：**虫体细小，乳白色**，长 1cm 左右，**雄虫较小**，有头翼和咽管球（食管球）。

②虫卵：比蛔虫卵小，无色透明，卵壳较厚，**两侧不对称，一侧扁平，一侧稍凸，呈"D"字形**，产出的虫卵内含 1 个幼虫胚胎。

（2）生活史：成虫寄生在人体盲肠、阑尾、结肠、直肠和回肠下段。人睡眠后，部分雌虫移行到肛门外大量产卵。可异位寄生于阴道、尿道等部位。

（3）致病：雌虫在肛门外爬行产卵引起**肛门及会阴部皮肤奇痒**。异位寄生可导致明显损害，如阴道炎等。

（4）实验诊断：蛲虫成虫主要寄生于人体小肠末段、盲肠和结肠，一般不在或很少在消化道内产卵，而是多在夜间移行到宿主肛门周围产卵，故粪便检查难以查到虫卵。蛲虫病的诊断常用**肛门棉签拭子法**或**透明胶纸**拭肛法查虫卵，或在肛门周围发现虫体后进行鉴定。

（5）流行：世界性感染，我国感染率高达 30%，仅次于蛔虫。蛲虫病是一种常见的人体寄生虫病，国内各地人体感染较为普遍。一般存在城市高于农村、**儿童高于成人**、在集体机构（如幼儿园等）生活的儿童感染率更高的特点。儿童感染率在 40% 以上，但近年由于广泛开展儿童保健工作，儿童的感染率均普遍下降。

（6）防治原则：防治蛲虫病的关键在于驱虫治疗，防止再感染，普及预防蛲虫的知识，注意个人卫生；定期烫洗和清洗玩具、被褥等。

5. 十二指肠钩虫和美洲钩虫（简称钩虫）

（1）形态

①成虫：十二指肠钩虫和美洲钩虫成虫形态相似，细长，略弯曲，长约 1cm，虫体前端有一角质口囊，十二指肠钩虫口囊腹侧缘有 **2 对钩齿**，美洲钩虫口囊内缘有 **1 对板齿**。

②虫卵：两种钩虫的虫卵形态基本相同，椭圆形，中等大小，**卵壳极薄，无色透明，内含 4 ～ 8 个卵细胞**。

（2）生活史：成虫寄生在人体小肠上段，雌虫于肠腔内产卵，卵随粪便排出体外，发育为杆状蚴或丝状蚴，经皮肤感染人体。

（3）致病：幼虫致病作用有钩蚴性皮炎，呼吸道症状。成虫致病作用有消化道症状，贫血，婴儿钩虫病。

（4）实验诊断：主要是粪检**虫卵**，可用直接涂片法，但最常用的是饱和盐水浮聚法，检出率较高，此外还常用钩蚴培养法。

（5）流行：世界性分布。我国也有相当广泛的分布。

（6）防治原则：普查，药物治疗患者，控制传染源；加强粪便管理，切断传播途径；加强个人防护；保护易感人群。

6. 班氏吴策线虫（简称班氏丝虫）和马来布鲁线虫（简称马来丝虫）

（1）形态

①成虫：两种丝虫成虫的形态相似，虫体细长，头端钝圆，尾端尖细，外被**鞘膜**，两者的微丝蚴的全身布满细胞核（称体核），头端无核部位称头间隙。

②微丝蚴：两种微丝蚴的主要鉴别特征为班氏微丝蚴的体态柔和，弯曲较大，**头间隙长与宽大约相等，体核圆形，较小，大小均匀，排列较松，相互不重叠，无尾核**；马来微丝蚴体态僵直，大弯上有小弯，**头间隙长度约为宽度的 2 倍，体核椭圆形，较大，排列紧密，常相互重叠，有 2 个尾核**。

（2）生活史：班氏丝虫与马来丝虫的生活史过程基本相同，都要经过 2 个发育阶段，幼虫在**媒介蚊虫（中间宿主）**体内及成虫在**人体内（终末宿主）**的发育过程。在人体，成虫寄生于淋巴系统，成虫交配后雌虫产出微丝蚴，多数微丝蚴进入血液循环中。

（3）致病：急性过敏性炎症期（淋巴丝虫病）；慢性阻塞期病变（象皮肿、鞘膜积液和乳糜尿）；隐性丝虫病（热带肺嗜酸性粒细胞增多症）。

（4）实验诊断：诊断丝虫病的主要方法是在血液中查到**微丝蚴**。取血时间宜在夜间 9 点钟后。诊断丝虫病常用的方法：①厚血膜法；②新鲜血滴检查法；③枸橼酸乙胺嗪（海群生）白天诱出法。此外，慢性期患者也可对乳糜尿或鞘膜积液等离心沉淀后涂片检查。

（5）流行：丝虫病流行于热带、亚热带及温带地区，曾是我国五大寄生虫病之一。

（6）防治原则：控制传染源；防蚊灭蚊；加强丝虫病防治后期的系统检测管理。

7. 旋毛形线虫（简称旋毛虫）

（1）形态

①成虫：微小线状，乳白色。

②幼虫囊包：幼虫蜷缩于梭形的囊包中。

（2）生活史：旋毛虫是**寄生人体最小的线虫**。在其生活史过程无外界发育阶段。旋毛虫成虫主要寄生于宿主的十二指肠和空肠上段，幼虫则寄生于同一宿主的**横纹肌**，在肌肉内形成具有感染性的**幼虫囊包**。

（3）致病：旋毛虫主要致病阶段为幼虫。致病过程分为 3 个时期：①侵入期；②幼虫移行期；③囊包形成期。

（4）实验诊断：临床主要应用**免疫方法**诊断有环蚴沉淀试验（CLP）、皂土絮状试验（BFT）、ELISA 等。

（5）流行：世界性分布，我国也有多省市报告。旋毛虫病是一种广泛流行的人兽共患寄生虫病。除人外，还可寄生在猪、犬、牛、羊等 120 多种哺乳动物。人感染旋毛虫与饮食习惯密切相关，主要是由于生食或半生食含幼虫囊包的哺乳动物肉类。

（6）防治原则：该病关键是改变不良饮食习惯，不生食或半生食哺乳动物肉类。

8. 其他人体寄生线虫

（1）粪类圆线虫：主要寄生于人体小肠。诊断主要依靠从粪便、痰液或尿液中查出杆状蚴。

（2）东方毛圆线虫：成虫寄生于绵羊、骆驼、马、牛及驴等食草动物，也可寄生于人体，引起毛圆线虫病。诊断以新鲜粪便中查见虫卵为依据。

（3）美丽筒线虫：主要寄生于反刍动物及其他哺乳动物的食管或口腔的黏膜及黏膜下组织，偶尔寄生于人体引起美丽筒线虫病。诊断以针挑破虫体移行处黏膜、取出虫体鉴定为确诊依据。

（4）结膜吸吮线虫：偶尔可寄生于人眼部，引起结膜吸吮线虫病。局部取出虫体鉴定为确诊依据。

（5）棘颚口线虫：其幼虫偶可侵入人体，引起颚口线虫病。从可疑病变组织中检出虫体为确诊依据。

（6）广州管圆线虫：一种人兽共患寄生虫病。本病的诊断依据：有食本虫中间宿主或转续宿主的历史；脑脊液压力升高，白细胞计数可超过 $500 \times 10^6/L$；从脑脊液、眼球或其他部位检获到虫体。

9. 棘头虫

（1）形态：①成虫，乳白色或淡红色；②虫卵，椭圆形，深褐色，卵壳厚。

（2）生活史：成虫主要寄生于猪和野猪的小肠内，偶尔也可寄生于人、犬、猫的体内。

（3）致病：成虫主要寄生于人体回肠的中下部，造成局部组织充血、出血、坏死及形成溃疡。

（4）实验诊断：患者粪便中很少能查到虫卵，诊断主要依据流行病学及临床症状。

（5）流行与防治原则：本病流行具有明显的季节性和区域性。

二、吸虫

1. 吸虫概述　属于扁形动物门的吸虫纲，所有寄生于人体的吸虫均属复殖目，可寄生于肠、肺、肝和血管系统。

（1）形态特征：①成虫外观多呈叶片状或长舌状，两侧对称，背腹扁平，具有口吸盘与腹吸盘。消化系统不完整，除血吸虫外，均为雌雄同体。②虫卵椭圆形，深褐色，卵壳厚。

（2）生活史：在人体寄生的吸虫均隶属于吸虫纲、复殖目，生活史比较复杂，虫期多，宿主多。吸虫生活史虫期包括卵、毛蚴、胞蚴、雷蚴、尾蚴、囊蚴、后尾蚴（即童虫）及成虫，具有世代交替（即有性世代与无性世代交替出现）现象，并需更换宿主。复殖目吸虫的虫卵发育均需入水，第一中间宿主或唯一中间宿主均为淡水螺类或软体动物。

2. 华支睾吸虫（简称肝吸虫）

（1）形态

①成虫：虫体狭长，背腹扁平，呈葵花籽仁形，前端稍窄，后端钝圆，体表无棘，长1.0～2.5cm，宽0.3～0.5cm，有口、腹吸盘各1个，雌雄同体，有子宫、卵巢和受精囊，两睾丸前后排列于虫体后部1/3。

②虫卵：是人体常见寄生虫卵中最小者，大小为（27～35）μm×（12～20）μm，形似芝麻，淡黄色，较窄端有卵盖，卵盖周围的卵壳增厚形成肩峰，另一端有一瘤状突起（小疣），从粪便排出时，卵内已含有毛蚴。

（2）生活史：包括虫卵、毛蚴、胞蚴、雷蚴、尾蚴、囊蚴、后尾蚴及成虫阶段。第一中间宿主为淡水螺中的豆螺、纹沼螺、长角涵螺等；第二中间宿主为淡水鱼虾，如草鱼、鲢鱼、鲮鱼、鳊鱼、鲤鱼、鲫鱼等几十种，其中以野生的麦穗鱼感染率为最高；终末宿主为人和其他多种哺乳动物，常见为猫、犬、猪等。华支睾吸虫感染阶段为囊蚴，成虫在终末宿主的寄生部位为肝的次级胆管。

（3）致病：华支睾吸虫成虫寄生于肝胆管内引起肝损害，病变主要发生在肝的次级胆管。可出现胆管内膜和单管周围的炎症、胆囊炎、黄疸、胆管结石、肝胆管梗阻等，临床表现轻者无症状，急性期表现为发热、腹泻、上腹部疼痛、厌食、肝肿大和触痛，有时出现黄疸；严重感染者在晚期可致肝硬化、腹水，侏儒症等，甚至死亡。

（4）实验诊断

①病原学诊断：粪便中发现虫卵即可确诊，必要时可由十二指肠引流液查获虫卵而确诊。粪便直接涂片法所用粪便量少，容易漏诊；集卵法可提高检出率，水洗沉淀法效果好于浮聚法；改良加藤厚膜涂片法可进行定性和定量检查，检出率可达90%以上。

②免疫学诊断：常用的方法有皮内试验、间接血凝试验（IHA）、间接荧光抗体试验（IFAT）、酶联免疫吸附试验（ELISA）等，可用作辅助诊断或流行病学调查。

③影像学诊断：B超和CT检查对肝吸虫的肝胆病变有一定辅助诊断价值。

（5）流行：华支睾吸虫病在我国分布较广，是重要的人兽共患寄生虫病。传染源除病人和带虫者外，还包括猫、犬、猪等保虫宿主。流行因素主要是含有虫卵的人或动物粪便有机会进入水体，同时水中有适宜的中间宿主，人们又有生吃或半生吃淡水鱼虾的习惯。此外，在抓鱼后不洗手，或使用切过生鱼的刀和砧板切熟食，用盛过生鱼的器皿盛熟食也可造成感染。

（6）防治原则：华支睾吸虫病的预防关键是改变不良饮食习惯，不吃生的或半生的淡水鱼虾，控制传染源，切断传播途径，及时治疗患者，常用治疗药物有吡喹酮和阿苯达唑。

3. 布氏姜片吸虫（简称姜片虫或肠吸虫）

（1）形态

①成虫：是寄生于人体小肠内的大型吸虫，虫体长20～75mm，宽8～20mm，厚0.5～3mm，虫体肥厚，背腹扁平，后端略宽，形似姜片。口、腹吸盘相距较近，腹吸盘较大，肉眼可见，呈漏斗状，消化系统不完整，雌雄同体，有子宫、卵巢，两个分支高度发达的睾丸前后排列在虫体后半部。

②虫卵：为常见寄生虫虫卵中最大的，大小为（130～140）μm×（80～85）μm，呈椭圆形，淡黄色，卵壳薄而均匀，卵盖小且不明显，内含1个卵细胞和20～40个卵黄细胞。

（2）生活史：成虫寄生于人和猪的小肠中。虫卵随粪便排出体外，在水体中孵化出毛蚴，毛蚴侵入中间宿主扁卷螺，发育为胞蚴、雷蚴、尾蚴，尾蚴发育成熟后逸出螺体，在水生植物体表结囊形成囊蚴，囊蚴随生食水生植物进入人或猪的小肠，发育为成虫。

（3）致病：成虫寄生在小肠上段，靠腹吸盘吸附于肠壁，可致局部机械性损伤，肠壁局部出现充血或点状出血、水肿，若合并细菌感染，可出现炎症甚至脓肿。若重度感染时，整个肠道中均可见成虫，大量成虫可导致肠梗阻。一般临床表现为腹泻、营养不良和贫血等。

（4）实验诊断：由于布氏姜片虫卵较大，容易查找，连续涂3张涂片，检出率几乎可达100%，因此采用粪便直接涂片法检查虫卵即可确诊。也可采用浓集法检查粪便虫卵，偶尔也可通过吐出或在粪便中排出的成虫确诊。

（5）流行：姜片虫病是人、猪共患寄生虫病，在我国主要流行于淡水资源丰富、种植菱角及其他可供生食的水生植物地区。除病人和带虫者可作为传染源外，保虫宿主猪也是重要的传染源。猪的感染主要是饲养者以生的水生植物作为猪饲料造成的，人的感染主要是由于生食含囊蚴的菱角、茭白、荸荠等水生植物而致。

（6）防治原则：积极开展卫生宣教，不生食水生植物，不饮生水；加强粪便管理；不用生的水生植物喂猪，及时查病、治病。

4. 卫氏并殖吸虫（简称肺吸虫）

（1）形态

①成虫：体表多皮棘，外形似半粒花生米，背侧稍隆起，腹面扁平，长7.5～12mm，宽4～6mm，厚3.5～5mm，有口、腹吸盘，腹吸盘位于虫体腹面中部。雌雄同体，卵巢与子宫左右并列于腹吸盘两侧，两指状分支睾丸并列于虫体后1/3处。

②虫卵：长椭圆形，金黄色，大小为（80～118）μm×（48～60）μm，卵盖大而明显，

卵壳厚薄不均，卵盖对端卵壳多增厚，内含 1 个卵细胞和十几个卵黄细胞。

（2）生活史：第一中间宿主为以川卷螺为主的淡水螺类，第二中间宿主为淡水蟹（溪蟹、石蟹等）及蝲蛄，终末宿主为人及多种哺乳动物。虫卵随粪便排出体外，在水体中孵化出毛蚴，毛蚴侵入中间宿主川卷螺，发育为胞蚴、母雷蚴、子雷蚴、尾蚴，尾蚴发育成熟后逸出螺体，主动侵入第二中间宿主体内，发育成囊蚴。终宿主因生食或半生食含有活囊蚴的淡水蟹或蝲蛄而感染。卫氏并殖吸虫病的感染阶段是囊蚴，童虫活动能力强，可在人体内各脏器及组织间移行。卫氏并殖吸虫成虫在人体内正常寄生于肺部，虫囊可与支气管相通，故虫卵可随痰液排出或经吞咽后随宿主粪便排出。

（3）致病：肺吸虫的致病阶段主要为童虫与成虫，童虫活动力强，可在组织器官中移行、窜扰；成虫定居于肺部引起肺部病变。致病过程分急性期与慢性期，急性期主要由童虫移行所致，慢性期又分为脓肿期、囊肿期和纤维瘢痕期 3 个阶段。临床上可依寄生部位分为胸肺型、腹型、皮下包块型、脑脊髓型等。

（4）实验诊断：卫氏并殖吸虫病的病原学诊断主要依赖于痰液或粪便中虫卵的检查，皮下包块型者可做活组织检查。免疫学诊断包括皮内试验，用于普查筛选；酶联免疫吸附试验（ELISA）、酶联免疫吸附抗原斑点试验（AST-ELISA）、间接血凝试验、后尾蚴膜试验、杂交瘤技术、免疫印迹技术、生物素 – 亲和素系统等。胸肺型、脑和脊髓肺吸虫病可用 X 线、CT 与 MRI 进行检查。

（5）流行：主要流行于亚洲、非洲、美洲等地。我国见于 23 个省、市、自治区。

（6）防治原则：预防本病的最重要措施是改变不良饮食习惯，不吃生的或半生的蝲蛄、溪蟹及其制品。常用治疗药物有吡喹酮和阿苯达唑。

5. 斯氏狸殖吸虫

（1）形态：①成虫：虫体狭长，前宽后窄，两端较尖，大小为（11.0 ～ 18.5）mm×（3.5 ～ 6.0）mm；②虫卵：卵圆形，大多数不对称，卵壳厚薄不均匀，虫卵最宽处近卵盖端，大小平均为 71μm×48μm。

（2）生活史：与卫氏并殖吸虫相似。

（3）致病：侵入人体的虫体绝大多数停留在童虫阶段，幼虫移行症表现为游走性皮下包块或结节。

（4）实验诊断：本病患者查不到虫卵，皮下包块活组织检查童虫是主要诊断方法。免疫诊断具有重要参考价值。

（5）流行与防治原则：我国 14 个省市均有发现。本病传染源不是人，而是家猫、犬和豹猫、果子狸、狐等野生动物，流行因素和防治措施与卫氏并殖吸虫基本相同。

6. 日本血吸虫

（1）形态

①成虫：雌雄异体。雌虫虫体呈黑褐色，圆柱形，似线虫，长 12 ～ 28mm，宽 0.1 ～ 0.3mm，口、腹吸盘不如雄虫发达，卵巢 1 个，椭圆形，位于虫体中部。雄虫长 10 ～ 20mm，宽 0.5 ～ 0.55mm，乳白色，呈叶状，体壁向两侧延展，向中间包绕，形成抱雌沟，睾丸 6 ～ 9 个（多为 7 个），呈串珠状排列。雌虫常居于雄虫抱雌沟内，呈雌雄合抱状态。

②虫卵：成熟虫卵呈正椭圆形，89μm×67μm，呈淡黄色，卵壳厚薄均匀，无卵盖，卵

壳一侧有 1 个小棘（侧突），卵内含有 1 条毛蚴，毛蚴与胚膜之间常见大小不等油滴状的毛蚴头腺分泌物。

（2）生活史：钉螺是唯一的中间宿主，人是终末宿主。成虫在终末宿主的寄生部位为门脉－肠系膜静脉系统。雌雄虫交配后，雌虫移行致肠黏膜下层静脉末梢产卵，一部分虫卵经门脉系统流至肝门静脉并沉积在肝门静脉与肝组织内，另一部分虫卵沉积于肠黏膜下层静脉末梢，随溃烂肠黏膜进入肠腔，随粪便排出体外，入水后，毛蚴从卵内孵化，在水体中遇中间宿主钉螺，则侵入钉螺体内，经胞蚴发育至尾蚴。尾蚴是日本血吸虫感染终宿主的阶段，成熟尾蚴从螺体逸出，当人或其他哺乳动物接触疫水时，尾蚴可经皮肤侵入终宿主体内，脱去尾部及表被，释出钻腺内容物，变为童虫，童虫进入外周毛细血管或淋巴系统，移行到达右心，进入肺，通过肺静脉到达左心，进入体循环，到达门静脉，雌雄合抱后移至门脉－肠系膜静脉寄生，发育为成虫。

（3）致病：日本血吸虫的尾蚴、童虫、成虫及虫卵均有致病作用。尾蚴引起尾蚴性皮炎，童虫和成虫主要引起机械性损伤和超敏反应。虫卵是主要致病因子，由虫卵内毛蚴释放的可溶性虫卵抗原引起迟发性超敏反应，形成虫卵肉芽肿，造成虫卵沉积肝、肠壁等组织，导致一系列临床症状。临床上可分为急性血吸虫病、慢性血吸虫病和晚期血吸虫病。

（4）免疫：人体感染血吸虫后，可产生两类获得性免疫反应：一是对沉积在组织内的虫卵形成的迟发型超敏反应；二是童虫或成虫诱导的对抗再感染的保护性免疫反应。

（5）实验诊断

①病原学诊断：常用的病原学诊断方法为毛蚴孵化法，检出率比直接涂片法要高。粪便直接涂片法仅适用于急性感染者或重度感染者。尼龙袋集卵法适用于大规模普查。直肠镜活组织检查适用于慢性期及晚期病人。

②免疫学诊断：包括皮内试验、检测抗体和检测循环抗原。检测抗体的方法主要有环卵沉淀试验（COPT）、间接血凝试验（IHA）、酶联免疫吸附试验（ELISA）等，检测循环抗原的方法主要有斑点 ELISA、双抗体夹心 ELISA 等。

（6）流行：日本血吸虫流行于亚洲地区。在我国主要流行于长江流域及其以南地区。传染源为粪便中排出虫卵的人、畜和野生动物，传播途径包括含血吸虫卵的粪便污染水源，水体中有钉螺孳生，以及人们由于生产和生活活动与疫水接触。流行因素包括自然因素及社会因素。流行区类型主要有：平原水网型、山区丘陵型、湖沼型。

（7）防治原则：控制传染源，查治患者和病牛，消灭钉螺，加强粪便管理，注意安全用水和个人防护。

三、绦虫

1.绦虫概述

（1）形态

①成虫：又称带虫，扁平，带状，**分节**。头节近**球形**，为固着部分；颈部具有生发功能，链体按生殖系统发育情况分为**幼节、成节**和**孕节**。幼节内生殖器官未发育成熟，成节内有发育成熟的雌、雄生殖器官各一套，孕节内为充满虫卵的子宫。

②假叶目虫卵：卵壳薄，一端有一小盖，内含一个卵细胞和若干卵黄细胞。

③圆叶目虫卵：圆球形，卵壳薄，内有较厚胚膜，卵内是六钩蚴。

（2）生活史：成虫全部寄生于终宿主小肠，脱落的孕节和散出的虫卵随粪便排出体外，被中间宿主吞食后，六钩蚴孵出，侵入中间宿主的组织器官，发育为续绦期。续绦期被终宿主吞食后，在小肠受到胆汁刺激，头节翻出，附着于肠壁发育为成虫。绦虫的幼虫在中间宿主体内的发育阶段叫作中绦期。

2.链状带绦虫（简称猪肉绦虫或猪带绦虫）

（1）形态

①成虫：链状带绦虫虫体扁长如带状，长 2～4m，前端较细，向后渐变扁阔，节片较薄而略透明。头节小，似球形，上有 **4 个吸盘及顶突**，顶突上有**两圈小钩**。链体由幼节、成节和孕节构成，共有 700～1000 个节片。虫体后段为孕节，孕节中仅见充满虫卵的子宫向两侧发出分支，每侧 7～13 支。

②虫卵：卵壳薄而脆弱，易破裂脱落而一般不易见到，脱卵壳后的虫卵近似球形，较小，外面仅见较厚的胚膜，呈棕黄色，具有放射状条纹，卵内含球形六钩蚴。

（2）生活史：①生活史需两个宿主，人既是唯一**终宿主**，也可以作为**中间宿主**。链状带绦虫的中间宿主主要是猪和野猪。②成虫寄生于人的**小肠上段**，囊尾蚴寄生于人的**组织内**。③食入虫卵在体内寄生的是囊尾蚴期，食入囊尾蚴（吃生的米猪肉）在体内寄生的是成虫期。④人若误食其虫卵或孕节，或者通过自体感染方式，也可在人体各组织器官发育成囊尾蚴，但不能继续发育为成虫。⑤囊尾蚴在小肠经 2～3 个月发育为成虫。成虫在人体内的寿命可达 25 年以上。⑥脱落的孕节片（虫卵）随粪便排出体外。

（3）致病：链状带绦虫的幼虫和成虫均可致病。成虫寄生数量一般为 1 条，有的数条，引起的疾病称**猪肉绦虫病**（或猪带绦虫病、链状带绦虫病），一般临床表现较轻。猪囊尾蚴对人体的危害远较成虫大，所致疾病称**囊尾蚴病**（或囊虫病），其危害程度因寄生部位不同而异。猪囊尾蚴在人体的寄生部位很广，主要是皮下组织、肌肉、脑和眼，其次为心、舌、口腔，以及肝、肺、腹膜等。在大脑寄生引起占位性病变，对周围的脑组织产生压迫，所以猪囊尾蚴寄生脑对人体的危害最大。临床类型常见有：皮下及肌肉囊尾蚴病、脑囊尾蚴、眼囊尾蚴等。

（4）实验诊断

①链状带绦虫病的诊断：通过粪便检查可能发现**孕节**，但发现虫卵的机会不高，对可疑患者应连续数天检查，最好是淘洗粪便找到孕节进行鉴别才能确诊。

②囊尾蚴病的诊断：皮下或浅表部位的囊尾蚴结节可用**手术摘除活检**，眼囊尾蚴病可用眼底镜检查，深部组织囊尾蚴病可用 CT 扫描等。

（5）流行：猪带绦虫世界分布。在我国主要分布于东北、内蒙古、河南、河北、山东、山西、广东、贵州、甘肃、陕西、福建、云南等地。

（6）防治原则：治疗患者；注意个人卫生及饮食卫生；加强粪便管理，提倡建圈养猪；严格肉类卫生检验。

3.肥胖带绦虫（简称牛带绦虫或牛肉绦虫）

（1）形态

①成虫：与链状带绦虫相似，虫体更长，可达 4～8m，节片较厚而不透明。头节略呈**方形**，上有 **4 个吸盘**，无顶突及小钩，链体的节片可达 1000～2000 个。孕节子宫每

侧有 15 ～ 30 分支。

②虫卵：形态与链状带绦虫卵一样。

（2）生活史：①与猪带绦虫的生活史近似。②人是其**唯一终宿主**。③中间宿主为牛、羊、美洲驼、长颈鹿等，人不能作为中间宿主。④成虫寄生于人的**小肠上段**。⑤脱落的孕节蠕动能力强，可自行逸出肛门外，或随粪便排出。⑥生食或半生食含囊尾蚴的牛肉。⑦成虫在人体内的寿命可达 20 ～ 30 年，甚至更长。

（3）致病：牛带绦虫只有成虫寄生在人体小肠内，症状多不明显。

（4）实验诊断：通过粪便检查可能查到虫卵或孕节，但采用肛门拭子法查到虫卵的机会更高，但不能鉴别是牛带绦虫还是猪带绦虫的虫卵，应根据孕节或头节的形态进行鉴别。

（5）流行：世界性分布。我国各地均有报道，多散在发生。

（6）防护原则：治疗患者；加强粪便管理；注意个人饮食卫生；加强肉类检查。

4.细粒棘球绦虫

（1）形态：①成虫，细粒棘球绦虫是人体绦虫中最小者之一，体长仅 2 ～ 7mm，除头节及颈部外，链体一般仅有幼节、成节及孕节各一节，头节有**4 个吸盘**及**顶突**，顶突上也有**小钩**。②虫卵，形态与猪牛带绦虫卵相似。③幼虫，即棘球蚴，又称包虫，其结构包括囊壁、囊液、原头蚴、子囊、生发囊等。

（2）生活史：人及多种偶蹄类动物是该虫的**中间宿主**，终末宿主是犬及狼等食肉动物。棘球蚴几乎可以寄生于人全身所有部位，最多见于**肝**，其次为肺、腹腔。

（3）致病：细粒棘球绦虫的致病取决于寄生部位及数量，引起的疾病称为**棘球蚴病**（也称包虫病）。

（4）实验诊断：①询问病史；②病原学检查（主要依据）；③免疫学诊断（主要手段），抗体和抗原的多种诊断方法。

（5）流行：世界各地流行。我国是世界上包虫病发病率较高的国家之一。造成严重流行的条件主要有 3 点：虫卵对环境的污染；病畜内脏处理不当；缺乏预防该病的卫生知识。

（6）防治原则：加强卫生宣传教育；提高居民防病意识。

5.微小膜壳绦虫

（1）形态

①成虫：带状小型绦虫。分头节和节片。头节微小，球形，具顶突和小钩，每个节片有 3 个椭圆形睾丸，卵巢分叶，子宫呈袋状，成熟节片内充满虫卵。

②虫卵：圆形或椭圆形，无色透明，卵壳很薄，内有较厚的胚膜，胚膜两端各发出 4 ～ 8 根丝状物，内含有 1 个六钩蚴。

（2）生活史：可在同一宿主体内完成生活史，某些节肢动物亦可作为中间宿主。生活史可有三种感染途径：虫卵直接感染、经中间宿主感染、自体感染。

（3）致病：主要是由于成虫头节上的小钩和体表微毛对宿主肠壁的机械损伤及虫体的毒性分泌物所致。在虫体附着部位，肠黏膜发生坏死，有的可形成深达肌层的溃疡，并有淋巴细胞和中性粒细胞浸润。感染严重者特别是儿童，可出现胃肠和神经症状，如恶心、呕吐、食欲缺乏、腹痛腹泻，以及头痛、头晕、烦躁和失眠，甚至惊厥等。有的患者还可出现皮肤瘙痒和荨麻疹等过敏症状。

（4）实验诊断：从患者粪便中查到虫卵或孕节为确诊的依据。采用水洗沉淀法或浮聚浓集法均可增加检出虫卵的机会。

（5）流行：温带和热带地区多见，国内分布较广泛。感染率一般较低，儿童感染率较高。传染源主要是在人与人之间或人与鼠之间传播。鼠类可作为保虫宿主。

（6）防治原则：彻底治疗患者，以防止传播和自身感染；加强健康教育，养成良好的个人卫生习惯，饭前便后洗手；注意环境卫生，消灭鼠类、蚤类；注意营养，提高个体抵抗力是预防本病的重要措施。

第三单元　医学原虫

【复习指南】熟练掌握各种原虫的形态，掌握其生活史、致病性、实验诊断，了解其流行和防治原则。

一、阿米巴

除溶组织内阿米巴能侵袭组织引起疾病外，其他寄生于人体消化道的阿米巴均为非致病性共栖原虫，一般不致病。比如结肠内阿米巴、微小内蜒阿米巴、哈门阿米巴、布式嗜碘阿米巴。这些阿米巴原虫与溶组织内阿米巴有相同或相似的形态特点，在人体粪便检查容易和致病性的溶组织阿米巴相混淆，因此在临床上要加以区分。

1. 溶组织内阿米巴

（1）形态：溶组织内阿米巴的生活史包括**滋养体**和**包囊**两个阶段。

①滋养体：大小为 10～60μm，形状多变，胞质分内质和外质，有一个具有典型特征的**泡状核**，核膜内缘有单层均匀分布、大小一致的核周染色质粒。大的滋养体常含有吞噬的红细胞。

②包囊：圆形，大小为 10～16μm，**核 1～4 个**，4 核包囊是**成熟包囊**，核的特征与滋养体相同，未成熟包囊常见有糖原泡和拟染色体。

（2）生活史：溶组织内阿米巴生活史属于**简单型**（直接型），包括**滋养体**和**包囊** 2 个虫期。基本过程：包囊—滋养体—包囊。滋养体是其基本生活型和**致病阶段**，成熟包囊是**感染阶段**，**经口感染**，寄生于人体**结肠**，主要在**盲肠**。正常情况下包囊随着人的粪便排出体外。

（3）致病：溶组织内阿米巴的致病机制主要是其滋养体具有**接触依赖性溶解宿主组织细胞的作用**（接触性杀伤作用），可侵入人体肠壁组织，主要损害盲肠和阑尾，也可累及乙状结肠和升结肠，典型的病变是口小底大的**烧瓶样溃疡**。此外，还可侵入肝、肺等其他组织器官。临床表现分为阿米巴病和肠外阿米巴病。肠阿米巴病主要引起急性阿米巴结肠炎，即阿米巴痢疾，排黏液脓血便。肠外阿米巴病最常见的是阿米巴肝脓肿，还可引起脑脓肿、肺脓肿等。

（4）实验诊断：①肠阿米巴病的病原学诊断方法主要为**生理盐水涂片法**；②急性阿米巴痢疾的粪便中最常见的是吞噬红细胞的滋养体；③带虫者及慢性患者的成形粪便可用碘液涂片法查到包囊；④阿米巴脓肿患者可通过脓肿穿刺液涂片检查滋养体。

（5）流行：世界性分布。我国人群感染率为 0.25%～2.99%。

（6）防治原则：查治患者和带虫者，控制传染源；加强卫生知识宣传；加强粪便水源管理。

2. 非致病阿米巴　寄生于人体肠腔内的非致病阿米巴有结肠内阿米巴、微小内蜒阿米巴、哈氏内阿米巴、布氏嗜碘阿米巴和齿龈内阿米巴等。

3.致病性自生生活阿米巴 此类阿米巴引起的病症凶险，死亡率较高。

二、鞭毛虫

1.杜氏利什曼原虫 生活史包括无鞭毛体和前鞭毛体两个虫期。

（1）形态：①无鞭毛体又称利杜体，呈卵圆形，大小为（2.9～5.7）μm×（1.8～4.0）μm，经姬氏或瑞氏染色，可见细胞质呈淡蓝或淡红色，核大而明显，呈红色或淡紫色，动基体呈红色的细杆状，虫体前端的颗粒状基体发出根丝体。利杜体寄生于人和哺乳动物的巨噬细胞内。②前鞭毛体呈长梭形，大小为（14.3～20）μm×（1.5～1.8）μm，由基体向外发出 1 根鞭毛游离于体外，核位于虫体中部，动基体位于核之前，基体之后。前鞭毛体在培养基中常以虫体前端聚集，排列成菊花状。前鞭毛体寄生于昆虫媒介白蛉的消化道内，通过白蛉的叮咬、吸血传播给人及其他动物。

（2）生活史：①在白蛉消化道内发育为成熟的前鞭毛体；②在人体巨噬细胞内发育为无鞭毛体。通过白蛉叮咬进行传播。

（3）致病：无鞭毛体寄生于人体巨噬细胞内，不断增殖，造成大量巨噬细胞被破坏，从而引起网状内皮系统增生，导致一系列病变。主要临床表现为发热、脾大、贫血、出血倾向、**白蛋白/球蛋白的比值倒置**等，特殊临床表现包括皮肤型黑热病和淋巴结型黑热病。

（4）实验诊断：肝、脾、骨髓或淋巴结穿刺物涂片检查无鞭毛体，也可将穿刺物接种于 NNN 培养基或动物接种。皮肤型黑热病患者可做皮下结节活组织检查。免疫学检查包括检测血清循环抗原、检测血清抗体和利什曼素皮内试验等，还可通过分子生物学的聚合酶链反应（PCR）或 kDNA 探针杂交法等检测。

（5）流行：黑热病主要流行于我国长江以北地区，传染源包括患者、病犬和某些野生动物，流行区类型主要有人源型、犬源型和自然疫源型，传播媒介为白蛉（主要是中华白蛉）。

（6）防治原则：采用查治病人、杀灭病犬和消灭传播媒介白蛉的综合措施，治疗药物首选五价锑剂，包括葡萄糖酸锑钠和葡糖胺锑。

2.阴道毛滴虫

（1）形态：生活史仅有滋养体一个虫期，活虫体无色透明，固定染色后呈水滴形或梨形，长 30μm，宽 10～15μm，有 1 个泡状核，位于虫体前 1/3 处，核前方有五个毛基体，分别向前发出 4 根前鞭毛，向后发出 1 根后鞭毛，虫体一侧有波动膜，后鞭毛与波动膜外缘融合，1 根透明的轴柱纵贯虫体并从后端伸出，胞质内有深染颗粒。

（2）生活史：滋养体通过二分裂增殖，抵抗力强，具有感染性，既是增殖阶段，又是感染阶段，通过直接接触或间接接触方式在人群中传播。在女性主要寄生于阴道，在男性可寄生于尿道和前列腺。

（3）致病：女性感染主要引起滴虫性阴道炎、尿道炎；男性感染可引起滴虫性前列腺炎、附睾炎等。

（4）实验诊断：取阴道后穹分泌物，生理盐水涂片法或涂片染色后镜检，查到滋养体可确诊；取尿液沉淀物或前列腺液，涂片镜检或染色后镜检，发现滋养体也可确诊；使用肝浸液培养基或 Diamond 培养基，将待检标本在 37℃下培养 48 小时，再检查滋养体。

（5）流行：阴道毛滴虫病呈世界性分布，传染源为滴虫性阴道炎患者、无症状女性或男性带虫者。传播途径包括直接和间接传播两种方式，直接传播主要通过性接触传播，间接传播主要是通过公共浴池、浴具、坐式马桶等方式传播。

（6）防治原则：治疗患者和无症状带虫者，减少和控制传染源。性伴侣同时治疗，才能根治患者。常用口服药物为甲硝唑（灭滴灵）。局部用滴维净或 1：5000 高锰酸钾冲洗阴道，预防感染应注意个人卫生和经期卫生，提倡使用淋浴，不使用公共浴具和游泳衣裤，慎用公共马桶等。

3. 蓝氏贾第鞭毛虫

（1）形态：①滋养体：外形呈半个纵切倒置梨形，前端宽钝，后端尖细，腹面扁平，背部隆起。虫体长 9～21μm，宽 5～15μm，厚 2～4μm，腹侧前部有一个心形的吸盘，有 1 对细胞核、1 对轴柱，轴柱中部有 1 对中体，虫体前端有 4 对毛基体，发出 4 对鞭毛，即前侧鞭毛，后侧鞭毛，腹鞭毛及尾鞭毛各 1 对。②包囊：外形呈椭圆形，长 8～14μm，宽 7～10μm，囊壁较厚，表面光滑，染色时不着色，核 2 个（未成熟包囊）或 4 个（成熟包囊）。

（2）生活史：滋养体主要寄生于十二指肠与小肠上段，偶可见寄生于胆囊，是营养、增殖阶段。滋养体随肠内容物下行至回肠下段和结肠内时，由于水分的减少而形成包囊，包囊是传播阶段。

（3）致病：致病机制尚不完全清楚，但与人体免疫力有关。人体感染后多为无症状带虫者。但当人体二糖酶缺乏或分泌型 IgA 缺乏时，可出现严重症状。患者的临床表现主要是腹泻，急性期呈水样泻或脂肪泻，因此常引起脂溶性维生素缺乏。便少有黏液脓血，但有恶臭。慢性期表现为周期性稀便，病程可达数年而不愈。严重感染且未经治疗的患儿可持续很长时间，并导致营养吸收不良，身体发育障碍。

（4）实验诊断：病原学诊断以粪便内找到滋养体或包囊均可确诊，在水样便中查滋养体，成形便中查包囊。也可取小肠液或小肠活组织检查滋养体。

（5）流行：许多国家均有流行，我国平均感染率为 2.65%。粪便中排出包囊的人和动物是传染源，通过水源传播或粪口传播，人群普遍易感，尤其是幼儿、身体虚弱者和免疫功能缺陷者。

（6）防治原则：积极治疗病人和带虫者，加强粪便管理，保护水源，注意饮食卫生。常用治疗药物有甲硝唑，呋喃唑酮等。

4. 其他鞭毛虫　人毛滴虫、口腔毛滴虫、脆弱双核阿米巴。

三、孢子虫

1. 疟原虫　寄生于人体的疟原虫包括 4 种：间日疟原虫、三日疟原虫、恶性疟原虫、卵形疟原虫，我国寄生的疟原虫主要有**间日疟原虫**和**恶性疟原虫**。疟原虫在人体红细胞内寄生的阶段主要有**环状体**（小滋养体）、**大滋养体、裂殖体、配子体**等阶段。

（1）形态

①早期滋养体（环状体）：胞质少，有空泡，胞质被挤向周边呈环形，核位于一侧，形成**指环**。大小约为红细胞直径的 1/3，核多为 1 个。

②晚期滋养体（大滋养体）：体大，核 1 个，胞质多，形态不规则，有**空泡**，开始出现棕黄色小杆状疟色素。

③裂殖体：核先分裂，随后胞质开始分裂，空泡逐渐消失，疟色素开始集中，核可分裂到 $12 \sim 24$ 个，但胞质在未分裂前为**未成熟裂殖体**，若胞质也完全分裂并包住每一小块核，即为**成熟裂殖体**，其分裂形成的小体称为**裂殖子**。

④配子体：有雌、雄配子体两种，圆形或椭圆形，核 1 个，疟色素均匀分布。

（2）生活史：几种疟原虫的生活史基本相同，需要 2 个宿主，终末宿主是**按蚊**，在其体内完成配子生殖并进行孢子生殖，形成的子孢子对人有感染性。人是其**中间宿主**，在人体分肝细胞内和红细胞内两个发育阶段，在肝细胞内的阶段称为红细胞外期（简称红外期），在红细胞内的阶段称为红细胞内期（简称红内期）。红内期发育包括从**环状体—大滋养体—裂殖体**的裂体增殖过程，周而复始，称为**裂体增殖周期**。完成一代红内期裂体增殖，间日疟原虫需 48 小时，恶性疟原虫需 $36 \sim 48$ 小时，三日疟原虫需 72 小时。

不同疟原虫对红细胞的选择性有所不同，间日疟原虫主要寄生于网织红细胞（幼稚红细胞）内，恶性疟原虫可寄生于各个发育阶段的红细胞内。

子孢子是疟原虫的感染阶段。现普遍认为间日疟原虫子孢子存在两种类型：速发型子孢子和迟发型子孢子，后者是引起间日疟疾复发的原因。

（3）致病：疟原虫引起的疾病称为疟疾。疟原虫的致病主要与其**红内期裂体增殖**密切相关。疟原虫感染人体以后，经过一定的潜伏期后，引起疟疾发作。一次疟疾典型发作包括**寒战、发热、出汗退热** 3 个阶段，疟疾发作的间隔时间与疟原虫的红内期增殖周期所需时间一致。经过多次疟疾发作后，导致贫血、脾大等临床表现。恶性疟原虫有时还可引起凶险型疟疾，常见为脑型疟，病死率高。疟疾若治疗不彻底可出现再燃，而间日疟还可出现复发。

（4）免疫：先天性免疫；获得性免疫；体液免疫；细胞免疫；带虫免疫及免疫逃避。

（5）实验诊断

①病原学诊断：厚、薄血膜染色镜检是目前最常用的方法。间日疟宜在发作后数小时至十余小时采血能提高检出率，而恶性疟宜在发作时采血。

②免疫学诊断：循环抗体检测方法主要有间接荧光抗体试验（IFA）、间接血凝试验（IHA）和酶联免疫吸附试验（ELISA）等。检测循环抗原常用方法有放射免疫试验、抑制法酶联免疫吸附试验等。

③分子生物学技术：PCR 和核酸探针已用于疟疾的诊断，分子生物学检测技术的最突出的优点是对疟原虫血症检出率较高。

（6）流行：主要流行于热带、亚热带。我国华中、华南、西南和南海地区尚有流行。

（7）防治原则：①消灭传染源，保护易感人群；②常用抗虐药物。

2. 刚地弓形虫（简称弓形虫）

（1）形态：刚地弓形虫发育的全过程，可有 5 种不同形态的阶段。即**滋养体、包囊、裂殖体、配子体和卵囊**。滋养体寄生于中间宿主（包括人和多种哺乳动物），有速殖子和缓殖子两种，**速殖子**是指游离于细胞外或存在于假包囊中的滋养体，长 $4 \sim 7mm$，呈香蕉形或月牙形，一端较尖，一端钝圆，核 1 个；**缓殖子**是指存在于包囊中的滋养体，形态与速殖子相似。

（2）生活史：属于宿主转换型，完成生活史需要 1 种以上的脊椎动物。

（3）致病：弓形虫是一种重要的机会致病原虫，其致病作用与**虫株毒力**及**宿主免疫状态**有关，正常人感染后通常不发病，表现为隐性感染，但先天性感染和免疫功能减退或受损者（如长期使用免疫抑制药、艾滋病患者等）的感染者常可引起严重的弓形虫病。临床上分**先天性弓形虫病**和**获得性弓形虫病**两类。前者为孕妇经胎盘将感染的弓形虫传播给胎儿，可引起早产、流产、畸胎或死胎、小脑畸形、神经系统受损等多种严重后果。获得性弓形虫病临床表现多样，以淋巴结肿大最为常见，还可引起脑部及眼部损害。

（4）实验诊断

①病原学诊断：涂片染色法，取各种患者腹水、胸腔积液、脑脊液、骨髓或血液等经离心沉淀后取沉淀物涂片染色。采用活组织穿刺物涂片染色后镜检。接种培养，弓形虫病可用动物接种或细胞培养法。

②血清学试验：**染色试验**是诊断弓形虫病的一种经典方法。常用的还有间接血凝试验、间接荧光抗体试验、酶联免疫吸附试验和免疫酶染色试验等方法。

（5）流行：人群感染相当普遍，我国血清抗体阳性率平均为 5.3%。

（6）防治原则：以预防为主，加强畜、禽管理和检测；定期检查孕妇血清；对患者进行药物治疗。

3. 卡氏肺孢子虫（现改称耶氏肺孢子虫，简称肺孢子虫） 肺孢子虫是肺孢子虫肺炎的病原体，生活史过程包括**滋养体、包囊前期**和**包囊** 3 个阶段。

（1）形态：滋养体呈多态形，大小为 2 ~ 5μm。包囊呈圆形或椭圆形，直径 5 ~ 8μm，囊壁较厚，成熟包囊内含 **8 个香蕉形囊内小体**，各有一个核。

（2）生活史：包囊经空气传播进入肺内，发育成滋养体。

（3）致病：在健康宿主体内，本虫呈隐匿状态，当宿主免疫力下降（如使用免疫抑制剂、肿瘤治疗、艾滋病），则大量繁殖，引起肺泡上皮受损，**为卡式肺泡子菌肺炎。**

（4）实验诊断：病原学诊断主要是取痰液、支气管分泌物、支气管肺泡灌洗液或肺组织活检查滋养体或包囊。

（5）流行：世界性分布。

（6）防治：接受免疫抑制剂者和携带 HIV 者，应警惕诱发本病。及时用药物治疗本病。

4. 隐孢子虫

（1）形态：寄生于人和大多数哺乳动物体内的隐孢子虫是**微小隐孢子虫**，感染阶段为**卵囊**。呈圆形或椭圆形，直径 4 ~ 6μm，成熟卵囊内含 4 个月牙形子孢子和残留体。

（2）生活史：有性繁殖和无性繁殖均在同一宿主体内，卵囊随粪便排出，具有感染性。

（3）致病：隐孢子虫是一种**人兽共患**寄生虫病。该虫主要寄生于小肠上皮细胞的刷状缘纳虫空泡。临床表现以**腹泻**为主，大便呈水样或糊状，一般无脓血。病程多为自限性，但免疫缺陷的感染者病情较为严重，该病常成为艾滋病患者并发腹泻死亡的原因。

（4）实验诊断：为粪便的涂片染色法检查卵囊，主要有金胺 – 酚染色法、改良抗酸染色法、金胺酚 – 改良抗酸染色法。

（5）流行：至少有 74 个国家（包括我国）、300 多个地区有病例报道。

（6）防治原则：加强饮水和食物的管理，注意个人卫生，保护免疫功能低下的人群。

四、纤毛虫

结肠小袋纤毛虫

（1）形态：①滋养体，呈椭圆形，一端略平，无色透明或淡灰略带绿色，体表密布斜纵行、细而短的纤毛；②包囊，球形或卵圆形，囊壁厚而透明。

（2）生活史：结肠小袋纤毛虫包囊污染食物、饮水，经口感染人、猪、猴、鼠可作为保虫宿主。

（3）致病：可引起结肠类似溶组织阿米巴痢疾的溃疡。

（4）实验诊断：临床表现分3型，即无症状型、慢性型和急性型。

（5）流行：分布广泛。

（6）防治原则：与溶组织阿米巴同。

第四单元　医学节肢动物

【复习指南】掌握各种节肢动物的形态，熟悉其生活史、致病性、实验诊断，了解其流行和防治原则。

一、医学节肢动物的形态、分类、生态与危害

1. 形态

（1）虫体两侧对称、分节，有分节的附肢。

（2）体表骨骼化，称外骨骼。

（3）循环系统开放式。

（4）发育过程多经历蜕皮和变态。

2. 分类　与医学有关的节肢动物有6个纲：**昆虫纲、蛛形纲、甲壳纲、唇足纲、倍足纲、五足纲**。其中以昆虫纲和蛛形纲最为重要。

3. 生态　是指生物与外界环境各种因素的相互关系。所以调查自然界的温度、湿度、地理、地质及节肢动物的食性，对控制和消灭传播疾病的节肢动物及其传播的疾病具有重要的意义。

4. 主要危害

（1）直接危害：包括骚扰与吸血、螫刺与毒害、致过敏和寄生等。

（2）间接危害：即传播疾病，是医学昆虫对人类的主要危害，间接危害有**机械性传播**和**生物性传播**两种方式。

二、昆虫纲

1. 概述　昆虫纲旧称"六足虫纲"，是节肢动物中种类和数量最多的一个纲，能传播多种疾病，与医学有着密切的关系。常见的医学昆虫有蚊、蝇、白蛉、虱、蚤等。昆虫纲的成虫有3对足，分头、胸、腹三部分，体壁由几丁质的外骨骼构成。

（1）形态：①成虫体分**头、胸、腹**三部分。②头部有**触角1对，复眼1对**。③胸部有**足3对**，通常有**翅2支**。④**腹部**是昆虫种类鉴定的重要依据。

（2）发育与变态：节肢动物的幼虫从卵孵化后，需要经历从外部形态、内部结构、生理功能到生态习性，行为和本能上的一系列改变，才能发育为性成熟的成虫。这一过程经历的形态改变，称为**变态**。①**全变态**（完全变态）：分卵、**幼虫、蛹及成虫**4个阶段，各阶段形态及生活习性完全不同，如蚊、蝇等。②**半变态**（不完全变态）：分卵、若虫及成虫3个阶段。其中若虫与成虫形态相似，只是若虫的虫体较小，生殖器官未成熟而已，如虱、蜱。

2．蚊 种类多，分布广，是一类重要的医学昆虫，与疾病相关的蚊类主要有按蚊属、库蚊属和伊蚊属。

（1）我国主要传病蚊种及其与疾病的关系

①中华按蚊：是平原地区尤其是水稻种植区疟疾和马来丝虫重要的传播媒介。

②嗜人按蚊：是我国南方疟疾和马来丝虫重要的传播媒介。

③微小按蚊：是南方山地和丘陵地区疟疾主要的传播媒介。

④大劣按蚊：是海南岛疟疾主要的传播媒介。

⑤淡色库蚊和致倦库蚊：是班氏丝虫主要的传播媒介。

⑥三带喙库蚊：是流行性乙型脑脊髓膜炎的主要媒介。

⑦白纹伊蚊和埃及伊蚊：是登革热的主要媒介。

⑧蚊是以**生物性传播方式**传播各种疾病的。

（2）形态

①成虫：体长为 1.6～12.6mm，灰褐色、棕褐色或黑色，分头、胸、腹 3 部分。头部**触须**的长短和形态因性别和蚊种的不同而有所区别。中胸有翅 1 对，翅斑的有无及翅斑的**数量、大小和位置**是鉴定蚊种的特征之一。后胸有平衡棒 1 对，是双翅目昆虫的特征，为飞行时的平衡器官。腹部由 11 节组成，仅见 8 节，最后 3 节变成外生殖器。雌蚊后有尾须 1 对，雄蚊有钳状的抱器。

②蚊卵：小，长不足 1mm，其形态因种属而异。按蚊卵呈**舟形**，两侧有**浮囊**，在水面上常呈**网状分布**。库蚊卵呈圆锥形相互**竖立粘成卵块，浮于水面**。伊蚊卵呈长椭圆形，**单个分散沉于水底**。

（3）生活史：蚊为全变态。雌蚊交配后，吸血产卵于水中，在夏天约经 2 天可孵出幼虫，以水中微小生物为食，幼虫经 5～7 天，蜕皮 4 次化为蛹，再经 1～2 天羽化为成蚊。整个生活史需 7～15 天，一年繁殖 7～8 代。

（4）生态：蚊属**全变态昆虫**，生活史过程包括**卵、幼虫、蛹、成蚊** 4 个时期，其中前 3 个时期生活在水中。成蚊产卵的地点（场所）就是蚊的孳生地，是各种类型的水体。雄蚊不吸血，雌蚊必须吸食人或动物血液卵巢才能发育、产卵。

（5）防治原则：①环境治理，通过环境处理和改造改变孳生环境，这是灭蚊最主要的环节；②化学防制，当蚊媒病流行时，应迅速使用杀虫剂，杀灭蚊虫，对控制疾病蔓延极为重要；③生物防制，包括放养食蚊鱼类和施放生物杀虫剂；④防蚊驱蚊。

3．蝇

（1）形态、生活史、生态：成虫躯体多毛，分类头、胸、腹 3 部分。前、后胸均退化，中胸特别发达。中胸背板上的鬃毛、斑纹，可作为分类依据。**爪垫上密布细毛，能分泌黏液，可携带病原体**。腹部共 10 节，外观 5 节，其他 5 节变为外生殖器。雄性外生殖器是分类的重要依据。生活史：蝇属**全变态昆虫**，生活史包括卵、幼虫、蛹、成蚊 4 个时期。

蝇的孳生地类型分为垃圾类、人粪类、禽畜粪便、腐败动物质类和腐败植物质类 5 类。成蝇的食性分**不食蝇类、吸血蝇类**和**非吸血蝇类** 3 类，以非吸血蝇类为最多，其食性杂，以机械性传播方式传播疾病。而吸血蝇类可以生物性传播疾病。有些种类的蝇幼虫（蝇蛆）偶可寄生于人体不同部位，引起蝇蛆病。

（2）我国常见蝇种：①舍蝇；②大头金蝇；③尾黑麻蝇；④丝光绿蝇；⑤巨尾阿丽蝇；⑥厩腐蝇；⑦夏厕蝇；⑧厩螫蝇。

（3）我国常见蝇种与疾病的关系：①机械性传播；②蝇蛆病。

（4）实验诊断：从患者受损处取出蝇幼虫，鉴定后即可确诊。

（5）防治原则：①环境防制。搞好环境卫生，及时清理粪便、垃圾以控制蝇类孳生的环境，是降低蝇类密度的重要措施。②化学防制。应结合蝇类生态习性，选择其活动、栖息场所进行滞留喷洒药物。③物理防制。可采用笼诱、黏蝇纸、各种灯、电诱蝇器诱杀成蝇。对幼虫（蛆）及蛹可进行淹、捞、闷杀以及利用粪便的堆肥发酵产生的热及有害气体来杀死蛆及蛹。

4. 蚤（俗称跳蚤）

（1）生活史与生态：蚤为小型吸血昆虫，无翅，善于跳跃，是传播鼠疫等人畜共患病的媒介。蚤属完全变态，自卵发育为成虫需1个月左右。寿命1～2年。雌雄蚤均能吸血，耐饥力较强。对宿主的选择，除个别种类较专一外，大部分种类较广泛，可寄生于鼠、犬、猫、羊、蝙蝠和人的体表，有些种类经常变换宿主，当宿主死后变冷，即离去并寻找新的宿主。这一习惯在蚤传播疾病上很重要。

（2）与疾病的关系：蚤对人体的危害除叮刺吸血、骚扰外，还传播以下疾病。①**鼠疫**：为鼠疫杆菌所致的烈性传染病。其自然宿主在我国为旱獭、黄鼠和沙鼠，蚤是重要的传播媒介。②**鼠型斑疹伤寒**：由蚤传播莫氏立克次体引起的急性传染病，当蚤吸血感染后，莫氏立克次体进入蚤胃内上皮细胞大量繁殖，并可随蚤粪排出，污染伤口而感染人。③**绦虫病**：人主要通过误食含似囊尾蚴的蚤而感染。

（3）实验诊断：在阴暗潮湿的室内，尤其是饲养鸡、猫、狗等动物的家庭，若腰部、小腿等处突然出现巨痒，有散在分布的水肿性红斑、风团，应考虑有蚤叮咬的可能，若能捕到蚤即可确诊。

（4）防治原则：首先应着重处理蚤的孳生地，并与灭鼠相结合，对孳生地可用烧燎或药物喷洒，如用敌敌畏、敌百虫、马拉硫磷等。同时注意猫、犬等家畜的管理，定期用药液给犬、猫洗澡。

5. 虱

（1）形态、生活史与生态：人体虱体狭长，为灰色或灰白色，头略呈橄榄形，在触角处最宽，向后渐窄细，颈小可动。雌体长达4.4mm，雄虫略小，体分头、胸、腹3部分。虱为**不全变态**昆虫。有卵、若虫及成虫3期，由卵发育为成虫的时间与温度和湿度有关。虱雌、雄成虫及若虫均吸血，虱有**边吸血、边排粪**的习性。虱怕冷，亦怕热，最适宜活动的温度为人体正常的体温（30℃左右），当人体体温升高或下降，则迅速爬离原宿主，加觅新宿主寄生，这些习性与传播疾病有关。耻阴虱主要通过性接触传播，近年来将其列为性传播疾病。

（2）与疾病的关系：①流行性斑疹伤寒为普氏立克次体引起的急性传染病。传播媒介主要是人虱。带有病原体的虱粪或被压碎的虱体可污染抓破的皮肤或通过黏膜造成感染。②战壕热为五日立克次体引起的传染病，又称五日热。其传播方式与流行性斑疹伤寒相似。③回归热为回归热螺旋体引起的急性传染病。传播媒介为人体虱。

（3）实验诊断：在寄生部位找到虱卵、若虫或成虫即可确诊。

（4）防治原则：①防虱，主要应做好个人卫生，常洗头、洗澡、换洗衣服。②灭虱，感染人体虱的衣物，换下后可用蒸汽或煮沸消毒灭虱或用60℃以上温度烫洗30分钟。人头虱可用20%乙醇浸剂涂于头发上，连用数次，效果较好。耻阴虱可将阴毛剃除后多次清洗阴部，或用药物杀灭。

6. 其他昆虫

（1）蠓：俗称"小咬"或"黑蚊"，属双翅目蠓科。

（2）蚋：俗称"黑蝇"或"驼背"。

（3）虻：为一类大、中型昆虫，俗称"牛虻"或"瞎虻"。

（4）臭虫：俗称壁虱，生长繁殖于人的居室内。

（5）蜚蠊：俗称蟑螂，机械携带病原体，生物性传播。

三、蛛形纲

1. 蜱

（1）形态、生活史与生态：蜱有硬蜱和软蜱之分。①硬蜱：虫体呈椭圆形，表皮革质，背部有盾板，可见鄂体，鄂体包括颚基、口下板、螯肢和须肢。吸血前腹部扁平，背部稍隆起，体长2～10mm，饱血后胀大至赤豆或蓖麻籽状，最大者可长达30mm。②软蜱：背部无盾板，颚体位于躯体的腹前部的颚基窝内，从背面看不见，颚基背面无孔区。蜱是多种脊椎动物体表的暂时性寄生虫，是一些人兽共患病的传播媒介和贮存宿主。其生活史为不完全变态，个体发育包括卵、幼虫、若虫和成虫。成虫在宿主身上吸血交配，饱血后离开宿主，栖息于缝隙、树洞中，卵巢发育并产卵。在完成生活史过程中，幼虫、若虫和成虫可分别在1～3种宿主体表寄生，分为单宿主蜱、二宿主蜱和三宿主蜱。硬蜱活动有明显的季节性，我国东北林区的全沟硬蜱最早出现于4月中、下旬，至5月达密度高峰，6月以后少见。

（2）与疾病的关系：①直接危害。蜱叮刺吸血时多无痛性，因此不易被发现。若伤及敏感部位，因组织损害和局部炎症，常有剧痛。有些蜱可分泌神经毒素，引起蜱瘫痪。②**传播疾病**。可传播森林脑炎、新疆出血热、莱姆病、Q热、北亚蜱传立克次体病等。

（3）实验诊断：肉眼即可确诊。

（4）防治原则：包括环境防制、化学防制与加强个人防护。

2. 疥螨

（1）形态、生活史和生态：雌螨大小为（0.3～0.5）mm×（0.25～0.4）mm，虫体外形呈近圆形或卵圆形，乳白色或浅黄色，背部隆起。雌雄螨前两对足的末端均为具有长柄的爪垫，雌螨后两对足均为长刚毛，雄螨第四对足末端具吸垫。生活史发育过程分卵、幼虫、前若虫、后若虫和成虫。颚体短小，位于虫体前端。雄虫和雌性后若虫在宿主皮肤表面交配，之后雄虫死亡。雌性后若虫挖掘隧道，进入皮内，蜕皮为成虫。雌虫在隧道内产卵，一生可产卵40～50个，产完卵雌虫死亡。

（2）致病：疥螨多寄生于人体皮肤薄嫩处，如指缝、手腕、肘窝、腋窝、腰部、下腹部、腹股沟、会阴部、外生殖器、乳房等处。隧道入口常见小丘疹或水疱，呈对称分布，末端可见雌螨。由于螨体在挖掘隧道时的机械刺激及产生的排泄物和分泌物的作用，可引起宿主强烈的过敏反应，因此患者有明显的瘙痒症状，尤其以夜间剧烈。常因患者抓挠使丘疹破溃，引起继发感染而出现脓疱。

（3）实验诊断：根据接触史和临床症状可作诊断，找到疥螨可确诊。用消毒针尖挑破隧道顶端表皮，刮取皮屑，检出疥螨即可确诊；或用消毒的矿物油滴于皮肤患处，再用刀片轻刮局部，镜检刮取物，此法检出率较高。

（4）流行与防治原则：疥疮呈世界性分布，多发生于卫生条件差的地方。硫磺是治疗疥疮的最有效药物，擦药前要洗热水澡，再涂擦药物。预防疥疮要注意个人卫生，避免与患者接触。患者的衣服及使用过的被褥、枕巾、毛巾等物品均须经沸水烫洗消毒。

3. 蠕形螨（俗称毛囊虫）

（1）形态、生活史与生态：虫体狭长，呈蠕虫状，无色半透明，雌虫大于雄虫。生活史分为卵、幼虫、前若虫、后若虫和成虫 5 个时期。寄生于人体的有**毛囊蠕形螨**和**皮脂蠕形螨两种**。毛囊蠕型螨末体长度约占体长的 2/3 以上，末端钝圆。皮脂蠕形螨末体长度约占体长的 1/2，末端尖细呈锥状。

（2）致病：蠕形螨主要寄生于人的鼻、鼻沟、额、颊等部位的毛囊或皮脂腺，可引起脂溢性皮炎、毛囊炎、痤疮、酒渣鼻等。

（3）实验诊断：镜检查到蠕型螨可以确诊。方法包括挤压涂片法和透明胶带法。挤压检查可用痤疮压迫器，也可用拇指、示指挤压鼻尖、鼻沟、鼻翼处的皮肤，把挤出物涂在玻片上，加 1 滴甘油或 50% 甘油乙醇，加盖片轻压使皮脂摊开，低倍镜下观察。透明胶带法即睡前将透明胶带平贴于鼻唇沟等患处，次晨取下胶带，贴附于载玻片上于显微镜下进行检查。

（4）流行及防治原则：本病呈世界性分布。预防需注意个人卫生，避免与患者直接接触，不与患者公用生活日用品。治疗用药包括口服甲硝唑、维生素 B_6 及复合维生素 B，兼外用 2% 甲硝唑霜。外用药物还包括 10% 硫磺软膏、20% 苯甲酸苄酯乳剂、二氯苯醚菊酯霜剂和伊维菌素等。

4. 其他螨类

（1）革螨：柏氏禽刺螨、鸡皮刺螨、格氏血厉螨可传播森林脑炎、流行性出血热、Q 热等。

（2）恙螨：地理纤恙螨幼虫可致恙虫病。

（3）尘螨：屋尘螨和粉尘螨是营自生生活的，但可引起人类尘螨性哮喘、过敏性皮炎和过敏性鼻炎等变态反应性疾病。

第五单元 检验技术

【复习指南】掌握各种标本的病原学检查方法，掌握各种免疫学检查方法的试验原理和临床应用。

一、寄生虫病的病原学检查

寄生虫病的病原学诊断技术主要包括：①粪便检查；②血液检查；③分泌物、排泄物检查；④活组织检查；⑤人工培养与动物接种。

1. 粪便检查　见表 6-1。

表 6-1 粪便检查

常用方法		适用范围	临床意义	简易操作
生理盐水直接涂片法		蠕虫卵、原虫	可用于蠕虫卵、原虫滋养体及包囊的检查	玻片上滴加生理盐水，取粪便直接涂片后镜检
集卵法	浮聚法	线虫卵	最适于钩虫卵等线虫卵的检查，不适于检查吸虫卵	浮聚法包括饱和盐水浮聚法、硫酸锌离心浮聚法等
	沉淀法	蠕虫卵、原虫包囊	适用于有卵盖吸虫卵检查	沉淀法包括水洗自然沉淀法、离心沉淀法、汞碘醛离心沉淀法
	尼龙绢筛集卵法	血吸虫	诊断慢性血吸虫病的首选方法，可显著提高检出率	
虫卵定量检查法	改良加藤厚涂片法	蠕虫卵	适于各种蠕虫卵定量检查，从而进行感染虫荷估量	
	小管浮聚计数法	线虫卵	适于线虫卵定量检测	
	定量透明法	蠕虫卵	适用于各种粪便内蠕虫卵的检查和计数，可测定人体内蠕虫的感染度，也可判断药物驱虫效果	
毛蚴孵化法		血吸虫	用于血吸虫毛蚴的检查	常与自然沉淀法联用，以判断血吸虫感染
钩蚴培养法		钩虫	用于钩虫病的诊断，且可确定虫种	钩虫卵在适宜温度和湿度孵出幼虫，培养 3～5 天后观察活动钩蚴
虫体检查法	淘虫检查法	蠕虫	用于驱虫疗效考核	取患者服药后 24～72 小时的全部粪便，加水搅拌铜筛或纱布滤出粪渣，反复冲洗后，检出混杂在粪渣中的虫体进行鉴别
	带绦虫孕节检查法	带绦虫	可作为带绦虫的病原检查和虫种鉴定	绦虫节片用清水洗净，置于两载玻片之间，轻轻压平，对光观察内部结构，并根据子宫分支规则与否及分支数目鉴定虫种
原虫检查方法	铁苏木素染色法	阿米巴原虫	用于粪便标本中的阿米巴原虫的检查	
	碘液染色法	原虫包囊	用于粪便标本中的原虫包囊的检查	
	金胺－酚染色法	隐孢子虫卵包囊	用于粪便标本中的隐孢子虫卵囊的检查	

2. 肛门外检查

（1）虫卵检查：可用透明胶纸法、棉签拭子法检查肛周皮肤处蛲虫卵或带绦虫卵。

（2）蛲虫成虫检查：夜间在肛门附近发现白色小虫，可进一步鉴定。

3. 血液及骨髓检查

（1）微丝蚴检查：主要方法有新鲜血滴法、厚血膜法、活微丝蚴浓集法、离心浓集法。

（2）疟原虫检查：主要方法有薄血膜法、厚血膜法、定量血沉棕黄层检查法。

4.分泌物、排泄物检查

（1）痰液检查：可做涂片或浓集后涂片镜检，主要检查卫氏并殖吸虫卵、溶组织内阿米巴滋养体、钩虫幼虫、蛔虫幼虫等。

（2）尿液和鞘膜积液检查：离心沉淀后涂片镜检，主要用于检查班氏微丝蚴、阴道毛滴虫等。

（3）阴道分泌物检查：用于检查阴道毛滴虫。

（4）前列腺液检查：用于检查男性泌尿生殖道的阴道毛滴虫。

（5）十二指肠液检查：适用于检查肝吸虫、蓝氏贾第鞭毛虫，尤其是粪便检查呈阴性时，也可使用肠检胶囊法。

（6）脑脊液离心检查：适于检查弓形虫、溶组织阿米巴滋养体、肺吸虫卵、异位寄生的日本血吸虫卵、棘球蚴的原头节等。

（7）浆膜腔积液检查：适用于弓形虫及微丝蚴的检查。

5.活组织检查

（1）皮下结节活检：可检查异位寄生于皮下的蠕虫、原虫及正常寄生于皮肤的疥螨与蠕形螨。

（2）肌肉活检：可检查旋毛虫幼虫、猪囊尾蚴、曼氏裂头蚴、卫氏并殖吸虫和斯氏狸殖吸虫。

（3）淋巴结活检：可检查丝虫成虫、杜氏利什曼原虫及弓形虫。

（4）肠黏膜活检：可检查日本血吸虫卵及溶组织内阿米巴滋养体。

6. 人工培养和动物接种　当寄生虫病病原体检查阴性时，可做人工培养和动物接种。可进行人工培养的寄生虫有：①溶组织内阿米巴；②致病性自生生活阿米巴；③杜氏利什曼原虫；④阴道毛滴虫。可通过动物接种进行检查的有：①弓形虫；②旋毛形线虫；③杜氏利什曼原虫。

二、免疫学检查

见表6-2。

表6-2　免疫学检查

方法	原理	应用
皮内试验	将寄生虫抗原进行皮内注射后，可与亲细胞性抗体（IgE和IgG4）结合，引起注射部位皮肤出现皮丘及红晕，由此可判断宿主体内是否有某种寄生虫抗体	用于蠕虫病的辅助诊断和流行病学调查
尾蚴膜反应	将血吸虫尾蚴与血吸虫患者血清在体外共同孵育，尾蚴抗原与血清中特异性抗体结合，在尾蚴体表形成折光性套膜，即尾蚴膜反应	用于血吸虫病的免疫学诊断
环卵沉淀试验	血吸虫卵内毛蚴发育成熟后分泌的可溶性虫卵抗原经卵壳上的微孔渗透出来，与特异性抗体结合形成镜下可见的免疫复合物沉淀，即为阳性反应。产生阳性反应虫卵占全部虫卵的百分率称环沉率，若环沉率≥5%者为阳性	专门用于血吸虫病的诊断

方法		原理	应用
凝集试验	间接血凝试验	以红细胞作为可溶性抗原的载体，当抗原与抗体结合，则致敏的红细胞与特异抗体结合产生凝集，即为阳性	多用于寄生虫病的辅助诊断和流行病学调查
	乳胶凝集试验	以聚苯乙烯胶乳颗粒为载体，当抗原与抗体结合，则胶乳颗粒与特异抗体结合产生凝集，即为阳性	用于血吸虫病、棘球蚴病、弓形虫病等免疫诊断
	碳粒凝集试验	以活性炭为载体吸附抗原或抗体用于检测抗体或抗原，当抗原与抗体结合，则活性炭与特异抗体结合产生凝集，即为阳性	多用于寄生虫病的辅助诊断和流行病学调查
	皂土絮状试验	以皂土颗粒为载体，抗原致敏后用于检测相应抗体	
间接荧光抗体试验		抗原与特异性第一抗体反应，一抗与荧光素标记的二抗反应，用荧光显微镜进行观察，既可检测抗原又可检测抗体	用于多种寄生虫病的辅助诊断和流行病学调查
酶联免疫吸附试验（ELISA）		将抗原或抗体用酶标记，使其保持免疫反应活性和酶活性，再与包被于固相载体上的配体结合后，加入酶的反应底物，酶与无色底物作用而显示颜色，根据显色深浅程度来判定结果，可目测也可用酶标仪测定 OD 值判定结果	用于多种寄生虫病的辅助诊断和流行病学调查

三、单克隆抗体在寄生虫病诊断中的应用

单克隆抗体（McAb）是应用杂交瘤技术制备而成，特异性强，但敏感性常不及多克隆抗体。目前，广泛用于寄生虫病临床与实验研究。应用单克隆抗体，可用于寄生虫现症诊断、虫荷估计、疗效考核和预后、寄生虫虫种及虫株的分型和鉴定；可建立以检测循环抗原为主的免疫诊断方法；可分析和纯化抗原制备靶抗原；也可用于寄生虫感染免疫，保护性免疫和疫苗制备等方面。可用于疟疾、弓形虫病、血吸虫病、肺吸虫病、棘球蚴病、丝虫病、黑热病、囊虫病的抗原检测。

四、DNA 探针技术在寄生虫病诊断中的应用

DNA探针技术（核酸分子杂交技术），是近些年迅速发展起来的一种敏感性高、特异性强、应用范围广的研究手段。在寄生虫病诊断中，DNA 探针是病原体的特异性核酸序列片段，可用于检测病原体存在与否，其关键环节在于获得特异的核酸探针序列。在寄生虫病的诊断、现场调查、寄生虫虫种的鉴定及分类等方面的研究中均可使用该技术，包括原虫、吸虫、线虫、绦虫、昆虫等。

第七部分　医疗机构从业人员行为规范与医学伦理学

第一单元　医疗机构从业人员行为规范

【复习指南】应掌握医疗机构从业人员行为规范的 8 项指标，针对医技人员的 5 项个性化行为规范内容。

一、医疗机构从业人员基本行为规范

《医疗机构从业人员行为规范》第四条至第十一条对医疗机构从业人员基本行为规范进行了规定，主要有以下几个内容。

1. 以人为本，践行宗旨　坚持救死扶伤、防病治病的宗旨，发扬大医精诚理念和人道主义精神，时刻以患者为中心，全心全意为人民健康服务。

2. 遵纪守法，依法执业　自觉遵守国家法律法规，严格遵守医疗卫生行业规章和纪律，严格执行所在医疗机构各项制度规定。

3. 尊重患者，关爱生命　遵守医学伦理道德，尊重患者的知情同意权和隐私权，为患者保守医疗秘密和健康隐私，维护患者合法权益；不因种族、宗教、地域、贫富、地位、残疾、疾病等歧视患者。

4. 优质服务，医患和谐　使用文明用语，举止端庄，认真践行医疗服务承诺，注重与患者的交流与沟通。

5. 廉洁自律，恪守医德　弘扬高尚医德，严格自律，不索取和收受患者财物，不利用执业之便谋取不正当利益；不收受医疗器械、药品、试剂等生产、经营企业或人员以各种名义、形式给予的经济利益，不参加其安排、组织或支付费用的营业性娱乐活动，不违规参与医疗广告宣传和药品医疗器械促销，不倒卖号源。

6. 严谨求实，精益求精　热爱学习，钻研业务，努力提高专业技术水平，诚实守信，抵制学术不端行为。

7. 爱岗敬业，团结协作　尽职尽责，正确处理同行同事间关系，互相尊重、配合，和谐共事。

8. 乐于奉献，热心公益　积极参加上级安排的指令性医疗任务和社会公益性的扶贫、义诊、助残、支农、援外等活动，主动开展公众健康教育。

二、医技人员行为规范

1. 认真履行职责，积极配合临床诊疗，给予人文关怀，尊重患者，保护患者隐私。

2. 爱护仪器设备，遵守操作规范，发现患者的检查项目不符合医学常规的，应及时与医生沟通。

3. 正确运用医学术语，及时、准确出具检查、检验报告，提高准确率，不谎报数据、伪造报告。发现检查检验结果达到危急值时，应及时提示医生注意。

4. 指导和帮助患者配合检查，耐心帮助患者查询结果，对接触传染性物质或放射性物质的相关人员，进行告知并给予必要的防护。

5. 合理采集、使用、保护、处置标本，不违规买卖标本，谋取不正当利益。

第二单元 医学伦理道德

【复习指南】熟悉医患关系的狭义、广义概念，各种医疗行为中的伦理道德，以及对伦理道德的评价和监督的方式。

医学伦理学（medical ethics）是运用伦理学的理论、方法研究医学领域中人与人、人与社会、人与自然关系的道德问题的一门学问。

一、医患关系

1. **医患关系的概念** 医患关系是一种特殊的人际关系，是医疗关系最重要的组成部分。医患关系有狭义和广义之分。**狭义的医患关系**特指医生与患者的关系。**广义的医患关系**是指医方和患方的关系，即"医"是指医务人员，除了医生外，还应该包括护士、医技人员和医院管理人员等；"患"也不仅仅指患者，还包括与患者有关联的亲属、监护人、单位组织代表等。

医患关系根据与诊疗实施有无关系分为两个部分，即"医患关系的技术性方面"和"医患关系的非技术性方面"。**医患关系的非技术方面**不是关于诊断治疗实施本身的医生与患者的关系，而是关于医患交往中的社会、心理、伦理方面的关系。通常包括服务态度、医德医风等。**医患关系的技术方面**是指在诊断治疗措施的决定和执行中，医生和患者的相互关系。

2. **医患关系的特征** 医患关系是一种特殊的职业交往，它具有以下特征：规范性；动态性；综合性。

3. **影响医患关系的主要因素** 影响医患关系的主要因素来自**社会、医务人员、患者和管理** 4个方面。

4. **医患关系遵循的道德原则** 建立和谐医患关系必须遵循以下道德规范。

（1）医患平等关系。

（2）医患团结关系。

（3）医患互助关系。

（4）医患友爱关系。

二、医疗行为中的伦理道德

医疗行为中的伦理道德主要是指临床诊疗道德，临床诊疗道德是在临床诊疗工作中协调人与人之间关系的具体行为规范的总和。

1. **临床诊疗道德的实质** 临床诊疗道德的实质，就是要求医务工作者在临床诊疗工作中，一切从患者的利益出发，遵循一定的道德原则，合理地选择最佳诊疗手段，使诊治中的不良影响减少到最小，即应以技术运用的合理性和道德的高尚性来维护患者的利益。

2. **临床诊疗道德的原则**

（1）**患者第一的原则**：患者第一、悉心救治是临床诊疗工作中最基本的原则。

（2）**最优化原则**：最优化原则是指在诊疗方案中以最小的代价获得最大效果的决策，也叫最佳方案原则。其内容主要包括：疗效最佳，安全无害，痛苦最小，耗费最少。

三、医学职业道德的评价和监督

医学道德**评价**与医学道德**监督**是医学道德活动中的两种重要形式，是使医学道德原则和规范得以贯彻并转化为医学道德行为的保证。因此，阐明医学道德评价的标准、依据、形式、探讨医学道德监督的意义、机制、措施，对推进我国卫生改革和卫生事业朝着健康有序的方向发展，具有重大的现实意义。

1. **医学道德评价**　**医学道德评价**是人们依据医学道德原则和规范对医疗卫生机构及医务人员的医德行为所作的善恶判断与评论。医德评价是促使医务人员形成正确的医德观念和高尚的医德品质的重要社会因素。

（1）医学道德评价的标准：医学道德评价标准，是指衡量医疗机构和医务人员医疗行为的善恶及其社会效果优劣的尺度和依据。目前我国医学界和医学伦理学界一般认为，**医德评价的客观标准有以下 3 条**。

①医学行为是否有利于患者病情的缓解、治疗和康复。

②医学行为是否有利于人类生存环境的保护和改善，这是医德评价的社会标准。现代医学模式要求卫生工作把疾病与健康放在一个更广阔的背景下加以认识和研究。医务人员在行医时不仅要对个体患者负责，还要对人类全体负责；医院在经营管理中既要关注患者利益，也要考虑社会整体利益。

③医学行为是否有利于医学科学发展和揭示人类的生命奥秘，这是医德评价的科学标准。医学的进步需要医务人员刻苦钻研，积极进行科学研究，以促进医学科学的不断发展。

上述 3 条标准，要求医务人员的一切医学行为必须维护患者身心健康的利益；维护社会进步和人类健康的利益；维护医学科学发展的利益。

（2）医学道德评价的形式：医学道德评价的方式有**社会舆论**、**传统习俗**和**内心信念**。

2. **医务人员医德考评制度**　为加强医德医风建设，提高医务人员职业道德素质和医疗服务水平，建立对医务人员规范有效的激励和约束机制，原卫生部、国家中医药管理局于 2007 年 12 月 7 日下发了《关于建立医务人员医德考评制度的指导意见（试行）》，提出了医务人员包括医技人员职业道德的考评内容及方式。

（1）考评的主要内容

①救死扶伤，全心全意为人民服务。

②尊重患者的权利，为患者保守医疗秘密。

③文明礼貌，优质服务，构建和谐医患关系。

④遵纪守法，廉洁行医。

⑤因病施治，规范医疗服务行为。

⑥顾全大局，团结协作，和谐共事。

⑦严谨求实，努力提高专业技术水平。

（2）考评的主要方法：医德考评要坚持实事求是、客观公正的原则，考评工作分为 3 个步骤。

①自我评价。

②科室评价。

③单位评价。

（3）医德考评结果及其应用：医德考评结果分为 4 个等级，优秀、良好、一般、较差。

3. **医学道德监督**　**医学道德监督**，是指通过相关的制度、机制，采取各种有效的途径和方法，**去检查**、评估医疗机构及医务人员在医疗实践中的医疗行为是否符合医学道德原则和规范，从而督促其树立良好医德风尚的活动。

医学道德监督的必要性：①医德监督是加强医德医风建设的必要保证。②医德监督是规范医疗机构及医务人员医疗行为的监测器。

在医德监督活动中，可以运用以下措施发挥监督的功能。

（1）**舆论监督**，发挥惩恶扬善的约束、导向作用。

（2）**社会监督**，促使医院医务、政务公开。

（3）**制度监督**，规范医务人员职业行为。

（4）**自我监督**，充分发挥医务人员的主观能动性。

（5）**法律监督**，约束医务人员职业行为。为了纠正医疗行业的种种不正之风，切实保护公民的健康权利，维护患者的合法权益，为了约束医务人员职业行为，2004 年 4 月 21 日原卫生部下发了《卫生部关于加强卫生行业作风建设的意见》，提出了以下八项行业纪律，被卫生系统称为"**八不准**"，成为纠风工作的"硬条款"。

①医疗机构和科室不准实行药品、仪器检查、化验检查及其他医学检查等开单提成办法。

②医疗机构的一切财务收支应由财务部门统一管理，内部科室取消与医务人员收入分配直接挂钩的经济承包办法，不准设立小金库。

③医务人员在医疗服务活动中不准接受患者及其亲友的"红包"、物品和宴请。

④医务人员不准接受医疗器械、药品、试剂等生产、销售企业或人员以各种名义、形式给予的回扣、提成和其他不正当利益。

⑤医务人员不准通过介绍患者到其他单位检查、治疗或购买药品、医疗器械等收取回扣或提成。

⑥医疗机构和医务人员不准在国家规定的收费项目和标准之外，自立、分解项目收费或提高标准加收费用。

⑦医疗机构不准违反国家有关药品集中招标采购政策规定，对中标药品必须按合同采购，合理使用。

⑧医疗机构不准使用假劣药品，或生产、销售、使用无生产批准文号的自制药品与制剂。

综上所述，医德监督是医学道德活动中的一种重要形式。开展医德监督活动是对医德教育、医德修养的有力检验，也是搞好医德医风建设的重要保证。